普通高等教育“十一五”国家级规划教材

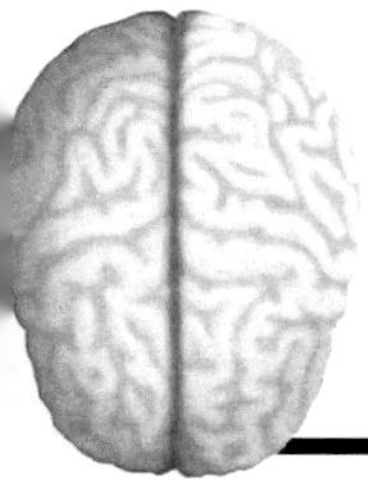

人体解剖 RENTI JIEPOU
SHENGLIXUE 生理学

俞诗源　主编

编者（按姓氏笔画为序）

王建林（兰州大学）
刘红岩（天水师范学院）
李志忠（兰州理工大学）
张德禄（武汉理工大学）
杨颖丽（西北师范大学）
范小峰（陇东学院）
侯天德（西北师范大学）
俞诗源（西北师范大学）
龚　云（西北师范大学）

蘭州大學出版社

图书在版编目(CIP)数据

人体解剖生理学 / 俞诗源主编. —兰州:兰州大学出版社,2007.3(2020.8 重印)

ISBN 978-7-311-02936-4

Ⅰ. 人… Ⅱ. 俞… Ⅲ. 人体解剖学:人体生理学—高等学校—教材 Ⅳ. R324

中国版本图书馆 CIP 数据核字(2007)第 031271 号

责任编辑　张爱民
封面设计　赵　会

书　　名　人体解剖生理学
作　　者　俞诗源　主编
出版发行　兰州大学出版社　(地址:兰州市天水南路 222 号　730000)
电　　话　0931-8912613(总编办公室)　0931-8617156(营销中心)
　　　　　0931-8914298(读者服务部)
网　　址　http://press.lzu.edu.cn
电子信箱　press@lzu.edu.cn
印　　刷　广东虎彩云印刷有限公司
开　　本　850 mm×1168 mm　1/16
印　　张　26.25
字　　数　650 千
版　　次　2007 年 3 月第 1 版
印　　次　2020 年 8 月第 8 次印刷
书　　号　ISBN 978-7-311-02936-4
定　　价　55.00 元

前 言

本教材是在1998年编写出版的高等学校教材《人体组织解剖学》的基础上，根据高等教育教学改革和高校生物科学等相关专业培养目标及教学计划调整的需要，本着改革课程体系、淡化学科界限、重组学科内容的精神，将传统的“人体解剖学”和“人体生理学”的内容相互渗透，有机融合在一起，既避免了相关内容的重复或脱节，又有利于在有限的时间进行教学。

本教材注重总体体系改革，也强调系统性、科学性和逻辑性，适当兼顾内容先进性的基本原则，着重阐述人体结构与生理的基本理论和基本知识，适当反映了本学科领域取得的新进展，特别是在细胞和分子水平所取得的新成果，并注意了用进化发展的观点阐明人体形态结构的特点，反映生物进化与人类进化的关系，注意了结构与机能的关系和人体的整体性。本教材在一般阐述人体结构与功能的同时，在各章节重点介绍了人体机能的调节机制。本书重点是器官组织、器官机能与调节和神经系统，大体解剖部分一般略简。此外，为便于读者领会要点和思考重点，每章后面都附有小结和复习参考题。

本教材是在大量研讨国内外同类教材的基础上，认真总结，扬长避短，充分讨论编写而成的。编者均为长期在高校从事人体解剖学和生理学教学第一线的骨干教师，编写时力求“内容全面新颖，概念简洁准确，原理图文并茂，语言深入浅出”。全书共分十三章，相对分工如下：西北师范大学俞诗源编写第一章、第二章和第十一章，侯天德编写第五章和第十章，杨颖丽编写第四章，龚云编写第十二章；兰州理工大学李志忠编写第六章和第七章；天水师范学院刘红岩编写第三章；武汉理工大学张德禄编写第八章；陇东学院范小峰编写第九章；兰州大学邵宝平、丁艳平和王建林编写第十三章。绪论由俞诗源和李志忠共同编写。初稿完成后各位编者主动发挥集体主义智慧，精诚发扬团队合作精神，互相切磋、校对，三易其稿后由俞诗源统稿全书文图。

本书可作为高等院校生物科学、生物技术类专业的基础课教材和生物工程、制药工程和食品工程等相关专业的限选课教材，也可作为非生命科学类专业学生素质教育的教材。

由于编者水平和认识所限，加之编写时间紧迫，虽经编委们共同努力，本教材在整体设计、内容筛选以及文字处理等方面的纰漏和欠妥之处仍难避免，请有关兄弟院校师生和其他读者不吝批评和指正，便于今后再作修订和改正。

最后，全体编委向给予本教材编写工作热情支持与帮助的同志们致以衷心的感谢。

编 者

2006年12月

目 录

绪　论

一、人体解剖生理学研究的对象和任务

(一)人体解剖生理学的任务及分科

人体解剖生理学是以人体解剖学为基础,研究人体的生命活动规律及其功能的一门学科。一定的器官构造表现一定的功能,一定的功能肯定有其产生的器官,形态结构是功能活动的物质基础,功能活动是器官形态结构的表现,结构与功能是相适应的。人体解剖生理学是在学习机体组成结构的基础上,理解机体及各个组成部分所表现的各种生命活动现象和生理活动的调节机制,学习人体解剖生理学的目的在于理解和掌握人体各器官系统的形态结构及其生理机制的基本知识和基本理论,为学习研究其它生物学科和医学学科打下必要的理论基础,同时也为预防疾病、保护健康、增强体质提供科学依据。因此,人体解剖生理学是生物学和医学科学中的重要基础科目。

根据其研究方法和对象的不同,人体解剖生理学可分为解剖学、组织学和生理学等学科。

解剖学(Anatomy)　主要是用刀剖和肉眼观察的方法研究人体器官系统的形态结构。根据其研究重点和叙述方法的不同,又可分为若干分科。例如系统解剖学、局部解剖学、运动解剖学、造型解剖学等。系统解剖学是按人体功能系统分别阐述人体器官的形态、结构和位置。局部解剖学是研究身体某一局部各器官的形态结构、毗邻及其相互关系。运动解剖学是以体育运动或提高运动效率为目的研究人体器官的形态结构及活动规律。造型解剖学是从美学观点出发,研究机体的形态结构及变化规律。此外,还有X射线解剖学、年龄解剖学、机能解剖学等。

组织学（Histology）　是借助显微镜研究人体的微细结构。组织学根据其研究方法的不同也可分为若干分科,如细胞学、普通组织学、器官组织学、比较组织学等。细胞学专门研究细胞的形态结构、生理及起源的问题。普通组织学研究各种组织的形态结构、起源、分化等问题。器官组织学研究器官的微细结构、机能联系及组织发生等问题。比较组织学用比较方法研究不同动物体组织结构的异同点。

生理学(Physiology)　是运用实验的方法,研究生命有机体的各种机能(功能,function)。根据研究水平的不同,生理学可分为细胞生理学、器官生理学及整体生理学。器官生理学又可分为神经肌肉生理学、中枢神经系统生理学、感觉器官生理学、心血管生理学、呼吸生理学、消化生理学、代谢生理学、排泄生理学、内分泌生理学和生殖生理学等。根据医学实践、生产实践等又分为医用生理学、病理生理学、运动生理学、劳动生理学、航空生理学、宇宙生理学和特殊环境生理学等。人体生理学的研究对象为人体的各种机能。机体的机能就是机体及其各个组成部分所表现的各种生命活动现象或生理活动,例如循环、呼吸、消化和肌肉运动等。

(二)人体解剖生理学研究的水平

人体是由许多细胞共同组成的复杂的有机体,细胞是机体形态结构和生理功能的基本单位。而组织是由许多形态和功能近似的细胞和细胞间质（细胞间质是细胞之间的一些不具细胞形态

结构的物质)共同构成的结构,如上皮组织、结缔组织、肌肉组织、神经组织。上述四种组织是构成人体器官和系统的基础,故又称基本组织。器官是由几种不同的组织结合在一起,构成具有一定形态和功能的结构,如肾、肺、肝、胃等。许多在结构和功能上具有密切联系的器官结合在一起,共同执行某种生理功能,即构成系统。人体可从形态和功能上分为:运动系统、循环系统、消化系统、呼吸系统、泌尿系统、生殖系统、神经系统、感官和内分泌系统等器官系统。这些器官系统彼此相互联系,相互制约,通过人体神经和体液的调节,在身体内执行不同的生理功能。因此,解剖生理学的研究可以在细胞甚至分子的水平上进行,也可以在组织、器官和系统水平,甚至整体水平上进行。把在不同水平上研究所得到的知识综合起来,才能对人体的结构与功能有全面、完整的认识。

1.细胞和分子水平的研究　各个器官的功能都是由构成该组织器官的各个细胞的特性决定的,如肌肉的收缩功能是由肌细胞的生理学特性决定的。因此,研究一个器官的功能就要从细胞的水平上进行。而细胞的生理特性又是由构成细胞的各结构成分,特别是细胞中各种生物大分子的物理学和化学特性决定的,如肌细胞发生收缩是由于在某些离子浓度改变及酶的作用下肌细胞内若干种特殊的蛋白质分子的排列方式发生变化的结果(见第一章)。各种细胞的生理特性取决于它们所表达的各种基因,而在不同的环境条件下,基因的表达又可以发生改变。因此,解剖生理学研究还必须深入到分子水平。分子生物学理论和技术的不断发展,对于从分子水平进行解剖生理学研究起了很大的促进作用。

在细胞水平上的研究,多数情况下需要将所研究的细胞从整体上分离下来,放在适当的环境中培养,使细胞仍能保持良好的状态,然后对其功能进行研究。分子生物学和生物化学的实验常常还要把细胞打碎,以取得并研究所要观察的分子。在离体培养的细胞上进行研究时,往往是把细胞放在某种特殊的环境中,然后对细胞的功能进行观察,因此在分析这类实验结果时,必须注意实验当时细胞所处的特殊的条件,不能简单地把在离体实验中观察到的结果直接用来推论或解释这些细胞在完整机体中的活动和功能。在完整机体内,细胞所处的环境比在离体实验条件下复杂得多。对于任何一种细胞在完整机体中所表现的生理功能的分析,必须考虑到这些细胞在体内所处的环境条件以及各种环境条件可能发生的变化。

在细胞和分子水平上进行的研究,其研究对象是细胞和构成细胞的分子。在这个水平上进行研究和获取知识的学科称为细胞生理学(Cell Physiology)或普通生理学(General Physiology)。

2.器官和系统水平的研究　要了解一个器官或系统的功能,它在机体中所起的作用,它的功能活动的内在机制以及各种因素对它活动的影响,都需要从器官和系统的水平上进行观察和研究。例如要了解循环系统中心脏如何射血、血液在心血管系统中流动的规律、各种神经和体液因素对心脏和血管活动的影响等(见第七章),就要以心脏、血管和循环系统作为研究对象。在这个水平上的研究所获得的知识,就是器官生理学(Organ Physiology)的内容,例如循环生理学、消化生理学、肾脏生理学等等。

3.整体水平的研究　在整体中,体内各个器官、系统之间发生相互联系和相互影响。在生理情况下,各个器官和系统的功能互相协调,从而使机体能够成为一个完整的整体,并在不断变化着的环境中维持正常的生命活动。从整体水平上的研究,就是要以完整的机体为研究对象,观察和分析在各种环境条件和生理情况下不同的器官、系统之间互相联系、互相协调,以及完整机体对环境变化发生各种反应的规律。所以整体水平上的研究比细胞水平和器官、系统水平上的研究更加复杂。

上述三个水平的研究，它们之间不是相互孤立的，而是互相联系、互相补充的。要阐明某一个生理功能的机制，一般都需要从细胞和分子、器官和系统，以及整体三个水平进行研究，对在不同水平上的研究结果进行分析和综合，然后得出比较全面的结论。目前已经可以用基因转移和基因剔除的方法建立各种特殊的转基因动物和基因剔除动物，这对于在整体中观察和研究各种基因的功能起了很大的推动作用。

二、人体解剖生理学的研究方法

(一)大体形态学的研究方法

一般分为尸体研究、活体研究，但在实际应用时，需要互相配合，互相对照。

1.尸体研究　所用的尸体，分新鲜尸体和固定尸体两种。新鲜尸体一般用冰冻处理；固定尸体一般用福尔马林固定以达到防腐的目的。进行尸体研究的常用方法有以下几种：

(1)剖查法　是用解剖刀、剪、钻、锯等器械对尸体进行剖割，做出标本，进行研究。这种方法可以直接观察研究器官的形态结构及其位置的相互关系。

(2)腐蚀法　在标本内注入塑料、乳胶或易熔性金属等物质，然后用强酸将其全部软组织腐蚀掉，仅留下铸型以供研究。这种方法可以研究一些构造复杂而又微细的器官，如肝、肺、肾等。

(3)透明法　先以有色凝固性物质注入血管、淋巴管或个别体腔使之充盈，再用药物使其周围组织脱色透明，以显示所要研究目标的形态位置。用透明法能研究某些极细的血管在体内的配布和位置，以及许多体腔的容积、构型及其相互关系等。

(4)冰冻切片法　利用连续的冰冻切片，作出立体重塑的描绘，以研究各种结构在不同平面的相互关系。

2.活体研究　常用以下几种方法：

(1)X射线检查法　这是现代解剖学最盛行的正常活体研究方法，应用这种方法可以研究骨髓及内脏在自然位置上的相互关系，也可以观察某些内脏器官的机能活动状况。

(2)活体测量法　这种方法能研究人体身高、体重和体积的规律，决定人体各部的比率，并测知人体正常发育的特征。

(3)仪器探测法　如超声波探查、同位素扫描等。

(二)组织学的研究方法

组织学技术种类繁多，有的操作程序十分复杂，有的所用仪器极其精密，其原理涉及物理、化学、生物化学、免疫学、分子生物学等学科的知识。

1.光镜技术　在光学显微镜下观察的组织切片，是利用组织内不同的结构经过染色后在显微镜下呈现出不同的折光率和不同程度的吸收光线的原理而制作的。

石蜡切片术(paraffin sectioning)　是经典而最常用的技术。其基本程序为：

(1)取材和固定　用蛋白质凝固剂(常用甲醛)固定新鲜的组织块(多不超过1.0cm大小)，以在很大程度上保存组织的原本结构。

(2)脱水和包埋　把固定好的组织块用酒精脱尽其中的水分。由于酒精不溶于石蜡，故再用二甲苯置换出组织块中的酒精；然后将组织块置于融化的石蜡中，让蜡液浸入组织细胞，待冷却后组织便具有了石蜡的硬度。

(3)切片和染色　将包有组织的蜡块用切片机切为5～10 μm的薄片，贴于载玻片上，脱蜡后进行染色，以提高组织成分的反差，利于观察。最常用的是苏木精—伊红染色法(hematoxylin－eosin staining)，简称HE染色法。苏木精染液为碱性，主要使细胞核内的染色质与胞质内的核糖体着紫蓝色；伊红为酸性染料，主要使细胞质和细胞外基质中的成分着红色。易于被碱性或酸性染料着色的性质分别称为嗜碱性(basophilia)和嗜酸性(acidophilia)。

(4)封片　切片经脱水、染色等处理后，滴加树胶，用盖玻片密封保存。

除石蜡切片外，在制作较大组织块(如眼球、脑)的切片时，常用火棉胶包埋。在要进行某些组织化学反应的标本，为保存蛋白质(包括酶)的结构和活性，常把组织块经液氮(－196℃)冷冻后，用恒冷箱切片机切片(冰冻切片)。此外，可将游离的细胞(如血细胞)直接涂于玻片(涂片)；将疏松结缔组织或肠系膜等撕成薄片铺在载玻片上(铺片)；骨和牙等硬组织可磨为薄片(磨片)。

除HE染色法外，还有许多种染色方法，能特异性地显示某种细胞、或细胞外基质成分、或细胞内的某种结构。如用硝酸银将神经细胞染为黑色(镀银染色法)，用醛复红将弹性纤维和肥大细胞的分泌颗粒染为紫色。另外，在取动物组织材料之前，为显示某种细胞，还可进行活体染色，即将无毒或毒性小的染料经静脉注入后，再取材制成切片观察。如注入的台盼蓝(trypan blue)可被肝、脾等器官内的巨噬细胞吞噬，这些细胞因含有了大量蓝色颗粒而易于辨认。

在组织化学术，常使用荧光染料染色或作为标记物，用荧光显微镜(fluorescence microscope)观察。荧光显微镜以紫外线为光源，能激发染料发出荧光。在细胞培养术中，一般光镜不易分辨无色透明的活细胞，须用相差显微镜(phase contrast microscope)才能观察。相差显微镜可将活细胞不同厚度及细胞内各种结构对光产生的不同折射，转换为光密度差异(明暗差)，从而使镜下结构反差明显，影像清晰。

2.电镜技术　和一般光镜相比，电镜用电子束代替了可见光，用电磁透镜代替了光学透镜，用荧光屏使肉眼不可见的电子束呈像。

(1)透射电镜术(transmission electron microscopy，TEM)　因用电子束穿透样品、产生物像而得名。由于电子易被散射或被样品吸收，故穿透力低，须制备超薄切片(50～80 nm)。制备程序和石蜡切片相仿，但要求极严格。一般须在机体死亡后数分钟内取材，以保存细胞正常的超微结构。组织块(1 mm^3以内)用戊二醛与锇酸两次固定，脱水后树脂包埋，用超薄切片机切片，再经醋酸铀和柠檬酸铅染色。电子束射落到切片时，随细胞构成成分的密度以及吸附重金属铀、铅、锇的程度不同，而发生相应的电子散射。当电子束投射到密度大、吸附重金属多的结构(如溶酶体)时，电子被散射得多，因此，射落到荧光屏上的电子少而呈暗像，电镜照片上呈黑或深灰色，习惯称该结构为高电子密度(electrondensity)；反之呈浅灰色，称低电子密度。

(2)扫描电镜术(scanning electron microscopy，SEM)　不需要制备切片，组织块(约0.3 cm大小)用戊二醛(与锇酸)固定后，经脱水、干燥，再于其表面喷镀薄层碳与金属膜。观察时，电镜发射极细的电子束在标本表面扫描，标本表面散射的电子(称二次电子)被探测器收集，形成电信号传送到显像管，在荧光屏上显示标本表面的立体构像。用扫描电镜能观察较大的组织表面，因其景深长，1 mm左右的凹凸不平的结构也能清晰成像，故标本图像具有真实的立体感。

3.组织化学术　组织化学术(histochemistry)为应用化学、物理、生物化学、免疫学或分子生物学的原理和技术，与组织学技术相结合而产生的技术，能在组织切片定性、定位地显示某种物质的存在与否、以及分布状态。还可进一步用显微分光光度计或图像分析仪测定光镜切片中该物质反应的强度，获得定量的信息。应用这种技术于游离细胞的样品(如细胞涂片)，则称细胞化学术(cytochemistry)。

(1) 一般组织化学术　基本原理是在切片上加某种试剂，和组织中的待检物质发生化学反应，其最终产物或为有色沉淀物，以用光镜观察，或为重金属沉淀，以用电镜观察。

糖类　常用过碘酸希夫反应（periodic acid Schiff reaction，PAS反应）显示多糖和糖蛋白的糖链。糖被强氧化剂过碘酸氧化后，形成多醛；后者再与无色的品红硫酸复合物(即希夫试剂)结合，形成紫红色反应产物。

脂类　标本用甲醛固定，冷冻切片，用油红O、尼罗蓝或苏丹类脂溶性染料染色，使脂类(脂肪、类脂)呈相应颜色。亦可用锇酸固定兼染色，脂类呈黑色。

核酸　显示DNA的传统方法为福尔根反应(Feulgen reaction)。切片先经稀盐酸处理，使DNA水解；再用希夫试剂处理，形成紫红色反应产物。如要同时显示DNA和RNA，则用甲基绿—派若宁反应。甲基绿与细胞核DNA结合呈蓝绿色，派若宁与核仁及胞质内的RNA结合呈红色。

酶类　旨在通过显示酶的催化活性来表明酶的存在。程序是将切片置于含特异性底物的溶液中孵育，底物经酶的作用形成初级反应产物，它再和某种捕捉剂结合，形成显微镜下可见的沉淀物，即最终反应物。例如显示酸性磷酸酶，先将切片放入含有酶底物(常用β—甘油磷酸钠)的溶液(pH5.0)中孵育，底物经酶水解，释放磷酸；用捕捉剂硝酸铅与磷酸反应，形成微细的磷酸铅，沉淀于酶存在的部位，此时可在电镜下观察(经超薄切片技术加工后)；如再用硫化铵处理，磷酸铅被置换形成粗颗粒状的黑色硫化铅沉淀物，便可用光镜看到。由于酶都是蛋白质，故近年更多采用免疫组织化学术显示。

(2)免疫组织化学术(immunohistochemistry)　是根据抗原与抗体特异性结合的原理，检测组织中肽和蛋白质的技术。肽和蛋白质均具有抗原性。当把人或动物的某种肽或蛋白质作为抗原注入另一种动物，其体内会产生针对该抗原的特异性抗体(免疫球蛋白)。将抗体从动物血清中提出后，与标记物相结合，即成为标记抗体。用后者与组织切片孵育，抗体则与组织中相应抗原特异性结合，在显微镜下通过观察标记物而获知该肽或蛋白质的分布部位。常用的标记物有荧光素(用荧光显微镜观察)、辣根过氧化物酶(经酶的组织化学处理后用光镜或电镜观察)、胶体金(多用于电镜观察)。

(3)原位杂交术(in situ hybridization)　即核酸分子杂交组织化学术。免疫组织化学术是在翻译水平检测基因的表达结果(肽和蛋白质)，原位杂交术则是检测基因(DNA片段)的有无、及在转录水平检测基因的活性(mRNA)，因此，这是一种特异性的核酸组织化学术。其原理是用带有标记物的已知碱基顺序的核酸探针，与细胞内待测的核酸按碱基配对的原则，进行特异性原位结合，即杂交，然后通过对标记物的显示和检测，而获知待测核酸的有无及相对量。常用的标记物有放射性核素(^{35}S、^{32}P、^{3}H 等，经放射自显影术处理后观察)与地高辛(一种小分子药物，经免疫组织化学处理后观察)。

4.放射自显影术(autoradiography)　旨在通过活细胞对放射性物质的特异性摄入以显示该细胞的功能状态、或该物质在组织和细胞内的代谢过程。首先，将放射性核素或放射性核素标记的物质注入体内，间隔一定时间后取材、制备切片，并在其上涂以薄层感光乳胶，置于暗处曝光，再显影、定影。在放射性核素或其标记物存在的部位，溴化银被还原为黑色的微细银粒，可在光镜或电镜下观察，从而获知被检物质在组织和细胞中的分布及相对含量。在注入核素标记物后，如果有规律地在若干时间段取材，则可观察到被检物质的动态分布变化过程。例如，将^3H标记的胸腺嘧啶核苷注入体内，以研究细胞的DNA合成及其增殖状态；将^{125}I注入体内，观察碘在甲状腺滤泡内的碘化部位。

5.细胞培养术（cell culture） 是把从机体取得的细胞在体外模拟体内的条件下进行培养的技术。如果培养的是组织块、器官的较大部分或全部，则分别称为组织培养术和器官培养术。但组织块和器官难于长久培养，故以细胞培养开展得最为广泛。体外培养、及用体外培养物进行的实验常简称为In vitro（在体外）。培养条件包括适宜的营养、生长因子、pH值、渗透压、O_2和CO_2浓度、温度等，还须严防微生物污染。培养液用含有各种营养成分的人工合成培养基配制，内加5%～10%的胎牛血清，后者含多种生长因子。

培养的细胞除少数种类（如淋巴细胞）悬浮于培养液中，一般都贴在培养瓶壁上生长。经长期培养而成的细胞群体，称细胞系（cell line）。从细胞系中选择单个细胞进行培养，所形成的细胞群体称细胞株（cell strain）。著名的HeLa细胞株便是1952年用一位美国非洲裔妇女的宫颈癌细胞培养形成的，目前仍在世界各地的实验室中被广泛应用。

对贴壁培养的细胞需用相差显微镜观察，前述的各种组织学技术在此均有用。体外培养的细胞、组织或器官不仅可用于研究其代谢、增殖、分化、形态和功能变化，还可研究各种理化因子（激素、药物、毒物、辐射等）对活细胞的直接影响，获得体内实验难以达到的简便、迅捷的效果。

（三）生理学的研究方法

生理学的实验方法主要分为急性实验和慢性实验两类。

1.急性实验 由于研究目的不同，又可将其分为两类：

（1）离体组织、器官实验 把要研究的某一组织或器官从活着的或刚死去的动物体上分离出来，放在一个能使它的生理功能保持一定时间的人工环境中，作为实验研究的对象。例如，将蛙的心脏取出，用近似血浆成分的溶液进行灌流，这样蛙心就能搏动数小时以上，从而可以进行对于心脏的各种研究。

（2）活体解剖实验 使动物处于麻醉状态，然后进行活体解剖，针对需要研究的器官或组织，通过研究细胞、组织或器官系统的细微活动的变化，从而了解其功能。

由于离体组织或器官和活体解剖实验过程时间较短，实验后动物一般死亡，所以将此称为急性实验法。此法的优点在于实验条件和研究对象较为简单，影响实验最终结果的因素较少，因此可以较快获得结果。其缺点是实验在脱离整体条件下，或者是在受到解剖或麻醉的情况下进行的，故所得实验结果常有一定的局限性。

2.慢性实验 是以完整、清醒的动物为研究对象，在保持比较自然的外界环境条件下进行实验。慢性实验可以研究复杂的生理活动、器官之间的协调关系，以及机体的生理活动如何与外界环境相适应。例如，将埋藏电极植入动物脑内某一部位，施予电刺激以观察分析与此部位相关的生理功能活动。又如，在正常的狗身上对胃进行无菌手术后，来研究影响胃液分泌的条件、数量等。这种实验方法常需预先进行无菌外科手术，待手术创伤恢复后才能进行实验。慢性实验法的优点在于研究对象处于正常状态下，所得实验结果是在机体正常生理活动状态下获得的，其结论可以用来分析整体动物及各种生理活动的调节机制；其缺点是应用范围常受限制，如许多生理学问题目前仍然无法找到合适的方法加以解决。

由于急性实验和慢性实验各有其优缺点,所以有时常把两者结合起来,以便对某一生理活动机制进行深入的探讨。

解剖生理学的研究与其他学科的发展密切相关。随着电子学、生物化学、生物物理学、神经生物学和分子生物学的发展,促进了解剖生理学的研究从宏观向微观领域的不断深入。如应用神经生理和药理学相结合方法,已经能在细胞水平研究单个细胞膜受体活动的特性。目前使用的计算机断层扫描、核磁共振成像、正电子发射断层扫描等已能对脑的活动进行更为精细的研究,可以在荧光屏上直接观察到大脑不同部位的功能活动变化,这对研究脑的高级神经活动,如学习和记忆的生理机制具有划时代的重要意义。

三、人体解剖生理学发展简史

解剖学这门学科发展较早,而生理学是17世纪初叶才发展起来的,组织学作为独立的学科是在19世纪初叶才从解剖学中分化出来的一门比较新兴的科学。

关于解剖学知识的记载可追溯到古代中国、古希腊和古埃及的许多著作中。最初仅是在祭祀、狩猎、屠宰畜类和战争创伤时从人体和动物的外形与内部结构中获得的一些初步的知识。

在西方国家解剖学知识最早的记载一般认为是从古希腊名医Hippocrates(公元前460—377)开始的。他已进行过动物解剖,并著有书籍,被誉为西欧医学之祖,但他把肌腱和神经相混淆。以后古希腊哲学家和博物学家Aristotles(公元前384—322)提供了一些动物解剖学的知识,把神经和肌腱区别开来,指出心脏是血液循环的中枢。古罗马名医和解剖学家Galen(130—200)写了西方最早和较完整的解剖学论著《医经》,总结了以前的解剖学事实,并用自己的观察充实了古代解剖学,对血液运行、神经分布、脑、心等内脏都有较具体的记载,明确指出血管里流动的是血液而不是空气,但也有许多错误记载。从Galen以后,中世纪的欧洲处于宗教统治的黑暗时期,禁止解剖人类尸体,使解剖学停滞一千余年。直至15、16世纪文艺复兴以后,科学文化进入繁荣时期,解剖学也有相应发展。比利时著名解剖学家Andreas Vesalius(1514—1564),从青年时期便致力于解剖学的研究,亲自解剖尸体,详细观察,纠正了前人的一些错误,著有《人体的构造》一书,系统地记述了人体各器官系统的形态构造,被认为是近代解剖学的创始人。17世纪Harvey(1578—1657)利用动物实验证明了血液循环的原理,首先提出心血管是一个封闭的管道系统。19世纪达尔文主义的出现,对运用进化发展的观点研究人体解剖学有很大启示,并为人类继续深入探索人体的形态结构打下了理论基础。进入20世纪,医学的发展又促进了解剖学研究的深入,尤其近数十年来,新的科学技术的发展,解剖学的研究也正向综合性学科发展,那种纯形态学研究的情况正在发生改变。

组织学的建立和发展与显微镜的创制和发明有着密切联系。英国人R.Hooke(1635—1703)用放大镜观察软木塞的微细构造时发现了"细胞"。当时的"细胞"只是软木塞许多小空腔的细胞壁,并不是含有生活物质结构的活细胞。荷兰人Leeuwenhoek(1632—1723)用放大镜发现了精子、红细胞、肌纤维和神经细胞。荷兰人Graaf(1641—1673)发现了卵细胞。这些资料对于组织学的发展起着重要作用。意大利人Malpighi(1628—1694)在显微镜下发现了蛙的毛细血管血液循环,并观察了动植物的微细结构,由此创立了组织学的开端。后来瑞士组织学家A.Kolliker将组织分为四种。19世纪初叶,由于显微镜的很大改进,人们认识到了细胞是含有核的原生质团,而不是只有细胞壁的空泡结构。当时德国人J.Schleiden(1804—1881)和T.Schwen(1810—1882)先后对动物和植物进行了显微观察,指出细胞是一切动植物的基本结构,从而创立了细胞学说。细胞学的创立推动了组织学的发展。20世纪来,特别是近二十年来,由于自然科学和生产技术的飞速发展,组织学得到了很大发展,新技术、新方法在组织学研究上也得到了广泛的应用,诸如电镜技术、图像分析技术、组织化学方法、同位素和荧光标记技术、免疫组织化学和原位杂交术等,进而更深刻地揭示了机体各种细胞、组织和器官的超微结构及其与生命活动的关系,细胞生物学和分子生物学的发展使组织学的研究已进入分子水平阶段,组织学中的许多基本知识和基本理论已发生和正在发生着重大的变化。

生理学从一开始便和医学实践密切地联系着。古代人类在长期的生产劳动和生活实践中不断地和疾病作斗争,逐渐积累了许多有关人体机能的知识,这无论在我国还是在国外都是如此。

16世纪比利时学者Vesalius A(1514—1564)的名著《人体构造》的发表,创立了解剖生理学派。但生理学真正成为一门实验性科学,是从17世纪开始的。1628年英国名医Willism Harvey(1578—1657)出版的《心血运动论》一书是历史上首次出现有确凿证据的生理学著作,从而奠定了现代实验生理学的基础。他的结论是在几种动物身上应用活体解剖法通过多次实验获得的。Harvey的功劳不仅在于提供了血液循环的基本规律,更重要的是在于提供了近代生理学的活体解剖实验法。关于血液是如何从动脉达到静脉的问题,Harvey只凭臆测来说明,并无真正的凭据。在17、18世纪,显微镜的发明与化学、物理学的迅速进步都给生理学的发展创造了良好条件。1661年意大利组织学家Malpighi M(1628—1694)应用显微镜发现毛细血管的结构后,才真正完成了全部血液循环的线路。法国哲学家Descartes R(1596—1650)根据异物碰到角膜即引起眨眼等类现象,首先提出了反射的概念,认为动物的活动都是对于外界一定刺激的反应,这为以后神经系统生理学的发展指明了方向。俄国学者罗蒙诺索夫(Л омоносовМ В ,1711—1765)首次提出的物质守恒与能量守恒及转化定律,以及后来法国化学家Lavoisier AL(1743—1794)关于燃烧和呼吸原理的阐明,给机体新陈代谢的研究打下了基础。意大利学者Galvani L(1737—1798)1791年发表了名著《肌肉运动中的电效应》,从此开始了生理学中另一基本问题,即关于生物电现象及其本质问题的研究。到了19世纪,随着其他自然科学的迅速发展,分析生理学也迅速发展,积累了大量有关各个器官生理机能的知识,例如,德国学者Müler J(1801—1858)和Von Helmholtz H(1821—1894)关于感觉器官的研究,DuBois Reymond E(1818—1896)关于肌肉神经的研究,Ludwig K(1816—1895)关于循环、排泄的研究,法国学者Claude Bernard(1813—1878)关于糖代谢和机体“内环境”的研究等。在19世纪末至20世纪初期,在分析生理学理论与实验方面影响最大的是英国学者Sherrington CS(1857—1952)关于脊髓反射机制的研究,他1906年出版了《神经系统的整合动作》一书,给了反射理论以丰富的客观实验证据,提出了神经系统活动的一些基本规律,使现代生理学者开始认识了神经系统是如何把机体各部分活动联系起来而取得协调一致的。1863年俄国学者谢切诺夫(СеченовИМ,1829—1905)发表了名著《脑的反射》,将反射概念应用于脑的活动,认为脑活动的本质也是反射活动。后来,巴甫洛夫(ПавловИП,1849—1936)自19世纪80年代开始发展了生理外科和慢性手术方法研究消化的机能,开创了综合生理学的研究学派。同时,在谢切诺夫思想影响下,自本世纪初起,巴甫洛夫集中地研究大脑皮层的生理学,创立了高级神经活动学说,总结出一系列关于高级神经活动的基本理论。自20世纪初开始,分析生理学与综合生理学进一步蓬勃发展,从器官生理学研究看,除脑的高级机能外,都已达到了高度发展的水平。同时，由于科学技术的进步及化学、物理学和数学的发展，20世纪形成了许多新的科学分支。20年代初形成了生物化学，50年代建成了生物物理学，60年代出现了生物数学。40年代电子显微镜的发明与应用，促使生理学必须在超显微结构基础上研究机能。更由于神经化学的进展，电子计算机技术的普及，微电极及微电泳的应用等，生理学逐渐从器官生理学向细胞生理学与分子生理学方向发展。这本来是科学发展的必然趋势，但近二三十年来，生理学整体、器官的功能研究已逐渐被微观层次的研究所代替，更多的实验研究是细胞和分子水平以及基因变化的观察，而忽视对整体功能的探讨。于是引起生理学界对生理学发展的关注，提出生理学向何处去的问题。1990年底，美国生理学会远景规划委员会在《生理学家》杂志上发表的文章认为"整合生理学将是未来生理学的主要内容，而其中阐明人脑高级功能的研究将是对生理学家的最后一场挑战"。第33届世界生理学联合会(IUPS)大会的宗旨定为"整合生物学(intergration biology)——从分子到人体"(from molecules to humans)，就是倡导要从现代分子生物学的技术水平来深入地探讨人体功能的各个方面。亦即倡导分析生理学要与整合生理学有机地结合起来，共同探讨机体的功能问题，从而指明今后生理学研究的发展方向。

我国文化历史悠久，其中有关解剖学的记载在世界医学中也属较早之列。远在两千年前，我国医学家已在活人身上度量，并在尸体上进行解剖观察。《黄帝内经》是我国第一部医学经典；汉代名医华佗(约145—208)曾用麻醉剂做剖腹手术，他还把体育与医学联系起来，并指出适当运动可以帮助消化，流通血脉，预防疾病；宋慈(1247)著的《洗冤录》一书，详细记载了全身各部骨骼的名称、数目、形状，并附有检骨图；清代名医王清任(1768—1831)著有《医林改错》一书，对古书记载作了许多订正和补充，对人体器官的观察作了可贵的记述。

我国近代解剖学和组织学的建立，约始于19世纪末。清代末年甲午战争后，开始有了医学院和医院的设立，也有了解剖学和组织学的教学。但在旧中国，它和其它科学一样，不可能得到很好的发展。新中国成立后，文教事业得到蓬勃发展，解剖学、组织学及新技术、新方法的应用都有所发展，在人类学、组织学、胚胎学、神经解剖学等方面都取得了丰硕的科研成果。

现代实验生理学在中国的发展，只有约70余年的历史。对生理学进行系统的研究大概是从1925年开始。1926年少数生理学工作者组成了中国生理学会，并于次年创刊了《中国生理学杂志》，1953年改称《生理学报》。由于学会的成立和学报的出版，国内生理学的研究得以逐步发展。

我国现代生理学的奠基人林可胜教授(1897—1969)，1925年自美回国后任北京协和医学院生理学系主任、教授，领导教学及科研工作。他不但研究工作成绩卓著，还培养了我国许多著名的生理学家，在消化生理学和痛觉生理学两方面曾获国际声誉。我国现代生理学的另一开拓者蔡翘教授(1897—1990)，1925年自美回国后任上海复旦大学生物学系生理学教授，以后又在上海医学院、原中央大学医学院任教授，在肝的糖代谢、溶血及止血等方面的研究都取得很大成就。1949年中华人民共和国成立后，在党和政府的重视和关怀下，我国生理学走上飞跃发展的道路。1950年中国科学院正式成立了生理生化研究所(以后分为生理研究所与生化研究所)。1982年中国科学院又成立了脑研究所，为研究中枢神经系统生理学开辟了新的科研基地。此外，中国医学科学院、军事医学科学院、中医研究院以及许多大学和医学院校都设有研究生理学的专门机构。其次，有些综合性大学生物学系还设立了生理学专业，专门培养生理学的教学与科研人才，我国生理科学工作者除在原有的一些理论问题的研究上取得新的进展外，还在高级神经活动生理、中枢神经系统电生理、中枢递质、感受器生理、呼吸生理、生殖生理、痛觉生理、高温与低温生理、劳动生理、运动生理和高空与潜水生理等过去的空白点或薄弱点上进行研究,并取得了一定成绩。

四、生命现象的基本特征及机体生理机能的调节

(一)生命现象的基本特征

新陈代谢、兴奋性、适应性、生长和生殖是生命现象的基本生理特征。

1.新陈代谢(metabolism)　是指机体主动地与环境进行物质和能量交换的过程,同时体内物质和能量也在进行转变。新陈代谢过程包括两个基本方面:一方面把从外界环境摄入体内的营养物质综合成自身的物质,或暂时贮存起来,称为同化作用(或合成代谢);另一方面是将组成自身的物质或贮存于体内的物质分解,并把分解后的终产物排出体外,称为异化作用(或分解代谢)。在进行同化作用时要吸收能量,在进行异化作用时要释放能量。后者所释放的能量,除一部分用于同化作用外,其余的供应机体各种生命活动的需要及产生热量。因此,新陈代谢又可分为物质代谢与能量代谢两个方面,二者密切联系,物质的变化必定伴有能量的转移。新陈代谢是生命的最基本特征,新陈代谢一旦停止,生命也就停止。不同的机体,以及同一机体在不同的情况下,其代谢过程都各有特点,必须分别加以研究。

2.兴奋性　一切活组织或细胞当其周围环境条件迅速改变时有发生反应(response)的能力或特性,称为兴奋性或应激性(感应性,irritability)。这种引起反应的环境条件的迅速变化称为刺激(stimulus)。兴奋性(excitability)比应激性的概念要窄一些。对于神经和肌肉这些对刺激发生兴奋反应的组织,兴奋性和应激性两词可以互用。兴奋性是比较更为通用的术语。

活组织在接受刺激而发生反应时,其表现可以有两种形式:一种是由相对静止状态转变为显著活动状态,或由活动弱变为活动强,称为兴奋(excitation);另一种是由显著活动状态转变为相对静止状态,或由活动强变为活动弱,称为抑制(inhibition)。兴奋和抑制是生理学上一对重要的概念。兴奋和抑制是相互联系、相互制约的,它们都是活组织具有兴奋性的表现。

3.适应性　当环境条件发生改变时,机体或其部分组织的机能与结构也将在某种限度内随着发生相应的改变,以求与所在环境保持动态平衡,这种现象称为适应,机体的这种能力称为适应性(adaptation)。动物越高等,适应性越强。到了人类,不仅能适应环境,而且能改造环境。长期适应的结果是进化。所以在进化过程中,机能的分化与专门化是机体对外界环境长期适应的结果。

4.生长和发育　生长和发育一般指生命个体的生长,从生物学意义上说,当受精卵开始发育时,即意味着生命开始了其生长的过程。生长(growth)是个体合成代谢超过了分解代谢的结果。发育(development)是生命个体在生长过程中,各系统、器官和组织都要经历从简单到复杂的变化过程,直至机体各部器官系统功能的完善和成熟。一般性的成熟即表明该个体发育的成熟,具有了生殖的能力。

5.生殖(reproduction)　是个体生长达到一定限度时可形成另一新个体的过程。生殖是生物通过自我复制延续种系的过程,是生命的最基本特征之一。在生殖过程中,机体会表现出另一些生命特征,即遗传变异。各种生物都能通过生殖产生子代,亲代和子代之间无论在形态结构或生理功能方面都很相似,这种现象称为遗传(heredity)。亲代和子代每个个体间又不会完全相同,总会产生一定的差异,这种现象称为变异(variation)。

(二)机体生理机能的调节

机体处于不同的生理情况时,或当外界环境发生改变时,体内一些器官、组织的功能活动会发生相应的改变,最后使机体能适应各种不同的生理情况和外界环境的变化,也可使被扰乱的内环境重新得到恢复,这种过程称为生理功能的调节(regulation)。机体对各种功能活动进行调节的方式主要有三种,即神经调节(neural regulation)、体液调节(humoral regulation)和自身调节(autoregulation)。

1.神经调节　机体的许多生理功能是由神经系统的活动来进行调节的。神经系统活动的基本过程是反射(reflex),反射活动的结构基础称为反射弧(reflex arc)。反射弧由五个基本成分组成,即感受器、传入神经纤维、神经中枢、传出神经纤维和效应器。机体有各种各样的感受器,每一种感受器能够感受体内或外界环境的某种特定的变化,并将这种变化转变成一定的神经信号,通过传入神经纤维传至相应的神经中枢,中枢对传入信号进行分析,并作出反应,通过传出神经纤维改变相应的效应器官的活动(见第四章),这样一个过程就称为反射。例如,在生理情况下动脉血压是保持相对稳定的,当某种原因使动脉血压高于正常时,分布在主动脉弓和颈动脉窦的动脉压力感受器就能感受这种血压的变化,并将血压的变化转变为一定的神经冲动,后者通过传入神经纤维到达延髓的心血管中枢,心血管中枢对传入的神经信号进行分析,然后通过迷走神经和交感神经传出纤维发出指令,改变心脏和血管的活动,使动脉血压回降到原先的水平。这个反射称为动脉压力感受性反射(见第七章),也是典型的负反馈调控的例子,对于维持动脉血压的稳态起着重要的作用。

2.体液调节　体液调节是指体内的一些细胞能生成并分泌某些特殊的化学物质,后者经由体液运输,到达全身或某些特殊的组织细胞,通过作用于细胞上相应的受体(receptor),对这些细胞的活动进行调节。体内有多种内分泌腺细胞,能分泌各种激素(hormone)。激素是一些能在细胞与细胞之间传递信息的化学物质,由血液或组织液携带,作用于具有相应受体的细胞,调节这些细胞的活动。接受某种激素调节的细胞,称为该种激素的靶细胞(target cell)。例如,胰岛的B细胞分泌的胰岛素,是一种调节全身组织细胞糖代谢的激素,能促进细胞对葡萄糖的摄取和利用,在维持血浆葡萄糖浓度的稳定中起重要的作用(见第十三章)。有一些激素可以在组织液中扩散至邻近的细胞,调节邻近细胞的活动。这种调节是局部性的体液调节,也称为旁分泌(paracrine)调节。另外,下丘脑内有一些神经细胞,如视上核和室旁核的大细胞,能合成血管升压素和催产素,合成的激素由神经轴突运送至垂体后叶,再从神经末梢释放入血液,并作用于它们的靶细胞。这种激素分泌方式也称为神经分泌(neurosecretion)。除激素外,体内有些物质,包括某些代谢产物(例如CO_2),对有些细胞、器官的功能也能起调节作用。

3.自身调节(auto regulation)　许多组织、细胞自身也能对周围环境变化发生适应性的反应,这种反应是组织、细胞本身的生理特性,并不依赖于外来的神经或体液因素的作用,所以称为自身调节。例如血管平滑肌在受到牵拉刺激时,会发生收缩反应。当小动脉的灌注压力升高时,对血管壁的牵张刺激增强,小动脉的血管平滑肌就发生收缩,使小动脉的口径缩小,因此当小动脉的灌注压力升高时,其血流量不致增大。这种自身调节对于维持局部组织血流量的稳态起一定的作用。肾脏小动脉有明显的自身调节能力,因此当动脉血压在一定范围内变动时,肾血流量能保持相对稳定(见第十一章)。又如在血浆中碘的浓度发生改变的情况下,甲状腺有自身调节对碘的摄取以及合成和释放甲状腺激素的能力(见第十三章)。

(三)稳态

人体的绝大多数细胞并不直接与外界环境发生接触,而是浸浴在细胞外液中,因此细胞外液是细胞直接接触的环境。法国生理学家Claude Bernard首先提出了一个重要的概念,即细胞外液是细胞在体内直接所处的环境,称之为内环境(internal environment),以区别于整个机体所处的外环境。

细胞外液和细胞内液的成分有很大的差别。细胞膜的结构以及细胞膜上的一些特殊的蛋白质分子的功能对于维持细胞外液和细胞内液成分的差别起着重要的作用(见第一章)。细胞外液中含有较多的钠、氯、重碳酸根离子以及细胞所需的养分,如氧、葡萄糖、氨基酸、脂肪酸等,还含有二氧化碳及其他细胞代谢产物。细胞通过细胞膜与细胞外液之间发生物质交换,从细胞外液摄取氧和其他营养物质,同时将二氧化碳和其他代谢产物排入细胞外液。细胞外液在体内不断地流动,血浆与血细胞一起构成血液,在心血管系统内不停地循环;组织液则通过毛细血管壁以扩散等方式与血浆发生物质交换(见第七章)。生理学中一个十分重要的概念是内环境的各种物理、化学性质是保持相对稳定的,称为内环境的稳态(homeostasis)。所谓保持相对稳定或稳态,是指在正常生理情况下内环境的各种理化性质只在很小的范围内发生变动。例如体温维持在37℃左右,血浆pH维持在7.4左右等等。临床上给病人作各种实验检查,也就是检测有关的生理指标是否在正常变动范围之内,或者偏离正常范围有多远。在高等动物中,内环境的稳态是细胞维持正常生理功能的必要条件,也是机体维持正常生命活动的必要条件。内环境的稳态,并不是说内环境的理化性质是静止不变的。相反,由于细胞不断进行代谢活动,就要不断地与细胞外液发生物质交换,因此也就会不断地扰乱或破坏内环境的稳态;另外,外界环境因素的改变也可影响内环境的稳态。体内各个器官、组织的功能往往都是从某个方面参与维持内环境的稳态,例如肺的呼吸活动可从外界环境摄取细胞代谢所需的O_2,排出代谢产生的CO_2,维持细胞外液中O_2和CO_2分压的稳态;胃肠道的消化、吸收可补充细胞代谢所消耗的各种营养物质;肾脏的排泄功能可将多种代谢产物排出体外;血液循环则能保证体内各种营养物质和代谢产物的运输。身体各个器官系统正常功能活动的综合,使内环境的各种理化性质维持相对稳定。总之,内环境稳态的维持是各种细胞、器官的正常生理活动的结果;而反过来,内环境的稳态又是体内细胞、器官维持正常生理活动和功能的必要条件。

第一章　细胞的结构与生理

第一节　细胞的结构

细胞(cell)是构成人体最基本的结构与功能单位。其形态大小依其所处的环境、生理功能不同而有很大的差别。例如,游离在血浆中的红细胞,呈双面凹的圆盘状;分布在身体表面及衬贴于体内各种管、腔、囊内表面的上皮细胞,呈扁平形、立方形和柱状;接受刺激、传导冲动的神经细胞具有多分支的突起;执行收缩功能的肌细胞呈梭形或细长的纤维状。细胞大小变化很大,如人的成熟卵细胞直径可达200μm,红细胞直径只有7.5μm,某些神经细胞的突起(神经纤维)可达1 m以上。细胞形态虽然多样,大小不一,但其结构基本相似,化学成分大致相同。细胞由细胞膜、细胞质和细胞核三部分组成(图1-1)。

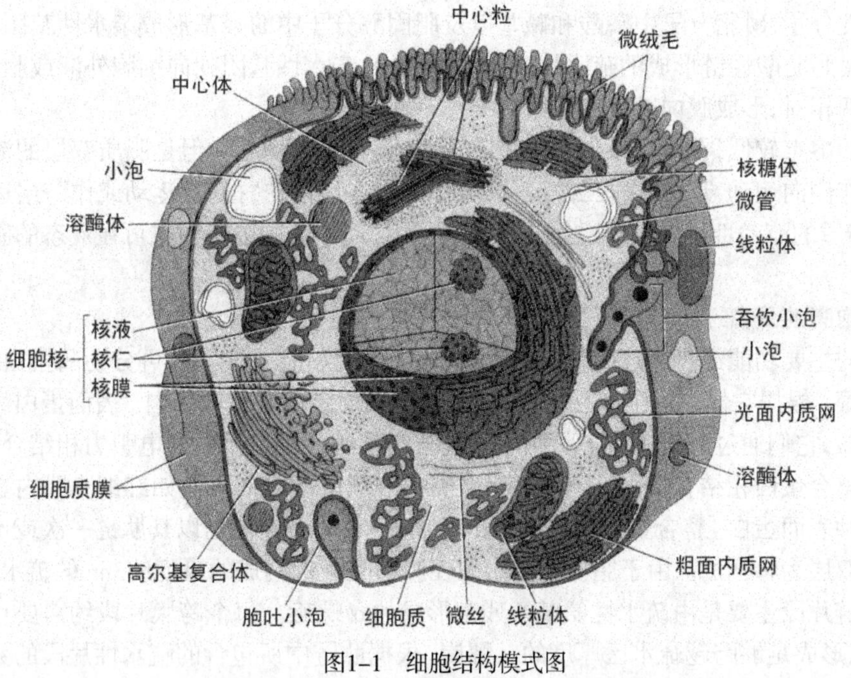

图1-1　细胞结构模式图

一、细胞膜

细胞膜(cell membrane)是包被整个细胞最外层的薄膜,又称质膜(plasma membrane),细胞以质膜为界,使细胞成为具有一定形态的结构与功能单位。细胞膜使胞质(cytosol)与其外部环境相分隔。胞质的化学成分与细胞外液显著不同,胞内K^+和磷酸盐离子浓度大大高于细胞外液,而Na^+、Cl^-、Ca^{2+}则明显低于细胞外液。这种差别主要是由于质膜对各种物质的选择性通透和主动转运而形成和维持的。胞质内化学成分的相对独立和稳定，对维持细胞内各种功能蛋白质分子的活性和正常新陈代谢(metabolism)具有至关重要的作用。此外，胞质内的细胞器，如线粒体、内质网和溶酶体等，也被与质膜相似的膜结构所包被，使各种细胞器内的物质构成不同于胞质，这对细胞器保持正常的功能活动也是必需的。

细胞膜主要由脂质和蛋白质组成，此外还有极少量的糖类物质。功能活跃的膜，蛋白质比例较高，功能简单的膜，蛋白质比例较低。根据Sinxer和Nicholson于1972年提出的膜结构的液态镶嵌模型（fluid mosaic model），膜是以液态的脂质双分子层为基架，其间镶嵌着许多具有不同结构和功能的蛋白质（图1-2）。

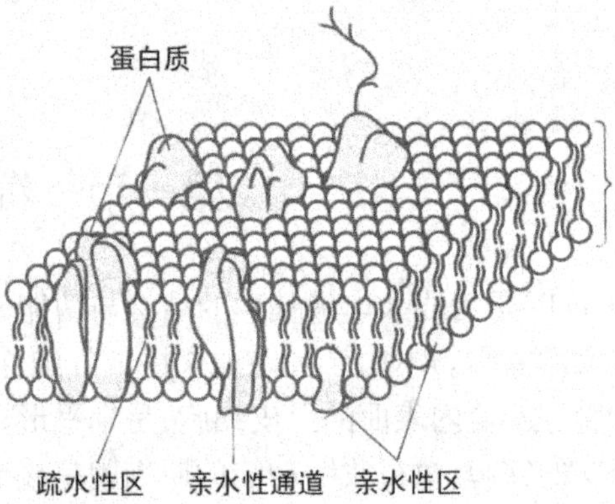

图1-2　细胞膜结构模式图

(一)脂质双分子层

膜的脂质主要由磷脂(phospholipid)和胆固醇(cholesterol)组成，其中磷脂占总量的70%以上，胆固醇不超过30%，此外还有少量的鞘脂。它们以脂质双层的形式存在于细胞膜。磷脂和胆固醇都是双嗜性分子，磷脂分子中磷酸和碱基以及胆固醇分子中的羟基形成亲水性基团，它们分子中的另一端是脂肪酸烃链形成的疏水性基团。在膜中，亲水性基团朝向细胞外液或胞质，而脂肪酸烃链则两两相对，形成膜内部的疏水区。

膜脂质的熔点较低，在体温条件下呈液态，因而膜具有流动性。但是脂质双层的流动性仅限于脂质分子作侧向运动，形成一种二维流体，分子在同一层内作"掉头"运动或作跨层运动的机会非常少。膜脂质的流动性使细胞能进行变形运动，并且使嵌入的膜蛋白也可在液态的脂质双分子层中移动。

(二)细胞膜的蛋白

细胞膜的主要功能都是通过膜蛋白来实现的。根据膜蛋白的功能，可分为酶蛋白、转运蛋白和受体蛋白等。根据它们在膜上存在的形式，可分为表面蛋白和整合蛋白。表面蛋白约占膜蛋白的20%～30%，它们通过肽链中带电氨基酸残基与脂质的极性基团以静电引力相结合，或以离子键与膜中的整合蛋白相结合，附着于膜表面，主要是在膜的内表面。例如红细胞膜内表面的骨架蛋白就是一种表面蛋白。整合蛋白约占膜蛋白的70%～80%，它们是以其肽链一次或反复多次穿越膜的脂质双层为特征的。由于脂质双层中存在脂肪酸烃链构成的厚度约3nm的疏水区，因而穿越质膜的肽链片段主要是由疏水性氨基酸残基形成的α螺旋。每个跨膜片段约需要18～21个氨基酸残基，以形成足够跨越疏水区厚度的α螺旋。根据肽链中所包含的疏水性片段的数目及其他理化特性，可以推测出可能存在的跨膜α螺旋的数目，例如，钠通道的α亚单位包含24个疏水性片段，因而推测是一个24次跨膜的蛋白质(图1-3)。这些疏水性片段之间的亲水性肽段则构成胞外环或胞内环，分别与细胞外液或细胞内液相接触。与物质跨膜转运功能有关的功能蛋白，如载体(carrier)、通道(channel)、离子泵(ion pump)和转运体(transporter)等，都属于整合蛋白。

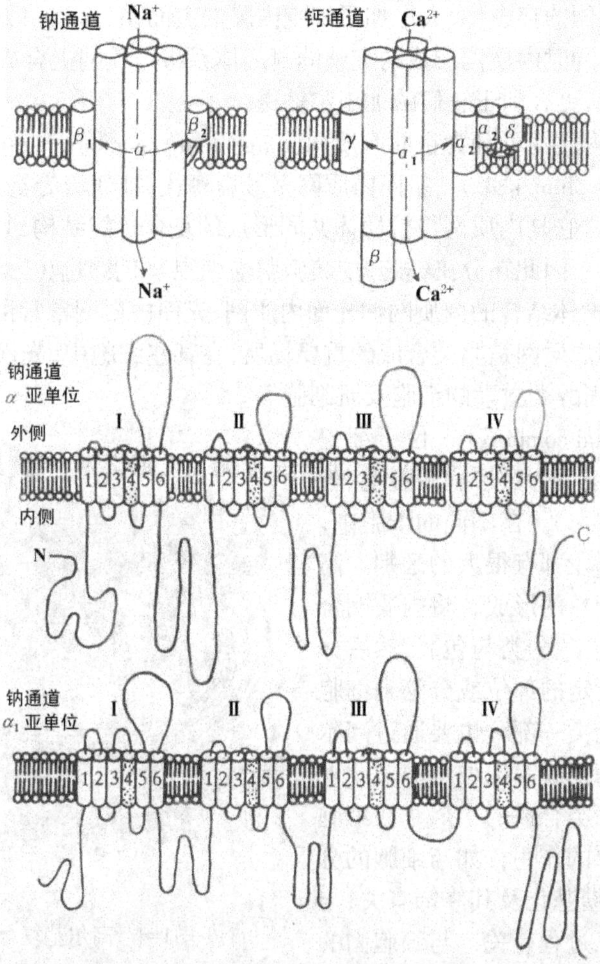

图1-3　电压依赖性钠、钙通道亚单位结构示意图(上)
和跨膜定向模型(中、下)

(三)细胞膜的糖类

质膜中糖类的含量约为2%～10%，主要是一些寡糖和多糖链以共价键的形式与膜蛋白或膜脂质结合，生成糖蛋白(glycoprotein)或糖脂(glycolipid)。结合于糖蛋白或糖脂上的糖链仅存在于细胞膜的外侧。

二、细胞质

细胞质(cytoplasm)　是填充于细胞膜和细胞核之间的半透明胶状物质，由基质和其中的细胞器(organelle)构成。除基质、细胞器外，还有无特殊名称的细胞内含物，如糖原、脂滴、蛋白质和色素等，它们有的是储藏物，有的是排泄物或分泌物等。

(一)细胞器

内质网(endoplasmic reticulum，ER)　是细胞质内的膜性管道系统，互相连通成网状。内质网的膜与核膜、高尔基复合体和细胞膜相连续。在不同类型的细胞中，内质网的数量、类型与形

态 差异很大,同一细胞的不同发育阶段甚至在不同的生理状态下,内质网的结构与功能也发生明显的变化。由于内质网的存在,大大增加了细胞内膜的表面积,为多种酶特别是多酶体系提供了大面积的结合位点。同时内质网形成的完整的封闭体系将内质网上合成的物质与细胞质基质中合成的物质分隔开来,更有利于它们的加工和输送。

根据结构与功能,内质网可分为粗面内质网(rough endoplasmic reticulum, rER)和光面内质网(smooth endoplasmic reticulum, sER)。粗面内质网多呈扁囊状,排列较为整齐,因在其膜表面分布着大量的核糖体而命名。它是内质网与核糖体共同形成的复合机能结构,其主要功能是合成分泌性的蛋白和多种膜蛋白。因此在分泌细胞(如胰腺腺泡细胞)和浆细胞(分泌抗体)中粗面内质网非常发达。表面没有核糖体结合的内质网称光面内质网,光面内质网常常由分支的管道形成较为复杂的立体结构。光面内质网是脂类合成的重要场所,在某些细胞中,光面内质网非常发达并具有特殊的功能,如合成固醇类激素的细胞及肌细胞等。

高尔基复合体(Golgi complex)　位于细胞核附近的细胞质中,电镜下为数层扁平囊泡、若干大泡和小泡组成(图1-4)。在不同的细胞中,甚至细胞生长的不同阶段都有很大的区别。高尔基复合体参与分泌颗粒的形成，将内质网合成的多种蛋白质进行加工、分类与包装,然后分门别类地运送到细胞特定的部位或分泌到细胞外。内质网上合成的脂类一部分也要通过高尔基体向细胞质膜和溶酶体膜等部位运输。此外高尔基体还是细胞内糖类合成的工厂，在细胞生命活动中起多种重要的作用，如与细胞的分泌活动有关,与蛋白的糖基化及其修饰有关,与蛋白的水解及其他加工过程有关，与细胞内的膜泡运输有关等。

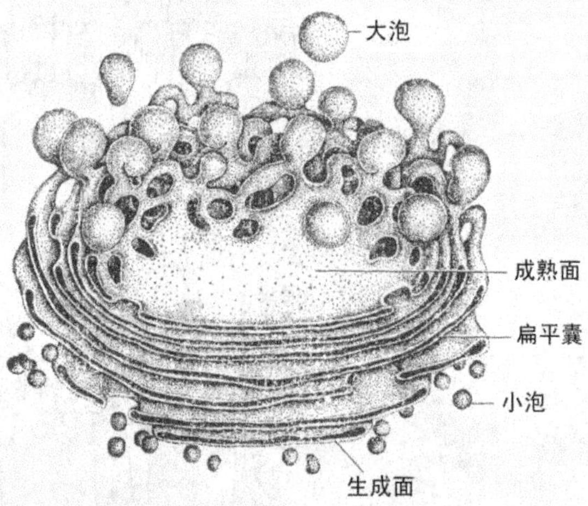

图1-4　高尔基复合体立体模式图

核糖体(ribosome)　是一种颗粒状的结构,没有被膜包裹,其直径为25 nm,主要成分是蛋白质与RNA。核糖体多附着在内质网的膜表面,它与内质网形成复合细胞器,即粗面内质网。核糖体常常分布在细胞蛋白质合成旺盛的区域,其数量与蛋白质合成程度有关。

溶酶体(lysosome)　为圆球形,周围由单层膜包绕,内含有酸性磷酸酶和多种水解酶。根据溶酶体处于完成其生理功能的不同阶段,大致可分为初级溶酶体、次级溶酶体和残余小体。溶酶体的主要功能是进行细胞内的消化作用。通过吞噬和吞饮作用进入细胞内的细菌、异物与溶酶体接触后,两者的膜互相融合,溶酶体酶可对这些异物进行消化分解。溶酶体也能消化细胞本身一些衰老或损伤的结构,使细胞内的一些结构不断更新,以维持细胞的生理功能。

线粒体(mitochondria)　形状多种多样,但以圆柱状与椭球形居多。电镜下,线粒体为双层单位膜构成的囊,外膜平整,内膜向内伸突,在线粒体腔中形成许多间隔排列的双层隔膜,称嵴(图1-5)。这些嵴将整个线粒体腔分隔为若干小腔,小腔内充满液态物质,称线粒体基质。线粒体的数目由数百到数千,成熟的红细胞缺少线粒体,在新陈代谢旺盛的细胞中线粒体多。线粒体是细胞内物质氧化还原的重要场所,线粒体通过氧化磷酸化作用,进行能量转换,提供细胞进行各种生命活动所需要的能量，是细胞内的"动力站"。现已证明三羧酸循环、氧化磷酸化反应是在线粒体的不同部位上进行的，而且还证明线粒体中存在着DNA基因组、核糖体以及与转录和翻译有关的组分。

中心体（centrosome）　位于细胞核附近，由一对中心粒组成，两个中心粒相互成直角排列，每一个中心粒为一个圆筒状结构。中心体参与细胞的有丝分裂活动，与细胞分裂过程中纺锤体的形成、染色质的移动有关。

微丝（microfilament）　是细胞质中的一种丝状结构，由肌动蛋白组成。它与细胞质运动、肌肉收缩、微绒毛收缩、胞内运输及细胞信号传递等有关。

微管（microtubule）　电镜下微管呈中空纤维状，由微管蛋白组成，具有一定弹性。微管呈网状或束状分布，构成细胞的支架，参与细胞形态的维持、细胞运动及细胞分裂、胞内运输等。

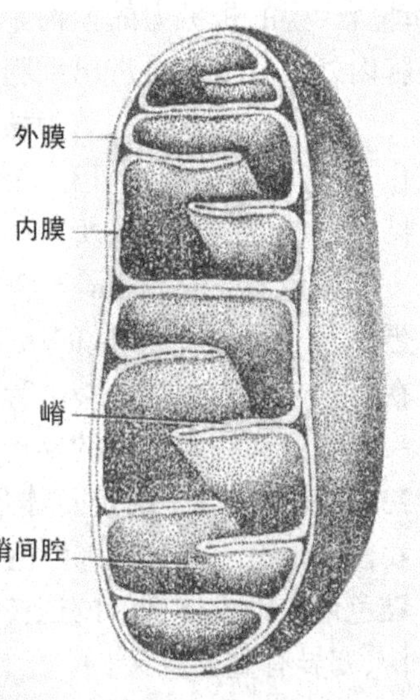

图1-5　线粒体超微结构模式图

（二）基质

基质是细胞中除去可分辨的细胞器以外的胶状物质，是细胞重要的结构成分。细胞与环境、细胞质与细胞核，以及细胞器之间的物质运输、能量交换和信息传递等都要通过细胞质基质来完成，很多重要的中间代谢反应也在细胞质基质中进行。

在细胞质基质中含有与中间代谢有关的多种酶类以及与维持细胞形态和细胞内物质运输有关的细胞质骨架结构。许多重要的中间代谢过程都在细胞质基质中进行，如糖酵解过程、磷酸戊糖途径、糖醛酸途径、糖原的合成与部分分解过程等。细胞质骨架作为细胞质基质的主要结构成分，不仅与维持细胞的形态、细胞的运动、细胞内的物质运输及能量传递有关，而且也作为细胞质基质这一结构体系的组织者，为细胞质基质中的其他成分和细胞器提供锚定位点，使生物大分子锚定在细胞骨架三维空间的特定区域。

三、细胞核

细胞核（nucleus）　是细胞遗传和代谢的中心，一般位于细胞中央，为球形，一般细胞仅有一个核，但也有2个或多个的（如肝细胞和骨骼肌细胞）。人成熟红细胞无核。细胞核由核膜、核液、核仁和染色质组成（图1-6）。

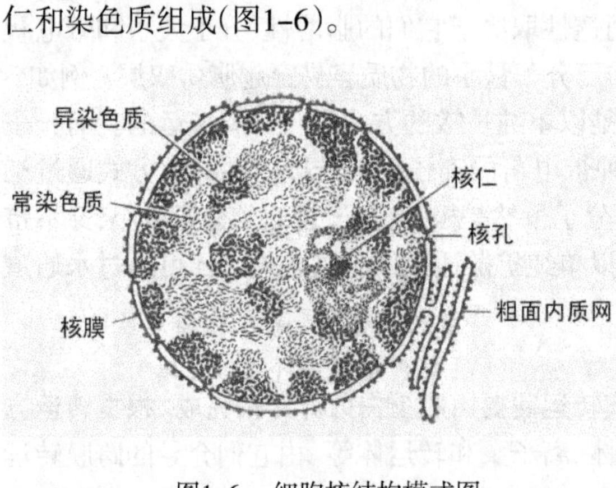

图1-6　细胞核结构模式图

核膜（nucleus membrane）　是细胞核表面的薄膜，也是细胞核与细胞质的分界膜，电镜下，核膜由两层单位膜构成，中间的腔隙称核周隙。核膜外层面向细胞质，表面附有核糖体，它可向细胞质延伸与细胞质中的内质网相连。核膜将细胞分成核与质两大结构与功能区域，DNA复制、RNA转录与加工在核内进行，蛋白质翻译则局限在细胞质中，避免了彼此相互干扰，使细胞的生命活动更加秩序井然。同时还能保护核内的DNA分子免受由于细胞骨架运动所产生的机械力的损伤。另一方面，核膜上有孔，称核孔，是核质之间物质交换与信息交流或细胞内外大分子物质进出细胞核的通道。

核仁(nucleolus)　为核内的球状小体，其形态、大小、数目随细胞类型和细胞代谢状态而变化，一般一个细胞核可有1个或数个核仁。核仁含有核糖核酸和蛋白质，它是rRNA合成、加工和核糖体亚单位的组装场所。

染色质(chromatin)与染色体(chromosome)　染色质是指间期细胞核内由脱氧核糖核酸、组蛋白、非组蛋白及少量RNA组成的线性结构，是间期细胞遗传物质存在的形式。染色体是指细胞在有丝分裂或减数分裂过程中，由染色质丝发生螺旋化、浓缩而成的棒状结构。每种生物都具有一定数目和一定形态的染色体。人的体细胞含有46条染色体，一半来自父本，一半来自母本，形成23对，其中22对是决定身体各种性状的常染色体，另外一对是决定性别的性染色体。性染色体在女性中形态一致，称XX染色体；在男性中，一条与女性X染色体相似，另一条形态与X不一致，称Y染色体。染色体携带的遗传信息控制着细胞分化和机体的形态发育和生理过程，对于生物的遗传、变异有重要意义。

第二节　细胞的跨膜物质转运和信号转导

一、细胞的跨膜物质转运

细胞膜是细胞与细胞外环境之间的一种选择性通透屏障，它既能保障细胞对基本营养物质的摄取、代谢废物的排除和细胞内离子浓度的调节，又能使细胞维持相对稳定的内环境。因此，物质的跨膜运输对细胞的生存和生长至关重要。物质通过细胞膜的转运主要有三种途径：被动运输、主动运输和胞吞与胞吐作用。脂溶性小分子物质可通过物理扩散透过质膜；水溶性小分子物质和带电离子需要借助于一系列相关膜蛋白的介导来完成转运；大分子物质或物质颗粒则通过细胞膜的整装转运进出细胞。

(一)单纯扩散

单纯扩散(simple diffusion)　是一种简单的物理扩散，没有生物学的转运机制参与。扩散的方向和速度取决于物质在膜两侧的浓度差和膜对该物质的通透性，扩散的最终结果是该物质在膜两侧的浓度差消失。

以脂质双层为基架的细胞膜，对各种物质的通透性取决于它们的脂溶性、分子大小和带电状况。一般来说，脂溶性高(疏水性或非极性程度高)而分子量小的物质容易穿越脂质双层。例如，O_2、N_2、CO_2、乙醇、尿素等都属于这类物质，它们都是以单纯扩散的方式进行跨膜转运的。而分子较大的极性物质，如葡萄糖(分子量180)，以及各种带电荷的离子则很难以单纯扩散方式通过细胞膜，通常需要膜蛋白的介导来完成跨膜转运。水分子虽然是极性分子，但它的分子极小，又不带电荷，所以膜对它仍是高度通透的。水分子除了以单纯扩散透过细胞膜之外，还可通过水通道(water channel)跨膜转运。

(二)膜蛋白介导的跨膜转运

带电离子和分子量稍大的水溶性分子，其跨膜转运需要由膜蛋白的介导来完成。根据转运方式的不同，介导物质转运的膜蛋白可分为通道、载体、离子泵和转运体等。由它们介导的跨膜转运可分为被动转运(passive transport)和主动转运(active transport)两大类。其中经载体和通道介导的易化扩散属于被动转运,转运过程本身不需要消耗能量,是物质顺浓度梯度或电位梯度进行的跨膜转运;主动转运是消耗能量的、逆浓度梯度或电位梯度的跨膜转运,分原发性主动转运和继发性主动转运。

1.经载体易化扩散　许多重要的营养物质,如葡萄糖、氨基酸、核苷酸等,依据它们在脂质和水中的相对溶解度、分子大小和带电状况等物理特性,是很难通过细胞膜的,而实际上它们跨膜转运的速率比预期的要快得多,这种形式的跨膜转运称为经载体易化扩散(facilitated diffusion via carrier),也称载体转运。介导这一过程的膜蛋白称为载体蛋白或载体(carrier)。载体都是一些贯穿脂质双层的整合蛋白,载体与溶质的结合位点随构象的改变而交替暴露于膜的两侧,当它在溶质浓度较高的一侧与溶质结合后,即发生构象改变,并在其浓度较低的一侧解离出溶质。这种跨膜转运的特征是:①转运的方向始终是顺浓度梯度的,转运速度比仅从溶质物理特性所预期的要快得多。②由于膜上载体和载体结合位点的数目都是有限的,因此转运速率会出现饱和现象。③载体与溶质的结合具有化学结构特异性。④化学结构相似的溶质经同一载体转运时会出现竞争性抑制(competitive inhibition)。葡萄糖是组织细胞的能源物质,它跨膜进入细胞的过程是典型的经载体易化扩散。

2.经通道易化扩散　溶液中的Na^+、K^+、Ca^{2+}、Cl^-等带电离子,借助于通道蛋白的介导,顺浓度梯度或电位梯度的跨膜扩散,称为经通道易化扩散(facilitated diffusion via ion channel)。中介这一过程的膜蛋白称为离子通道(ion channel)。离子通道是一类贯穿脂质双层的、中央带有亲水性孔道的膜蛋白。当孔道开放时,离子可经孔道跨膜流动而无需与脂质双层相接触,从而使通透性很低的带电离子能以极快的速度跨越质膜。

离子通道具有明显的离子选择性(ionic selectivity),每种通道都对一种或几种离子有较高的通透能力,其他离子则不易或不能通过。例如,钾通道对K^+和Na^+的通透性之比约为100:1。乙酰胆碱受体阳离子通道对小的阳离子,如K^+、Na^+都高度通透,但不能通透Cl^-。通道的功能状态受膜电位、化学信号和机械刺激等因素调控。

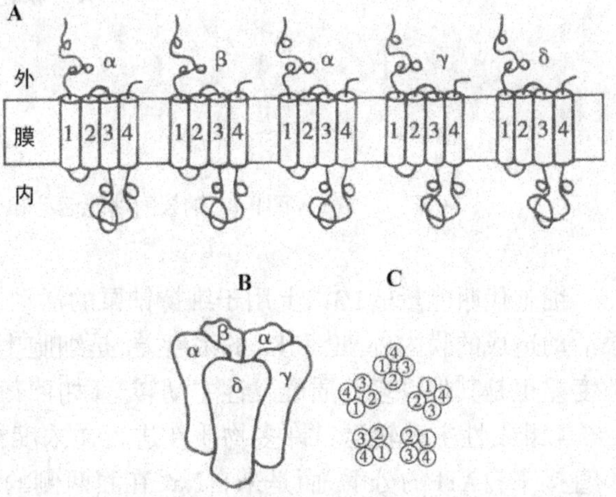

图1-7　N_2型乙酰胆碱受体阳离子通道分子结构示意图

通道的开、闭受膜两侧电位差控制的离子通道,称为电压门控通道。电压门控的钠通道、钙通道和钾通道,都具有相似的结构和结构-功能关系模式,属于同一基因家族。在大多数组织,电压门控钠通道由α、β_1和β_2三个亚单位组成,其中α亚单位是形成孔道的单位(图1-3),有四个相似结构域。

由某些化学物质控制其开、闭的通道称为化学门控通道。由神经递质乙酰胆碱(acetylcholine,ACh)激活的N_2型ACh受体阳离子通道是一个典型的化学门控通道。它由5个亚单位组成,即由2个α亚单位和各1个β、γ、δ亚单位形成的$\alpha_2\beta\gamma\delta$五聚体。每个亚单位有4个跨膜α螺旋(图1-7)。每个亚单位的N端和C端都朝向膜外,其中每个

α亚单位N端的细胞外部分各有一个ACh结合位点，当两个ACh分子与α亚单位结合后，便引起通道蛋白的构象变化和通道开放。

3.原发性主动转运(primary active transport) 是指细胞直接利用代谢产生的能量将物质（通常是带电离子）逆浓度梯度或电位梯度进行跨膜转运的过程。介导这一过程的膜蛋白称为离子泵(ion pump)，它可水解ATP并利用高能磷酸键贮存的能量完成离子的跨膜转运。

在哺乳动物的细胞膜上普遍存在的离子泵就是钠-钾泵(sodium-potassium pump)，简称钠泵(sodium pump)。钠泵每分解1分子ATP可将3个Na^+移出胞外，同时将2个K^+ 移入胞内(图1-8)。由于钠泵的活动，使细胞内K^+的浓度为细胞外液中的30倍左右，而细胞外液中Na^+ 的浓度为胞质中的10倍左右，当细胞内Na^+ 浓度升高或细胞外K^+浓度升高时，都可激活钠泵。

钠泵分子由α和β两个亚单位构成，水解ATP的部位和与阳离子结合的部位都在α亚单位。α亚单位由 1022个氨基酸残基构成，可能是一个10次穿膜的肽链(图1-8)。β亚单位由302个氨基酸残基构成，只有1次跨膜，功能尚不完全清楚。

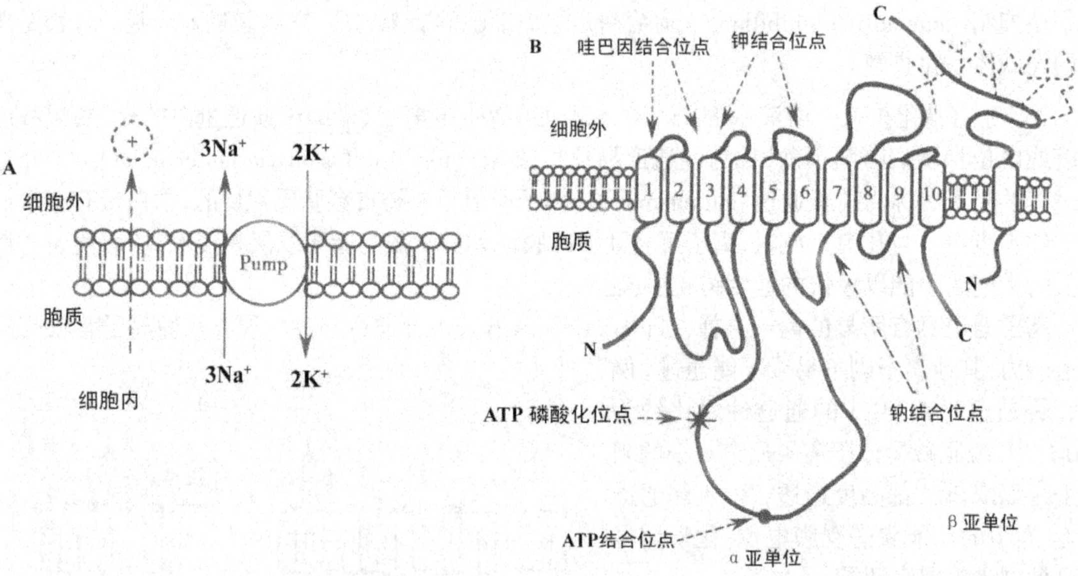

图1-8 钠泵的功能活动和分子结构示意图

细胞代谢能量的1/3以上用于维持钠泵的活动，因此钠泵的活动具有重要的生理意义：①钠泵活动造成的膜内外Na^+ 和K^+ 的浓度差，是细胞生物电活动产生的前提条件。②Na^+在膜两侧的浓度差也是其他许多物质继发性主动转运(如葡萄糖、氨基酸的主动吸收)的动力。

4.继发性主动转运 许多物质在进行逆浓度梯度或电位梯度的跨膜转运时，所需的能量并不直接来自ATP的分解，而是来自Na^+ 在膜两侧的浓度势能差，后者是钠泵利用分解ATP释放的能量建立的。这种间接利用ATP能量的主动转运过程称为继发性主动转运 (secondary active transport)。继发性主动转运通常是由一种称为转运体(transporter)的膜蛋白利用细胞膜两侧的Na^+浓度梯度完成的跨膜转运。转运体和载体具有相似的转运机制，因而其转运速率也在同一水平，也会出现饱和现象；它们之间没有严格的界线，但通常转运体总是同时转运两种或更多的物质。葡萄糖和氨基酸在小肠粘膜上皮的吸收以及在肾小管上皮被重吸收的过程(图1-9),神经递质在突触间隙被神经末梢重摄取的过程，甲状腺上皮细胞的聚碘过程,细胞普遍存在的Na^+-H^+ 交换和Na^+-Ca^{2+}交换等过程,均属继发性主动转运。

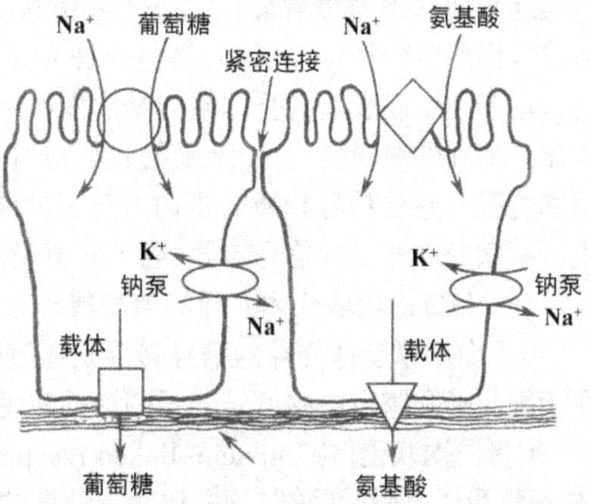

图1-9　葡萄糖和氨基酸的继发性主动转运模式图

(三)出胞和入胞

小分子物质可以通过上述的物理扩散或经膜蛋白的介导穿越细胞膜，而大分子物质或物质团块不能直接穿越细胞膜，它们要借助于细胞膜的“运动”,以入胞(endocytosis)或出胞(exocytosis)的方式完成跨膜转运(图1-10)。

出胞是指胞质内的大分子物质以分泌囊泡的形式排出细胞的过程。如外分泌腺细胞将合成的酶原颗粒和粘液排放到腺导管,内分泌腺细胞将合成的激素分泌到组织液,以及神经纤维末梢突触囊泡内神经递质的释放等。分泌物通常是在粗面内质网上的核糖体合成,再转移到高尔基复合体,被修饰成周围由质膜包裹的分泌囊泡,这些囊泡逐渐移向细胞膜的内侧,并与细胞膜发生膜的融合、破裂,最后将分泌物排出细胞,而囊泡膜随即成为细胞膜的组分。

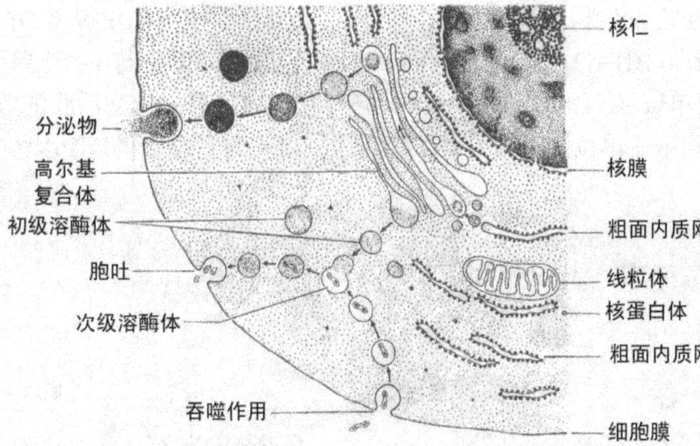

图1-10　细胞的胞饮和胞吐作用及分泌过程模式图

入胞是指大分子物质或物质的团块(细菌、细胞碎片等)借助于与细胞膜形成吞噬泡或吞饮泡的方式进入细胞的过程,并分别称为吞噬(phagocytosis)和吞饮(pinocytosis)。吞噬是指物质颗粒或团块进入细胞的过程,只发生在一些特殊的细胞,如单核细胞、巨噬细胞和中性粒细胞等。吞饮是通过细胞的运动,将液体物质吞进细胞内的过程,几乎所有的细胞都发生。

二、细胞的跨膜信号转导

调节机体内各种细胞在时间和空间上有序的增殖、分化,协调它们的代谢、功能和行为,主要是通过细胞间数百种信号物质实现的。这些信号物质包括激素、神经递质和细胞因子等。其中,一类是疏水性的类固醇激素、维生素D和甲状腺激素，它们可扩散透过细胞膜，与胞内受体结合，然后发挥作用（详见第十三章）；另一类是为数更多的信号物质，在化学上属于亲水性分子，它们只能作用于细胞膜表面的受体或起受体样作用的蛋白质，再通过细胞内一系列以蛋白构象和功能变化为基础的级联反应，经跨膜的和细胞内的信号转导（signal transduction）产生生物学效应。根据细胞膜上感受信号物质的蛋白质分子的结构和功能的不同，跨膜信号转导的路径大致分为G蛋白耦联受体介导的信号转导、离子通道受体介导的信导转导和酶耦联受体介导的信号转导。

（一）G蛋白耦联受体介导的信号转导

G蛋白耦联受体介导的信导转导是通过膜受体、G蛋白、G蛋白效应器和第二信使等一系列存在于细胞膜和胞质中的信号分子的活动实现的。

G蛋白耦联受体（G protein-linked receptor） 包括肾上腺素能α和β受体、ACh受体、5-羟色胺受体、嗅觉受体、视紫红质以及多数肽类激素的受体等，它们在分子结构上属于同一超家族，每种受体都是由一条7次穿膜的肽链构成。这类受体分子的胞外侧和跨膜螺旋内部有配体的结合部位，膜内胞质侧有结合G蛋白的部位，与配体结合后，通过构象变化结合并激活G蛋白。

G蛋白（G protein） 通常是指由α、β、γ三个亚单位形成的异源三聚体G蛋白。G蛋白的种类很多，根据以亚单位基因序列的同源性可分为4类，即G_s家族，G_i家族，G_q家族和G_{12}家族，每一类G蛋白还包括若干亚型。G蛋白的共同特点是其中的α亚单位同时具有结合GTP或GDP的能力和GTP酶活性。G蛋白以结合GDP的失活型和结合GTP的激活型两种形式存在，并能相互转化。失活型G蛋白（图1-11A）的α亚单位是与GDP结合的，当细胞外信号分子与受体结合后，活化的受体便与G蛋白α亚单位结合并使之发生构象变化（图1-11B），导致α亚单位与GDP解离，并与胞质中的GTP结合，形成激活型G蛋白（图1-11C）。α亚单位与GTP结合后随即发生与β-γ亚单位分离和与活化受体的解离，形成α亚单位-GTP和β-γ亚单位两部分，它们均可进一步激活膜的效应器蛋白，把信号向细胞内转导。由于α亚单位同时具有GTP酶活性，可将与它结合的GTP水解生成GDP（图1-

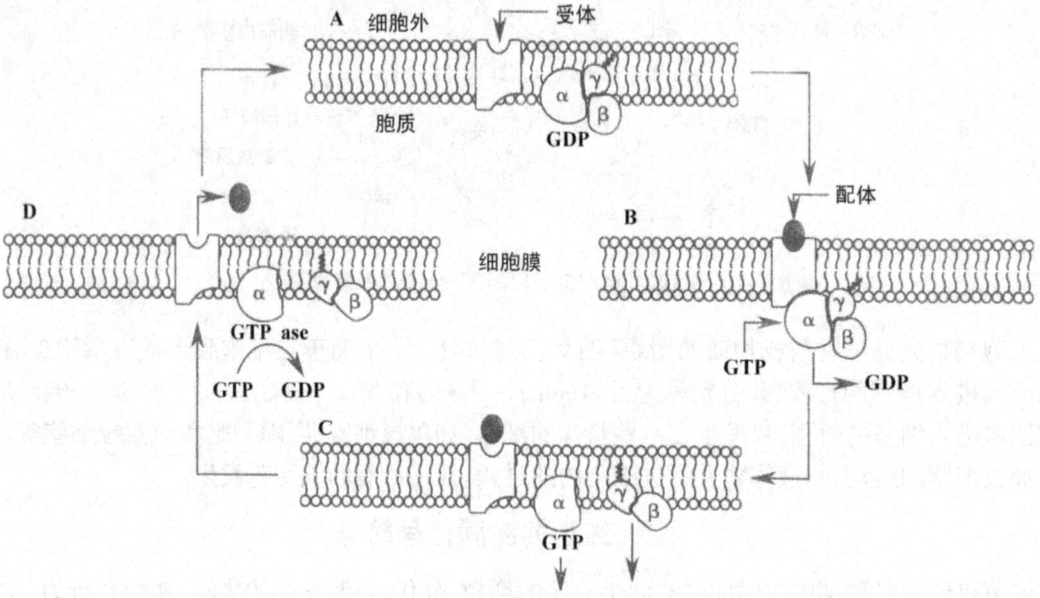

图1-11 G蛋白的激活

11D),并与GDP和β-γ亚单位相继结合,形成失活型的G蛋白,从而终止信号转导。

G蛋白效应器(G protein effector) 主要是指催化生成(或分解)第二信使的酶。G蛋白调控的效应器酶主要有腺苷酸环化酶(adenylyl cyclase,AC)、磷脂酶C(phospholipase C,PLC)、磷脂酶A_2(phospholipase A_2,PLA_2)、鸟苷酸环化酶(guanylyl cyclase,GC)和cGMP磷酸二酯酶(phosphodiesterase,PDE)等,它们都能通过生成(或分解)第二信使,实现细胞外信号向细胞内的转导。某些离子通道也可以接受G蛋白的直接或间接(通过第二信使)的调控。

第二信使(second messenger) 是指激素、递质、细胞因子等信号分子(第一信使)作用于细胞膜后产生的细胞内信号分子,它们可把细胞外信号分子携带的信息转入胞内。较重要的第二信使有:环一磷酸腺苷(cyclic adenosine monophosphate,cAMP),三磷酸肌醇(inositol triphosphate,IP_3),二酰甘油(diacylglycerol,DG),环一磷酸鸟苷(cyclic guanosine monophosphate,cGMP)和Ca^{2+}等。它们调节的靶蛋白主要是各种蛋白激酶和离子通道,产生以靶蛋白构象变化为基础的级联反应和细胞功能改变。

肾上腺素、去甲肾上腺素、组胺、5-羟色胺,肽类激素如缓激肽、黄体生成素、甲状旁腺激素,以及气味分子和光量子等配体物质与相应的受体结合后,通过以下信号转导途径把信息转导至胞内,并引发生物效应。

1.受体-G蛋白-AC途径 参与这一信号转导途径的G蛋白属于G_s和G_i家族,如果活化受体耦联的G蛋白属于G_s家族,则激活型的G_s可进一步激活腺苷酸环化酶。后者是位于细胞膜上的G蛋白效应器酶之一,可催化胞内的ATP生成cAMP。细胞的一个配体-受体复合物可激活多个G_s蛋白分子,一个激活型G_s蛋白可激活一个腺苷酸环化酶分子,而后者又可催化生成许多cAMP,因此,细胞外的一个信号分子可经此途径诱导胞内产生多个cAMP分子,从而产生放大效应。与此相反,如果活化受体激活的G蛋白属于G_i家族中的某一亚型,则后者被活化后可抑制腺苷酸环化酶的活性,从而降低胞质内cAMP的水平。cAMP作为一个细胞内信号物质,主要是通过激活蛋白激酶A(protein kinase A,PKA)来实现信号转导功能的。

2.受体-G蛋白-PLC途径 许多配体与受体结合后,可经G_i家族或G_q家族中的某些亚型激活磷脂酶C,磷脂酶C可将膜脂质中含量甚少的二磷酸磷脂酰肌醇迅速水解为两种第二信使物质,即三磷酸肌醇(IP_3)和二酰甘油(DG)。IP_3是水溶性的小分子物质,它在生成后离开细胞膜,与内质网或肌质网膜上的IP_3受体结合。IP_3受体是一种化学门控的钙释放通道(Ca^{2+} release channel),激活后可导致内质网或肌质网中Ca^{2+}的释放和胞质Ca^{2+}浓度升高。二酰甘油生成后仍留在细胞膜内,它与膜磷脂中的磷脂酰丝氨酸共同将胞质中的蛋白激酶C(protein kinase C,PKC)结合于膜的内面,并使之激活。Ca^{2+}和PKC可进一步作用于下游的信号蛋白或功能蛋白,实现细胞内的信号转导。

(二)离子通道受体介导的信号转导

离子通道受体也称促离子型受体(ionotropic receptor),受体蛋白本身就是离子通道,例如N_2型ACh受体、A型γ-氨基丁酸受体和甘氨酸受体都是细胞膜上的化学门控通道。通道的开放(或关闭)不仅涉及离子本身的跨膜转运,而且可实现化学信号的跨膜转导,如骨骼肌终板膜上ACh受体与ACh结合后,发生构象变化及通道的开放,不仅引起Na^+和K^+经通道的跨膜流动,而且它们的跨膜流动造成膜的去极化,并以终板电位的形式将信号传给周围肌膜,引发肌膜的兴奋和肌细胞的收缩,从而实现ACh的信号跨膜转导;神经元细胞膜上A型γ-氨酸丁酸受体与配体结合后,导致氯通道开放，Cl^-的跨膜流动使膜产生抑制性突触后电位，进而引起神经元的抑制。

电压门控通道和机械门控通道通常不称为受体，但事实上，它们是接受电信号和机械信号的“受体”，并通过通道的开放、关闭和离子跨膜流动把信号传递到细胞内部，如心肌细胞T管膜上的L型钙通道就是一种电压门控通道，动作电位发生时，T管膜的去极化可激活这种钙通道，它的开放不仅引起Ca^{2+}本身的内流，而且内流的Ca^{2+}又作为第二信使，进一步激活肌质网的钙释放通道，引起胞质Ca^{2+}浓度的升高和肌细胞的收缩，从而实现动作电位（电信号）的信号转导；对血管壁的牵张刺激（血压升高）则可激活平滑肌细胞的机械门控离子通道，通道开放引起Ca^{2+}内流和血管收缩，实现了管壁牵张刺激的信号转导。

（三）酶耦联受体介导的信号转导

酶耦联受体具有和G蛋白耦联受体完全不同的分子结构和特性，受体分子的胞质侧自身具有酶的活性，或者可直接结合并激活胞质中的酶而不需要G蛋白参与。其中较重要的有酪氨酸激酶受体和鸟苷酸环化酶受体。

1.酪氨酸激酶受体　酪氨酸激酶受体（tyrosine kinase receptor，TKR）的分子都是贯穿脂质双层的膜蛋白，结构简单，一般只有一个跨膜α螺旋，它在膜外侧有配体的结合位点，而伸入胞质的一端具有酪氨酸激酶的结构域。但有些受体本身并不具有酶活性部位，而可直接与胞质中的酪氨酸激酶结合。酪氨酸激酶受体一旦被激活，由于分子构象的改变，可引起胞质侧酶活性部位的活化，或导致对胞质酪氨酸激酶的结合和激活。大部分生长因子（如表皮生长因子、神经生长因子等）、胰岛素和一部分肽类激素都是经这类受体将信号转导至细胞内，再通过一系列细胞内信号分子的相互作用，最终导致细胞核内基因转录过程的改变。

2.鸟苷酸环化酶受体　鸟苷酸环化酶受体（guanylate cyclase receptor）的分子只有一个跨膜α螺旋，分子的N端有配体结合位点，位于膜外侧，C端有鸟苷酸环化酶（GC）结构域，位于膜内侧，一旦配体结合于受体，将激活鸟苷酸环化酶。鸟苷酸环化酶使胞质内的GTP环化，生成cGMP，后者可结合并激活依赖cGMP的蛋白激酶G（protein kinase G，PKG），PKG通过对底物蛋白的磷酸化实现信号转导。心房钠尿肽（atrial natriuretic peptide，ANP）就是鸟苷酸环化酶受体的一个重要配体，是由心房肌合成和释放的一类多肽，可刺激肾脏排泄钠和水，并使血管平滑肌松弛。

第三节　细胞的生物电现象

神经、肌肉等组织在进化过程中获得了高度精确和快速产生与传播信号的能力，这使得神经和肌肉等组织中的信号可以以非常快的速度由一点传到另外一点。这种快速的信号传播是通过电信号实现的，而这些电信号的产生与传播都是由于细胞膜内、外两侧的电变化引起的。

一、静息电位及其产生的机制

（一）细胞的静息电位

静息电位（resting potential）是指细胞在未受刺激时（静息状态下）存在于细胞膜内、外两侧的电位差。如果我们将一个记录玻璃微电极和一个参考电极放于静息状态时的神经细胞膜表面，通过输入放大器和电流计将两电极联成一个电路，就会发现两电极之间的电位差为零，这表明神经细胞膜表面的电位差是相等的。如果将玻璃微电极插入细胞内，而参考电极仍放在细胞膜外表面，这时则发现电流计的指针出现了偏转，表明细胞膜内外存在一定的电位差。对于机体中的大多数细胞来说，只要处于静息状态，维持正常的新陈代谢，其膜电位总是稳定在一定的水平上。如果将细胞膜外的电位定为零电位，则绝大多数细胞的静息电位都是稳定的、分布均匀的负电位，范围在-10~-100mV之间，例如骨骼肌细胞的静息电位约-90mV，神经细胞约-70mV，平滑肌细胞约-55mV，红细胞约-10mV等等。膜内电位负值的减小称为静息电位减小，反之，则称为静息电位增大。中枢内的某些神经细胞和具有自律性的心肌和平滑肌细胞也会出现自发性的静息电位波动。人们通常把静息电位存在时细胞膜电位外正内负的状态称为极化(polarization)；静息电位增大称为超极化(hyperpolarization)；静息电位减小称为去极化(depolarization)；去极化至零电位后膜电位如进一步变为正值(内正外负)，则称为反极化，膜电位高于零电位的部分称为超射；细胞膜去极化后再向静息电位方向恢复的过程称为复极化(repolarization)。

(二)静息电位产生的机制

细胞静息电位的形成是由细胞膜对特异离子的相对通透性不同和离子的跨膜浓度梯度决定的。细胞膜内外存在各种不同浓度的大分子和离子，其中最重要的是带正电荷的Na^+、K^+，带负电荷的Cl^-和细胞内不易透膜扩散的大的有机负离子。细胞外的Na^+和Cl^-的浓度高于细胞内，细胞内的K^+浓度高于细胞外，在人体细胞内外K^+的浓度比为30:1。在静息状态下，膜对不同离子的通透性不同，膜对K^+的通透性远远大于Na^+，因此K^+很容易顺着浓度梯度流向细胞外。虽然Na^+也可以按浓度梯度差从胞外向胞内扩散，但不及K^+那样容易通透。Cl^-虽然也存在一定的由胞外向胞内扩散的梯度，但由于向膜内扩散时会受到膜内带负电荷的大分子排斥，通透量也不大。因此，在静息状态下，膜对离子的通透性主要表现为K^+的外流，总的效应是膜的外侧聚集较多的正离子，膜的内侧聚集较多的负离子，从而造成膜两侧的电位差，即膜内电位较膜外为负。当然，这种电位差能阻止K^+的进一步外流，这是因为离子本身是带电荷的，因此膜电位不但与离子的浓度分布有关，还与离子在膜两侧建立的电势差有关。当K^+的扩散造成膜两侧的电势梯度足以对抗由于浓度梯度所引起的K^+的进一步扩散时，离子的移动就达到了平衡，这时K^+的净外流量等于K^+的净内流量，K^+的跨膜流动达到了平衡，膜对K^+的跨膜净通量为零，膜两侧的电位差也稳定于某一相对恒定水平。此时的跨膜电位称为K^+平衡电位(K^+-equilibrium potential，E_k)。E_k主要是由膜两侧K^+浓度差决定的，可利用Nernst方程式计算。

早在1902年Bernstein提出了静息电位产生的膜学说，认为安静状态下的膜只对K^+有通透性，因此静息电位就相当于K^+的平衡电位。大量实验证明，当细胞外K^+浓度降低时，静息电位增大，相反，膜外K^+浓度增高，则静息电位减小，而改变Na^+的浓度时则不影响静息电位值，这表明静息电位主要由K^+的平衡电位所决定。

二、动作电位及其产生的机制

(一)细胞的动作电位

在静息电位的基础上，细胞受到一个适当的刺激后，其膜电位发生的迅速的、可逆性的波动称为动作电位(action potential)。不同细胞受刺激后产生的动作电位具有不同的形态，例如枪乌鲗大神经轴突动作电位的时程仅1ms，而心室肌细胞动作电位的时程可达几百毫秒。图1-12是细胞内电极记录的神经纤维的动作电位。膜电位首先从-70mV迅速去极化至+50mV，形成动作电位的升支，随后迅速复极至接近静息电位的水平，形成动作电位的降支，两者共同形成尖峰状的电位变化，因此称为锋电位(spike potential)。锋电位具有动作电位的主要特征，是动作电位的标志。锋电位持续约1 ms,在锋电位后出现膜电位的低幅、缓慢的波动,称为后电位(after-potential)。后电位包括两个成分,前面一个成分是膜电位的负值仍小于静息电位,称为负后电位(negative after-potential),后一个成分的负值大于静息电位,称为正后电位(positive after-potential)。

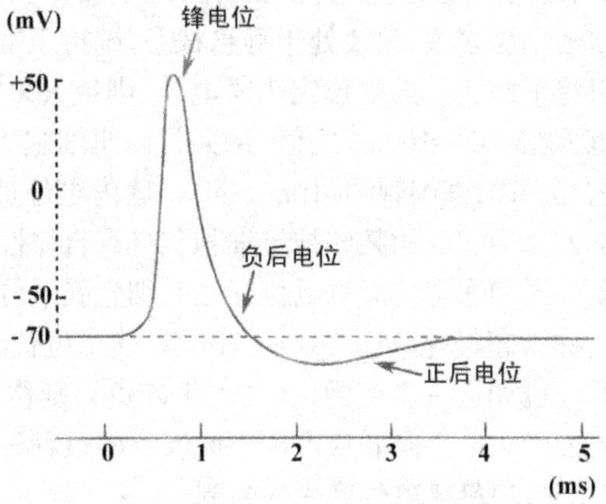

图1-12 神经纤维的动作电位

刺激(stimulation)神经或肌肉引起动作电位的产生,需要一定的强度。能引起动作电位的最小刺激强度,称为刺激的阈值(threshold)。刺激强度未达到阈值,动作电位不会发生;刺激达到阈值后,就引发动作电位。动作电位一经出现,其幅度就达到一定的数值,不会因刺激的增强而随之增大。动作电位的这一特性称为"全或无"(all-or-none)性质。动作电位的另一特征是它的可传播性。动作电位产生后,并不局限于受刺激部位,而是迅速向周围传播,使整个细胞的细胞膜都依次产生动作电位。动作电位在同一细胞上的传播是不衰减的,其幅度和波形始终保持不变。

(二)动作电位产生的机制

动作电位的峰值在+40~+50mV,非常接近于E_{Na}(+50~+70mV)。因而不难设想,在锋电位期间膜对Na^+的通透性发生了一过性的增大过程。用等张葡萄糖溶液替代神经纤维周围海水浸浴液中的NaCl后,动作电位的幅度、去极化的速度和动作电位的传导速度都下降,而且下降的程度与Na^+被替代的程度成比例。用同位素$^{24}Na^+$的定量研究也证明,动作电位期间Na^+大量流入膜内。这些研究都表明,动作电位的去极化时相与膜对Na^+通透性增大而引起的Na^+内流相关。利用电压钳(voltage clamp)技术发现动作电位期间膜的Na^+电导首先迅速增加,旋即又发生衰减,在Na^+电导衰减的同时K^+电导增大。应用Na^+通道特异性阻断剂河豚毒(tetrodotoxin,TTX)后,内向电流全部消失,应用K^+通道特异性阻断剂四乙胺后,延迟出现的外向电流全部消失。因此,不难得出结论:动作电位的产生先是由于出现迅速增加的Na^+电导,Na^+在很强的电化学驱动力作用下形成Na^+内向电流,使细胞膜迅速去极化,构成锋电位的升支;随后,Na^+电导减小,形成锋电位的降支,K^+电导的增大使K^+外向电流增强,加速了膜的复极,参与锋电位降支的形成。

在神经细胞膜上,存在大量的Na^+通道和K^+通道,细胞膜对离子通透性的大小主要由这些离子通道开放的程度所决定。在静息状态下,神经细胞膜的静息电位在数值上接近于K^+的平衡电位,膜的通透性主要表现为K^+的外流。当细胞受到一个阈刺激或阈刺激以上强度的刺激时,膜上的离子通道将被激活。由于不同离子通道激活的程度和激活的时间不同,当膜由静息电位转为动作电位时,膜对不同离子的通透性将产生巨大的变化。

当膜受到一个阈刺激时,膜对Na^+和K^+的通透性均增高,但两者在增大的程度和时间上是不一致的。在膜去极化初期,Na^+通道几乎立即被激活,大约在0.5 ms内Na^+的通透性即比静息时增大了500倍。由于膜内外存在电位差和Na^+在膜内外存在的巨大浓度梯度,细胞外的Na^+将迅速向膜内扩散,使膜两侧的电位差急剧变小,膜电位由原来静息状态的-80 mV逐渐减小至零,进而出现膜极化状态的倒转,即膜外电位由原来的内负外正状态反转为内正外负。随着膜电位接近锋值时,膜内正外负的电势差阻止了Na^+的进一步向细胞内扩散,并最终达到了新的平衡,这时膜两侧的电位差相当于Na^+的平衡电位。几乎在Na^+通道开放的同时，实际上K^+通道也被激活开放，但它比Na^+通道开放的速率慢，因此对K^+的通透性增加也较缓慢，K^+的外流对抗了Na^+的内流。随着Na^+通道的逐渐失活，K^+的外流超过Na^+的内流，膜电位又开始逐渐恢复到静息状态。

膜电位经过短暂的去极化、超射和复极化后，又很快恢复到静息状态水平。细胞膜电位的恢复与细胞膜上存在的Na^+-K^+泵有关。在Na^+-K^+泵的作用下，将动作电位期间内流的Na^+排出，同时将外流的K^+重新移入膜内，恢复了原来膜内外离子分布的浓度，重建膜的静息电位。正是由于有了Na^+-K^+泵的存在，K^+和Na^+才能被逆着浓度梯度转运回细胞内、外，使动作电位过后膜电位迅速恢复到原来的状态，为开始下一个动作电位建立了一种势能储备。由此可见，在动作电位产生的当时细胞并没有额外消耗能量，而静息电位的恢复需要消耗能量。

能引起动作电位的临界膜电位称为阈电位(threshold potential)。阈电位值一般比静息电位小10~20mV，例如，神经细胞的静息电位为-70mv，阈电位约为-55mv。

另外，阈下刺激虽然不能使膜去极化到阈电位的水平，不能触发动作电位的发生，但可引起局部反应。局部反应中虽然有钠通道激活的主动成分参与，却仍具有电紧张电位的特征，即：①反应幅度随刺激强度的增加而增大，不表现"全或无"的特征。②在局部形成电紧张传播，但不能进行远距离的不衰减传播。③可以叠加，相距较近的局部反应，只要在彼此的电紧张传播范围内，就可发生总和(空间总和)；连续发生的局部反应，当频率较高时，后一次反应可在前一次反应尚未完全消失的基础上发生(时间总和)。体内许多部位的电信号都具有上述局部反应的特征，如肌细胞的终板电位，感受器细胞的感受器电位和神经元突触处的突触后电位等。

(三)动作电位的传导

动作电位一经产生便可沿着细胞膜不衰减地传导至整个细胞，这是动作电位的一个重要特征。在动作电位的发生部位，细胞膜外的电位较两端静息部位膜外侧的电位为负，而膜内则相对较正。由于这种电位差的存在，在动作电位的发生部位和邻接的静息部位之间便产生如图1-13中箭头所示的局部电流。这个局部电流对于膜的未兴奋部位将是一个有效刺激，于是引起邻近部位膜动作电位的发生。如此，动作电位便通过局部电流沿细胞膜传导。

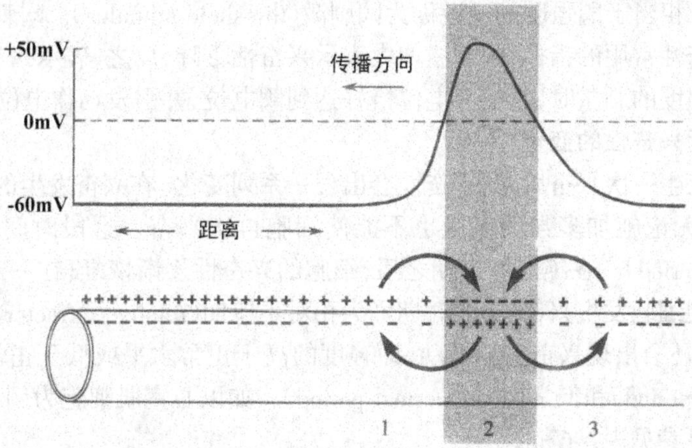

图1-13 无髓神经纤维兴奋的传播原理

有髓鞘神经纤维的轴索外包有节段性的髓鞘，其髓鞘由神经胶质细胞反复包绕轴索形成，每段髓鞘长约1~2mm，髓鞘间有1~2μm的轴突膜裸露的郎飞结（node of Ranvier），该处膜上的钠通道密集，容易发生动作电位。在髓鞘区，由于有多层细胞膜包绕的高度绝缘作用使电阻极高。所以有髓鞘神经的局部电流是在郎飞结之间发生的，即在发生动作电位的郎飞结与静息的郎飞结之间产生。动作电位的这种传导方式称为跳跃式传导（saltatory conduction）。

有髓鞘神经和跳跃式传导具有重要的生物学意义，一方面它大大提高了神经纤维的传导速度，另一方面，由于动作电位只发生在郎飞结处，因而减少了动作电位传导过程中跨膜流入和流出的离子数，也减少了将它们经主动转运返回时所消耗的能量。如无脊椎动物直径600μm的无髓鞘神经的传导速度与脊椎动物直径仅4μm的有髓鞘神经的传导速度相同。在有髓鞘神经纤维，最高的传导速度可达100m/s以上，而许多无髓鞘神经纤维的传导速度则不足1m /s。

三、组织的兴奋和兴奋性

（一）兴奋与兴奋性

细胞对刺激发生反应的过程，称为兴奋（excitation），而在生理学中，兴奋被看做是动作电位的同义语或动作电位的产生过程，但并不是所有的细胞接受刺激后都能产生动作电位。凡在受刺激后能产生动作电位的细胞，称为可兴奋细胞（excitable cell）。一般认为神经细胞、肌细胞和腺细胞都属于可兴奋细胞。可兴奋细胞受刺激后不一定发生兴奋，这一方面取决于刺激量的大小，另一方面还与细胞的反应能力有关。生理学中把可兴奋细胞受刺激后产生动作电位的能力称为细胞的兴奋性（excitability）。如果细胞对很弱的刺激就能发生反应，产生动作电位，就表示该细胞具有较高的兴奋性；如果需要较强的刺激才能引起兴奋，则表明细胞的兴奋性较低。

任何能量形式的理化因素的改变，都可能构成对细胞的刺激，所以，刺激（stimulation）是指细胞所处环境因素的变化。刺激要能使细胞发生兴奋，就必须达到一定的刺激量。刺激量通常包括三个参数：刺激的强度、刺激的持续时间和刺激强度对时间的变化率。在一定范围内，如果刺激持续时间较短，则使细胞发生兴奋所需的刺激强度就较大；反之，刺激持续时间越长，则引起细胞兴奋所需的刺激强度就越小。在一定的时间内，能使组织发生兴奋的最小刺激强度，称为阈强度（threshod intensity）。相当于阈强度的刺激称为阈刺激（threshold stimulus）。阈刺激或阈强度一般可作为衡量细胞兴奋性常用的指标，阈刺激增大表示兴奋性下降，反之，表示兴奋性升高。当可兴奋细胞受到一个阈强度的刺激时，它的膜电位恰好达到阈电位，并引发动作电位。

（二）细胞兴奋后兴奋性的变化

可兴奋细胞在发生一次兴奋后，其兴奋性会出现一系列变化。在兴奋发生的当时以及兴奋后的最初一段时间，无论施加多强的刺激也不能使细胞再次兴奋，这段时间称为绝对不应期（absolute refractory period）。在绝对不应期之后，细胞的兴奋性逐渐恢复，在一定时间内，大于原来阈强度的刺激能使细胞发生兴奋，这段时期称为相对不应期（relative refractory period）。相对不应期过后，有的细胞还会出现兴奋性的波动，即轻度的高于正常水平或低于正常水平，分别称为超常期（supranormal period）和低常期（subnormal period）。如以心室肌细胞为例，其在一次兴奋过程中兴奋性的变化可参见表7-6和图7-15。

绝对不应期大约相当于锋电位发生的时间，所以锋电位不会发生叠加，而且产生锋电位的最高频率也受到绝对不应期的限制。相对不应期和超常期大约相当于负后电位出现的时期；低常期相当于正后电位出现的时期。

第四节　肌细胞的收缩

根据其形态学特点，可将肌肉组织分为横纹肌(striated muscle)和平滑肌(smooth muscle)；根据其功能特性，又可将肌肉组织分为骨骼肌(skeletal muscle)、心肌(cardiac muscle)和平滑肌(smooth muscle)。骨骼肌由骨骼肌细胞组成，心肌由心肌细胞组成，平滑肌由平滑肌细胞组成。本节主要讨论骨骼肌细胞的收缩。

一、兴奋由神经向肌肉的传递

(一)神经-肌肉接头

骨骼肌的神经-肌肉接头(neuromuscular junction)是由运动神经末梢和与它接触的骨骼肌细胞膜形成的(见第二章)。神经末梢在接近肌细胞处失去髓鞘，裸露的轴突末梢沿肌膜表面深入到一些向内凹陷的突触沟槽，轴突末梢也称为接头前膜(prejunctonnal membrane)，与其相对的肌膜称为终板膜(endplate membrane)，二者之间有间隔约50nm的接头间隙(junctional cleft)，其中充满细胞外液。终板膜又进一步向内凹陷形成许多接头皱褶。轴突末梢中含有许多囊泡，称为突触小泡(synaptic vesicle)，小泡内含有大量的ACh，在终板膜上有ACh受体(即N_2型ACh受体阳离子通道)，在终板膜的表面还分布有乙酰胆碱酯酶，它可将ACh分解为胆碱和乙酸。

(二)神经-肌肉接头处兴奋的传递

当动作电位传达神经末梢时，引起接头前膜的去极化和膜上电压门控Ca^{2+}通道的瞬间开放，Ca^{2+}借助于膜两侧的电化学驱动力流入神经末梢内，使末梢内Ca^{2+}浓度升高，促使突触小泡与接头前膜融合并释放ACh。ACh在接头间隙内扩散至终板膜，与ACh受体阳离子通道结合并使它激活，于是通道开放，导致Na^+和K^+的跨膜流动。因为跨膜的Na^+内流远大于K^+外流，使终板膜发生去极化，产生终板电位(endplate potential，EPP)。具有局部反应特征的终板电位通过电紧张电位刺激周围具有电压门控钠通道的肌膜，使之产生动作电位，并传播至整个肌细胞膜。ACh在刺激终板电位的同时，可被终板膜表面的胆碱酯酶迅速分解。

筒箭毒(tubocurarine)、α-银环蛇毒(α- bungarotoxin)可特异性阻断终板膜上的ACh受体通道，使神经-肌接头的传递功能丧失，肌肉松弛。有机磷农药可使胆碱酯酶磷酰化而丧失活性，造成ACh在接头间隙内过多蓄积，引起中毒症状。

二、骨骼肌细胞的微细结构

骨骼肌细胞在结构上的主要特点是含有大量的肌原纤维和高度发达的肌管系统（图1-14~16）。

(一)肌原纤维

每个肌细胞内都含有上千条沿细胞长轴排列的肌原纤维（myofibril)。每条肌原纤维都具有明、暗相间的横纹，而且每条肌原纤维的横纹皆整齐地位于相同水平，使整个肌纤维显示出明暗交替的横纹，分别称为明带(light band)和暗带(dark band)。暗带的中央有一段相对较亮的区域，称为H带，H带的中央，即暗带的中央，有一条横向的线，称为M线(M line)；明带中央也有一条色深的线，称为Z线（Z line）。每两个相邻Z线之间的部分称肌节（sarcomere），肌节是肌肉收缩的基本单位（图1-14）。

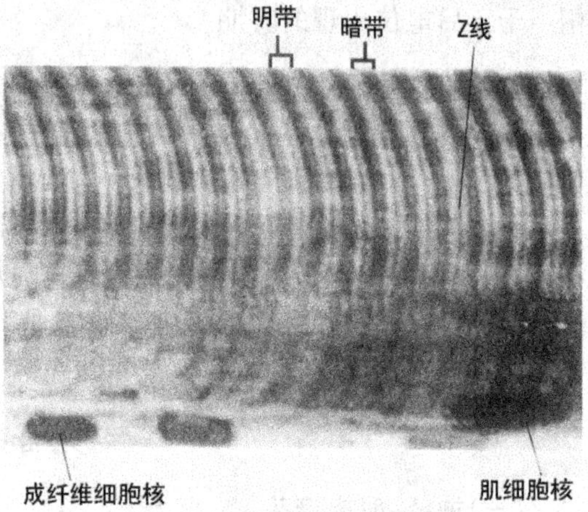

图1-14 骨骼肌纤维(纵切面)

肌原纤维由上千条粗、细两种肌微丝有规律地平行排列组成（图1-15）。粗肌丝（thick myofilament）长约1.5μm，直径约14nm，位于肌节中段的A带内，固定于M线，两端游离。细肌丝（thin myofilament）长约1μm，直径约5nm，它一端固定在Z线，另一端插入粗肌丝之间，止于H带外侧。因此，I带内只有细肌丝，A带中部的H带内只有粗肌丝，而H带两侧的A带内既有粗肌丝也有细肌丝。在两侧A带的横切面上可见这两种肌丝的排列关系（图1-15）。两种肌丝在肌节内的这种规则排列以及它们的分子结构，是肌纤维收缩功能的主要基础。

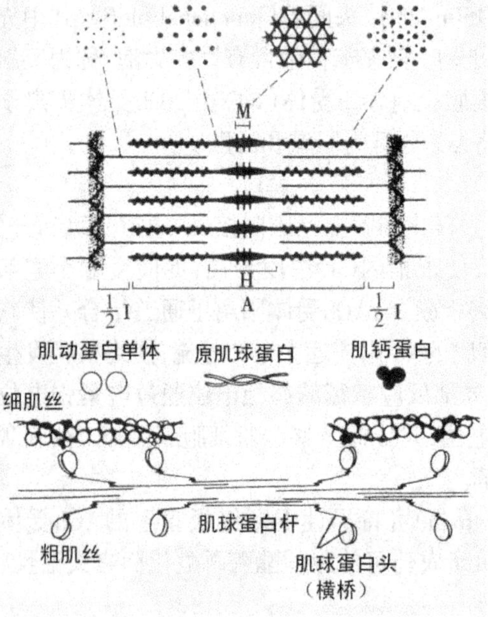

图1-15 骨骼肌肌原纤维超微结构及分子结构示意图

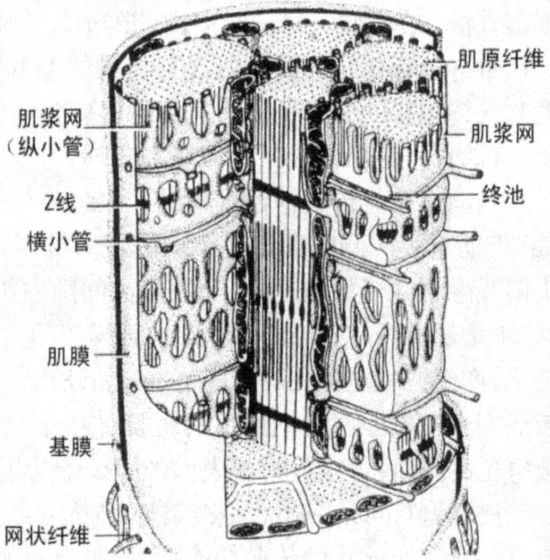

图1-16 骨骼肌纤维超微结构立体模式图

（二）肌管系统

骨骼肌细胞有两套独立的肌管系统（sarcotubular system）：一种是走行方向与肌原纤维垂直的管道，称为横小管（transverse tubule）或T小管（T tubule），它是肌膜在明、暗带交界处向内凹陷形成的。在它凹入的断面上反复分支成网，包绕每条肌原纤维。细胞外液经肌膜上的开口与T管内相通（图1-16）。另一种是肌质网（sarcoplasmic reticulum，SR），属肌纤维内的滑面内质网，包绕在肌原纤维周围。在相邻两条横小管之间，肌质网大致纵行排列，故又名纵小管（langitudinal tubule）或L小管。但在靠近横小管处，两侧的纵小管各自膨大，并相互吻合形成终池（terminal cisterna）。

横小管与其两侧的终池共同形成三联体(traid)(图1-16)结构。三联体是肌纤维兴奋收缩耦联的结构基础。肌质网的膜上有丰富的钙泵和钙释放通道(Ca^{2+} release channel),在T小管膜或肌膜上有L型钙通道,有调节肌浆中Ca^{2+}浓度的作用。

三、骨骼肌的收缩机制

目前公认的肌肉收缩机制是1954年由Huxley提出的肌丝滑行理论(myofilament sliding theory),其主要内容是:骨骼肌的肌原纤维是由粗、细两组与其走向平行的蛋白丝构成,肌肉的缩短和伸长均通过粗、细肌丝在肌节内的相互滑动而发生,肌丝本身的长度不变。这一理论最直接的证据是肌肉收缩时暗带长度不变,只有明带发生缩短,同时H带相应变窄。

(一)肌微丝的分子组成

1.粗肌丝 由许多肌球蛋白(myosin)分子构成。每个肌球蛋白分子呈长杆状,其一端有两个球形的头。在粗肌丝中,肌球蛋白的杆状部分都朝向M线平行排列,形成粗肌丝的主干,球形的头部连同与它相连的一小段一起由肌丝中向外伸出,形成横桥(cross-bridge),横桥是一种ATP酶,可结合和分解ATP产生能量,使横桥发生屈伸运动。

2.细肌丝 由3种蛋白构成,即肌动蛋白(actin)、原肌球蛋白(tropomyosin)和肌钙蛋白(troponin)(图1-15)。肌动蛋白分子单体为球形,单体上有与肌球蛋白头相结合的位点,许多单体相互连接,形成两条有极性的互相缠绕的螺旋链,构成细肌丝的主干。原肌球蛋白是由两条较短的肽链绞合成的索,彼此相嵌于肌动蛋白分子链的螺旋沟内,能阻止肌动蛋白分子与横桥头部结合,在肌肉收缩过程中起调节作用。每个原肌球蛋白分子上还结合有另一个调节蛋白,即肌钙蛋白,后者是由3个亚单位组成的球形分子。分别简称为TnI、TnT、TnC。肌钙蛋白借TnT而附于原肌球蛋白分子上,TnI是抑制肌动蛋白和肌球蛋白相互作用的亚单位。TnC是与Ca^{2+}结合的亚单位。每个肌钙蛋白分子可结合4个Ca^{2+},并通过构象的改变启动收缩过程。

(二)肌肉收缩的过程

肌肉收缩是在肌动蛋白与肌球蛋白的相互作用下将分解ATP释放的化学能转变为机械能的过程。其主要过程是:①当胞质内Ca^{2+}浓度升高时,肌钙蛋白与Ca^{2+}结合并发生构象变化,导致肌钙蛋白与原肌球蛋白的结合减弱,使原肌球蛋白向肌动蛋白双螺旋沟槽的深部移动,从而暴露出肌动蛋白的活化位点,使肌球蛋白头部与肌动蛋白结合。②肌动蛋白与横桥头部的结合造成横桥头部构象的改变,使头部向桥臂方向摆动,并拖动细肌丝向M线方向滑动,从而将横桥头部贮存的能量(来自ATP的分解)转变为克服负荷的张力和(或)肌丝滑动引起的肌节缩短。

同时,横桥上的ADP和无机磷酸便与之分离。横桥头部又结合一个ATP分子,结合ATP后横桥头部对肌动蛋白的亲和力降低,遂使它与肌动蛋白解离。解离后的横桥头部迅速将与其结合的ATP分解为ADP和无机磷酸,并恢复垂直于细肌丝的高势能状态。如果此时胞质内Ca^{2+}浓度较高,横桥头部便又可与下一个新的肌动蛋白活化位点结合,重复上述收缩过程。如果胞质内Ca^{2+}浓度降低到静息水平,则肌钙蛋白与Ca^{2+}解离,肌钙蛋白与原肌球蛋白的复合物恢复原来的构象,竖起的横桥头部便不能与肌动蛋白上新的位点结合,肌肉进入舒张状态。

四、兴奋-收缩耦联

将兴奋和机械收缩联系起来的中介机制,称为兴奋-收缩耦联(excitation-contraction

coupling)。上述肌肉收缩的过程表明,胞质内Ca^{2+}浓度升高和降低是引起肌肉收缩和舒张过程的关键,而胞质内Ca^{2+}浓度的变化是涉及许多Ca^{2+}转运蛋白活动的复杂过程。

当肌细胞兴奋时,肌膜上的动作电位沿肌膜和由肌膜延续形成的T小管膜传播,激活T小管膜和肌膜上的L型钙通道,后者通过变构作用(骨骼肌)或内流的Ca^{2+}(心肌)激活肌质网膜上的钙释放通道,促使肌质网腔内的Ca^{2+}释放入胞质,胞质内的Ca^{2+}浓度水平升高;胞质内Ca^{2+}浓度的升高促使肌钙蛋白与Ca^{2+}结合并引发肌肉收缩。胞质内Ca^{2+}浓度升高的同时,激活肌质网膜上的钙泵,钙泵将胞质中的Ca^{2+}回收入肌质网,遂使胞质中Ca^{2+}浓度降低,肌肉舒张。

小　结

细胞是构成人体最基本的结构与功能单位,其形态各异,大小有别,但都由细胞膜、细胞质和细胞核三部分组成。细胞膜是细胞的界膜,细胞通过细胞膜与周围环境不断地进行物质、能量和信息的交换和传递。液态镶嵌模型认为膜是以液态的脂质双分子层为基架,其间镶嵌着许多具有不同结构和功能的蛋白质,蛋白质有些作为载体、通道或"泵",起转运分子离子的作用,有些作为受体,接受外界的化学信号,引起细胞内的变化。细胞质是填充于细胞膜和细胞核之间的半透明胶状物质,由基质和其中的多种细胞器构成。细胞核是细胞遗传和代谢的中心,由核膜、核液、核仁和染色质组成。

生物电是机体生命活动的最基本现象。静息状态下的细胞膜内外存在的电位差称为静息电位。静息电位产生的原因是由于膜内、外两侧离子分布的不平衡,以及膜对不同离子的通透性不同所造成的。静息膜电位的数值接近于K^+的平衡电位,或者说静息电位主要与K^+在细胞内外的分布浓度有关。给予可兴奋细胞一个阈刺激,将引发细胞膜电位发生迅速的、可逆性的波动,即产生一个动作电位。在动作电位发生期间,细胞膜对Na^+、K^+的通透性发生了极大的改变,大量的Na^+从膜外进入膜内,K^+由膜内流向膜外,形成了膜电位由去极化–超射–复极化的电位变化。膜电位静息状态的恢复和静息电位极化状态的维持依赖于Na^+–K^+泵对Na^+和K^+的转运,这是一个耗能的过程。可兴奋组织受到两次以上的阈下刺激时,能发生时间和空间上的阈下总和。细胞兴奋后的一段时间内,兴奋性会发生不同的变化。在绝对不应期内,细胞对第二次刺激将不发生任何反应。动作电位一经产生便以局部电流的形式沿着细胞膜不衰减地传导至整个细胞。

神经肌肉接点是一种特殊的突触。神经冲动向肌肉的传递是电信号–化学信号–电信号互相转换的复杂生化反应过程。主要过程可概括为:神经终末释放乙酰胆碱→与突触后膜(终板)上的乙酰胆碱受体结合→引起终板膜对Na^+、K^+通透性的改变→产生终板电位。终板电位总和达到肌膜的阈电位值时,在肌细胞膜上引发向肌内膜深处扩布的动作电位。骨骼肌的收缩是肌膜电信号转换成肌肉机械收缩的过程。将兴奋和机械收缩联系起来的中介机制,称为兴奋–收缩耦联。肌丝滑行理论是肌肉收缩活动的概括。骨骼肌细胞含有大量的肌原纤维,肌原纤维中的粗、细肌丝在空间上高度有序的排列,是肌纤维收缩的结构基础。粗肌丝肌球蛋白分子的横桥与细肌丝上肌动蛋白分子的横桥作用位点结合，引起粗、细肌丝的相向运动，形态上表现为肌肉的收缩。在神经冲动向肌肉传递并引起肌肉收缩的许多环节中，Ca^{2+}始终发挥着信息分子的重要作用。

复习思考题

1.名词解释：液态镶嵌模型；单纯扩散；载体易化扩散；第二信使；极化；去极化；动作电位；阈电位；阈刺激；局部电流；跳跃式传导；兴奋；兴奋性；终板电位；三联体；兴奋-收缩耦联。

2.简述静息电位及其产生的机制。

3.试述动作电位形成的离子机制。

4.何谓可兴奋组织或细胞的不应期现象?其生理意义是什么?

5.简述肌肉收缩的分子机制。

6.简述神经信号引起肌肉收缩的主要生理事件?

7.试述与G蛋白耦联受体的结构和功能特点。

第二章　基本组织

细胞是组成机体的基本结构单位和功能单位。许多形态相似的细胞和其中的细胞间质共同构成完成某种或某些相同功能的结构，这样的细胞集体称为组织。根据组织的一些共同结构和功能特点，可把组织归纳为四类基本组织，即上皮组织、结缔组织、肌肉组织和神经组织。上皮组织细胞排列紧密，覆盖于体表或衬于管腔囊的内表面，主要起保护、吸收、分泌和排泄等作用；结缔组织细胞类型多样，细胞间质丰富，具支持、连接、营养和防御等功能；肌肉组织由肌细胞构成，能缩能舒，参与机体的各种运动；神经组织由神经细胞和神经胶质细胞构成，神经细胞具有接受刺激、整合信息和传导神经冲动的能力。

第一节　上皮组织

上皮组织（epithelial tissue）由许多排列紧密的细胞和少量的细胞间质所组成。上皮组织覆盖于人体的外表面或衬在体内各管、腔、囊的内表面。上皮细胞具有明显的极性，即细胞的不同表面在结构和功能上具有明显的差别，上皮细胞的一面朝向体表或管、腔、囊的内腔面，称游离面，与游离面相对的另一面向着深部的结缔组织，称基底面，而上皮细胞之间的连接面为侧面。上皮细胞基底面附着于基膜上，上皮细胞借此膜与深层的结缔组织相连。上皮组织内一般没有血管，营养由深层结缔组织中的血管供应。根据上皮细胞的功能，上皮组织主要分为被覆上皮和腺上皮两大类。

上皮组织具有保护、分泌、吸收和排泄等功能，但不同部位的上皮组织功能不尽相同，如皮肤上皮主要是保护作用，而消化管腔面的上皮除有保护作用外，还有吸收和分泌功能，腺上皮的功能主要是分泌，生殖腺内的生殖上皮与生殖机能有关等。

一、被覆上皮

被覆上皮（covering epithelium）覆盖于身体外表面，衬贴于体腔和有腔器官的内表面，根据其构成细胞的层数和形状进行分类（表2–1）。

表2–1 被覆上皮的类型和主要分布

上皮类型		主要分布
单层上皮	单层扁平上皮	内皮：心、血管和淋巴管 间皮：胸膜、腹膜和心包膜 其它：肺泡和肾小囊
	单层立方上皮	肾小管、甲状腺滤泡等
	单层柱状上皮	胃、肠道、胆囊、子宫和输卵管等
	假复层纤毛柱状上皮	呼吸管道等
复层上皮	复层扁平上皮	口腔、食道和阴道、皮肤表皮（角化）
	复层柱状上皮	眼睑结膜、男性尿道等
	变移上皮	肾盏、肾盂、输尿管和膀胱

(一)单层扁平(鳞状)上皮

单层扁平上皮(simple squamous epithelium)由一层不规则的扁平细胞组成。表面观细胞呈不规则形或多边形，细胞边缘有锯齿状波纹互相嵌合。细胞核扁圆形,居细胞中央(图2-1)。这种上皮很薄,物质易透过。

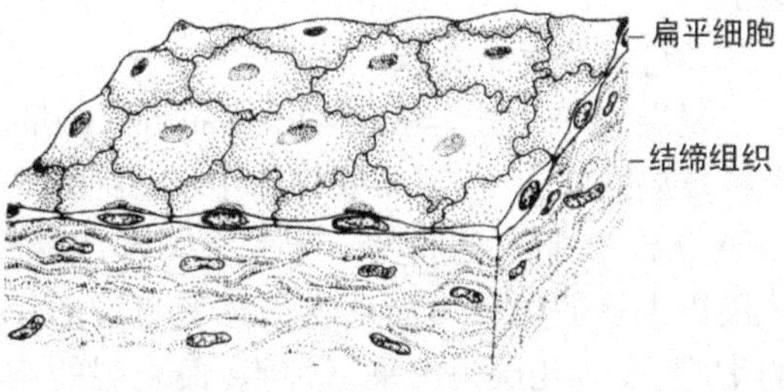

图2-1　单层扁平上皮模式图

衬在心、血管和淋巴管腔面的单层扁平上皮称内皮(endothelium),内皮细胞很薄,大多呈梭形,游离面光滑,有利于血液和淋巴液流动及细胞内外物质的交换。分布在胸膜、腹膜和心包膜表面的单层扁平上皮称间皮(mesothelium),细胞游离面湿润光滑,便于内脏运动。另外,单层扁平上皮也分布于肺泡壁、肾小囊壁层和髓袢降支等处。

(二)单层立方上皮

单层立方上皮(simple cuboidal epithelium)由一层立方形细胞组成。细胞核球形,居细胞中央。这种上皮分布于肾小管、甲状腺滤泡等处,具吸收、分泌功能。

(三)单层柱状上皮

单层柱状上皮(simple columnar epithelium)由一层棱柱状细胞组成,细胞核椭圆形,位于细胞基底部,分布于胃、肠道、胆囊、子宫和输卵管的内腔面,具吸收、分泌功能。在肠道腔面的单层柱状上皮中，柱状细胞间有许多散在的杯状细胞(goblet cell)(图2-2)。杯状细胞形似高脚酒杯,细胞顶部膨大,充满粘液性分泌颗粒,基底部狭窄,含深染的核。杯状细胞是一种腺细胞,分泌粘液,有润滑上皮表面和保护上皮的作用。

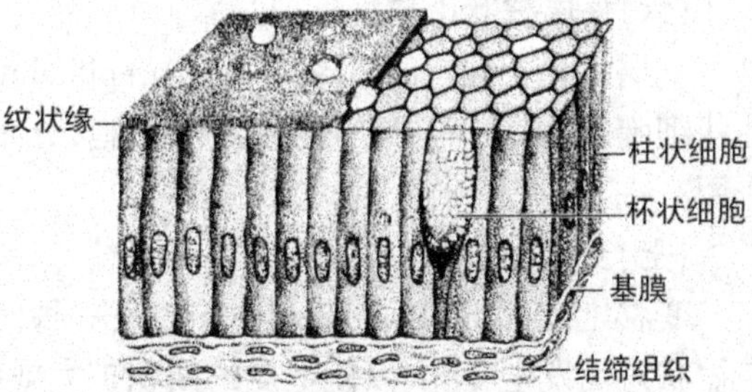

图2-2　单层柱状上皮模式图

被覆在子宫和输卵管等腔面的单层柱状上皮，细胞游离面具有纤毛，称单层纤毛柱状上皮(simple ciliated columnar epithelium)。

(四)假复层纤毛柱状上皮

假复层纤毛柱状上皮(pseudostratified ciliated columnar epithelium)由一层柱状细胞、杯状细胞、梭形细胞、锥体形细胞等几种形状、大小不同的细胞组成。柱状细胞游离面具有纤毛。这些高低不同的细胞基底部附着于基膜，但只有柱状细胞和杯状细胞的顶端可伸到游离面。由于细胞高矮不等,细胞核的位置也参差不齐,不在同一水平面,好似多层细胞组成,实为单层(图2-3)。此种上皮主要分布于呼吸道的腔面。

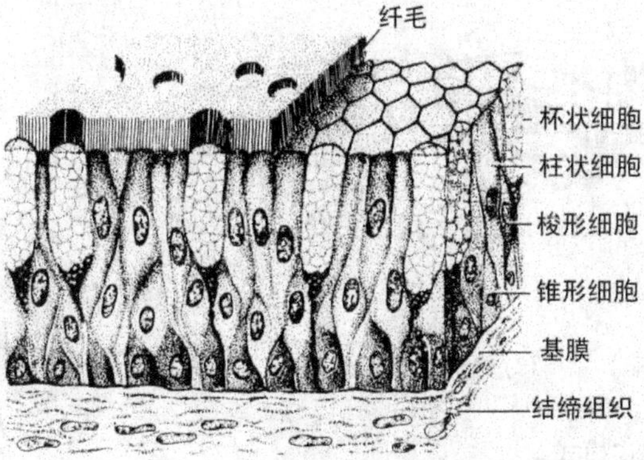

图2-3　假复层纤毛柱状上皮模式图

杯状细胞分泌的粘液能粘着并清除灰尘和细菌等异物,借助于纤毛有节律的摆动,将含有灰尘、细菌的粘液排除至喉部;粘液还可湿润干燥空气。

(五)复层扁平上皮

复层扁平上皮(stratified squamous epithelium)也称复层鳞状上皮,由多层细胞组成。细胞的形状和厚薄不一,紧靠基膜的一层为立方形或矮柱状,此层以上是数层多边形细胞,再上为梭形较幼稚的细胞,浅层几层为扁平形细胞,最表层的细胞已衰老退化,不断脱落。基底层的细胞具有旺盛的分裂能力,新生的细胞渐向浅层移动,以补充表层脱落的细胞(图2-4)。

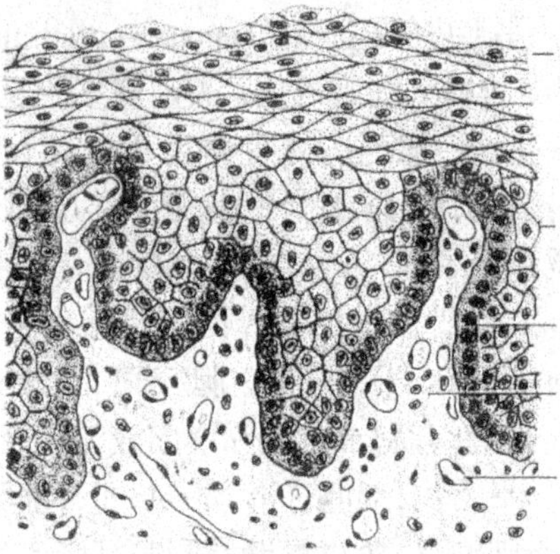

图2-4 复层扁平上皮模式图

复层扁平上皮具有很强的机械保护作用,分布于口腔、食道和阴道等的腔面及皮肤表面,具有耐摩擦和阻止异物浸入等作用。受损伤后有很强的修复能力。位于皮肤表面的上皮,表面数层细胞已无核,胞质中充满角蛋白,细胞干硬,并不断脱落,这种上皮称角化扁平上皮,具有很强的保护作用。

(六)复层柱状上皮

复层柱状上皮(stratified columnar epithelium)与复层扁平上皮相似,浅层为一层排列整齐的柱状细胞,深层为一层或几层多边形细胞,分布于眼睑结膜、尿道海绵体部的粘膜上皮,具有保护作用。

(七)变移上皮

变移上皮(transitional epithelium)是一种复层上皮,这种上皮细胞形态和层数随所在器官的空盈状态而发生变化,以使上皮的面积扩大或缩小,故称变移上皮。如膀胱缩小时变移上皮变厚,细胞层数较多,表层细胞呈大的立方形,中层细胞为多边形,基底细胞为矮柱状或立方形;当膀胱充尿扩张时,上皮变薄,细胞层数减少,细胞形状也变扁(图2-5)。分布于肾盂、肾盏、输尿管和膀胱及尿道前列腺部的内腔面。

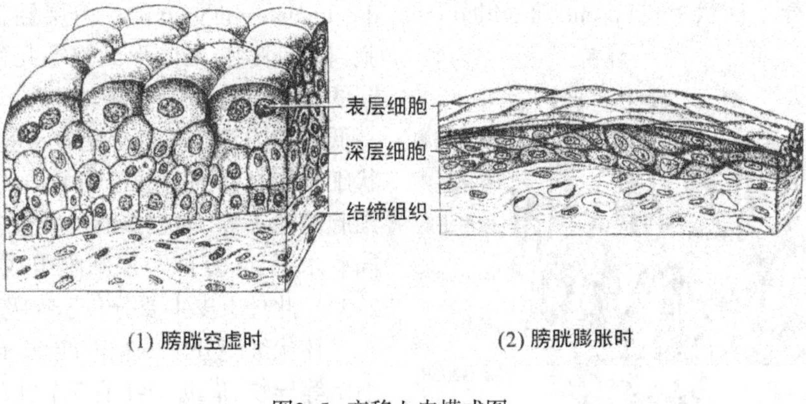

(1) 膀胱空虚时　　(2) 膀胱膨胀时

图2-5 变移上皮模式图

二、腺上皮和腺

由具有分泌功能的细胞所组成的上皮组织称腺上皮(glandular epithelium),以腺上皮为主所组成的器官称腺(gland)。腺上皮具有分泌作用,腺细胞的分泌物有酶类、粘液和激素等。如果腺有导管通到器官腔面或身体表面，将分泌物经导管排出至体表或器官腔内，称为外分泌腺(exocrine gland)，如汗腺、唾液腺等。如果腺没有导管，分泌物释放入血液，称为内分泌腺(endocrine gland),如甲状腺、肾上腺等。

按组成腺的细胞数量来区分，外分泌腺可分为单细胞腺（unicellular gland）和多细胞腺(multicellular gland),前述的杯状细胞就是单细胞腺,但人体中大多数腺为多细胞腺,多细胞腺大小不等,一般都由分泌部和导管两部分组成(图2-6)。

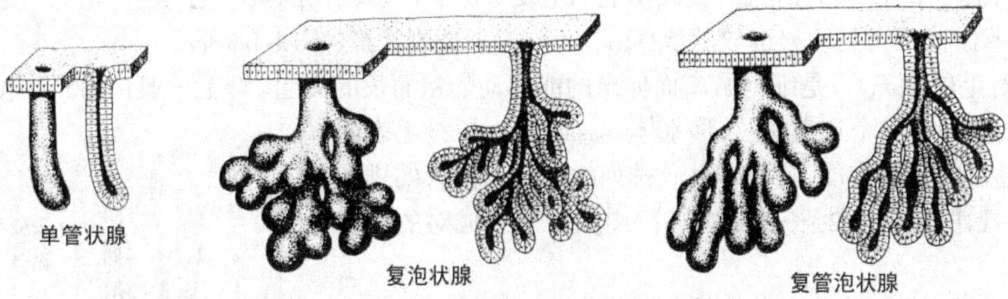

图2-6　外分泌腺的分类

1.分泌部(secretory portion)　根据组成腺的分泌部的形状,可分为管状腺(tubular gland)、泡状腺(acinar gland)和管泡状腺(tubuloacinar gland)(图2-6),泡状和管泡状腺的分泌部常称为腺泡(acinus)。分泌部一般由一层细胞组成,中央有腔。组成分泌部的腺细胞结构因腺的种类和分泌物的性质而有显著的差别,消化系统和呼吸管道的一些外分泌腺,分泌部由浆液性细胞或粘液性细胞组成,据此可将这些腺分为以下几种类型:

①浆液性腺(serous gland)　腺的分泌部都由浆液性细胞(serous cell)组成,浆液性细胞多呈锥体形,核圆形,一般位于细胞中央或靠近基底部,细胞基底部胞质强嗜碱性,内含密集平行排列的粗面内质网和线粒体,核上方有发达的高尔基复合体和数量不等的酶原颗粒(分泌颗粒)。

②粘液性腺(mucous gland)　腺的分泌部由粘液性细胞(mucous cell)组成,粘液性细胞多呈柱状或锥体形。顶部胞质含许多粘原颗粒,占细胞大部分。在HE染色的切片中,因粘原颗粒被溶解,常呈空泡状。细胞核常较扁,位于细胞基底部,核周围的胞质弱嗜碱性,细胞基部有较多的粗面内质网和游离核糖体。核上方有发达的高尔基复合体。

③混合性腺(mixed gland)　是由浆液性腺泡和粘液性腺泡共同组成的腺,并常有由浆液性细胞和粘液性细胞一起组成的混合性腺泡(mixed acinus)。

2.导管(duct)　导管与分泌部直接通连,由单层或复层上皮构成。导管的作用主要是排出分泌物,但有些腺的导管还有吸收水和电解质及排泌作用。

有些腺中,一个或几个分泌部通连一条不分支的导管,称单腺(simple gland)。有些腺的导管分成大小不等的几级分支,最小的导管末端通连分泌部,称复腺(compound gland)。

内分泌腺将在第十三章中详细介绍。

三、上皮细胞表面的特殊结构

上皮组织与其功能相适应,在上皮细胞的各个面常形成各种特殊结构。

(一)上皮细胞的游离面

1.微绒毛(microrilli) 是上皮细胞游离面伸出的微细指状突出,微绒毛表面为细胞膜,内为细胞质。微绒毛直径约0.1μm,长度因细胞种类或生理状态的不同而有差异。微绒毛轴心的胞质中有纵行的微丝(microfilements),微丝一端附着于微绒毛尖端,另一端下伸到细胞顶部,附着于顶部胞质中的终末网(terminal web)。终末网在吸收功能旺盛的上皮细胞中明显,为顶部细胞质中的细丝(filaments)交织成的密网。

微绒毛显著地扩大了细胞的表面积,参与细胞物质的吸收。有些上皮细胞微绒毛少,长短不等,排列也不整齐。具有活跃的吸收功能的上皮细胞有许多较长的微绒毛,且排列整齐。在高倍光镜下细胞游离面可见明显的纹状缘(straited border)或刷状缘(brush border)。

2.纤毛(cilium) 是细胞游离面伸出的能摆动的粗而长的突起。纤毛一般长约5~10μm,粗约0.2μm,根部有一个致密颗粒,称基体(basal body)。纤毛表面有细胞膜,内为细胞质,其中有纵向排列的微管。微管的排列有一定规律,中央为2条完整的微管,周围为 9 组成对的双联微管。

纤毛具有向一定方向节律性摆动的能力,许多纤毛的协调摆动象风吹麦浪样起伏,能把粘附在上皮表面的分泌物如颗粒状物质定向推送,如呼吸道腔面的假复层纤毛柱状上皮即以此方式把吸入的灰尘和细菌等推至咽部成痰咳出。

(二)上皮细胞的侧面

上皮细胞的侧面是细胞的相邻面,其特化的结构称细胞间连接(cell junction),它使相邻上皮细胞间保持紧密的结合(图2-7)。

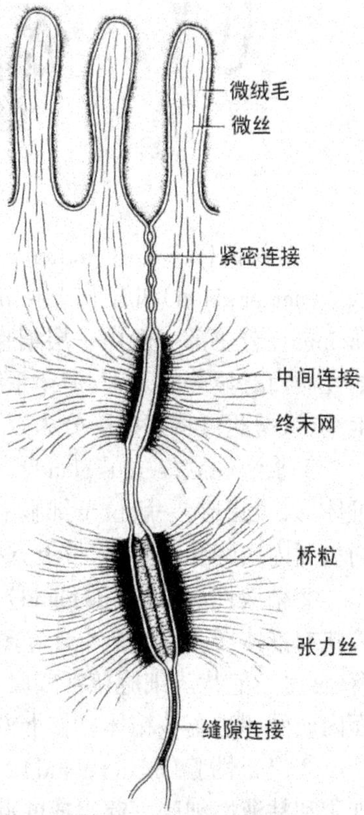

图2-7 单层柱状上皮的微绒毛与细胞连接超微结构模式图

1.紧密连接(tight junction) 又名闭锁小带(zonulaoccludens),位于细胞的侧面顶部,相邻细胞膜形成约2~4个点状融合,融合处细胞间隙消失,非融合处有极窄的细胞间隙,常见于单层柱状上皮和单层立方上皮。紧密连接除有机械性的连接作用外,更重要的是封闭了细胞间隙,能阻挡细胞外的大分子物质经细胞间隙进入组织内。

2.中间连接(intermediate junction) 又名粘合小带(zonule adherens),位于紧密连接下方,多为长短不等的带状,将相邻细胞粘着在一起。细胞间有宽约15~20nm的细胞间隙,其中有较致密的丝状物连接两侧的细胞膜。在胞膜的胞质面,附着有薄层致密物质和微丝。中间连接除有粘着作用外,可能还有保持细胞形状和传递细胞收缩力的作用。

3.桥粒(desmosome) 又名粘着斑(macula adherens),呈斑状连接,大小不等,连接区细胞间隙宽约20~30nm,其中有低密度的丝状物,并有较致密的中间线,此线由细丝交织组成。细胞膜的胞质面有较厚的致密物质构成的附着板，胞质中有许多中间丝附着于板上，并常折成袢状返回胞质。这种丝是张力丝（tonofilament），在细胞中起固定和支持作用。桥粒是一种很牢固的细胞连接，在易受机械性刺激或摩擦的复层鳞状上皮中多见。

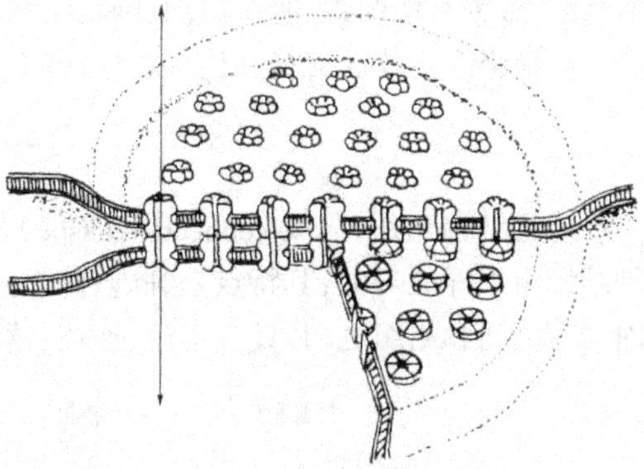

图2-8　缝隙连接模式图

4.缝隙连接（gap junction）　连接处相邻细胞膜高度平行，细胞间隙仅约2～3nm，内有许多间隔大致相等的连接点。已有研究证明，相连接处的胞膜中有许多配布规律的柱状颗粒，称连接小体，每个连接小体由六个杆状的连接蛋白分子围成，中央有约2nm直径的管腔，相邻两细胞膜中的连接小体彼此对接，管腔也通连，成为细胞间直接交通的管道（图2-8），这种管道可供细胞互相交换某些小分子物质和离子，借以传递化学信息，使细胞在营养代谢、增殖分化和功能等方面成为统一体。

（三）上皮细胞的基底面

1.基膜（basement membrane）　基膜位于上皮与结缔组织的连接面上，厚薄不等，在电镜下分为两部分，靠近上皮的部分为基板（basal lamina），与结缔组织相接的部分为网板（reticular lamina）（图2-9）。基板是上皮细胞的产物，厚约50～100nm，又可分为紧粘上皮细胞的电子密度低的透明层和下方电子密度高的致密层。基板的化学成分是IV型胶原蛋白和层粘连蛋白（laminin），并含蛋白多糖。网板是结缔组织内的成纤维细胞的产物，主要由网状纤维和基质构成。

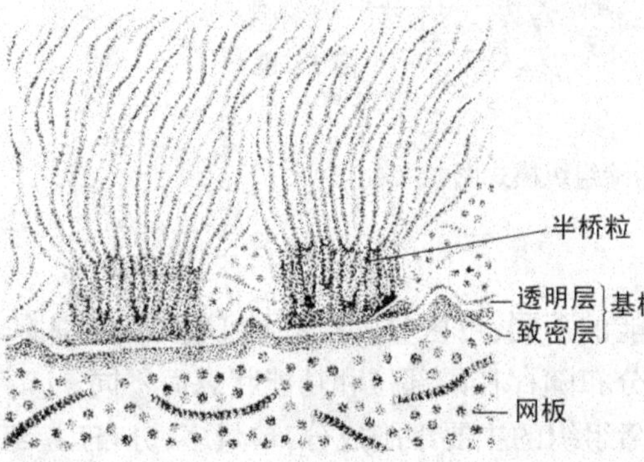

图2-9　基膜和半桥粒超微结构模式图

基膜具有支持、连接和固着作用，还是半透膜，有利于上皮细胞与深层结缔组织进行物质交换。

2.质膜内褶（plasma membrane infolding）　是上皮细胞基底面的细胞膜折向胞质形成的许多内褶。内褶与细胞基底面垂直，内褶间常含有与其平行的杆状线粒体。这种结构主要见于肾小管，它扩大了细胞基底部的表面积，有利于水和电解质的迅速转运。

3.半桥粒（hemidesmosome）　位于上皮细胞基底面，仅有桥粒结构的的一半，质膜内也有附着板，张力丝附着于其上，折成袢状返回胞质，主要作用是将上皮细胞固着于基膜上。

第二节　结缔组织

结缔组织（connective tissue）由细胞和大量细胞外基质构成，细胞外基质包括无定形的基质、丝状的纤维和不断循环更新的组织液。细胞种类较多，无极性，散在于细胞外基质内。结缔组织是种类最多、分布最广泛的基本组织。根据其细胞成分和纤维多少的不同，结缔组织可分为疏松结缔组织、致密结缔组织、脂肪组织、网状结缔组织、软骨组织、骨组织和血液等。

结缔组织主要起支持和连接作用，并有营养、防御和保护等多种功能。

一、疏松结缔组织

疏松结缔组织（loose connective tissue）又称蜂窝组织（areolar tissue），是最典型、最复杂的一种结缔组织（图2-10），其特点是细胞种类多，纤维数量少，排列稀疏。疏松结缔组织广泛分布于体内器官之间和组织之间，具有支持、连接、营养、防御、保护以及修复等功能。

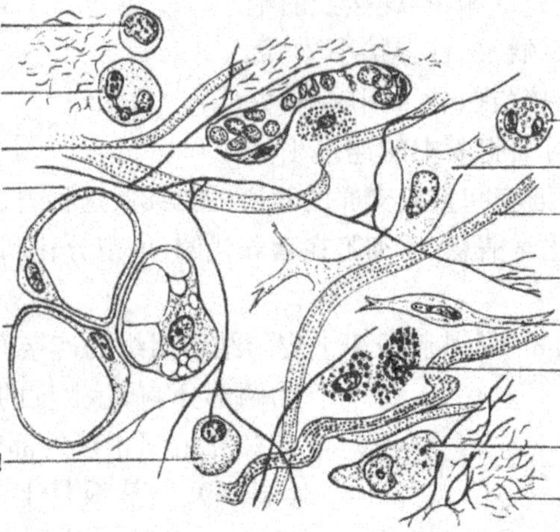

图2-10　疏松结缔组织模式图

（一）细　胞

疏松结缔组织中细胞类型较多，根据其结构与功能的不同，可区分为成纤维细胞、巨噬细胞、浆细胞、肥大细胞和脂肪细胞等。各类细胞的数量和分布随存在的部位和功能状态而不同。

1.成纤维细胞（fibroblast）　成纤维细胞是疏松结缔组织的主要细胞成分，数量多，分布广。细胞呈梭形或扁的星状，具有突起，细胞核卵圆形。电镜观察，成纤维细胞含有丰富的粗面内质网和发达的高尔基复合体，表明这种细胞具有合成和分泌蛋白质的结构特点，有产生纤维及基质的功能（图2-11）。在机体生长发育时期或创伤修复过程中，这种功能更加显著。

2.巨噬细胞（macrophage）或组织细胞（histocyte）　巨噬细胞是体内广泛分布的一种免疫细胞，具有强大的吞噬功能。巨噬细胞形态多样，随功能状态而改变，在静止情况下胞体呈圆形或卵圆形，常有短而钝的突起；功能活跃者常伸出较长的伪足而呈不规则形。细胞核小，卵圆形。胞质丰富，多呈嗜酸性。电镜观察，细胞表面有许多微皱褶和少数球形隆起。细胞

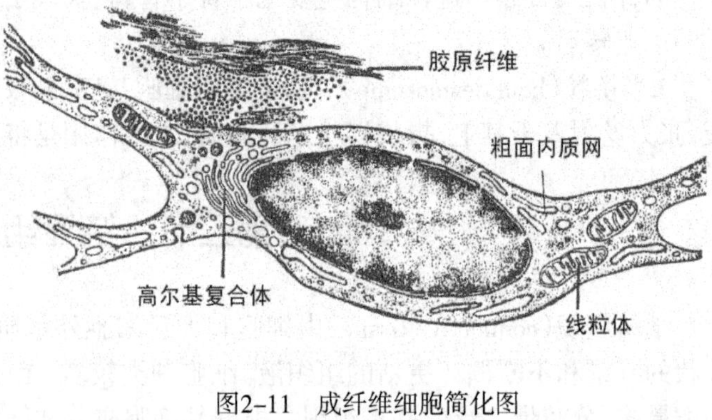

图2-11　成纤维细胞简化图

质含有大量溶酶体、吞噬体、吞饮小泡和残余体，也有线粒体、高尔基复合体和粗面内质网等(图2–12)，此外，还有微管和微丝，参与细胞的运动。

巨噬细胞能作变形运动，并有趋化性。所谓趋化性是指细胞受到某些物质吸引而向该处的定向移动。当它与细菌、细胞碎块、血管外的红细胞、碳末及可溶性异物等接触时，即可显示出活跃的吞噬作用和吞饮作用，所形成的吞噬体和吞饮小泡与溶酶体融合，所吞物质可被分解或消化。故巨噬细咆对机体有重要的防御、保护作用。

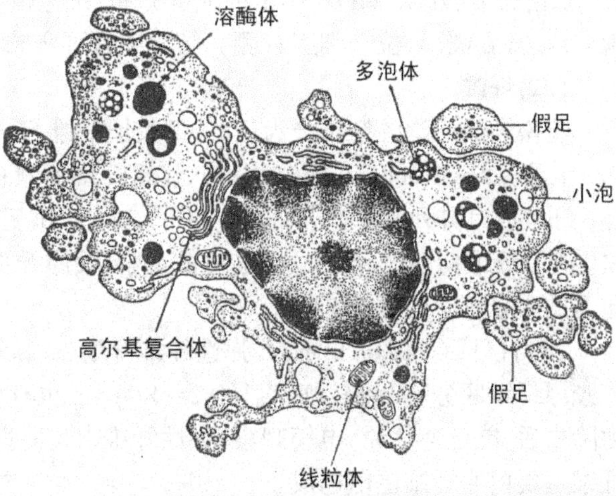

图2–12 巨噬细胞简化图

巨噬细胞表面有多种受体，有的受体能与抗体或补体结合，当有抗体或补体时，巨噬细胞的吞噬功能显著增强，巨噬细咆还能吞噬处理和贮存抗原物质，并将处理后的抗原物质传递给免疫淋巴细胞。此外，巨噬细胞能产生和分泌多种活性物质，如溶菌酶、补体和白细胞介素 1 等，所以在免疫反应中具有重要作用。

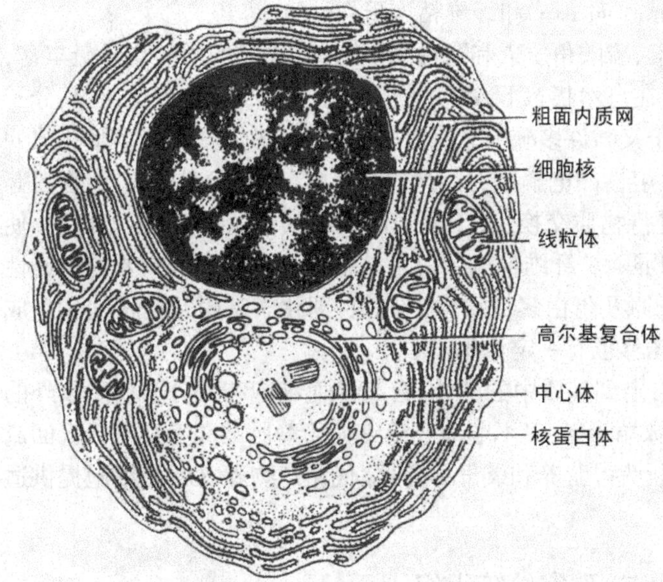

图2–13 浆细胞模式图

3.浆细胞(plasma cell) 浆细胞数量较少，细胞圆形或卵圆形，大小不等。细胞核圆形，偏居细胞一侧。胞质丰富，呈嗜碱性，在靠近细胞核处有一浅染色区域。电镜观察，细胞质内含有大量平行排列的粗面内质网和核蛋白体，具有发达的高尔基复合体、中心体和散在的线粒体等（图2–13)。浆细胞具有合成、贮存与产生抗体(antibody)即免疫球蛋白(immun–oglobubin,Ig)的功能，参与体液免疫反应。

4.肥大细胞(mast cell) 肥大细胞在疏松结缔组织中沿小血管分布，胞体较大，卵圆形，细胞核小而圆，染－色深，位于中央。细胞质中充满易染性的粗大嗜碱性颗粒，可被碱性美蓝或甲苯胺蓝等染料染成紫红色。颗粒中含有肝素、组织胺、慢反应物质和嗜酸性粒细胞趋化因子等。组织胺和慢反应物质可使皮肤的毛细血管和微静脉扩张，通透性增加，导致组织水肿；可使支气管平滑肌痉挛，导致哮喘。肝素是一种抗凝物质，具有抗凝血作用(参见第六章第三节)。嗜酸性粒细胞趋化因子能吸引嗜酸性粒细胞积聚到过敏反应的部位。

5.脂肪细胞(fat cell) 单个或成群分布,细胞体大,呈球形或卵圆形,胞质被大量脂滴挤到细胞周缘,核扁圆形,位于细胞一侧。脂肪细胞可合成和贮存脂肪。

(二)纤维

疏松结缔组织的纤维分为三种,即胶原纤维、弹性纤维和网状纤维。

1.胶原纤维(collagenous fiber) 胶原纤维数量最多,新鲜时呈白色,在HE染色片中呈嗜酸性。纤维成束排列,有分支并彼此交织分布。纤维粗细不等,直径0.5~10μm,化学成分是胶原蛋白。胶原纤维韧性大,抗拉力强。电镜观察,胶原纤维由更细的胶原原纤维组成,沿纤维长轴具有显著的明暗相间的横纹结构。

2.弹性纤维(elastic fiber) 弹性纤维含量少,新鲜时呈黄色,在HE染色片中,着色淡红,不易与胶原纤维区分。纤维较细,直径0.2~1.0μm,也有分支,交织成网。弹性纤维弹性大,易拉长,外力除去后,能迅速复原。电镜观察,弹性纤维由均质性弹性蛋白和外周覆盖的微原纤维构成。微原纤维主要由原纤维蛋白构成。

疏松结缔组织由于胶原纤维和弹性纤维交织在一起,即有韧性,又有弹性,可使器官与组织的形态结构既有相对的固定性,又具有一定的可变性。

3.网状纤维(reticular fiber) 纤维直径0.2~1.0μm,分支多,彼此交织成网状。化学成分主要是胶原蛋白,表面被覆糖蛋白。在HE染色片呈粉红色,镀银染色片呈黑色。

(三)基 质

基质(ground substance)是由生物大分子组成的无定形的胶状物,具有一定的粘性,孔隙中有组织液。生物大分子主要是蛋白多糖(proteoglycan)和纤维粘连蛋白。

蛋白多糖包括透明质酸、硫酸软骨素、硫酸角质素和蛋白质。在基质中透明质酸含量最丰富,最重要,它是一种聚合大分子,长链状。在自然状态下,透明质酸大分子呈曲折盘绕状,在长分子链上结合着许多蛋白质分子,蛋白质分子又与许多硫酸软骨素等相结合,形成具有许多微孔隙的分子筛立体构型。小于孔隙的物质,如水溶性的电解质、营养物质、气体分子、代谢产物、清蛋白等很容易通过,使血液与组织、细胞之间进行物质交换;大于孔隙的大物质、细菌等则不能通过,使基质成为限制细菌等有害物扩散的防御屏障。纤维粘连蛋白是结缔组织基质中最主要的粘连性糖蛋白,其分子表面具有与多种细胞、胶原及蛋白多糖结合的部位(即化学基团),是将这三种成分有机连接的媒介,对于细胞的分化和迁移也有一定作用。

组织液(tissue fluid)是从毛细血管渗出到基质中的液体,含有除血细胞和大分子物质以外的血液成分。组织液不断地由毛细血管动脉端渗出,又不断地经毛细血管静脉端和毛细淋巴管回流到血液或淋巴液。通过组织液,细胞不断获得营养和氧气,并排除代谢产物和CO_2,为细胞提供适宜的生存环境。

二、致密结缔组织

致密结缔组织(dense connective tissue)组成成分与疏松结缔组织基本相同,特点是细胞成分较少,而纤维为主要成分,其纤维粗大,排列致密(图2-14),故支持连接和保护作用较强。

在皮肤的真皮、器官的被膜和眼球的巩膜等处,纤维互相交织排列,其间含少量基质和成纤维细胞,所以称不规则致密结缔组织;在肌腱中,则粗大的胶原纤维束密集平行排列,其方向与所承受的牵引力一致,在纤维束之间成纤维细胞成行排列,又名腱细胞,它伸出几个薄翼状突起围绕胶原纤维束，这种致密结缔组织又称规则致密结缔组织。

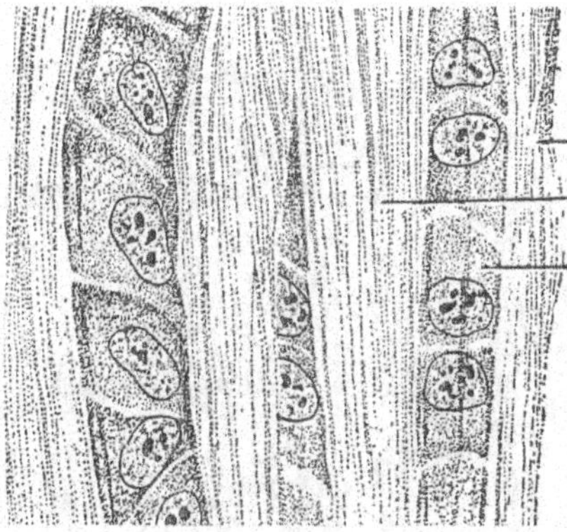

图2-14 腱纵切面

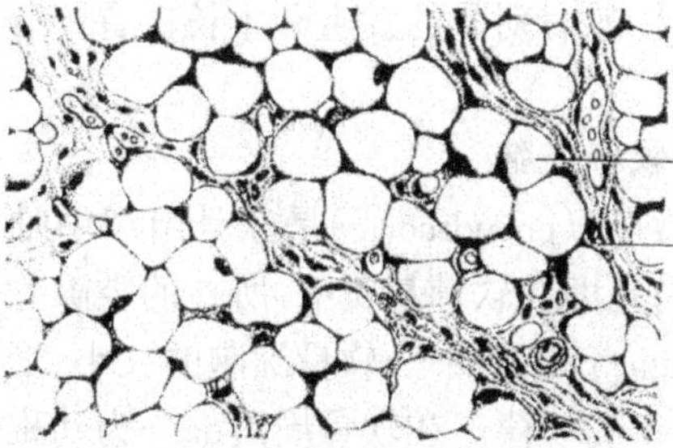

图2-15 脂肪组织

三、脂肪组织

脂肪组织(adipose tissue)主要由大量的脂肪细胞聚集而成，成群的脂肪细胞之间被薄层疏松结缔组织分隔为许多脂肪小叶(图2-15)。脂肪组织主要分布于皮下、网膜、系膜及某些器官的周围如肾脂肪囊等处，约占人体重的10%，具有贮存脂肪、维持体温、支持和保护等功能。

当许多脂肪细胞内的脂肪被分解消耗时，脂肪组织转变为疏松结缔组织。

四、网状结缔组织

网状结缔组织(reticular tissue)由网状细胞(reticular cell)和网状纤维组成。

网状细胞呈多突的星状，相邻细胞的突起彼此接触连接成网。细胞核大，胞质较多，粗面内质网较丰富。网状纤维细而有分枝，沿网状细胞分布，互相交织成网。网状纤维由网状细胞产生，并被网状细胞的突起包裹，共同构成造血组织的支架，并构成适于血细胞生存和发育的微环境(图2-16)。网状结缔组织分布于造血器官(骨髓)、淋巴组织和淋巴器官(脾、胸腺)等处，血细胞、淋巴细胞就充满在网状结缔组织的网眼中。

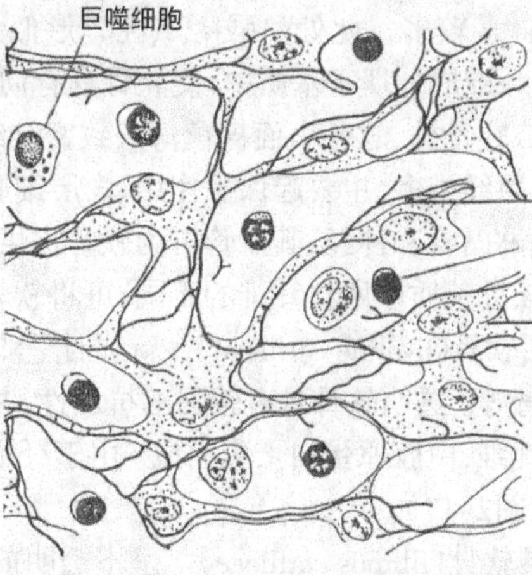

图2-16 网状结缔组织示意图

五、软骨组织

软骨组织(cartilage tissue)及其周围的软骨膜构成软骨。软骨组织由软骨细胞和软骨基质构成。软骨是胚胎早期的主要支架成分，随着胎儿发育逐渐被骨取代。在成体内，仅散在分布一些软骨，其作用依所处部位而异，如关节软骨具有支撑重量和减少摩擦的作用，呼吸道的软骨具有支架作用。此外，软骨对骨的发生和生长也有十分重要的作用。

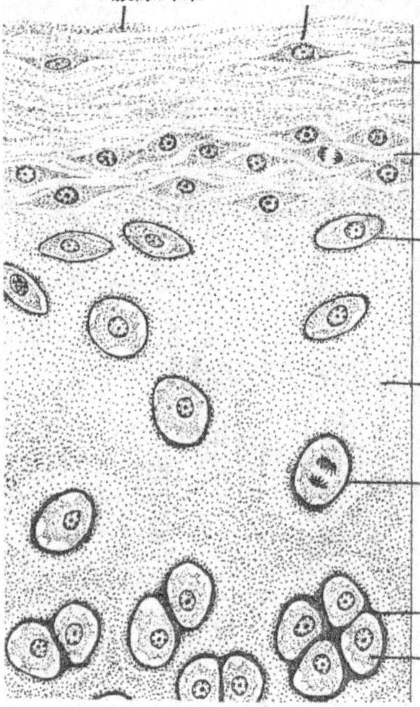

图2-17　透明软骨示意图

(一)软骨细胞

软骨细胞(chondrocyte)是软骨组织中唯一的细胞类型，包埋在软骨基质中，所在的腔隙称软骨陷窝(cartilage lacunae)。软骨细胞的大小、形状和分布有一定的规律。在软骨周边部分为幼稚软骨细胞，单个分布，较小，呈扁圆形。越靠近软骨中央，细胞越成熟，体积逐渐增大，变成圆形或椭圆形，而且多为2～8个聚集在一起，它们由一个软骨细胞分裂而来，故称同源细胞群(isogenous group)。成熟软骨细胞的核小而圆，胞质弱嗜碱性(图2-17)，电镜下可见丰富的粗面内质网和高尔基复合体，线粒体较少。软骨细胞具有产生软骨基质的能力。

(二)软骨基质

软骨基质(cartilage matrix)由纤维和无定形的基质(ground substance)组成。基质的主要成分为蛋白多糖和水，其蛋白多糖与疏松结缔组织中的类似，也构成分子筛结构，但软骨中的蛋白多糖浓度更高，使软骨基质形成坚固的凝胶。蛋白多糖在基质中的分布不均匀，紧靠软骨陷窝的部位硫酸软骨素较多，此处呈强嗜碱性，形似囊状包围软骨细胞，故此区域称软骨囊(cartilage capsule)。纤维成分埋于基质中，使软骨具有韧性或弹性。纤维的种类和含量因软骨类型而异。

除关节软骨外，软骨表面被覆薄层致密结缔组织，即软骨膜(perichondrium)。软骨膜分为两层，外层胶原纤维多，主要起保护作用；内层细胞多，其中有梭形的骨祖细胞(见后述)。软骨膜还含有血管、淋巴管和神经，其血管可为软骨提供营养。

根据软骨基质中所含纤维的不同，可将软骨分为三型：透明软骨、纤维软骨和弹性软骨。

1.透明软骨(hyaline cartilage)　新鲜时呈淡蓝色半透明状，分布较广，包括肋软骨、关节软骨、呼吸道软骨等。透明软骨具有较强的抗压性，并有一定的弹性和韧性。纤维成分主要是交织排列的胶原原纤维，由胶原蛋白聚集而成。由于纤维很细，且折光率与基质接近，故在HE染色切片上不能分辨(图2-17)。

2.纤维软骨(fibrous cartilage)　呈不透明的乳白色，分布于椎间盘、关节盘及耻骨联合等处。结构特点是含有大量平行或交叉排列的胶原纤维束，故韧性强大。软骨细胞较小而少，成行分布于纤维束之间，基质较少，呈弱嗜碱性(图2-18)。

3.弹性软骨(elastic cartilage)　新鲜时呈不透明的黄色，分布于耳廓、咽喉及会厌等处。结构特点是有大量交织分布的弹性纤维，且在软骨中部更为密集(图2-18)。

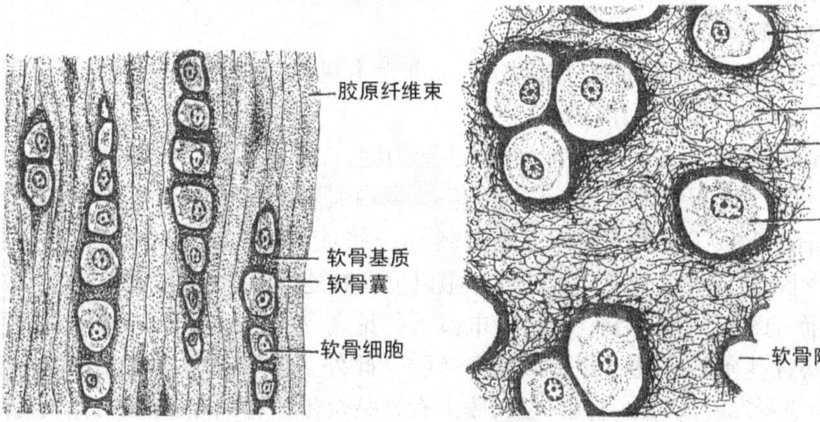

图2-18　纤维软骨(左)和弹性软骨(右)

六、骨组织

骨组织(osseous tissue)是体内最坚硬的组织,构成身体的骨骼。

骨组织是骨的结构主体,由细胞和钙化的细胞外基质组成,其特点是细胞外基质中有大量骨盐沉积,使骨组织成为人体最坚硬的组织之一,具有支持和保护作用。此外,体内的钙约99%以骨盐的形式沉积在骨组织内,故骨组织是体内钙的贮存库,与钙、磷代谢有密切关系。骨内含有骨髓,可形成各种血细胞。

(一)骨基质

骨基质(bone matrix)简称骨质,即钙化的骨组织的细胞外基质,包括有机成分和无机成分,含水极少。有机成分包括大量胶原纤维和少量无定形基质。胶原纤维占有机成分的90%,故骨组织切片染色呈嗜酸性。基质呈凝胶状,主要成分是蛋白多糖及其复合物,具有粘合纤维的作用。无机成分又称骨盐,占干骨重量的65%,以钙、磷离子为主,也包含其它多种元素。骨盐的存在形式主要是羟基磷灰石结晶,呈细针状,长10～20nm,沿胶原原纤维长轴排列并与之紧密结合。

最初形成的细胞外基质无骨盐沉积,称类骨质(osteoid),类骨质经钙化后转变为骨质。钙化是无机盐有序地沉积于类骨质的过程。

骨质的结构呈板层状,称骨板(bone lamella),成层排列的骨板犹如多层木质胶合板。同一骨板内的纤维相互平行,相邻骨板的纤维则相互垂直,这种结构形式有效地增加了骨的强度(图2-19)。在长骨骨干、扁骨和短骨的表层,骨板层数多、排列规则,所有骨板紧密结合构成密质骨(compact bone)。在长骨的骨骺和骨干内表面、扁骨的板障和短骨的中心等处,数层不甚规则的骨板形成大量针状或片

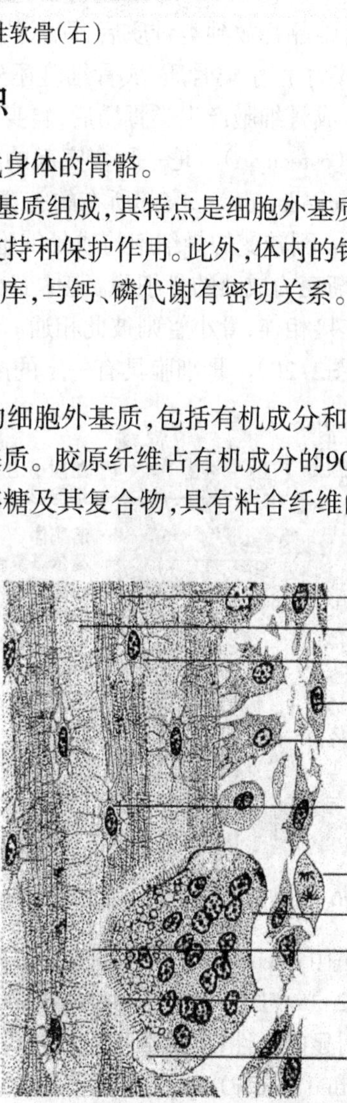

图2-19　骨组织的骨板和各种细胞

状骨小梁，它们交错成为多孔的立体网格样结构的松质骨(spongy bone)。

(二)骨组织的细胞

骨组织的细胞类型包括骨祖细胞、成骨细胞、骨细胞和破骨细胞。其中骨细胞最多，位于骨组织内部，其余三种细胞均分布在骨组织边缘。

1.骨祖细胞(osteoprogenitor cell)　是骨组织的干细胞，位于骨膜内。细胞呈梭形，较小，胞质少，核椭圆形或细长形。骨祖细胞着色浅淡，不易鉴别。骨祖细胞可分化为成骨细胞和成软骨细胞。

2.成骨细胞(osteoblast)　分布在骨组织表面，呈立方形或矮柱状，通常单层排列，细胞侧面和底部出现突起，与相邻的成骨细胞及邻近的骨细胞以突起相连(连接处有缝隙连接)。细胞核呈圆形，位于远离骨表面的细胞一端。胞质嗜碱性，电镜下可见大量的粗面内质网和高尔基复合体。成骨细胞合成和分泌骨基质的有机成分，形成类骨质。此外，成骨细胞还释放基质小泡(matrix vesicle)。基质小泡直径25～200nm，有膜包被，膜上有钙结合蛋白和碱性磷酸酶，泡内有细小的钙盐结晶。钙盐结晶释放到类骨质后，即以其为基础形成羟基磷灰石结晶，故认为基质小泡是钙化的起始部位。除了产生类骨质，成骨细胞还分泌多种细胞因子，调节骨组织的形成和吸收、促进骨组织的钙化。成骨细胞产生类骨质后，自身被包埋其中，分泌能力逐渐减弱，转变为骨细胞。

3.骨细胞(osteocyte)　是一种多突起的细胞，单个分散于骨板之间或骨板内。胞体所在的腔隙称骨陷窝(bone lacunae)，突起所在的腔隙称骨小管(bone canaliculus)。骨细胞的结构和功能与其成熟度有关。刚转变的骨细胞与成骨细胞相似，仍能产生少量类骨质。随着类骨质逐渐钙化为骨质，细胞逐渐变为成熟的骨细胞。胞体变小，呈扁椭圆形，细胞器减少，突起延长，相邻骨细胞的突起以缝隙连接相连，骨小管则彼此相通。骨陷窝和骨小管内含少量组织液，可营养骨细胞并输送代谢产物(图2-20)。骨细胞具有一定的溶骨和成骨作用，参与调节钙、磷平衡。

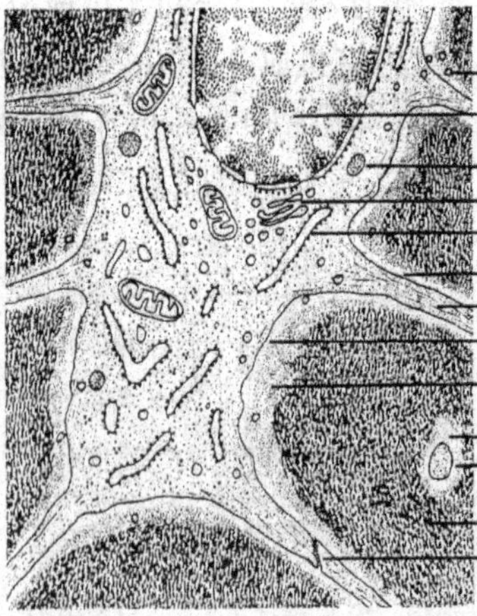

图2-20　骨细胞超微结构模式图

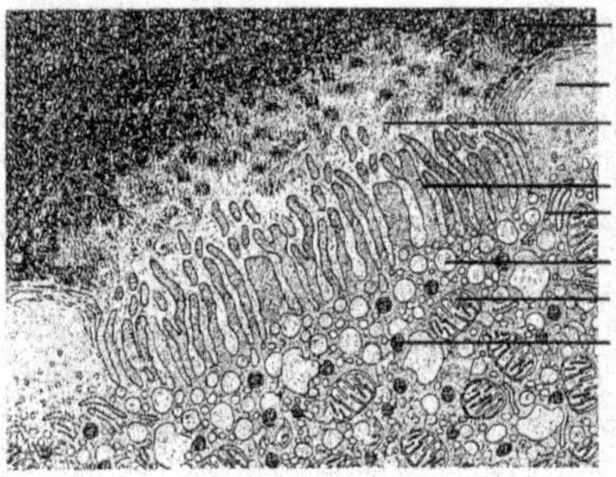

图2-21　破骨细胞超微结构模式图

4.破骨细胞(osteoclast)　数量少，散在分布于骨组织边缘，是一种多核的巨细胞，由单核细胞融合而成(图2-19和图2-21)。胞质为嗜酸性，细胞器丰富，尤以溶酶体和线粒体居多。功能活跃的破骨细胞有明显的极性，电镜下可见紧贴骨组织一侧有许多大小和长短不一的突起，构成光镜下的皱褶缘(ruffled border)。环绕于皱褶缘的胞质略微隆起，像一堵环行围堤包围皱褶缘，电镜下电子密度低，称亮区。亮区的细胞膜紧贴骨组织，使皱褶缘和对应的骨组织表面凹陷之间封闭，形成一个特殊的微环境，破骨细胞在此释放多种水解酶和有机酸，溶解骨盐，分解有机成分。皱褶缘深面的胞质有许多吞噬泡和吞饮泡，内含细小的骨盐晶体和解体的有机成分，它们在细胞内将进一步降解，表明破骨细胞具有很强的溶骨、吞噬和消化能力。在骨组织内，破骨细胞和成骨细胞相辅相成，共同参与骨的生长和改建。

骨的结构见第三章。

第三节　肌肉组织

肌肉组织（muscle tissue）由特殊分化的肌细胞（muscle cell）构成，肌细胞细而长，又称肌纤维（muscle fiber）。肌细胞内含有肌原纤维，形成显微镜下所见的纵纹。肌细胞能缩能舒，不同于其它所有组织，是机体器官运动的动力源泉。

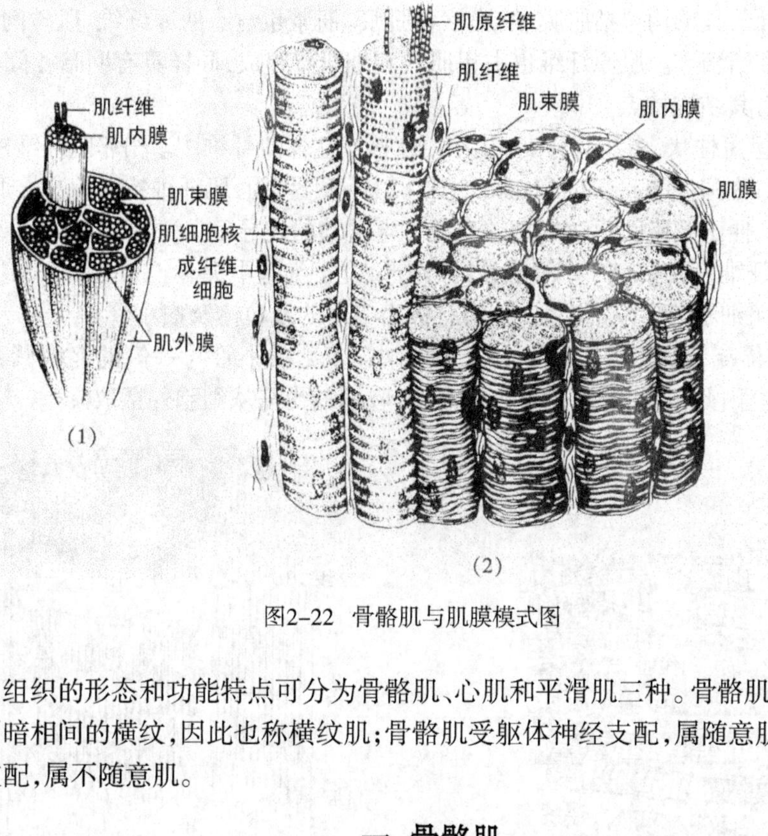

图2-22　骨骼肌与肌膜模式图

根据肌肉组织的形态和功能特点可分为骨骼肌、心肌和平滑肌三种。骨骼肌和心肌细胞的肌原纤维具有明暗相间的横纹，因此也称横纹肌；骨骼肌受躯体神经支配，属随意肌；心肌和平滑肌受自主神经支配，属不随意肌。

一、骨骼肌

骨骼肌（skeletal muscle）一般借肌腱附于骨骼。致密结缔组织包裹在整块肌肉外面形成肌外膜（epimysium）。肌外膜的结缔组织伸入肌肉内，将其分隔形成肌束，包裹肌束的结缔组织称肌束膜（perimysium）。分布在每条肌纤维外面的结缔组织称肌内膜（endomysium）（图2-22）。结缔组织对骨骼肌具有支持、连接、营养和功能调整作用。

（一）骨骼肌纤维的一般结构

骨骼肌（skeletal muscle）纤维呈长圆柱状，大小因肌肉类型和生理活动的状况而不同。其结构包括肌膜(sarcolemma)、细胞核和肌浆(细胞质)。肌纤维膜(肌膜)的外面有基膜紧密贴附。细胞内有多个甚至几百个椭圆形细胞核,位于细胞周缘。

肌浆(sarcoplasm)内含有肌原纤维、肌质网、高尔基复合体、线粒体、肌红蛋白、脂滴和糖原颗粒等。

肌原纤维(myofibrils)是细胞的功能结构,呈细丝状,沿细胞长轴平行排列,每条肌原纤维都有明暗相间的横纹,且每条肌原纤维的横纹皆整齐地排列在同一水平,所以整个肌纤维显示出明暗相间的周期性横纹(图1-14)(参见第一章)。

肌质网属肌纤维内的滑面内质网,位于肌原纤维间有规律地重复交替排列。

(二)骨骼肌纤维的超微结构(参见第一章)。

二、心 肌

心肌(cardiac muscle)由心肌纤维组成,分布在心脏的房、室壁上,组成心肌层。心肌纤维与骨骼肌纤维基本相同,其结构包括肌膜、细胞核和肌浆。肌浆也含有肌原纤维、肌质网、线粒体、高尔基复合体、糖原和脂滴等。肌原纤维也由粗肌丝和细肌丝组成,同样具有明暗相间的周期性横纹(图2-23),但又有其结构特点。

1.心肌纤维呈短柱状,多数有分支,并互相连接成立体肌纤维网。相邻肌纤维连接处,肌膜特化成阶梯状结构,称闰盘(intercalated disc)(图2-23)。闰盘是心肌纤维特殊的连接形式,使心肌纤维间的连接牢固,便于细胞间化学信息的交流和电冲动的传导。

2.多数心肌纤维一般只有一个细胞核,卵圆形,位于细胞中央。

3.肌原纤维粗细不等界限不明显,其间有极为丰富的线粒体及横小管。

4.肌质网较稀疏,纵小管不发达,终池少而小,多见横小管与一侧的终池紧贴形成二联体(diad)(图2-24)。因此,心肌纤维的贮钙能力低,收缩前尚需从细胞外摄取Ca^{2+}。

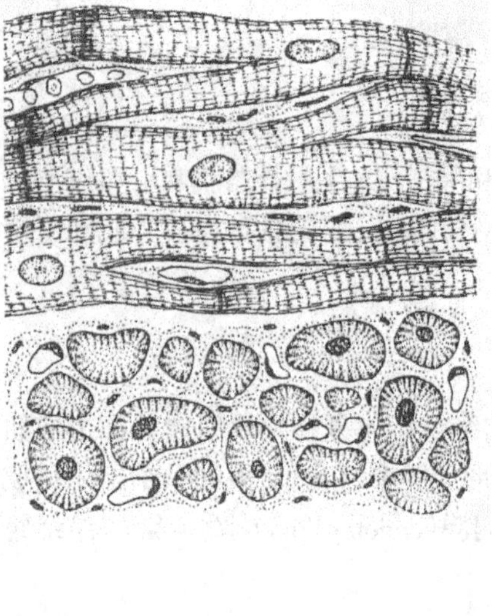

图2-23 心肌纵(上)横(下)切面

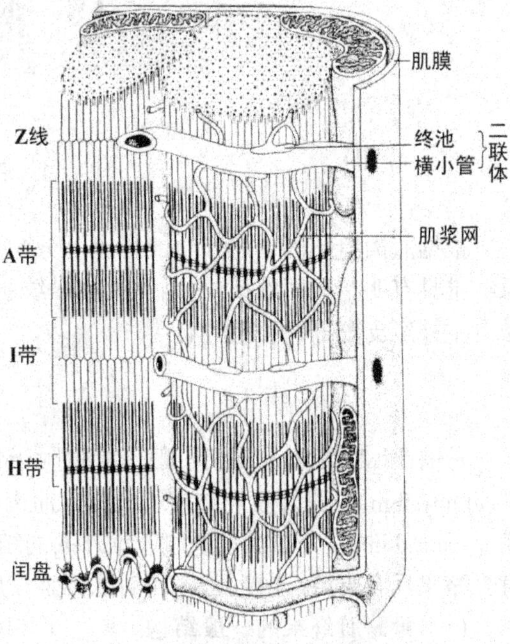

图2-24 心肌纤维超微结构立体模式图

三、平滑肌

平滑肌(smooth muscle)由平滑肌纤维构成(图2–25),广泛分布于消化管、呼吸道、血管等中空器官的管壁。平滑肌纤维的结构特点是:

1.平滑肌纤维呈长梭形,无横纹,胞质嗜酸性,细胞核多为一个,椭圆形,位于细胞中央。

2.平滑肌纤维表面不平整,肌膜向内凹陷形成许多小凹,这些小凹相当于横纹肌的横小管。

3.肌浆中有密体和密斑,相当于横纹肌的Z线。密体(dense body)是肌浆中的椭圆形或长梭形浓密度结构,密斑(dense patch)是沿肌膜内缘附着的浓密度结构(图2–26)。

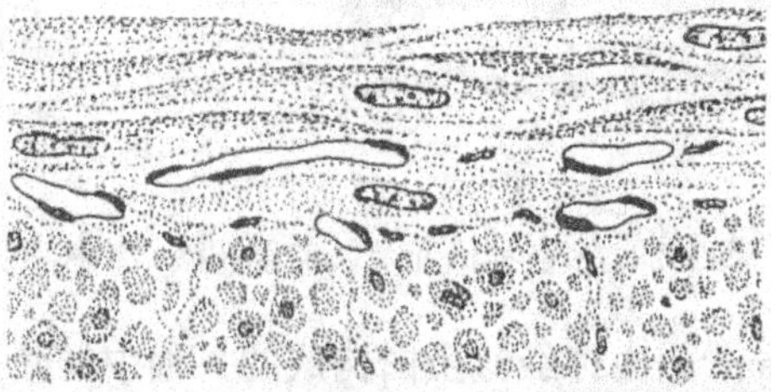

图2–25　平滑肌纵(上)横(下)切面图示

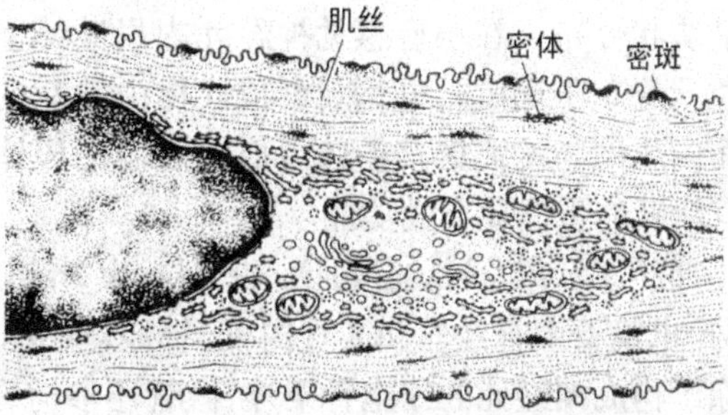

图2–26　平滑肌纤维超微结构模式图

4.肌丝除粗、细肌丝外,还有一种中间丝。细肌丝主要由肌动蛋白组成,一端附于密体或密斑,另一端游离,环绕于粗肌丝周围;粗肌丝由肌球蛋白构成。若干条粗肌丝和细肌丝集合成束,构成肌丝单位,又称收缩单位。中间丝连接于密斑、密体之间,构成菱形的细胞骨架。

5.细胞内只有少量肌质网,细胞收缩时也需从细胞外摄取Ca^{2+}。

第四节　神经组织

神经组织(nerve tissue)由神经细胞(nerve cell)和神经胶质细胞(neuroglia cell)组成,它们都是有突起的细胞。神经细胞是神经系统的结构和功能单位,亦称神经元(neuron),约有 10^{11}个,它们具有接受刺激、整合信息和迅速传导冲动的能力;通过神经元之间的联系,把接受的信息加以分析或贮存,并可传递给骨骼肌、内脏平滑肌和腺体等,以产生效应;此外,它们也是意识、记忆、思维和行为调节的基础。神经胶质细胞的数量为神经元的10～50倍,不具有神经元的上述特性,对神经元起支持、保护、营养和绝缘等作用。

一、神经元

(一)神经元的结构

神经元的形态多样,但都可分为胞体、树突和轴突三部分(图2–27)。

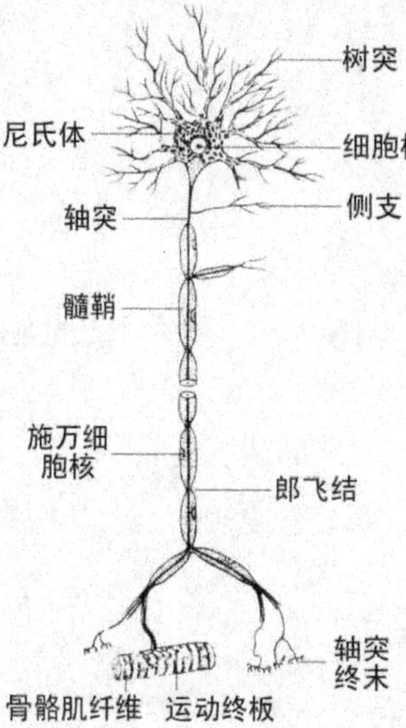

图2–27　运动神经元模式图

1.胞体　是神经元的营养和代谢中心,主要位于大脑和小脑的皮质、脑干和脊髓的灰质以及神经节内,有圆形,锥形,梭形和星形等，其大小不一，均由细胞膜、细胞质和细胞核构成。细胞膜是可兴奋膜，具有接受刺激、处理信息、产生和传导神经冲动的功能；细胞核大而圆，位于中央；细胞质的特征性结构为尼氏体、神经原纤维，亦含有线粒体、高尔基复合体、溶酶体等细胞器和脂褐素（图2-28）。

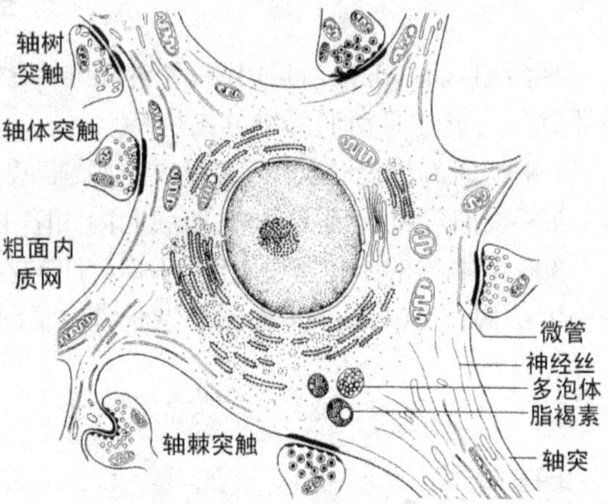

图2-28 多极神经元及其突触超微结构模式图

尼氏体（nisslbody） 是胞质中的嗜碱性物质，可被苯胺类染料着色。在大型神经元内尼氏体呈块状分布，在小型感觉神经元内尼氏体呈颗粒状分布于周围。电镜观察尼氏体由发达的粗面内质网与游离的核糖体组成，表明尼氏体具有活跃的蛋白质合成功能。

神经原纤维（neurofibrils） 呈细丝束，交织成网。电镜下由神经丝和微管构成。神经丝（neurofilament）是由神经丝蛋白构成的一种中间丝。它们除了构成神经元的细胞骨架外，微管还参与物质运输。

2.树突（dendrites） 是细胞质向外伸出的树枝状突起，大多数神经细胞具多条树突，但有的神经细胞只有一条。树突内胞质的结构与胞体相似。树突的功能主要是接受刺激。

3.轴突（axon） 每个神经元只有一条轴突，其长短因神经元类型而异，轴突表面的胞膜称轴膜（axolemma），内含的胞质称轴质（axoplasm）。轴质内有大量神经丝和微管，还有滑面内质网、微丝、线粒体和小泡。轴突的主要功能是传导神经冲动。

（二）神经元的分类

神经元的形态多种多样，不仅胞体形状不同，胞突的长短也不一致，可根据神经元的形态和功能不同而分类。

1.按神经元胞突的数目分类 按神经元胞突的多少，可将神经元分为三类（图2-29）：

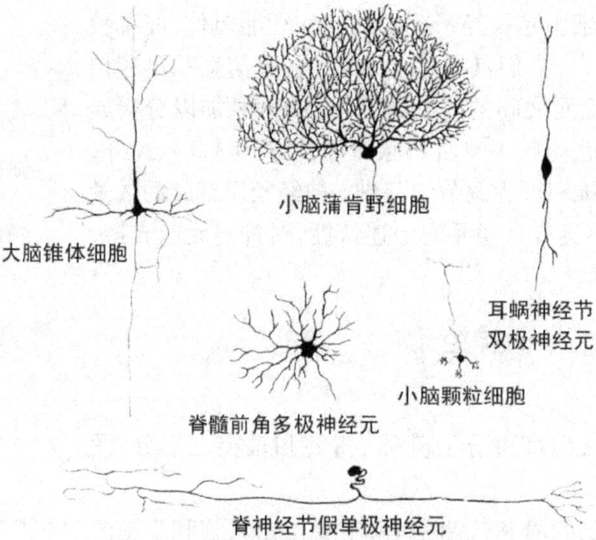

图2-29 神经元的主要形态

①假单极神经元(pseudounipolar neuren) 只有一个胞突,胞突从胞体伸出后呈"T"形分为两支,一支分布到其它组织和器官,称周围突(peripheral process);另一支进入中枢神经,称中枢突(central process)。按神经冲动的传导方向,中枢突是轴突,周围突是树突。这种神经元位于脑神经节和脊神经节内。

②双极神经元(bipolar neuron) 有树突和轴突各一条,如视网膜和嗅粘膜的感觉神经元。

③多极神经元(multipolar neuron) 有多数树突,但轴突仅有一条,树突数量多可扩大神经元间的联系,如脑皮质、脊髓灰质及植物性神经节的神经元。

2.按神经元的机能分类 按神经元的机能可分为三类:

①感觉神经元(sensory neuron)(或传入神经元) 多为假单极神经元,主要位于脑神经节和脊神经节内,其周围突分布于皮肤、肌肉、粘膜等处,可接受体内、外的各种刺激,并将其信息传向中枢。

②运动神经元(motor neuron)(或传出神经元) 多为多极神经元,主要位于脑、脊髓和植物性神经节内,把神经冲动经轴突传给肌肉或腺体,产生效应。

③中间神经元(interneuron)(或联络神经元) 多为多极神经元,介于前两种神经元之间,起信息加工和传递作用。动物愈进化,中间神经元愈多。人神经系统中中间神经元约占神经元总数的99%以上,构成中枢内复杂的神经元网络,是学习、记忆和思维的基础。

3.按神经元释放的神经递质分类 按神经元释放的神经递质(neurotransmitter)的化学性质分为多种:胆碱能神经元(释放乙酰胆碱),去甲肾上腺素能神经元(释放去甲肾上腺素),胺能神经元(释放多巴胺、5-羟色胺等),氨基酸能神经元(释放γ-氨基丁酸、甘氨酸、谷氨酸等),肽能神经元(释放脑啡肽、P物质、神经降压素等)。

二、神经纤维

神经纤维(nerve fiber)主要构成中枢神经系统的白质和周围神经系统的脑神经、脊神经和植物性神经。神经纤维主要由轴突或感觉神经元的长树突(二者统称轴索)及包在外表的神经胶质细胞构成。包裹中枢神经纤维的胶质细胞是少突胶质细胞, 包裹周围神经纤维轴突的是施万细胞,根据包裹轴突的胶质细胞是否形成髓鞘,可分为有髓神经纤维和无髓神经纤维(图2-30)。

(一)有髓神经纤维

有髓神经纤维(myelinated nerve fiber)的轴索外包有一层节段性的髓鞘(myelin sheath)和一层施旺鞘(或神经膜)(图2-30)。髓鞘与神经膜是一个神经膜细胞的两个部分,神经膜是细胞含有细胞质和细胞核的部分,髓鞘是神经膜细胞的细胞膜反复缠绕在轴索周围形成的多层膜结构。

有髓神经纤维每隔一定的距离髓鞘便有间断,此处变窄称神经纤维节或郎飞结,两个郎飞结之间的一段称结间段。一个神经膜细胞构成一个结间段的髓鞘和神经膜。

电镜观察髓鞘是由脂类分子和蛋白分子相互交替作同心圆排列,形成明暗相间的板层结构。板层是神经膜细胞的胞膜呈螺旋形卷绕轴索形成的。暗板层密度大,由神经膜细胞二层胞膜中间的蛋白分子层组成;明板层密度小,由神经膜细胞二层胞膜中间的脂类分子层组成。

构成髓鞘的细胞膜没有钠泵和离子通道,这样使有髓鞘包裹的轴突部分离子不能通过。有髓神经纤维神经冲动的传导是从一个郎飞结跳到相邻的另一个郎飞结,呈跳跃式传导。

(二)无髓神经纤维

无髓神经纤维(unmyelinated nerve fiber)的轴索外面没有髓鞘,仅被神经膜所包裹,由于相邻的神经膜细胞衔接紧密,故无郎飞结(图2-30)。植物性神经的节后纤维、嗅神经或部分感觉神经纤维属于无髓神经纤维。

无髓神经纤维因无髓鞘和郎飞结,神经冲动只能沿轴膜连续传导,故传导速度慢。

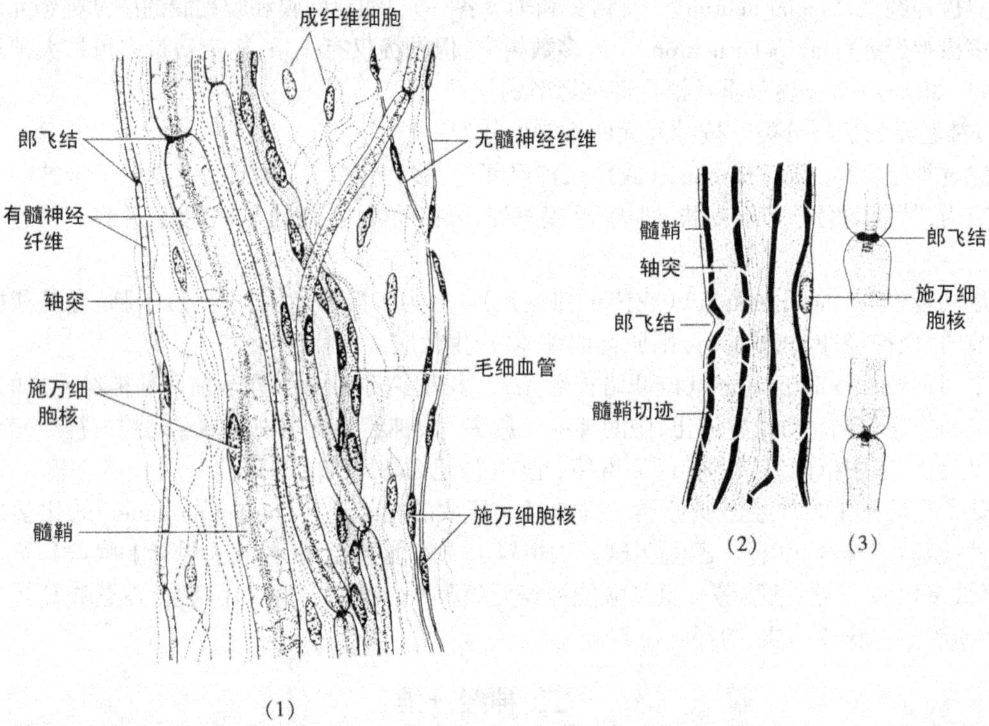

图2-30 周围神经纤维

(1)神经铺片示有髓和无髓神经纤维 (2)锇酸固定染色示髓鞘与髓鞘切迹 (3)镀银法示郎飞结

三、神经末梢

神经末梢(nerve ending)是周围神经纤维外周突的终末部分。神经元通过神经末梢与器官和组织发生联系,把动物体内外的刺激传递给神经元,或者把神经元上的冲动传到其它组织。神经末梢按其形态和功能的不同分为感觉神经末梢和运动神经末梢两大类。

(一)感觉神经末梢

感觉神经末梢(sensory nerve ending)是感觉神经元(假单极神经元)周围突的终末部分,该终末与其它结构共同组成感受器(recepter),感受器能接受内、外环境的各种刺激,并将刺激转化为神经冲动传向中枢,产生感觉。

1.游离神经末梢(free nerve ending) 是一种结构较简单的神经末梢,较细的有髓或无髓神经纤维终末段反复分支,直接(裸露地)穿行于组织细胞之间。分布于皮肤的表皮、粘膜上皮、浆膜、肌膜以及结缔组织等处。主要机能是感受冷、热、轻触和疼痛刺激。

2.触觉小体(tactile corpuscle) 呈卵圆形,周围包有结缔组织被囊,被囊内含有许多横列的扁平细胞—触觉细胞(tactile cell)。有髓神经纤维进入小体前先失去髓鞘,进入被囊后,轴突分成细支盘绕在触觉细胞之间(图2-31)。

触觉小体分布在皮肤的真皮,手指掌侧的皮肤内最多。触觉小体感受应力刺激,参与产生触觉,其数量可随年龄增长渐减。

3.环层小体(lamellar corpuscle)　呈圆形或卵圆形，小体周围由多层同心圆排列的扁平细胞包围,中央有一条均质状的圆柱体。有髓神经纤维进入被囊前先失去髓鞘，裸露的轴索进入被囊后,穿行于小体中央的圆柱体内(图2-31)。

环层小体广泛分布在皮下组织、骨膜、胸膜、腹膜及胰腺等处。环层小体感受较强的应力刺激,参与产生压觉和振动刺激。

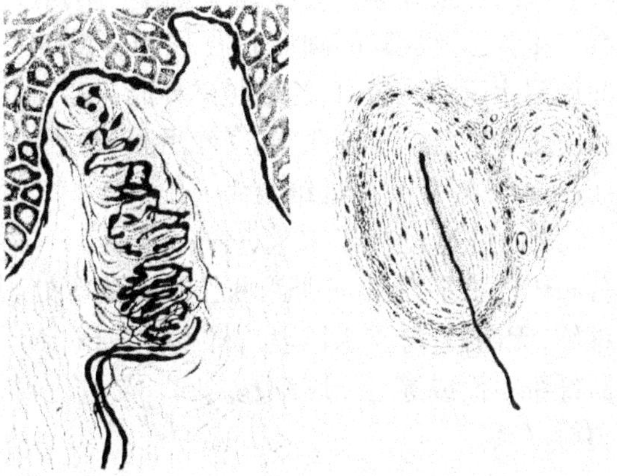

图2-31　触觉小体(左)和环层小体(右)

4.肌梭(muscle spindle)　是分布在骨骼肌内的梭形结构,表面包有结缔组织被囊,内有若干条较细小的骨骼肌纤维称梭内肌纤维。梭内肌纤维的中段胞浆较多,肌原纤维较少,细胞核集中或成串排列在肌纤维中段。感觉神经纤维进入肌梭时,失去髓鞘,其轴突分成多支包绕在梭内肌纤维中段。肌梭内也有运动神经末梢分布在梭内肌纤维的两端。肌梭是一种本体感受器,主要感受张力的变化,在调控骨骼肌的活动中起重要作用(图2-32)。

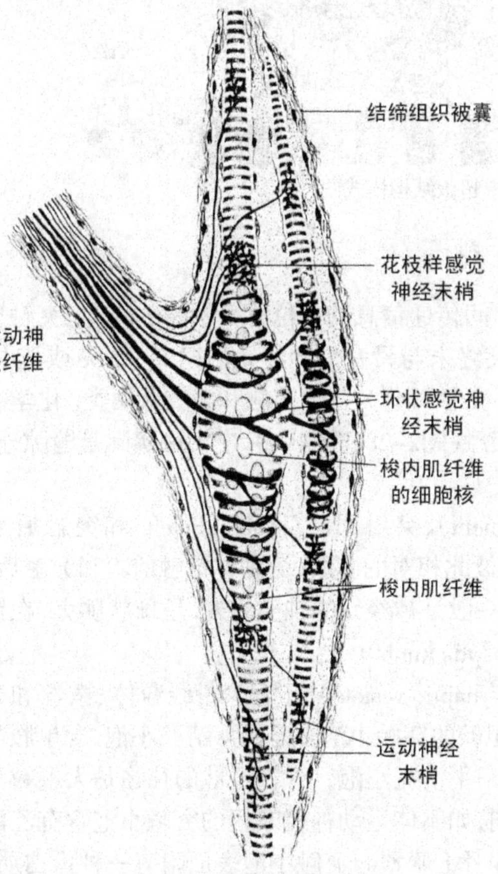

图2-32　肌梭结构模式图

(二)运动神经末梢

运动神经末梢(motor nerve ending)是运动神经元的轴突分布到肌组织和腺的终末结构,支配肌纤维的收缩和调节腺细胞的分泌。神经末梢与邻近组织共同组成效应器(effector)。运动神经末梢根据其分布范围的不同分为躯体运动神经末梢和内脏运动神经末梢。

1.躯体运动神经末梢(somatic motornerveenging)分布于骨骼肌。位于脊髓灰质前角或脑干的运动神经元发出长轴突，接近肌纤维时失去髓鞘,其轴突反复分支,每一分支形成葡萄状终末与一条骨骼肌纤维建立突触连接,此连接区域呈卵圆形板状隆起,称运动终板(motor end plate)或神经-肌肉连接(neuromuscular junction)(图2-33)。一个运动神经元支配的骨骼肌纤维数目多少不等,然而,一条骨骼肌纤维通常只接受一个轴突分支的支配。一个运动神经元及其支配的全部骨骼肌纤维合称一个运动单位(motor unit)。

电镜下，运动终板处的肌纤维表面凹陷成浅槽,槽底肌膜即突触后膜形成许多皱褶,使突触后膜面积增大。轴突终末(即突触小体)嵌入浅槽,内有许多含乙酰胆碱的圆形突触小泡(图2–34)。当神经冲动到达运动终板时,乙酰胆碱释放,与突触后膜中的相应受体结合后改变肌膜(突触后膜)两侧的离子分布而产生兴奋,引发肌纤维收缩。

2.内脏运动神经末梢(visceral motor nerve ending)分布于内脏平滑肌、心肌和腺上皮细胞等处。其神经纤维细,无髓鞘,分支末段呈珠样膨体(varicosity),贴附于肌纤维表面或穿行于腺细胞之间,与效应器细胞建立突触联系。

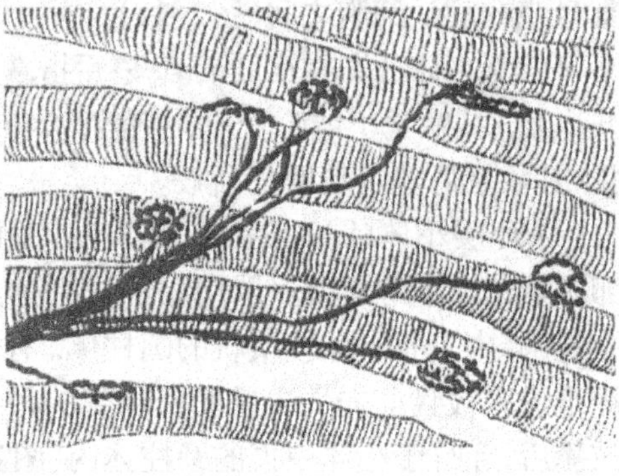

图2–33 运动终板

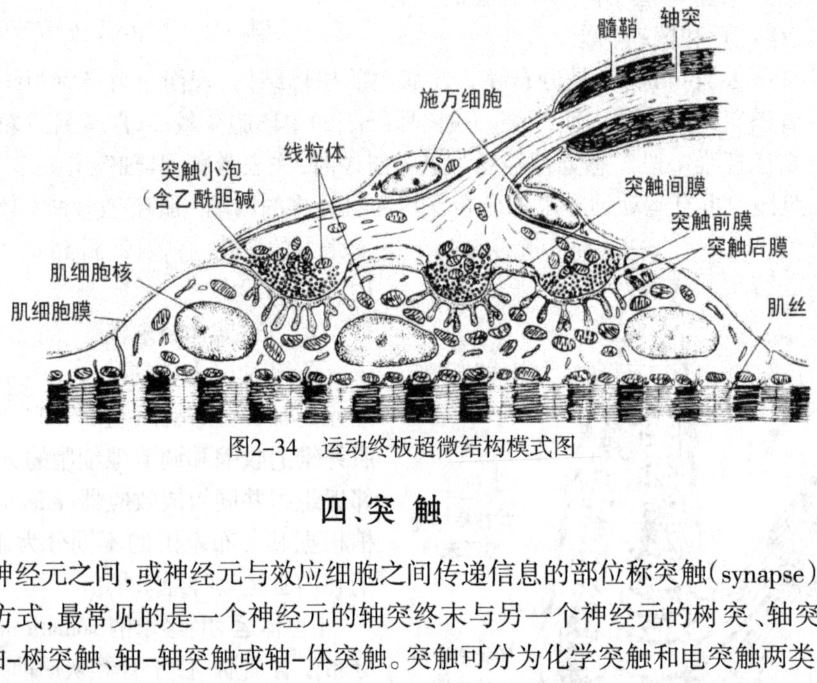

图2–34 运动终板超微结构模式图

四、突 触

神经元与神经元之间,或神经元与效应细胞之间传递信息的部位称突触(synapse)。突触也是一种细胞连接方式,最常见的是一个神经元的轴突终末与另一个神经元的树突、轴突或胞体连接,分别形成轴–树突触、轴–轴突触或轴–体突触。突触可分为化学突触和电突触两类。化学突触以神经递质作为传递信息的媒介,是一般所说的突触(图2–28和图4–4)。电突触实际是缝隙连接,以电流作为信息载体。

电镜下,突触由突触前成分(presynaptic element)、突触间隙(synaptic cleft)和突触后成分(postsynaptic element)三部分构成。突触前、后成分彼此相对的胞膜,分别称突触前膜和突触后膜,两者之间有宽15~30 nm的突触间隙。突触前成分一般是神经元的轴突终末,呈球状膨大,在镀银染色的切片呈棕黑色的圆形颗粒,称突触小体(synaptic knob)。

突触前成分(突触小体)内含许多突触小泡(synaptic vesicle),还有少量线粒体、微丝和微管等。突触小泡内含神经递质或神经调质。含乙酰胆碱的突触小泡多是圆形清亮小泡,含单胺类递质的则是小颗粒型小泡,含氨基酸类递质的多为扁平清亮小泡,含神经肽的往往是大颗粒型小泡。不同的神经元,其突触小泡含的化学物质不同,如躯体运动神经末梢的突触小泡含有乙酰胆碱,交感神经节后神经元末梢含有去甲肾上腺素和肾上腺素。突触小泡表面附有一种蛋白质,称突触素(synapsin),它把小泡与细胞骨架连接在一起。因突触前、后膜胞质面有一些致密物质附着，所以突触前膜和突触后膜均较一般细胞膜略厚。突触前膜胞质面还附着有排列规则的致密突起，突起间的空隙可容纳突触小泡。突触后膜中有特异性的神经递质和调质的受体及离子通道。

当神经冲动沿轴膜传导到轴突终末时，可引起突触前膜上的Ca^{2+}通道开放，Ca^{2+}由细胞外进入突触前成分，在ATP的参与下使突触素发生磷酸化。磷酸化的突触素降低了它与突触小泡的亲和力而与小泡分离，致使突触小泡脱离细胞骨架，移至突触前膜并与之融合，通过出胞作用释放小泡内容物到突触间隙。突触后膜中的受体与特异性神经递质结合后，膜内离子通道开放，改变突触后膜两侧的离子分布，使突触后神经元（或效应细胞）出现兴奋性或抑制性突触后电位。使突触后膜发生兴奋的突触称兴奋性突触，使突触后膜发生抑制的称抑制性突触。突触的兴奋或抑制，取决于神经递质及其受体的种类。

一个神经元可以通过突触把信息传递给许多其它神经元或效应细胞，如一个运动神经元可同时支配上千条骨骼肌纤维。而一个神经元也可以通过突触接受来自许多其它神经元的信息，如小脑的蒲肯野细胞的树突上有数十万个突触。在这些突触信息中，兴奋性和抑制性的都有。如果兴奋性突触活动的总和超过抑制性突触活动的总和，并足以刺激该神经元的轴突起始段产生神经冲动时，该神经元表现为兴奋；反之，则为抑制。

五、神经胶质细胞

在神经元与神经元之间，神经元与非神经细胞之间，除了突触部位以外，一般都被神经胶质细胞分隔、绝缘，以保证信息传递的专一性和不受干扰。

（一）中枢神经系统的神经胶质细胞

根据神经胶质细胞的形态、功能的不同，中枢神经系统内的神经胶质细胞可分为星状胶质细胞、少突胶质细胞、小胶质细胞和室管膜细胞（图2-35）。

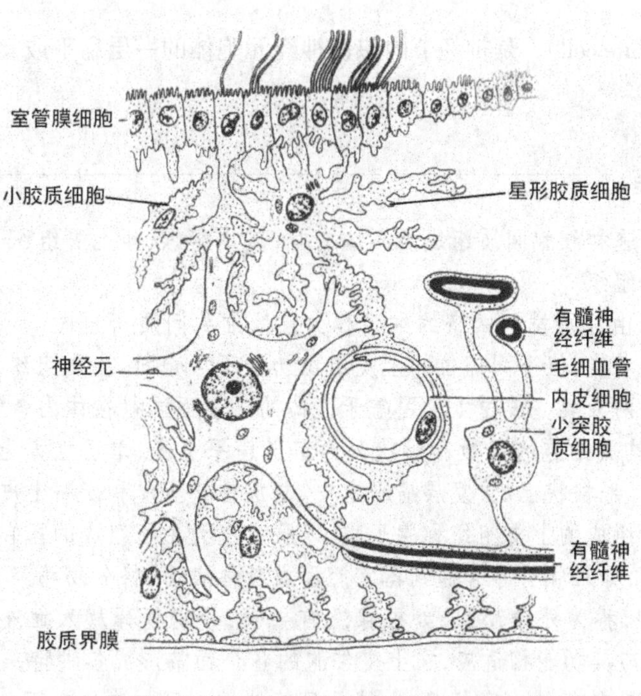

图2-35　中枢神经系统神经胶质细胞与神经元和毛细血管的关系示意图

1.星形胶质细胞(astrocyte) 是最大的一种神经胶质细胞,胞体呈星形,核圆或卵圆形、较大、染色较浅。胞质内含有胶质丝(glial filament),是由胶质原纤维酸性蛋白构成的一种中间丝,参与细胞骨架的组成。从胞体发出的突起伸展充填在神经元胞体及其突起之间,起支持和绝缘作用。有些突起末端扩大形成脚板(end feet),在脑和脊髓表面形成胶质界膜(glial limitans)或贴附在毛细血管壁上,构成血-脑屏障的神经胶质膜。星形胶质细胞能分泌神经营养因子(neurotrophic factor)和多种生长因子,对神经元的分化、功能的维持,以及创伤后神经元的可塑性变化有重要的影响。在脑和脊髓损伤时,星形胶质细胞可增生,形成胶质瘢痕填补缺损。此细胞可分为两种:①纤维性星形胶质细胞,多分布于脑和脊髓的白质,其突起长而直,分支较少,胶质丝丰富。②原浆性星形胶质细胞,多分布在脑和脊髓的灰质,突起较短粗,分支多,胶质丝较少。

2.少突胶质细胞(oligodendrocyte) 分布于神经元胞体附近及轴突周围。胞体较小,核卵圆形、染色质致密,突起较少。电镜下,可见其突起末端扩展成扁平薄膜,包卷神经元的轴突形成髓鞘,是中枢神经系统的髓鞘形成细胞。

3.小胶质细胞(microglia) 是最小的神经胶质细胞。胞体细长或椭圆,核小,呈扁平或三角形,染色深。通常从胞体发出细长有分支的突起,突起表面有许多棘突。当神经系统损伤时,小胶质细胞可转变为巨噬细胞,吞噬死亡细胞的碎屑,清除坏死组织。

4.室管膜细胞(ependymal cell) 在脑室和脊髓中央管的腔面,形成单层上皮,称室管膜。室管膜细胞呈立方或柱形,游离面有许多微绒毛,少数细胞有纤毛,其摆动有助于脑脊液的流动;在脉络丛的室管膜细胞可产生脑脊液。

(二)周围神经系统的神经胶质细胞

1.施万细胞(Schwann cell) 参与周围神经系统中神经纤维的构成,是周围神经系统的髓鞘形成细胞。施万细胞的外表面有基膜,也能分泌神经营养因子,促进受损伤的神经元存活及其轴突再生。

2.卫星细胞(satellite cell) 是神经节内包裹神经元胞体的一层扁平或立方形细胞,核圆或卵圆形,染色质较浓密。

小 结

组织由细胞和细胞间质组成。人体有4种基本组织,即上皮组织、结缔组织、肌肉组织和神经组织。

上皮组织由许多排列紧密的细胞和少量的细胞间质所组成,具有保护、分泌、吸收和排泄等功能,但不同部位的上皮组织功能不尽相同。上皮组织主要分为被覆上皮和腺上皮两大类。被覆上皮覆盖于人体的外表面或衬在体内各管、腔、囊的内表面,根据其构成细胞的层数和形状分为单层扁平上皮、单层立方上皮、单层柱状上皮、假复层纤毛柱状上皮、复层扁平上皮、复层柱状上皮和变移上皮。由具有分泌功能的细胞所组成的上皮组织称腺上皮,以腺上皮为主所组成的器官称腺。腺上皮具有分泌作用,如果腺有导管通到器官腔面或身体表面,将分泌物经导管排出至体表或器官腔内,称为外分泌腺,如果腺没有导管,分泌物释放入血液,称为内分泌腺。上皮组织与其功能相适应,在上皮细胞的各个面常形成各种特殊结构。在上皮细胞表面有特化的微绒毛和纤毛,微绒毛显著地扩大了细胞的表面积,参与细胞物质的吸收，纤毛具有向一定方向节律性摆动的能力。上皮细胞的侧面是细胞的相邻面，其特化的结构称细胞间连接，它使相邻上皮细胞间保持紧密的结合。上皮细胞的基底面附着于基膜上。

结缔组织广泛分布于身体各部，种类多，形态多样，由细胞和大量细胞外基质构成，细胞间质包括基质和纤维两种成分，基质呈均质状，纤维为细丝状。结缔组织可分为疏松结缔组织、致密结缔组织、脂肪组织、网状结缔组织、骨、软骨和血液。结缔组织具有支持、连接、营养、防御和保护等功能。疏松结缔组织中细胞类型较多，可区分为成纤维细胞、巨噬细胞、浆细胞、肥大细胞和脂肪细胞等。纤维分为胶原纤维、弹性纤维和网状纤维三种。致密结缔组织的组成成分与疏松结缔组织基本相同，但细胞成分较少，而纤维为主要成分，纤维粗大，排列致密。脂肪组织主要由大量的脂肪细胞聚集而成。网状结缔组织由网状细胞和网状纤维组成。软骨组织由软骨细胞和软骨基质构成。根据软骨基质中所含纤维的不同，软骨分为透明软骨、纤维软骨和弹性软骨三型。骨组织是骨的结构主体，由细胞和钙化的细胞外基质组成，特点是细胞外基质中有大量骨盐沉积，使骨组织成为人体最坚硬的组织之一，具有支持和保护作用。体内的钙约99％以骨盐的形式沉积在骨组织内。

肌肉组织由肌细胞组成。肌细胞细而长，又称肌纤维。细胞质称肌浆，内含可产生收缩的肌原纤维。肌肉组织可分骨骼肌、心肌和平滑肌三种类型。骨骼肌和心肌细胞的肌原纤维具有明暗相间的横纹，因此也称横纹肌；骨骼肌受躯体神经支配，属随意肌；心肌和平滑肌受自主神经支配，属不随意肌。

神经组织由神经细胞和神经胶质细胞组成。神经细胞又称神经元，是神经组织的主要成分，是神经系统的基本功能单位。神经元可分为胞体、树突和轴突三部分。神经元具有接受刺激和传导神经冲动的功能。神经纤维由轴突或感觉神经元的长树突及包在外表的神经胶质细胞构成，分为有髓神经纤维和无髓神经纤维。神经末梢是周围神经纤维外周突的终末部分，分为感觉神经末梢和运动神经末梢两大类。感觉神经末梢有游离神经末梢、触觉小体、环层小体和肌梭。突触是神经元与神经元之间，或神经元与效应细胞之间传递信息的机能接触点。神经胶质细胞对神经元起支持、保护、营养和绝缘等作用。

复习思考题

1.名词解释：内皮；间皮；内分泌腺；连接小体；闰盘；神经原纤维；神经纤维；尼氏体；郎飞结；神经末梢；感受器；效应器；运动终板。

2.结缔组织有哪些种类，各有何结构和功能特点？

3.肌肉组织有哪些种类，各有何结构和功能特点？

4.神经组织由几种类型的细胞组成，各有何特点？

5.简述突触的结构与功能？

6.简述神经纤维的结构与类型。

第三章 运动系统

运动系统由骨、骨连结和骨骼肌三部分组成，约占成人体重的60%，在神经系统的调节和其它各系统的配合下，能使机体在空间内移动位置和使机体各部在相互位置上发生变动。全身的骨通过骨连结构成骨骼(图3-1)。骨骼构成人体的支架，并赋予人体基本形态，起着保护、支持和运动的作用。骨骼肌借肌腱附着于相邻两块骨的骨面上，收缩时以骨连结为支点，牵引骨改变位置，产生各种运动。在运动过程中，骨是杠杆，骨连结起枢纽作用，骨骼肌则是运动的动力器官。

第一节 骨和骨连结

一、骨

骨(os)是一种器官，主要由骨组织构成，有丰富的血管、淋巴管及神经。活体骨能不断地进行新陈代谢，有其生长发育过程，并有修复和改建的能力，经常锻炼可促进骨的良好发育，长期废用则出现萎缩。

(一)骨的形态分类

成人全身有206块骨，由于部位、功能和发生的不同，可有各种不同形态。按其在体内的部位可分为颅骨、躯干骨和四肢骨三部分；按其骨的基本形态，一般可分为长骨、短骨、扁骨和不规则骨四类(图3-2)。

1.长骨(os longum) 多呈长管状，可分为中部稍细的骨干(diaphysis)和两端膨大的骺(epiphysis)。骨干内为骨髓腔(cavitas medullaris)，充满骨髓，骺表面具有光滑的关节面，活体时覆有关节软骨。骨干和骺在幼年时隔以软骨，称骺软骨(cartilago epiphysialis)，由于它的不断生长和骨化使骨加长，成年后骺软骨完全骨化，骨干和骨骺融为一体，原来骺软骨部位形成骺线(1inea epiphysialis)。长骨分布于四肢。

2.短骨(os breve) 一般为立方形，多在承受压力较大而活动又较复杂的部位集群存在，彼此稳固连接，如跗骨和腕骨等。

3.扁骨(os planum) 呈板状，多位于中轴和四肢带部，主要构成颅腔、胸腔和盆腔的壁，以保护内脏器官，如颅盖骨和肋骨。

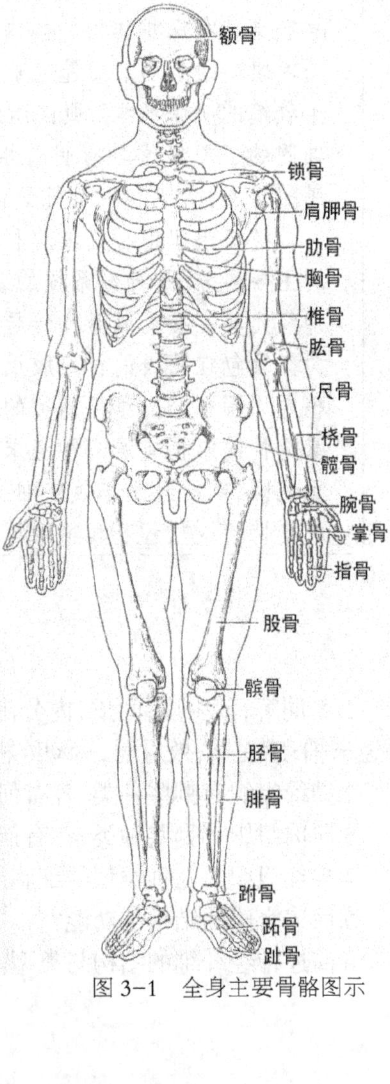

图3-1 全身主要骨骼图示

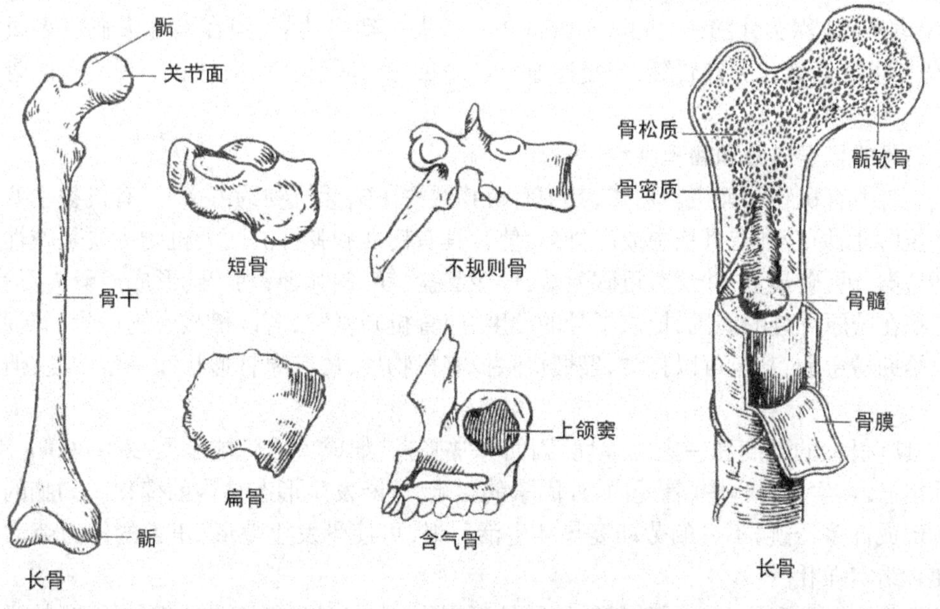

图 3-2 骨的形态和构造

4.不规则骨(os irregulare) 形状不规则,如椎骨。有些不规则骨内具有含气的腔称含气骨,如上颌骨、蝶骨、筛骨和额骨等,发音时起共鸣作用,并可减轻骨的重量。

(二)骨的构造

骨是个器官,它由骨膜、骨质、骨髓、关节软骨、神经及血管等组成。

1.骨膜(periosteum) 覆盖于骨的内外表面,由致密结缔组织组成,可分为骨内膜和骨外膜。骨外膜包在骨表面,可分内外两层,外层比较致密,内层较疏松有丰富的血管和神经,对骨的营养、新生和感觉有重要作用。骨内膜衬在骨髓腔面和松质间隙内。骨内膜和骨外膜内层中的细胞在幼年时非常活跃,能进行分裂繁殖,并分化成为成骨细胞直接参与骨的形成,使骨长粗,成年后转为静止状态,但终生保持分裂能力。

2.骨质 由骨组织构成,是骨的主要成份,可分为骨密质和骨松质。

①骨密质(substantia compacta) 致密而坚硬,由有规律而紧密排列的骨板和骨细胞构成。抗压、抗扭曲力强。骨板是由成束的胶原纤维和骨基质共同构成的板状结构。

②骨松质(substantia spongiosa) 结构疏松呈蜂窝状,是骺及近骨髓腔面的骨组织,由片状和针状的骨小梁(trabecularis)连接而成,骨小梁由不规则排列的骨板和骨细胞组成,骨小梁的排列方向与各骨所承受的压力以及相应的张力方向一致,因而能承受较大的重量。

骨密质分布在骨的表面,而骨松质则位于骨的内部,但不同种类的骨,骨松质、骨密质的分布状况有所不同。如长骨的骨干主要由骨密质构成,形成一空管状结构,轻而坚实,弹性强,适应长骨的支持作用;长骨的骺与短骨主要由骨松质构成,仅在表面有一薄层骨密质;扁骨内外面各有一层骨密质(内板、外板),其间夹有骨松质(称板障),有板障静脉通过。

3.骨髓 充填在骨髓腔和松质的网眼中,由多种类型的细胞和网状结缔组织构成,并有丰富的血管分布。在胎儿、儿童时期全部骨髓呈红色,称红骨髓(medulla ossium rubra),有造血机能,内含不同发育阶段的红细胞和某些白细胞。随着年龄增长(约 5~7 岁)红骨髓逐渐为脂肪组织所代替,转呈乳黄色,称黄骨髓(medulla ossium flava),失去造血功能,但在慢性失血过多或过度贫血时,黄骨髓可逐渐转化为红骨髓,恢复造血机能。长骨的骺、短骨、扁骨和不规则骨的骨髓都是红骨髓。

(三)骨的化学成分和物理特性

成人骨由有机物和无机物构成,其中有机物约占 1/3,无机物约占 2/3。有机物主要是胶原纤维和粘蛋白,胶原纤维在骨板中成层排列,使骨具有韧性和弹性。而无机物主要是碱性磷酸钙为主的钙盐类,钙、磷最多,并含有重碳酸盐、柠檬酸盐、镁、钠和钾,钙与磷形成羟磷灰石晶体。各种钙盐沉积在胶原纤维的周围,提供了骨的硬度,使骨挺硬坚实,若以稀酸脱钙后骨仍具原形状,但骨变得柔韧易弯曲,甚至可以打结,经煅烧除掉有机物后,虽有原骨形状和一定硬度,但变得非常酥脆。

骨具有很大的硬度和一定的弹性,因而非常坚韧,如成人股骨能承受 263~400kg 压力;骨的可塑性很强,在生活过程中,骨受内、外因素的影响,不断发生形态结构的变化。如脑的不断发育使颅骨形成许多压迹,不良的劳动姿势和生活习惯,可使骨发生畸形,正常的体力劳动和体育煅炼可使骨结实强壮。

骨的化学成分和物理性质随年龄的增长而变化。幼年时骨组织中有机物较多,故弹性大而硬度小,较柔软但容易变形,在外力作用下不易骨折或折而不断;成年人的骨有机物和无机物比例适中,最为合适,因而骨具有很大的硬度和一定的弹性,较坚韧;老年人与此相反,骨含无机物较多,故骨脆性较大易发生骨折。

二、骨连结

骨与骨之间的连结装置称骨连结。人体骨连结可分为两种形式:即直接连结和间接连结。

(一)直接连结

两骨之间借纤维结缔组织、软骨或骨相连结,其间无间隙,活动范围很小或不活动。直接连结可分为三种类型:①纤维连接,两骨之间借纤维结缔组织相连结,如各椎弓间的韧带联结,前臂骨间膜等;②软骨结合,两骨之间借软骨相连结,如椎体之间的椎间盘、胸骨与第一肋间的软骨结合;③骨性结合,两骨间以骨组织连结,如骶椎体间的融合和颅骨缝的骨化(图 3-3)。

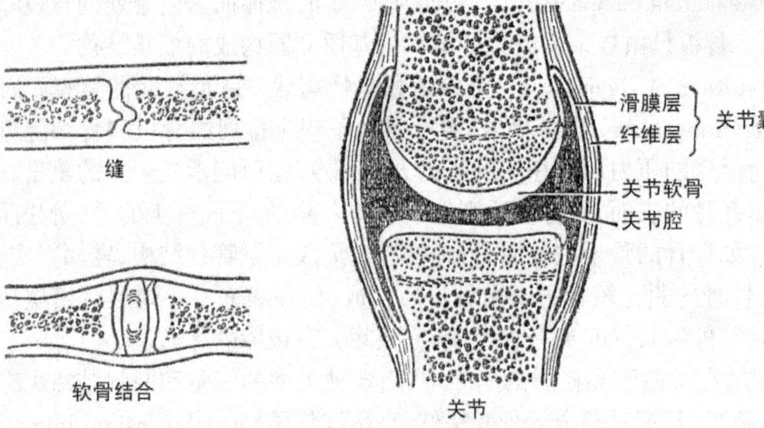

图 3-3 骨连接的分类与构造

(二)间接连结

间接连结又称关节(articulation),相邻两骨之间借膜性囊互相连结,其间有间隙,活动性较大。

1.关节的基本结构　一个关节包括关节面、关节囊和关节腔三部分。

(1)关节面(facies articularis)　是相邻两骨的接触面,多为一凸一凹,凸面称关节头,凹面称关节窝,关节面表面覆有一层关节软骨(cartilago articularis),关节软骨表面光滑并具有弹性,使与之相邻接触面更加适合,有减少摩擦和缓冲两骨撞击的作用。

(2)关节囊(capsula articularis)　是包围整个关节的膜性囊,附着于关节面周缘的骨面上,并与骨膜融合续连,关节囊可分为内、外两层。外层是纤维层(stratum fibrosum),厚而坚韧,由致密结缔组织构成,富有血管、神经和淋巴管,有加强骨间连结和制止关节过度运动的作用。内层是滑膜层(stratum synoviale),薄而柔软,由疏松结缔组织构成,紧贴于纤维层内面,滑膜层内富有血管,可分泌滑液(synovia),减少摩擦和营养关节软骨。

(3)关节腔(cavitas articularis)　是由关节软骨与关节囊滑膜层共同围成的密闭腔,内有少量滑液。关节腔内为负压,这对于维持关节的稳固有一定作用。

2.关节的辅助结构　某些关节除上述基本结构外,还有韧带、关节盘和关节唇等辅助结构,以适应关节运动的灵活性和增加连结的稳固性。

(1)韧带(ligamenta)　是连结相邻两骨的扁带状或索条状结构,由致密结缔组织构成,有的在囊内如膝关节内的交叉韧带,有的在囊外如髋关节的髂股韧带,有的是关节周围肌腱的延续,如膝关节的髌韧带,可增加关节的稳固性和限制其运动。

(2)关节盘(discus articularis)　是介于两关节面间的纤维软骨板,呈椭圆形,中间稍薄,周缘略厚,附于囊内面,把关节腔分为两部分,可使关节面的接触面更加适合,增加关节的稳固性,并能缓和外力的冲击和扩大关节的活动范围。

(3)关节唇(labrum articulare)　是附于关节窝周缘的纤维软骨环,有加深关节窝并增大关节面、增加关节稳固性作用。

关节面、关节腔、滑膜层和关节内的滑液,都是维持关节灵活性的因素,而关节囊、韧带、关节唇及关节内的负压则是保证关节稳固的因素。

3.关节的运动　关节的运动形式与关节的形状和运动轴的多少有密切关系。全身的关节可分为：①圆柱形或滑车关节，围绕单轴运动,如寰枢关节(图 3-4);②椭圆形或鞍状关节,围绕相互垂直的两个轴运动,如桡腕关节、拇指腕掌关节;③球(状)形关节,围绕三个以上的轴运动,如肩关节。

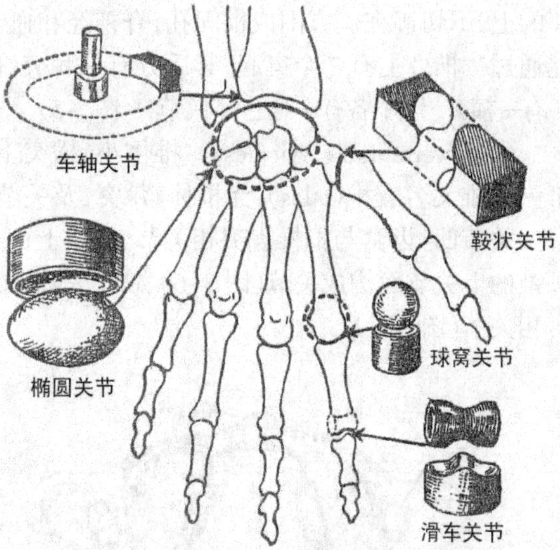

图 3-4　关节的类型

根据关节运动轴的方位,关节的运动形式有以下几种：①屈和伸,通常是关节绕冠(额)状轴进行的运动,运动时相互关节的两骨之间角度减小为屈(flexio),相反角度增大为伸(extensio);②内收和外展，通常是关节绕矢状轴上的运动，运动时骨向身体正中线靠拢的运动为内收

(adductio),反之远离身体正中线者为外展(abductio)。但手指的运动是以中指中轴为准,足趾则以第二趾中轴为准;③旋转,骨围绕垂直轴或它本身的纵轴转动称旋转(ratatio)。骨的前面向内侧旋转时,称旋内,向外侧旋转时,称旋外;④环转,骨的近端原位转动,远端作周围运动,运动时全骨描绘成一圆锥形的轨迹,它是额状轴和矢状轴的复合运动。

三、人体骨骼的组成

人体骨骼分为躯干骨、颅骨和四肢骨几部分。

(一)躯干骨及其连结

躯干骨包括椎骨、肋和胸骨,分别参与脊椎、骨性胸廓和骨盆的构成。

1.脊柱　脊柱(volumna vertebralis)位于身体背部中央,构成人体的中轴,由椎骨、骶骨和尾骨及其间的连结构成,具有支持身体及保护脊髓和内脏的作用,还可作广泛的运动。幼儿脊柱由33~34块椎骨构成,可分为颈椎(7)、胸椎(12)、腰椎(5)、骶椎(5)和尾椎(4~5),随着年龄增长,5块骶椎骨愈合成1块骶骨,尾椎骨愈合成1块尾骨,所以成人脊柱一般由24块椎骨、1块骶骨和1块尾骨组成。

(1)椎骨的一般形态

每一椎骨(vertebrae)都包括前方的椎体和后方的椎弓两部分。椎体和椎弓共同围成椎孔,全部椎骨的椎孔连续而成椎管,其中容纳脊髓。椎体和椎弓相连的狭窄部分称椎弓根,其上、下各有一切迹,两个相邻的上、下切迹在侧方围成椎间孔,脊神经和血管由此通过。椎弓上有7个突起,其后方有一棘突,两侧各有一横突,上、下各有一对上、下关节突(图3-5)。

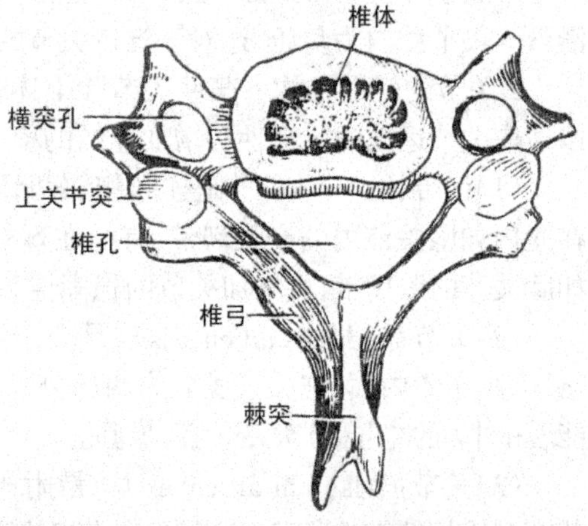

图3-5　颈椎(上面观)

(2)各部椎骨的主要特征

颈椎(vertebrae cervicales)　椎体小,横突上有横突孔,关节突的关节面近水平位(图3-5)。第一颈椎又名寰椎(atlas),无椎体、棘突、及关节突,只有前弓和后弓借侧块连成环形,前弓后面有一关节凹-齿窝与枢椎齿突相关节,侧块上面有一对上关节凹与枕骨髁相接,下关节面与第二颈椎的上关节面构成关节(图3-6)。第二颈椎又名枢椎(axis),椎体上有齿突,其关节面与寰椎齿窝相关节(图3-7)。

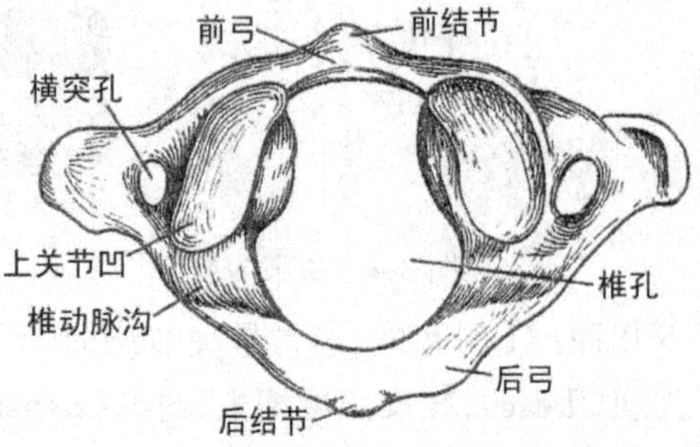

图3-6　寰椎(上面观)

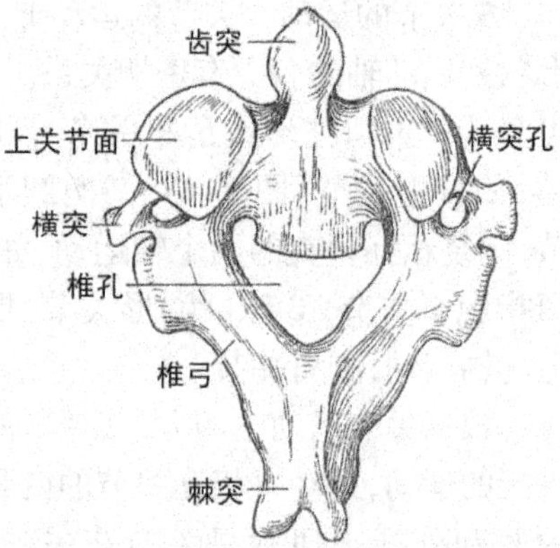

图3-7　枢椎(上面观)

胸椎(vertebrae thoracales) 椎体两侧有肋窝与肋小头相关节,横突末端有横突肋窝与肋结节相关节。上、下关节突的关节面呈额状位(图 3-8)。

腰椎(vertebrae lumbales) 椎体高大,上、下关节突的关节面呈矢状位,棘突呈板状(图 3-9)。

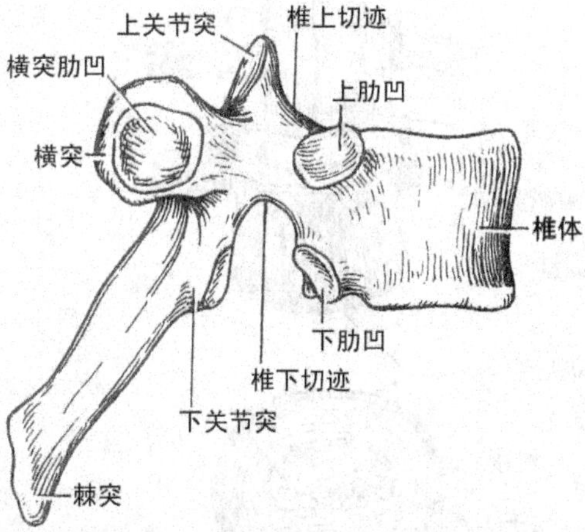

图 3-8 胸椎(侧面观)

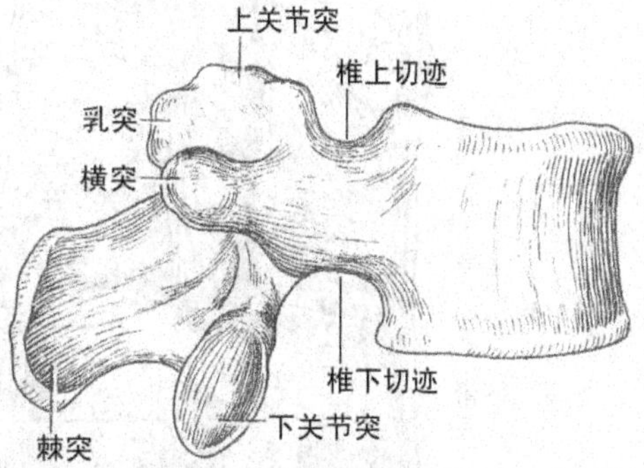

图 3-9 腰椎(侧面观)

骶骨(os sacrum) 由 5 块骶椎愈合成,呈倒三角形。前面光滑凹陷有四对骶前孔,后面隆凸粗糙有四对骶后孔,它们都与骶管相通,骶神经和血管由此通过。骶骨两侧有耳状面,与髋骨相关节(图 3-10)。

尾骨(os coccygis) 由 4~5 块退化的尾椎愈合而成。

(3)椎骨间的连结 各椎骨间借椎间盘、韧带和关节等相连结(图 3-11)。

椎间盘(disci intervertebrales) 是相邻两椎体间的纤维软骨板(寰枢椎间无),盘周围为纤维环,坚韧而有弹性,紧密连结相邻的两个椎体,中间是白色而有弹性的胶状物称髓核,是脊索的遗迹。椎间盘自上而下逐渐增厚,起弹性垫的作用,也可增加脊柱运动的幅度。

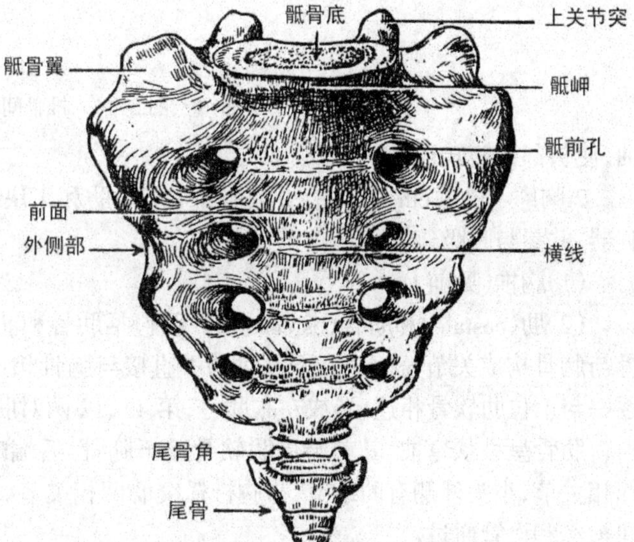

图 3-10 骶骨和尾骨(前面观)

椎间韧带 连结椎骨的韧带有长、短两类,长韧带有纵贯脊柱全长的前后纵韧带(位于椎体前、后),另有棘上韧带(胸腰骶椎棘突末端);短韧带连结相邻的两块椎骨,如黄韧带(椎弓间)、棘间韧带、横突间韧带。

椎间关节 由相邻椎骨的上、下关节突连结而成,属微动关节。

寰枢关节 由第 1、2 颈椎间三个独立关节构成,其中两个由寰椎下关节面与枢椎的上关节面构成;另一个由寰椎的齿凹和枢椎的齿突构成。在功能上,这三个关节属联合关节,以齿突为

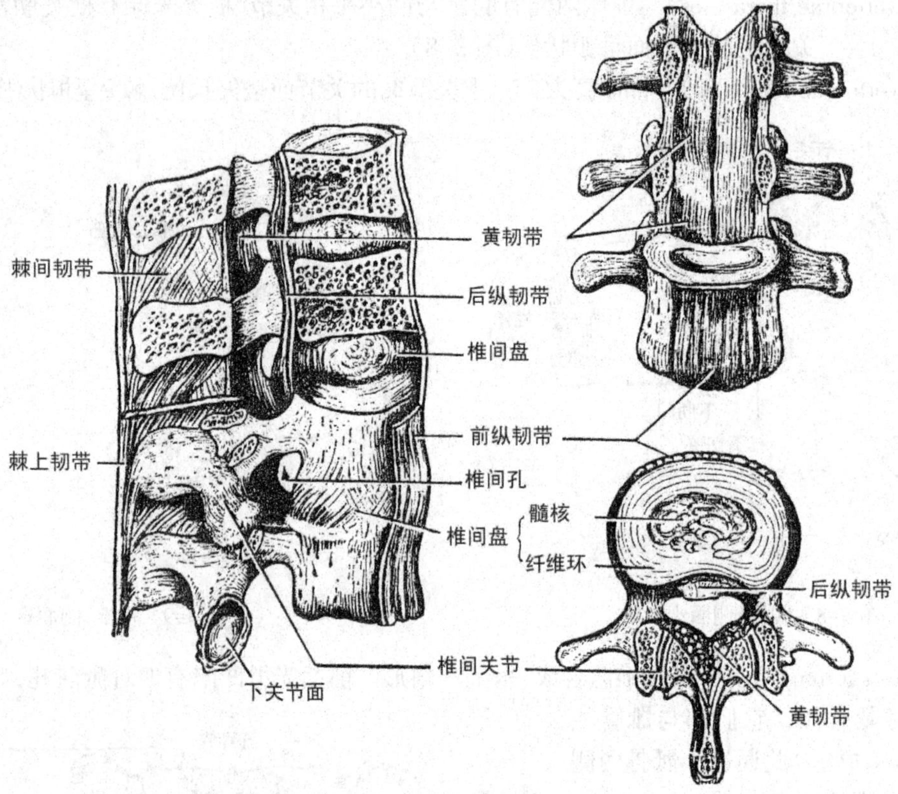

图 3-11　椎骨间的连接

轴,使头部作旋转运动。

2.胸廓　胸廓(thorax)由 12 块胸椎、12 对肋和 1 块胸骨构成(图 3~1),保护胸腔和腹腔部分脏器,并参与呼吸运动。

(1)胸椎(见前)

(2)肋(costale)和肋骨(os costae)　肋包括肋骨和肋软骨两部分,共 12 对。上 7 对肋借肋软骨与胸骨构成关节,称真肋;下 5 对肋不直接与胸骨相连,称假肋,其中第 8~10 三对肋借肋软骨逐一与上位肋软骨相连,形成左右肋弓,第 11、12 两对肋游离于腹壁肌层中,称浮肋。

肋骨呈弓状弯曲,其前端借肋软骨连于胸骨,后端略膨大称肋小头,其上有关节面与胸椎肋凹相关节,小头外侧有肋结节,与胸椎横突肋凹相关节。肋骨下缘内面有一条浅沟,称肋沟,有肋间神经和血管通过。

(3)胸骨(sternum)　为长方形扁骨,居胸廓正中,自上而下分为胸骨柄、胸骨体和剑突三部分。柄、体连接处向前突出而成胸骨角,其两侧正接第二肋,剑突幼年时为软骨,老年后完全骨化。

(二)颅骨及其连结

颅位于脊柱上方,由 23 块颅骨构成(另有 3 对听小骨),除下颌骨和舌骨外,其余各骨都彼此借缝或软骨牢固地结合在一起,对头部器官起支持、保护作用。

1.颅的组成　颅分脑颅(ranium cerebrale)和面颅(cranium viscerale)两部分。

(1)脑颅　位于颅后上方,由 8 块颅骨组成,即额骨、筛骨、蝶骨和枕骨各 1 块,顶骨、颞骨各

2块。它们共同围成颅腔，容纳并保护脑。构成脑颅的骨自前向后依次为额骨、左右顶骨、枕骨、以及顶骨外下方的颞骨。其中额骨、颞骨和枕骨同时也参与颅底的构成。位于颅底中部的是蝶骨及其前方的筛骨。

额骨(os frontale)　位于颅前上部，骨内含有空腔称额窦。

顶骨(os parietale)　位于颅盖中线两侧，介于额骨与枕骨之间。

蝶骨(os sphenoidale)　位于颅底中部枕骨前方，形似蝴蝶，可分为骨体、大翼、小翼和翼突四部分。蝶骨体内有空腔，称蝶窦(图3-12)。

枕骨(os occipitale)　位于颅后下部。

筛骨(os ethmoidale)　位于蝶骨前方、额骨下方及左右两眶之间。筛骨可分为筛板、垂直板和筛骨迷路三部分，整体呈“巾”形。迷路内含许多空腔称筛窦(图3-13)。

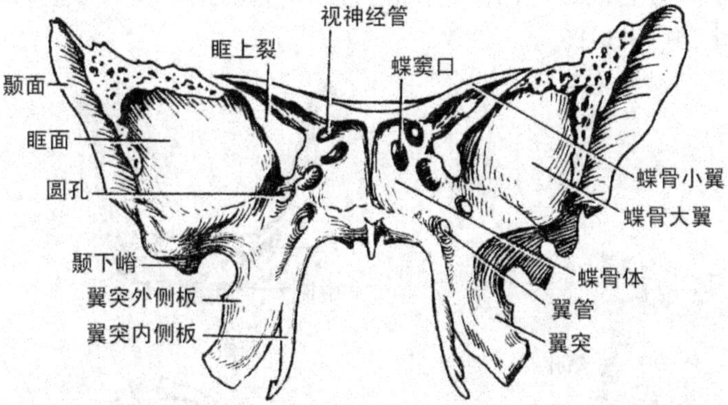

图3-12　蝶骨(前面观)

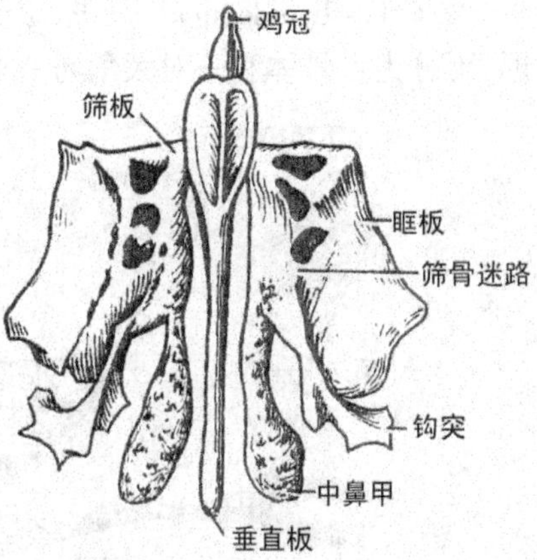

图3-13　筛骨(前面观)

颞骨(os temporale)　位于颅两侧，参与颅底及侧壁的构成。以外耳门为中心分为鳞部、鼓部和岩部。鳞部呈鳞片状，鼓部围绕外耳道，岩部呈三棱锥形，内有位听器(图3-14)。

(2)面颅　位于颅前方，由15块颅骨构成，包括犁骨、下颌骨、舌骨各1块，上颌骨、鼻骨、泪骨、颧骨、腭骨、下鼻甲各2块。它们围成口腔，并与脑颅共同围成鼻腔和眶，作为呼吸道和消化道起始部的骨性支架，以及颜面的骨性基础，并保护所容纳的感觉器官。

上颌骨(maxilla)　成对，位于面颅中央，与下颌骨共同构成颜面的大部(内有上颌窦)，上颌骨下缘游离，称

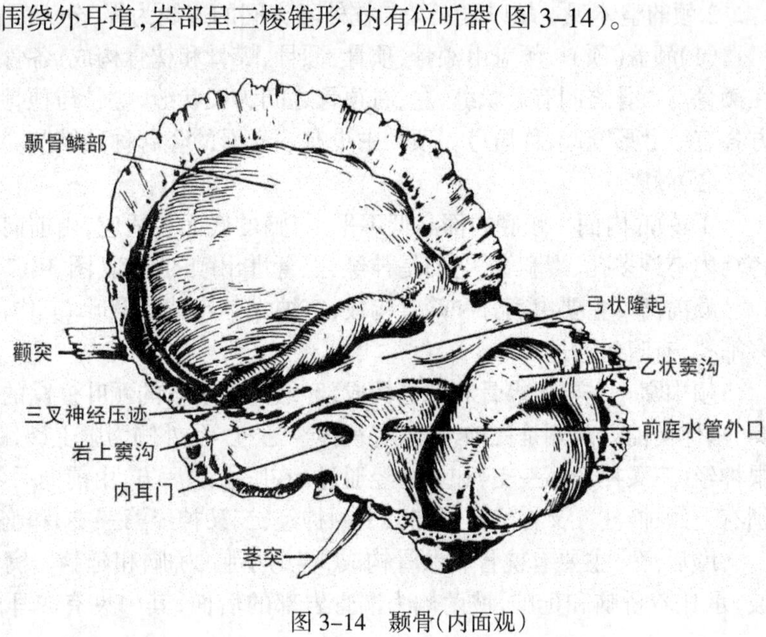

图3-14　颞骨(内面观)

牙槽缘,有上颌牙根嵌入。

鼻骨(os nasale) 成对,位于两眶之间构成鼻背。

颧骨(os zygomaticum) 成对,位于上颌骨的外上方。

泪骨(os lacrimale) 成对,位于两眶内侧壁的前部。

下鼻甲(concha nasalis inferior) 为一对卷曲的薄骨片,呈水平位附于鼻腔外侧壁。

腭骨(os palatinum) 成对,位于上颌骨后方。

犁骨(vomer) 一块,为斜方形骨板,构成鼻中隔骨部的后部。

下颌骨(mandibula) 一块,位于上颌骨之下。可分为一体两支,下颌体呈马蹄形,下颌支为下颌体后端两侧伸出的长方形骨板,其上缘有两个突起,前方为喙突(肌突),后方为关节突,下颌体与下颌支会合处形成下颌角(图 3-15)。

舌骨(os hyoideum) 一块,位于下颌骨与喉之间,借肌肉和韧带悬于颈前正中。舌骨呈马蹄形,可分为舌骨体和一对大角与一对小角(图 3-16)。

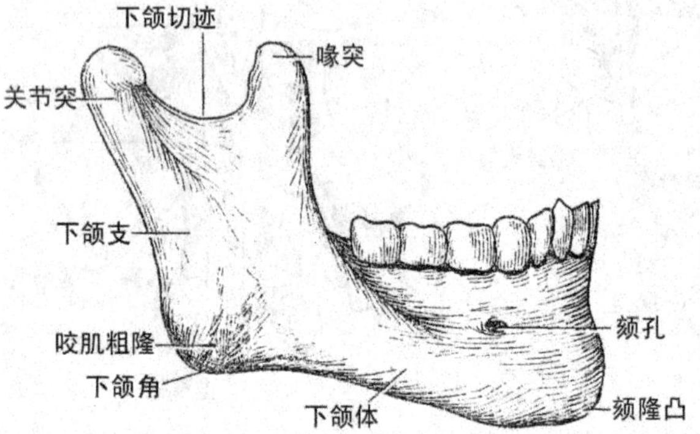

图 3-15 下颌骨(外侧面观)

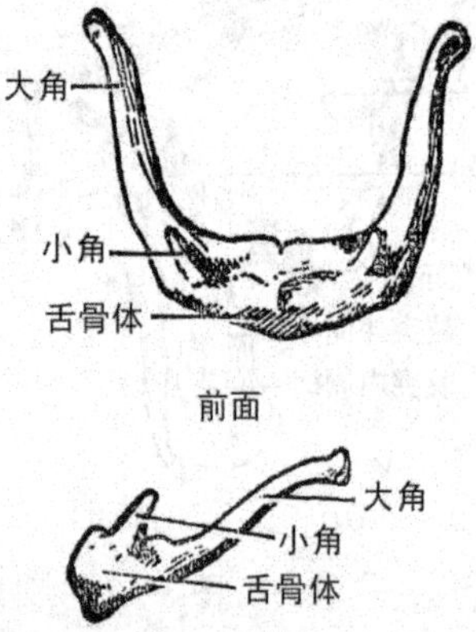

图 3-16 舌骨

2.颅的整体观 颅以眶上缘与枕外隆突间的连线为界,分为颅盖和颅底。

(1)颅盖(顶) 颅盖由额骨、顶骨、颞骨、蝶骨和枕骨构成,各骨间借锯齿形的骨缝紧密连结。在额骨与顶骨之间有冠状缝,左、右顶骨之间为矢状缝,枕骨与顶骨之间有人字缝。在眶上缘的上方各有一弓形隆起,称眉弓。顶骨中央有一光滑的隆起称顶结节。

(2)颅底

① 颅底内面 颅底内面高低不平,与脑的底面相适应,由前向后呈阶梯状排列着三个凹窝,各窝内有许多孔、裂和管,它们是神经、血管进出颅的通道(图 3-17)。

颅前窝 主要由额骨和筛骨构成,容纳大脑半球的颞叶。其中部凹陷,由筛板构成,板上有许多筛孔,有嗅丝通过。

颅中窝 主要由蝶骨和颞骨构成,容纳大脑半球的颞叶。窝的中央是蝶骨体,其上面有垂体窝,垂体窝前方两侧是视神经孔,有视神经通过。孔外侧为眶上裂,眶上裂有动眼神经、滑车神经、眼神经(三叉神经第一支)和展神经通过。在眶上裂后方,由前向后依次有圆孔、卵圆孔和棘孔,分别有上颌神经(三叉神经第二支),下颌神经(三叉神经第三支)和脑膜中动脉通过。

颅后窝 主要有枕骨和颞骨构成,容纳小脑、桥脑和延脑。窝中央是枕骨大孔,孔前方为斜坡,承托着桥脑和延脑,坡两侧为颞骨岩部的后面,其中央有内耳门,面神经和位听神经由此通

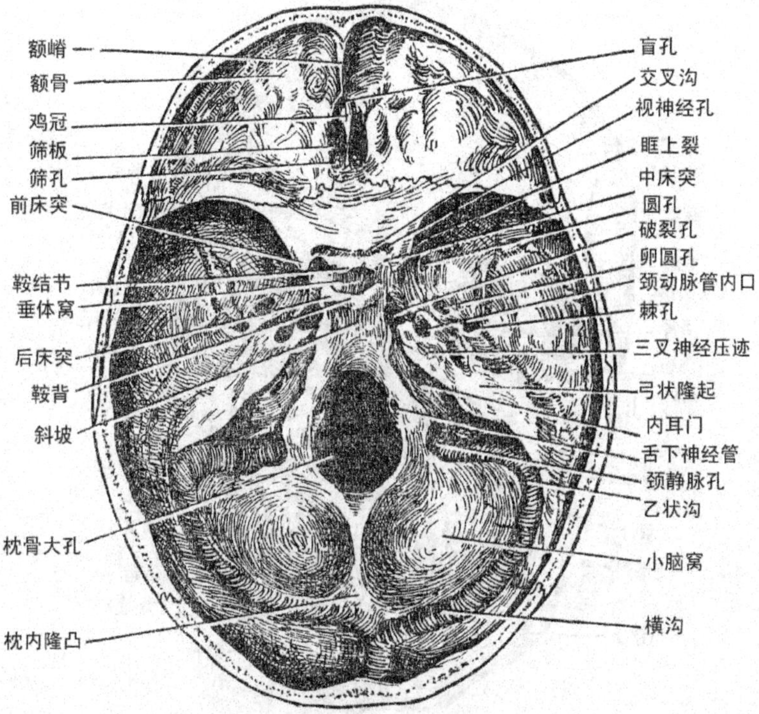

图 3-17　颅底内面观

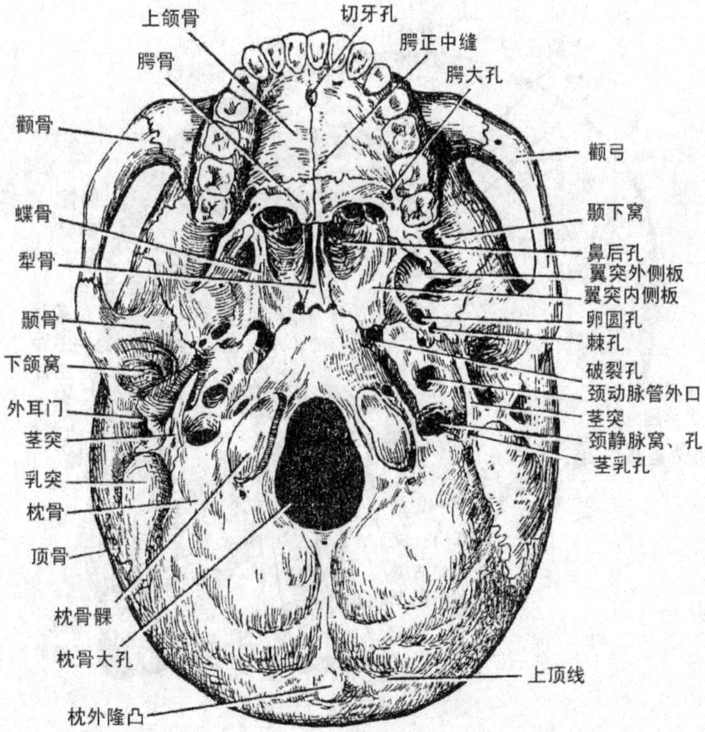

图 3-18　颅底外面观

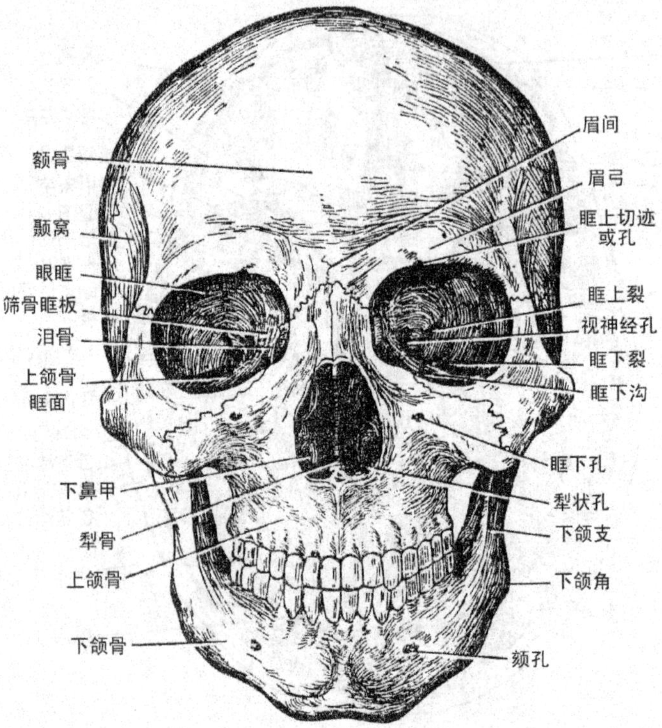

图 3-19　颅的前面观

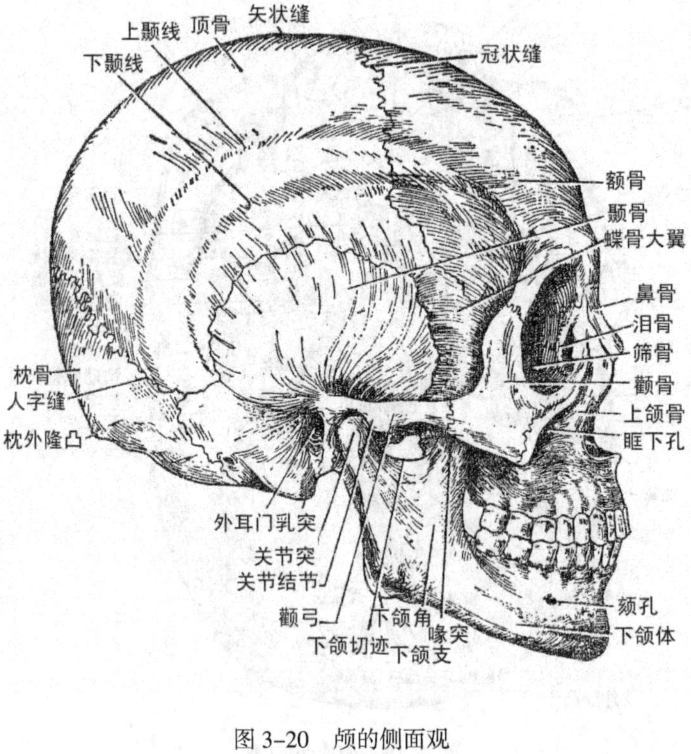

图 3-20　颅的侧面观

过。枕骨大孔的前外缘有舌下神经管，大孔的后方可见横行的宽沟–横沟，向上与颅盖内面的矢状沟相续，向前下续乙状沟，沟末端终于颈静脉孔，颈静脉孔有乙状窦（出颅即为颈内静脉）、舌咽神经、迷走神经和副神经通过。

② 颅底外面　由上颌骨、腭骨、颧骨、颞骨、犁骨、蝶骨和枕骨构成，凹凸不平，有许多供神经血管通过的沟管和裂孔（图 3–18）。

枕骨大孔位于后部中央，其后隆凸为枕外隆凸，孔前外侧有椭圆形的枕骨髁，与寰椎侧块上的关节面构成关节，髁外侧靠前方有一不规则的孔为颈静脉孔，颈静脉孔前方有圆形的颈动脉管外口。在颈静脉孔的外侧有一细长突起，称茎突，其根部后方有茎乳孔，有面神经通过，茎突外侧有一圆形隆突称乳突，其前方的深窝为下颌窝，与下颌小头相关节。颅底外面前部中央为硬腭，由上颌骨和腭骨的一部分构成。硬腭后缘的上方有左右鼻后孔，孔的间隔为犁骨后缘。

（3）颅的前面　由部分脑颅和大部分面颅构成并围成两眶和骨性鼻腔（图 3–19）。

眶（orbita）容纳眼球及其附属装置，呈锥体形，尖向后内，经视神经孔通颅腔，底为眶口，眶上壁为颅前窝的底，眶内侧壁邻接鼻腔的筛窦，其近前缘处有泪囊窝，向下续鼻泪管，通入鼻腔，眶下壁主要是上颌骨，此壁后部以眶下裂与外侧壁相隔，眶外侧壁后部有眶上裂通颅腔。

骨性鼻腔（cavum nasi ossei）位于两眶及左右上颌骨之间，上邻颅前窝，下邻口腔，鼻腔被鼻中隔骨部分为左右二腔。各腔上壁由筛骨板、蝶骨体下面构成，下壁由硬腭构成，内侧壁即鼻中隔骨部，由筛骨垂直板、犁骨构成，外侧壁有 3 个骨性突起，自上而下分别为上、中、下鼻甲，除下鼻甲为独立的骨块外，其余均属于筛骨，鼻甲下方分别为上、中、下鼻道（图 3–19 和图 8–2）。

（4）颅的侧面　在其中部可见外耳门。外耳门前方为颧弓，在颧弓上方颧骨的后面有一浅而大的凹陷称颞窝（为颞肌所占），颞窝由额、顶、蝶、颞四骨构成，在四骨结合处为翼点，此处骨质较薄，其内面有脑膜中动脉前支通过。颞窝的下方有一大而不规则的腔隙称颞下窝（图 3–20）。

3.新生儿颅的特征及生后变化

（1）新生儿颅与身体其它部分相比，相对较大，约占身高 的 1/4，而成人仅占 1/7。

（2）由于脑和感官发育快，而咀嚼功能并不发达，新生儿脑颅大于面颅，其比例为 8:1（成人仅为 4:1）；颅顶呈五角形，眶间距较宽，犁状孔小，上下颌不发达，没有牙及牙槽，而鼻旁窦尚未发育，故口、鼻显得很小。

（3）许多软骨尚未发育完全，骨间缝隙大，为结缔组织膜所充填，称囟（fonticuli）（有前囟、后囟、蝶囟和乳突囟）。前囟生后 1~2 岁闭合，其余生后不久融合（图 3–21）。

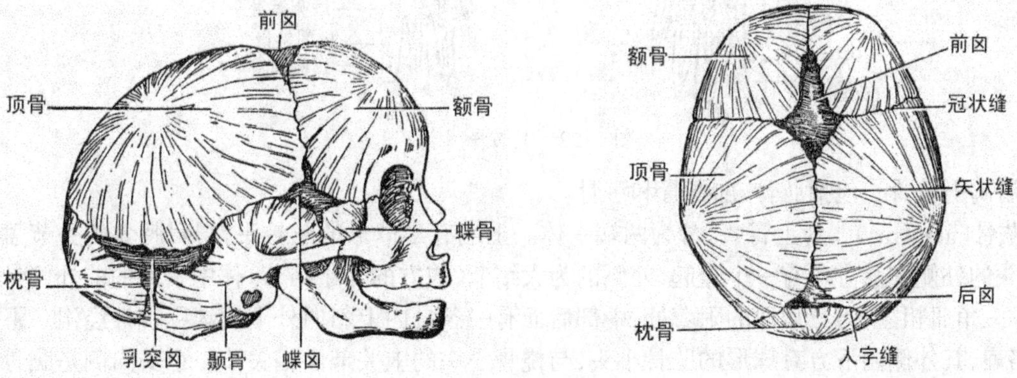

图 3–21　新生儿颅

(三)四肢骨及其连结

人类上肢骨和下肢骨都由肢带骨和游离骨两部分组成,游离骨借肢带骨与躯干骨连结。

1.上肢骨及其连结

(1)上肢带骨　又称肩带骨,包括锁骨和肩胛骨(图3–22)。

锁骨(clavicula)　横架在胸廓的前上方,略作"S"形,内侧端粗大(三棱柱状),弓凸向前,外侧端扁平,弓突向后,内侧与胸骨柄相关节,外侧与肩胛骨的肩峰相关节。锁骨不仅连结上肢骨,而且支撑肩胛骨向外,以增加上肢的活动范围。

肩胛骨(scapula)　位于背部上方,脊柱两侧,呈不规则的三角形扁骨(有三缘三角及前后两面)。上缘外侧有一向前弯曲的指状突起称喙突,外侧角肥厚有卵圆形的关节盂与肱骨头相关节。前面凹陷称肩胛下窝;后面被隆起的肩胛冈分为冈上窝和冈下窝。冈的外侧端成一扁突称肩峰。

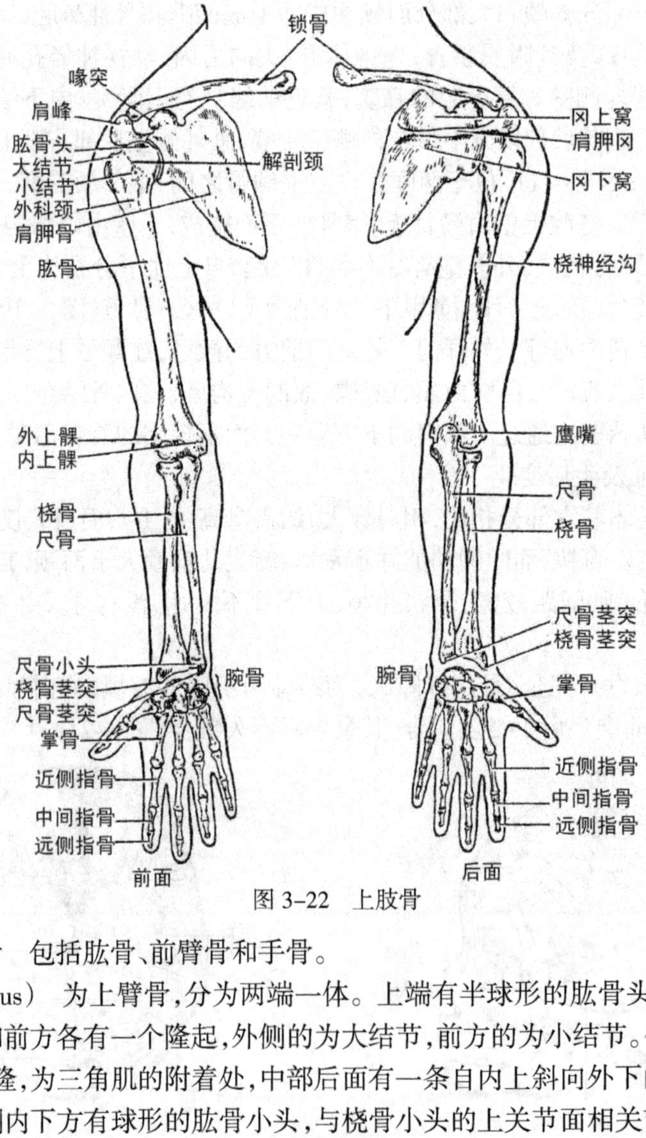

图3–22　上肢骨

(2)游离上肢骨　包括肱骨、前臂骨和手骨。

① 肱骨(humerus)　为上臂骨,分为两端一体。上端有半球形的肱骨头,与肩胛骨的关节盂相关节,头的外侧和前方各有一个隆起,外侧的为大结节,前方的为小结节。体中上部的前外侧骨面粗糙称三角肌粗隆,为三角肌的附着处,中部后面有一条自内上斜向外下的沟称桡神经沟。下端前后略扁,其外侧内下方有球形的肱骨小头,与桡骨小头的上关节面相关节。小头内侧是肱骨滑车,与尺骨的半月切迹相关节。小头前上方有桡骨窝,滑车前上方有冠突窝,肱骨下端的后方有

鹰嘴窝。

② 前臂骨 包括桡骨和尺骨，桡骨在外尺骨在内，都分为两端一体。

桡骨(radius) 上端细小，下端粗大，体呈三棱柱状，上端有圆柱形的桡骨小头，其上面为桡骨小头凹，与肱骨小头相关节，小头的周缘光滑，与尺骨的桡骨切迹相关节，小头内下方有桡骨粗隆。下端外侧的突起称茎突，内侧面为一凹面称尺骨切迹，与尺骨小头相关节，下方是腕关节面，与腕骨中的舟骨、月骨相关节。

尺骨(ulna) 上端粗大，下端细小。上端有两个突起，前下方的称冠突，后上方的称鹰嘴，二突间为半月切迹，与肱骨滑车构成关节，上端的外侧有桡骨切迹，与桡骨小头相关节，下端为尺骨小头，其内侧为尺骨茎突。

尺骨体外侧缘和桡骨体的内侧缘均锐利称骨间嵴，两缘相对并有致密结缔组织形成的骨间膜连结。

③ 手骨 分为腕骨、掌骨和指骨。

腕骨(ossa carpi) 共 8 块，排成两列，近侧列从桡侧起为舟骨、月骨、三角骨、豌豆骨；远侧列为大多角骨、小多角骨、头状骨和钩骨。

掌骨(ossa metacarpi) 共 5 块，由外向内依次为第 1~5 掌骨。其近侧端接腕骨，远侧端接指骨。

指骨(ossa digitorum manus) 共 14 块，除拇指为两节外，其余各指均为三节，分别称第 1、2、3 指骨。

(3)上肢的主要关节

肩关节(art humeri) 由肱骨头和肩胛骨的关节盂构成。由于关节囊薄而松弛，关节头大，关节盂小，使肩关节的运动比较灵活，但关节盂周缘有关节盂缘以及关节囊周围的韧带和肌肉，保障了关节连结的稳固性。能作前屈后伸、内收外展、旋内旋外、环转等运动。由于关节囊的前下部缺乏肌肉和韧带，关节头易由此脱出。

肘关节(art cubiti) 是一个复合关节，包括肱桡关节、肱尺关节和桡尺近侧关节三个关节(图 3-23)。肱桡关节由肱骨小头和桡骨小头窝连结而成；肱尺关节由肱骨滑车和尺骨半月切迹连结而成；桡尺近侧关节由桡骨小头和尺骨的桡骨切迹连结而成。以上三个关节共同包于一个关节囊中，关节囊前后薄而松弛，内外侧紧张并有侧副韧带增强。肘关节主要依额状轴进行屈、伸运动。桡尺近侧与远侧关节可依共同的垂直轴作旋前、旋后运动。

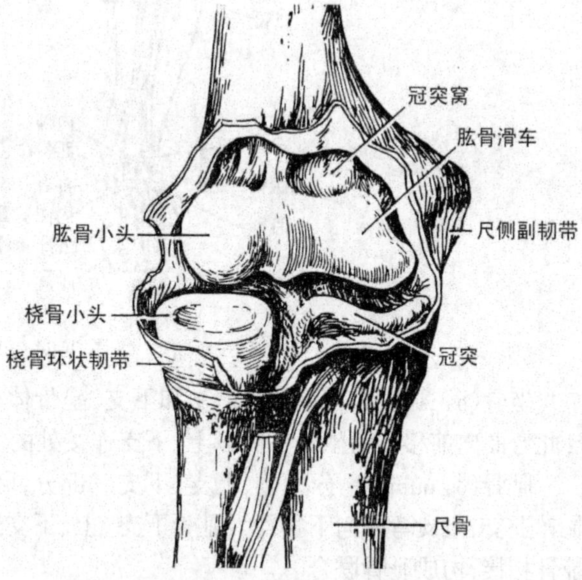

图 3-23 肘关节(前面观)

2.下肢骨及其连结

(1)下肢带骨 又称盆带骨即髋骨(os coxae)，其外形不规则，外侧中部有一深窝称髋臼，髋臼前下方有一卵圆形的大孔称闭孔。髋骨幼年时由髂骨、坐骨和耻骨构成,三骨在髋臼处以软骨相连结(上部为髂骨、前下部为耻骨、后下部为坐骨),约16岁以后,软骨逐渐骨化成为一块髋骨。

髂骨(os ilium) 分为髂骨体和髂骨翼两部分。髂骨体构成髋臼的上部,髂骨翼为体后上方的扁薄骨板,其上缘称髂嵴,嵴前后各有一突起,分别称为髂前上嵴和髂后上嵴。翼内面前部光滑凹陷称髂窝,后部骨面粗糙,有耳状面与骶骨相关节(图3-24)。

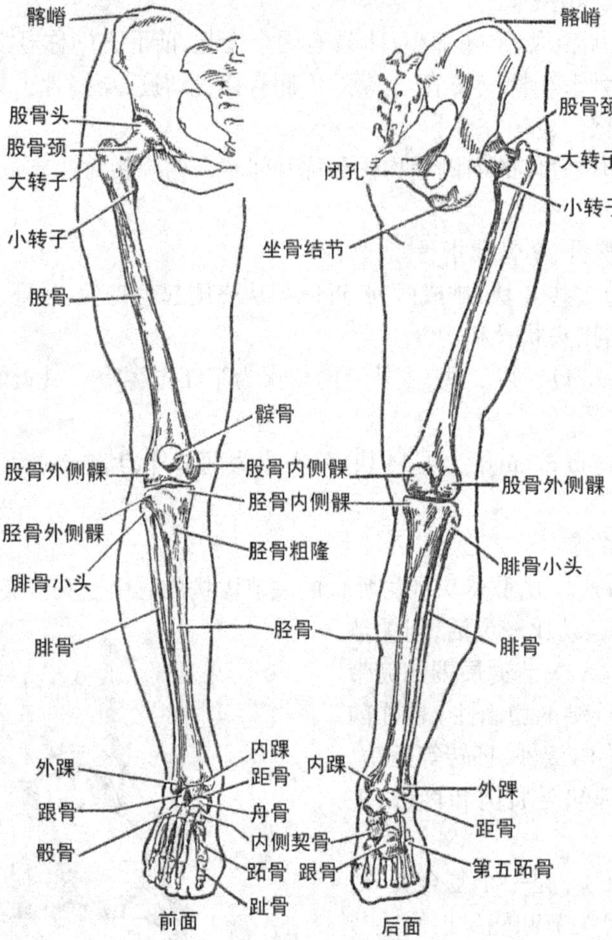

图3-24 下肢骨

坐骨(os ischii) 分为体、上支和下支,坐骨体构成髋臼的后下部,体的下方即为坐骨上支,自此弯曲向前移行为坐骨下支。上、下支连接处的后下部,骨质肥厚粗糙称坐骨结节。

耻骨(os pubis) 分为体、上支、下支三部分,耻骨体构成髋臼的前下部,由体向前内移行为耻骨上支,上支弯曲向下移行为耻骨下支。上、下支连接处的内侧面称耻骨联合面,借软骨与对侧耻骨相接,构成耻骨联合。

(2)下肢游离骨 包括股骨、髌骨、小腿骨和足骨(图3-24)。

① 股骨(femur) 是体内最大的长骨,分两端一体,上端为球形的股骨头,头下方较细的部分称股骨颈。颈体交接处有两个隆起,在外上方的为大转子,在内后方的为小转子。体稍向前凸,其后面有纵行的股骨嵴。股骨下端膨大形成内侧髁和外侧髁,二髁的下面及后面都是关节面与胫骨

相关节。二关节面的前方连成髌面与髌骨相关节。

② 髌骨(patella) 是体内最大的籽骨,为三角形扁平骨,包埋在股四头肌腱中,其后面光滑,与股骨的内外侧髁相关节。

③ 小腿骨 包括胫骨和腓骨,胫内腓外,都分上下两端和一体。

胫骨(tibia) 上端粗大,有内外侧髁,髁上面有平坦的关节面与股骨的内外侧髁相关节。外侧髁后下方有一朝向腓骨的关节面与腓骨小头相关节,胫骨体前缘明显突出称胫骨前嵴,嵴的上端有胫骨粗隆,外侧缘为骨间嵴,为骨间膜附着处,胫骨下端有一向下的扁突称内踝,外侧缘有腓骨切迹接腓骨。下端的下面及内踝的外面是一连续的关节面,与距骨相关节。

腓骨(fibula) 上端膨大称腓骨小头,与胫骨的腓关节面相关节,下端膨大称外踝,体呈三棱柱状,其内侧缘锐利称骨间嵴,有骨间膜附着。

④ 足骨 分为跗骨、跖骨和趾骨。

跗骨(ossa tarsi) 共 7 块,排成两列,近侧列有距骨和下方的跟骨;远侧列由内向外为第 1、2、3 楔骨和骰骨,在距骨和三个楔骨之间还有一块舟骨。

跖骨(ossa metatarsi) 共 5 块,其底与楔骨或骰骨相关节,头与第一节趾骨底相关节。

趾骨(ossa digitorum pedis) 共 14 块,除拇趾为两节外,其余趾均为三节。

(3)下肢的主要关节

髋关节(art coxae) 由髋臼与股骨头构成。其特点是关节窝深且髋臼周缘有肥厚的髋臼唇,使髋臼加深,关节囊厚而紧张,周围有韧带加强(最强大的是前方的髂股韧带),在关节囊内还有股骨头韧带,因此,活动范围不如肩关节。可作屈伸、展收、旋转和环转等运动。

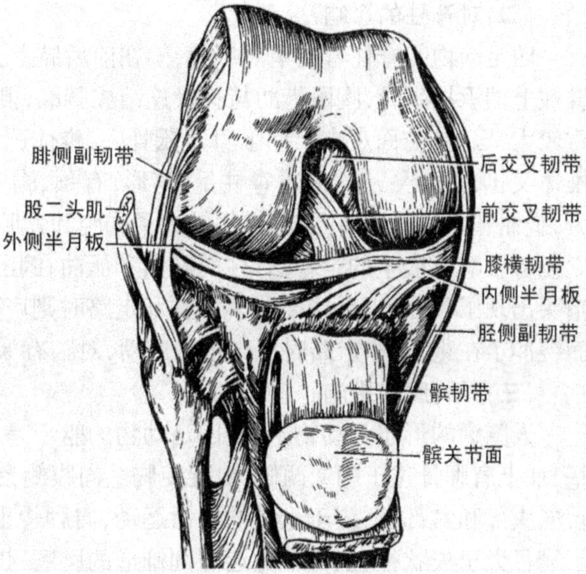

图 3-25 膝关节(示内部结构)

膝关节(art genu) 由股骨下端、胫骨上端和髌骨构成(图 3-25)。关节囊广阔,附着在股骨、胫骨和髌骨关节面的边缘,囊的前壁为股四头肌腱、髌骨和髌韧带,另外,在关节的两侧和后面都有韧带加强,使膝关节连结得相当稳固。在关节内有前后交叉韧带和半月板,交叉韧带使股骨和胫骨紧密连接限制胫骨向前、向后移位。半月板位于胫骨内、外侧髁的上面,每块都是周缘厚、内缘薄,上面凹陷,下面平坦,以加深胫骨髁上关节面的凹度,加强膝关节连结的稳固性,还可改善关节面的形状,使膝关节的运动多样化。膝关节主要作屈、伸运动,在屈膝时小腿可作轻度的旋内、旋外运动。

骨盆(pelvis) 是由骶骨、尾骨和左右髋骨连结而成的一个完整骨环,它能有效地传递重力,并保护盆腔脏器。骨盆以界线为界分上面的大骨盆和下面的小骨盆,二者的界线是骶胛、弓状线、耻骨梳、耻骨结节及耻骨联合上缘。左右耻骨下支间出现的夹角称耻骨下角,此角在女性较大。

足弓 足底的跗骨、跖骨以及足底的韧带、肌腱共同构成一个凸向上方的弓称足弓。足弓可分为前后方向上的纵弓和内外方向的横弓。平常站立时足部以后方跟结节及前方第1、5跖骨小头着地，从而保证直立时足底着地支撑的稳固性，足弓具有弹性，可缓冲行走时对身体所产生的震荡，同时还有保护足底血管和神经免受压迫等作用。

三、劳动和直立姿势对颅骨、脊柱、胸廓及上、下肢骨的影响

人类在长期的进化过程中，由于直立行走、手足分工和熟食等生活方式的改变，使颅骨、脊柱、胸廓和四肢等部的形态构造出现了显著变化。这种变化显示了形态构造与功能之间存在着对立统一的辩证关系。

(一)对颅骨的影响

在进化过程中，由于直立、劳动、使用和制造工具、取火和熟食等生活方式的改变，使现代人的头骨同大猩猩和猿人的头骨有明显区别。首先由于身体直立和手的使用，促使脑不断发展，于是脑颅大大发展，前额隆起，顶骨高耸，颅窝增大，脑容量达1 200~1 400ml，同时颅骨逐渐变薄变轻，眉嵴微弱。颅骨架于脊柱之上，枕骨大孔由早先的斜向后下转为朝向直下。其次，工具的使用及熟食的结果，无需再用原先突出的嘴和锋利的牙作为摄食、攻击及防御的武器，因此，面颅退居较小比例，上、下颌骨出现了相应的改变。咀嚼机能的减弱，使上、下颌骨明显后退，颏突出，出现了“下巴”。

(二)对脊柱的影响

四足动物的脊柱弯曲呈“拱”状，架在前后肢上，承托着躯干的全部重量。人由于直立的结果，脊柱上端承托颅骨，胸段借肋与胸骨连结成胸廓，骶、尾段与髋骨共同围成骨盆。脊柱下部椎体负重较大，因此，前面观自上而下直至骶骨底，椎体逐渐加大，但耳状面以下，重力经髋骨传向下肢，椎体又迅速缩小；从侧面看脊柱呈“S”形，有颈、胸、腰、骶四个生理弯曲，其中颈曲和腰曲凸向前方，胸曲和骶曲凸向后方，这样便加大了胸腔和盆腔的容积。从个体发生看，人脊柱的弯曲是在直立姿势影响下产生的，婴儿脊柱的胸曲和骶曲在胚胎时已形成。出生三个月后，随着婴儿学坐和抬头出现了颈曲，以后当婴儿学站立和走路时则产生了腰曲。这些弯曲使人类脊柱具有弹性，从而缓冲了在跑、跳和走路时所产生的震动，对脑有保护作用，还有运动功能。

(三)对胸廓的影响

人胸廓的形态与动物不同，四足动物的躯干呈水平位，胸腔脏器的重力主要压向胸廓的腹侧壁，加上肩胛骨位于胸壁两侧，更促使胸壁向腹侧突出。人由于直立和从事生产劳动，内脏的重力转向腹部和盆部，适应于上肢的灵活运动，肩胛骨也后移到背侧，胸廓不断向两侧发展，于是出现了横径大于矢状径、上窄下宽近似圆锥形的胸廓，扩大了胸腔容积，增进了呼吸机能，同时保持了直立平衡。

(四)对上、下肢的影响

由于直立和从事生产劳动，人上、下肢在功能上有了分工，在形态结构上也出现了分化。上肢从支撑功能中解放出来成为劳动器官，在稳固与灵活这一对矛盾中，灵活发展成为主要方面，因而上肢骨形体较小而数目增多；下肢则着重于支撑体重，便于行走，故稳定坚固又成为矛盾的主要方面，因而下肢骨骼形体坚实粗壮，数目减少。在连结方面，上肢骨连结以灵活为主，因而关节囊薄而松弛，关节腔宽大，韧带少而较弱；下肢骨连结以稳固为主，因而关节囊强韧坚厚，韧带数目多而紧张，关节腔较小较窄等。

第二节 骨骼肌

一、骨骼肌的形态构造及作用

骨骼肌是运动系统的肌(musculus)(图 3-26),一般均附着在骨骼上,可随人的意志而收缩。少数骨骼肌附着于皮肤称为皮肌,如表情肌、颈阔肌。每一块肌都具有一定的形态结构,占有一定的位置,具有一定的辅助装置,并有丰富的血管和受一定的神经支配,执行一定的机能,故每块骨骼肌都是一个器官。

(一)肌的形状与构造

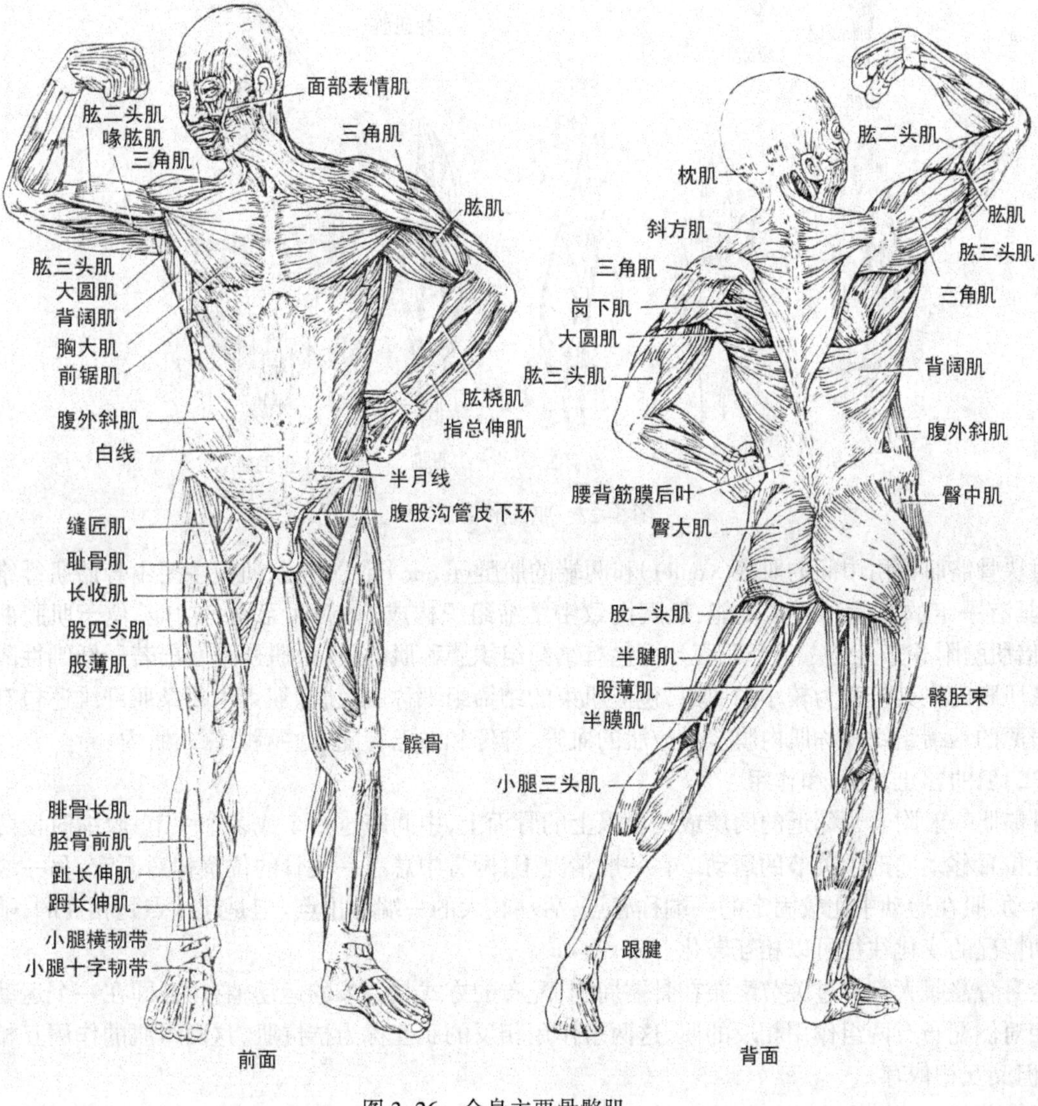

图 3-26 全身主要骨骼肌

肌的形状是多种多样的，按其外形一般可分为四种，即长肌、短肌、阔肌和轮匝肌(图 3–27)。长肌呈梭形，中间部肥厚称肌腹，两端缩细借肌腱起止于骨上。长肌运动幅度大，多分布在四肢。短肌形状短小，运动幅度小，多分布在躯干深层。阔肌扁薄宽大呈薄片状，可作整块的收缩，腱亦呈扁平状称腱膜，多分布在胸腹部和背部浅层。除运动功能外还兼有保护内脏的作用。轮匝肌呈环状，位于孔、裂周围，收缩时可关闭孔、裂。

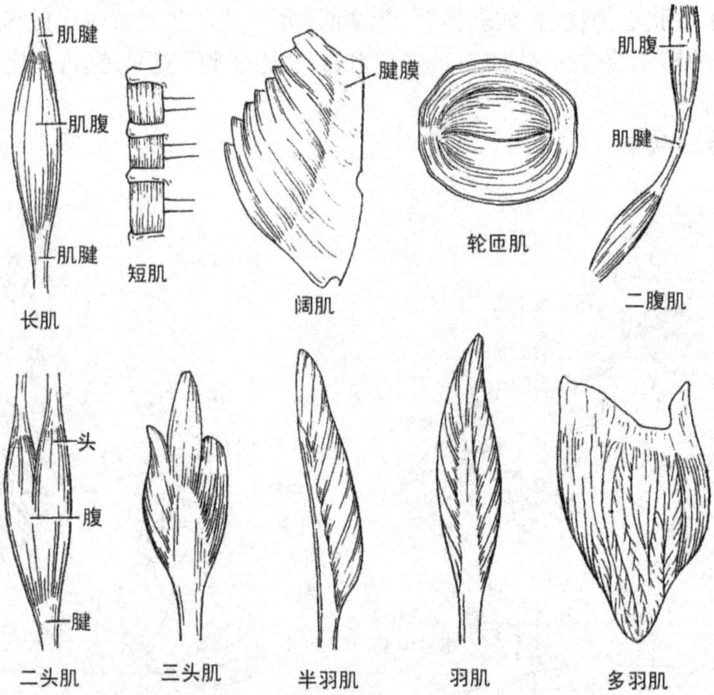

图 3–27　肌的形状

每块骨骼肌都由中间的肌腹(venter)和两端的肌腱(tendo)部分组成，肌腹主要由骨骼肌纤维构成，具有一定的收缩和舒张机能，肌腱由致密结缔组织构成，坚韧而无收缩功能，位于肌腹两端，肌借肌腱附着于骨骼。整个肌腹外面包有结缔组织膜称肌外膜，由肌外膜发出若干纤维性隔膜进入肌腹内将其分割为较小的肌束，包被肌束的结缔组织称肌束膜。肌束内每条肌纤维还包有一层很薄的结缔组织膜称肌内膜。供应肌的血管、神经和淋巴管随这些隔膜深入肌内。

(二)肌的起止、配布和作用

骨骼肌一般附着于邻近的两块或两块以上的骨面上，中间跨过一个或多个关节，收缩时使两骨彼此位置移动而产生关节的运动。在一般情况下，两骨中总有一块骨的位置相对固定，另一块相对活动，肌在运动中比较固定的一端称起点，活动较大的一端称止点。但是起止点是相对的，随着运动情况的变化往往可以相互转化。

全身骨骼肌大都跨过关节配布在骨骼周围，配布的方式与关节的运动轴有关，即在一个运动轴的相对侧配布有两组作用相反的肌，这两组作用相反的肌互称为拮抗肌。这两组肌的作用互相对抗，但又互相依存。

身体各部肌群配布的多少与该部关节运动轴的多少密切相关，例如双轴的桡腕关节周围配布着屈、伸、收、展四组肌；三轴以上的关节除屈、伸、收、展肌外，还有排列在垂直轴相对侧的旋内和旋外两组肌。与这些关节有关的肌往往和两个以上的轴发生关系，能作两个以上的动作，如前臂前内侧的尺侧腕屈肌能屈桡腕关节，也能使桡腕关节内收，所以当屈腕时，它属于屈肌组；当腕内收时，又属于收肌组。

在日常生活中，通常完成一个动作均有许多肌参加，而且各起不同的作用，如屈肘的动作，肱肌和肱二头肌是主要的，它们是原动力，称原动肌；前臂的肱桡肌、桡侧腕屈肌等协助屈肘，为协同肌（合作肌）；肱三头肌是拮抗肌；还有一些肌起着固定附近一些关节的作用，以防原动肌产生不必要的动作，如屈肘时使肩胛骨固定于脊柱的斜方肌、菱形肌等，这些肌称为固定肌。同一块肌肉除可以是原动肌外，在不同情况下也可以是协同肌、拮抗肌或固定肌。原动肌、拮抗肌、协同肌和固定肌都是在神经系统的统一支配下，互相协调又互相配合共同完成某动作。

二、肌的辅助装置

在肌的周围有辅助装置协助肌活动，具有保持肌的位置、减少运动时的摩擦和保护等功能。肌的辅助装置包括筋膜、滑液囊和腱鞘。

1.筋膜（fascia）　位于肌表面，可分为皮下筋膜和固有筋膜两种。

皮下筋膜（fascia subcutanea）　又称浅筋膜（fascia superficialis），由疏松结缔组织构成。位于真皮之下，作为完整的一层包被整个身体。其内多含有脂肪组织。对位于它深部的肌、血管和神经有一定保护作用。

固有筋膜（fascia propria）　又称深筋膜（fascia profunda），由纤维（致密）结缔组织构成。位于浅筋膜深面，覆盖于肌的表面，并深入各肌之间，形成鞘状结构包裹肌、肌群和神经、血管。

四肢的深筋膜特别发达，还可深入肌群之间，附着于骨膜构成肌间隔。筋膜的厚薄与肌的强弱有关，如大腿肌较发达，大腿的深筋膜就显得特别强厚、坚韧。深筋膜能保护肌免受磨擦还可约束肌腱，并分隔肌群或肌群中的各块肌以保证肌群或肌的单独收缩，筋膜有时成为肌的附着点，直接与肌纤维连结。

2.滑液囊（bursa synovialis）　是在肌腱与骨接触处形成的密闭的结缔组织小囊，内有滑液，可减少两者间的摩擦。

3.腱鞘（vagina tendinia）　是套在肌腱外面的双层鞘管。其外层是纤维层（stratum fibrasum），内层是滑膜层（stratam synoviale）。滑膜层又分为脏、壁二层，脏层紧贴肌腱，壁层附在纤维层内面。脏、壁二层在向骨面的一侧沿着肌腱纵轴相互移行构成腱系膜（mesotendon），供应肌腱的血管由此通过。脏、壁二层间含有滑液，可减少肌腱活动时的摩擦。

三、全身骨骼肌的配布概况

人体骨骼肌的配布与直立姿势和劳动有密切关系。如适应人体直立姿势，项部、背部、臀部和小腿后部的肌特别发达；人类上肢适应劳动的特点，屈肌比伸肌发达，运动手指的肌也较其它动物分化的程度要高。全身骨骼肌可分为头面部肌、颈肌、躯干肌和四肢肌。

（一）头肌

头肌（musculi capitis）分为表情肌和咀嚼肌（图 3–28）

1.表情肌　属于皮肌，大都配布在口、眼、鼻周围，起自颅骨，止于面部皮肤，收缩时使面部皮

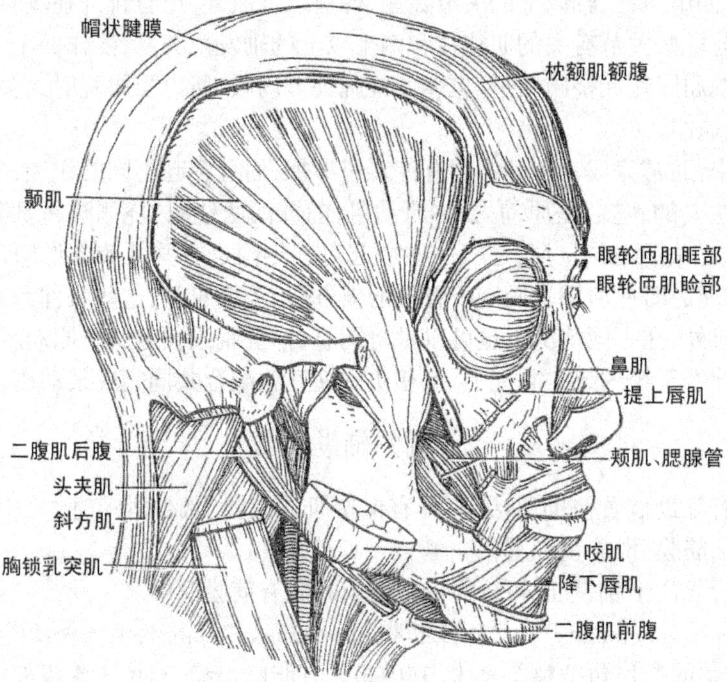

图 3-28　头颈肌（侧面观）

肤拉紧，出现皱褶，改变口裂和眼裂的形状，作出喜、怒、哀、乐等各种表情，并参与语言和咀嚼等活动，如眼轮匝肌、口轮匝肌等。

2.咀嚼肌　包括咬肌、颞肌、翼内肌和翼外肌，都止于下颌骨，运动下颌关节，产生咀嚼运动，并协助说话。

（二）颈肌

颈肌（musculi colli）　分为颈浅肌群、舌骨上、下肌群和颈深肌群（图 3-28）。颈浅肌群包括颈阔肌和胸锁乳突肌。

颈阔肌（m.platysma）　属于皮肌，位于颈浅筋膜中，起自胸大肌、三角肌表面筋膜，止于口角和面部皮肤，收缩时牵引口角向下。

胸锁乳突肌（m.sternocleidomas toideus）　位于颈阔肌之下斜列于颈部两侧。起自胸骨柄、锁骨内侧段，止于颞骨乳突，单侧收缩使头屈向同侧，面转向对侧，两侧收缩头向后仰。

舌骨上肌群位于舌骨与下颌骨之间，主要作用是上提舌骨，协助吞咽，如下颌舌骨肌。舌骨下肌群位于舌骨与胸骨之间，主要作用是下拉舌骨和喉，如胸骨舌骨肌。颈深肌群位于颈椎两侧，主要作用是提肋助吸气，如前斜角肌。

（三）躯干肌

躯干肌分为背肌、胸肌、膈和腹肌。

1.背肌　位于躯干后面，分浅、深两群（图 3-29）。浅群主要有斜方肌和背阔肌；深群主要有骶棘肌。

斜方肌（m.trapezium）　位于颈部和背上部皮下，为三角形阔肌。起自枕外隆凸、项韧带、全部胸椎棘突，止于锁骨肩峰端、肩峰、肩胛冈。收缩时牵引肩胛骨向脊柱靠拢。上部纤维收缩可上提肩胛骨,下部纤维收缩可下拉肩胛骨,若肩胛骨固定,一侧收缩可使头向同侧屈脸转向对侧。两侧同时收缩可使头向后仰。

背阔肌(m.1atissimus dorsi) 位于背下部和胸侧部。起自下6个胸椎棘突、腰椎棘突及髂嵴后面,止于肱骨小结节。收缩时使上臂内收、旋内和后伸。上肢固定时则上提躯干,如引体向上。

骶棘肌(m.sacrospinalis) 纵列于脊椎两侧。起自骶骨背面、腰椎棘突、髂嵴后部,止于颈椎和胸椎棘突及横突、肋角、颞骨乳突。一侧收缩可使脊椎侧屈,两侧收缩可使脊柱后伸,并可仰头。

2.胸肌 主要有胸大肌、胸小肌、肋间内、外肌(图3-30)。

胸大肌(m.pectoralis major) 位于胸廓前上部。起自锁骨内侧半、胸骨前面、1~6肋软骨,止于肱骨大结节。收缩时使肱骨内收、旋内。上肢固定时可上提肋,扩大胸廓,助吸气。

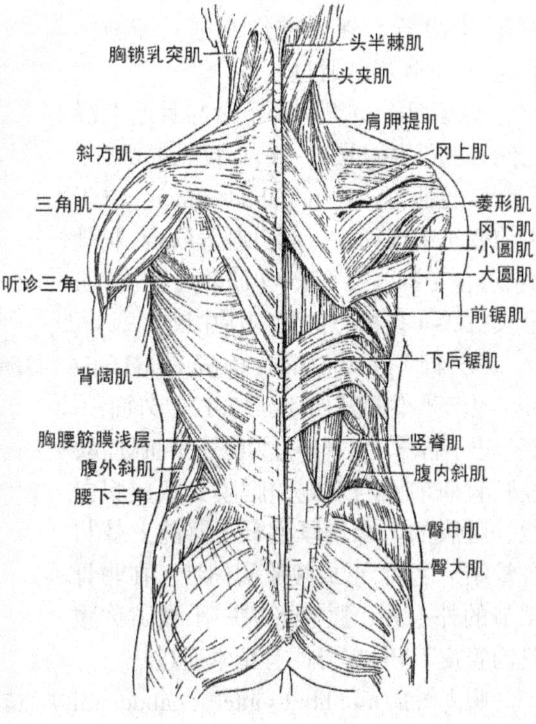

图3-29 背肌

肋间外肌(m.m.intercostales externi) 位于各肋间隙浅层。起自上位肋骨下缘斜向前下止于下位肋骨上缘。收缩时提肋助吸气。

肋间内肌(m.m.intercostales interni) 位于肋间外肌深面。肌纤维的方向与肋间外肌相反,收缩时降肋助呼气。

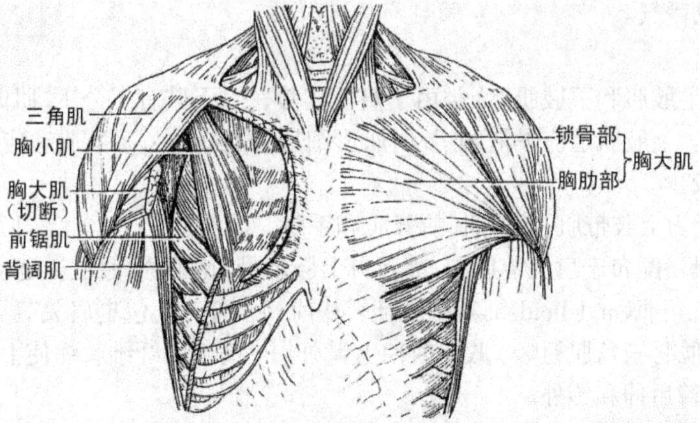

图3-30 胸肌

3.膈(diaphragma) 位于胸腹腔之间,呈穹窿状,其周围是肌质,中央为腱质。起自胸廓下口周缘,止于中心腱。收缩时拉中心腱向下扩大胸腔容积,以助吸气;舒张时恢复原位,胸腔缩小助呼气。膈与腹肌同时收缩时可增加腹压,协助排便、分娩和呕吐等。膈上具三个裂孔,分别是主动脉裂孔(有主动脉和胸导管通过)、食管裂孔(有食管和迷走神经通过)、腔静脉裂孔(有下腔静脉通过)。

4. 腹肌　位于胸廓下缘与骨盆上缘之间,构成腹壁(图 3-31)。腹肌主要有:

腹直肌(m.rectus abdominis)　位于腹前壁正中线两侧。起自耻骨联合、耻骨结节,止于胸骨剑突、5~7 肋软骨前面,肌全长被 3~4 条横行的腱划所中断。

腹外斜肌(m. obliquus externus abdominis)　位于腹侧壁浅层。起自 5~12 肋外面,一部分止于髂嵴,大部移行为腹外斜肌腱膜,经腹直肌前面与对侧的腱膜交织成腹白线,腱膜的下缘增厚附着于髂前上棘与耻骨结节之间,形成腹股沟韧带。在耻骨结节的外上方,腱膜形成一小裂隙称腹股沟管皮下环,在男性有精索通过。

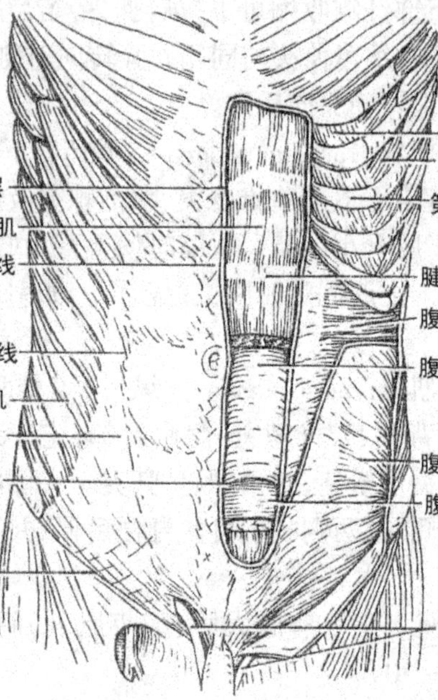

图 3-31　腹肌

腹内斜肌(m.obliquus internus abdominis)　位于腹外斜肌深面,起自腹股沟韧带外侧 2/3、髂嵴及腰背筋膜,斜向前上方移行为腹内斜肌腱膜,分前后两层包裹腹直肌,而后止于腹白线。

腹横肌(m.transversus abdominis)　位于腹内斜肌深面。起自腹股沟韧带外侧 1/3、髂嵴及腰背筋膜,7~12 肋软骨内面,横行向内移行为腹横筋膜,经股直肌后面止于腹白线。

腹肌收缩时可增加腹压,协助排便、分娩、咳嗽和呕吐等,腹腔内脏借助腹肌的正常张力而维持其正常位置。腹肌收缩可使脊柱前屈、侧屈和左右回旋,用力收缩时可降肋,并挤压腹腔内脏向上,使膈向上以助呼气。

(四)四肢肌

四肢肌分为上肢肌和下肢肌。人类由于直立姿势,上、下肢有了分工,肌肉的形态和安排也出现了显著的差别。上肢肌适应灵活的运动,肌形细巧,数目较多;下肢肌适应支撑和移动身体,则强壮有力,数目较少。

1.上肢肌　分为上肢带肌、上臂肌、前臂肌和手肌。

(1)上肢带肌　配布于肩关节周围,都起自上肢带骨,止于肱骨,主要运动肩关节。上肢带肌主要有三角肌。三角肌(m.deltoideus)呈三角形,从前、后、外三面包裹肩关节。起自锁骨外侧端、肩峰、肩胛冈,止于肱骨三角肌粗隆。收缩时使上臂外展。前部肌纤维收缩使上臂前屈和旋内,后部肌纤维收缩使上臂后伸和旋外。

(2)上臂肌　主要运动肘关节,分前、后两群。

前群为屈肌,主要有肱二头肌、肱肌。肱二头肌(m.biceps brachii)位于肱骨前面。起点有二个头,分别起自肩胛骨关节盂上方和肩胛骨喙突,止于桡骨粗隆。收缩时主要屈肘关节并使前臂旋后,也能协助屈肩关节。肱肌(m.brachialis)位于肱二头肌深面,收缩时屈肘关节。起自肱骨体前面,止于尺骨粗隆。

后群为伸肌，主要有肱三头肌。肱三头肌(m.triceps brachii)位于肱骨后面，起点有三个头，分别起自肱骨体桡神经沟外上方、肩胛骨关节盂下方、肱骨体桡神经沟内下方，止于尺骨鹰嘴。收缩时伸肘关节，长头尚可使上臂内收。

(3)前臂肌 位于桡骨和尺骨周围，分前、后两群。前群为屈肌群，主要起自肱骨内上髁(9块)止于手骨掌面，有屈指、屈腕、屈肘的作用，并使前臂旋前。后群为伸肌群，主要起自肱骨外上髁(10块)止于手骨背面，有伸指、伸腕、伸肘的作用，并使前臂旋后。

(4)手肌 位于手的掌侧，都是短小肌，主要作用是运动手指，除一般屈、伸和展、收外，还有对掌运动(大鱼际有4块小肌，小鱼际有3块小肌)。

2.下肢肌 分为髋肌、大腿肌、小腿肌和足肌。

(1)髋肌 配布于髋关节周围，主要运动髋关节。髋肌分为前、后两群。

前群为屈肌，主要有髂腰肌。髂腰肌(m.iliopsoas)位于腰部脊柱两侧，由腰大肌和髂肌组成。起自腰椎侧面、横突、髂窝，经腹股沟韧带深面止于股骨小转子。收缩时可屈髋关节，下肢固定时可前屈躯干。

后群为伸肌，主要有臀大肌、臀中肌和臀小肌。臀大肌(m.glutaeus maximus)起自骶尾骨、髂翼后面，止于股骨臀肌粗隆。收缩时伸髋关节并使股骨旋外。下肢固定时伸躯干，防止躯干前倾、维持平衡。

(2)大腿肌 位于股骨周围，分为前、后、内三群。

前群为屈肌，有缝匠肌和股四头肌。缝匠肌(m.sartorius)起自髂前上棘斜向内下方止于胫骨上端内侧面，主要作用是屈小腿，使已屈的小腿旋内，并协助屈大腿。股四头肌(m.quadratus femoris)起点有四个头，分别起自髂前下棘、股骨嵴内侧、股骨前面、股骨嵴外侧，分别称股直肌、股内侧肌、股中间肌、股外侧肌，向下包绕髌骨移行为髌韧带止于胫骨粗隆，主要作用是伸小腿，股直肌还可屈大腿。

后群为伸肌，有股二头肌、半腱肌、半膜肌。股二头肌(m.biceps femoris)起点有两个头，分别起自坐骨结节、股骨嵴，止于腓骨小头。半腱肌(m.semitendinosus)起自坐骨结节，止于胫骨上端内侧。半膜肌(m.semimembranosus)起自坐骨结节，止于胫骨髁内侧。后群肌的主要作用是屈小腿、伸大腿。在膝关节屈时，股二头肌使小腿旋外，半腱肌、半膜肌使小腿旋内。

内侧群为收肌，有耻骨肌、长收肌、短收肌、股薄肌和大收肌等5块。大收肌(m.adductor magnus)起自耻骨下支、坐骨下支、坐骨结节，止于股骨嵴。主要作用是使髋关节内收。

(3)小腿肌 可分为前、外、后三群。

前群位于胫、腓骨和骨间膜前面，为伸(足背屈)踝关节和伸趾肌，有胫骨前肌，踇长伸肌、趾长伸肌。

外侧群位于腓骨外侧面，可使足外翻和屈踝关节，有腓骨长肌和腓骨短肌。

后群位于胫腓骨和骨间膜的后面，为屈膝、屈踝和屈趾肌。有小腿三头肌、跖肌、腘肌、趾长屈肌和胫骨后肌。小腿三头肌(m.triceps surae)起自股骨内上髁、外上髁、腓骨上端后面，以跟腱止于跟结节。有屈踝关节和屈膝关节作用，对于走路、跑、跳和维持人的站立姿势起重要作用。

(4)足肌 分为足背肌和足底肌。足背肌较弱小(2块)，为伸趾肌。足底肌(10块)位于足底，主要作用是屈趾和维持足弓。

小　结

运动系统由骨、骨连结和骨骼肌构成。经常锻炼可促进运动系统的良好发育，长期废用则出现萎缩。

成人骨有206块，可分为长骨、短骨、扁骨和不规则骨4种类型。骨由骨质、骨膜和骨髓等构成，其化学成分包括有机物和无机物，有机物主要是胶原纤维和粘蛋白，胶原纤维在骨板中成层排列，使骨具有韧性和弹性；而无机物主要是碱性磷酸钙为主的钙盐类，各种钙盐沉积在胶原纤维的周围，提供了骨的硬度。

骨与骨之间的连结称为骨连结，包括直接连结和间接连结，间接连结又称关节。一个关节包括关节面、关节囊和关节腔等基本结构。

全身的骨通过骨连结构成人体骨骼，全身骨可分为颅骨、躯干骨和四肢骨。颅骨连结成颅，可分为脑颅和面颅，躯干骨包括椎骨、肋骨和胸骨，椎骨又可分为颈椎、胸椎、腰椎、骶椎和尾椎，它们通过骨连结构成脊柱。胸椎、胸骨和肋骨通过骨连结构成胸廓。四肢骨包括上肢骨和下肢骨，上肢骨和下肢骨又分别可分为上(下)肢带骨和上(下)肢游离骨。上、下肢带骨分别把上下肢骨与躯干骨相连结。全身骨的结构特点与人类直立行走、劳动和中枢神经系统发达相适应，如脑颅发达，面颅退缩，上肢骨形体较小而数目增多，下肢骨形体坚实粗壮而数目减少，脊柱呈“S”形，有颈、胸、腰、骶四个生理弯曲，脊柱自上而下直至骶骨底，椎体逐渐加大，但耳状面以下，椎体又迅速缩小；骨盆和足弓也有相应的形态特征与之相适应。

骨骼肌组成运动系统的肌。肌的形态包括长肌、短肌、阔肌和轮匝肌，每块骨骼肌都由中间的肌腹和两端的肌腱部分组成，肌腹由骨骼肌纤维构成，具有一定的收缩和舒张机能，肌腱由致密结缔组织构成，坚韧而无收缩功能，肌借肌腱附着于骨骼。在肌的周围有筋膜、滑液囊和腱鞘等辅助装置协助肌活动。全身肌肉可分为头肌、颈肌、躯干肌和四肢肌。头肌主要包括表情肌和咀嚼肌；躯干肌包括背肌、胸肌、膈肌和腹肌。四肢肌又可分为上肢肌和下肢肌。上肢肌包括肩带肌、上臂肌、前臂肌和手肌；下肢肌包括髋肌、大腿肌、小腿肌和足肌。全身肌肉的配布与直立行走、劳动和语言密切相关，适应人体直立姿势，项部、背部、臀部和小腿后部的肌特别发达，上肢适应灵活运动，肌形细巧，数目较多，屈肌比伸肌发达，下肢肌适应支撑和移动身体，则强壮有力，数目较少。

复习思考题

1.简述骨的结构及化学组成。

2.简述肌的结构及辅助装置。

3.简述关节的结构。

4.简述人类骨骼的组成和特征。

5.适应直立行走、劳动和语言等功能，人体肌肉的配布有什么特点？

第四章　神经系统

第一节　概　述

一、神经系统的进化

神经系统(nervous system)的结构与功能都是在动物进化过程中逐渐演变、发展、完善起来的。从原始的神经细胞、弥散的神经网,到神经细胞集中形成神经节、神经索,出现中枢和周围神经系统的分部,直至形成脑(图 4-1),神经系统的进化方向是由简单到复杂,从弥散到集中。

无脊椎动物具有结构与功能简单的神经系统。最原始的神经系统是广泛存在于腔肠动物中的网状神经系统,由双极和多级两种神经细胞(神经元)组成。这些神经元发出的纤维相互连接,彼此交织,形成一个网状结构。因此,网状神经系统也称为神经网。在神经网中,神经元间主要形成电突触联系。刺激作用产生的神经冲动,可以沿神经网由刺激点向外传递一定的距离,这种传导是多方向的,且传导速度较慢。

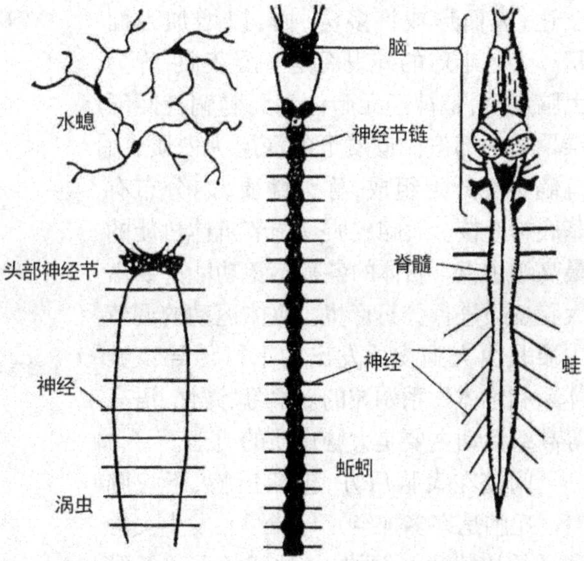

图 4-1　神经系统的演化

在神经系统的进化过程中，一个重要的发展是神经节和神经的出现，开始出现了神经系统功能的集中。神经节是由许多神经细胞集合在一起形成的，神经由神经纤维聚集成束形成。在腔肠动物中已有发现,但在更高水平的动物中普遍存在。神经节中的各个神经细胞发出神经纤维，之间通过轴突的侧支形成多方面的联系。在有体节的无脊椎动物中,神经节按体节分布,各体节之间通过神经纤维联系在一起,形成贯穿全身的神经索。在这种结构的神经系统中，每个神经节不仅要支配本体节的反射机能，而且也涉及邻近体节的反射活动,这样,神经系统的不同部分之间开始出现功能的协调。到了环节动物,神经索前部的几个神经节趋向于融合在一起形成脑神经节,也称为“脑”,这是神经系统进化过程中的又一个重要的发展。这种脑神经节的结构更加复杂,向外发出很多外周神经,而且对其它神经节有不同程度的控制作用。

神经系统进化到脊椎动物结构和功能变得更为复杂。脊椎动物的明显特征是出现背神经管。背神经管位于脊索的背面,起源于外胚层。神经管前部膨大形成脑,神经管的后端发育成脊髓。神经管内腔在成体脑中形成脑室,在脊髓中成为中央管。文昌鱼具有原始的中枢神经系统。文昌鱼背神经管的分化程度很低，为一条长长的管状物，前端管腔略微膨大，称为脑泡，是脑的雏形，其它部分相当于脊髓，但两者没有明显的区别，在神经管上已有神经分出。到了高等的脊椎动物，脑等中枢神经系统有了明显的分部，结构和功能变得更为复杂。

此外，在进化过程中，神经系统中神经细胞的数目越来越多，章鱼的神经系统是无脊椎动物中最发达最复杂的，仅在脑内就约有1亿神经元。脊椎动物神经系统的神经元数量更多，结构更复杂。

二、神经系统的分部

神经系统分为中枢神经系统和周围神经系统(图4-2)。

(一)中枢神经系统

中枢神经系统(central nervous system)包括脑和脊髓，分别位于颅腔和椎管内。哺乳动物的脑由四部分组成，包括脑干、小脑、间脑和大脑。

大脑的前端突出，形成一对嗅叶，后部为大脑半球。哺乳动物的大脑半球十分发达，表面形成许多沟、回，以增加表面积。大脑半球的外表面是一层灰质，称为大脑皮质，是神经元胞体和无髓鞘神经纤维聚集的部位。皮质下的深层为白质，由有髓神经纤维组成，称为髓质，内分布有基底神经核。大脑皮质是调节机体机能的最高级中枢。躯体的各种感觉功能主要由大脑皮质进行分析产生。躯体运动的调节主要是由大脑皮质发出的下行传导束锥体系和锥体外系调控的。学习、记忆、语言等高级活动主要是大脑皮质的机能。

间脑在大脑后方，包括丘脑、下丘脑等。丘脑是许多神经元与神经元发生突触联系的接替站。例如，各种感觉上传纤维在丘脑感觉接替核更换神经元后，再发出纤维投射到大脑皮质。间脑下部的下丘脑通过脑漏斗与垂体连接，调节垂体的内分泌活动。此外，下丘脑是调节内脏活动的高级中枢，体温、摄食和水平衡等的调节主要是下丘脑的机能。

小脑位于延髓的背侧，高等动物的小

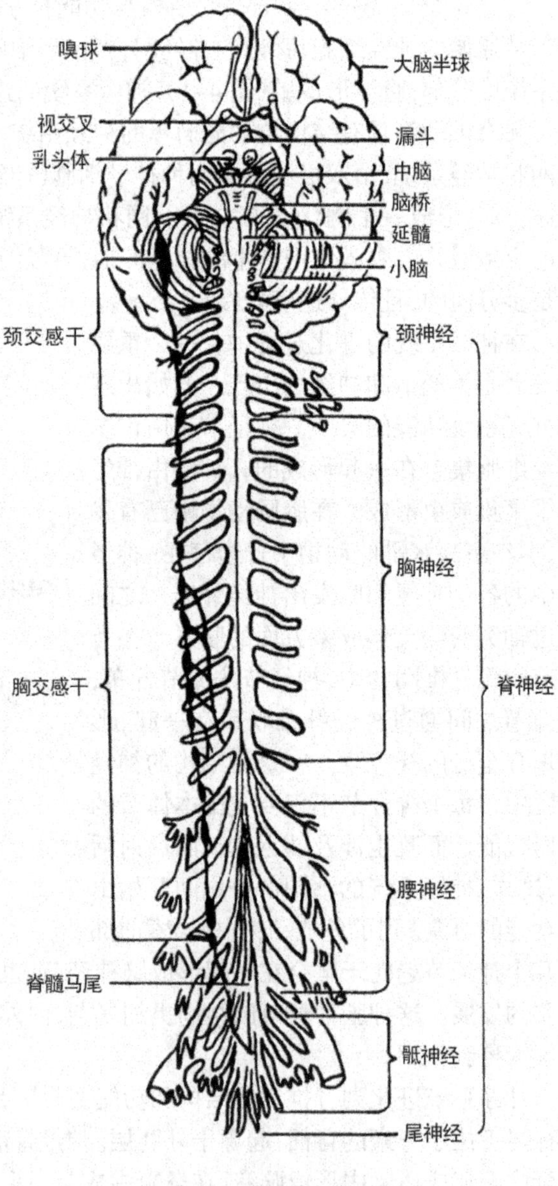

图4-2　神经系统的分部

脑分化成两个小脑半球。小脑与脑干、大脑皮质都有纤维联系，主要功能是调节肌紧张、协调随意运动。

在高等脊椎动物中，除了上述组成部分外，脑的组成还包括脑干。脑干由中脑、脑桥和延髓三部分组成。哺乳动物的中脑又称四叠体，包括上丘和下丘各一对，分别是视觉和听觉的皮质下反射中枢。脑桥位于中脑和延髓之间。延髓是脑部分化最少的部分，但有重要的机能，是调节呼吸、心血管活动的基本生命中枢所在部位。脑干的中央部分是网状结构，其中神经元的胞体与纤维并不集中成神经核或神经束而是交织成网状。

脊髓在延髓之后，呈圆柱形，由神经管发展而成。脊髓的背腹两面的正中线上各有一条纵沟，分别称为前正中裂和后正中沟。脊髓的中央为一细管，称为中央管。中央管周围部分为灰质，外周部分为白质，与大脑及小脑中灰质、白质分布的情况正好相反。脊髓灰质略呈"H"形，是神经元胞体集中的区域。白质主要由有髓鞘神经纤维组成，这些神经纤维组成一些上行和下行的传导束，主要传导感觉和运动的神经冲动。脊髓对机体机能的调节是受高位中枢的调控，其只能完成一些简单的反射活动。

(二)周围神经系统

周围神经系统(peripheral nervous system)主要是指由脑和脊髓发出的各类神经及神经节。外周神经包括 12 对脑神经(cranial nerves)、31 对脊神经(spinal nerves)和一定数目的内脏神经(visceral nerve)。神经节包括脑神经节、脊神经节和自主神经节。

脑神经和脊神经的中枢端分别与脑和脊髓相连，外周端分布于体表、骨、关节和骨骼肌等处。脑和脊髓就是通过这些神经支配人体各个部分的生理活动。脑神经和脊神经中的感觉成分是指由感觉神经纤维组成的感觉神经，主要功能是将神经冲动由感受器传向中枢部位，又称传入神经(afferent nerve)；其运动成分是由运动神经纤维组成的运动神经，能将中枢部位的神经冲动传向周围的效应器，又称传出神经(efferent nerve)。大多数神经既含有感觉成分，又含有运动成分，属于混合神经。

内脏神经主要支配内脏、平滑肌和腺体的活动，其传出部分对内脏活动的调控不受主观意志的控制，又称为自主神经系统(autonomic nervous system)，包括交感神经和副交感神经。有关内容将在后面详述。

三、常用术语

神经元是组成神经系统的基本结构单位，其结构的共有特征是有胞体和突起的区分。在中枢神经系统和周围神经系统的不同部位，神经元胞体或突起的群体因组合和编排方式不同而具有不同的术语。

1.灰质和白质

灰质　在中枢神经系统内，神经元的胞体及其树突聚集的部位，在新鲜标本时色泽灰暗，称为灰质(gray matter)，如脊髓灰质。大脑半球和小脑的灰质均分布于表面，分别称为大脑皮质和小脑皮质。

白质　在中枢神经系统内，神经纤维聚集的部位，由于轴突表面具有髓鞘而使颜色呈现苍白色，故称为白质(white matter)。大脑半球和小脑的白质位于皮质下的深部，称为髓质(medulla)。

2.神经核和神经节

神经核　在中枢神经内除皮质外，一些形态和功能相似的神经元胞体聚集而形成的集团，称为神经核(nucleus),如三叉神经核、丘脑的各种感觉接替核等。

神经节　在周围神经中,神经元胞体聚集形成形状较膨大的部位,称为神经节(ganglion),如脑神经节、脊神经节和自主神经节等。

3.神经纤维束和神经

神经纤维束(fasciculus)　也称神经传导束,是指在中枢神经系统的白质内,由起止、功能基本相同的神经纤维聚集而形成的传导束,如脊髓丘脑束、丘脑皮质束和皮质脊髓束等,主要功能是传导神经冲动。

神经　在周围神经系统,先由许多神经纤维集合形成粗细不同的神经束,再由数目不等的神经束集合在一起,外面包上结缔组织被膜,组合形成神经(nerve),如脑神经、脊神经等。

4.网状结构

在中枢神经系统内,由神经纤维交织成网,内分散一些大小不等的神经核团,这种灰质和白质相混杂的结构称为网状结构(reticular formation),如脑干网状结构。

第二节　神经元的信息传递

一、递质和受体

(一)神经递质

神经递质(neurotransmitter)是指在化学性突触传递过程中由神经末梢释放,作用于支配神经元或效应细胞膜上的受体,从而完成信息传递功能的特殊化学物质。也就是由一个神经元释放并作用于另一神经元或效应细胞膜受体而引起特定化学反应的特殊化学物质。

1.神经递质的特点　神经元内一般能够合成、分泌多种化学物质,但这些物质并非都能作为神经递质而发挥传递化学信息的作用。由神经元合成、分泌的一种化学物质要成为神经递质,必须符合如下条件:(1)神经元内含有合成递质的酶类和前体物质;(2)递质合成后贮存在突触小泡内,当神经冲动传到轴突末梢时能被释放;(3)递质通过作用于突触后神经元或效应细胞膜上的受体,激发产生突触后电位而发挥其传递信息的作用;(4)突触部位存在着消除递质作用的机制;(5)递质直接外加于突触间隙也能产生突触后效应,此效应与神经冲动传递引起的突触后效应相同;(6)存在着受体激动剂或阻断剂加强或抑制递质传递信息的作用。

2.神经递质的分类　目前,已发现的递质种类很多,且随研究的深入不断有新的递质被发现。这些递质广泛地存在于中枢神经系统和外周神经系统,在不同部位发挥着不同的调节作用。

(1)根据化学组成的不同,神经递质可分为胆碱类、单胺类和氨基酸类等。其中,胆碱类递质有乙酰胆碱;单胺类递质主要包括去甲肾上腺素、多巴胺和5-羟色胺;氨基酸类递质有γ-氨基丁酸、甘氨酸和谷氨酸等。

近年来研究证实,气体分子一氧化氮(NO)作为一种中枢或外周神经系统的递质,在神经冲动的突触传递过程中发挥着重要作用。已发现某些神经元含有一氧化氮合酶,它能使精氨酸生成NO。NO能直接结合并激活鸟苷酸环化酶,从而引起生物效应。一氧化碳(CO)也具有某些神经递质的特征。CO的作用与NO相似,也能激活鸟苷酸环化酶。此外,前列腺素和神经类固醇也被视为可能的递质。

(2)根据作用产生的效应不同,递质可分为兴奋性神经递质和抑制性神经递质。兴奋性神经递质由神经元释放后，与受体结合，引起突触后膜产生去极化的电位变化，导致突触后细胞兴奋。谷氨酸是广泛分布于神经系统的兴奋性递质。抑制性神经递质与受体结合后，引起突触后膜产生超极化的电位变化，导致突触后细胞抑制。γ-氨基丁酸是典型的抑制性神经递质。

3.神经递质的合成、释放、失活及降解

（1）递质的合成　一种递质能否在某一神经元内合成，主要决定于该神经元内是否存在着合成该递质所需的相应酶系和前体分子。递质乙酰胆碱合成的原料为胆碱和乙酰辅酶A，催化合成的酶为胆碱乙酰化酶。在胆碱乙酰化酶的催化下，乙酰胆碱首先在胞浆中合成，而后由突触小泡摄取并贮存起来。递质去甲肾上腺素合成的原料为酪氨酸，在酪氨酸羟化酶的催化作用下合成多巴，再在多巴脱羧酶作用下合成多巴胺，这两步反应都是在胞浆中进行；而后多巴胺被突触小泡摄取，由小泡中的多巴胺β-羟化酶催化进一步合成去甲肾上腺素。

神经元胞体是合成神经递质的场所。神经递质在胞体合成后，通过轴突的快速顺向运输到轴突末端，贮存于突触小泡。轴突终末也是神经递质合成的场所。研究发现，非肽类递质既可在胞体合成，也可在轴突终末内合成；但肽类神经递质只在胞体部位合成。在正常生理状态下，神经递质的合成对维持神经系统的功能有重要意义。但神经递质合成的减少，会造成大脑功能障碍。例如，胆碱乙酰化酶含量减少或活性下降，导致中枢及周围神经系统中胆碱能神经纤维的递质乙酰胆碱的生物合成不足，这是患老年性痴呆症的主要原因。

（2）递质的释放　神经递质在神经元内合成后，暂时贮存在突触小泡中。在兴奋传递过程中，递质被释放到突触间隙与突触后膜上的特异性受体结合，实现神经元之间传递信息的作用。神经递质主要以胞吐形式由突触前膜释放。

Ca^{2+}在递质释放过程中起着重要作用。当神经冲动传到神经元轴突终末，引起Ca^{2+}由细胞间隙经突触前膜进入突触小体内，Ca^{2+}一方面降低轴浆粘度，另一方面中和突触前膜的负电荷，有利于突触小泡移动，并与突触前膜接触、融合，小泡破裂释放神经递质到突触间隙，实现传递信息的功能。如果减少细胞外Ca^{2+}浓度，则递质的释放就会受到抑制；而增加细胞外Ca^{2+}的浓度则递质的释放增加。

（3）递质的失活　递质分子与突触后膜的受体结合产生生理效应后，应迅速消除该递质的作用，这样才能保证突触传递的灵敏性。在神经调节过程中，递质作用消除的机制有多种。例如，在突触部位存在的特异性酶的直接分解作用下，消除递质的作用；递质进入突触间隙被细胞间液稀释，而后进入血液循环被带到一定场所分解失活，消除其作用；此外，递质被突触前膜回收后再利用也是消除递质作用的机制之一。

神经系统递质的种类很多，不同的神经递质，其作用消除的机制也不同。递质乙酰胆碱是通过两种机制消除作用。乙酰胆碱发挥生理作用后，大部分是在胆碱酯酶的作用下被水解成胆碱和乙酸，有极少部分是在突触前膜的载体系统作用下被重新摄入突触前神经元。递质去甲肾上腺素作用的消除是通过三种机制共同产生的结果：一部分通过血液循环被带走，在肝中破坏失活；另一部分在效应细胞内由单胺氧化酶的作用而被破坏失活；但大部分通过突触前膜再摄取，回收到突触前膜的轴浆内并重新加以利用。

4.神经调质（neuromodulator）　是指由神经元合成和释放的、能对神经递质信息传递起调节作用的一些化学物质。神经调质与神经递质不同，在神经元之间不直接起信息传递的作用，但却能增强或减弱递质的信息传递效应。

5.神经递质的共存　长期来一直认为，一个神经元内只存在一种递质，也就是一个神经元的所有神经末梢均释放同一种递质。由于免疫组织化学技术在研究中的应用，这一观点已被更正，并证实一个神经元内可同时存在两种或两种以上神经调节物。这种不同神经调节物共同存在于同一神经元的现象，称为神经递质的共存(neurotransmitter co-existence)。神经系统内的递质共存是普遍现象，已有许多共存递质和共存部位被证实(图 4-3)。例如，无脊椎动物的神经元中有多巴胺和 5-羟色胺递质的共存；在豚鼠肠道肌间神经丛内血管活性肠肽和乙酰胆碱共存于一个神经细胞内。特别是在自主神经系统内，递质共存的现象更为普遍。在高等动物的交感神经节神经元发育过程中，有去甲肾上腺素和乙酰胆碱共存的现象；在蟾蜍心迷走神经中，乙酰胆碱与生长抑素共存；在松果体交感神经末梢中，含有去甲肾上腺素和 5-羟色胺两种递质。

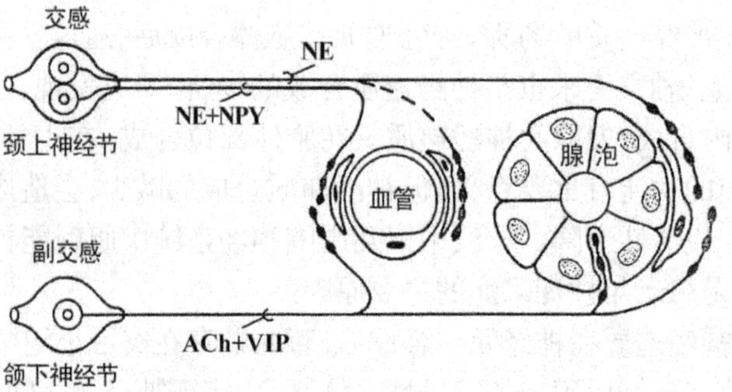

图 4-3　唾液腺中递质共存示意图

NE：去甲肾上腺素；NPY：神经肽 Y；ACh：乙酰胆碱；VIP：血管活性肠肽

递质共存的生理意义目前尚未研究清楚，可能是两种递质同时释放后引起不同的生理作用，有利于发挥突触的传递作用，协调完成神经生理活动作用，使神经调节更加精确和协调。

(二)受体

1.受体与配体的概念　受体(receptor)是指存在于细胞膜或细胞内的一些特殊生物分子，这些分子能识别并特异结合化学信号分子，引起特定的反应，从而改变细胞的生理功能。某种化学信号分子能否对细胞产生影响，取决于效应细胞上是否存在着能够与其特异结合的受体。神经递质、激素和神经调质等信号分子，与受体结合会引起细胞一系列生理反应的改变，从而对细胞产生一定的效应。这些能够与受体特异结合的化学信号分子称为配体(ligand)。

不同受体在细胞的定位不同。有些受体分布在细胞膜，有些受体存在于细胞质或细胞核，分别命名为膜受体、胞质受体或胞核受体。神经递质受体一般位于突触后膜或效应细胞膜上，属于膜受体。例如，乙酰胆碱受体是存在于细胞膜上的一种糖蛋白。但也有突触前膜受体，如与去甲肾上腺素作用的 α_2 受体就分布于突触前膜。

根据受体结合的化学信号分子的不同，也可对受体进行命名和分类，例如，与乙酰胆碱结合的受体，称为胆碱能受体；与去甲肾上腺素结合的受体，称为肾上腺素能受体等。

2.受体与配体结合的特征

(1)受体对结合的配体具有高度的选择性。一种受体只能识别并结合一种特定的化学信号分子。

(2)受体与配体的结合是可逆的。受体与配体是非共价结合，二者易结合，也易解离。在一定条件下，配体与受体结合发挥其调节作用，引起细胞生理反应的改变，随后配体就与受体解离。在突触兴奋传递过程中，一次神经冲动只能引起一次递质释放，产生一次突触后电位变化，主要原因就是由于受体与配体的结合是可逆的。

(3)受体与配体的结合具有饱和性。低浓度时，配体作用产生的效应随配体浓度的增加而增强，当配体浓度增加到一定程度时，配体浓度的增加，不会再增强其产生的效应，这种现象称为配体作用的饱和性。配体作用饱和性产生的主要原因是，细胞上存在的能够与某一信号分子作用的受体的数量是有限的。在低浓度时，随配体浓度的增加，不断有受体加入到配体的作用，当配体浓度增加到细胞上所有受体都参与了配体作用时，配体浓度的增加不会再影响其产生的效应。

(4)存在受体激动剂和拮抗剂。受体激动剂(agonist)是指与受体结合并能产生相应生理效应的化学物质。拮抗剂(antagonist)是指占据受体、阻断神经性调节物或激素与受体的结合，而不能产生生理效应的化学物质。例如，阿托品是胆碱能受体拮抗剂。阿托品与胆碱能受体结合，阻止乙酰胆碱与受体的结合，不能产生相应的生理效应。目前，已发现有内源性受体拮抗剂的存在。这样，神经系统一方面可借助于突触的神经递质将信息由一个神经元传递到另一个神经元，也可通过内源性受体拮抗剂的作用，占领受体使其不能和相应的神经递质结合，阻止信息的传递。

(三)神经系统主要的递质、受体系统

神经系统内递质和受体的种类繁多，分布广泛。有些递质在中枢神经系统和周围神经系统均有分布，如乙酰胆碱、去甲肾上腺素和多巴胺等；有些递质主要存在于中枢神经系统内，如5-羟色胺、γ-氨基丁酸、甘氨酸以及阿片肽等。这里主要介绍乙酰胆碱和儿茶酚胺类递质及受体。

1.乙酰胆碱及其受体

(1)胆碱能神经元和胆碱能纤维　在中枢神经系统，以乙酰胆碱(acetylcholine, ACh)作为递质的神经元，称为胆碱能神经元(cholinergic neuron)。胆碱能神经元在中枢的分布极为广泛。脊髓前角的闰绍细胞以乙酰胆碱作为神经递质；丘脑后部腹侧的特异感觉投射神经元是胆碱能神经元，它们和相应的皮质感觉区神经元形成的突触是以乙酰胆碱为递质的；尾核、纹状体内的某些神经元属于胆碱能神经元，尾核内有丰富的乙酰胆碱、胆碱乙酰化酶和胆碱酯酶，其内有较多的神经元对乙酰胆碱敏感，壳核与苍白球内某些神经元也对乙酰胆碱敏感。此外，杏仁核、海马等部位都含有乙酰胆碱。中枢胆碱能系统几乎参与了神经系统的所有功能，包括运动、感觉、学习和记忆、觉醒与睡眠等多方面的调节活动。

在周围神经系统中，以乙酰胆碱作为递质的神经纤维，称为胆碱能纤维(cholinergic fiber)。所有自主神经节前纤维、大多数副交感节后纤维、以及支配骨骼肌的运动纤维，末梢都以释放乙酰胆碱作为神经递质，属于胆碱能纤维。此外，支配小汗腺的交感神经和骨骼肌的交感舒血管神经节后纤维，其末梢释放的递质也是乙酰胆碱，属于胆碱能纤维。

(2)M受体和M样作用　能够与乙酰胆碱识别并特异结合的受体，称为胆碱能受体(cholinergic receptor)，包括M受体和N受体两种类型。有一类胆碱能受体主要分布在副交感节后纤维及部分交感节后纤维(主要支配汗腺分泌和骨骼肌血管舒张)所支配的效应细胞膜上。当毒蕈碱与这类受体结合后，可产生一系列自主神经节后胆碱能纤维兴奋的效应，包括心脏活动的抑制、支气管平滑肌的收缩、胃肠平滑肌的收缩、膀胱逼尿肌的收缩、虹膜环行肌的收缩、消化腺分泌的增加和骨骼肌血管的舒张等。这些效应和乙酰胆碱与这类受体结合产生的效应相似，所以这类胆碱能受体称为毒蕈碱型受体(muscarinic receptor)，简称为M受体。乙酰胆碱与M受体结合产生

的作用,称为毒蕈碱样作用,简称为 M 样作用。毒蕈碱样作用可被 M 受体的拮抗剂阿托品所阻断。

(3)N 受体和 N 样作用　另一类胆碱能受体分布在所有自主神经节内的突触后膜和神经-肌肉接头处的终板膜上。当烟碱与这类受体结合后，在突触后膜或终板膜上产生去极化的电位变化。这些效应和乙酰胆碱与这类受体结合产生的效应相似,所以称为烟碱型受体(nicotinic receptor),简称为 N 受体。乙酰胆碱与烟碱型受体结合而产生的作用称为烟碱样作用,简称为 N 样作用。

N 受体有 N_1 和 N_2 两种亚型，其中 N_1 亚型主要分布在所有自主神经节内的突触后膜上,N_2 亚型分布在神经-肌肉接头的终板膜上。当乙酰胆碱与 N_1 亚型受体结合,导致自主神经节后神经元兴奋,与 N_2 亚型受体结合引起骨骼肌收缩。

阿托品不能阻断烟碱样作用,筒箭毒碱具有阻断 N_1 型和 N_2 型烟碱受体的功能,是这两种受体的拮抗剂;六烃季铵是 N_1 型烟碱受体的拮抗剂,而十烃季铵是 N_2 型烟碱受体的拮抗剂。

2.儿茶酚胺类递质及其受体　儿茶酚胺类递质包括去甲肾上腺素、肾上腺素、多巴胺和 5-羟色胺等。

(1)去甲肾上腺素和肾上腺素　去甲肾上腺素(norepinephrine, NE)和肾上腺素(epinephrine, E)这两种递质在中枢神经系统内均有分布,其中以肾上腺素为递质的神经元称为肾上腺素能神经元(adrenergic neuron),这类神经元的胞体主要分布在延髓;而以去甲肾上腺素为递质的神经元称为去甲肾上腺素能神经元,绝大多数的去甲肾上腺素能神经元分布于低位脑干,特别是中脑网状结构、脑桥的蓝斑核以及延髓网状结构的腹外侧部分。

在周围神经系统,只存在去甲肾上腺素,而未见以肾上腺素作为递质的神经纤维,肾上腺素只是肾上腺髓质合成和分泌的内分泌激素。以去甲肾上腺素作为神经递质的纤维称为肾上腺素能纤维(adrenergic fiber),大多数交感神经的节后纤维就属于肾上腺素能纤维。

能够与肾上腺素或去甲肾上腺素结合的受体,称为肾上腺素能受体(adrenergic receptor),主要有 α 受体和 β 受体两种类型。α 受体全称 α 型肾上腺素能受体,包括 α_1 和 α_2 受体两种亚型,其中 α_1 受体主要分布于平滑肌,α_2 受体主要分布于肾上腺素能纤维末梢的突触前膜。β 受体全称 β 型肾上腺素能受体,有 β_1 和 β_2 受体两种亚型,其中 β_1 受体主要分布于心脏,而 β_2 受体主要分布于平滑肌。α 受体和 β 受体在不同效应器上的分布情况不同。例如,血管平滑肌上有 α 和 β 两种受体,在皮肤、肾和胃肠的血管平滑肌上,α 受体在数量上占优势,而在骨骼肌和肝脏的血管平滑肌上,β 受体占优势。

外周递质去甲肾上腺素对效应细胞产生的作用取决于效应细胞上分布的受体类型。去甲肾上腺素与 α 受体结合后产生的平滑肌效应主要是兴奋性的,包括血管收缩、子宫收缩等;但对小肠运动是抑制作用。去甲肾上腺素与 β_2 受体结合后产生的平滑肌效应是抑制性的,包括血管舒张、子宫舒张、小肠舒张、支气管舒张等,但与心肌 β_1 受体结合产生的效应却是兴奋性的。肾上腺素和去甲肾上腺素这两种配体的特性存在一定差异。去甲肾上腺素对 α 受体的作用强于对 β 受体的作用,而肾上腺素对 α 和 β 受体的作用都强。

由上可知,α 和 β 受体的分布极为广泛,它们激动后产生的效应,既有兴奋性的,也有抑制性的,最终的效应是由受体的特性、配体的特性以及器官上两种受体的分布情况等因素决定的。

肾上腺素能受体也有各自的受体拮抗剂。酚妥拉明是 α_1 和 α_2 两种亚型受体拮抗剂,哌唑嗪

选择性阻断 α_1 受体，而育亨宾选择性阻断 α_2 受体。普奈洛尔是 β 受体拮抗剂，但对 β_1 和 β_2 受体无选择性。心得乐选择性阻断 β_2 受体。

（2）多巴胺及其受体　多巴胺（dopamine, DA）是一种重要的儿茶酚胺类神经递质，主要分布于中枢神经组织中。这种递质与人的意识、情绪、记忆和认知等功能有着直接关系。

中枢的多巴胺类递质系统主要包括：黑质-纹状体系统、中脑-边缘系统和结节-漏斗系统。黑质-纹状体系统的多巴胺能神经元位于中脑黑质，所含有的多巴胺占全脑含量的70%以上，其神经纤维投射到纹状体，释放多巴胺在纹状体贮存。中脑-边缘系统的多巴胺神经元位于中脑脚间核顶盖腹侧区，其神经纤维投射到边缘前脑，主要调控人类的精神活动。结节-漏斗部的多巴胺神经元位于下丘脑弓状核，神经末梢终止在漏斗核和正中隆起，主要调控垂体激素的分泌。大脑多巴胺不足，或者多巴胺系统功能紊乱是神经系统大多数疾病的重要根源，如帕金森氏症，舞蹈病等。

能够与多巴胺相互识别并特异结合的受体称为多巴胺受体。多巴胺受体可分为 D_1 和 D_2 两个家族，其中 D_1 家族包括 D_1 和 D_5 亚型，多巴胺与其结合可激活腺苷酸环化酶；D_2 家族包括 D_2、D_3 和 D_4 亚型，这类受体激活对腺苷酸环化酶有抑制作用，还与细胞内其它第二信使系统相关连，包括激活钾通道、抑制钙通道等。

（3）5-羟色胺及其受体　5-羟色胺（5-hydroxytryptamine，5-HT）主要是中枢递质。5-羟色胺能神经元胞体主要集中于低位脑干的中缝核内，其纤维投射分上行、下行和支配低位脑干三部分。位于中缝核上部的上行部分神经元内 5-羟色胺的含量最多，发出纤维投射到纹状体、丘脑、下丘脑、边缘前脑和大脑皮质；位于中缝核下部的下行部分神经元，发出纤维下达脊髓后角、侧角和前角；支配低位脑干部分的纤维分布在低位脑干内部。

已知的 5-羟色胺受体有 $5\text{-}HT_1\sim5\text{-}HT_7$ 等 7 种类型，其中 $5\text{-}HT_3$ 受体是离子通道型受体，其余大多数是 G-蛋白耦联受体。此外，部分 $5\text{-}HT_{1A}$ 受体是突触前受体。5-羟色胺系统主要调节痛觉、精神情绪、睡眠、体温、性行为和垂体内分泌等功能活动。

（4）组胺及其受体　下丘脑后部的结节乳头核内含组胺（histamine）能神经元的胞体，其纤维几乎到达中枢的所有部分，包括大脑皮质和脊髓。组胺受体有 3 种类型，包括 H_1、H_2 和 H_3 受体，广泛存在于中枢和周围神经系统内。大多数 H_3 受体为突触前受体，通过 G-蛋白介导抑制组胺或其它递质的释放。组胺与 H_1 受体结合后能激活磷脂酶 C，与 H_2 受体结合后则能提高细胞内 cAMP 的浓度。组胺系统可能与觉醒、性行为、腺垂体激素的分泌、血压、饮水和痛觉等调节有关。

（四）神经递质与受体作用的机制

在神经系统内，递质种类很多，相应受体的种类也很多。受体与递质的结合具有特异性，即一种受体只能与相应的一种神经递质结合，但对某种神经递质来说不一定只有一种受体。如胆碱能受体就有 N 受体和 M 受体，肾上腺素能受体有 α 受体和 β 受体。在神经调节过程中，神经冲动经突触传递产生的效应，不仅取决于神经递质的种类，更重要的是取决于受体的类型，是二者相互作用、共同决定的。

神经递质受体本质上是蛋白质，可通过两种机制对突触后膜产生影响。一类突触后膜的受体是直接与通道蛋白耦联的膜蛋白，或其本身就是一种通道蛋白，如胆碱能 N 受体。当神经递质与这类受体结合后，促使膜蛋白的构象发生改变，形成某些离子通道，致使突触后膜两侧细胞质与周围的液体之间进行某些特殊离子的交换，使突触后膜产生去极化或超极化的电位变化。另一类突触后膜受体与G-蛋白耦联，如肾上腺素能β受体。当神经递质与这类受体结合后，激活细胞膜上的某种酶，启动环腺苷酸（cAMP）或环鸟苷酸（cGMP）等第二信使，由这些信号物质调节神经的功能，结果是改变突触后膜的极化程度。有些神经递质的作用只涉及一种机制，有些神经递质，如乙酰胆碱有两种受体，可通过启动两种机制对突触后膜产生影响。

二、突触与突触传递

1897年英国神经生理学家C.S.谢灵顿在研究脊髓反射时，将突触一词最先引入生理学，用以表示中枢神经系统神经元之间相互接触并实现功能联系的部位。后来，突触又被推广用来表示神经元与效应细胞间的功能关系部位。两神经元之间或神经元与肌细胞之间用于传递神经冲动的特殊结构，称为突触（synapse）。

（一）经典突触的结构

突触由突触前成分、突触间隙和突触后成分三部分组成（图4-4）。

在形成突触时，一个神经元的轴突末梢分支、膨大形成突触小体（synaptic knob）。突触小体内分布有大量的小泡，称为突触小泡（synaptic vesicles），内含化学性神经递质。不同的突触小泡的形态、大小及所含的神经递质不完全相同，内含有乙酰胆碱或氨基酸类递质的小泡为小而清亮型突触小泡；内含儿茶酚胺类递质的小泡属小而致密型突触小泡；内含神经肽类递质的小泡属大而致密型突触小泡。突触部位神经冲动的传递依赖于突触小泡内神经递质的释放（见第二章第四节）。在形成突触的部位，神经元的细胞膜较其它部位细胞膜增厚，为特化的神经元膜，其中位于突触前神经元轴突末梢的为突触前膜（presynaptic membrane），与前膜相对应的突触后神经元或其它细胞上的为突触后膜（postsynaptic membrane），突触后膜上有能与神经递质结合并传递信息的受体（图4-4）。

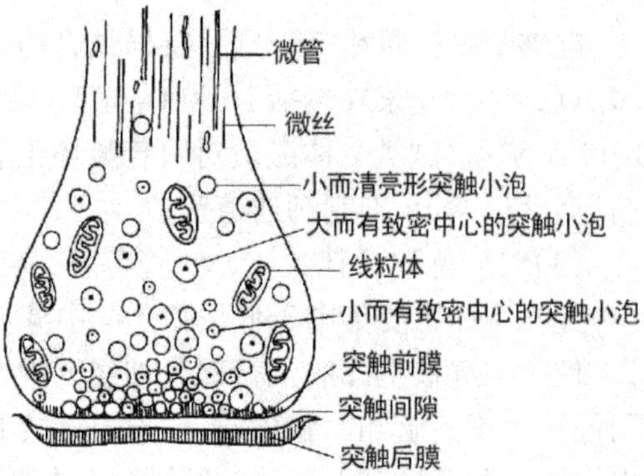

图4-4　突触结构示意图

（二）突触的类型

1.根据突触接触的部位分类

①轴突-胞体突触　一个神经元的轴突末梢与下一个神经元的胞体相接触而形成的突触。

②轴突-树突突触　一个神经元的轴突末梢与下一个神经元的树突相接触而形成的突触。

③轴突-轴突突触　一个神经元的轴突末梢与下一个神经元的轴丘或轴突末梢相接触而形成的突触（图4-5）。

除上述三种主要突触形式外，在无脊椎动物和低等脊椎动物的神经组织中，神经元之间的任何一部分都可以彼此形成突触，如树突-树突突触、树突-胞体突触和胞体-胞体突触等。这三种突触为电突触，它们的连接形式为低电阻的缝隙连接。

2.根据突触产生的效应分类　神经冲动在不同细胞之间的传递依赖于神经元与其它细胞间形成的突触，通过突触传递可引起突触后神经元的兴奋或抑制，因而把突触分为兴奋性突触和抑制性突触。

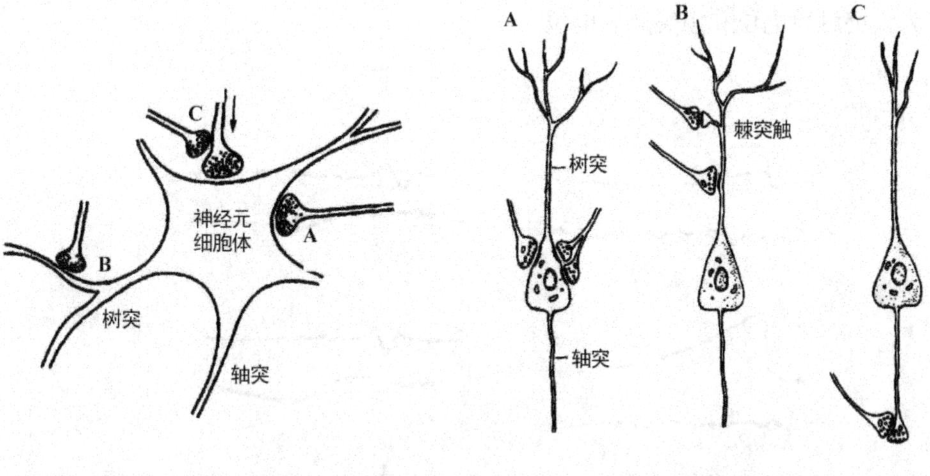

图 4-5 接触部位不同形成的突触类型
A:轴突-胞体突触;B:轴突-树突突触;C:轴突-轴突突触

①兴奋性突触 在神经冲动传递过程中,突触小泡释放兴奋性神经递质(如乙酰胆碱、去甲肾上腺素等),引起突触后神经元的兴奋,这种突触称为兴奋性突触。

②抑制性突触 在突触传递过程中,突触小泡释放抑制性神经递质(如 γ-氨基丁酸),引起突触后神经元的抑制,这种突触称为抑制性突触。

3.根据突触的性质分类

①化学性突触(chemical synapse) 这类突触对神经冲动的传递依赖于化学性神经递质的释放。轴突-胞体突触、轴突-轴突突触和轴突-树突突触等经典的突触就属于化学性突触。

②电突触(electric synapse) 是神经元之间传递信息的最简单的形式,连接形式是低电阻的缝隙连接(gap junction)(图 2-8)。常见的电突触有树突-树突突触、胞体-胞体突触、树突-胞体突触等。电突触的突触间隙极窄,仅 1~1.5nm,连接部位的细胞膜并不增厚,无特化的突触前膜和后膜,膜两侧近旁胞质内不存在突触小泡。

(三)神经冲动的传递

1.经典的突触传递

(1)突触传递过程 兴奋在突触部位的传递过程一般包括:神经递质的释放、递质与受体的结合及突触后电位的产生等三个基本环节。

当神经冲动传导到神经元轴突末梢,引起细胞膜局部去极化,对 Ca^{2+}的通透性增加,突触间隙的 Ca^{2+}顺着浓度梯度进入突触小体内。在 Ca^{2+}的作用下,促使一定数量的含有神经递质的突触小泡向突触前膜移动并与之接触、融合,在二者膜融合的部位出现破裂,将突触小泡内的化学递质释放到突触间隙;进入突触间隙的神经递质经弥散作用抵达突触后膜,并迅速与突触后膜上的特异受体结合,导致突触后膜上某些离子通道开放,使突触后膜对不同离子的通透性发生改变,引起突触后膜电位发生局部变化,进而导致突触后神经元产生兴奋或抑制,从而完成突触传递过程。

(2)突触后电位及产生机理 在突触传递过程中,产生在突触后膜上局部的电位变化称为突触后电位(postsynaptic potential)。根据突触后膜上产生的去极化或超极化的电位变化,突触后电位可分为兴奋性突触后电位和抑制性突触后电位(图 4-6)。此外,根据电位时程的长短,突触后电位又分为快突触后电位和慢突触后电位。

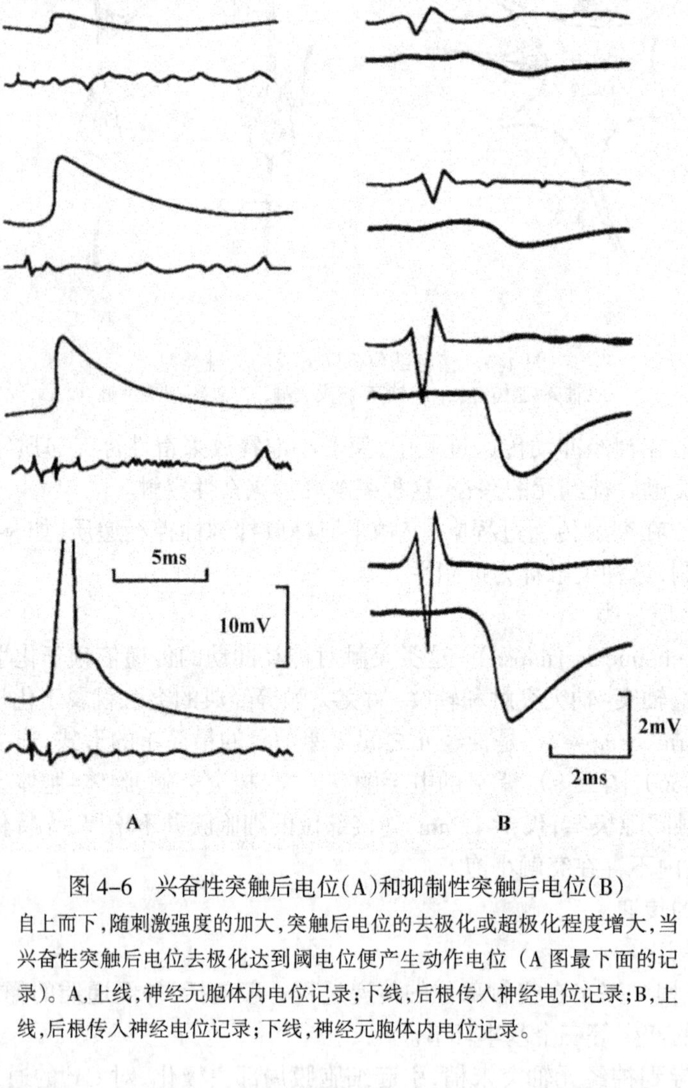

图 4-6　兴奋性突触后电位(A)和抑制性突触后电位(B)

自上而下,随刺激强度的加大,突触后电位的去极化或超极化程度增大,当兴奋性突触后电位去极化达到阈电位便产生动作电位(A 图最下面的记录)。A,上线,神经元胞体内电位记录;下线,后根传入神经电位记录;B,上线,后根传入神经电位记录;下线,神经元胞体内电位记录。

① 兴奋性突触后电位　在突触传递过程中产生在突触后膜上的去极化的局部电位变化,称为兴奋性突触后电位(excitatory postsynaptic potential,EPSP)。当突触前神经元发生兴奋时,突触前膜释放兴奋性递质,递质作用于突触后膜,使突触后膜发生去极化,这种去极化电位就是兴奋性突触后电位。

兴奋性突触后电位产生的原理是由于突触前神经元的兴奋传到轴突末梢,引起突触前膜释放兴奋性的递质,递质经弥散通过突触间隙并与突触后膜的受体结合,提高了突触后膜对多种离子,包括 Na^+、K^+、Cl^-,尤其是 Na^+的通透性,使 Na^+的内流比 K^+的外流速度快,从而在突触后膜出现去极化的电位变化，产生兴奋性突触后电位。

在实验中，将微电极插入脊髓前角运动神经元的胞体内，测得的静息电位约为-70 mV。突触后膜上产生的兴奋性突触后电位以电紧张扩布的形式影响邻近普通的神经细胞膜，使其发生去极化，当去极化发展到一定数值，如膜电位由-70 mV 去极化到-52 mV 左右时，达到了轴突始段部位的阈电位水平，则轴丘处首先暴发动作电位，并沿神经元轴突传导出去，引起突触后神经元兴奋。

② 抑制性突触后电位　在突触传递过程中，产生于突触后膜的超极化的电位变化，称为抑制性突触后电位(inhibitory postsynaptic potential，IPSP)。当抑制性中间神经元兴奋时，突触前膜释放抑制性递质，递质作用于突触后膜，使膜电位由-70 mV 向-80 mV 靠近，发生超极化。

抑制性突触后电位形成的原理是由于突触前神经元的兴奋传到轴突末梢，突触前膜释放抑制性神经递质，递质弥散通过突触间隙与突触后膜上的受体结合，使突触后膜对 K^+和 Cl^-的通透性升高，尤其是 Cl^-，但不包括 Na^+，Cl^-的内流和 K^+的外流导致突触后膜发生超极化的电位变化，出现抑制性突触后电位。由于这种电位变化是超极化，不易发生去极化，不易发生兴奋，最终结果是导致突触后神经元抑制。

③ 慢突触后电位　慢突触后电位是指在自主神经节和大脑皮质的神经元中记录到的潜伏期为 100~500 ms，持续数秒钟的突触后电位，包括慢兴奋性突触后电位和慢抑制性突触后电位。这两种慢突触后电位的产生机制不同，其中慢兴奋性突触后电位的产生是由于膜的 K^+电导降低而引起的，而慢抑制性突触后电位则由 K^+电导增高而引起。此外，在交感神经节的神经元中还发现一种迟慢 EPSP，该电位的潜伏期为 1~5 s，持续时间可达 10~30 min。这种迟慢兴奋性突触后电位的产生可能部分由膜的 K^+电导降低所致，有关的递质可能是促性腺激素释放激素。

(3)突触传递的可塑性　突触的可塑性(plasticity)是指突触传递的功能可发生较长时程的增强或减弱。突触的可塑性有以下几种形式。

① 强直后增强　突触前末梢在接受一短串强直性刺激后，突触后电位发生明显增强的现象称为强直后增强(post-tetanic potentiation)，持续时间一般可长达 60 s 之久。强直后增强是一种活动引起的突触传递功能增强的现象，其产生的机制与突触前神经元内 Ca^{2+}的积累有关。由于强直性刺激作用，突触前神经元内游离 Ca^{2+}的浓度持续升高，使突触前末梢持续释放神经递质，导致突触后电位增强。

②长时程增强(long-term potentiation，LTP)　是突触前神经元受到短时间的快速重复性刺激后，在突触后神经元快速形成的持续时间较长的突触后电位增强。长时程增强是一种快速建立而持久作用的突触反应性增强，其持续时间比强直后增强要长得多，最长可达数天。二者的形成机制也不同，长时程增强是由突触后神经元胞质内 Ca^{2+}增加而引起的，而与突触前神经元胞质内 Ca^{2+}增加无关。LTP 是突触可塑性的一种表现形式，被认为是学习与记忆的神经基础，可以在中枢许多部位，尤其在海马等与学习记忆有关的脑区发生。

③ 长时程抑制(long-term depression，LTD)　是指突触传递效率的长时程降低。在海马、小脑皮质和新皮质等脑区可观察到 LTD，但对其机制与生理作用尚不十分清楚。

2.非突触性化学传递　在研究交感神经对平滑肌和心肌的支配时，发现神经元间存在着非突触性化学传递(non-synaptic chemical transmission)。交感肾上腺素能神经元的轴突末梢有许多分支，在分支上形成串珠状的膨大结构称为曲张体(varicosity)。曲张体内有丰富的小而致密型的突触小泡,小泡内含有高浓度的去甲肾上腺素。这些曲张体与突触后细胞间并不形成经典的突触联系，而是沿着分支位于突触后细胞的近旁,形成非定向突触(图4-7)。当神经冲动到达曲张体时,曲张体内的突触小泡释放递质,以扩散方式到达突触后成分上的受体,使突触后细胞发生反应。

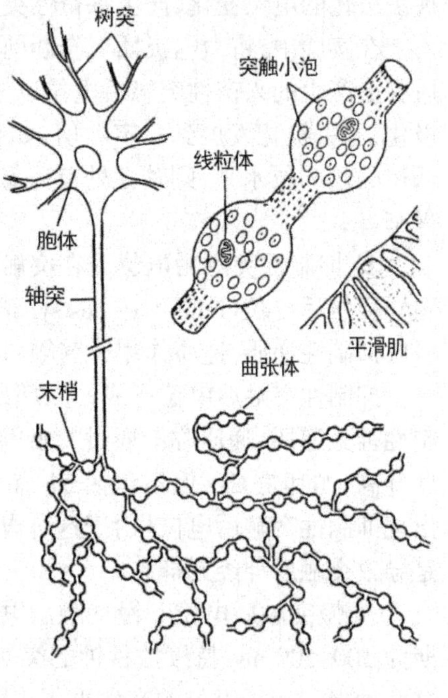

图 4-7　非定向性突触结构示意图

非突触性化学传递也存在于中枢神经系统中,主要见于一些单胺类神经纤维的信息传递。例如,在大脑皮质内有直径很细的无髓去甲肾上腺素能纤维，其末梢分支上有许多曲张体，这种曲张体绝大部分与其相连接的神经元形成非定向突触。黑质内的多巴胺能纤维末梢也形成许多曲张体，且绝大多数以非突触性形式进行化学传递。中枢内的5-羟色胺能纤维也以这种方式进行传递。

与经典突触传递相比，非突触性化学传递具有以下特点:① 无特化的突触前膜和突触后膜结构;② 曲张体与突触后成分之间的距离较大，一般大于20 nm,有的甚至超过400 nm;③ 一个曲张体释放递质的作用部位较分散,可作用于较多的突触后成分;④ 递质扩散的距离较远,且远近不等,因此突触传递时间较长,且长短不一;⑤ 曲张体释放的递质能否对突触后细胞产生信息传递效应,取决于突触后成分上是否有相应的受体。

3.电突触传递　电突触传递的结构基础是缝隙连接。在两个神经元形成缝隙连接的部位,两侧膜上有由12个亚单位组成的沟通两细胞胞质的水相通道蛋白，这些蛋白围成一个孔道结构(图2-8)。孔道允许带电小离子和分子量小于1.0~1.5 kD或直径小于1.0 nm的小分子物质通过。电突触部位兴奋的传递不依赖于神经递质,是以一种电传递方式进行,生物电冲动的传导和离子交换可以横过此间隙。电突触部位的传递速度很快,几乎不存在潜伏期。与化学性突触传递的单向性相比,电突触神经冲动的传递一般均表现为双向性。电突触传递在中枢神经系统内和视网膜上广泛存在,主要发生在同类神经元之间,具有促进神经元同步化活动功能。

三、神经反射活动的特征

(一)反射与反射弧

1.反射　人和动物能够正常进行各项生命活动,能够使体内各器官、系统的活动协调起来,能够对外界环境变化做出相应的反应,这主要是通过神经系统的调节作用而实现的。神经系统的活动方式极为复杂,但其基本活动方式是反射。反射(reflex)是指在中枢神经系统的参与下机体对内、外环境变化所做出的规律性反应。按反射形成的特点将反射分为非条件反射和条件反射(表4-1)。人和高等动物对内、外环境的适应,都是通过非条件反射和条件反射来实现的。

(1)非条件反射　非条件反射是指生来就有的反射,是在种族发展过程中形成而遗传下来的反射,也称无条件反射。非条件反射的神经联系是生来就有的,反射弧是固定的。非条件反射与机体的生存和种族繁衍有关。例如，减压反射、伤害性刺激引起逃避的反射、初生婴儿的吃奶反射等都属于非条件反射。非条件反射是不随意的反应，只需低级神经中枢脊髓和脑干的参与就可完成的反射。

非条件反射可以形成连锁反射，即第一个反射的反应可以成为第二个反射的刺激，第二个反射的反应又可成为第三个反射的刺激等等。例如，吞咽和消化过程就是一连串很长的连锁反射。这种复杂的连锁反射经过动物世代的发展遗传固定下来就成为本能。

非条件反射对有机体适应环境的变化是有益的，但该反射是有限的，只能对恒定的环境变化进行适应，因而不能满足人和动物生存的需要，须在后天的生活中获得新的反射，即条件反射。

(2)条件反射　条件反射是后天获得的，是在生活过程中通过一定条件，建立在非条件反射的基础上的反射。例如，谈虎色变、望梅止渴等属于条件反射。条件反射的反射弧是暂时的神经联系，是由于在条件刺激的皮质代表区和非条件刺激的皮质代表区之间多次的同时兴奋，形成了机能上的暂时联系。条件反射是高级神经活动的基本方式，其调控中枢是大脑皮质。有关条件反射的内容将在后面的章节中详述。

表 4-1　非条件反射与条件反射的区别

非条件反射	条件反射
生来就有的反射	后天获得的反射
不随意反射，中枢是脑干和脊髓	随意反射，中枢是大脑皮质
刺激必须是其感受器的直接刺激	任何无关刺激都可变为条件反射的刺激
反射弧是固定的	反射弧是暂时的、易变的
只适应不变的环境	可以适应多变的环境

2.反射弧(reflex arc)　是指从机体接受刺激到做出反应，兴奋传递所通过的路径。反射弧是反射反应的结构基础，一般由感受器、传入神经、神经中枢、传出神经和效应器五部分组成(图 4-8)。但在最简单的反射弧中，传入神经元和传出神经元在中枢内直接接触，形成单突触的反射弧。反射活动中兴奋传递的途径可简单表示如下：感受器→传入神经→神经中枢→传出神经→效应器。

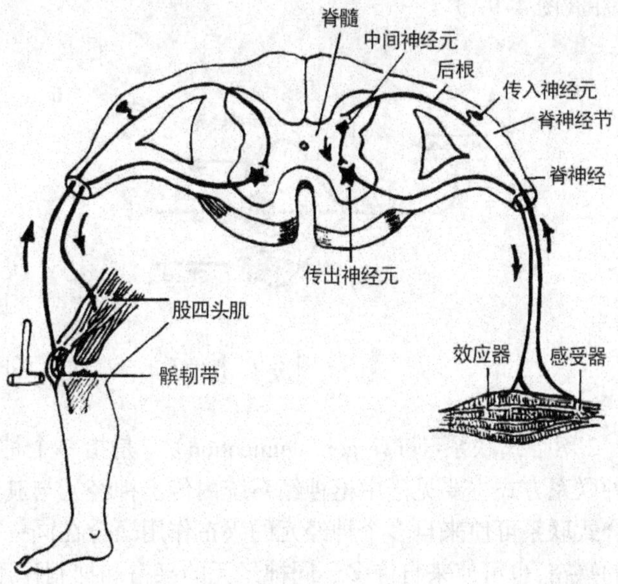

图 4-8　反射弧结构示意图

感受器　是指能够感受内、外环境的变化，并将作用的刺激能量转化为神经冲动的特殊结构。感受器一般为感觉神经末梢，包括游离神经末梢和被囊神经末梢两种。每种感受器均有它的适宜刺激。一定强度的刺激作用于感受器使之产生兴奋，将引起神经纤维发生动作电位而传导。

传入神经　由传入神经纤维组成，主要功能是将感受器转化产生的神经冲动传到中枢神经系统。

神经中枢　是指中枢神经系统内由一些结构功能相似、参与调节某一特定生理功能的神经元群组成的结构,如呼吸中枢、心血管反射中枢和摄食中枢等。在反射弧中也称为反射中枢,是整个反射过程中最关键的环节。不同反射中枢在中枢神经系统内分布的范围以及所在的部位都不相同,其主要功能是对传入神经的传入冲动进行整合分析,产生传出冲动,使反应更精确、协调。

传出神经　由传出神经元的轴突组成,主要功能是把神经冲动由中枢传向效应器。

效应器　是指传出神经纤维末梢及其所支配的肌肉或腺体等。传出神经纤维末梢分布到骨骼肌、内脏平滑肌和腺体等效应器上,通过传出神经冲动引起效应器产生一定的反应。

反射活动的完成依赖于反射弧基本组成结构和功能的完整性。在临床和动物实验中观察到,反射弧任何一个组成受到破坏,沿反射弧的兴奋传递就会中断,反射活动不能发生。例如,去除皮肤后,由于破坏了皮肤中的感受器,蟾蜍对较轻的伤害性刺激不会做出反应。又如,可卡因在临床上使用,麻醉传入神经纤维,破坏神经纤维的生理完整性,使传导不能正常进行,产生麻醉效应。

(二)中枢神经元的联系方式

根据神经元在反射弧中的不同地位，可分为传出神经元、传入神经元和中间神经元三种类型,这些神经元间存在着十分紧密而又非常复杂的联系。在中枢,神经元间的主要联系方式有辐散式、聚合式、链锁状和环路式等。

1.辐散式联系(divergent connection) 是指一个神经元的轴突通过其末梢分支可以与许多神经元建立突触联系。这种联系方式主要见于传入神经元与其它神经元间的联系。例如,传入神经元的纤维进入脊髓后,一方面以分支与本节段脊髓的中间神经元及传出神经元发生突触联系,另一方面通过其上升和下降分支与相邻节段脊髓的中间神经元发生突触联系。通过神经元间的辐散式联系,一个传入神经元兴奋往往引起多个中枢神经元的同时兴奋或抑制,扩大了兴奋或抑制的范围(图 4-9A)。

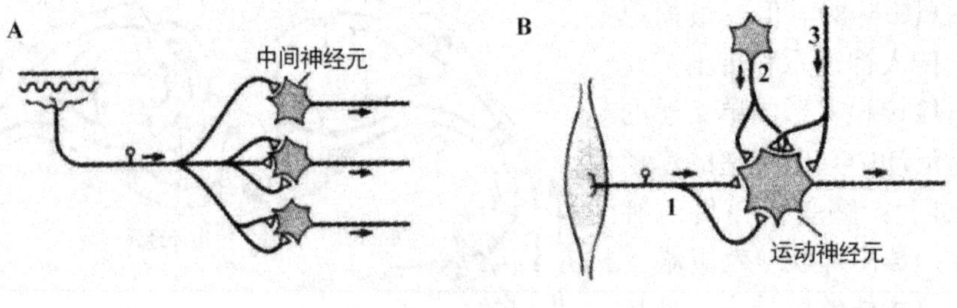

图 4-9　神经元的辐散式(A)和聚合式(B)联系

2.聚合式联系(convergent connection)　是指一个神经元接受许多不同神经元的突触联系。这种联系方式主要见于中枢神经系统内传出神经元与其它神经元的突触联系。通过神经元间的聚合式联系可使来自多个神经元的兴奋作用聚合在同一个神经元上,发生兴奋总和,引起该神经元的兴奋;也可使来自许多不同神经元的兴奋和抑制作用在同一神经元上而进行整合。传出神经元被称为各种来源的突触联系的最后公路,多个神经元通过突触作用最终引起传出神经元兴奋,由其发出传出冲动,产生反射活动效应。例如,脊髓前角的传出神经元,可接受许多不同来源的兴奋性的突触联系,同时,也可接受许多抑制性的突触联系。因此,脊髓前角运动神经元最终表现出兴奋还是抑制,以及兴奋或抑制的程度有多大,则取决于不同来源的兴奋和抑制作用相互拮抗的结果。正是由于神经元间存在着聚合式的联系方式,这就保证了中枢神经系统内神经元活动能够集中,使兴奋或抑制能在同一个神经元上发生总和(图 4-9B)。

3.链锁状与环路式联系　在中枢神经系统内,中间神经元的数量最多,其间的联系更为复杂,形式多样。除了辐散式和聚合式的联系方式外,有些中间神经元之间形成了链锁状联系,有些则形成了环路式联系。这些联系是神经系统高度复杂化的结构基础。链锁状联系(chain connection)是指神经元呈链状接替联系在一起(图 4-10C)。兴奋通过链锁状联系,在空间上扩大其作用范围。

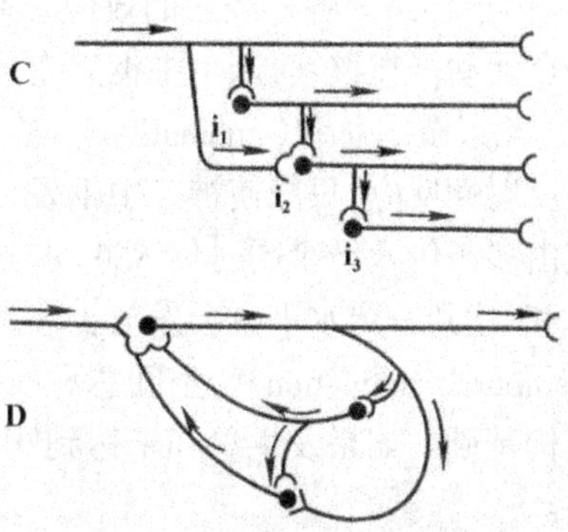

图 4-10　中间神经元间的链锁状(C)和环路式(D)联系

一个神经元通过其轴突侧支与中间神经元发生联系,中间神经元的轴突返回,直接或间接作用于该神经元,神经元间的这种联系方式称为环路式联系(recurrent connection)(图 4-10D)。在环路式联系中,如果各神经元均为兴奋性神经元,则兴奋由于反复在环路中传导,导致兴奋活动的加强和持续时间的延长;如果环路中存在抑制性中间神经元,则兴奋经过环路式联系将使原来神经元的活动减弱或及时终止。可见,神经元间的环路式联系可实现神经活动的反馈调节。例如,某些反射活动在刺激停止后仍然持续一段时间,这种现象称为后放或后发放,是一种正反馈活动;如果环路中存在抑制性中间神经元,则通过回返性抑制使原神经元活动减弱或及时终止,这属于负反馈。

(三)中枢兴奋传递的特征

神经冲动在中枢的传递过程依赖于神经元间的突触结构和神经递质的释放，这就决定了中枢兴奋传递的特征与突触传递特征有关，也决定了其兴奋传递与神经纤维兴奋传导特征有着明显的差别。

1.单向传递(unidirectional transmission)　神经纤维对兴奋的传导具有双向性,即神经冲动由产生部位沿着神经纤维向两个方向传导。与此不同,兴奋在中枢只能沿着一个方向传递,也就是兴奋只能由传入神经向传出神经的方向传递，或只能由突触前神经元的轴突末梢传向突触后神经元的胞体或突起,不能沿相反的方向传递。中枢兴奋传递的单向性是由突触传递决定的,因为神经递质只能由突触前神经元释放,而与递质结合的受体存在于突触后膜,只有突触前神经元释放递质与突触后膜上的受体结合,才能实现并完成神经元间神经冲动的传递。正是由于中枢兴奋的单向传递,使得整个神经系统的活动能够有规律地进行。尽管突触前膜也存在递质受体,但其主要功能是调节神经递质的释放,与兴奋的传递无直接关系。

2.中枢延搁(central delay)　从接受刺激到机体出现反射反应所需要的时间称为反射时(reflex time)。与神经纤维上兴奋的传导速度相比,兴奋在中枢的传递速度明显减慢,经历的时间延长,这种现象称为中枢延搁。中枢延搁的产生与突触延搁有关。所谓突触延搁是指兴奋在突触部位较长时间传递的现象。这是由于神经元兴奋到达突触前神经末梢,经历递质的释放、扩散,作用于突触后膜受体,在突触后细胞产生突触后电位等一系列过程才能完成突触传递,这些过程都需要消耗时间。哺乳类动物中枢神经系统中突触传递的时间约为 0.2~0.3 ms，蛙类神经-肌肉接头处的突触传递时间约为 1 ms。因此，一个反射活动在完成过程中所通过的突触数量越多，中枢延搁所消耗时间越长，反射时就越长。

3.后放（after discharge） 在反射过程中，一般会出现刺激停止、传入神经纤维上的传入冲动消失后，反射中枢的兴奋并不立即消失，在传出神经纤维上仍有传出神经冲动发放，使反射活动延续一段时间，这种现象称为中枢兴奋的后放。中枢神经元间的环路式联系是产生后放的结构基础。由于环路中各神经元的效应，导致兴奋在环路中反复传递，这样即使刺激停止了作用，而中枢兴奋活动仍在继续，产生中枢兴奋的后放。

4.兴奋的总和（summation） 在反射活动中，单一神经纤维传入的单一神经冲动往往不能引起反射性反应，只能使神经中枢发生阈下兴奋。但如果由单一传入纤维连续传入多个神经冲动，或由多条传入纤维同时传入冲动，这些神经冲动到达同一神经中枢，诱导产生的阈下兴奋会发生总和，达到一定水平就会发放神经冲动，引起反射活动，这一过程称为兴奋的总和，包括时间总和（temporal summation）与空间总和（spatial summation）。神经元间的聚合式联系是产生空间总和的结构基础。如果发生总和未达到阈电位，不能引起突触后神经元兴奋，但却能提高神经元的兴奋性。

5.兴奋节律的改变 在一个反射活动完成过程中，兴奋经中枢传递一般会出现兴奋节律的改变，主要表现为传入神经上的传入冲动频率和传出神经上的传出冲动频率之间存在着明显的差别。这是由于传入神经的兴奋节律是由传入神经元自身的功能状态决定的，而传出神经元的兴奋节律除与传入冲动节律有关外，还与神经中枢内中间神经元的功能状态及传出神经元自身的功能状态有关，是三方面综合影响的结果，因而会出现传入神经和传出神经上兴奋节律的不同。

6.对内环境变化的敏感性和易疲劳性 突触部位兴奋的传递表现出对内环境变化的敏感性。体内发生的各种变化，如缺氧、二氧化碳积累和麻醉剂等，均可改变突触部位的兴奋传递活动，改变中枢的兴奋性。突触部位也是反射弧最易出现疲劳的部位。与神经纤维传导兴奋的相对不疲劳相比，中枢在传递神经冲动的过程中易产生疲劳，这可能与中枢部位突触传递过程中递质的耗竭有关。例如，用高频率电脉冲连续刺激突触前神经元，突触后神经元的放电频率会逐渐降低；同样的刺激作用于神经纤维，神经纤维的放电频率在较长时间内不会降低。

（四）中枢抑制

中枢抑制和中枢兴奋一样也是神经的活动过程。在任何反射活动中，中枢内同时存在兴奋作用和抑制作用，这两种作用相互配合和相互制约，保证反射活动正常进行。例如，引起屈肌反射的传入神经冲动进入脊髓后，一方面兴奋屈肌运动神经元，另一方面抑制伸肌运动神经元。如果破坏中枢抑制，则反射活动不能协调进行。根据中枢抑制产生的机制不同，可分为突触后抑制和突触前抑制两种。

1.突触后抑制 在突触传递过程中，一个抑制性神经元的末梢释放抑制性神经递质，会引起突触后神经元的抑制。这种抑制是由于突触后膜上产生抑制性突触后电位（超级化的突触后电位）而引起的，因而称为突触后抑制（postsynaptic inhibition）。

一个神经元可通过其轴突末梢的分支与中枢内多个神经元发生突触联系；同时，一个神经元也可通过突触联系接受多个神经元传来的冲动。在突触传递过程中，任何一个兴奋性神经元的兴奋，只能引起突触后神经元兴奋，而不能直接引起其它神经元产生突触后抑制。但如果兴奋性神经元先引起一个抑制性中间神经元兴奋，该抑制性中间神经元的末梢释放抑制性递质，使所有与其形成突触联系的神经元产生抑制性突触后电位，使突触后神经元的活动产生抑制。根据抑制性神经元的功能和联系方式的不同，突触后抑制可分为传入侧支性抑制和回返性抑制。

（1）传入侧支性抑制（afferent collateral inhibition）　一个感觉传入神经纤维传入的兴奋冲动进入脊髓后，一方面直接刺激相关中枢内神经元兴奋，另一方面发出侧支与一个抑制性中间神经元发生突触联系，并引起其兴奋，通过该抑制性中间神经元转而去抑制另一中枢的活动。这种抑制的产生是由于传入神经通过侧支作用使另一抑制性中间神经元兴奋而引起的，所以称为传入侧支性抑制。感觉传入神经纤维的传入冲动及其传入侧支性抑制的结果是在引起一个中枢兴奋的同时，使与其有功能联系的另一中枢发生抑制，所以又称为交互抑制。传入侧支性抑制的生理意义在于使不同中枢，特别是功能上相拮抗的中枢之间的功能活动互相配合，保证反射活动协调完成。例如，屈肌反射进行时，屈肌中枢兴奋，而伸肌中枢则被抑制，使得不同中枢之间的活动能够协调一致，导致屈肌收缩，伸肌舒张。

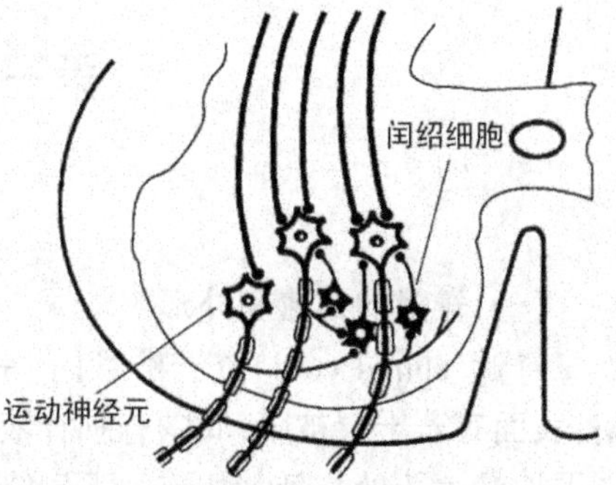

图 4-11　回返性抑制示意图

（2）回返性抑制（recurrent inhibition）　在神经中枢，有些神经元间以环路式形式发生功能联系。通过这种联系方式，某一中枢神经元兴奋产生的神经冲动，一方面可经其轴突外传，另一方面通过其轴突侧支引起环路中某个抑制性中间神经元兴奋，由该抑制性中间神经元的轴突返回，去抑制原先发放神经冲动的神经元或同一中枢的其它神经元，使其活动及时终止。由于一个中枢神经元的兴奋活动通过引起一个抑制性中间神经元的兴奋而返回，导致原先发放兴奋冲动的神经元活动的抑制，因而这种抑制称为回返性抑制。

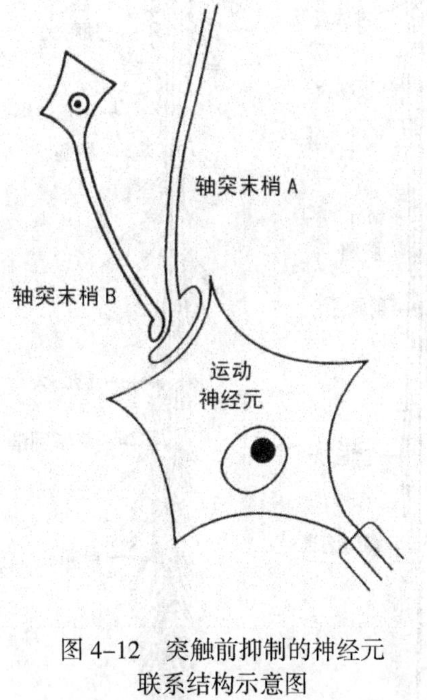

图 4-12　突触前抑制的神经元联系结构示意图

脊髓前角运动神经元与闰绍细胞之间的功能联系就是典型的回返性抑制（图 4-11）。闰绍细胞是分布在脊髓前角的抑制性神经元。脊髓前角运动神经元兴奋时，其冲动经轴突支配骨骼肌的兴奋，同时其轴突侧支引起闰绍细胞兴奋并释放抑制性递质甘氨酸，回返加速减少或停止运动神经元的放电，以防止过度兴奋。回返性抑制属负反馈调节，可使神经元的活动及时终止，并促使同一中枢内许多神经元活动的同步化。如果用士的宁或破伤风毒素破坏闰绍细胞的功能，阻断回返性抑制的负反馈调节作用，会导致骨骼肌发生痉挛。

2. 突触前抑制　轴突-轴突突触是发生突触前抑制的结构基础。如图 4-12 所示，轴突末梢 B 与轴突末梢 A 之间形成轴突-轴突突触，轴突末梢 A 又与一个运动神经元形成轴突-胞体突触。在轴突-轴突突触兴奋传递过程中，突触前神经元轴突末梢

B 释放兴奋性神经递质,引起突触后神经元轴突末梢 A 发生去极化,膜电位的绝对值减小。神经末稍释放递质的量与轴突末梢膜电位的绝对值有关,膜电位的绝对值减小,递质的释放量就会减少。由于轴突-轴突突触的兴奋传递作用导致轴突末梢 A 的突触前末梢的膜电位降低,这样它自身的兴奋传到末梢时动作电位幅度减小,降低了突触前膜递质的释放量,引起突触后神经元产生的兴奋性突触后电位减小,只能使其发生局部反应,不能产生兴奋。这种抑制的发生不是膜电位发生超极化引起的,而是由于突触前膜发生膜电位的去极化,使得兴奋性递质释放量减少而表现出的抑制,所以称为突触前抑制(presynaptic inhibition)。突触前抑制广泛存在于中枢神经系统内,尤其多见于感觉传入途径中,对调节感觉传入活动有重要作用。当一个感觉神经纤维兴奋时,冲动传入脊髓后,沿特定的途径传向高位中枢,同时由侧支通过多个神经元的接替,转而对其近旁的感觉传入纤维的活动发生突触前抑制,限制其它感觉的传入。

第三节　神经系统的结构

一、脊 髓

(一)脊髓的位置和外形

脊髓(spinal cord)位于椎管内,呈圆柱状,前后略扁,表面有若干层被膜,周围有脑脊液包围。脊髓上端以平枕骨大孔处与延髓相连,下端终于第 1 腰椎体下缘,其末端变尖细,呈圆锥状,称脊髓圆锥(conus medullaris),向下延伸为终丝(filum terminale)连于尾骨。

脊髓全长粗细不等,在形态上有两个膨大部位。第一个膨大位于第 4 颈椎至第 2 胸椎范围,称颈膨大(cervical enlargement);第二个膨大自第 10 胸椎开始至第 12 胸椎处,称腰膨大(lumbosacral enlargement)。一般情况下,前肢发达的动物,颈膨大明显;而后肢粗壮的动物,则腰膨大显著。

脊髓表面有一些纵形的裂沟,其中前面正中较深的裂隙明显,称前正中裂(filssura medianus anterior);后面正中较浅的沟,称后正中沟(sulcus medianus posterior);在脊髓两侧,前方有一对前外侧沟,后方有一对后外侧沟;此外,在脊髓上部,后正中沟与后外侧沟之间有后中间沟(图 4-13)。

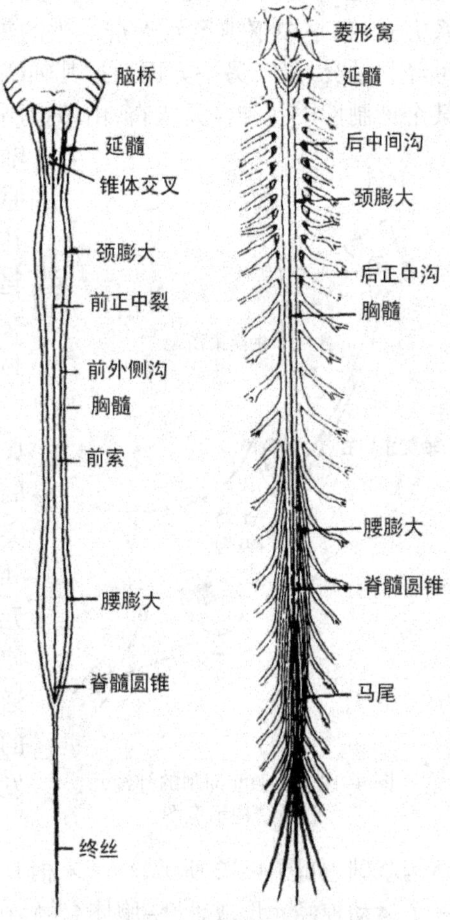

图 4-13　脊髓的外形

脊髓与椎骨相对应,脊髓本身借每对脊神经根的出入范围划分为 5 个部分 31 个节段,其中 8 个颈节,12 个胸节,5 个腰节,5 个骶节,1 个尾节。每一节段的根丝都从相应的椎骨下椎间孔穿出。在胚胎发育时期,脊髓与椎管等长。此后,由于脊柱生长速度比脊髓的生长速度快，出生时脊髓下端平第3腰椎，成人则达第1腰椎下缘。由于脊髓短于椎管，其下位的脊神经根丝在穿出椎间孔前，于椎管内几乎垂直下行。这些根丝围绕终丝聚集成束，称为马尾(cauda equina)。

(二)内部结构

在脊髓横切面的正中央有一个中央管(central canal)，中央管周围分布的是灰质，灰质周围为白质。

1.脊髓灰质　脊髓灰质在横切面上呈蝴蝶形或“H”形，分别向前、向后延伸为一对前角和一对后角，前角较为宽大，后角狭细。在胸髓和腰髓上部，还可见到侧角。左、右灰质在中央管前、后部相连合，称灰质连合(gray commissure)。脊髓灰质的不同部位分布着不同形态和功能的神经元。

(1)前角　脊髓前角(anterior horn)内主要是大小不等的运动神经元，其中胞体大的为α运动神经元，其轴突较粗，支配梭外肌纤维；胞体小的为γ运动神经元，其轴突较细，支配肌梭的梭内肌纤维。前角内还分布有一种短轴突的小神经元，称为闰绍细胞(Renshaw cell)。闰绍细胞接受α运动神经元的突触联系，同时其轴突与α运动神经元的胞体又形成突触联系，通过释放甘氨酸，抑制α运动神经元的活动，形成神经元间的环路式联系。

脊髓前角的神经元组合成若干群，一般分为前角内侧核和前角外侧核(图4-14)。前角内侧核支配头颈部、躯干的骨骼肌。前角外侧核仅见于颈膨大和腰膨大节段，支配上肢和下肢骨骼肌。

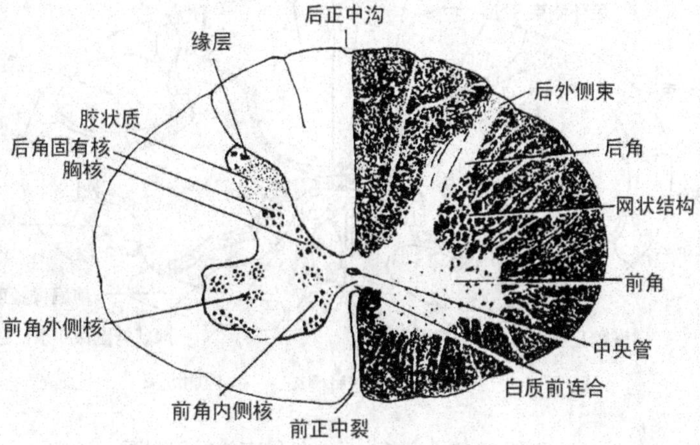

图4-14　脊髓颈段横切面

(2)中间带　中间带位于脊髓灰质的前、后角之间，自第8颈节向下延续至第2~3腰节的中间带向外侧突出形成侧角(cornulaterale)。中间带主要由小型细胞构成，这些细胞组成中间外侧核和中间内侧核。

颈8~腰3节段侧角内的中间外侧核(nucleus intermedialateralis)，主要分布有交感神经的节前神经元，其轴突终止于交感神经节，与节内神经元建立突触；而骶髓相当于侧角部位的中间外侧核，分布有副交感神经节前神经元，其发出节前纤维经前根加入盆神经。

中间内侧核(nucleus intermediomedialis)　在中间带内侧部，中央管外侧，由中间神经元聚集而成，其轴突组成上行的脊髓小脑前束。

(3)后角　脊髓后角内神经元的组成较为复杂,不同类型的细胞组成不同的核团,包括胶状质、固有核和背核。

胶状质(substantia gelatinosa)　胶状质内神经元小而稀少,其轴突进入后外侧束分成上升支和下降支,主要完成节段间联系。

固有核(nucleus proprius cornu posterior)　固有核的神经元胞体较大,其轴突进入对侧或同侧白质内组成脊髓丘脑束。后角固有核外侧的网状结构中,有由中、小型神经元组成的网状核,其轴突进入同侧或对侧的白质外侧索内。

背核(nucleus dorsalis clarke)　位于后角根部,神经元胞体大,见于颈 8~腰 2 节段,其轴突组成脊髓小脑后束。

2.脊髓白质及神经纤维束　脊髓白质是神经纤维聚集的部位,分布在灰质周围,主要成分为有髓鞘的神经纤维。白质被前正中裂和后正中沟分为左右两半,每半又以后外侧沟与前外侧沟分为前索(anterior funiculus)、外侧索(lateral funiculus)和后索(posterior funiculus)三部分。这些索内主要是一些上、下行的神经纤维束。纵行的索或束是脊髓与脑之间联系的通路,往往起始、终止和机能相同的神经纤维聚集在一起,一般按起止点作为命名的依据,如红核脊髓束就是起自中脑红核终止于脊髓的纤维束。

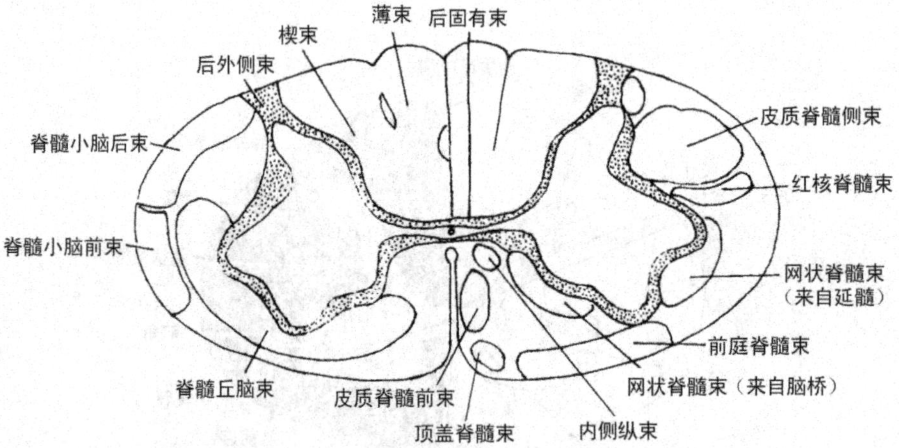

图 4-15　脊髓白质内纤维束位置示意图

按机能特点可把白质中的神经纤维束分为固有束、上行纤维束和下行纤维束(图 4-15)。

(1)固有束(fasciculi proprii)　是紧贴灰质边缘的一层短距离的纤维束,起自后角细胞和束细胞,其轴突在同侧或对侧灰质边缘聚集,升降一定距离后又进入脊髓灰质而终止。固有束的行程不超越脊髓,主要作用是起联系脊髓不同节段的作用,完成节段内或节段间的联系。

(2)上行神经纤维束　是分别投射到脑干、丘脑和小脑等许多核团的纤维束。

薄束(fasciculus gracilis)和楔束(fasciculus cuneatus)　是脊髓后索内上行的主要传导束。薄束由同侧第五胸节以下脊神经节细胞的中枢突组成, 楔束由第四胸节以上的脊神经节细胞的中枢突组成。只有在颈髓及胸髓上部的横切面上才能在后索看到位于内侧部的薄束和外侧部的楔束;在中胸部(约相当于 T_4 阶段)以下,后索全由薄束所占据。薄束止于延髓的薄束核,楔束止于延髓的楔束核。薄束和楔束传导来自下肢、上肢的肌肉、肌腱、关节及皮肤等部位感受器的传入冲动,传向脑部形成本体感觉以及精细或辨别性触觉。

脊髓小脑后束(posterior spinocerebellar tract)和脊髓小脑前束(anterior spinocerebellar tract)是脊髓侧索内上行的传导束,止于小脑皮质。脊髓小脑后束由同侧背核发出,位于白质外侧索后部的表层,上行经小脑下脚止于小脑皮质,主要功能是在小脑参与控制下肢随意运动过程中,向小脑提供与外环境变化有关的反馈信息。脊髓小脑前束起于腰髓以下节段对侧灰质中间内侧核,上行经小脑上脚进入小脑皮质, 功能可能是向小脑反馈下肢在运动过程中某些相关的中枢结构运转状况信息。

脊髓丘脑束(spinothalamic tract)　位于外侧索前半部和一部分前索白质,起自对侧脊髓固有核,上行止于背侧丘脑。此束在途经脑干时,还发出侧支到网状结构和导水管周围灰质。脊髓丘脑束可分为脊髓丘脑前束(anterior spinothalamic tract)和脊髓丘脑侧束(lateral spinothalamic tract),前者传导粗略触觉,后者传导痛觉和温度觉。

(3)下行神经纤维束　是指由大脑皮质和皮质下的一些神经核团发出下传到脊髓的传导束。

皮质脊髓束(corticospinal tract)　是脊髓内最大的下行传导束,包括皮质脊髓侧束和皮质脊髓前束。皮质脊髓束起源于大脑皮质, 大部分纤维在锥体部位交叉到对侧形成皮质脊髓侧束(lateral corticospinal tract),在脊髓侧索的后部下行,且在下行过程中,此束沿途发出纤维止于同侧脊髓灰质前角。皮质脊髓束的少部分纤维未发生交叉, 形成皮质脊髓前束 (anterior corticospinal tract),行于脊髓前索,且在沿途发出纤维止于双侧灰质前角。皮质脊髓束的主要功能是完成大脑皮质对脊髓的直接控制,其中主要的是对运动功能的控制。

红核脊髓束(rubrospinal tract)　由中脑红核发出交叉后在脊髓侧索下行,止于脊髓灰质经中转后到灰质前角,功能是调节肌紧张,协调运动。此束对支配屈肌的运动神经元有较强的兴奋作用,它与皮质脊髓束一起对肢体远端肌肉运动发挥重要影响。

前庭脊髓束(vestibulospinal tract)　由同侧脑干前庭神经核发出,在脊髓前索外侧部下行,止于灰质前角。前庭脊髓束主要兴奋躯干肌及肢体的伸肌,在调节身体平衡中起重要作用。

脑干网状结构也发出下行传导束形成网状脊髓束(reticulouspinal tract),较弥散地行于白质前索和侧索前内部,下行止于灰质前角。此束主要参与对躯干和肢体近端肌肉运动的控制。此外,还有起自延髓前庭神经核和中脑上丘的内侧纵束和顶盖脊髓束, 参与头颈和眼外肌反射活动的调节。

二、脊神经

脊神经(spinal nerve)是指从脊髓两旁发出的成对的神经,共有 31 对,分别对应着 31 个脊髓节段。其中颈神经有 8 对,胸神经为 12 对,腰神经 5 对,骶神经 5 对,尾神经 1 对。图 4-16 示脊神经的纤维成分及分支。

(一)脊神经的成分及分支

脊神经属混合神经,由前根(anterior root)和后根(posterior root)共同合成。脊神经节是后根在椎间孔处的膨大部,主要由假单极神经元胞体聚集而成。

1.脊神经的成分　典型的脊神经内有四种纤维成分。

躯体运动纤维　由脊髓前角运动神经元发出的纤维,经前根入脊神经分布于骨骼肌,支配骨

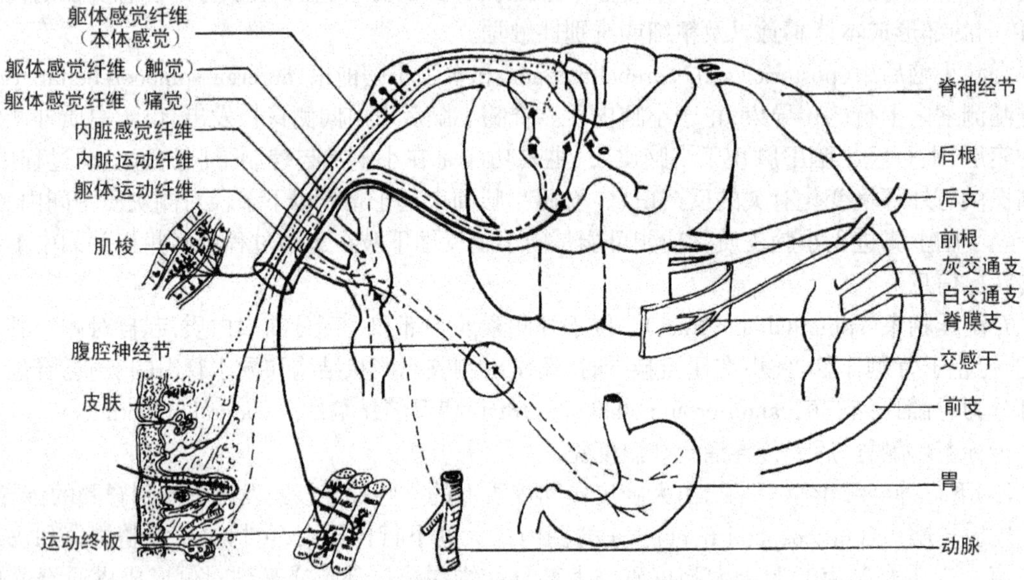

图 4-16　脊神经的成分和分支

骼肌的活动。

躯体感觉纤维　来自脊神经节内的假单极神经元，其中枢突经后根入脊髓，周围突加入脊神经分布于皮肤、肌肉和关节的感受器，可将皮肤的感觉冲动和肌肉、关节的本体感觉冲动传入脊髓。

内脏运动纤维　由脊髓颈 8~腰 3 节段的侧角及骶髓 2~4 节段中间外侧核发出的纤维经前根加入脊神经，分布于胸、腹腔脏器的心肌、平滑肌和腺体，支配心肌、平滑肌和腺体的活动。

内脏感觉纤维　来自脊神经节的假单极神经元，中枢突经后根入脊髓，周围突分布于胸、腹腔脏器和心血管内的感受器，传导胸腹腔脏器的一般内脏感觉冲动。

2.脊神经的分支　脊神经干很短，出椎间孔后立即分为前支、后支、交通支及脊膜支。

前支（anterior branch）　粗大，是混合性的。除胸神经前支保持着明显的节段性外，其余各支分别先交织成颈丛、臂丛、腰丛和骶丛等，然后再分支分布于颈、胸、腹、会阴和四肢的肌肉和皮肤。

后支（posterior branch）　较细，是混合性的，自脊神经发出后向后行走，分布于颈、背、腰和骶部深层的肌肉，以及枕、颈、背、腰、臀部的皮肤。

交通支（communicating branch）　是连于脊神经与交感干之间的细支，分白交通支和灰交通支。白交通支多由有髓纤维组成，呈白色，灰交通支多由无髓纤维构成，颜色灰暗。

脊膜支（meningeal branch）　是一支很细小的分支，自脊神经干发出后，经椎间孔返回椎管，分布于脊髓的被膜。

（二）脊神经丛及主要分支神经

1.颈丛（cervical plexus）　由第 1~4 颈神经前支组成，位于胸锁乳突肌上部的深面，自胸锁乳突肌后缘伸出，由丛发出肌支和皮支，分布于颈部、枕部、耳廓及其周围等处的皮肤和肌肉。

（1）皮支　主要分支包括分布于枕部及耳廓背面上部皮肤的枕小神经（lesser occipital nerve），分布于耳廓及附近的皮肤的耳大神经（great auricular nerve），分布于颈前部皮肤的颈横神经（transverse nerve of neck）及分布于颈侧部、胸壁上部和肩部皮肤的锁骨上神经（supraclavicular nerves）

（图 4-17）。

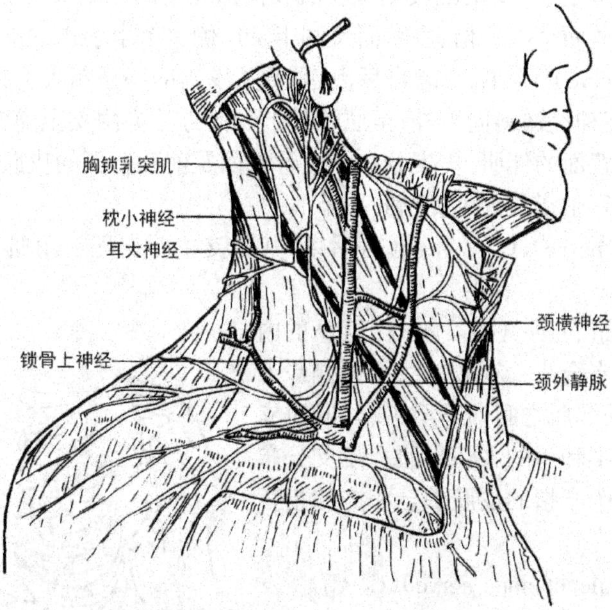

图 4-17　颈丛皮质示意图

（2）肌支　主要是膈神经。膈神经（phrenic nerve）（C_3~C_5）自颈丛发出后在颈部垂直下降，经胸廓上口入胸腔下降至膈。膈神经为混合性神经，其运动纤维支配膈肌运动，感觉纤维分布于胸膜、心包、部分腹膜及肝、胆等处。

2.臂丛（brachial plexus）　由第 5~8 颈神经前支和第 1 胸神经前支的大部分纤维共同组成，最后形成 3 个束，分别称为内侧束、后束和外侧束。臂丛的主要分支有尺神经、桡神经、腋神经和正中神经等（图 4-18）。

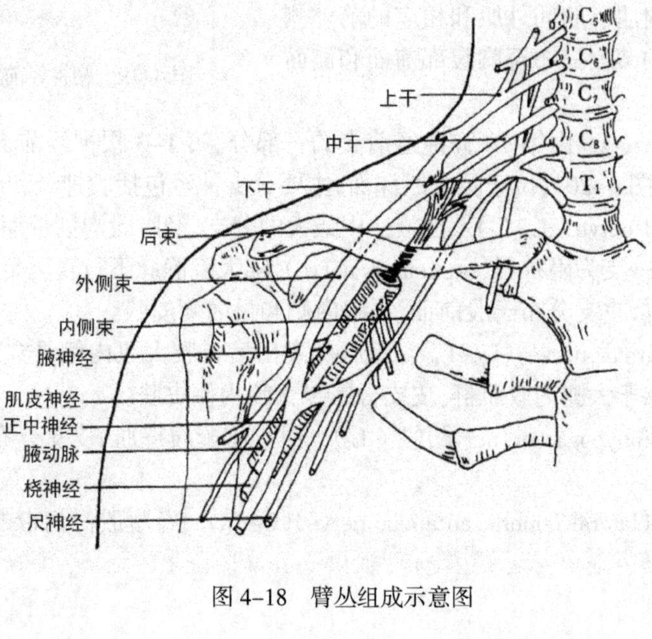

图 4-18　臂丛组成示意图

(1)尺神经(ulnar nerve)(C_8~T_1)　由臂丛内侧束发出,在肱动脉内侧下行,至前臂前面在尺侧下降至手掌。尺神经的肌支主要支配尺侧腕屈肌和指深屈肌的尺侧半及手肌的大部分,皮支分布于手背面尺侧半和尺侧两个半手指、手掌面尺侧半及尺侧一个半手指的皮肤。

(2)桡神经(radial nerve)(C_5~T_1)　起自后束,是臂丛发出的一条粗大的神经。桡神经经肱三头肌深面、肱骨背面的桡神经沟斜向下外,至肱骨外上髁前方分为两支至前臂。桡神经的肌支主要支配上臂背面及前臂背面的伸肌,皮支分布于上臂背面及前臂背面的皮肤、手背桡侧半及桡侧两个半手指的皮肤(食指、中指只到近侧指间关节)。

(3)腋神经(axillary nerve)(C_5~C_6)　起自后束,其肌支主要支配三角肌,皮支分布于肩部及臂后部的皮肤。

(4)正中神经(median nerve)(C_6~T_1)　由臂丛的内侧束和外侧束发出的分支合成,在肱二头肌内侧缘下降经肘部至前臂的浅、深屈肌之间向下至手掌。其肌支支配前臂前群肌的桡侧半和手的大鱼际肌;皮支分布于手掌桡侧半及桡侧三个半指的皮肤并至相应的指背2、3节的皮肤。

(5)肌皮神经(musculocutanous nerve)(C_5~C_7)　发自臂丛外侧束,在肱肌和肱二头肌之间下降。其肌支主要支配肱二头肌、肱肌,皮支分布于前臂外侧面。

3.胸神经前支　共12对,除第1对胸神经前支有分支加入臂丛,第12对胸神经前支的小部分参加腰丛外,其余胸神经前支都单独行于相应的肋间隙中,沿肋骨下缘与肋间血管伴行,称肋间神经(intercostal nerve)(图4-19)。第12对胸神经前支的大部分行于第12肋骨的下方,称肋下神经(subcostal nerve)。肋间神经的肌支支配相应的肋间内肌、肋间外肌和相应的前外侧群腹肌;皮支依相应的节段分布至胸腹部前面和侧面皮肤。

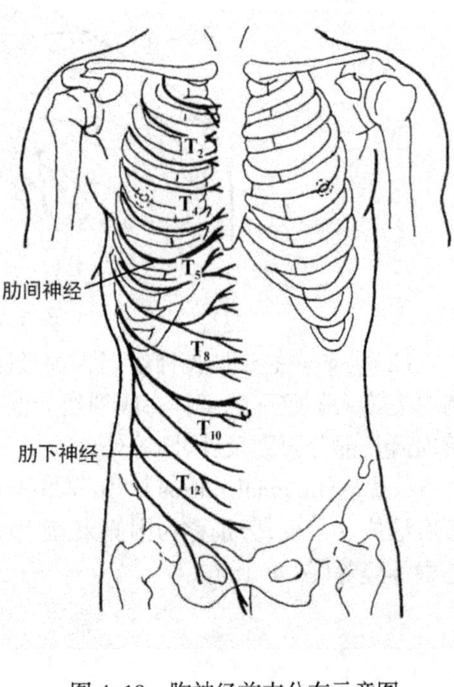

图4-19　胸神经前支分布示意图

4.腰丛(lumbar plexus)　由第12胸神经前支的一部分、第1~3腰神经前支和第4腰神经前支的一部分共同组成(图4-20),位于腰大肌深面,主要分支神经包括股神经和闭孔神经等。

(1)股神经(femoral nerve)(L_2~L_4)　是腰丛中最大的分支,经腹股沟韧带深面至股部,在股前面分数支,其中最长的一支为隐神经(saphenous nerve),随大隐静脉下行直至足内侧缘。股神经的肌支主要支配股前肌群,皮支分布于股前面、小腿内侧和足内侧皮肤。

(2)闭孔神经(obturator nerve)(L_2~L_4)　从腰丛发出后自腰大肌内侧缘穿出,穿过闭孔膜至股内侧部。其肌支分布于大腿内收肌群,皮支分布于大腿内侧皮肤。

(3)髂腹下神经(iliohypogastric nerve)(T_{12}~L_1)　肌支支配腹壁肌,皮支分布于下腹部及腹股沟区的皮肤。

(4)股外侧皮神经(lateral femoral cutaneus nerve)(L_2~L_3)　经腹股沟韧带的深面至大腿外侧部的皮肤。

5.骶丛(sacral plexus) 由第4腰神经前支的一部分与第5腰神经前支合成的腰骶干以及骶神经、尾神经的前支共同组成，骶丛位于骨盆后壁前面，主要支配臀部和大腿后外侧及小腿等部位的肌肉。骶丛的主要分支神经为坐骨神经、臀上神经和股后皮神经等。

(1)坐骨神经(sciatic nerve)(L_4~S_3) 是全身最粗大、最长的神经，位于臀大肌深面。自骶丛发出经股骨大转子和坐骨结节之间下降至股骨后区，分支至大腿后部肌群。坐骨神经在腘窝分为内侧的胫神经(tibial nerve)和外侧的腓总神经(common peroneal nerve)。胫神经肌支支配小腿后肌群及足底肌，皮支分布于小腿后面、足底及足背外侧的皮肤。腓总神经肌支支配小腿前外侧肌群和小腿前肌群；皮支至小腿外侧、足背和趾背的皮肤。

(2)阴部神经(pudendal nerve)(S_2~S_4) 经梨状肌下孔分布于会阴部和外生殖器的肌肉和皮肤、肛门外括约肌及肛门部的皮肤。

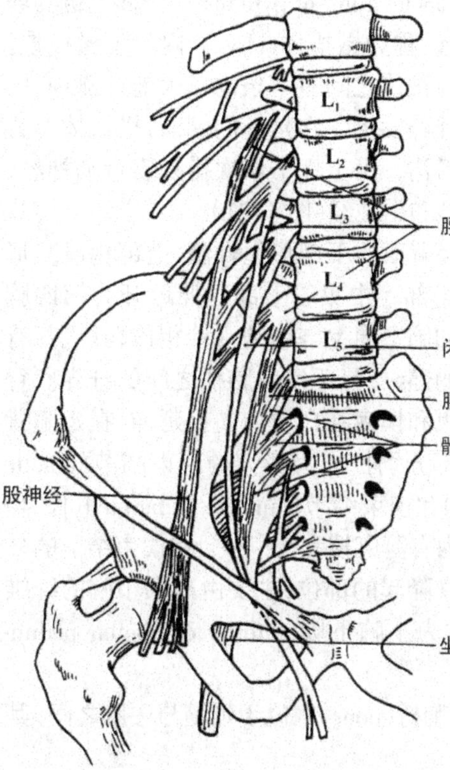

图4-20 腰骶丛组成示意图

(3)臀上神经(superior gluteal nerve)(L_4 L_5 S_1) 经梨状肌上孔出骨盆，支配臀中肌和臀小肌。臀下神经(inferior gluteal nerve)(L_5~S_{1-2})经梨状肌下孔出骨盆，支配臀大肌。

(4)股后皮神经(posterior femoral cutaneous nerve)(S_1~S_3) 穿出梨状肌下孔，分布于股后区和腘窝的皮肤。

三、脑

脑位于颅腔内，包括延髓、脑桥、中脑、小脑、间脑和大脑六部分，其中延髓、脑桥和中脑合称为脑干。

(一)脑干

脑干(brain stem)是位于脊髓和间脑之间的中枢神经系统部分，由延髓、脑桥和中脑共同组成。脑干的背面与小脑相连，之间围成一个腔隙，是由脊髓的中央管向脑干延伸敞开而形成，称为第四脑室。脑干是大脑、小脑与脊髓之间联系的干道。脑干部位共有10对脑神经发出。

1.脑干的外形

(1)延髓 延髓(medulla oblongata)位于脑的最下部，是脊髓向颅腔内的延续，二者以枕骨大孔为界。延髓上端腹面，与脑桥的分界处有一横行的沟，称为延髓脑桥沟(图4-21)。

延髓腹面结构与脊髓相似。腹面正中有一纵形的前正中裂，是脊髓前正中裂向延髓的延伸。在前正中裂的两侧，是一对纵行隆起，称为锥体(pyramis)，其内是由大脑皮质发出下行到脊髓的皮质脊髓束，或称锥体束。锥体束的大部分纤维(约2/3)在延髓和脊髓交界处左右交叉，形成锥体交叉(decussation of pyramid)。锥体外侧为卵圆形隆起,称为橄榄体(oliva),内有下橄榄核。橄榄体与锥体之间有一条沟，为前外侧沟,内有舌下神经发出。在延髓的侧面,橄榄体背方为橄榄后沟，由上而下依次排列着舌咽神经、迷走神经和副神经(图 4-21)。

延髓背面的下部形似脊髓,上部构成菱形窝的下半部，中央管上部延伸敞开为第四脑室。第四脑室向上与中脑水管相连,其底部有一横行的髓纹,是延髓和脑桥之间的分界。脊髓的薄束和楔束在白质内向上延伸,在延髓背面的下部分别扩展为膨大的薄束结节(gracile tubercle)和楔束结节(cuneate tubercle)(图 4-22),其内有薄束核和楔束核。在楔束结节的外上方稍微隆起的部位,主要由进入小脑的纤维组成,称为小脑下脚(inferior cerebellar peduncle)。

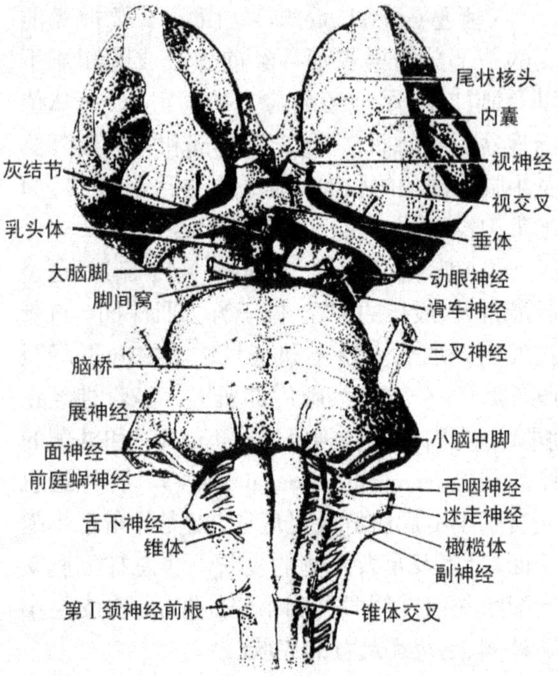

图 4-21　脑干腹面观示意图

(2)脑桥(pons)　位于延髓与中脑之间。其腹面为宽阔的隆起,称为基底部,下端以延髓脑桥沟与延髓分界,上端与中脑的大脑脚相连。延髓脑桥沟中有 3 对脑神经发出,展神经、面神经和前庭蜗神经自内向外依次排列(图 4-21)。脑桥腹面正中线上有一纵行的基底沟，为基底动脉的压迹,内容纳基底动脉。脑桥的基底部自基底沟向外逐渐变窄，形成小脑中脚(middle cerebellar peduncle)，内有脑桥和小脑联系的横行纤维。在脑桥腹面与小脑中脚的交界处,有粗大的三叉神经发出。

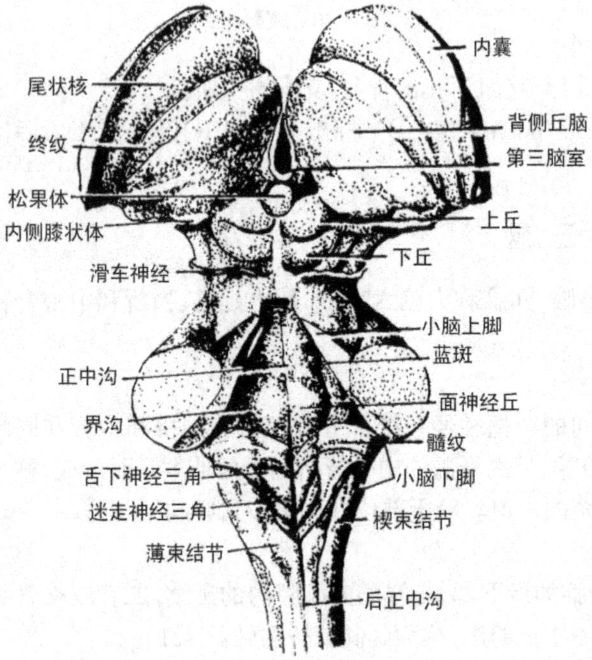

图 4-22　脑干背面观示意图

脑桥的背面形成第四脑室底的上半,第四脑室底的外侧壁为左、右小脑上脚(superior cerebellar peduncle)。小脑上脚内为小脑与中脑相连的纤维束。小脑上脚间夹有一薄层白质板，称上髓帆（前髓帆),构成第四脑室顶的上半。脑桥背面有滑车神经发出,是唯一自脑干背面发出的脑神经。

(3)中脑(mesencepha- lon)　位于脑桥之上,形体较小,结构简单,其内的室腔称为中脑水管

(mesencephalic aqueduct)。在中脑的腹面，两侧各为一个纵形的隆起，称为大脑脚(cerebral peduncle)。左、右大脑脚之间的凹陷为脚间窝，动眼神经由脚间窝发出。

中脑的背面由两对隆起组成，称为四叠体，又称为中脑顶盖。上方的一对为上丘(superior colliculus)，是皮质下视觉反射中枢；下方的一对为下丘(inferior colliculus)，是皮质下听觉反射中枢。上、下丘的外侧各自向前外方发出隆起，称为上丘臂和下丘臂，分别与间脑的外侧膝状体和内侧膝状体相连接。

2.脑干的内部结构 脑干也由灰质和白质组成，但其灰质和白质的分布不如脊髓分布的整齐、有规律。脑干的白质主要由上、下行纤维束构成；灰质是由机能类似的神经细胞集合成团或柱形的神经核，可分为脑神经核和非脑神经核。此外，脑干内还有网状结构。

(1)脑神经核 是指与脑神经直接相连的灰质核团。脑神经内有7种不同性质的纤维成分，与之相对应，脑干内部也有相应的7种脑神经核团(图4-23)，并根据其功能和性质，纵形排列成6个功能柱。

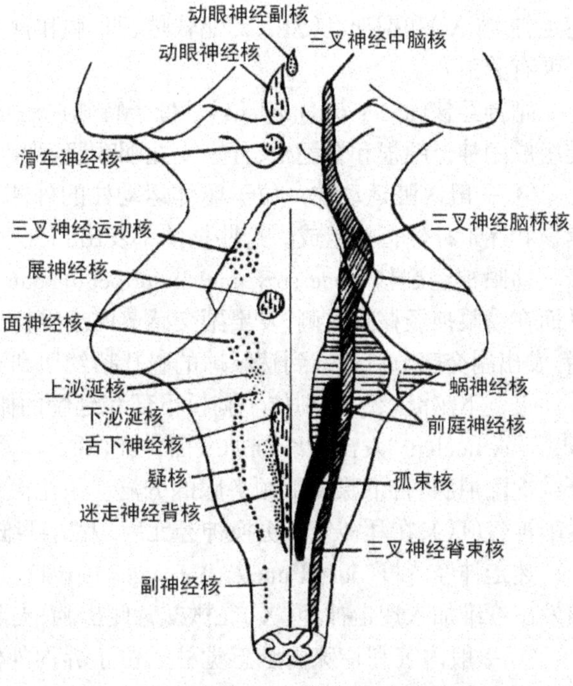

图4-23 脑神经核在脑干背侧的投影

① 一般躯体运动柱 位于第四脑室底的最内侧，邻近正中线，由动眼神经核、滑车神经核、展神经核和舌下神经核4对躯体运动核组成，其中动眼神经核、滑车神经核和展神经核为眼肌运动核。这些核团均接受来自大脑皮质及其它高级脑部下行纤维的控制。其中来自皮质的纤维称皮质核束，对各眼肌运动核是双侧支配，而对舌下神经核则是单侧(对侧)支配。

动眼神经核(nucleus of oculomotor nerve) 位于中脑上部相当于上丘高度、中脑水管的腹侧。此核发出的纤维向腹侧经大脑脚内侧出脑，组成动眼神经(Ⅲ)，支配大部分眼球外肌(除外直肌和上斜肌)和上睑提肌。

滑车神经核(nucleus of trochlear nerve) 位于中脑下部相当于下丘高度，中脑水管腹侧，它发出纤维围绕导水管周围灰质行向背外侧，再转向背侧于前髓帆部位左右交叉，出脑后组成滑车神经(Ⅳ)，支配眼上斜肌。

展神经核(nucleus of abducent nerve) 位于脑桥中下部，相当于面神经丘深方。此核发出的神经根行向腹侧，在脑桥下缘即基底与锥体交界处出脑构成展神经(Ⅵ)，支配眼外直肌。

舌下神经核(nucleus of hypoglossal nerve) 位于延髓上部、舌下神经三角的深方。此核发出的纤维组成舌下神经根(Ⅻ)，在锥体与橄榄体之间出脑，支配舌肌的运动。

② 特殊内脏运动柱 位于一般躯体运动核腹外侧的网状结构内，由4对脑神经核组成，包括三叉神经运动核、面神经核、疑核以及副神经核。这些核团也受上运动神经元主要是皮质核束

的支配,除面神经核下部(支配下部面肌)外,均为双侧支配。

三叉神经运动核(motor nucleus of trigeminal nerve) 位于脑桥中部网状结构背外侧,发出纤维行向腹外,出脑后加入下颌神经,支配咀嚼肌。

面神经核(nucleus of facial nerve) 位于脑桥中下部,此核发出的纤维组成面神经根,自核发出后先行向背内方,绕过展神经核,再沿面神经核的外侧出脑构成面神经(Ⅶ),支配表情肌。

疑核(nucleus ambiguus) 位于延髓上部的网状结构内,此核发出的纤维加入舌咽神经(Ⅸ)、迷走神经(Ⅹ)和副神经(Ⅺ),支配软腭、咽、喉和食管上部的骨骼肌。因此,其功能与发声、语言和吞咽有关系。

副神经核(accessory nucleus) 位于特殊内脏运动柱的最尾端,伸入上部颈髓。此核发出纤维组成副神经颅根和脊髓根,分别支配咽喉肌、胸锁乳突肌和斜方肌。

③ 一般内脏运动柱 位于躯体运动柱的外侧,靠近界沟,由动眼神经副核、上泌涎核、下泌涎核和迷走神经背核组成。这些核团都发出副交感节前纤维,又称副交感核。

动眼神经副核(accessory nucleus of oculomotor nerve) 又称 Edinger-Westphal 核,位于上丘平面在动眼神经核背内侧,发出副交感节前纤维行于动眼神经(Ⅲ)内,于睫状神经节更换神经元后,发出副交感节后纤维到达眼球的瞳孔括约肌和睫状肌,控制瞳孔缩小和晶状体的曲度。

上、下泌涎核 分别位于脑桥下部和延髓的橄榄上部,二者界线不清。上泌涎核(superior salivatory nucleus)发出的纤维加入面神经(Ⅶ),经翼腭神经节和下颌下神经节换元后,发出节后纤维支配泪腺、舌下腺和下颌下腺的分泌。下泌涎核(inferior salivatory nucleus)发出的纤维加入舌咽神经(Ⅸ),在耳神经节更换神经元后,发出纤维支配腮腺的分泌活动。

迷走神经背核(dorsal nucleus of vagus nerve) 位于迷走神经三角深方、舌下神经核外侧。此核发出纤维加入迷走神经(Ⅹ)在橄榄背侧出脑,支配颈部和胸腹腔大部分脏器的活动。

④ 一般内脏和特殊内脏感觉柱 位于界沟外侧,内邻一般内脏运动柱,由单一的位于延髓上部的孤束核构成。孤束核(nucleus of solitary tract)的头端接受来自味蕾的初级传入纤维,尾端则接受来自颈动脉体、咽喉、心、肺和肠道等内脏的感觉纤维。在进入此核团之前,这些感觉传入纤维在脑干内形成纵行的孤束(solitary tract),止于其周围分布的孤束核细胞。孤束核头端发出的传递味觉的纤维到达丘脑,经接替后传入大脑皮质;其它孤束核细胞发出纤维与周围的网状结构神经元形成突触,间接地与边缘系统的某些部位相联系。

⑤ 一般躯体感觉柱 位于内脏感觉柱的腹外侧,纵贯脑干的全长,由三个与三叉神经有关的核团构成,即三叉神经感觉核。根据其位置分为三叉神经中脑核、三叉神经脑桥核以及三叉神经脊束核。这些核团接受来自头面部皮肤和口、鼻粘膜的一般躯体感觉冲动。

三叉神经中脑核(mesencephalic nucleus of trigeminal nerve) 主要位于中脑,与咀嚼肌的本体感觉有关。三叉神经脑桥核(pontine nucleus of trigeminal nerve)位于脑桥中部,向下延续为三叉神经脊束核(nucleus of spinal trigeminal tract),再向下延续为脊髓后角的灰质。

三叉神经脑桥核和三叉神经脊束核 接受经三叉神经(Ⅴ)入脑的来自于牙齿、面部皮肤和口、鼻腔粘膜的传入纤维。其中止于三叉神经脊束核的纤维在脑干内下行,形成三叉神经脊束(spinal tract of trigeminal nerve)。

⑥ 特殊躯体感觉柱 位于内脏感觉柱外侧,相当于延髓上部和脑桥下部水平、菱形窝的外侧,由两个核团参与组成,即前庭神经核、蜗神经核。这些核团接受来自内耳的平衡觉和听觉纤维。

蜗神经核　分为蜗腹侧核(ventral cochlear nucleus)和蜗背侧核(dorsal cochlear nucleus),分别位于小脑下脚的腹外侧和背外侧,接受来自前庭蜗神经(Ⅷ)中螺旋神经节(蜗神经节)并传导听感觉的传入纤维。

前庭神经核(vestibular nucleus)　由前庭上核、前庭下核、前庭内侧核和前庭外侧核组成。前庭神经核接受来自前庭蜗神经(Ⅷ)中前庭神经节发来、传导平衡觉的传入纤维,也接受小脑的传出纤维。此核发出的纤维组成前庭脊髓束和内侧纵束。此外,部分纤维组成前庭小脑束。

(2)非脑神经核　脑干中还有一些核团不直接发出脑神经,而与中枢神经系统中的上、下行传导束间有联系,起着感觉和运动的中转功能,称为非脑神经核。

薄束核(gracile nucleus)与楔束核(cuneate nucleus)　分别位于延髓中下部背侧的薄束结节和楔束结节的深方。此二核分别接受脊髓后索内薄束和楔束纤维的终止。其发出的纤维呈弓形走向中央管的腹侧,在中线上左右交叉,称为内侧丘系交叉(medial lemniscus)。交叉后的纤维在中线两侧、锥体束的后方折转上行,称为内侧丘系,终止于背侧丘脑。薄束核和楔束核是向脑的高级部位传递躯干和四肢意识性本体感觉及精细触觉冲动的中转核团。

下橄榄核(inferior olivary nucleus)　位于延髓橄榄的深面,由下橄榄主核、背侧副橄榄核和内侧副橄榄核组成,此核在人类特别发达。下橄榄核广泛接受脊髓全长的上行投射纤维和脑干感觉性中转核团的传人纤维;还接受大脑皮质、背侧丘脑、基底神经核、红核和中脑导水管周围灰质的下行投射纤维。此核发出纤维越过中线行向对侧,与脊髓小脑后束等共同组成小脑下脚,进入小脑。下橄榄核可能是大脑皮质、红核等与小脑之间纤维联系的重要中转站,参与小脑对运动的调控。

脑桥核(pontine nucleus)　由大量分散在脑桥基底部的神经元组成,接受来自同侧大脑皮质广泛区域的皮质脑桥纤维,其传出纤维横行交叉至对侧,组成小脑中脚进人小脑。因此,脑桥核是传递由大脑皮质向小脑皮质发送信息的中转站。

上橄榄核(superior olivary nucleus)　位于脑桥中、下部的被盖腹侧部,内侧丘系的背外侧,脊髓丘脑束的背侧。此核接受双侧蜗腹侧核的传出纤维,发出纤维加入上行听觉通路,即外侧丘系,参与声音来源的空间定位。

蓝斑核　位于菱形窝界沟的上端,三叉神经中脑核的腹外侧,是脑内去甲肾上腺素能神经元主要集中的部位。蓝斑核发出的纤维几乎遍布中枢神经系统各部,与睡眠和觉醒等功能有关。

上丘(superior colliculus)　位于中脑背侧,与视觉功能密切相关。上丘除接受经上丘臂来自视网膜的纤维传入外,还接受来自下丘、脊髓和一系列不同脑部来的纤维。上丘的传出纤维主要分布到脊髓以及脑干的一些核团。传向脊髓的纤维围绕导水管周围灰质交叉到对侧再沿中线下行,形成顶盖脊髓束。传向脑干去的纤维则为双侧下行,止于与眼球活动有关的运动核团。上丘的功能一方面是对视觉信息进行分析,另一方面能将传入的视觉信息同其它各种来源的信息进行整合,并引起眼、头和身体对视觉刺激作相应的运动反应。

下丘核(nucleus of inferior colliculus)　位于下丘的深面,由许多中小型细胞排列而成。此核接受外侧丘系大部分纤维的投射,发出纤维经下丘臂投射至内侧膝状体,为听觉传导通路的重要中转站。下丘核也是重要的听觉反射中枢,可发出纤维终止于上丘,再经顶盖脊髓束终止于脑干和脊髓,完成由声音引起的转头和眼球运动的反射活动。

顶盖前区(pretectal area)　指位于中脑和间脑的交界部,紧靠上丘上端的若干小核团。顶盖前区的细胞直接接受经视束和上丘臂来的视网膜节细胞的纤维传人，发出纤维至双侧的动眼神经副核更换神经元,从而使双眼同时完成直接和间接的瞳孔对光反射。

红核(red nucleus)　位于中脑上丘高度,黑质的背内侧。红核主要接受来自小脑和大脑皮质的传入纤维。其中来自小脑的纤维经小脑上脚在脑桥上部交叉后,少部分止于红核而大部分仅穿越或环绕红核到达背侧丘脑的核团,在此中转后到达大脑额叶的运动皮质,而大脑皮质投向红核的纤维是从此部位发出的。红核的传出纤维主要组成红核脊髓束,由红核发出后于被盖前交叉,越至对侧下行,终止于脊髓颈段前角的运动细胞,以调节屈肌的张力和协调运动。因此,红核的功能与躯体运动的控制密切相关。

黑质(substantia nigra)　位于中脑被盖和大脑脚底之间,呈半月形,占据中脑全长。根据其细胞构筑,黑质可分为两部分:黑质网状部(reticular part)和黑质致密部(compact part)。黑质网状部靠近大脑脚底,其组成细胞的形态、纤维联系和功能与端脑的苍白球几乎相同。黑质致密部靠近被盖,主要由多巴胺能神经元组成,这些细胞合成的多巴胺可经黑质-纹状体纤维释放至纹状体,以调节纹状体的功能活动。黑质也是参与运动调节的重要神经中枢。

(3)白质及上、下行纤维束　脑干的白质多位于脑干的腹侧和外侧,主要由一些上、下行的纤维束及进出小脑的纤维组成。

① 上行纤维束　又称感觉传导束。

内侧丘系(medial lemniscus)　来自脊髓的薄束和楔束终止在延髓中下部背侧的薄束核及楔束核,此二核发出的纤维在中央管腹侧交叉后上行,称为内侧丘系。内侧丘系在延髓位于中线和下橄榄核之间,锥体的后方,到脑桥后略转向腹外侧,位于被盖腹侧与基底部相邻;到中脑则逐渐移向被盖外侧,进入间脑后止于背侧丘脑的腹后核(图 4-24)。内侧丘系传递来自对侧躯干和上、下肢的精细触觉、本体感觉和振动觉。

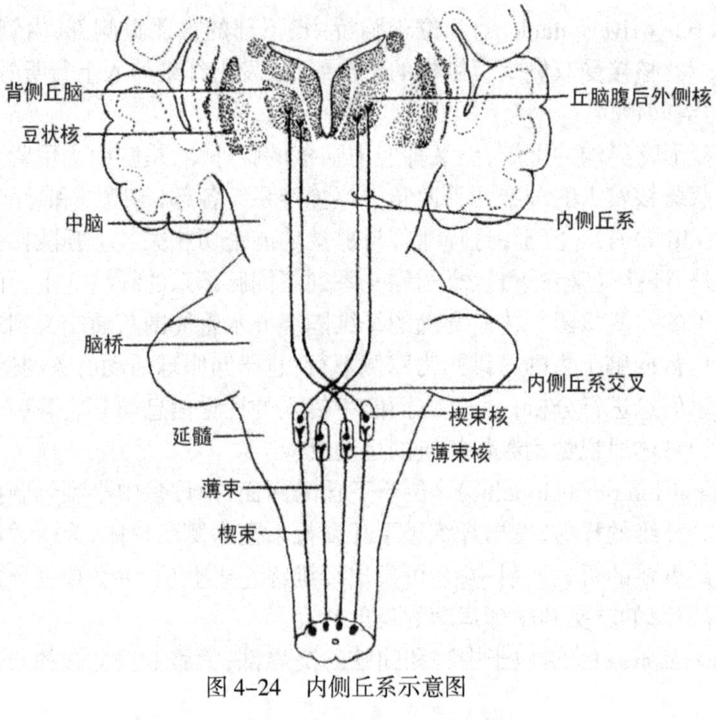

图 4-24　内侧丘系示意图

脊髓丘系(spinal lemniscus)　脊髓丘脑束进入脑干后与一些从脊髓投向上丘的纤维(功能与脊髓丘脑束相同)合在一起,称为脊髓丘系。脊髓丘系在延髓的外侧区,相当于下橄榄核的背外方上行;在脑桥和中脑部,此束位于内侧丘系的背外侧。脊髓丘系内的脊髓丘脑束纤维进入间脑后,止于丘脑的腹后核,主要传导对侧躯干及上、下肢的痛觉、温度觉和触觉。

外侧丘系(1ateral lemniscus)　主要由起于双侧蜗神经核和双侧上橄榄核的上行纤维组成外侧丘系,行于脑桥和中脑被盖的外侧边缘部分。在形成外侧丘系以前,在脑桥被盖腹侧部横行越边的纤维中有一部分穿过上行的内侧丘系,这部分纤维组成斜方体(trapezoid body),外侧丘系在中脑上端背侧止于下丘,转而投射到间脑的内侧膝状体,传导听觉信息。

三叉丘系(trigeminal lemniscus)　传导牙齿、面部皮肤和口、鼻腔粘膜的痛觉、温度觉、触觉信息的传入纤维进入脑干止于三叉神经脊束核和三叉神经脑桥核,由此二核发出的上行纤维越至对侧组成三叉丘系,该纤维束行于内侧丘系的外方并与之毗邻,止于背侧丘脑腹后核(图4-25)。

小脑红核纤维和小脑丘脑纤维为小脑齿状核(经结合臂)发往中脑红核和丘脑的纤维束。

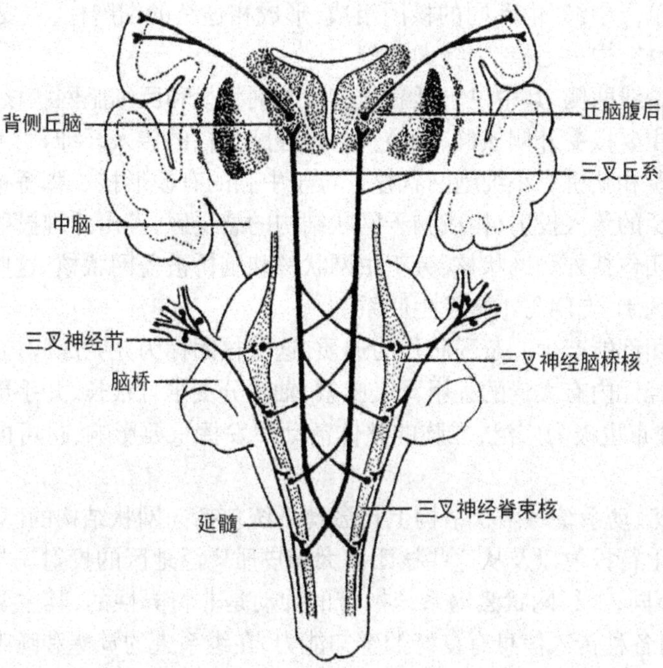

图4-25　三叉丘系示意图

② 下行纤维束,又称运动传导束。

皮质脊髓束　起自大脑半球额叶、顶叶皮质,经端脑内囊、脑干下行到脊髓前角,纤维经中脑脚底然后穿越脑桥基底部且被横行纤维分隔成若干小束,它们在脑桥下端重新汇合起来,占据延髓锥体。因此,皮质脊髓束也可称为锥体束(pyramidal tract)。该束内约有85%的纤维经锥体交叉越至对侧下行,组成皮质脊髓侧束;其余15%的纤维不交叉,为皮质脊髓前束。皮质脊髓束的功能主要与运动控制有关。

皮质核束　是指由大脑皮质发出终止于脑干躯体运动核(包括特殊内脏运动核)的下行纤维,这些纤维特称为皮质核束(corticonuclear tract)或皮质延髓束(corticobulbar tract),其功能主要与运动的调控有关,在脑干内皮质核束与皮质脊髓束相伴行,二者合起来称为锥体系(pyramidal system)。

皮质脑桥小脑束　是大脑皮质的下行纤维，经脑桥核更换神经元后发往小脑皮质。

此外，还有起自脑干的下行纤维束。例如，从中脑发出的有红核脊髓束和顶盖脊髓束，此二束由中脑发出后立即交叉到对侧下行，前者在被盖外侧周边下行，后者居于中线两侧、内侧丘系的背方，止于脊髓灰质。又如，从脑桥和延髓发出的下行纤维束主要有前庭脊髓束和网状脊髓束，其中前庭脊髓束在延髓内行于下橄榄核的背侧，网状脊髓束主要行于脊髓前索。

(4)脑干网状结构(reticular formation) 是脑干中央部位的特殊结构，由许多神经纤维纵横交错、交织成网状，以及分散在其内的大小不等的神经元团块共同组成。该结构与神经系统的其它部位有着广泛的联系，对于维持肌紧张和维持大脑的兴奋性有着重要作用，控制着觉醒、注意、睡眠等不同层次的意识状态。

① 网状结构的主要核团　网状结构内的神经元部分聚集形成神经核团，主要包括中缝核群、内侧核群、外侧核群、向小脑投射的核团及儿茶酚胺核团。

中缝核群　位于脑干中缝，由不同的核团组成，形成相连续的细胞柱，主要由5-羟色胺能神经元组成，包括中缝背核、中央上核、中缝大核等。

内侧核群　靠近中线两侧，其中位于延髓的有内侧网状核和巨细胞网状核，位于脑桥的有脑桥网状核。内侧核群主要接受外侧核群、脊髓及脑神经感觉核的传入纤维。

外侧核群　在延髓和脑桥有小细胞网状核，位于中脑的有楔形核、脚桥被盖网状核与臂旁核。外侧核群接受广泛的传入投射，构成脑干网状结构的感受区，发出纤维投射到内侧核群。

向小脑投射的核团包括外侧网状核、旁正中网状核和脑桥被盖网状核，这些核团在功能上与其它网状结构有很大区别，专门与小脑发生联系。

脑干内有许多核团都能产生儿茶酚胺作为递质，这些核团称为儿茶酚胺核团，其中最大的是蓝斑核。蓝斑核的神经元内有大量的去甲肾上腺素，轴突分支多且很长，几乎能到达中枢神经系统的所有部分，树突分布也极为广泛，在脑的整体活动中发挥重要影响，也可能参与对血管运动的调节。

② 网状结构上行激动系统　网状结构上行激动系统包括向网状结构的感觉投射、自网状结构向间脑某些核团的上行投射以及从这些核团向大脑皮质广泛地区的投射。与各种感觉，如视觉、听觉和躯体感觉不同，上行网状激动系统携带的冲动是非特异性的，其主要作用是保持皮质的意识水平，使皮质对各种传入信息有良好的感知能力，在维系人的觉醒和睡眠周期中起重要作用。一些麻醉药物也是通过上行网状激动系统起作用的，此系统受损会造成不同程度的意识障碍甚至深度昏迷。

(二)小脑

1.小脑的外形　小脑(cerebellum)位于颅后窝，脑干的背侧。从外形观察，小脑的中部较为狭窄，称为小脑蚓(vermis)，两侧膨大，称为小脑半球。小脑表面有许多平行的浅沟，把小脑分成许多小叶片。其中小脑上面较深的一条沟，称为原裂(primary fissure)(图4-26)。小脑半球以原裂为界，分为前叶和后叶两部分。根据其发生、功能和纤维联系，可将小脑分为三叶。

(1)绒球小结叶　在进化上出现的最早，是小脑最古老的部分，称古小脑，包括半球上的绒球与蚓部上的小结，二者以绒球脚相连。它接受前庭神经和前庭神经核来的纤维，传出纤维是由古小脑皮质发出投射到前庭神经核的小脑前庭束。小脑前叶是平衡调节的整合中枢，切除动物的绒

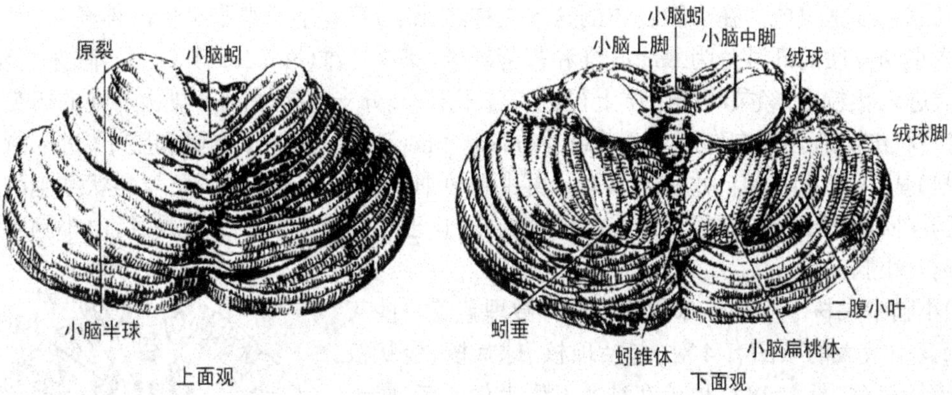

图 4-26　小脑的外形

球小结叶，动物出现平衡的失调。

(2)小脑前叶　包括原裂以前的部分和后叶的蚓垂、蚓锥体，称旧小脑。小脑前叶的传入纤维有脊髓小脑束、网状小脑束、橄榄小脑束等，主要传导本体感觉冲动及大脑感觉运动区皮质冲动进入小脑；传出纤维有顶核延髓束、齿状核-红核-脊髓束和齿状核-红核-丘脑束。旧小脑与肌紧张的调节有关。

(3)小脑后叶　包括原裂以后的大部分小脑结构，在种系发生上出现最晚，称新小脑。此叶随着大脑皮质的发展而发展，其传入纤维来自网状结构的某些核团和下橄榄核，但主要是脑桥核。其传出纤维经齿状核与间位核中转，再由它们发出纤维投射至红核或上行经丘脑的腹外侧核，由此再发出纤维投射至大脑皮质额叶的运动区域。新小脑主要功能是调节起源于大脑皮质的随意运动。

2.小脑的内部结构

(1)小脑皮质　小脑的灰质集中于表面，称为小脑皮质(cerebellar cortex)，深部为白质，特称髓质。小脑皮质由外向内依次为分子层、梨状细胞层和颗粒层(图 4-27)。分子层主要分布有小型

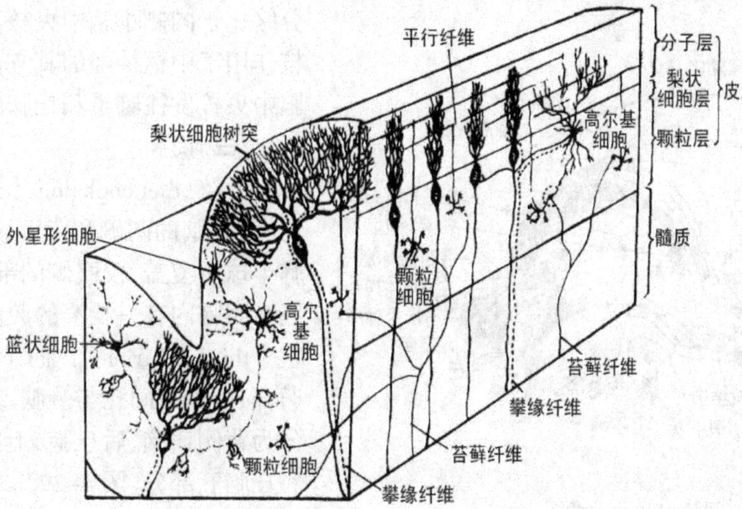

图 4-27　小脑皮质结构示意图

多突的星形细胞和篮状细胞，梨状细胞层由一层梨状细胞胞体组成，而颗粒层由密集的颗粒细胞和一些高尔基细胞组成。在小脑皮质的这5类神经元中，只有梨状细胞是传出神经元。

进入小脑皮质的纤维分为攀缘纤维和苔藓纤维。攀缘纤维(climbing fiber)较细，来自延髓，从小脑髓质进入颗粒层，经梨状细胞层上行进入分子层，其分支直接攀附于梨状细胞的树突并形成突触，对梨状细胞有强兴奋作用。苔藓纤维(mossy fiber)较粗，来源于脊髓和脑干，进入颗粒层与颗粒细胞的树突形成突触，并使之兴奋，再由颗粒细胞的轴突进入分子层与梨状细胞的树突联系。小脑皮质的传出纤维是梨状细胞的轴突，它终止于小脑髓质的中央核，然后由小脑中央核发出纤维离开小脑。

(2)小脑中央核　小脑半球的髓质内分散埋藏着一些灰质核团，其中较大的核团有4对，包括顶核、球状核、栓状核与齿状核各一对(图4-28)。顶核在种系发生上最古老，属于古小脑；球状核和栓状核合称间位核，属旧小脑；齿状核在人类最发达，出现最晚，属于新小脑。

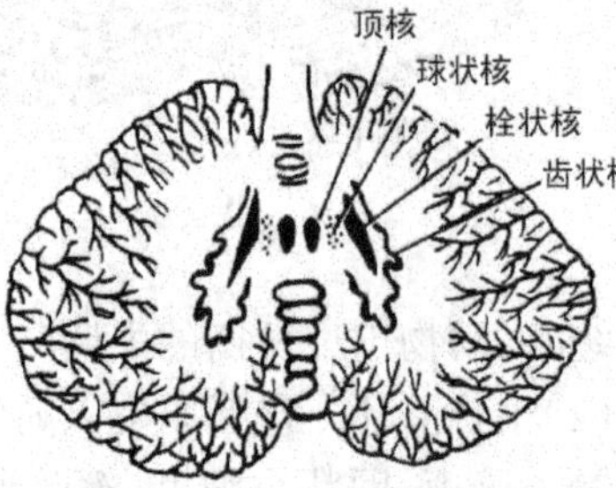

图4-28　小脑中央核

球状核、栓状核与齿状核接受新、旧小脑皮质的纤维，它们发出的纤维加入小脑上脚，交叉后终止于红核或丘脑外侧核；顶核接受旧小脑来的纤维，发出的纤维加入小脑下脚，终止于前庭神经核和网状结构。

3.小脑的纤维联系　小脑与脊髓、延髓和大脑等中枢神经的其它部位有紧密联系，其传入或传出纤维构成了三对小脑脚，即小脑上脚(结合臂)、小脑中脚(脑桥臂)和小脑下脚(绳状体)，分别与脑干的不同部位发生联系。

(1)传入纤维

前庭小脑束　多数来自前庭神经核，一部分直接来自前庭神经，经小脑下脚入绒球小结叶。

脊髓小脑束　包括脊髓小脑后束和脊髓小脑前束，脊髓小脑后束起自脊髓后角背核，纤维经小脑下脚入旧小脑，脊髓小脑前束起自脊髓中间内侧核，纤维绕小脑上脚入小脑前叶。

皮质-脑桥-小脑束　大脑皮质发出的皮质脑桥束在脑桥核中转后，经小脑中脚入小脑后叶。

(2)传出纤维　小脑皮质整合活动的结果，最后通过梨状细胞传出，小部分直接出小脑，大部分终止于同侧小脑中央核，通过小脑中央核作用于中枢神经的其它部分，主要是小脑中央核发往脑干和丘脑的纤维。

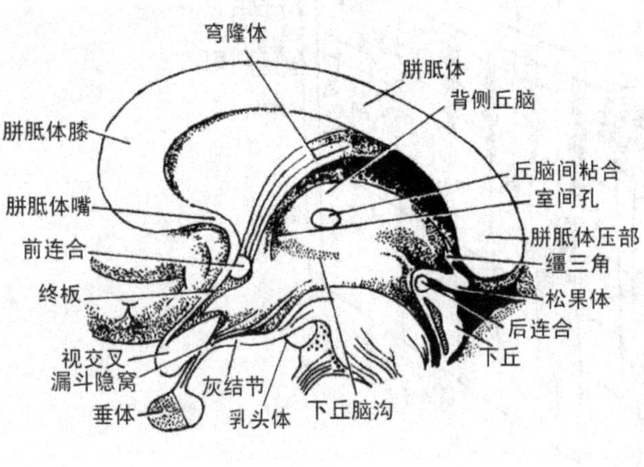

图4-29　间脑内侧面示意图

(三)间脑

间脑(diencephalon)位于脑干和大脑之间。间脑的两侧和背面被高度发达的大脑半球所覆盖，仅腹侧的部分结构露于脑底。间脑内有一狭窄的腔隙，称为第三脑室(third ventricle)，向下与中脑水管相通，向上借室间孔与侧脑室相连。间脑可分为背侧丘脑、后丘脑、上丘脑、下丘脑和底丘脑五部分(图4-29)。

1.背侧丘脑(dorsal thalamus)　简称

丘脑,位于下丘脑的背侧和上方,第三脑室的两侧。背侧丘脑是间脑中最大的灰质核团,由两个卵圆形的灰质团块组成,其前端突出形成丘脑前结节,后端膨大称为丘脑枕。

丘脑灰质内部的切面上有一"Y"形的白质纤维板,称为内髓板(internal medullary lamina),将丘脑分为前核、内侧核和外侧核三部分(图 4-30)。丘脑前核是内髓板前方、两分叉部之间的区域,其发出的纤维投射到扣带回,是边缘系统的一个中转站。丘脑内侧核是内髓板内侧的部分,其发出纤维投射到额叶,可能与躯体和内脏感觉冲动的整合有关。丘脑外侧核又分为背、腹两层,其中腹层从前向后分为腹前核、腹外侧核和腹后核,腹后核又分为腹后内侧核和腹后外侧核。此外,在内髓板内有板内核,在第三脑室室旁壁的灰质内有正中核,在丘脑外侧还有一薄层的灰质,称为丘脑网状核。

丘脑内的神经核团依其功能可分为 3 类:

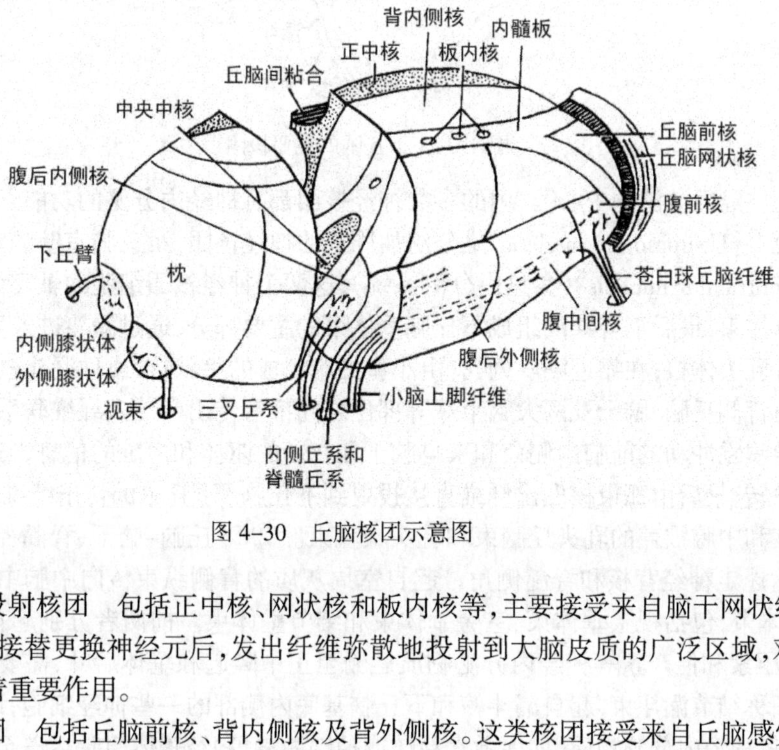

图 4-30 丘脑核团示意图

非特异性投射核团 包括正中核、网状核和板内核等,主要接受来自脑干网状结构的上传纤维,经过多突触接替更换神经元后,发出纤维弥散地投射到大脑皮质的广泛区域,对维持大脑皮质兴奋状态起着重要作用。

联络性核团 包括丘脑前核、背内侧核及背外侧核。这类核团接受来自丘脑感觉接替核和其它皮质下中枢的纤维,并经更换神经元后发出纤维投射到大脑皮质某一特定区域。联络核发出的纤维投射到大脑皮质的联络区,在功能上与各种感觉在丘脑和大脑皮质水平的联系协调有关。

特异性中转核团 包括外侧核腹层的腹前核、腹外侧核和腹后核,也称感觉接替核。其中腹前核和腹外侧核主要接受来自小脑齿状核、苍白球和黑质的投射纤维,经中转后发出纤维投射到躯体运动中枢,调节躯体的运动;腹后核是三叉丘系、内侧丘系、脊髓丘系和味觉等躯体感觉的上传纤维的投射中转核,它们发出纤维投射到大脑皮质的特定区域。

2.下丘脑 下丘脑(hypothalamus)位于下丘脑沟以下,形成第三脑室下部的旁壁,包括视交叉(optic chiasma)、灰结节(tuber cinereum)和乳头体(mammillary body)(图 4-31)。左、右视神经在下丘脑会合形成视交叉,视交叉向后延伸为视束。视交叉的前上方连接终板,后方有灰结节,灰结节向下移行形成漏斗。漏斗的下端与垂体相接。灰结节后方还有 1 对圆形隆起,称乳头体。

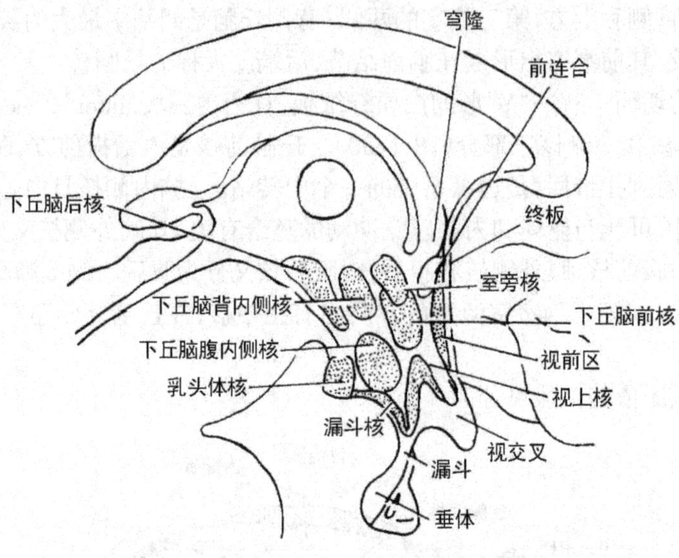

图 4-31　下丘脑的主要核团

下丘脑是神经内分泌的中心，其内的多数神经核团都有神经内分泌的功能。例如，下丘脑视交叉背方的视上核(supraoptic nucleus)是分泌加压素的神经核团，第三脑室壁的室旁核主要分泌催产素(paraventricular nucleus)(参见内分泌系统)，这两个神经核团细胞的轴突分别合成视上垂体束和室旁垂体束，最后汇合共同组成下丘脑垂体束的主要部分，通过漏斗进入垂体后叶。此外，在乳头体中有乳头体核；在靠近漏斗处，有由小型细胞组成的弓状核，或称漏斗核。

下丘脑与背侧丘脑、脑干及两大脑半球等部位之间都有传出和传入纤维联系。下丘脑的传入纤维包括传导嗅觉冲动的前脑内侧束和来自脑干和脊髓的躯体和内脏的信息，这些信息主要经过网状结构中转，最后由孤束核发出纤维直接投射到下丘脑。下丘脑的传出纤维包括：① 自乳头体至丘脑前核和中脑被盖的乳头丘脑束和乳头被盖束。② 下丘脑-脑干、脊髓径路，如起自室旁核的纤维下达迷走神经背核和脊髓侧角；起自室周灰质的背侧纵束传向中脑中央灰质和被盖。③ 下丘脑垂体束，包括视上垂体束、室旁垂体束和结节垂体束。前两者分别起自视上核和室旁核，将后叶加压素和催产素等神经内分泌物质运输至正中隆起和垂体后叶，需要时释放入血液。结节垂体束又称结节漏斗束，起自漏斗核和下丘脑基底内侧部的一些神经细胞，终于正中隆起的毛细血管丛，将神经内分泌物质(如促激素释放或抑制激素等)经垂体门脉运送至垂体前叶，控制垂体前叶的内分泌功能。

3.后丘脑、上丘脑和底丘脑　后丘脑(metathalamus)位于丘脑的后下方，中脑顶盖的上方，包括内侧膝状体和外侧膝状体两部分，是听觉和视觉传导通路上的中转核。内侧膝状体与下丘相连，接受下丘传来的听觉纤维，并发出纤维投射到颞叶皮质的听觉中枢；外侧膝状体与上丘相连，接受上丘视觉的传入纤维，并发出纤维投射到枕叶的视觉中枢。上丘脑(epithalamus)位于第三脑室顶部的周围，包括松果体、缰三角和丘脑髓纹等，其中松果体为一个内分泌器官。底丘脑(subthalamus)又称腹侧丘脑，是中脑和间脑的过渡区域，位于背侧丘脑的腹侧，内囊的内侧，下丘脑的外侧，其内的主要核团是丘脑底核，此核与苍白球有往返的纤维联系，属锥体外系。此外，小脑上脚交叉后的纤维以及苍白球发出的大部分纤维，也经过底丘脑区域止于丘脑的腹外侧核和腹前核。

(四)大脑

大脑是中枢神经系统的最高级部位,其中间有一裂沟,称为大脑纵裂,由前至后将大脑分为左右两个半球,称为大脑半球(cerebral hemisphere)。大脑半球的表面是灰质,称大脑皮质(cerebral cortex),其深部是由大量神经纤维组成的白质,称为髓质,位于髓质内的主要灰质核团,称为基底神经核。两半球内各有一腔隙为侧脑室,通过室间孔与第三脑室相通。左、右两大脑半球之间通过胼胝体连接在一起,使两半球的神经传导互相连通。

1.大脑半球的沟裂和分叶　每个大脑半球分为背外侧面(图 4-32)、内侧面(图 4-33)和底面(图 4-34)。其表面凹凸不平,上面布满着深浅不等的沟裂。在沟裂之间,为长短不一的隆起,称为脑回。

每侧大脑半球的表面有三条恒定的沟裂,包括外侧沟、中央沟、顶枕沟。外侧沟是背外侧面最明显的深裂,自前下向后上方斜行,将大脑半球的额叶(frontal lobe)和颞叶(temporal lobe)分隔,

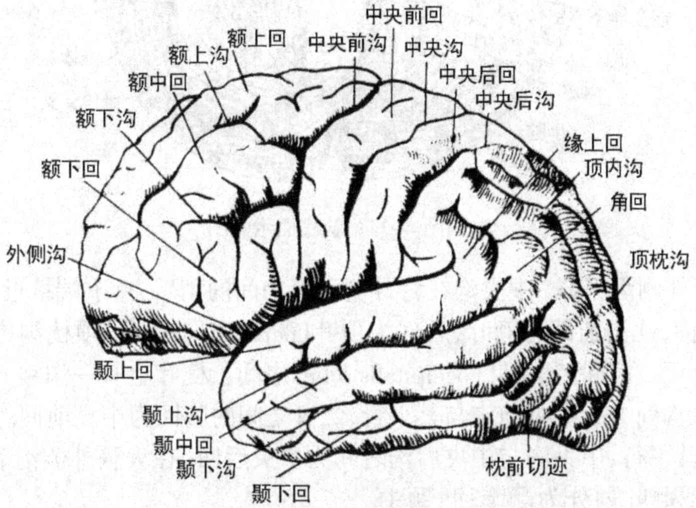

图 4-32　大脑半球背外侧面

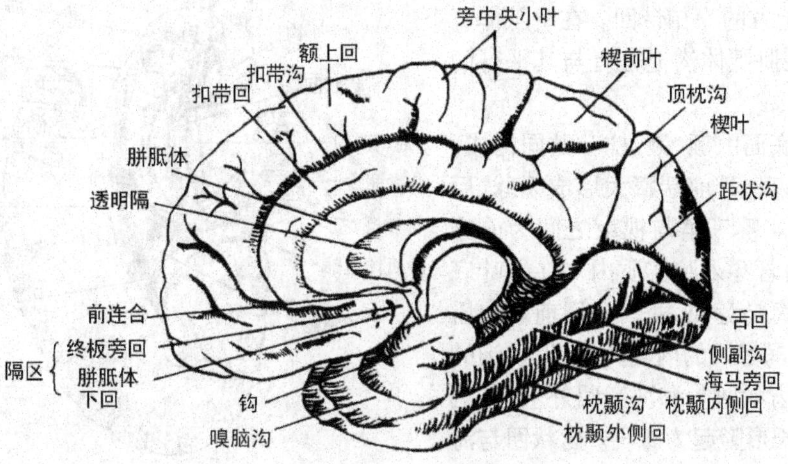

图 4-33　大脑半球内侧面

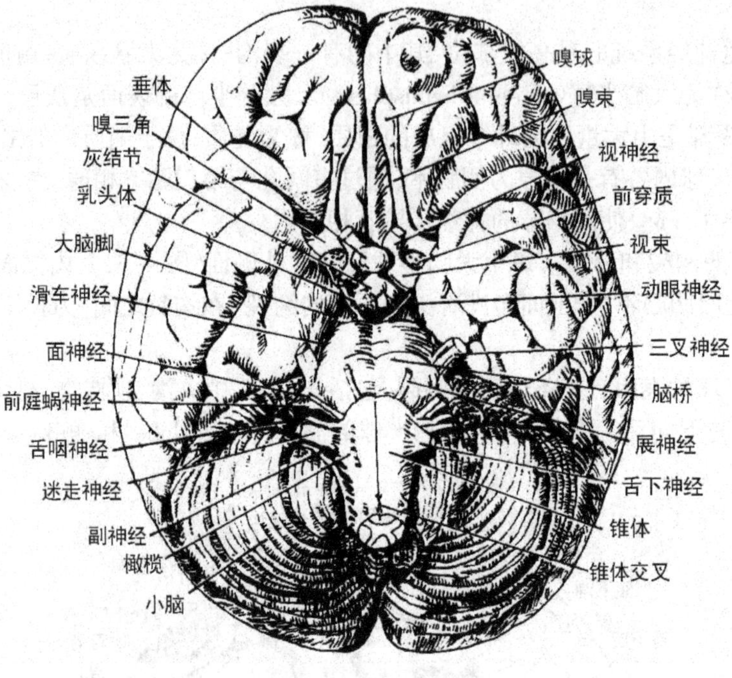

图 4-34　脑底面示意图

岛叶(insula)隐藏于外侧沟深部。中央沟在背外侧面近中间的稍后方,下端接近外侧沟,顶端多半越背内侧缘至内侧面,此沟前部为额叶,后部为顶叶(parietalis lobe)。顶枕沟位于半球内侧面的后部,略转至背外侧面,在顶叶和枕叶(occipitalis lobe)之间。枕叶上有一沟裂,称为距状沟。

在额叶上,中央沟前方有中央前沟与其平行,二者之间的脑回为中央前回。在顶叶上,中央沟后方有中央后沟与其平行,中央沟与中央后沟之间为中央后回。在大脑外侧沟下方有与之平行的颞上沟和颞中沟,把颞叶划分为颞上回、颞中回和颞下回。顶枕沟和距状沟之间为楔叶,距状沟下方为舌回,舌回向前连于颞叶的海马回。环抱胼胝体上方的为扣带回。在胼胝体背面有胼胝体沟,在胼胝体沟上方有与其平行的扣带沟。

大脑半球的底面由额、颞、枕叶共同构成。额叶有纵形的嗅束,其前端膨大形成嗅球,后端扩大为嗅三角。嗅三角与视束之间为前穿质,内有许多小血管穿入脑实质内。在颞叶底面的区域分布有海马旁回,海马旁回前端向后上弯曲,称钩。海马旁回的内侧为海马沟,沟的上方为锯齿状的齿状回。海马旁回外上方,侧脑室下角的底有长形隆起为海马。齿状回与海马构成海马结构(图 4-35)。

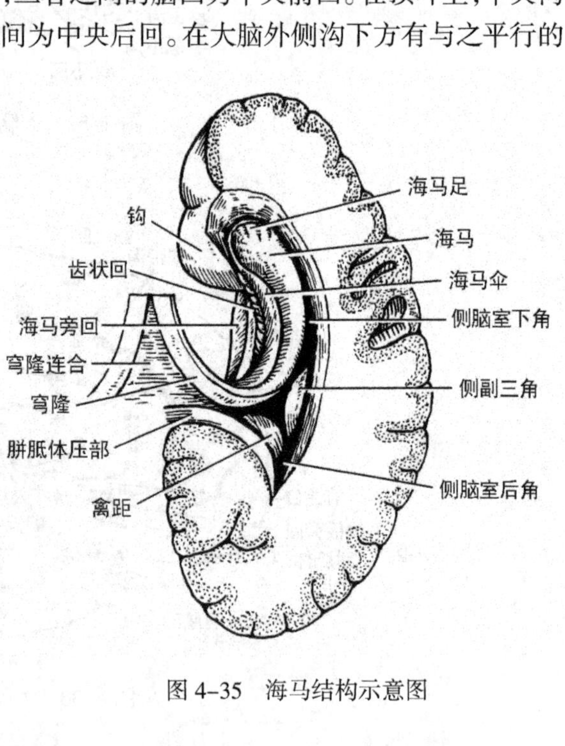

图 4-35　海马结构示意图

2.大脑半球的灰质

（1）大脑皮质　位于大脑半球的表层，厚度约为 1~4 mm。皮质的不同部位有着不同的结构特点，其神经元组成的数量、形态大小、神经元间的联系及分层有着差异。从种系发生来说，海马和齿状回的皮质属古皮质（archicortex），嗅脑的为旧皮质（paleocortex），其余的则属新皮质（neocortox）。在哺乳动物中，等级愈高者，新皮质越发达。古皮质、旧皮质分化较简单，一般由分子层、锥体细胞层和多形细胞层三层结构组成。新皮质的分化程度较高，共有六层：① 分子层（又称带状层）；② 外颗粒层；③ 外锥体细胞层；④ 内颗粒层；⑤ 内锥体细胞层；⑥ 多形细胞层（图 4-36）。

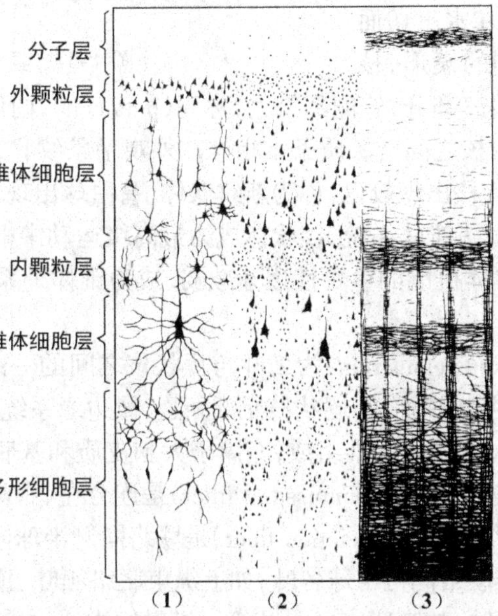

图 4-36　大脑皮质 6 层结构仿真图

（1）镀银染色示神经元形态　（2）尼氏染色示 6 层结构　（3）髓鞘染色示神经纤维的分布

尽管新皮质具有相似的六层结构，但不同区域各层的相应厚度并不相同，其中所含神经元的形状与大小也不完全相同。如第一层分子层细胞很少，主要由水平细胞组成；外颗粒层主要分布有许多星形细胞和少量小型锥体细胞；外锥体细胞层由许多中、小型锥体细胞组成；内颗粒层中多数是星形细胞；内锥体细胞层主要分布有中型和大型锥体细胞；多形细胞层以梭形细胞为主，还有锥体细胞。

大脑皮质的不同层在信息的接受、整合、发出等方面存在功能上的差异。来自丘脑的各种感觉传入的上行纤维进入皮质主要与第四层的星形细胞形成突触联系，星形细胞的轴突又与其它细胞建立广泛的联系，从而对传入皮质的各种信息进行分析，做出反应。起自大脑半球同侧或对侧的联合传入纤维则进入第二层和第三层，与锥体细胞形成突触联系。大脑皮质的传出纤维有投射纤维和联合纤维两种，其中投射纤维主要起源于第五层锥体细胞和第六层大梭形细胞的轴突，下行至脑干及脊髓，并通过脑神经、脊神经将冲动传到相应的部位；联合纤维由皮质第三、五、六层的锥体细胞和梭形细胞发出，分布于皮质的同侧及对侧脑区，使皮质各层、各部位之间，以及左右半球之间进行联络。

（2）基底神经核　在大脑髓质内，分散着一些灰质核团，其中尾状核、豆状核、杏仁体和屏状核等较为靠近脑底，共同组成了基底神经核（basal nuclei）（图4-37）。

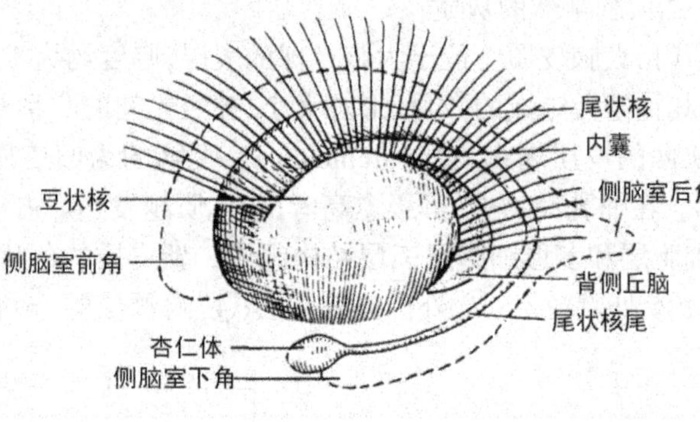

图4-37　基底神经核

尾状核呈"C"形，分头、体和尾三部分，围绕豆状核和背侧丘脑，延伸于侧脑室前角、中央部和下角。豆状核位于岛叶深部，介于内囊与外囊之间，在水平切面和冠状切面上均呈尖向内侧的楔形，核内有两个白质薄板，将其分为三部分，外侧部最大，称壳（putamen），内侧两部分称苍白球（globus pallidus）。尾状核头部与豆状核之间借灰质条索相连，外观呈条纹状，两者合称纹状体（corpus stuiatum）。在种系发生上，豆状核出现较迟，称为新纹状体，苍白球出现较早，称为旧纹状体。在低等脊椎动物，大脑皮质不发达，无锥体系统，纹状体成为最高级运动中枢。在哺乳动物，由于大脑皮质和锥体系统的发展，纹状体机能的重要性逐渐减弱，成为锥体外系的重要组成部分，对躯体运动的协调起重要作用。

此外，基底神经核的屏状核（claustrum）为岛叶与豆状核之间的一薄层灰质。杏仁核（amygdaloid body）位于侧脑室下角前端深面，与尾状核尾部相连，属边缘系统的皮质下中枢。

3.大脑半球的白质　由大量神经纤维组成，充满于大脑皮质和基底神经核之间，可分为连合纤维、联络纤维和投射纤维。连合纤维（commissural fiber）是连合左、右两半球皮质的纤维，包括胼胝体、前连合和穹窿连合。联络纤维（association fiber）是联络同侧半球内各部位皮质的纤维，其中短纤维联络相邻脑回，长纤维联络同侧半球各叶，如上纵束联络额叶、顶叶和枕叶；下纵束联络颞叶和枕叶；钩束联络额叶和颞叶，扣带联络边缘叶等。投射纤维（projiction fiber）是联系大脑皮质和皮质下结构的纤维，可分投射传入纤维和投射传出纤维。

（1）胼胝体（corpus callosum）　是大脑半球中最大的横行连合纤维，位于两半球的底部。胼胝体在两半球中间形成弧形板，其前端尖细，后部肥厚（图4-38）。在经胼胝体的水平切面上，其组

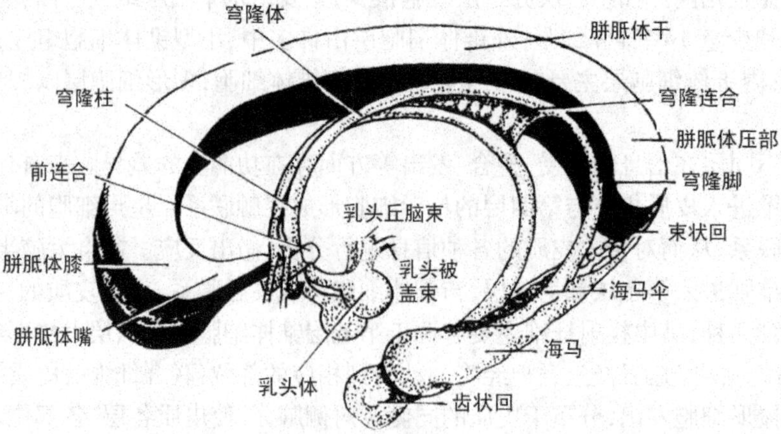

图4-38　胼胝体示意图

成纤维向两半球内部的各个方向投射,连系大脑半球的额叶、顶叶、枕叶和颞叶。胼胝体的下面构成了侧脑室顶。

(2)内囊(internal capsule) 位于豆状核、尾状核和丘脑之间,为形似宽厚的白质纤维带。内囊是大脑皮质与皮质下中枢之间联系的重要神经束的必经之路，通往大脑皮质的运动神经纤维和感觉神经纤维,均经内囊向上呈扇形放射状分布。在脑皮质的水平切面上,内囊呈横置的“V”字型,尖端向内侧,左右各一,分前肢、膝部和后肢三部分。内囊前肢和膝部有运动神经纤维通过,后肢有感觉神经纤维和视觉、听觉纤维通过。内囊是脑出血的一个好发部位,一旦出血,血块压迫内囊的纤维束,就会出现主要表现对侧偏瘫、偏身感觉障碍和偏盲的“三偏症”。

4.边缘系统 环绕在两大脑半球底部胼胝体周围的扣带回、海马回、海马和齿状回共同组成的结构称为边缘叶。边缘叶也曾被称为嗅脑。边缘叶在结构和功能上不是独立的,与神经系统的其它部位有着密切的联系,如与大脑皮质的岛叶、颞叶和眶回等部位有纤维联系,也与皮质下的杏仁核、隔区、下丘脑和丘脑前核等有纤维联系。边缘叶连同与其结构和功能上有联系的皮质及皮质下结构统称为边缘系统(limbic system)。边缘系统有着复杂的生理功能,可能参与内脏活动、情绪反应和记忆活动等生理变化的调控。

5.大脑皮质的分区 大脑皮质不同的区域有不同的机能。根据大脑皮质机能特点可分为皮质感觉区、皮质运动区和皮质联合区。皮质运动区主要发出纤维,调节躯体的运动。皮质联合区占大脑皮质总面积的 80%以上,主要接受非特异性的投射纤维及不同皮质区的投射纤维,通过联络纤维与皮质的投射区相连;不同部位的联合区有着不同的机能,如位于视觉区和躯体感觉区之间的顶叶联合区皮质可能与运动主观感觉有关。大脑皮质的机能区分是相对的,如中央前回(4 区)是运动区,但也接受部分的感觉冲动。

19 世纪神经科学家 Brodmann 根据脑的解剖形态,把脑分成了 52 个区(图 4-39)。其机能定位将在后面的内容中详述。

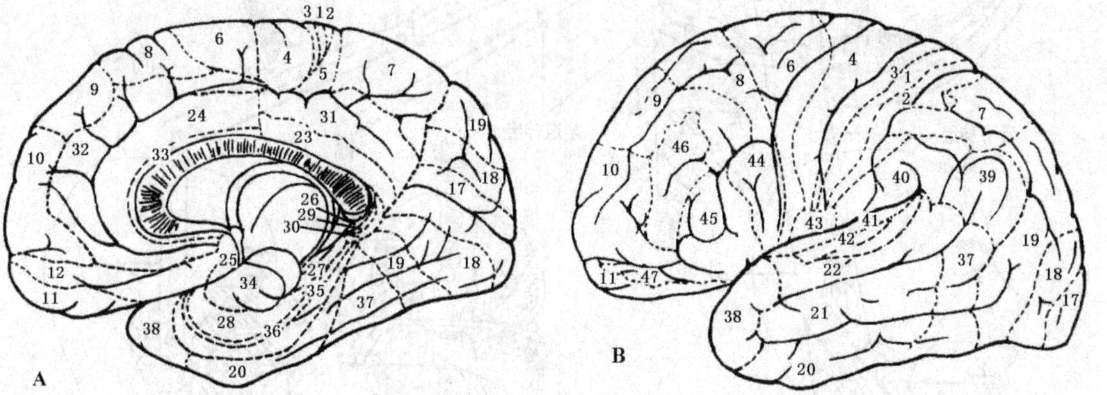

图 4-39 大脑皮质的分区
A:内侧面; B:外侧面

四、脑神经

脑神经(cranial nerve) 是指与脑部神经核团有直接联系的周围神经,共有 12 对,Ⅰ嗅神经、Ⅱ视神经、Ⅲ动眼神经、Ⅳ滑车神经、Ⅴ三叉神经、Ⅵ展神经、Ⅶ面神经、Ⅷ前庭蜗神经、Ⅸ舌咽神经、Ⅹ迷走神经、Ⅺ副神经、Ⅻ舌下神经(图 4-40)。

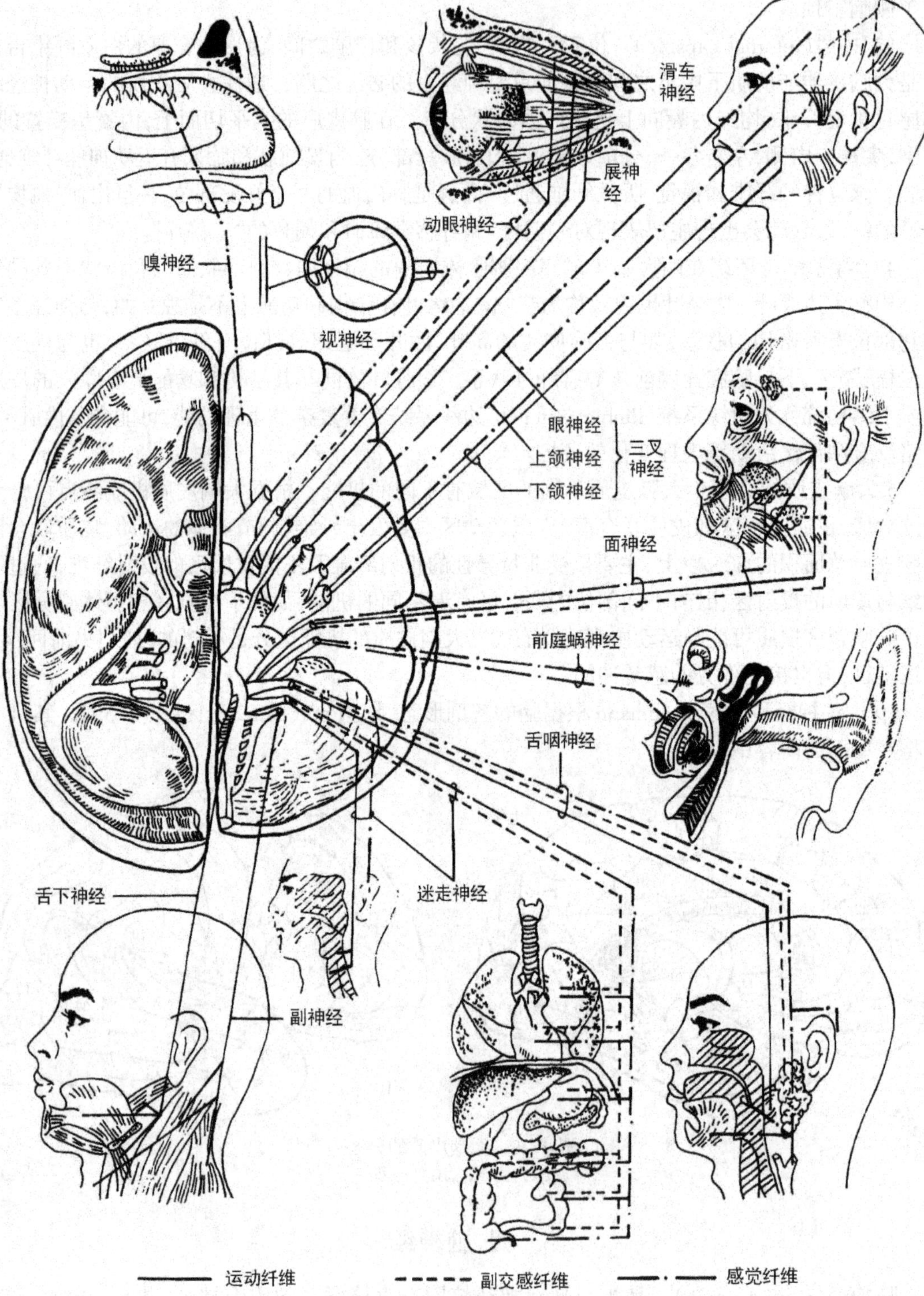
滑车神经
展神经
动眼神经
嗅神经
视神经
眼神经
上颌神经
下颌神经
三叉神经
面神经
前庭蜗神经
舌咽神经
迷走神经
舌下神经
副神经
运动纤维
副交感纤维
感觉纤维

图 4–40　脑神经概观

(一)脑神经的成分

脑神经的纤维可以分为七种成分,其纤维与相应的7类脑神经核相关。

1.躯体运动纤维　是支配由肌节发生的骨骼肌的神经纤维,如舌肌、眼球外肌等。

2.特殊内脏运动纤维　是支配由鳃弓肌衍化的骨骼肌的神经纤维,如表情肌、咀嚼肌、咽喉肌、胸锁乳突肌和斜方肌等。

3.一般内脏运动纤维　是支配平滑肌、心肌和腺体的神经纤维。

4.特殊内脏感觉纤维　分布于味蕾和嗅器的神经纤维,传导味觉和嗅觉冲动。

5.一般内脏感觉纤维　分布于由内胚层发生的一般内脏感觉器,传导一般内脏感觉冲动。

6.一般躯体感觉纤维　分布于由外胚层发生的一般皮肤、粘膜感受器的神经纤维,传导头面部的痛、温、触和本体感觉冲动。

7.特殊躯体感觉纤维　分布于由外胚层形成的特殊外感受器,即视器和位听器的神经纤维。

(二)脑神经的组成和分布(表4-2)

表4-2　脑神经的性质、分布及功能

顺序及名称	性质	起核	终核	分布	功能
Ⅰ嗅神经	特殊内脏感觉		嗅球	鼻腔嗅粘膜	传入嗅觉冲动
Ⅱ视神经	特殊躯体感觉		外侧膝状体	眼球视网膜	传入视觉冲动
Ⅲ动眼神经	躯体运动	动眼神经核		上、下内直肌、上睑提肌及下斜肌	调节眼球运动
	内脏运动	动眼神经副核		瞳孔括约肌、睫状肌	缩瞳,晶状体调节
Ⅳ滑车神经	躯体运动	滑车神经核		眼上斜肌	使眼球向下外方转动
Ⅴ三叉神经	一般躯体感觉		三叉神经脊束核 三叉神经脑桥核 三叉神经中脑核	头面部皮肤、口腔、鼻腔粘膜、牙、眼球、硬脑膜的一般感觉;咀嚼肌的本体感觉	感觉传入
	特殊内脏运动	三叉N运动核		咀嚼肌等	支配肌肉随意运动
Ⅵ展神经	躯体运动	展神经核		眼外直肌	使眼球外转
Ⅶ面神经	特殊内脏运动	面神经核		面部表情肌、颈阔肌等	支配肌肉随意运动
	一般内脏运动	上泌涎核		泪腺、下颌下腺和舌下腺等	腺体分泌
	特殊内脏感觉		孤束核	舌前2/3处味蕾	传入味觉冲动
Ⅷ前庭蜗神经	特殊躯体感觉		前庭神经核	半规管壶腹嵴、球囊、椭圆囊斑等	传入平衡觉冲动
	特殊躯体感觉		蜗神经核	耳蜗螺旋器	传入听觉冲动
Ⅸ舌咽神经	特殊内脏运动	疑核		颈突咽肌	支配肌肉随意运动
	一般内脏运动	下泌涎核		腮腺	腺体分泌
	一般内脏感觉		孤束核	咽、鼓室、咽鼓管、软腭、舌后1/3的粘膜、颈动脉窦和颈动脉体	感觉传入
	特殊内脏感觉		孤束核	舌后1/3味蕾	传入味觉冲动
	一般躯体感觉		三叉神经脊束核	耳后皮肤	感觉传入
Ⅹ迷走神经	一般内脏运动	迷走神经背核		内脏平滑肌、心肌、腺体	内脏运动、腺体分泌
	特殊内脏运动	疑核		咽喉肌	支配肌肉运动
	一般内脏感觉		孤束核	胸腹腔脏器、咽喉部粘膜	传入感觉冲动
	一般躯体运动		三叉神经脊束核	硬脑膜、耳廓及外耳道皮肤	传入感觉冲动
Ⅺ副神经	特殊内脏运动	疑核		咽、喉肌	支配肌肉运动
	躯体运动	副神经核		胸锁乳突肌和斜方肌	转头和提肩
Ⅻ舌下神经	躯体运动	舌下神经核		舌内肌和舌外肌	调节舌肌运动

脑神经的运动纤维是由脑干内运动神经核发出的轴突构成；感觉纤维是由脑神经节内的感觉神经元的胞突构成。根据12对脑神经所含的纤维成分,可分为运动、感觉和混合性三种类型,其中第Ⅰ、Ⅱ、Ⅷ对脑神经是感觉性神经,第Ⅲ、Ⅳ、Ⅵ、Ⅺ、Ⅻ对脑神经是运动性神经,第Ⅴ、Ⅶ、Ⅸ、Ⅹ对脑神经是混合性神经。这些脑神经分布到不同的组织器官,支配和管理躯体和内脏不同部位的运动和感觉功能。

五、脑脊膜、脑室、脑脊液和血脑屏障

(一)脑脊膜

在脊髓和脑周围包裹有三层膜,即硬膜、蛛网膜和软膜(图4-41)。每层膜是相互连续的,对脊髓和脑具有支持和保护作用。

硬膜　主要由致密结缔组织构成,具有神经和血管。分布在脊髓周围的硬膜,称为硬脊膜,分布在大脑周围的,称为硬脑膜。在硬脊膜和椎管之间有一腔隙，称为硬膜外腔。该腔是临床上进行硬膜外麻醉的部位。硬脑膜由内、外两层合成，兼具脑膜和颅骨内膜的作用,有些地方内、外层分开,构成硬脑膜窦，如上矢状窦和下矢状窦等。

蛛网膜　为一层无血管的结缔组织，其与硬膜之间的腔隙称为硬膜下腔，与软膜之间的腔隙称为蛛网膜下腔。腰部的蛛网膜下腔是进行腰椎穿刺和麻醉的部位。蛛网膜下腔内充有脑脊液。脊髓末端的蛛网膜下腔称为终池,内有马尾泡在脑脊液中。

软膜　紧贴于脑和脊髓表面,内有丰富的血管,其中在脑部的为软脑膜，在脊髓部位的称软脊膜。软膜与血管之间有空隙,称血管周隙(perivascular space)。血管周隙与蛛网膜下腔相通,内含脑脊液。在脑室壁的某些部位,软膜血管与脑室膜上皮共同突入脑室,形成脉络丛。

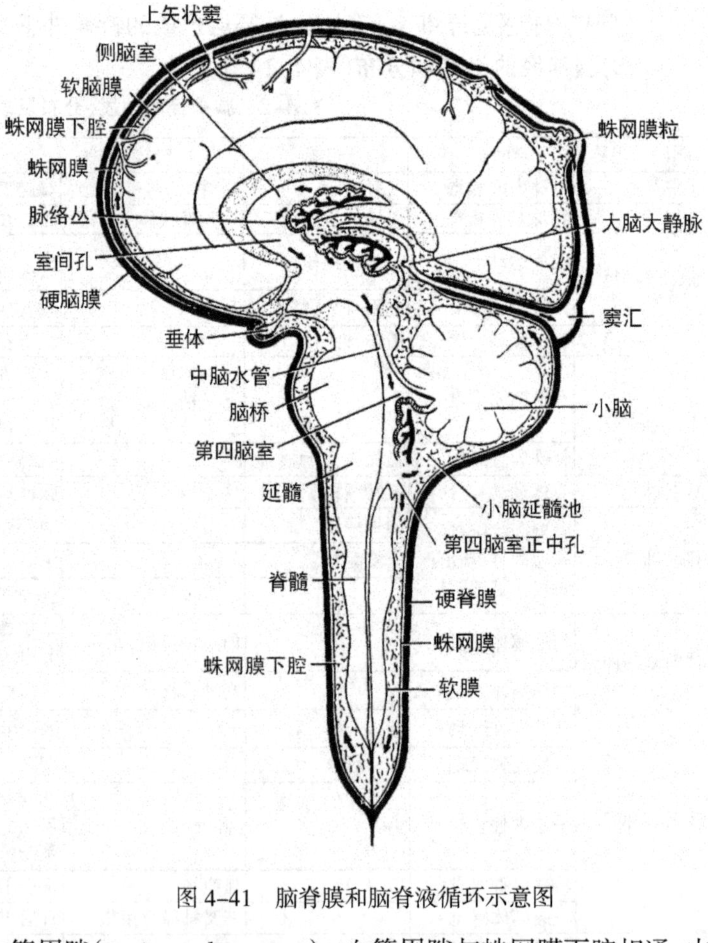

图4-41　脑脊膜和脑脊液循环示意图

(二)脑室和脑脊液

脑室(brain ventricle)　包括侧脑室、第三脑室、中脑水管和第四脑室(图4-42)。其中侧脑室位于左、右两大脑半球内;第三脑室位于间脑内;中脑水管位于中脑;第四脑室位于延髓、脑桥背面以及小脑之间。每个脑室互相通连,第四脑室有3个孔与蛛网膜下腔相通。脑室内充满着脑脊

液。

脑脊液(cerebrospinal fluid)　为无色透明的液体,充满在各脑室、蛛网膜下腔和脊髓中央管内，具有保护和营养脑及脊髓的作用。脑脊液主要由脑室中的脉络丛产生，经蛛网膜粒分泌到硬脑膜窦回血循环。化学分析显示,脑脊液与脑组织细胞间隙内液体相似，略带粘性,但与血浆不同。正常脑脊液具有一定的化学成分和压力，对维持颅压的相对稳定有重要作用。如果脑脊液产生过多,或循环通路受阻,均可导致颅内压升高。

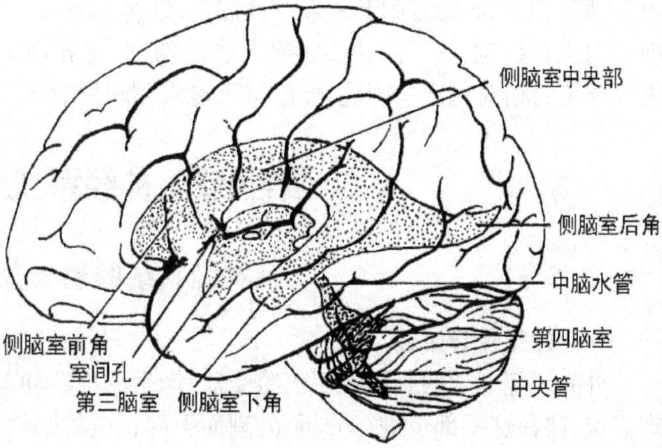

图 4-42　脑室的投影示意图

(三)脑的血液供应和血脑屏障

1.脑动脉　供应脑的动脉来自颈内动脉和椎动脉。

(1)颈内动脉　是颈总动脉的分支,经颈动脉管进入颅腔,为大脑半球的前 2/3 和部分间脑供应血液。颈内动脉的主要分支有大脑前动脉、大脑中动脉和后交通动脉(图 4-43)。两侧的大脑前动脉借前交通动脉相连，同侧的颈内动脉和大脑后动脉借后交通动脉相连，在脑底形成一个环绕视交叉、灰结节和乳头体的多角形环,称大脑动脉环(cerebral arterial circle),此环具有调节脑血流供应和均衡血液配布的作用。

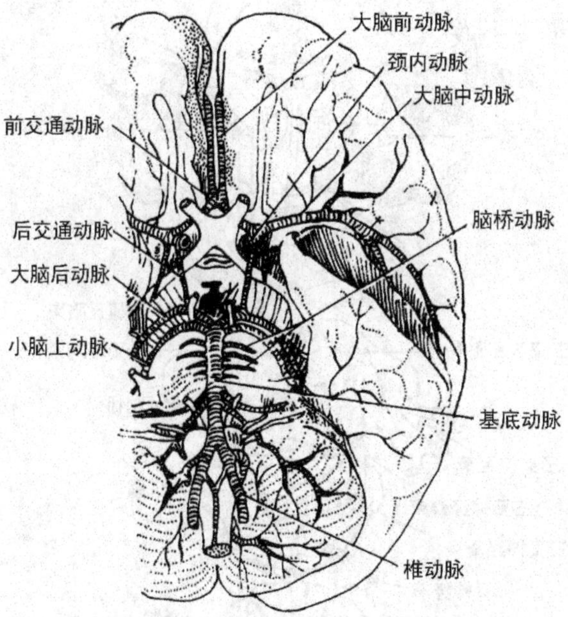

图 4-43　脑底动脉分支示意图

(2)椎动脉　发自锁骨下动脉,穿行颈椎横突孔,经枕骨大孔入颅腔,为大脑半球后 1/3、部分间脑、脑干和小脑等部位供应血液。左右椎动脉在脑桥腹面下缘合成为一条基底动脉。由基底动脉发出脑桥动脉、小脑下后动脉、小脑下前动脉及小脑上动脉等,供应脑干和小脑,基底动脉至脑桥上缘分成左、右大脑后动脉，分布于大脑半球的枕叶及颞叶的底面。

2.脑静脉　脑的静脉可分浅深两组,浅静脉收集皮质及浅部髓质的静脉血；深静脉收集大脑深部髓质、基底神经核、间脑等处的血液,小静脉自皮质及髓质发出后逐级汇合,最后汇成几条较大的静脉注入硬脑膜窦,再入颈内静脉。

3.血脑屏障(blood-brain barrieer,BBB)　是存在于血液与脑组织之间的结构,由脑毛细血管内皮细胞、毛细血管基膜和神经胶质膜构成。实验证明,内皮细胞间存在着紧密连接,是构成血脑屏障的主要结构,它可阻止多种物质进入脑,但营养物质和代谢产物可顺利通过,以维持神经系统内环境的相对稳定。因此,血脑屏障能限制和控制水、电解质及大分子物质进入脑组织。

第四节　神经系统的功能

一、神经系统的感觉分析功能

(一)感觉传导路径

外界环境变化的刺激作用于感受器,产生的神经冲动,经一定的传导路径到达大脑皮质的特定部位,并在这些部位进行分析、处理而引起相应的感觉。把由感受器经周围神经、脊髓、脑干和间脑至大脑皮质的传导通路,称为感觉传导路。感觉传导路又称上行传导路,包括痛觉、温度觉和触觉等浅感觉传导路,本体感觉传导路,视觉传导路,听觉传导路和嗅觉传导路等。

1.浅感觉及其传导路径　浅感觉(superficial sensation)是指刺激作用于分布在皮肤或皮肤下所处位置较浅的感受器而产生的感觉。浅感觉的传导路径包括躯干、四肢和头面部两条传导路径(图 4–44)。

(1)躯干、四肢浅感觉传导路径　躯干、四肢浅感觉传导路径主要传导躯干、四肢皮肤、粘膜的痛觉、温度觉和粗略触觉等。初级神经元位于背根的脊神经节内，为感觉神经元,其周围突构成脊神经的感觉纤维,分布于躯干、四肢的皮肤感受器,中枢突经后根外侧部入脊髓,上升 1~3 个节段后,在脊髓灰质后角固有核更换神经元。第二级神经元的纤维在白质前连合交叉至对侧,而后,痛觉与温度觉在脊髓侧索上行，触觉和压觉在脊髓前索上行,二者共同组成脊髓丘脑束上行至丘脑,于腹后外侧核更换神经元。腹后外侧核的第三级神经元的纤维参与组成丘脑皮质束上行经内囊后肢,投射到大脑皮质中央后回的中、上部和旁中央小叶后部。

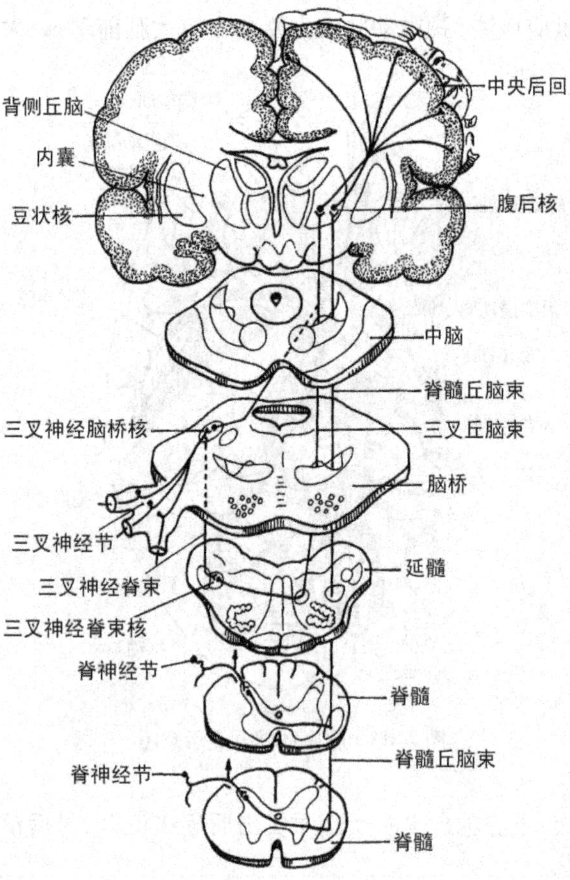

图 4–44　浅感觉传导路径

(2)头面部浅感觉传导路径　头面部浅感觉传导路径主要传导头面部的痛觉、温度觉和触觉。头面部浅感觉的初级神经元胞体位于三叉神经半月神经节内，神经元的周围突构成三叉神经内的感觉纤维，分布于头面部皮肤、粘膜感受器,中枢突经三叉神经的感觉根进入脑桥后，其中传导触觉的纤维止于三叉神经脑桥核,而传导痛觉、温度觉的纤维止于三叉神经脊束核。三叉神经脑桥核和三叉神经脊束核的第二级神经元的纤维交叉至对侧上行，组成三叉丘系，经脑干止于丘脑外侧核的腹后内侧核。丘脑外侧核的第三级神经元的轴突组成丘脑皮质束，经内囊后肢投射到中央后回的下部。

2.深感觉及其传导途经　深感觉（deep sensation）主要指肌肉、肌腱、关节等部位的本体感觉、身体位置觉和皮肤触觉的辨别觉等，包括意识性深感觉和非意识性深感觉。意识性深感觉是指深部感受器的传入冲动上传至大脑皮质，产生意识性的感觉。而相当一部分深部感受器发放的感觉冲动，只能引起反射性运动调节，并不引起特定的主观感觉，这类感觉称为非意识性深感觉。

(1)意识性深感觉传导路径　意识性深感觉传导路径（图 4–45）由三级神经元组成。初级神经元位于脊神经节内，其周围突分布于躯干和四肢的肌肉、肌腱和关节的肌梭等深部感受器，中枢突经脊神经后根进入脊髓，来自下肢和躯干下部的纤维形成薄束，来自上肢和躯干上部的纤维形成楔束，在同侧的后索上行，止于延髓的薄束核和楔束核。延髓薄束核和楔束核的第二级神经元发出的纤维交叉到对侧，形成内侧丘系上行抵达丘脑的腹后外侧核。腹后外侧核的第三级神经元纤维组成丘脑皮质束，经内囊后肢上行，投射到大脑皮质中央后回的中上部和中央旁小叶的后部，有些纤维投射到中央前回。此外，皮肤的精细触觉也经此路径上传。

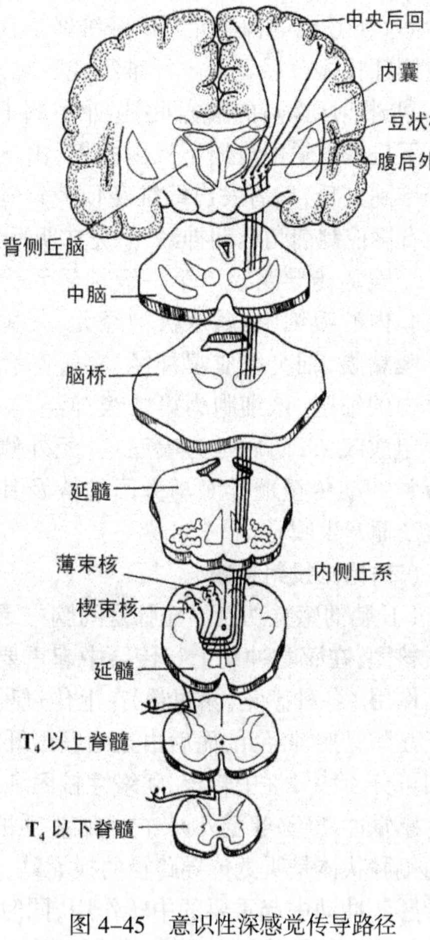

图 4–45　意识性深感觉传导路径

(2)非意识性深感觉的传导路径　非意识性深感觉的传导途径为传入小脑的深部感觉冲动的路径，仅包含二级神经元。第一级神经元位于脊神经节内，周围突到达肌肉、关节等部位的深感受器，中枢突进入脊髓后角，与脊髓后角的中间内侧核或背核内的第二级神经元发生突触联系。第二级神经元轴突进入侧索，分别组成脊髓小脑后束和脊髓小脑前束，途经脑干，通过小脑上脚和小脑下脚止于旧小脑皮质。非意识性深感觉的传导路径与维持身体的姿势和平衡有关。

3.视觉传导路径　初级神经元为视网膜的双极神经元，其周围突与视锥细胞或视杆细胞形成突触联系，中枢突与视网膜的节细胞形成突触。节细胞为第二级神经元，其轴突汇合成视神经，由视神经孔入颅腔，经视交叉向后延续为视束。在视交叉部位只有来自两眼鼻侧的纤维发生交叉，而颞侧的纤维不交叉，因此左侧视束含有来自两眼视网膜左侧半的纤维，右侧视束含有来自两眼视网膜右侧半的纤维。视束中的大部分纤维止于外侧膝状体，由外侧膝状体的第三级神经元的纤维组成视辐射，经内囊后肢投射到枕叶距状沟两侧的视区皮质，产生视觉（见第五章图 5–17）。

视束中有少数纤维组成四叠体的上丘臂至上丘和顶盖前区。顶盖前区发出纤维到两侧动眼神经副核，后者发出副交感纤维随动眼神经至睫状神经节，在睫状神经节内交换神经元后，节后纤维至瞳孔括约肌，完成瞳孔对光反射。由上丘发出纤维加入顶盖脊髓束，下行止于脊髓前角运动神经元，主要支配颈部等肌肉，完成视反射。

4.听觉传导路　初级神经元为耳蜗螺旋神经节内的双极细胞，其树突至内耳的螺旋器，轴突组成蜗神经，止于蜗腹侧核和蜗背侧核。这两个神经核内的第二级神经元发出的纤维大部分在脑桥内交叉至对侧上升称外侧丘系，少部分纤维不交叉，进入同侧外侧丘系。外侧丘系的纤维主要止于下丘，少数纤维直接终于内侧膝状体。下丘内的神经元发出纤维经下丘臂到达内侧膝状体，后者发出纤维组成听辐射，经内囊后肢投射到额叶的额横回引起听觉(图 4-46)。

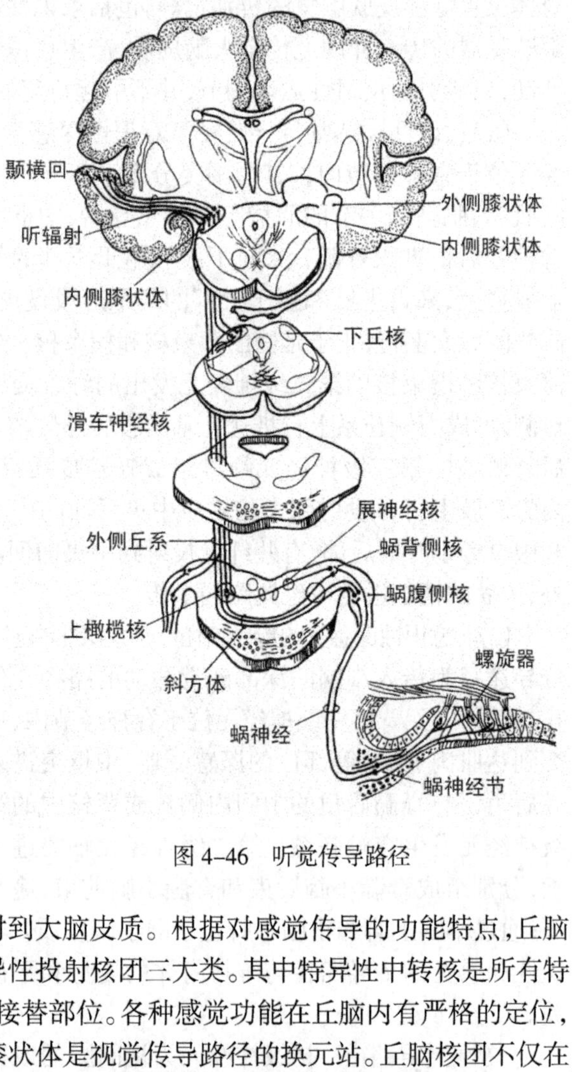

图 4-46　听觉传导路径

下丘是听觉的皮质下反射中枢，由下丘发出纤维到上丘，后者发出纤维经顶盖脊髓束下行至脊髓控制前角运动神经元，完成听反射。

5. 嗅觉传导路径　第一级神经元为鼻腔嗅粘膜内的嗅细胞，属双极神经元，其树突分布于嗅粘膜，轴突组成嗅神经，穿过筛孔止于嗅球内的细胞，该细胞为第二级神经元，发出纤维组成嗅束，向后延为嗅三角，经外侧嗅纹将嗅觉冲动传至颞叶海马旁回的钩及其附近的皮质而产生嗅觉。

(二)感觉投射系统

1.丘脑的感觉功能　丘脑是间脑中重要的灰质核团，在感觉冲动上行传导中起重要的中转站作用。各种感觉(除嗅觉)在上传过程中都要经丘脑更换神经元，而后由丘脑发出纤维投射到大脑皮质。根据对感觉传导的功能特点，丘脑核团可分为特异性中转核、联络性核团和非特异性投射核团三大类。其中特异性中转核是所有特定的感觉冲动(除嗅觉外)传向大脑皮质的换元接替部位。各种感觉功能在丘脑内有严格的定位，如内侧膝状体是听觉传导路径的换元站，外侧膝状体是视觉传导路径的换元站。丘脑核团不仅在传导感觉冲动中起重要的中转作用，同时，也是分析和整合感觉机能的部位，感觉信息在这里得到了相当程度的分析和处理。根据丘脑各部分向大脑皮质投射特征的不同，感觉投射系统可分为特异投射系统和非特异投射系统。

2.特异投射系统　感觉的特异投射系统包括感觉接替核和联络性核团两部分的投射。躯干、头面部感觉及特殊感觉经各自的感觉传导路径上行至丘脑核团的感觉接替核，更换神经元后发出纤维投射到大脑皮质的特定区域，这种感觉投射途径称为特异性投射系统(specific projection system)。此外，丘脑联络核大部分与大脑皮质有特定的投射关系，它们发出的纤维也投射到皮质的特定区域，也属于特异投射系统。

特异投射系统上行纤维进入大脑皮质形成丝球结构，主要与第四层内的神经元形成突触联系,通过若干中间神经元接替,转而与大锥体细胞的胞体形成突触联系,从而激发大脑皮质发出传出冲动。特异性投射系统在大脑皮质的投射区域比较集中,具有点对点的特点,其功能是引起特定的感觉并激发大脑皮质产生传出神经冲动。

3.非特异投射系统　非特异投射系统也称弥散投射系统。各种特异性感觉传导束上行经过脑干时,其内的部分纤维发出侧支与脑干网状结构的神经元发生突触联系,并在网状结构内多次更换神经元,上行至丘脑的非特异性核团,即板内核群,换元后发出纤维弥散地投射到大脑皮层的广泛区域,这一感觉投射途径称为非特异投射系统(nonspecific projection system)。

非特异投射系统是不同感觉的共同上传途径,其失去了传导特定感觉的功能,在传导途中经过多次更换神经元,冲动传递所需的时间较特异性传导路径长,与皮质间的投射关系不集中,是弥散地投射到大脑皮质的广泛区域,且其上行纤维进入皮质后分散在各层,以游离末端的方式与皮质神经元形成突触联系,改变其兴奋状态。脑干网状结构上行激动系统(ascending reticular activaring system)主要通过丘脑非特异投射系统而发挥作用的,这一系统受损可导致动物昏睡不醒。因而,非特异投射系统不具有产生特定感觉的功能,但对维持与改变大脑皮质的兴奋状态起重要作用。

(三)大脑皮质的感觉分析功能

大脑皮质在机体的感觉功能中处于极其重要的地位。各种感受器产生的传入冲动,经上传到达大脑皮质,在皮质进行分析、处理,最终产生相应的感觉。

大脑皮质细胞的纵向柱状排列构成大脑皮质基本的机能单位,称功能柱(sensory column),其中位于皮质躯体运动区的功能柱为运动柱，皮质体表感觉区的功能柱为感觉柱(functional column)。功能柱是大脑皮质普遍存在的基本结构,每个柱状结构垂直走向脑表面,贯穿皮质的整个六层。

在皮质感觉区,一个柱状结构是一个传入-传出信息整合处理单位。感觉传入冲动到达皮质先进入第四层,并由第四层和第二层细胞在同一柱内垂直扩布,最后由第三、第五、第六层发出传出冲动离开大脑皮质。同时,第三层细胞的水平纤维还具有抑制相邻细胞柱的作用。这样一个感觉柱发生兴奋活动时,与其相邻的功能柱却受抑制,形成兴奋和抑制镶嵌模式。这种柱状结构的形态功能特点,在第二感觉区、视区、听区皮质和运动区皮质中也一样存在。

1.体表感觉

(1)体表感觉区　在较低等的哺乳类动物(如猫、兔等)中,体表感觉区与运动区基本重合在一起,称为感觉运动区。在灵长类动物(如猴、猩猩)中,皮质的体表感觉区与运动区逐渐分离,前者位于中央后回,后者位于中央前回,但二者功能的划分并不是绝对的。如在灵长类动物,关节和肌梭等感受器产生的本体感觉传入可投射到运动区。在人脑的中央前回与岛叶之间还存在第二感觉区,能对感觉进行比较粗糙的分析。第二感觉区的面积远远小于第一感觉区,体表感觉在此区内的投射具有双侧性,并有一定的分布安排,是正立的而不是倒置的,定位也较差。人切除第二感觉区后,并不产生显著的感觉障碍。有人认为,第二感觉区与痛觉有较密切的关系,它可能接受痛觉传入的投射。

(2)投射特征　高等哺乳动物和人全身体表感觉的主要投射区域在中央后回,此区是第一感觉区(图4-47)。中央后回体表感觉传入冲动的投射具有明显的规律:① 躯体感觉向皮质的投射具有交叉的性质,即一侧躯体的感觉传入冲动投向对侧的大脑皮质,但头面部感觉的投身具有双侧性;② 投射区域的大小与不同体表部位的感觉分辨精细程度有关,分辨愈精细的部位在中央后回的代表区愈大，例如大拇指和食指的代表区面积比胸部十二根脊神经传入支配的代表区总面积大几倍；③ 中央后回接受躯体不同部位的感觉投射，总体安排是倒置的，即下肢的感觉投射区在顶部，上肢的投射区在中间部，头面部的感觉投射区在下部，然而头面部代表区内部的安排是正立的。例如，人脑外科手术过程中，用适宜强度的电刺激来刺激皮质，观察到刺激中央后回顶部产生似乎来自下肢的主观感觉，刺激中央后回的下部产生似乎来自面部的主观感觉。

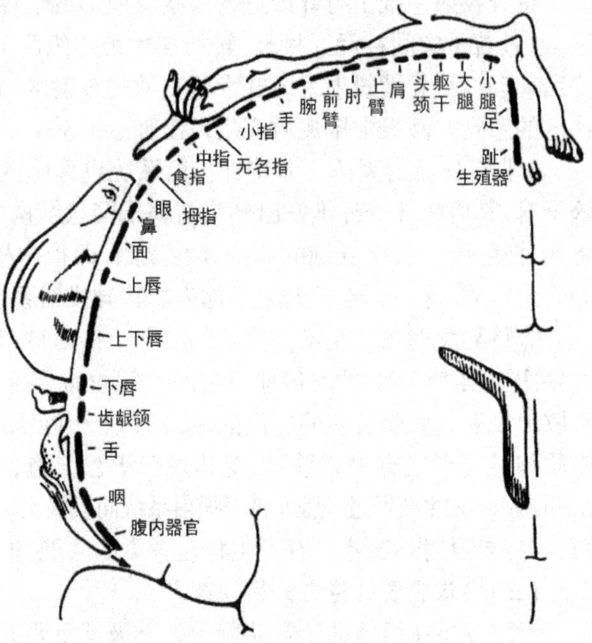

图 4-47　第一躯体感觉区定位示意图

2.内脏感觉　与体表感觉投射区不同，内脏感觉在大脑皮质的投射区域比较分散，主要混杂在体表感觉代表区之中。例如，刺激内脏大神经的快速传入纤维可以在体表感觉代表区引出皮质诱发电位；刺激盆神经的传入纤维可以在下肢体表感觉代表区引出诱发电位。这些证据表明，在第一感觉区中央后回的躯干和下肢感觉投射区有内脏感觉代表区。

第二感觉区和运动辅助区也与内脏感觉有关。人脑手术中，电刺激第二感觉区及其邻近部位，病人产生味觉、恶心或排便感等，刺激运动辅助区会产生心悸、脸发热感等。此外，边缘系统的皮质部位是接受内脏神经传入冲动的投射区域，因而边缘系统也称为内脏脑。

3.视觉　视觉的皮质投射区位于枕叶距状裂的上、下缘。距状裂的不同部位接受视网膜不同区域的视觉投射，其上缘接受视网膜上半部的视觉投射，下缘接受视网膜下半部的投射；距状裂的后部是视网膜中央黄斑区的投射区，而前部是视网膜周边区的投射区。此外，电刺激实验观察到，左侧枕叶皮质接受左眼颞侧视网膜和右眼鼻侧视网膜的传入纤维投射，右侧枕叶皮质接受右眼颞侧视网膜和左眼鼻侧视网膜的传入纤维投射。这样，一侧枕叶皮质受损会引起双眼视觉的偏盲，双侧枕叶皮质受损，将造成全盲。如左侧枕叶皮质受损影响左眼颞侧视网膜和右眼鼻侧视网膜的视觉。

4.听觉　听觉皮质代表区位于颞横回和颞上回。听觉在大脑皮质的投射具有双侧性，即一侧皮质代表区与双侧耳蜗感受功能有关。耳蜗不同部位的听觉传入冲动在听觉皮质区的投射具有一定的分野，耳蜗底部投射到听觉皮质区前部，耳蜗顶部投射到听觉皮质区后部。

5.嗅觉和味觉　嗅觉在大脑皮质的投射区随着进化而愈益缩小，在高等动物只有边缘叶的前底部区域与嗅觉功能有关。在人脑的刺激研究中观察到，刺激这些相应的结构可以引致特殊的主观嗅觉，如焦橡胶气味等。

味觉投射区在中央后回头面部感觉投射区之下侧。

(四)痛觉及其传导通路

痛觉是机体受到伤害性刺激时，产生的一种保护性或防御性反应，对人和动物的生存有着极其重要的意义。痛觉产生时，常伴有不愉快的情绪反应。根据产生部位的不同，痛觉可分为皮肤痛和内脏痛。

1.皮肤痛觉与传导通路　皮肤痛觉是指伤害性刺激作用于皮肤时产生的痛觉，包括快痛和慢痛。这是两种性质不同的皮肤痛觉。

(1)快痛和慢痛发生的先后次序及持续时间不同。快痛在伤害性刺激作用时立即发生，刺激撤除后很快消失，出现快，消失也快；慢痛在刺激后 0.5~1.0 s 才能被感觉到，痛感强烈而难以忍受，刺激撤除后仍持续几秒钟，并伴有情绪反应及心血管和呼吸等方面的变化。

(2)快痛和慢痛的定位不同。快痛是一种尖锐、定位明确的刺痛，也称为锐痛；慢痛是一种定位不明确的烧灼痛，也称为钝痛。

(3)快痛和慢痛的外周传入纤维不同。动物实验结果证明，快痛的传入纤维为兴奋阈较低的 Aδ 类纤维，慢痛的外周传入纤维为兴奋阈较高的 C 类纤维。

痛觉感受器属于化学感受器，是一些游离神经末梢(free nerve ending)。痛觉的产生不需要特殊的适宜刺激，任何形式的刺激只要达到一定强度对组织造成损伤时，组织内释放某些引起致痛的物质，例如 K^+、H^+、组胺、5-羟色胺、缓激肽和前列腺素等，这些致痛物质随即作用于游离神经末梢产生痛觉传入冲动，进入中枢引起痛觉。

痛觉的中枢传导通路比较复杂。皮肤痛觉传入纤维进入脊髓后，一方面在后角更换神经元并发出纤维交叉到双侧，再经脊髓丘脑侧束上行抵达丘脑的感觉接替核，转而向皮质体表感觉区投射。其中第一、第二感觉区主要是快痛的投射区，扣带回主要是慢痛的投射区；另一方面痛觉传入冲动在脊髓内弥散上行，沿脊髓网状纤维、脊髓中脑纤维和脊髓丘脑内侧部纤维，抵达脑干网状结构、丘脑内侧部和边缘系统，引起痛的各种情绪反应。

2.内脏痛的特征与牵涉痛　内脏痛是临床常见内脏疾患的主要症状之一。与皮肤痛相比，内脏痛具有下列特征：① 缓慢、持续、定位不准、对刺激的分辨能力差。例如，腹痛时不易明确分清疼痛发生的部位。② 对切割、烧灼等能使皮肤致痛的刺激不敏感，而对机械性牵拉、缺血、痉挛和炎症等刺激敏感，这些刺激作用于内脏，则能产生疼痛。例如，内脏器官发生管道梗阻而出现异常运动、循环障碍，发生炎症时，往往引起剧烈的疼痛。③ 往往引起牵涉痛。牵涉痛(referred pain)是指内脏疾病引起体表某一特定部位发生疼痛或痛觉过敏的现象。例如，临床上常见心肌缺血时，出现心前区、左肩和左上臂的疼痛；胆囊病变时，出现右肩区疼痛；阑尾炎发生时，常感到上腹部或脐区有疼痛。④ 存在体腔壁痛。当体腔壁受到刺激时引起疼痛的感觉，这种现象称为体腔壁痛(parietal pain)。例如，胸膜或腹膜受到炎症、压力、摩擦或牵拉等刺激时，会产生疼痛。与内脏本身受到刺激时产生的疼痛不同，体腔壁痛与躯体痛相类似，痛觉的传入冲动是由膈神经、肋间神经和腰上部脊神经等躯体神经传入的。

内脏痛的产生也是由于某些致痛物质作用于痛觉感受器引起的。内脏器官分布着不同的痛觉感受器，主要是一些游离的神经末梢。当内脏受到伤害性刺激或发生疾病时，产生一些致痛物质作用于痛觉感受器引起内脏痛。例如，HCl 是导致溃疡痛的主要因素；5-羟色胺、组胺等也与溃疡痛的发生有关；又如，组织损伤释放缓激肽，其降解产物刺激内脏组织中分布的初级传入神经元，导致内脏痛的产生。

内脏痛的传入途径比较分散，一个内脏器官的传入纤维可经几个节段的脊髓进入中枢或一条脊神经可含几个内脏器官的传入纤维。不同部位内脏痛的传入冲动由不同性质的神经纤维传递。内脏痛的传入冲动主要经交感神经干内的传入纤维经后根进入脊髓,然后和躯体神经基本上走着同一上行途径;但食管、气管部位的痛觉是通过迷走神经干内的传入纤维进入中枢而上传的;此外,部分盆腔器官的痛觉传入神经纤维是沿盆神经进入骶髓。

二、神经系统对躯体运动的调节

(一)脊髓的调节功能

1.α 和 γ 运动神经元　脊髓是调节躯体运动的最基本反射中枢。在脊髓前角灰质内,分布有大小不同、数量不等的运动神经元,主要包括 α 和 γ 运动神经元。这些神经元的轴突组成脊神经中的传出纤维,经前根离开脊髓,直达所支配的肌肉,调节骨骼肌的收缩活动。

α 运动神经元是一种胞体较大的运动神经元,其一方面接受来自皮肤、肌肉和关节等外周传入的信息,另一方面又接受从脑干到大脑皮质等高位中枢传来的信息,产生一定的反射传出冲动。α 运动神经元的轴突离开脊髓进入肌肉,末梢形成许多分支,每一分支支配一条骨骼肌纤维,形成神经-肌肉接头的联系。这样,当一个 α 运动神经元发生兴奋时,冲动可传导到受它支配的所有肌纤维,引起许多肌纤维的收缩。一个 α 运动神经元及其所支配的全部肌纤维所组成的功能单位,称为运动单位(motor unit)。运动单位是骨骼肌收缩的最基本单位。运动单位的大小取决于 α 运动神经元轴突末梢分支数目的多少,也决定于所支配肌肉的机能特点。例如,一个眼外肌运动神经元可能只支配 6~12 根肌纤维,而一个支配四肢肌肉的运动神经元可支配的肌纤维数目可多达 2 000 根。小运动单位有利于执行并完成精细运动,大运动单位收缩时能产生巨大的肌张力,有利于完成有力的运动。

γ 运动神经元(gamma motor neuron)是脊髓前角灰质中胞体较小的运动神经元,分散在 α 运动神经元之间,发出的轴突较细,与 α 运动神经元的轴突一样,离开脊髓后加入组成脊神经的前根。脊神经前根中神经纤维的三分之一来自 γ 运动神经元。γ 运动神经元支配的肌纤维与 α 运动神经元不同,它支配肌梭的梭内肌纤维,调节肌梭对牵拉刺激的敏感性。因此,γ 运动神经元发出的纤维也称为肌梭运动纤维。

尽管 α 和 γ 运动神经元所支配的肌纤维不同,但它们相互协作,共同调节骨骼肌的收缩活动。正常情况下,高位中枢传来的下行冲动到达脊髓前角,均引起 α 和 γ 运动神经元的兴奋。当较弱的高位中枢的下行冲动到达脊髓前角时,由于 γ 运动神经元的兴奋性较高,首先引起 γ 运动神经元的兴奋,提高肌梭的敏感性,转而加强 α 运动神经元活动,导致肌紧张增强。当高位中枢强烈的兴奋冲动传到脊髓前角,同时引起 α 和 γ 运动神经元兴奋,由于 α 运动神经元的肌纤维较粗,传导速度快,先引起骨骼肌的收缩,γ 运动神经元的兴奋随后传来,进一步增强肌肉的收缩。这样,通过 α 和 γ 运动神经元相互配合,产生不同程度的骨骼肌收缩活动。

2.屈肌反射和对侧伸肌反射　动物的皮肤受到伤害性刺激,受刺激侧肢体的屈肌收缩,引起肢体出现屈曲反应,这种反射称为屈肌反射(flexor reflex)。屈肌反射具有保护性意义,如脊蛙一侧肢体皮肤受到伤害性刺激而兴奋时,出现屈肌反射,肢体立即缩回,其目的在于避开刺激。屈肌反射的强度与刺激强度有关,如足部的较弱刺激只引起踝关节屈曲,刺激强度加大,膝关节及髋关节也可发生屈曲。当刺激强度加大到一定程度时,在一侧肢体发生屈肌反射的基础上,出现对侧肢体伸直的反射活动,这种反射称为对侧伸肌反射(crossed extensor reflex)。对侧伸肌反射是姿势反射之一,其意义在于避开伤害性刺激和维持身体的姿势平衡。

巴彬斯基反射(Babinski's sign)是临床上常见的一种性质上畸变的人类下肢屈肌反射,主要表现为以钝物划足跖外侧时出现大趾背屈,其它四趾向外展开如扇形的反射。这种反射是由于脊髓失去高位中枢的调控后出现的一种病理性反射。正常成人不出现巴彬斯基反射,表现为受刺激时所有足趾发生背屈的反射,但大多数正常新生儿均有巴彬斯基反射。

3.牵张反射　有神经支配的骨骼肌,因受外力牵拉而伸长时会引起受牵拉的同一块肌肉出现收缩的反射,此称为牵张反射(stretch reflex)。牵张反射包括腱反射和肌紧张两种类型。

(1)腱反射和肌紧张　腱反射(tendon reflex)是指快速牵拉肌腱而发生的牵张反射,它表现为被牵拉肌肉出现迅速而明显地缩短。例如,叩击股四头肌肌腱,使股四头肌受牵拉而发生的膝反射;叩击跟腱使腓肠肌受牵拉而引起的跟腱反射,都属于腱反射。腱反射属本体感受性反射,感受器为肌梭,效应器为同一肌肉内收缩较快的快肌纤维成分。腱反射反应的潜伏期很短,完成反射仅需 0.7 ms 左右,只够一次突触接替的中枢延搁时间。因此,腱反射属单突触反射(monosynaptic reflex)(图 4-48)。腱反射的传入神经纤维的直径较粗,传导速度较快,经背根进入脊髓灰质后,直达前角与运动神经元发生突触联系。由于腱反射由脊髓中枢控制,只需要脊髓参与就能完成,所以又属于脊髓反射(spinal reflex)。但脊髓的活动受到高位中枢的调控。在临床上,通过检查腱反射可了解神经系统的功能状态。如果腱反射减弱或消失,常提示该反射弧的某个部分有损伤。如果腱反射亢进,则说明控制脊髓的高级中枢作用减弱,提示高级中枢可能有病变。例如,上运动神经元性弛缓性截瘫下肢腱反射消失,而位于反射的脊髓中枢上方的锥体束受累时,则出现腱反射亢进。

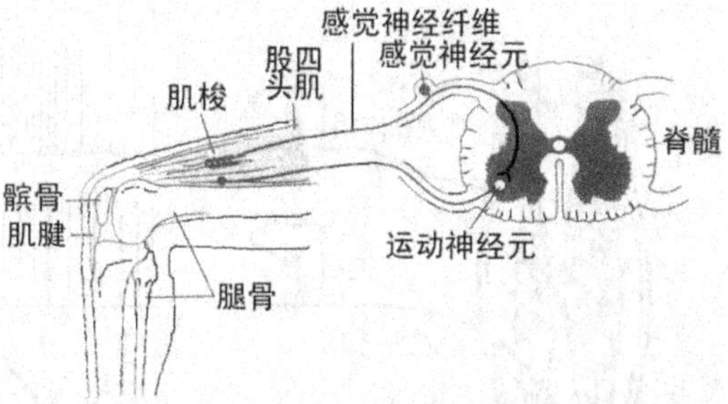

图 4-48　哺乳动物脊髓的单突触反射弧

肌紧张(muscle tension)是指缓慢持续地牵拉肌腱而引起的牵张反射,表现为骨骼肌保持一种轻度地持续收缩状态。肌紧张的作用是对抗肌肉被牵拉,收缩力量并不大,因此不表现明显的动作。肌紧张是维持躯体姿势最基本的反射活动,是姿势反射的基础。如果破坏肌紧张反射弧的任何部分,即可出现肌张力的减弱或消失,表现为肌肉松弛,因而不能维持身体的正常姿势。全身骨骼肌的紧张程度不同,但又相互配合,使人体保持一定的姿势。当部分骨骼肌的肌紧张发生改变,姿势也随之改变。肌紧张与腱反射的反射弧基本相似,感受器也是肌梭。但肌紧张属于多突触反射(polysynaptic reflex),其效应器主要是肌肉内收缩较慢的慢肌纤维成分。肌紧张表现为同一肌肉内的不同运动单位进行交替性的收缩,而不是同步性收缩,所以肌紧张能持久维持而不易疲劳。

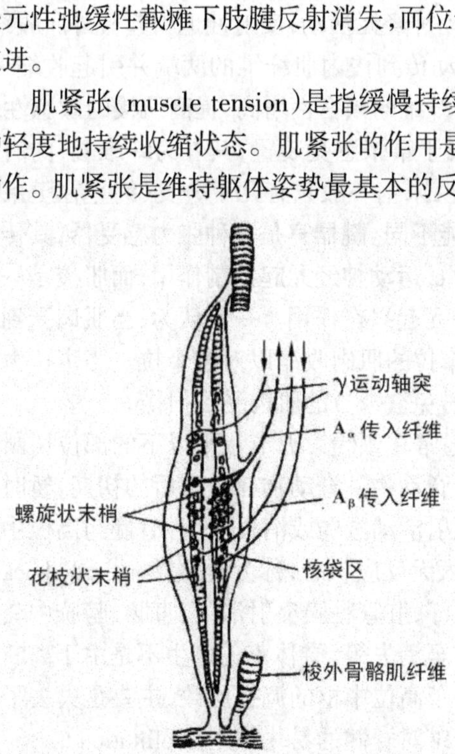

图 4-49　肌梭的结构示意图

(2)肌梭和腱器官　肌梭(muscle spindle)是一种感受肌肉长度变化或感受牵拉刺激的梭形感受装置,属于本体感受器(图 4-49)。肌梭外面包有一层结缔组织囊,囊内一般含有 2~12 根骨骼肌纤维,这些肌纤维称为梭内肌纤维(intrafusal fiber)。肌梭外的一般骨骼肌纤维,称为梭外肌纤维(extrafusal fiber)。梭内肌纤维的两端具有横纹,是肌纤维的收缩成分所在的部位,而其中间部分膨大,无横纹,无收缩作用,是肌梭感受装置所在的部位。肌梭与梭外肌纤维并行排列,附着在梭外肌纤维上或以两端固着于肌腱上。

肌梭有两种感觉神经的支配:一类感觉纤维的直径较粗(12~20μm),其末梢以螺旋状终止于梭内肌纤维的中间部分,属于 A_α 纤维;另一类为 A_β 纤维,直径较细(4~12μm),其末梢分支以花枝状终止于梭内肌中间部的外侧(图 4-50)。γ 运动神经元发出的肌梭运动纤维末梢终止于梭内

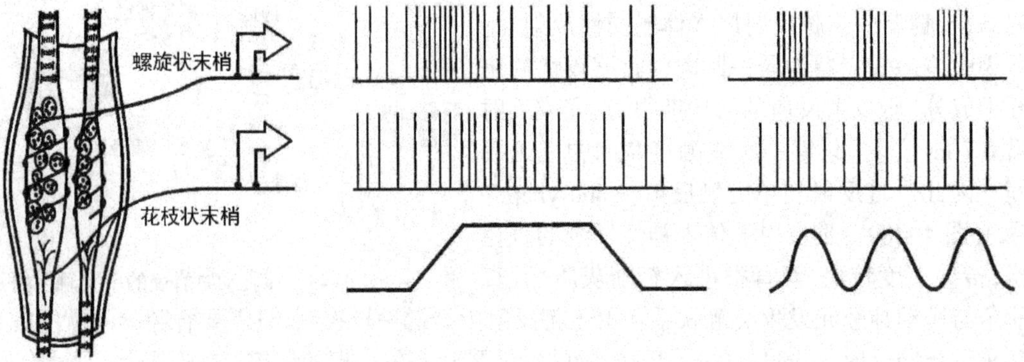

图 4-50　两种肌梭传入纤维对不同牵拉的反应

肌纤维的两端。当肌梭外的骨骼肌纤维被拉长时,肌梭也变长,其中间的感受装置受到的刺激加强,产生的传入冲动增加,引起支配同一块肌肉的 α 运动神经元活动,反射性地引起梭外肌收缩。当 γ 运动神经元兴奋时,不能直接引起骨骼肌收缩,冲动传到梭内肌纤维的两端并引起收缩,致使肌梭的中间部分受牵拉而被拉长,引起感觉神经传入纤维的兴奋性增高,提高肌梭的敏感性。

腱器官(tendon organ)分布在肌腱胶原纤维之间,属于牵张感受装置,其外为纤维囊,内有若干条腱束。腱器官由较细的 I 类纤维(直径 12μm)支配,末梢一般只有几个分支,终止在腱束之间。腱器官与梭外肌纤维呈串联关系,其功能与肌梭功能不同。腱器官是一种张力感受器,其传入冲动进入脊髓,通过中间神经元转而对支配同一肌肉的 α 运动神经元起抑制作用;而肌梭是一种长度感受器,其传入冲动对支配同一肌肉的 α 运动神经元起兴奋作用。一般认为,当肌肉受到牵拉时,首先兴奋肌梭的感受装置发动牵张反射,引致受牵拉的肌肉收缩以对抗牵拉。当牵拉力量进一步加大时,则可兴奋腱器官使牵张反射受抑制,以避免被牵拉的肌肉受到损伤。

4.脊休克　在动物实验中,为了研究脊髓的功能,通常在颈髓第五节水平以下的部位切断脊髓与延髓的联系,这种脊髓与高位中枢离断的动物称为脊动物。脊动物在手术后的初期,暂时丧失了离断面以下脊髓的反射功能,使某些躯体和内脏反射活动减弱或消失。这种脊髓与高位中枢离断后,断面以下的脊髓暂时丧失反射活动的能力,进入无反应状态,称为脊休克(spinal shock)。脊休克的主要表现为:外周血管扩张,血压下降,不能发汗,肛管粘膜反射消失,直肠、膀胱中粪尿潴留,横断面以下的脊髓所支配的骨骼肌紧张性减弱甚至消失等。脊休克的产生不是由于离断脊髓的损伤刺激引起,而是由于断面以下的脊髓突然失去了高位中枢的调控所致,主要是失去了大脑皮质、脑干网状结构和前庭神经核等高位中枢下行纤维对脊髓的易化作用(facilitation)。

脊休克现象是暂时的,持续时间的长短与动物进化水平和个体发育有关。低等动物脊休克持

续时间短,动物越高等脊休克持续的时间越长。例如,蛙在脊髓离断后脊休克仅持续数分钟,犬则持续数日,人由于外伤等原因也可出现脊休克现象,且一般持续几周甚至数月。这些说明动物愈高等,脊髓对高位中枢的依赖程度愈大。随着脊休克持续时间的延长,一些以脊髓为中枢的反射活动会有不同程度的恢复。在脊休克后的反射恢复过程中,骨骼肌反射活动最先恢复的是一些比较简单、原始的反射,如屈肌反射和腱反射等,然后才是比较复杂的反射,如对侧伸肌反射等;内脏反射活动也开始恢复,血压逐渐上升到一定水平,动物具有了一定的排尿反射。

脊休克现象的产生与恢复,说明脊髓可以完成某些简单的躯体和内脏反射活动,但正常时它们是在高位中枢调控下进行活动的。

(二)脑干对躯体运动的调节

1.肌紧张的调节　在脑干网状结构中,参与增强肌紧张和肌运动的调节区,称为脑干网状结构易化区,一般位于延髓网状结构腹内侧部分,而减弱肌紧张和肌运动的区域,称为脑干网状结构抑制区,主要包括脑桥顶盖、中脑顶盖及其中央灰质、下丘脑和丘脑中线核群等部位。此外,小脑前叶两侧部、前庭神经核等部位具有增强肌紧张及肌运动的作用,属于易化区;大脑皮质运动区、纹状体、小脑前叶蚓部也有减弱肌紧张及肌运动的作用,属于抑制区。

脑干网状结构易化区和抑制区对肌肉运动的易化和抑制作用，都是通过网状脊髓束下传到脊髓。而脑干外与肌紧张调节有关的区域主要通过脑干网状结构实现其对肌紧张的调节。例如,刺激小脑前叶蚓部,可以在网状结构抑制区出现诱发电位,表明小脑前叶蚓部的作用可能是通过网状结构抑制区来完成的。但前庭神经核是通过其发出的下行纤维组成前庭脊髓束直接下达到脊髓前角灰质调节肌紧张。

2.去大脑僵直　在实验中离断动物中脑的上、下丘,切断脑干与大脑的联系,这种动物称为去大脑动物。去大脑动物不会出现脊休克现象,这是由于脊髓与低位脑干存在一定的功能联系。但去大脑动物表现出四肢伸直,头尾昂起,脊柱挺直等伸肌过度紧张的表现,这种现象称为去大脑僵直(decerebrate rigidity)(图 4-51)。如果以局部麻醉药注入去大脑动物的肌肉,或切断相应的脊髓背根,以消除肌梭传入冲动进入中枢,则相应肌肉的僵直现象消失。这些说明,去大脑僵直是在脊髓牵张反射的基础上发展起来的,是一种过度增强的牵张反射。

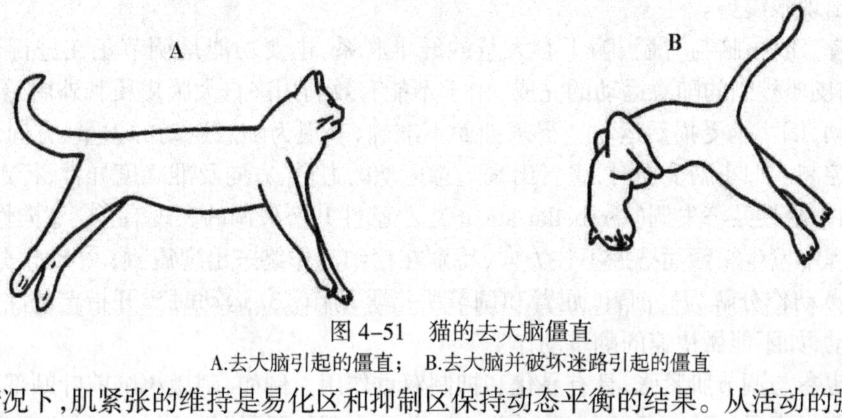

图 4-51　猫的去大脑僵直

A.去大脑引起的僵直；　B.去大脑并破坏迷路引起的僵直

正常情况下,肌紧张的维持是易化区和抑制区保持动态平衡的结果。从活动的强度来看,易化区的活动比较强,而抑制区的活动比较弱。因此,在肌紧张的平衡调节中,易化区略占优势。去大脑动物,由于切断了大脑皮质运动区和纹状体等部位与网状结构的功能联系,造成抑制区活动减弱而易化区活动增强，使易化区的活动明显占优势，伸肌的肌紧张过度增强而出现去大脑僵直。当人类患某些脑内疾病时,易化区和抑制区的关系失去平衡,也可能会出现类似去大脑僵直的现象。

根据去大脑僵直产生的机制不同,可分为α僵直和γ僵直。如果高位中枢的下行性作用,直接或间接通过脊髓中间神经元提高α运动神经元的活动,导致肌紧张加强而出现的僵直,称为α僵直。α僵直的产生与内耳前庭器官的传入冲动有关。当内耳前庭器官的传入冲动增多,引起前庭神经核活动增强,通过前庭脊髓束下行到脊髓前角,提高α运动神经元的活动,使肌紧张加强,出现α僵直。此时,如果切断第Ⅷ对脑神经,α僵直消失。如果高位中枢的下行性作用,首先提高脊髓前角γ运动神经元的活动,使肌梭的敏感性提高而传入冲动增多,转而使脊髓α运动神经元的活动提高,导致肌紧张加强而出现的僵直,称为γ僵直。肌梭的梭内肌纤维由γ运动神经元发出的纤维支配。肌梭传入冲动频率的高低反映了γ运动神经元的活动状况。γ僵直主要通过网状脊髓束而实现。动物实验中观察到,刺激脑干网状结构易化区,肌梭的传入冲动增多,而刺激脑干网状结构抑制区,肌梭的传入冲动减少。当网状结构的下行传导束到脊髓前角,首先改变γ运动神经元的活动,使梭内肌纤维活动增强,反射性的引起肌紧张加强。

(三)小脑对躯体运动的调节

小脑是调节躯体运动的重要中枢,对于维持姿势、调节肌紧张和协调随意运动均有重要的作用。根据进化的先后,小脑可分为古小脑、旧小脑和新小脑3部分,不同部位在躯体运动的调节中起着不同的作用。

1.古小脑　古小脑与前庭器官及前庭神经核的活动密切相关,接受前庭神经和前庭神经核传入纤维传来的有关头部位置改变和加速度运动情况的平衡感觉信息, 主要功能是参与维持身体平衡。在实验中切除绒球小结叶,或人第四脑室发生肿瘤,压迫损伤绒球小结叶,动物或患者出现平衡失调性的站立不稳,头和躯干摇晃。但绒球小结叶受损或受压迫,不影响肌紧张,也不影响随意运动,如动物或患者依墙而立,能协调完成随意运动。

此外,古小脑也参与控制眼球运动。古小脑接受经脑桥核中转的来自外侧膝状体、上丘和视皮质等处的视觉传入,并通过对眼外肌的调节而控制眼球的运动,从而协调头部运动时眼的凝视运动。在切除绒球小结叶的猫,可出现位置性眼震颤(positional nystagmus),即当头部固定于某一特定位置时出现眼震颤。

2.旧小脑　旧小脑与脊髓、脑干有大量的纤维联系,主要功能是调节正在进行过程中的运动,协助大脑皮质控制的随意运动的完成。由于不能有效利用来自大脑皮质和外周感觉的反馈信息来协调运动,旧小脑受损后运动变得笨拙而不准确,表现为随意运动的力量、方向及限度不能得到很好的控制。旧小脑受损时,患者出现随意运动的力量、方向及准确度异常,行走摇晃,步态蹒跚等,称为小脑性共济失调(cerebellar ataxia)。小脑性共济失调的表现有:① 意向性震颤,即在运动进行过程中发生震颤而把握不住方向,特别在精细动作终末出现震颤;② 动作分解,如把正常的一个指鼻动作分解为屈前臂、屈臂和调节手指等动作;③ 运动时离开指定的路线;④ 不能快速变换运动,如不能做快速的翻掌动作。

旧小脑也参与调节肌紧张,具有易化和抑制双重作用。例如,刺激小脑前叶蚓部可以减弱去大脑动物伸肌过度紧张的现象,而切除动物小脑前叶出现伸肌紧张加强。在猴的实验中观察到,刺激小脑前叶两侧部有加强肌紧张的作用。目前已确定,小脑前叶蚓部是小脑部位抑制肌紧张的调节区,小脑前叶两侧部是易化肌紧张的调控区。旧小脑对肌紧张的调节是通过脑干网状结构的易化区和抑制区而实现的。如果旧小脑受损会出现肌张力减退、四肢乏力等情况。

3.新小脑　新小脑与大脑皮质有着密切的功能联系，二者之间形成一个重要的调节运动功能的主要反馈环路（图 4-52），其路径为：大脑皮质-脑桥核-新小脑皮质-齿状核-丘脑腹外侧核-大脑皮质。此环路在协调机体的随意运动，保证完成各种精巧运动能准确、熟练地进行有重要意义。当大脑皮质发动精巧运动时，首先通过大脑-小脑回路从新小脑提取程序，并将它传递到大脑的运动皮质，再通过皮质脊髓束发动运动。这样，运动就变得非常协调、精巧和快速。但在切除小脑外侧部的犬或猴，并不出现明显的运动缺陷；小脑外侧部受损的患者也无特殊临床表现。

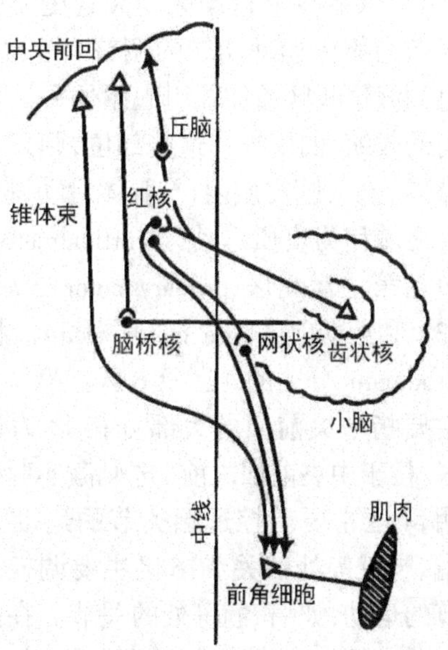

图 4-52　大脑皮质与新小脑之间的回路

（四）基底神经核对躯体运动的调节

纹状体是基底神经核的主要组成。纹状体接受来自广泛大脑皮质的传入冲动，其又发出传出冲动抵达丘脑外侧腹核，最后返回皮质运动区，形成大脑皮质-纹状体-丘脑-大脑皮质回路。纹状体与大脑皮质之间的回路及新小脑皮质与大脑皮质之间的回路是皮质下调节运动的两个重要回路。此外，纹状体发出纤维与黑质发生联系，黑质又发出纤维到达纹状体，二者共同组成黑质-纹状体系统。

基底神经核是上运动神经元下行纤维的中转核，主要接受大脑皮质运动区发出的下行纤维，包括锥体外系的下行纤维和锥体系下行纤维发出的侧支。基底神经核发出的纤维投射到丘脑、黑质、红核和脑干网状结构，通过这些部位的接替，最终调控脊髓的运动功能。

基底神经核的主要功能是参与随意运动的稳定和肌紧张的控制。基底神经核损害主要引起运动功能障碍。临床表现有两种：运动过少而肌紧张过强的综合症，如帕金森症；运动过多而肌紧张降低的综合症，如舞蹈症和手足徐动症等。

帕金森症，也称震颤麻痹，患者的主要症状有全身肌紧张增强、肌肉强直、随意运动减少、动作迟缓及面部表情呆板，常伴有静止性震颤，多出现于上肢。正常情况下，黑质多巴胺能神经元的轴突向纹状体发出投射（黑质-纹状体通路），抑制纹状体胆碱能神经元的活动。当脑内黑质的多巴胺能神经元损害使脑内多巴胺含量也降低，是引发帕金森症的重要原因之一。在动物实验中，应用利血平耗竭多巴胺，动物会出现类似于帕金森症的症状；如果用多巴胺的前体 L-多巴进行治疗，则症状好转。胆碱能神经元与帕金森症的发生也有关。纹状体内分布有胆碱能神经元，这些胆碱能神经元活动增强能导致帕金森症的发作。因此，黑质病变多巴胺能神经元的功能降低，或纹状体内胆碱能神经元功能的加强，是引起帕金森症的原因。临床上常利用左旋多巴通过补充神经递质和阿托品阻断相对亢进的胆碱能系统对帕金森症进行治疗。

舞蹈症患者的主要症状表现为不自主的上肢和头部的舞蹈样动作，并伴有肌张力降低。舞蹈症的病因主要是由于纹状体内胆碱能和 γ-氨基丁酸能神经元功能的减弱，减少了对黑质多巴胺能神经元的抑制，使多巴胺能神经元的活动相对增强而引起的。另外，实验中观察到，刺激动物的尾核或苍白球对皮质的运动功能具有抑制作用，所以推测舞蹈症患者的动作过多，很可能是因为基底神经核对大脑皮质的抑制功能减退所致。用利血平耗竭多巴胺可缓解此症状。

(五)大脑对躯体运动的调节

1.大脑皮质运动区　大脑皮质的某些区域与躯体运动功能的调节有密切关系。电刺激这些区域往往引起躯体一定部位肌肉的收缩,如果损伤这些部位,则发生运动障碍。在大脑皮质内,与躯体运动调节有关的区域称为皮质运动区(corticalmotor area),包括第一运动区(primary motor area)(图 4-53)和运动前区(pre motor area),相当于 Brodmann 分区的 4 区及 6 区。第一运动区主要指中央前回的大部分;6 区为运动前区,位于中央前回之前。电刺激实验研究表明,4 区主要调控远端关节的运动,如手指、脚趾等处的关节;6 区主要调控近端关节的运动,如肩、髋等处的关节。在两大脑半球之间由皮质构成的侧壁处、扣带回沟以上还有运动辅助区,电刺激该区引起双侧性的肢体运动。此外,第一感觉区、第二感觉区等部位也与躯体的运动有关。

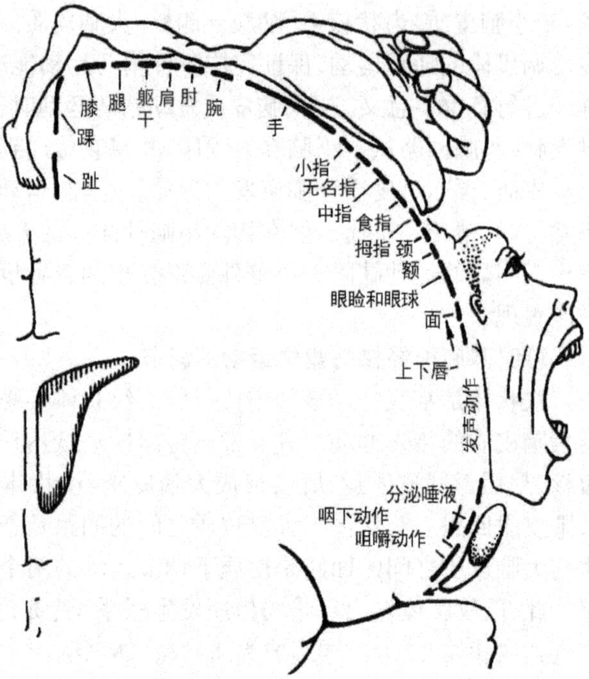

图 4-53　第一躯体运动区定位示意图

大脑皮质运动区中央前回对躯体运动的调节有以下功能特征:① 对躯体运动的调节具有交叉的性质,即一侧运动皮质调节支配另一侧躯体的肌肉运动;而对头面部肌肉的运动,如咀嚼、喉和脸上部运动的支配却具有双侧性。② 具有精细的机能定位,皮质运动区的特定区域支配身体特定部位的肌肉,即刺激一定部位的皮质只能引起少数肌肉的收缩,不能引起肌群的协同性运动。③ 运动区机能定位总体安排是倒置的,即下肢肌肉代表区在上部,上肢代表区在中间部,头面部代表区在下部;但头面部内部的定位为正立分布。④ 皮质代表区的大小与肌肉运动的精细、复杂程度有关。运动越精细越复杂,其代表区越大,如大拇指所占皮质面积几乎是大腿所占皮质面积的 10 倍。

2.锥体系　在大脑皮质内,参与调节躯体运动的神经元,称为皮质运动神经元,也称上运动神经元,其胞体位于中央前回和中央旁小叶前部的皮质,它们的轴突组成锥体束,其中下行止于脑神经运动核的纤维称皮质核(脑干)束,止于脊髓前角运动神经元的纤维称皮质脊髓束。在脊髓前角和脑神经运动核内的运动神经元称为下运动神经元,它们的轴突分别组成脊神经和脑神经的躯体运动纤维,止于骨骼肌,调控躯干、四肢和头面部的随意运动。大脑皮质对躯体运动的调节是通过下行传导束锥体系和锥体外系的协同而完成。锥体系(pyramidal system)和锥体外系(extrapyramidal system)都是由上运动神经元发出的、与下运动神经元活动调节有关的下行传导束。锥体系包括皮质脊髓束(也称锥体束)和皮质核束。

(1)皮质脊髓束(图 4-54)　由中央前回上、中部和中央旁小叶前部的巨型锥体细胞和其它锥体细胞的轴突组成,下行经内囊枕部、大脑脚底、脑桥基底部、延髓锥体,至锥体交叉处大部分纤维交叉至对侧组成皮质脊髓侧束，不交叉的纤维继续下降，组成皮质脊髓前束。皮质脊髓侧束在下行过程中陆续止于同侧前角下运动神经元，而皮质脊髓前束仅抵达胸髓节段，并经白质前连合逐节交叉至对侧，而后止于对侧前角运动神经元。

在皮质脊髓束中，约10%~20%的锥体束纤维抵达脊髓，与前角灰质中的α和γ两种运动神经元直接形成单突触联系，特别是运动越精细的肌肉，支配其的下运动神经元多以单突触联系直接接受大脑皮质上运动神经元的调控。通过上、下运动神经元间的单突触联系，一方面引起α运动神经元兴奋以发动精细的肌肉运动，另一方面通过控制γ运动神经元的活动，调整肌梭的敏感性以协调肌肉运动。但80~90%的锥体束纤维与下运动神经元的联系需经过脊髓内一个以上中间神经元的中转，也就是上运动神经元和下运动神经元之间存在着中间神经元的接替，通过脊髓中间神经元对锥体束纤维下行作用的接替，改变支配拮抗肌的运动神经元之间的对抗平衡，使机体的运动具有合适的强度，保持运动的协调性。

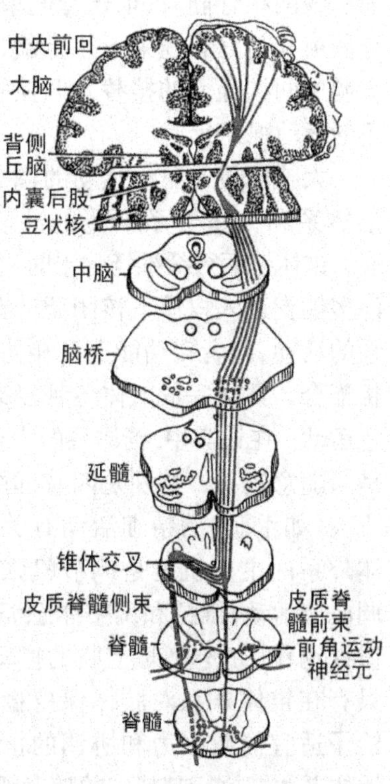

图 4-54　皮质脊髓束示意图

(2)皮质核束(图 4-55)　由中央前回下部的巨型锥体细胞和其它锥体细胞的轴突组成，经内囊膝部下行至脑干，大部分终止于双侧脑神经运动核(动眼神经核、滑车神经核、展神经核、三叉神经运动核、面神经核上部、疑核和副神经核)，支配眼外肌、咀嚼肌、面上部表情肌、胸锁乳突肌、斜方肌和咽喉肌，小部分纤维完全交叉到对侧终止于面神经核下部和舌下神经核，支配面下部表情肌和舌肌。因此，一侧上神经元损伤，则引起对侧眼裂以下表情肌和对侧舌肌的瘫痪。

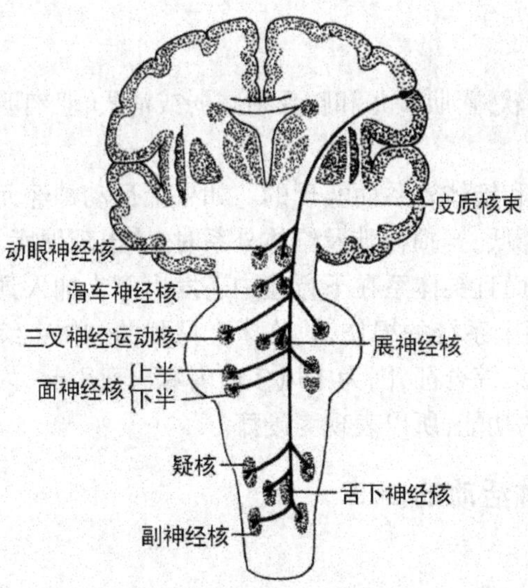

图 4-55　皮质核束示意图

3.锥体外系　是指由大脑皮质发出除锥体系以外的、参与躯体运动调控的下行传导束。大脑皮质发出的锥体外系不直接到达脊髓或脑神经运动核，而是先经皮质下核团，如基底神经核、红核和脑干网状结构等处的神经元中转，而后到达脊髓前角，影响脊髓的运动功能(图 4-56)。

锥体外系的皮质起源区很广泛，几乎包括全部大脑皮质。除了运动皮质区之外，还包括运动感觉区、运动辅助区及其它皮质区。锥体外系与锥体系的皮质起源有许多是重叠的。皮质锥体外系的细胞一般属于中小型锥体细胞，其轴突较短，离开大脑皮质后终止于皮质下基底神经核、丘脑、脑桥和延髓的网状结构，通过一次以上更换神经元，最后经网状脊髓束、顶盖脊髓束、红核脊髓束和前庭脊髓束下达脊髓，通过脊髓中间神经元的接替，调控脊髓前角的运动神经元。

大脑皮质对躯体运动的调节通过锥体系和锥体外系下传的冲动来实现。锥体束下行纤维经脑干时，会发出许多侧支进入皮质下核团调节锥体外系的活动，两者在功能上互相协调、互相配合、共同完成人体各种复杂的随意运动。在人类中，锥体系的主要机能是与随意运动，特别是四肢远端小群肌肉（如手肌）的精细活动有关，而锥体外系的主要机能是调节肌张力、协调肌肉活动，维持和调整体态姿势、习惯性动作（如走路时上肢的摆动）等。只有在锥体外系对肢体保持稳定，并给予适宜的肌张力和协调的情况下，锥体系才能执行其精细的随意活动。

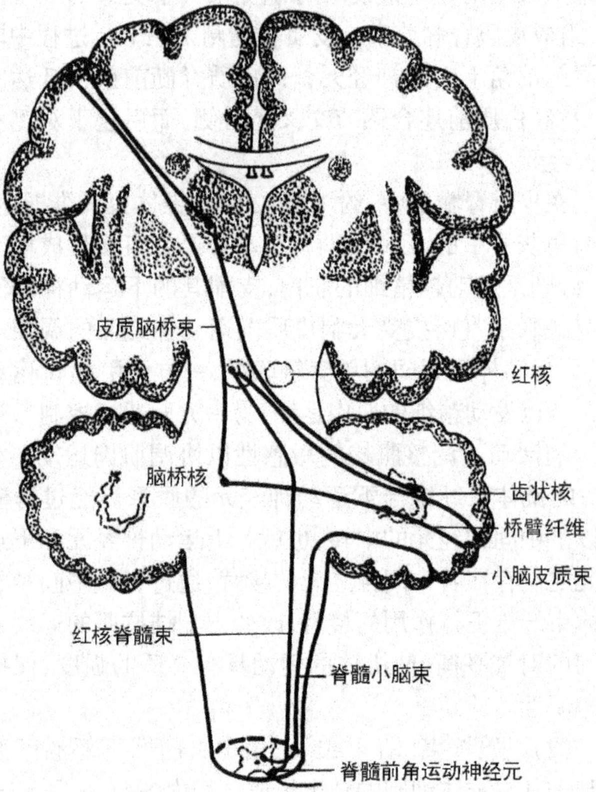

图 4-56　锥体外系的皮质-脑桥-小脑-皮质环路

4. 锥体系和锥体外系受损的临床表现　上运动神经元的损伤通常表现为硬瘫，肌紧张和腱反射亢进，浅反射减弱或消失，巴彬斯基反射表现为阳性，肌肉无明显萎缩。下运动神经元的损伤则表现为软瘫，肌紧张和腱反射减弱或消失，肌肉明显萎缩。

上运动神经元对躯体运动的调控是通过锥体系和锥体外系而实现的。如果上运动神经元的损伤仅局限于锥体系，受累肌肉一般表现为肌紧张降低。当损伤涉及锥体外系时，才出现硬瘫。然而，由于锥体系和锥体外系在皮质的起源相互重叠，而且锥体系在下行途中还发出侧支加入到锥体外系，所以，中枢神经系统的损伤常同时合并有两个系统的损伤，故临床上见到的锥体束综合征常表现为硬瘫。如中风患者常表现为典型的锥体束综合征，因为中风多由内囊出血引起，内囊出血不仅阻断了锥体系的功能，也阻断了锥体外系的功能，所以表现为硬瘫。

三、神经系统对内脏活动的调节

（一）自主神经系统

在外周神经系统中，一部分传出神经支配平滑肌、心肌和腺体，参与调节内脏器官的功能活动。由于这部分传出神经对内脏反射的调控通常不受意志控制，因而称为自主神经系统（autonomic nervous system）。自主神经系统是指调节内脏活动的传出神经，不包括传入神经。根据结构与功能特点，自主神经系统分为交感神经系统（sympathetic nervous system）和副交感神经系统（parasympathetic nervous system)两部分(图 4-57 和图 4-58)。

1.自主神经系统的结构特征

(1)交感神经和副交感神经的中枢起源不同。交感神经的中枢起源部位为脊髓胸腰段的灰质侧角,副交感神经的中枢起源比较分散,一部分由脑干中的各个副交感神经核发出,一部分由脊髓骶部相当于侧角的部位发出。

(2)自主神经由中枢发出在抵达效应器之前,先在自主神经节内交换神经元,而后由节内神经元发出纤维支配效应器。其中由中枢发出的纤维称为节前纤维(preganglionic fibre),由自主神经节神经元发出抵达效应器的纤维称为节后纤维(postganglionic fibre)。一般情况下,交感神经节离效应器官较远,在脊柱两侧连合成为交感神经链,其节前纤维短而节后纤维长;副交感神经节离效应器官较近,没有形成神经链,分布比较分散,有的副交感神经节甚至存在于效应器官内,因此其节前纤维长而节后纤维短(图 4-57,图 4-58)。

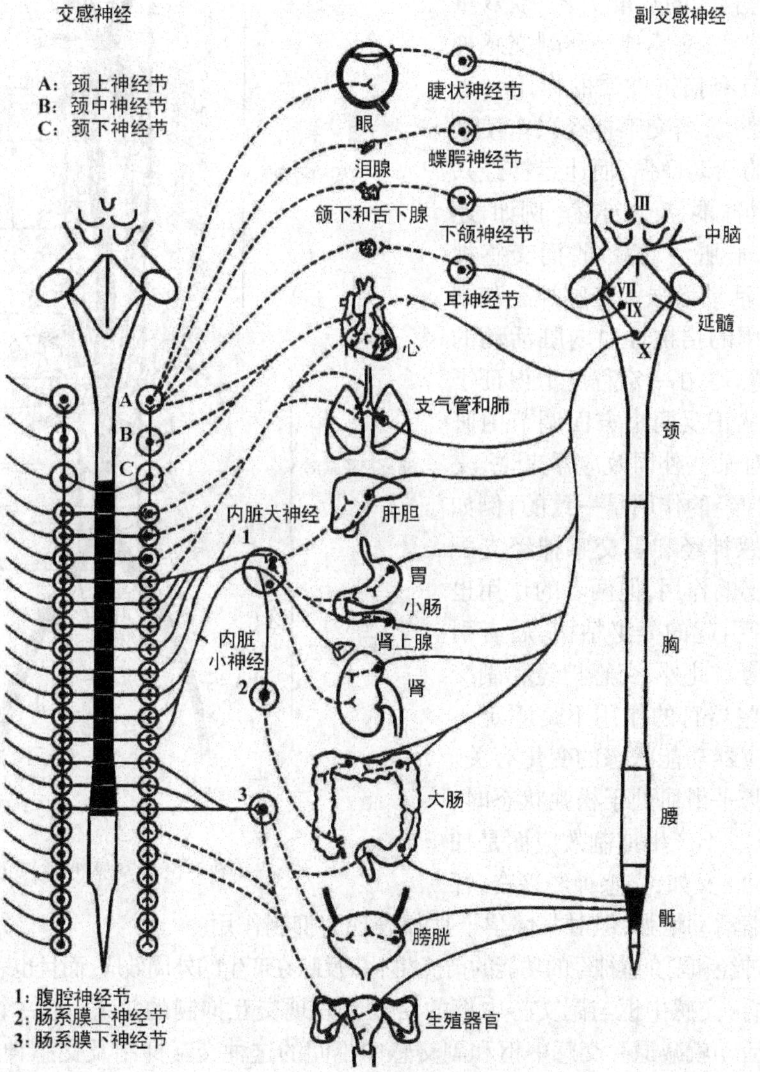

图 4-57 自主神经的起源和神经支配

(3)交感神经分布比较广泛，几乎所有的内脏都受交感神经的支配，而副交感神经分布较局限。一些内脏器官只有交感神经的支配，如汗腺、竖毛肌和肾上腺髓质、皮肤肌肉内的血管等就无副交感神经的支配。

(4)刺激交感神经的节前纤维，产生的反应比较弥散；而刺激副交感神经的节前纤维，产生的反应较为局限。这是由于交感神经的节前纤维与数量较多的节后神经元形成了突触联系，故交感神经活动比较弥散；副交感神经的节前纤维仅和少数的节后神经元相连，故副交感神经的活动比较局限。

2. 自主神经系统的功能特点　自主神经系统的功能是调节心肌、平滑肌和腺体等内脏器官的活动。

(1)绝大多数内脏器官都接受交感神经和副交感神经的双重支配。受双重神经支配的器官，交感神经和副交感神经对其产生具有拮抗性质的作用（表4-3）。也就是说，当交感神经兴奋使某一内脏器官的活动增强，而迷走神经兴奋却使其活动减弱，反之亦然。例如，迷走神经兴奋，心脏活动减弱；而交感神经兴奋，心脏活动增强。交感神经和副交感神经作用的拮抗性对内脏活动的协调有重要意义，在一定程度上保证了神经系统能从正反两个方面调节内脏的活动。但对某些外周效应器来说，交感和副交感神经的作用是一致的，例如唾液腺的交感神经和副交感神经支配都有促进分泌的作用，但两者的作用也有差别，前者引起的分泌粘稠，后者引起的分泌稀薄。此外，交感神经和副交感神经对某些器官的作用不是固定不变的，与效应器功能状态的变化有关。例如，当胃肠平滑肌处于松弛状态时，刺激交感神经，不产生抑制效应而是加强它们的活动。又如，交感神经兴奋，怀孕子宫的收缩活动增强，但对非怀孕子宫却表现为抑制作用。

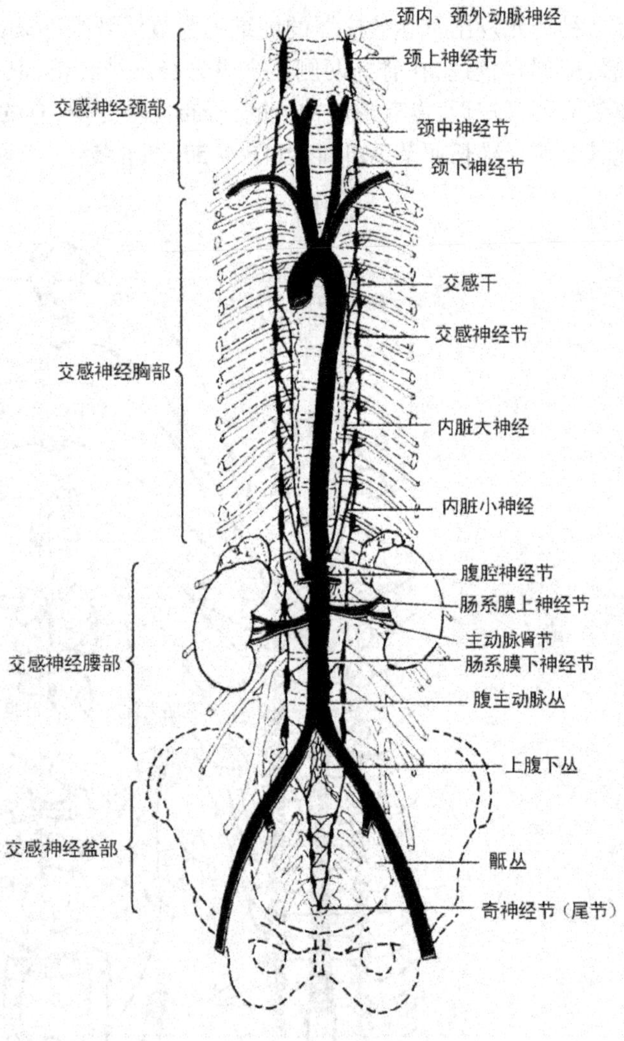

图 4-58　交感神经与交感干

(2)交感神经和副交感神经的功能的拮抗性不仅反映在产生的外周效应，而且也表现在中枢。从中枢活动情况来看，交感中枢与副交感中枢的活动常表现交互抑制的关系，即一个中枢活动增强时，另一个中枢活动就减退。交感中枢和副交感中枢间的这种交互抑制及交感神经与副交感神经作用的拮抗性，保证了正常情况下各种内脏活动的协调，使其机能能够正常运行。

(3)自主神经系统对内脏器官具有持久的紧张性作用。这种持久紧张性作用产生的主要原因是由于自主神经纤维上经常都有低频的神经冲动传至效应器，致使效应器常保持一定程度的持续活动状态。例如，切断心迷走神经，心率加快；切断心交感神经，则心率减慢。这说明心迷走神经本来有紧张性冲动传出，对心脏具有持久的抑制作用；心交感神经的活动也具有紧张性。一旦迷走神经与交感神经的紧张性作用去除后，心脏活动就会加强或减弱。自主神经具有持续的神经冲动传出，这与交感中枢和副交感中枢传出的紧张性冲动有关。自主神经中枢具有紧张性冲动传出是受到反射性和体液性等因素的调节。例如，来自主动脉弓和颈动脉窦的压力感受器传入冲动，对维持心交感中枢和心迷走中枢的紧张性活动有重要作用；而中枢神经组织内的 CO_2 浓度，对维持交感缩血管中枢的紧张性活动有重要作用。

表 4-3　交感神经和副交感神经对内脏及腺体的作用

内脏器官或腺体	交感神经	副交感神经
皮肤	汗腺分泌，竖毛肌收缩	无支配
消化腺	抑制肝脏、胰腺分泌，促进唾液腺分泌粘稠唾液	促进肝脏、胰腺分泌
胃肠平滑肌	减弱平滑肌紧张性，抑制胃肠运动	增强平滑肌紧张性，促进胃肠运动
血管	冠状动脉舒张，其余血管收缩	冠状动脉收缩，其余血管舒张
心脏	心跳加快、加强	心跳减慢、减弱
支气管	舒 张	收 缩
膀胱	尿道内括约肌收缩，膀胱平滑肌松弛	尿道内括约肌松弛，膀胱平滑肌收缩
眼球	瞳孔开大	瞳孔缩小

3.机体的应急反应　交感神经系统的活动一般比较广泛，常以调动整个系统来参加反应。交感神经系统作为一个完整的系统进行活动时，其主要作用是促使机体适应环境的急剧变化。交感神经节前纤维直接支配肾上腺髓质，调节其分泌活动。当交感神经系统活动增强时，常伴有肾上腺髓质分泌活动的增加，分泌肾上腺素和去甲肾上腺素，这些激素又可以增强交感神经兴奋的效应，因此常称这一活动系统为交感神经-肾上腺髓质系统。当动物遇到紧急情况时，如剧烈肌肉运动、窒息、失血或冷冻等，机体会立即发生一系列广泛的交感神经-肾上腺髓质系统活动亢进的现象，出现心率加速、皮肤与腹腔内脏血管收缩、贮血库排出血液以增加循环血量、支气管扩张、肝糖原分解加速使血糖浓度上升、肾上腺素分泌增加等现象。这些均有利于机体动员各种器官的潜在力量，适应环境的急剧变化。如果切除动物的交感神经链，动物应付紧急情况的能力就减弱。在环境急剧变化的条件下，交感神经系统通过动员机体许多器官的潜在力量，以适应环境急变的反应，称为应急反应。

与交感神经系统相比，副交感神经系统的活动比较局限。整个副交感神经系统的活动主要在于保护机体、促进消化、积蓄能量以及加强排泄和生殖功能等方面。例如，心脏活动的抑制、瞳孔收缩避免强光的损害；消化道功能增强，促进营养物质吸收和能量补给等，这些都是副交感神经系统保护机体和积蓄能量的例子。

4.自主神经系统的信息传递　自主神经系统的节前纤维与节后纤维之间，以及自主神经与效应细胞之间信息的传递都是通过神经递质与受体间的相互作用而实现的。自主神经系统主要有乙酰胆碱和去甲肾上腺素两种递质释放。表 4-4 示自主神经系统的受体分布及功能。

表 4-4　自主神经系统的受体分布及功能

效应器	胆碱能系统		肾上腺素能系统	
	受体	效应	受体	效应
自主神经节	N_1	节前-节后兴奋传递		
眼				
虹膜环行肌	M	收缩(缩瞳)		
虹膜辐射状肌			α_1	收缩(扩瞳)
睫状肌	M	收缩(视近物)	β_2	舒张(视远物)
心				
窦房结	M	心率减慢	β_1	心率加快
房室传导系统	M	传导减慢	β_1	传导加快
心肌	M	收缩力减弱	β_1	收缩力增强
血管				
冠状血管	M	舒张	α_1	收缩
			β_2	舒张(为主)
皮肤粘膜血管	M	舒张	α_1	收缩
骨骼肌血管	M	舒张	α_1	收缩
			β_2	舒张(为主)
脑血管	M	舒张	α_1	收缩
腹腔内脏血管			α_1	收缩(为主)
			β_2	舒张
唾液腺血管	M	舒张	α_1	收缩
支气管				
平滑肌	M	收缩	β_2	舒张
腺体	M	促进分泌	α_1	抑制分泌
			β_2	促进分泌
胃肠				
胃平滑肌	M	收缩	β_2	舒张
小肠平滑肌	M	收缩	α_2	舒张
			β_2	舒张
括约肌	M	舒张	α_1	收缩
腺体	M	促进分泌	α_2	抑制分泌
胆囊和胆道	M	收缩	β_2	舒张
膀胱				
逼尿肌	M	收缩	β_2	舒张
三角区和括约肌	M	舒张	α_1	收缩
输尿管平滑肌	M	收缩	α_1	收缩
子宫平滑肌	M	可变	α_1	舒张(有孕)
			β_2	舒张(无孕)
皮肤				
汗腺	M	促进温热发汗	α_1	促进精神性发汗
竖毛肌			α_1	收缩
唾液腺	M	分泌大量稀薄唾液	α_1	分泌少量粘稠唾液
代谢				
糖酵解			β_2	加强
脂肪分解			β_3	加强

(二)脊髓对内脏活动的调节

脊髓是部分内脏反射活动调节的初级中枢，交感神经和部分副交感神经起源于脊髓灰质侧角或相当于侧角的部位。前已述及,脊动物在脊髓与高位中枢离断后出现暂时的内脏反射活动的消退或减弱，表现为血管扩张、直肠和膀胱粪尿积聚、体温不能维持恒定等内脏反射失调的脊休克现象。在脊休克过后，脊髓控制的一些基本反射活动会逐渐恢复，如血管反射、发汗反射、排尿和排便反射，血压也可上升到一定水平。如果这时再破坏离断面以下的脊髓，血压又明显下降。这些说明脊髓可以完成一些基本的内脏活动的调节。但脊髓对内脏的反射调节功能是初级的，单靠其调节，内脏反射不能很好适应生理功能的需要。排尿反射的初级中枢位于骶段脊髓。临床观察，脊髓高位离断的病人，脊休克过去以后，基本的排尿反射可以完成，但排尿不能受意识控制，而且排尿也不完全。所以，脊髓本身对内脏反射调节只是初级的，内脏活动更完善的调节还必须依赖于延髓以上高位中枢的调控。

(三)低位脑干对内脏活动的调节

脑干是调节内脏活动的基本中枢，该部位分布有与内脏活动调节有关的神经中枢、神经核及传导束。延髓网状结构内有心血管中枢、呼吸中枢及吞咽中枢。在延髓以上部位横切，动物的呼吸、血压等基本能够维持。但如果由于受压、穿刺等原因损伤延髓，可造成人或动物的迅速死亡。因此，延髓被称为基本生命中枢。在延髓部位有许多副交感神经节前纤维发出，这些神经支配头部所有腺体、心脏和胃肠等内脏器官的活动。例如，延髓的上、下涎核发出的纤维控制颌下腺、舌下腺和腮腺的分泌；延髓通过迷走神经背核的传出纤维支配食道、胃肠道的平滑肌并调节其运动，也影响着胰腺、肝和小肠的消化液分泌。延髓背外侧网状结构中有呕吐中枢等。

在脑桥和中脑分布着一些与内脏信息传递有关的传导束，这些传导束能将内脏活动的信息上传抵达大脑的高级部位，也能将高位中枢的下传信息传到脊髓。例如，脑干网状结构中存在许多与内脏活动功能有关的神经元，其下行纤维支配脊髓，调节着脊髓的自主神经功能。此外，中脑是瞳孔对光反射中枢的所在部位。

(四)下丘脑对内脏活动的调节

下丘脑是大脑皮质下调节内脏活动的高级中枢。与中枢其它部位对内脏活动的调节相比，下丘脑的调节功能相对多变，且把内脏活动和其它生理活动联系起来，调节着体温、摄食、水平衡和内分泌腺活动等重要的生理功能。

1.体温调节　在动物实验中观察到，切除下丘脑以上的前脑部位，保留下丘脑的完整性，动物在冷、热环境中能够保持体温恒定；如果进一步破坏下丘脑或在下丘脑以下横切脑干后，动物就丧失维持体温相对恒定的能力。

现已确定，体温调节的高级中枢位于下丘脑。下丘脑前部存在温度敏感神经元，其中对升温发生反应的称为热敏神经元(warm-sensitive neuron)，对降温发生反应的称为冷敏神经元(cold-sensitive neuron)。这两种神经元共同作用，感受着体内温度的变化。下丘脑后部是体温调节的整合部位，可通过调整机体的产热和散热过程，以保持体温稳定于一定水平(参见第十章)。

总之，下丘脑的体温调节机构包括温度感受和控制产热和散热功能的整合作用部分，它们协同作用，共同调节维持体温的恒定。

2.摄食行为调节　下丘脑存在着与摄食行为有关的神经中枢。动物实验中观察到，化学性或电刺激动物下丘脑外侧区，动物摄食增加，而破坏该区，动物表现为摄食减少或拒食；刺激下丘脑腹内侧核引起动物拒食，破坏该区导致动物食欲增大而逐渐肥胖。

目前认为，下丘脑外侧区存在摄食中枢(feeding cener)，或称饥饿中枢，而下丘脑腹内侧核存在饱中枢(satiety center)。静脉注入葡萄糖后，下丘脑外侧区的放电频率减少，而腹内侧核的放电频率增多,说明下丘脑的这两个区域对血糖比较敏感,血糖水平的高低可能调节着它们的活动。在正常情况下,这两个中枢的活动处于拮抗状态。例如,用微电极记录神经元的放电活动,观察到饥饿时摄食中枢放电增强,而饱中枢放电频率减弱。摄食中枢和饱中枢之间可能有神经纤维联系,在功能上相互调节、相互制约,共同调节着动物的摄食行为。

3.水平衡调节　机体水平衡调节包括摄水和排水两个方面。下丘脑通过调控饮水行为和肾脏排水实现机体水平衡。

下丘脑控制摄水的区域与摄食中枢极为靠近。破坏下丘脑外侧区,动物除表现出拒食外,饮水也明显减少;刺激下丘脑外侧区某些部位,动物饮水增多。因此认为下丘脑外侧区存在着摄水中枢。

下丘脑控制排水的功能是通过改变抗利尿激素的分泌来控制肾脏的排水。抗利尿激素的主要生理功能是促进肾小管、远曲小管和集合管对水的重吸收,使尿量减少(参见第十一章泌尿系统)。临床观察及动物实验表明,损毁视上核和室旁核区,可产生"尿崩症"。现已证明在下丘脑视上核和室旁核内存在渗透压感受器,能感受血浆晶体渗透压的变化,从而调节抗利尿激素的分泌。一般认为,下丘脑的摄水中枢与控制抗利尿激素分泌的核团在功能上有联系,两者协同调节着水平衡。

4.对腺垂体激素分泌的调节　下丘脑内侧隆起和弓状核的神经分泌小细胞能合成调节腺垂体激素分泌的肽类化学物质,称为下丘脑调节肽。这些调节肽在合成后经轴突运输并分泌到正中隆起,由此经垂体门脉系统到达腺垂体,促进或抑制腺垂体激素的分泌,改变和调节身体的内环境及影响各种内脏机能(参见第十三章第二节)。

5.对情绪反应的影响　情绪生理反应是指伴随着情绪心理现象出现的一系列生理变化。情绪生理反应与自主神经系统活动的变化有关,一般表现为交感神经系统活动相对亢进的现象,例如,痛刺激作用使猫产生情绪反应或人在发怒情况下,往往出现心率加速、血压上升、呼吸加深加快、胃肠运动抑制、脚掌出汗和血糖浓度上升等。在某些情况下,情绪反应时也可表现出副交感神经系统活动相对亢进的现象,如人在焦急不安时会出现排尿排便次数增多,悲伤则流泪,某些人受惊吓时引起心率减慢。持久的情绪活动会造成自主神经系统功能的紊乱。

下丘脑是情绪生理反应的高级中枢,焦虑、抑郁等情绪使机体下丘脑-垂体-肾上腺轴的功能亢进。近年来研究发现,下丘脑内存在防御反应区,位于下丘脑近中线两旁的腹内侧区。动物在麻醉状态下,电刺激该区出现交感神经性反应,如骨骼肌的血管舒张、血压上升、皮肤及小肠血管收缩和心率加速等。动物在清醒状态下,电刺激该区引起动物的警觉状态,出现准备防御的姿势等行为反应。在人类下丘脑的疾病往往伴随着不正常的情绪反应。因此,下丘脑与情绪生理反应的关系很密切。在正常动物中,下丘脑的防御反应区被杏仁核控制而不易表现。当下丘脑失去杏仁核的控制时,动物就易于表现防御反应,出现一系列交感神经系统兴奋亢进的现象,并且张牙舞爪,呈现搏斗的架势。

6.对生物节律的控制　机体内的各种活动常按一定的时间顺序发生变化,交替出现,这种变化的节律称为生物节律(biorhyse)。健康人体的每一生理功能均表现出精密和稳定的昼夜节律。例如,在健康生理状态下,体温、心率和血压下午最高,而听觉和痛觉傍晚最敏感。又如,可的松和睾酮在早晨起床时最高,而胃泌素、胰岛素和肾素水平下午和傍晚最高,褪黑素和催乳素在睡眠时达到高峰。

哺乳动物下丘脑的视交叉上核是昼夜节律的一个控制中心，被称为生物钟。它控制着机体的行为和生理节律，包括运动、睡眠、觉醒、体温、心血管功能和许多内分泌过程。破坏动物的视交叉上核，原有的一些昼夜节律性活动，如饮水、排尿等的昼夜节律丧失。视交叉上核自身节律性具有内在的遗传基础，同时又受到环境光照信号以及某些化学物质的诱导和影响。视交叉上核可能通过视网膜-视交叉上核束，来感受外界环境光暗信号的变化，使机体的生物节律与环境的光暗变化同步起来。如果这条神经通路被切断，视交叉上核的节律活动就不能再与外界环境的光暗变化发生同步。

(五)大脑皮质对内脏活动的调节

1.新皮质　大脑半球新皮质的主要功能是参与躯体运动反应的调控。在动物实验中，用电刺激新皮质也可引起内脏活动的变化，且因刺激区域的不同引起产生效应的内脏器官也不同。如刺激皮质中央前回的内侧面，引起直肠与膀胱运动的变化；刺激中央前回外侧面，出现呼吸及血管运动的变化；而刺激中央前回外侧面的底部，会引起消化道运动及唾液分泌的变化。因此，新皮质与内脏活动的调控有关，而且区域分布和躯体运动代表区的分布有一致的地方。

2.边缘系统　边缘系统是调节内脏活动的重要中枢，有人称其为内脏脑。刺激边缘系统不同部位引起的自主神经性反应很复杂，血压可以升高或降低，呼吸可以加快或抑制，胃肠运动可以加强或减弱，瞳孔可以扩大或缩小等。这些说明边缘系统的功能和初极中枢不一样，初级中枢的功能比较局限，活动反应比较单纯；而边缘系统是许多初级中枢活动的调节者，它能通过促进或抑制各初级中枢的活动，调节更为复杂的生理功能活动，因此活动反应也就复杂而多变。

边缘系统中杏仁核的活动与情绪反应密切相关。杏仁核在进化上是比较古老的部分，具有抑制下丘脑防御反应区的功能。当下丘脑失去杏仁核的控制时，动物就易于表现防御反应，出现一系列交感神经系统兴奋亢进的现象，并且张牙舞爪，呈现搏斗的架势。在正常动物中，下丘脑的防御反应区被杏仁核控制着，动物就变得比较驯服。可见，边缘系统与情绪反应有关。

此外，边缘系统还参与脑记忆活动的调控，这将在脑的高级活动一节讲述。

四、中枢神经系统的高级功能

人脑的功能不仅与各种感觉和运动行为相关，而且体现在复杂的高级神经活动，如语言、学习和记忆、思考、觉醒和睡眠、条件反射等方面。人脑的这些高级神经活动依赖于中枢神经系统的高级部位，即大脑皮质。正是人脑具有高级神经活动，使人类不仅能适应和认识世界，而且能主观能动地改造世界。

(一)脑电活动

脑电活动是神经系统功能的体现，大脑不同区域脑电的强弱不同，且大脑在不同机能状态下表现出不同特征的脑电活动。在无明显刺激的情况下，大脑皮质的神经元具有明显的生物电活动，经常保持持续的节律性电位变化，称为自发脑电活动(spontaneous electric activity of the brain)。如果在感觉传入冲动的激发下，大脑皮质的某些区域产生较为局限的电位变化，称为皮质诱发电位(evoked cortital potential)。脑电活动的变化可以用引导电极和脑电图仪引导记录。如果将引导电极安置在头皮上，引导出大脑皮质自发脑电活动，并用脑电图仪记录到的图形，称为脑电图(eletroencephalogram)。打开动物或病人的颅骨将引导电极直接放在大脑皮质表面引导记录的皮质自发脑电波，称为皮质电图(electrocorticogram)。

1.脑电波及意义　脑电波是大脑皮质大量神经元的突触后电位总和的表现。在头皮不同部位引导的脑电图,各波的波形和频率基本相似,但也有区域的特点。此外,大脑皮质处于不同机能状态下,如激动、困倦或睡眠等,脑电图的波形和频率有明显的差别。正常脑电图的基本波形,可根据其频率的快慢不同划分为β波、α波、θ波和δ波四种基本类型(图4–59)。

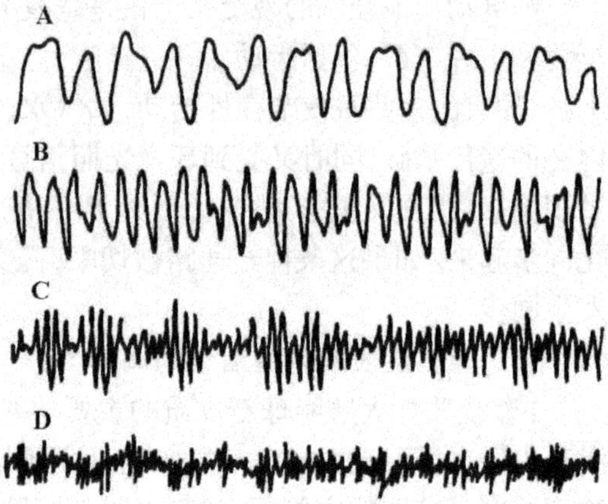

图4–59　脑电图的波形

A.δ波,每秒0.5~3次;B.θ波,每秒4~7次;C.α波,每秒8~13次;D.β波,每秒14~30次

β波　在额叶与顶叶比较明显,频率为每秒14~30次,幅度为5~22 μV。一般认为,β波是大脑皮质处在紧张激动状态时脑电活动的主要表现。当受试者睁眼视物并进行思考活动时,β波即可出现。

α波　在枕部和顶枕部最显著,频率为每秒8~13次,幅度为20~100 μV。一般认为,α波是大脑皮质处于清醒安静状态时脑电活动的主要表现。正常人在清醒、安静、闭目时,出现α波。如果没有外加刺激,α波相当稳定。当受试者睁眼、思考问题或接受其它激动性刺激时,α波则立即消失并转为快波,此现象称为α波阻断。如果此时受试者再进入安静、闭目状态,α波又会出现。

θ波　在枕叶和顶叶比较明显,频率为每秒4~7次,幅度为20~150 μV。成人困倦时,脑电波主要表现为θ波。如果清醒时记录到成人的θ波,表明脑电活动异常。此外,幼儿时期的脑电波频率比成人慢,一般常见的是θ波,到十岁后才出现明确的α波。

δ波　在颞叶和枕叶部位引导较明显,频率为每秒0.5~3次,幅度为20~200 μV。δ波可能是大脑皮质处于抑制状态时脑电活动的主要表现。正常成人在清醒状态下,几乎没有δ波出现,但在睡眠期间可出现δ波。在婴儿时期,脑电波频率比幼儿更慢,常可记录到δ波。

在记录的脑电图中,不是单一的一种波形,往往会出现多种脑电波,有时甚至会有不同波之间的重叠,如有时β波与α波在一个部位同时出现,β波重叠在α波之上。大脑皮质处于不同机能状态时,脑电图波形会发生改变。当脑电波波形由高频率低振幅的波转为低频率高振幅的波,表明大脑皮质活动的抑制状态增强;反之,表明大脑皮质的兴奋状态增强。此外,正常脑电图的波形还会因年龄不同而表现不同特征。如前所述,在婴儿时期,常记录到δ波,且两大脑半球的脑电波不对称;在幼儿期,脑电图一般常见θ波。

一个人的脑电图一般都有其固有的特征。脑部发生疾病时脑电活动发生改变,这种变化也会在脑电图上表现出来,因而记录分析脑电图波形对某些脑疾病的诊断有参考意义。例如,精神性疾病、一些脑肿瘤、脑转移癌、脑内血肿发生时出现异常的脑电活动,特别是癫痫病人脑电图常出现高频率、高振幅的癫痫波形,振幅可达到100~150 μV以上。

2.脑电波形成的机制

(1)脑电波的形成与皮质细胞群同步活动时突触后电位有关　脑电波是由皮质细胞群同步活动时突触后电位总和而形成的。大脑皮质有着数量庞大的神经细胞,只有许多神经细胞能够同时兴奋和同时抑制,才能够记录到具有一定波幅和节律的脑电波,否则各个神经元的电活动就会相互抵消,甚至记录不出脑电活动。许多神经细胞同时兴奋和同时抑制的过程称为同步化

(synchronization)。因此,皮质神经元的同步化活动是产生脑电波的前提。一般情况下,同步化程度越高,脑电波的波幅越大。

从波形分析,脑电波的电位变化与神经干上的动作电位不同;从节律分析,常见脑电波的节律比神经元动作电位要慢。这些说明,皮质表面的电位变化不是由神经元活动时的动作电位而引起的,但脑电波与神经元突触后电位的时程较为接近。动物实验中观察到,把微电极插入猫的皮质神经元内,记录到的皮质神经元的突触后电位与用粗电极在皮质表面记录到的同步化脑电波时相相同。因此,皮质表面的电位变化是皮质神经元突触后电位变化而产生的。脑电波是大量皮质神经元同步活动时的突触后电位综合而形成的。

(2)脑电波的形成与大脑皮质锥体细胞排列方向一致有关　排列杂乱的神经元产生的神经冲动,由于传导方向不同形成的电场会互相抵消,不能形成强大的电场。在大脑皮质内,锥体细胞排列十分整齐。脑电波的形成可能是由于许多锥体细胞产生的电位自胞体传向皮质表面的结果。

3.皮质诱发电位　感觉传入系统受到刺激时,在大脑皮质的某一局限区域引导的电位变化,称为大脑皮质诱发电位。

皮质诱发电位是建立在皮质神经元自发脑电活动基础之上。根据刺激形式不同,将已发现的皮质诱发电位分为皮质体感诱发电位(图4-60)、视觉诱发电位、听觉诱发电位和嗅性诱发电位等。诱发电位可分为主反应和后发放两部分,主反应一般为先正后负的电位变化,后发放是在主反应之后相继出现的一系列正相的周期性电位变化。

皮质诱发电位的研究对基础理论和临床应用具有重要意义。皮质诱发电位是用以寻找感觉投射部位的重要方法,在研究皮质功能定位方面起着重要的作用。动物实验中,用光刺激视网膜可在枕叶皮质引导出诱发电位,用声刺激听觉器官在颞叶皮质引导出诱发电位。由此认为,枕叶是视觉传入在大脑皮质的投射区,而颞叶是听觉传入在大脑皮质的投射区。此外,皮质诱发电位在临床上检测脊髓手术及脊髓型脊椎病方面也具有重要意义。皮质诱发电位主要反应脊髓后索(薄束和楔束)和内侧丘系感觉传导功能。诱发电位的波幅可以确定神经元对刺激反应的数量的多少。当脊髓受到压迫性损害时,由于神经元对刺激反应的数量减少,诱发电位的波幅降低,而潜伏期则反应了参与反应的神经纤维的传导速度。

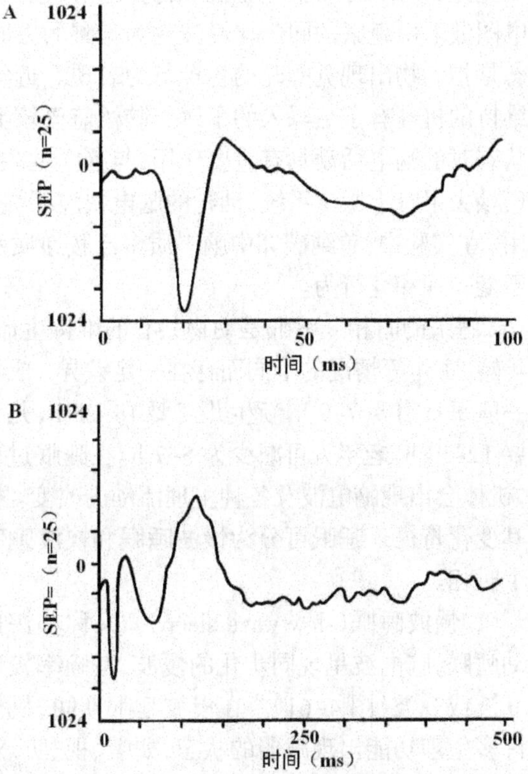

图4-60　体感诱发电位
横坐标为描记时间,纵坐标为计算机数字量,n为计算机叠加数字

(二)觉醒与睡眠

觉醒和睡眠是人和动物维持正常生理活动的两个必要过程。在觉醒状态下,机体能感知和应

付各种环境变化，能进行各种有意识的活动、学习和工作。在睡眠状态下，脑的高级机能，如各种有意识活动、学习等均停止。但睡眠对机体精力和体力的恢复有重要意义，能使大脑更好处于准备接受体内外信息刺激的状态。觉醒和睡眠一方面受昼夜节律的影响，另一方面受机体自身生物钟的调控。在正常情况下，这两个生理活动以近似于昼夜节律的方式交替进行，表现为一种日周期的生物节律。

1.觉醒状态的维持　脑干网状结构上行激动系统在维持机体的觉醒状态方面发挥着重要功能。该系统在传导各种传入冲动的过程中，通过释放神经递质乙酰胆碱激动整个大脑皮质的活动，维持其兴奋性，使机体处于觉醒状态。当这一系统活动减弱时，大脑皮质就从兴奋转入抑制，进入睡眠。例如，用电刺激中脑网状结构的确能唤醒动物，脑电图表现为同步化快波；而注射阿托品阻断脑干网状结构对脑电的唤醒作用，动物的脑电呈现同步化慢波而不再出现快波，但动物在行为上并不表现为睡眠。

觉醒状态可分为脑电觉醒和行为觉醒，这两种状态通过不同的机制维持。脑电觉醒状态是指脑电图波形由睡眠的同步化慢波变为觉醒的去同步化快波，不一定出现行为上的表现；行为觉醒状态是指动物出现觉醒时的各种行为表现。近年来，由于对中枢神经递质的深入研究，对觉醒状态维持的机理有了更深入的了解。脑桥蓝斑核上部的去甲肾上腺素递质系统对维持大脑皮质觉醒状态时的脑电活动具有重要作用，与脑电觉醒状态的维持有关。动物实验中观察到，破坏脑桥蓝斑核去甲肾上腺素系统，动物的脑电快波明显减少。黑质多巴胺系统对行为觉醒的维持有重要作用。在实验中，单纯破坏中脑黑质多巴胺递质系统，动物丧失行为觉醒的各种表现，对新异的刺激不能表现探究行为。

2.睡眠的时相　睡眠是动物共有的维持生命功能的重要生理活动。睡眠时间的长短，因个体的年龄、工作等情况的不同而存在一定差异。成年人一般每日需要 7~9 h，新生儿需要 18~20 h，儿童需要 12~14 h，老年人可减少为 5~7 h。在睡眠过程中，机体会出现脑电波及各种生理活动的改变。根据其变化特征，睡眠可分为慢波睡眠和快波睡眠两个时相。

(1)慢波睡眠(slow wave sleep)　又称非快速眼动睡眠，脑电波呈现同步化的慢波，是频率较低的 θ 波或 δ 波(图 4–61)。在慢波睡眠期间，机体的许多生理功能出现减弱的状态，如嗅、视、听、触等各种感觉功能、心血管活动、呼吸运动、骨骼肌反射活动等均减弱，代谢降低，体温下降；但胃液分泌和发汗功能增强，生长素分泌也明显增多。因此，慢波睡眠对于促进机体生长和体力恢复有重要意义。

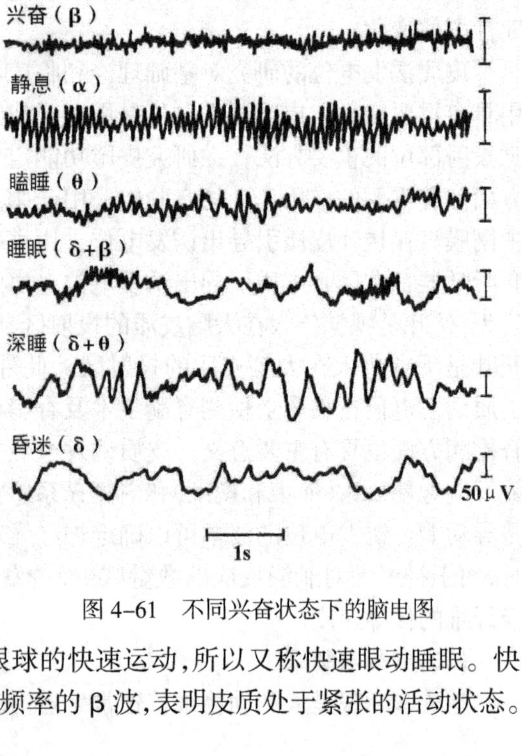

图 4–61　不同兴奋状态下的脑电图

(2)快波睡眠(fast wave sleep)　也称异相睡眠(paradoxical sleep)，又由于快波睡眠期间常出现眼球的快速运动，所以又称快速眼动睡眠。快波睡眠时相内，脑电图与觉醒时相似，呈现低振幅高频率的 β 波，表明皮质处于紧张的活动状态。

在快波睡眠时相，机体的感觉功能、骨骼肌反射活动及肌紧张进一步减弱，但出现血压升高，心率加快，呼吸加快等自主神经系统活动增强的现象。此外，快波睡眠时脑内蛋白质的合成加快，有利于建立新的突触联系。因此，快波睡眠对幼儿神经系统的发育成熟有重要意义，并有利于促进学习、记忆活动和精力的恢复。做梦是快波睡眠的特征之一。在快波睡眠时，将受试者唤醒，80%的人报告说正在做梦。

在整个睡眠过程中，慢波睡眠与快波睡眠两个时相交替出现。人在睡眠时最先进入的是慢波睡眠时相，慢波睡眠状态持续约 80~120 min 后，转入快波睡眠，此状态持续约 20~30 min，然后又转入慢波睡眠，这种交替反复转化 4~5 次完成睡眠过程，且越接近睡眠后期，快波睡眠持续时间越长。在正常情况下，成人由觉醒状态只能进入慢波睡眠，不能直接进入快波睡眠；但由慢波睡眠和快波睡眠均可直接转为觉醒状态。

3.睡眠产生的机制　目前对睡眠产生的机制不是十分清楚。睡眠并非是大脑活动的被动抑制，而是一个主动过程。

(1)脑内功能定位　睡眠与中枢神经系统内某些特定结构有关。① 下丘脑的活动可能与睡眠有密切关系。动物实验中观察到，损毁下丘脑后部使动物处于昏迷状态，而损毁下丘脑前部将引起严重的失眠。② 脑干网状结构与睡眠有关。在脑干尾端的网状结构中有上行抑制系统，该系统对抗上行激动系统的作用，主动地将抑制过程向大脑皮质广泛扩散，引起睡眠。③ 大脑皮质的视前区和 Broca 斜带区的基底也与睡眠有关，此脑区受到高频或低频刺激均可引发慢波睡眠。

(2)睡眠发生的中枢递质机制　睡眠的发生还与不同中枢递质系统的活动有关。脑干中缝核上部的 5-羟色胺递质系统与慢波睡眠有关，该部位受损，慢波睡眠明显减少。中缝核下部的 5-羟色胺递质系统作用于蓝斑核下部的去甲肾上腺素递质系统引起快波睡眠。如果这两个部位受损，快波睡眠明显减少。

(三)条件反射学说

1.条件反射的建立　早在 19 世纪末巴甫洛夫就观察到，狗进食前看见喂养者或者听见喂养者的声音引起胃液和唾液的分泌。为了进一步的研究，巴甫洛夫设计了这样的实验：在每次喂食之前先给狗以中性刺激——铃声，铃声结束以后，过几秒钟再给狗喂食。起初铃声只会引起一般的反射，如狗竖起耳朵，但不会出现唾液反射。但是铃声与食物这样结合多次之后，狗未受食物刺激，只听见铃声就会出现唾液分泌的反射。这种反射行为是在后天的学习过程中获得的，巴甫洛夫称其为条件反射。

狗吃食物出现唾液分泌的反射，这种生来就有的、简单的、不需任何培训的生理反应，属于非条件反射。在此非条件反射活动中，食物是引起唾液分泌反应的刺激物，称为非条件刺激。在条件反射建立之前，狗听见铃声不会出现唾液分泌，此时，铃声与唾液分泌无关，称为无关刺激。由于铃声(无关刺激)与食物(非条件刺激)多次结合，铃声具有了引起唾液分泌的作用，已成为进食的信号，变成了分泌唾液这一反射行为的条件刺激。由此可见，条件反射形成的基本条件就是无关刺激与非条件刺激在时间上的结合，这个过程称为强化。

任何无关刺激只要跟非条件刺激在时间上结合，都可以成为条件刺激，形成条件反射。条件反射形成后，需要用非条件刺激与条件刺激结合进行强化，强化的次数越多，形成的条件反射就越巩固。在条件反射建立后，如果只给以条件刺激而不用非条件刺激加以强化，起初能引起较强的条件反射，但随着多次条件刺激的作用，条件反射的反应强度会逐渐减弱，最后将完全不出现。

例如，狗出现以铃声为条件刺激引起唾液分泌的条件反射后，只给铃声刺激，而不用食物强化，经过多次刺激后，狗听见铃声引起的唾液分泌量将逐渐减少，甚至完全不能引起分泌，这种现象称为条件反射的消退。

2.条件反射的泛化和分化　在条件反射形成的初期，除条件刺激本身外，那些与条件刺激相近似的刺激，也可获得条件刺激效果，引起同样的条件反射，这种现象称为条件反射的泛化。例如，用500Hz音调的铃声与进食相结合来建立唾液分泌的条件反射。在条件反射建立的初期阶段，许多类似的其它音调的铃声同样可以引起唾液分泌条件反射。如果以后，只对条件刺激（500Hz的音调）进行强化，而对近似的刺激不给予强化，类似刺激物引起的反应就会受到抑制，泛化反应就逐渐消失，这种现象称为分化。条件反射的分化抑制具有重要的生物学意义，它使有机体对外界环境进行精确的分析，做出完善的反应。

3.条件反射建立的神经机制　条件反射是建立在非条件反射基础上的，必须有大脑皮质的参与才能实现，其神经联系是暂时的。巴甫洛夫根据神经系统的实验研究，提出了条件反射建立的脑机制假设：条件反射的建立可能是由于非条件刺激的中枢兴奋灶和条件刺激中枢兴奋灶间形成了暂时的神经联系。在动物进食时，味觉感受器的冲动沿着传入神经传至延髓，引起唾液中枢兴奋，产生并发放神经冲动，经传出神经传至唾液腺，引起唾液分泌；同时在反射弧的传入途径上发出侧支上行，经丘脑中转后到达大脑皮质，巴甫洛夫称之为非条件刺激的皮质兴奋灶。条件反射建立时，中性刺激（例如铃声）经上行传导通路到达大脑皮质的一定区域，形成条件刺激的兴奋灶。在条件反射形成时，由于条件刺激和非条件刺激的多次结合，使非条件刺激的皮质兴奋灶和条件刺激兴奋灶之间暂时接通了中枢神经联系（图4-62）。近年来，用神经细胞模型研究接通暂时联系的电生理过程，进一步说明暂时神经联系是普遍的神经生理现象。在进化的不同阶梯上，暂时联系的接通部位可能不同。猿猴和狗等高等哺乳动物的大脑半球是暂时神经联系接通的主要部位。

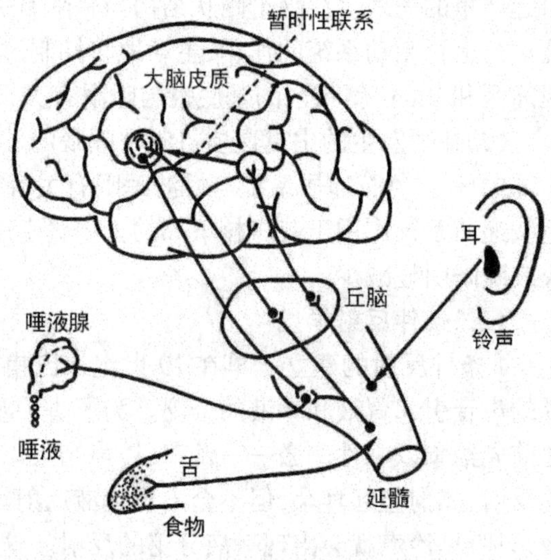

图4-62　铃声与食物结合形成条件反射的机制

4.操作性条件反射　是指动物必须通过自己某种活动（操作）才能得到强化而形成的条件反射，也称为食物运动性条件反射。例如，动物在饥饿时，偶然踩到杠杆上，立即喂食以强化这一动作，经过多次重复，动物就学会自动踩杠杆而得食。在此基础上，还可以进一步训练动物只对某一个特定信号出现后，如灯光、铃声，出现踩杠杆的动作，才给以食物强化。

操作性条件反射和经典性条件反射的基本原理是相同的，它们都以强化和神经系统的正常活动为基本条件，但它们之间也有不同之处。在形成操作性条件反射过程中，动物可以自由地活动，它通过主动操作来达到一定的目的；但在形成经典性条件反射时，动物往往被束缚着，是被动地接受刺激。另外，在操作性条件反射中强化只同操作有关，并出现在反应之后；而在经典性条件反射中，强化同刺激有关，而且出现在反应之前。在现实生活中，往往在一个复杂的反射活动中，既包含有经典性条件反射，也包含有操作性条件反射。

5.条件反射的建立和人类第二信号系统　在条件反射建立时，光、声、嗅等感觉的具体信号可作为条件刺激引起条件反射，语言、文字等代表具体信号的抽象信号也可作为条件刺激建立条件反射。巴甫洛夫把具体的信号称为第一信号，把抽象的信号称为第二信号。能对第一信号发生反应的大脑皮质机能系统，称为第一信号系统；对第二信号发生反应的皮质机能系统，称为第二信号系统。动物只具有第一信号系统，而人脑功能具有两个信号系统。人脑功能的第二信号系统是人类区别于动物的主要特征。

(四)学习与记忆

学习与记忆是脑高级活动的基本特征之一，是两个有必然联系的神经过程。学习(learning)是指机体接受环境变化，获得新的信息和经验，并因此而适应环境变化的神经活动过程。记忆(memory)是将学习中获得的信息和经验加以储存并能再现的神经活动过程。

1.学习的形式　根据刺激和反应的关系，把学习分为非联合型学习和联合型学习两种形式。

(1)非联合型学习(nonassociative learning)　是在刺激与反应之间未形成某种明确的联系，习惯化和敏感化是非联合型学习的形式。习惯化(habituation)是指某种刺激反复作用，机体对该刺激的行为反应逐渐减弱以至消退。习惯化是机体适应环境变化的一种表现，人和动物依靠习惯化可去除对许多无意义信息的应答。敏感化(sensitization)是指强烈的某种刺激作用(主要是一些伤害性刺激)引起反应后，机体对弱小的某刺激的反应加强，如谈虎色变就属于敏感化的学习。这种学习有助于人和动物避开伤害性刺激。

(2)联合型学习(associative learning)　是指两个无关事件在时间上多次靠近重复发生，最后在脑内形成一定的关联。条件反射的建立就属于联合型学习，食物与铃声本是无关事件，但多次在时间上靠近结合，二者引起的脑内神经活动间就形成了某种联系。

2.记忆的过程　外界信息进入大脑的数量十分庞大，但仅约1%的被较长时间地储存起来。根据信息贮存时间的长短，人类的记忆过程可分为感觉性记忆、第一级记忆、第二级记忆和第三级记忆四个连续的阶段(图4-63)。

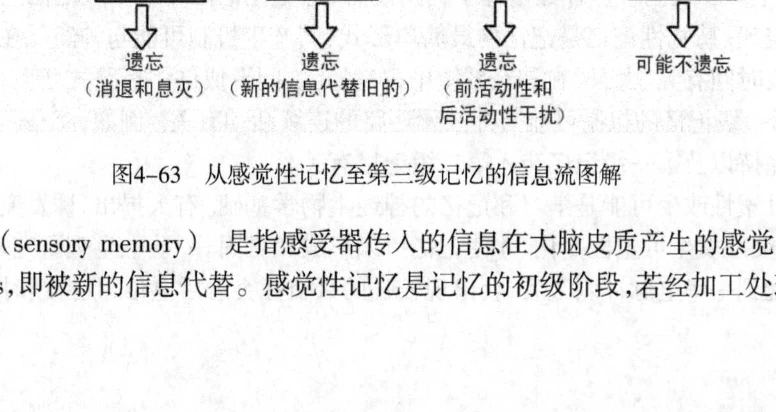

图4-63　从感觉性记忆至第三级记忆的信息流图解

感觉性记忆(sensory memory)　是指感受器传入的信息在大脑皮质产生的感觉和知觉，持续时间通常不到1s，即被新的信息代替。感觉性记忆是记忆的初级阶段，若经加工处理，可由感觉性记忆进入第一级记忆。

第一级记忆　是指对少量信息能够保持几秒钟到 1 min 或更长一些时间的记忆。典型的例子是查电话号码,可以在短时间内记住电话号码,但事过之后便忘记了。如果信息经多次重复和应用,则可延长记忆时间,这样便可进入第二级记忆。

第二级记忆　又称近期记忆,能保持数分钟至数天的记忆。

第三级记忆　是一种深刻记忆,往往可以保持终生,贮存的信息可以随时应用。

在记忆过程中,感觉性记忆和第一级记忆阶段相当于短期记忆(short-term memory),第二级记忆和第三级记忆阶段相当于长期记忆(long-term memory)。记忆的这四个阶段是连续的,在一定条件下可由感觉性记忆过渡转化为长期记忆。

3.学习和记忆的脑内定位及机制　学习和记忆是人脑的高级神经活动,主要是大脑皮质许多神经元共同参与的生理过程。与躯体感觉和躯体运动的皮质调控不同,学习和记忆活动不是贮存在大脑的特定部位,而是广泛存在于皮质各处,特别是大脑皮质联络区是学习和记忆的高级神经活动的主要区域。不同记忆阶段形成的机制不同。

(1)脑内功能定位　目前已知,与记忆功能有密切关系的脑内结构有大脑皮质联络区、海马及其邻近结构、杏仁核、丘脑和脑干网状结构等。

① 大脑皮质联络区　主要指感觉区、运动区以外的广大新皮质区,这些区域能够接受来自多方面的信息,并通过区域内广泛的纤维联系,对信息进行加工、处理,成为记忆的最后储存区域。不同的联络区部位与人类的不同记忆有关。顶叶皮质可能储存有关地点的影像记忆。额叶皮质在短期记忆中起重要作用。颞叶皮质也与记忆有关。例如,电刺激清醒癫痫病人的颞叶皮质外侧表面,能诱发对往事的回忆;刺激颞上回,病人似乎听到了以往曾听过的音乐演奏,甚至还似乎看到乐队的影像。

② 海马及其邻近结构　近期记忆的形成与边缘系统的海马有关。在临床手术或动物实验中,切除海马或损伤其有关结构,如穹隆、乳头体或乳头丘脑束等,病人出现近期记忆能力的丧失。目前认为,与近期记忆有关的神经结构是海马回路。海马通过穹隆与下丘脑的乳头体相连,再通过乳头体-丘脑束抵达丘脑前核,后者发出纤维投射到扣带回,扣带回则发出纤维又回到海马,形成海马回路(hippocampal circuit)。如果此环路中任何一个环节受到损坏,均会导致近期记忆能力的丧失。

③ 其它脑区　丘脑也与记忆功能有关。丘脑损伤可引起近期记忆的障碍,而对已经形成的长期记忆影响较小。此外,杏仁核参与和情绪有关的记忆,主要是通过对海马活动的控制而实现的。

(2)神经生理学机制　从神经生理学的角度看,感觉性记忆和第一级记忆主要是神经元生理活动的功能表现。感觉性记忆是记忆的最简单形式,其产生机制可能与神经元在刺激停止后活动仍能继续一段时间有关。此外,在神经系统中,神经元之间形成许多环路式联系,环路中会发生连续的活动。第一级记忆的机制可能与神经元环路的连续活动有关。例如,海马回路的活动就与第一级记忆的保持以及第一级记忆转入第二级记忆有关。

突触的可塑性改变可能是学习和记忆的神经生物学基础。有人提出,诱发突触蛋白磷酸化水平的改变,使突触发生可塑性变化,才使记忆得以形成和巩固。一些电生理研究表明,海马的单突触传递通路受到一串电脉冲刺激后,会出现较强的兴奋性突触后电位,且持续时间长达数小时乃至数天，这种现象称为突触的长时程增强效应(long-term potentiation，LTP)。目前认为，LTP 可能是学习和记忆的基本神经基础。突触可塑性变化的发生，不仅出现在神经元的突触部位，而且也发生在神经胶质间的突触部位。近年的研究发现，神经胶质间的突触具有可塑性，能够产生持续时间较长的长时程增强效应，这可能与记忆的形成有关。

(3)神经生物化学机制　从神经生物化学的角度看，长期记忆可能与脑内 RNA 和蛋白质的合成代谢有关。蛋白质的合成和基因的激活通常发生在从短期记忆开始到长期记忆建立的这段时间里。研究大鼠在学习前后海马各区 RNA 和蛋白质合成的特异变化，发现海马各区神经细胞中这两种物质的含量在学习后均有明显增加。人逆行性遗忘症的发生可能是由于脑内所需蛋白质的合成代谢被抑制，发生了第二级记忆障碍，即丧失脑功能发生障碍之前的一段时期内的记忆能力。在金鱼建立条件反射的过程中，如用嘌呤霉素注入动物脑内以抑制脑内蛋白质的合成，则不能完成条件反射的建立，学习记忆能力发生明显障碍。由此可见，第二级长期记忆的形成与脑内蛋白质的合成有着密切关系。

中枢神经递质也涉及学习和记忆的过程。在实验中观察到，动物训练后，将 γ-氨基丁酸注入脑室内可加速学习；将加压素注入海马齿状回可增强记忆，而注入催产素则使记忆减退。用利血平耗竭脑内儿茶酚胺，可破坏学习记忆过程。临床研究发现，老年人血液中垂体后叶激素的含量减少，将血管升压素喷入鼻腔可提高记忆效率。

(4)神经解剖学机制　从神经解剖学的角度看，长期记忆可能与脑的形态学改变有关。例如，海兔经敏感化处理后，感觉末梢所含的激活区增多，而经习惯化处理后则激活区减少。此外，第三级长期记忆的发生可能与新突触联系的建立有关。动物实验中观察到，生活在复杂环境中的大鼠，其大脑皮质的厚度大，而生活在简单环境中的大鼠，其大脑皮质的厚度小；说明学习记忆活动多的大鼠，其大脑皮质发达，突触的联系多。

(五)大脑皮质的语言中枢及优势半球

1.大脑皮质的语言中枢　语言是人类特有的用来进行思想交流的工具，是建立在条件反射基础上的复杂的高级神经活动过程。语言活动的产生依赖于大脑皮质的特定区域。

在大脑皮质内的与人类语言的发生有着较为密切关系的某些区域，称为大脑皮质语言区。例如，在神经外科手术中，刺激人大脑外侧裂的颞叶或顶叶的某些点，正在讲话的患者发生中断，这证实了大脑皮质语言区的存在。现已确定，人类大脑皮质联络区的语言中枢有语言的表达中枢和理解中枢，包括书写中枢、运动性语言中枢、视觉性语言中枢和听觉性语言中枢(图 4-64)。这些语言中枢是思维的物质基础，负责对语言信号的处理与存储。

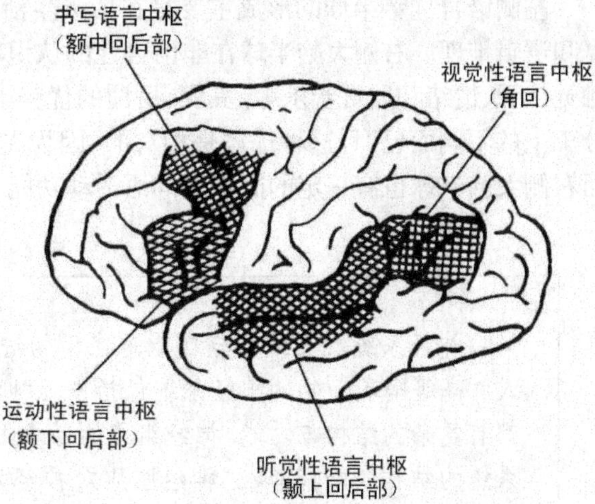

图 4-64　大脑皮质的语言中枢

(1)运动性语言中枢　位于额下回后部(相当于 44、45 区，图 4-39)，靠近中央前回下部，又称 Broca 区。此区受损，病人能看懂文字，能听懂别人的谈话，其言语运动器官活动正常，但自己不会讲话，产生运动性失语症(motor aphasia)。

(2)听觉性语言中枢　位于颞上回后部(相当于22区，图4-39)，即Wernicke区，也称为后语言区。该区具有能够听到声音并将声音理解成语言的一系列过程的功能。如果此区受损，病人自己能够讲话和书写，能看懂文字，也能听到别人讲话，但不能理解讲话的含义，称为感觉性失语症(sensory aphasia)。

(3)书写语言中枢　位于额中回后部(相当于8区，图4-39)，靠近中央前回的上肢代表区。此区受损，病人可以听懂别人的谈话，看懂文字，自己也会讲话，其手部的运动不受影响，但不能写出正确的文字，称为失写症(agraphia)。

(4)视觉性语言中枢　也称阅读中枢，位于角回(相当于39区，图4-39)，靠近视觉中枢。该区具有理解看到的符号和文字意义的功能。此区受损，患者表现出对文字的视觉感知正常，但不能理解文字符号的意义，称失读症(alexia)。

语言功能是大脑皮质广泛区域参与完成的。在此过程中，上述各个语言中枢的功能不是独立的，互相之间有着密切的联系，语言能力需要大脑皮质几个区的协调配合才能完成。如果大脑皮质语言区受损，则会导致各种语言活动的障碍。Wernicke提出了在大脑中产生语言的模式，如听到别人的讲话，然后用口语回答，其过程是：首先听觉信息传至听觉中枢(颞横回)产生听觉，再传到颞上回后部的听觉性语言中枢，理解话的意义，经过分析综合后，再通过弓形束神经纤维将信息传至运动性语言中枢，在此激发起一个详细的发音程序，再传到运动皮质的颜面区(中央前回下部)，运动皮质控制唇、舌、喉等处的肌肉运动而形成语言。

2.人类优势半球及大脑半球功能的侧向　人脑两侧大脑半球的语言功能是不对称的。语言中枢是在一侧半球发展起来，善于用右手的人，其语言活动功能主要在左侧半球，善于用左手的人，其语言区也在左侧半球，只有一部分人在右半球。例如，以右手劳动为主的成人，其左侧大脑语言区受损伤时，往往发生上述各种语言功能障碍；而其右侧皮质相应区损伤时，则语言功能障碍并不明显。因此，左侧大脑半球是语言功能的优势半球，而右侧半球则称为次要半球。

左侧语言优势半球的形成主要是在后天生活、学习中形成的，负责言语、阅读、书写、数学运算和逻辑推理。右侧大脑半球在非语言性的认识功能中占优势，主要负责感知物体的空间关系、触觉认识、情绪和欣赏音乐等。其实，所谓的优势半球仅仅是两侧半球功能上的不对称，或者说是分工上的不同而已，且这种优势是相对的，因为左侧优势半球也有一定的非语言性的认识功能，而右侧大脑半球也有一定的简单的词语活动功能。

小　结

神经系统及其结构与功能是在动物进化过程中逐渐演变、发展、完善起来的。人和高等哺乳动物的神经系统包括中枢神经系统和周围神经系统两部分，各组分都有复杂的结构与功能。神经组织的基本细胞有神经元和神经胶质。神经元是神经系统的结构和功能单位，神经胶质对神经元具有支持、形成髓鞘、修复和代谢物质的传递等重要作用。

神经元具有感受刺激和传导兴奋的功能。神经系统神经元间有着复杂的联系，但它们之间以及神经元与效应细胞之间信息的传递依赖于突触这一特殊结构。突触是神经元实现功能的联系部位，该部位兴奋的传递依赖于神经递质和受体。突触前神经元释放神经递质作用于突触后膜上的受体，会引起突触后神经元兴奋性的改变。神经系统递质的种类很多，相应受体的类型也多。递质与受体的结合是特异的。当兴奋性神经递质与受体结合，在突触后膜上产生兴奋性突触后电位引起突触后细胞兴奋；当抑制性神经递质与受体结合，突触后膜产生抑制性突触后电位，引起突触后神经元抑制。

神经系统的解剖结构是实现其功能的基础。中枢神经系统由脊髓和脑组成。脑由脑干、间脑、小脑和大脑组成，脑干又包括延髓、脑桥和中脑。周围神经系统主要指由脊髓和脑发出的脊神经、脑神经及内脏神经。内脏神经的传出部分合称为自主神经系统，包括交感神经系统和副交感神经系统。脊髓和脑都由白质和灰质组成，其中白质内主要是一些上下行的传导束，通过这些传导束，把中枢的不同部位联系在一起。

各种感觉在大脑皮质有着特定的机能定位。大脑皮质的感觉分析功能分为特异性投射系统和非特异性投射系统。特异性投射系统与大脑皮质间具有点对点投射的特点，功能是引起特定的感觉并激发大脑皮质产生传出神经冲动；而非特异性投射系统是弥散地投射到大脑皮质的广泛区域，不具有产生特定感觉的功能，但对维持和改变大脑皮质的兴奋状态起重要作用。

中枢神经系统的不同部位都参与躯体运动的调节，但低位中枢的功能是受高位中枢的控制。大脑皮质对躯体运动的调控是通过其下行传导束锥体系和锥体外系实现的。锥体系包括皮质脊髓束和皮质脑干束，其纤维下行抵达脑干和脊髓，调控脑干躯体运动神经核团和脊髓前角灰质内的运动神经元的活动；锥体外系是指由大脑皮质发出除锥体系以外的，参与躯体运动调控的下行传导束，主要功能是调节肌紧张、协调各肌群的运动。自主神经系统调控内脏及腺体的活动。

人脑具有高级神经活动，使人类不仅能适应和认识世界，而且能主观能动地改造世界。脑电活动是神经系统功能的体现，包括自发脑电活动和皮质诱发电位。大脑皮质处于不同机能状态，脑电活动会发生改变。例如，人在兴奋、抑制或睡眠等状态时，脑电图波形不同。学习和记忆是脑高级活动的基本特征之一。学习是指机体接受环境变化，获得新的信息和经验，并因此而适应环境变化的神经活动过程；记忆是将学习中获得的信息和经验加以储存并能再现的神经活动过程。语言是人类特有的用来进行思想交流的工具，是建立在条件反射基础上的复杂的高级神经活动过程。语言活动的产生依赖于大脑皮质的特定区域。

复习思考题

1.名词解释：受体；牵张反射；运动单位；皮质诱发电位；异相睡眠；调质和递质；α－僵直与γ－僵直；电突触；反射中枢；交感－肾上腺髓质系统；自主神经系统；自发脑电活动；第一信号系统；第二信号系统；语言优势半球；白质与灰质；锥体交叉；中脑顶盖；胼胝体；内囊；纹状体；运动性失语症；失读症；脑电图；突触；跳跃式传导；生物钟。

2.简述脊髓灰质内神经元的分布特点。
3.脊髓白质内有哪些上行和下行纤维传导束?
4.试述基底神经核的组成。
5.试述交感神经和副交感神经在起源与分布上的不同。
6.三叉神经三个分支各含有何种纤维成分?试谈其分支的走行和分布。
7.简述本体感觉传导路径。
8.试述躯干、四肢浅感觉传导路径。
9.简述大脑半球的主要沟裂和分叶。
10.中枢兴奋的传递有哪些特征?
11.什么是网状结构上行激动系统?有何生理作用?
12.突触前抑制和突触后抑制有何区别?
13.神经元之间相互作用的方式有哪些?
14.试讨论条件反射的形成条件、形成机制和生物学意义。
15.何谓去大脑僵直?试述其形成的机理。
16.试述 Ca^{2+} 在递质释放过程中的作用。
17.以乙酰胆碱为例说明神经递质的合成、释放和失活过程。
18.简述下丘脑对内脏活动的调节功能。
19.简述胆碱能受体的类型、存在部位及其阻断剂。
20.何谓特异性投射系统、非特异性投射系统?二者有何联系?各有何功能?
21.简述化学突触的结构及兴奋传递特征。
22.试比较腱反射与肌紧张有何异同。
23.小脑的功能有哪些?新小脑损伤后有哪些主要症状?
24.低位脑干有哪些调节内脏活动的中枢?
25.何谓脑电的同步化和去同步化?
26.试述脊髓上行纤维束的起止、走行及功能。
27.试述兴奋性与抑制性突触后电位的作用与产生原理。
28.内脏痛是怎样引起的?有何特征?
29.试述自主神经系统的结构与功能特征。
30.试述脊休克的表现及产生原理。
31.何谓锥体系和锥体外系?它们各有何生理作用?

第五章　感觉器官

第一节　概　述

感觉功能对于动物和人类具有重要的生物学意义，机体内存在许多不同类型的感受器(sensory receptor)和感觉器官(sensory organ)，它们把机体内外环境中的各种变化信息转化为生物电的形式，通过神经冲动经感觉神经传向中枢神经系统。感觉信息经大脑皮层的各感觉中枢的分析与处理，引起意识活动并产生各种感觉，进而通过一系列反射性活动，使机体应对和适应内外环境变化。

感受器是指分布在机体表面和组织内部的一些专门感受体内外环境改变的结构或装置，它们可直接或间接地把各种形式的刺激转变为感觉神经的动作电位，传向感觉中枢。因此，这些感受器起着换能器的作用。感受器的结构随感觉类型不同而各异，许多感受器的结构相对简单，如皮肤中的感受器多为神经末稍，或其终末部位发生形态改变，形成某种特殊结构。而视觉、听觉等器官则是由独立的感受细胞和一些神经结构和非神经性附属结构一起构成特殊的感觉器官。

一、感受器的类型

感觉的分类方法有多种，根据感受器所接受刺激的性质不同，把其分为光、机械、温度和化学等感受器，如光感受器、压力感受器、温度感受器和化学感受器等。根据感受器的解剖学位置及刺激的性质可以将感受器分为：外感受器(exteroceptor)，如皮肤感受器，提供接近并作用于体表的环境变化信息；距离感受器(teleceptor)，如眼、耳和嗅觉感受器等感受较远的环境变化信息；本体感受器(proprioceptor)，如位于肌肉、肌腱和关节的感受器以及前庭感受器，感受身体在空间运动和位置的变更；内感受器(interoceptor)，包括各种内脏感受器，如分布在血管系统内的压力感受器(baroreceptor)和化学感受器(chemoreceptor)，分布在胃肠壁内感受张力和收缩的机械感受器(mechanoreceptor)等。

根据形态学上的不同将感觉分为：特殊感觉(special senses)，其信息是经脑神经传人中枢的，如视觉、听觉、味觉、嗅觉和前庭感觉；表面或皮肤感觉(superficial or cutaneous sensation)，由脊神经及一些脑神经的皮肤分支传人信息，如触压觉、温觉、冷觉和痛觉；深部感觉(deep sensation)，由脊神经和一些脑神经传人信息，如肌梭、肌腱及关节感受器所传人的肢体位置感觉、肌肉负荷感觉、深部痛觉和深部压觉；内脏感觉(visceral sensation)，由混合在交感神经或副交感神经内的传入纤维传入信息，如内脏痛觉、饥饿和恶心等。表面感觉及深部感觉又合称为躯体感觉(somesthesia)。

二、发生

感觉器官进化发展的过程中，在低等动物是以分化出特殊细胞的方式进行的，这些细胞分布在身体表面。在进一步发展的过程中，有些感觉细胞开始集中在一定的区域并产生了机能分化；分化了的感觉细胞只对一定形式的刺激产生反应。有的感受器在长期的进化过程中还产生了各种形态结构比较复杂的辅助装置，如视觉器官的眼睑，结膜、泪器和眼肌等；位听器还出现了中耳和外耳等辅助装置。感觉器官的这种机能分化与神经系统结构的相应进化有关，同时也与运动机能的进化有关。

(一)眼的发生

脊椎动物的眼是由胚胎间脑两侧凸出的眼泡(yesicuh optica)和与眼泡相对的外胚层形成的晶体板两个原基共同发育而成的。

1. 眼泡和视网膜的发生　在胚胎发育早期，神经沟尚未闭合之前，在前脑泡的两侧向外突出形成左，右两个视沟，即视觉原基。左、右视沟继续外突，形成两个球状囊，即眼泡，其腔称为视室。外层的部分泡壁的细胞剧烈增殖致使外层翻向眼泡内部，形成具有双层壁的视杯(optic cup)(图5-1 和图 5-2)。视杯内层较厚，形成视网膜的原基；外层较薄，构成色素细胞层。由于视网膜和色素细胞互相贴近，于是原有的视室消失。随后，视杯的杯口缩小成一圆孔，即瞳孔。

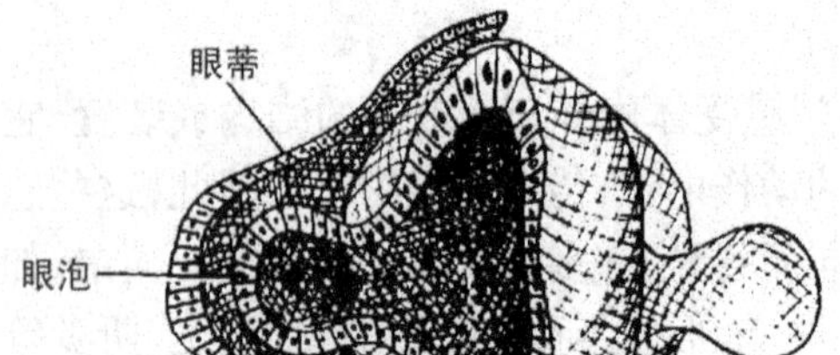

图 5-1　胚胎发育第四周眼泡

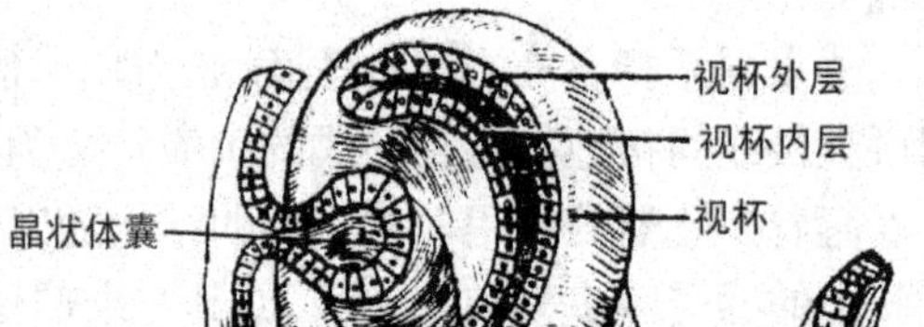

图 5-2　胚胎发育第五周眼泡

2. 晶状体的发生　在形成视杯的同时，靠近视杯的外胚层因受眼泡的诱导作用，增厚成为晶状体板(1ens placode)，即晶状体原基。它与眼泡之间间隔着薄的间充质层。当视杯凹陷时，晶状体板也向着深部下陷，形成一囊，叫晶状体囊(capsula 1entis)(图 5-2)。晶状体囊的上皮原为单层立方上皮，以后前部的上皮变为立方形，后部的上皮则呈现纤维状，并填充于晶状体囊的囊腔，使晶状体囊变为实体的晶状体。

从外胚层脱离后的晶状体囊在间充质消失之前，其与角膜之间的间充质出现一个空隙，形成前眼房。前眼房逐渐扩展，使虹膜与角膜分离。后眼房是在位于晶状体赤道旁的间充质退化以后才形成。

3. 眼附属部分的发生　在视杯外围的间充质分化为两层，外层较致密，形成巩膜；内层较松且出现许多血管，成为脉络膜。贴近视杯边缘的间充质发育并分化为睫状体的结缔组织、睫状肌及虹膜的结缔组织。眼睑是由角膜前面的外胚层皱折所形成(图 5-3)。泪腺是结膜上皮凹陷而成。

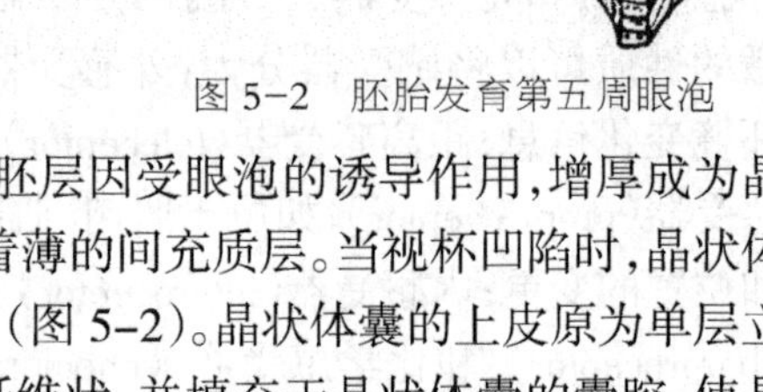

图 5-3　胚胎发育第二个月时的眼

(二)耳与前庭器官的发生

1.外耳 外耳是由第一对鳃沟(visceral furrow)和第一、二对鳃弓所形成。首先是第一对鳃沟加深,形成一个漏斗形的深窝,即外耳道(meatus acusticus externus)的原基。稍后,第一、二对鳃弓围绕第一对鳃沟发生六个小结节,这六个小结节逐渐发育成耳廓。

2.中耳 中耳是由第一对咽囊形成。第一对咽囊迅速增长,其近端缩窄成耳咽管,远端膨大成鼓室。鼓室内的三块听骨是由第一、二对鳃弓所形成,即锤骨及砧骨系来源于第一对鳃弓,镫骨为每二对鳃弓的衍生物。在中耳发生的同时,外耳道逐渐加深,鼓室也逐渐扩大,外耳道的底与鼓室外侧壁就互相靠近,形成中耳与外耳之间的鼓膜。

3. 内耳 在胚胎早期,菱脑附近头部表面的外胚层增厚,形成听基板或听嵴(crista acouseica),听嵴逐渐内陷,形成二个圆囊并与外胚层分离,叫听泡(otocyst),听泡内充满淋巴的结构。不久,听泡的内侧壁伸出一个小囊,小囊迅速增长形成一管,称为内淋巴管,管的末端膨大,形成内淋巴囊。同时听泡变为卵圆形,并排列成背腹方向。随后腹侧部分蜷曲,形成膜蜗管始基,背侧部分则形成前庭原基。膜蜗管始基围绕蜗轴形成蜗管,其内表面上皮特化为柯蒂氏器。在前庭原基形成之后不久,其盲端的囊壁有三处互相贴近,不久,贴近的囊壁破裂,逐渐形成三个仍然与前庭部分相通的环,称为半规管,即前半规管,后半规管和外半规管(水平半规管),三个半规管均彼此相交成直角,而且通入前庭的椭圆囊。椭圆囊来源于听泡背侧部。前庭的另一个囊为球状囊,位于椭圆囊与膜蜗管之间。

(三)嗅觉器官的发生

人的鼻最初是在面部额鼻突(processus nasofrontalis)的下方,外胚层的部分上皮增生,形成一对上皮较厚的板状结构,称为嗅基板(olfactory basilar plate),嗅基板渐向深部凹陷,称为嗅窝(olfactory pit),嗅窝凹陷向颜面深部扩展,即形成鼻腔的原基。原始鼻腔继续发展时,口鼻之间的分隔口鼻膜(membrana oronasalis)逐渐破裂,使原始鼻腔得与口腔相通。不久,鼻粘膜又有几处开始向鼻腔外方凹陷,并逐渐扩大演变成鼻旁窦的原基。鼻腔粘膜的上皮最初是单层立方或柱状类型,以后细胞分裂增厚,先转变为复层柱状类型,以后鼻腔粘膜的上部即逐渐分化,形成嗅觉上皮,内含嗅觉细胞,支持细胞和基底细胞。下部则逐渐分化形成呼吸上皮,含有纤毛细胞和杯状细胞。

三、感受器的一般生理特性

(一)感受器的适宜刺激

在动物长期的进化过程中,逐步形成了许多具有特殊结构与功能的感受器,它们只能接受某一特定形式的刺激而兴奋,即对某种能量形式的刺激特别敏感,感觉阈值最低,通常把这种特定形式的刺激称为感受器的适宜刺激。感受器对除适宜刺激最敏感外,对其他能量形式的刺激则不发生反应,或敏感性极低。例如,一定波长的电磁波是感光细胞的适宜刺激;一定频率的机械振动是耳蜗毛细胞的适宜刺激,辐射热不能引起听觉感受器的活动,声音亦不能引起温觉感受器的兴奋。感受器的特异敏感性,意味着在生理条件下机体内、外环境的多种能量形式的变化,总是特异地作用于与它们相对应的感受器;每种感受器及其相连续的感觉通路,通常只传递与适宜刺激有关的信息。然而,适宜刺激对感受器来说也不是唯一的刺激,如大多数感受器能对电刺激均发生不同程度的反应。

（二）感受器的阈值

适宜刺激作用于感受器必须达到一定的强度和持续时间，才能引起感受器兴奋。每种感受器都具有一定的感觉阈值(sensory threshold)。引起感受器兴奋的最小刺激强度称为强度阈值；而在强度不变时，引起感受器兴奋所需的最短作用时间称为时间阈值。各种感受器的适宜刺激性质不同，因而阈值也不相同。对于皮肤触觉感受器来说，机械刺激必须有一定作用面积才能引起触觉，这可以称为面积阈值。此外，对于同一性质的两个刺激，其强度的差异必须达到一定程度才能使人在感觉上加以分辨，这种刚能分辨的两个刺激强度的最小差异称为感觉辨别阈。研究感受器的不同阈值，对于了解感受器的特性和感觉过程的机制具有很重要的意义。

（三）换能作用

感受器在接受外界刺激时，可把作用于它们的各种形式的刺激能量转换为传入神经的动作电位，这种能量的转换称为感受器的换能作用(transducer function)。在换能过程中，一般不是直接把刺激能量转换为动作电位，而是先在感受器细胞或感觉末梢产生一种过渡性电位变化，在感受器细胞膜上产生的这种电位变化称为感受器电位(receptor potential)，而在感觉神经末梢的电位变化称为发生器电位(generator potential)。因此，对于神经末梢感受器来说，发生器电位就是感受器电位，它们的感觉换能部位与神经冲动发生的部位与感受器细胞相同。感受器的换能作用是通过跨膜信号的转换，把物理、化学等能量形式的刺激转变为跨膜电位变化的过程。感受器细胞对外来的不同刺激信号的跨膜转导，主要是通过膜的通道蛋白或G–蛋白耦联受体系统把外界刺激转换成跨膜信号的。由通道蛋白介导的换能过程，如机械感受器的皮肤触觉和压觉，这类感受器在机械刺激作用下，引起神经末梢的变形，牵动神经膜内的细胞骨架。由于细胞骨架和离子通道的相互作用，使通道的蛋白分子构型发生变化，引发通道开放，使 Na^+ 内流和 K^+ 外流，产生去极化的发生器电位。当发生器电位变化达到使膜电位去极化的阈电位时，即产生动作电位。由G–蛋白介导的换能过程，如化学感受器和光感受器。化学感受器如嗅觉和味觉，嗅物质的分子作用于具有纤毛的细胞受体蛋白并与之相结合，从而激活G–蛋白，导致腺嘌呤环化酶(AC)活化，促进了环一磷腺苷(cAMP)的合成。cAMP能改变膜上离子通道的电导，使感受器的膜去极化，遂产生感受器电位。此外，G–蛋白也可以激活磷脂酶C（PLC），导致另外两个第二信使三磷酸肌醇(IP_3)和二酰基甘油(DC)的生成，引起 Na^+ 的通透性增加。光感受器如视网膜上的视锥和视杆细胞，它们的换能是由于外界光子作用于胞内的受体蛋白(视紫红质)，激活G–蛋白，继而又激活磷酸二酯酶(PDE)，后者使cGMP水解，从而使钠通道关闭，产生超极化的感受器电位。

感受器电位的性质同于突触后电位或终板电位，属局部性电位变化，不具有"全或无"特性，不能做远距离传导，只能进行电紧张性扩布，可在局部产生时间和空间性总和。当感受器电位去极化至一定水平达到轴突膜的阈电位时，即会引起感觉神经纤维产生动作电位（图5–4）。因此，感受器电位具有如下特性：(1)只有在刺激作用于感受膜区域时才发生；(2)不传播，只对邻近部分发生电紧张效应；(3)在一定限度内随刺激强度的增减而升降电位幅度，当这种电位跃升至一定水平达到轴突膜的阈电位时，即转变为沿着轴突传播的神经冲动；(4)可发生适应；(5)无潜伏期；(6)不易受局部麻醉药物(如奴佛卡因)的影响。当感受器电位发展到一定水平时，即转为可扩布性的神经冲动传向中枢才能产生相应的感觉。

（四）感觉编码

感受器把不同形式的刺激转变为跨膜电位变化时，不仅发生了能量形式的转换，而且还能把

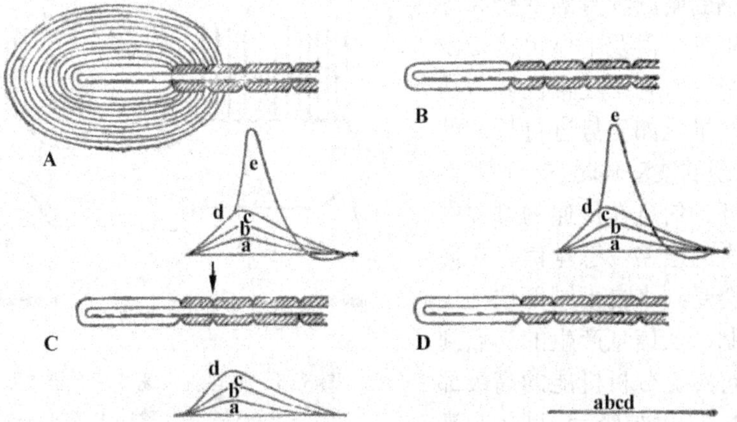

图 5-4　猫环层小体的感受器电位与动作电位

A.a~d 表示施加在环层小体上的压力由小到大(压力分别由 x 增加到 2x、3x、4x)时在神经纤维上记录到的感受器电位，更强的刺激引起动作电位 e；B.除去小体外层后仍得到相同的结果；C.施加在第一朗飞氏结上的压力可阻碍动作电位的产生，但对感受器电位无影响；D.当切断神经后，反应消失。

刺激所包含的环境变化信息也转移到跨膜电信号即动作电位的排列组合中，这种现象称为感觉编码。感觉信息的编码是通过每条神经纤维上动作电位的频率变化和信息传递的神经纤维数目进行的，即频率编码和群体编码。当刺激强度增加，感受器电位的幅度增加和持续时间延长，如果该幅度感受器电位的持续时间超过一个动作电位的持续时间，那么紧接着就有第二个、第三个，甚至一长串的序列动作电位产生，此为频率编码。在完整的机体内，受刺激的局部存在众多感受器及其相联系的神经纤维，弱刺激仅激活少量的感受器，每个传入纤维上冲动的数目较少，频率亦低；而强刺激则激活许多感受器，使众多纤维同时向中枢输入高频冲动，此为群体编码。受刺激面积的大小也可反映刺激强度，通常刺激强度越高，影响面积也越大，激活的感受器也越多，例如，重触同一皮肤区域激活的皮肤压力感受器的数目多于轻触，所兴奋的神经纤维数量也多于轻触。大量实验研究事实表明，感觉性质的分辨，取决于感受器对适宜刺激的高敏感性以及传输由感受器产生的编码冲动所使用的特定通路。不同感觉性质的形式，是由特殊的神经通路将来自相应外周传入神经纤维的动作电位序列逐级传递至大脑皮层特定的终端部位的结果。

(五)感受器的适应

当一定强度的刺激作用于感受器时，其感觉神经产生的动作电位的频率随刺激作用时间的延长而逐渐减少，这种现象称为感受器的适应。此时表现为感觉的减弱、消失，出现抑制过程。因此，产生抑制过程的原因是由于刺激作用于感受器一段时间之后，感觉纤维冲动发放的频率逐渐下降的结果。感受器的适应因其出现的速度不同可分为快适应和慢适应，如皮肤触觉等感受器，只有在刺激开始后的短时间内产生传入冲动发放，属快适应感受器；快适应感受器也称为位相性感受器(phasic receptor)。这类感受器只传递瞬时即逝的刺激强度信息。与此相反，颈动脉窦、肌梭、痛感受器等受到刺激时，适应出现得缓慢而且不完全，动作电位可在较长时间维持于一定水平，这类感受器属慢适应感受器，慢适应感受器也称为紧张性感受器(tonic receptor)。慢适应感受器对持续性刺激的反应特征是，刺激开始时发生较高频率的放电，不久频率便有所下降，但在整个刺激期间仍维持一定水平，直至刺激撤除(图 5-5)。这两类感受器的生理意义有所不同，快适应感受器能迅速感受刺激本身的变化和环境的变更，有利于感受器及中枢再接受新刺激；慢适应感受器有利于经常性调节功能，使机体对某些机能如姿势进行长期的检测,并对它们出现的波动随时进行调整。

除以上特征外，信息在传递的过程中不是经历一条笔直的通路。感觉信息在向中枢传送过程中会受到来自不同部位神经活动的影响和调制。从信息产生的起点到中枢神经系统执行感觉分析机能的高级部位,一般要更换 3～4 次神经元,目前对高位中枢的下行抑制(descending inhibition)性影响研究得最为清楚。有实验证明,听觉和味觉等系统的感觉冲动甚至在感受器部分就受到中枢神经系统不同部位的反馈调节。躯体感觉信息在脊髓背角,延髓背柱神经核,以及丘脑水平也能受到其他中枢部位活动的影响。听觉信息在到达丘脑内侧膝状体时,明显地受到听区皮层下行影响的抑制。这种通过下行通路的调节来筛选上行传入信息、避免次要的及无关冲动进入高级部位,以及对于外周信息的整合都可能具有意义。

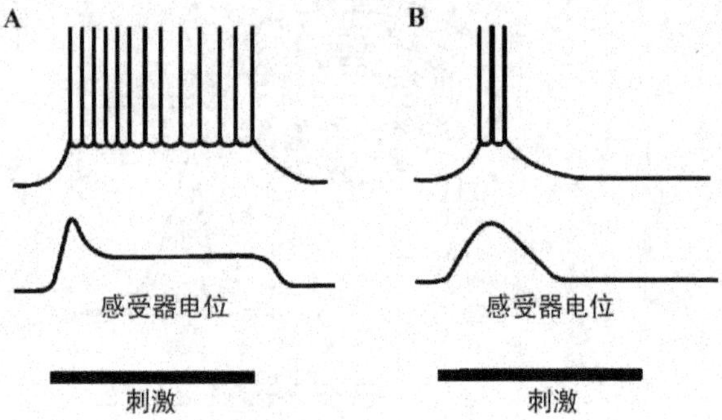

图 5–5　不同适应速度感受器的反应示意图
A.慢适应感受器；B.快适应感受器

感觉信息在中枢传递过程中可能受到的另一方面影响是来自同类或不同类的信息，这是信息之间的一种相互作用。这种相互作用的结果,往往导致一种抑制现象的发生。例如,张香桐教授等人(1966)曾详细地研究双耳刺激引起的听觉信息在中枢各个水平相互作用的情况,发现一侧信息抑制另一侧听觉神经元活动的现象具有广泛意义的规律，并且指出这种信息相互作用可能是动物对声源方向辨别机制的一个重要方面。

第二节　视觉器官

一、眼的构造

视觉器官(visual organ)是由眼球及其附属结构组成(图 5–6),是人体感受光波刺激的器官。功能上可把眼球分为折光系统和感光系统。

眼球 (eye ball) 外形近似球形,位于眶腔内,其前、后面的正中点连线,叫做眼轴;由瞳孔的中央点至视网膜中央凹的连线,叫做视轴。眼球由眼球壁及其内容物组成。

(一)眼球壁

眼球壁由纤维膜(外膜)、血管膜(中膜)和视网膜(内膜)三层膜构成。

1.纤维膜　位于眼球壁最外侧,起着支持和保护眼球壁及其内容物的作用。纤维膜前 1／6 叫做角膜(cornea),是致密且透明的膜,其曲度大于眼球壁的其他部分,有折光作用。角膜内无血管,但有大量的感觉神经末梢分布,所以对痛、触极为敏锐。纤维膜后 5／6 叫做巩膜 (sclera),呈乳白色,不透明,在视神经穿出部位,巩膜包于视神经的周围,形成视神经鞘。

2.血管膜　含有丰富的血管丛和色素细胞。血管膜由前向后分为虹膜(iris)、睫状体(ciliary body)和脉络膜(choroid)三部分。

虹膜是血管膜最前面的部分，位于角膜和晶状体之间，为一环状薄膜。虹膜中央为瞳孔

(pupil)。虹膜把角膜和玻璃体之间的腔隙分隔为前房和后房，二者借瞳孔相通。虹膜外表面为不连续的成纤维细胞和色素细胞，虹膜内表面为上皮层，是视网膜前方延续部分，又由两层细胞构成。外层为平滑肌层，内层为色素上皮层。外层有两种不同排列方向的平滑肌：一部分环绕在瞳孔的周围，叫做瞳孔括约肌（sphincter pupillae），受动眼神经中的副交感纤维支配；另一部分呈放射状排列于瞳孔括约肌的外周，叫做瞳孔扩张肌（dilator pupillae），受交感纤维支配。在强光下或视近物时，瞳孔括约肌收缩；在弱光下或远望时，瞳孔扩张肌收缩，瞳孔开大，使光线的进入量增多。虹膜的颜色有人种差异，主要取决于虹膜色素上皮层的色素细胞的多寡。色素细胞少，虹膜呈蓝色；黑色素增多，虹膜呈棕色；白化病患者因缺乏色素，且富有血管，虹膜呈粉红色。

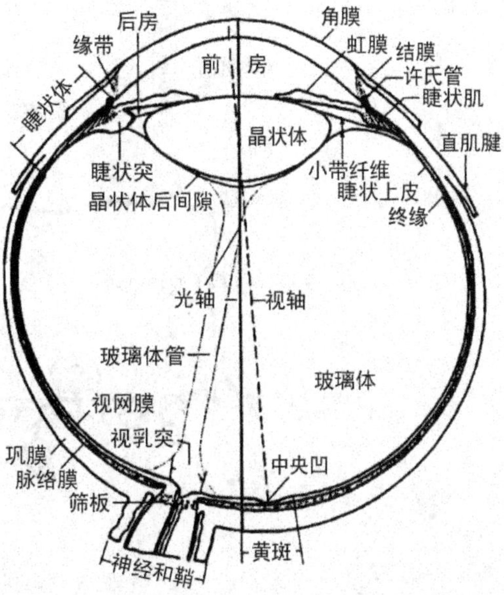

图 5-6　人眼的结构示意图

睫状体是脉络膜向前的延续，位于巩膜与角膜移行部的内面；前部有许多突起为睫状突，后部较平坦为睫状环。睫状突发出许多睫状小带，与晶状体相连。睫状体内有睫状肌，其位于睫状突内侧的纤维部分为环行排列，位于外侧的部分为前后纵行排列。睫状肌受动眼神经中的副交感纤维支配，环形肌收缩使睫状突向内伸，纵行肌则牵拉睫状体和脉络膜向前，协助睫状突内伸，使睫状小带松弛，晶状体由于本身的弹性作用而加大自身的曲度，以适应视近物。反之，睫状肌舒张，睫状小带被拉紧，晶状体也被拉薄，曲度变小，以适应视远物。

脉络膜位于血管膜的后 2／3，衬于巩膜内面，富含血管和色素细胞。丰富的血液可供给和维持眼球的营养，色素细胞的功能是吸收眼内散射光线，避免光线在眼内散射，同时阻挡光线从瞳孔外的眼壁透入而扰乱视觉。

3.视网膜（retina）　为眼球壁的最内层，位于血管膜内面，可分为内外两层。外层为色素上皮层；内层为神经细胞层，位于后 2／3 部分具有感光功能的视部。视部的后部有一白色的圆形隆起，是视神经的穿出部位，叫做视神经乳头，其中央有视网膜中央动、静脉穿过。视神经乳头处无感光细胞，所以落在此处的光线不能引起视觉冲动，在生理学上叫做盲点（blind spot）。在视神经乳头的颞侧约 3.5 mm 的稍下方，有一黄色的小圆盘，叫做黄斑（macula lutea），其中央为中央凹（fovea centralis），该处视锥细胞密集分布，是辨色力、分辨力最敏锐的部位。

视网膜视部由四层细胞组成，由外至内可分为色素上皮层、视细胞层、双极细胞（bipolar cell）层和神经节细胞（ganglion cell）层。此外在视细胞层和双极细胞层之间分布有水平细胞（horizontal cell），在双极细胞层和神经节细胞层之间分布有无长突细胞（amacrine cell）（图 5-7）。

（1）色素上皮层　为视网膜的最为外层，由单层色素细胞构成，细胞呈矮六角形。色素细胞内含有大量黑色素颗粒、板层小体和贮存的维生素 A。色素颗粒有吸收光线保护视细胞免受强光刺激的作用，板层小体为视杆细胞膜盘外节脱落的碎片，被色素细胞吞噬后，与细胞内初级溶酶体结合而成。维生素 A 参与视紫红质的形成。因此，色素细胞参与视杆细胞更新的作用。

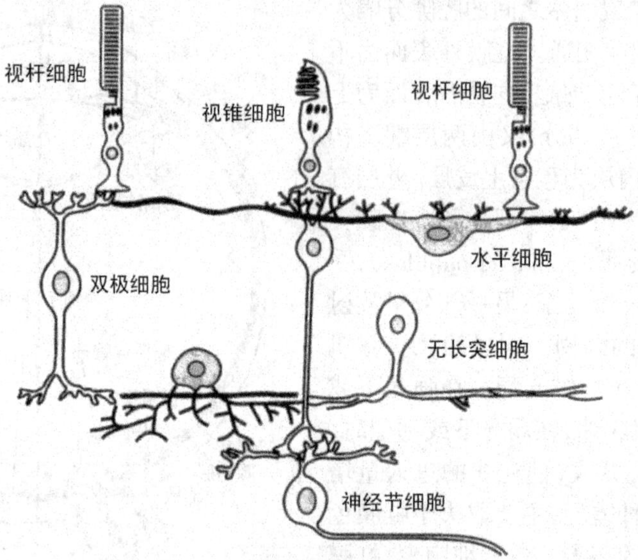

图 5-7 视网膜结构模式图

(2)视细胞层 色素上皮层内面,为感受光刺激的视细胞组成,视细胞可分为突起、胞体和终足三部分。根据其突起形态和功能的差异,视细胞又可分为视杆细胞和视锥细胞。

①视杆细胞(rod cell) 细胞细长,胞内向外侧伸出细长的突起,称视杆,相当于树突。视杆分为内、外段,外段是细胞的感光部分,有许多平行排列的膜盘组成;内段稍粗,内含大量线粒体、内质网、微管等,是合成蛋白质和能量代谢最旺盛的部分。由胞体向内侧端发出的突起呈球状,称终足,相当于轴突,与双极细胞的树突和水平细胞形成突触联系。视杆细胞内含有的感光物质是视紫红质,可感受弱光的刺激。

②视锥细胞(cone cell) 细胞短于视杆细胞,外侧伸出的突起呈圆锥状,称视锥。细胞内侧突起膨大,可与一个或多个双极细胞的树突以及水平细胞形成突触。视锥的外段也由重叠的膜盘组成,盘膜上嵌有能感受强光和不同色光的视色素。多数哺乳动物和人的视网膜上具有三种视锥细胞,分别含有感受红、绿、蓝三种颜色的视色素。

(3)双极细胞层 为视细胞和神经节细胞之间的联络神经元。胞体两端各发出一个突起,外侧端为树突,与视细胞的终足形成突触,内侧端为轴突,与神经节细胞形成突触。在双极细胞层还有两种横向联系的神经元,在靠近视细胞处有水平细胞,在靠近节细胞处有无长突细胞,它们与邻近的细胞之间形成视网膜内的局部环路,在视觉信息调制中起重要作用。

(4)神经节细胞层 又称为节细胞层。位于视网膜的最内层,为多极神经元,其树突与双极细胞的轴突、无长突细胞联系;其轴突延伸至视神经盘处,穿过巩膜筛板形成视神经。节细胞可分为两种,大的节细胞位于视网膜视部的周围,每个节细胞与多个双极神经元发生联系;小的节细胞集中在中央凹处,与视锥细胞形成一对一的突触联系,是中央凹成为视觉传导的最敏感、最精细的部分。

(二)眼球的内容物

包括房水、晶状体和玻璃体,均为无色透明,没有血管分布。它们具有折光作用,可使物体发射或反射的光线进入眼球并在视网膜上成像,与角膜一起构成眼的折光系统。

1.房水(aqueous humor) 充满于眼房内,为无色透明的液体,含少量的蛋白质和无机盐。房水除具折光作用外,还有营养角膜、晶状体和维持眼内压的作用。房水由睫状体的血管渗透和上皮细胞分泌至后房,经瞳孔入前房,再经虹膜角入巩膜静脉窦,最后汇人眼静脉。房水不断循环更新,保持动态平衡。若回流不畅或受阻,房水充滞于眼房中,使眼内压升高,造成视力障碍,即青光眼。

2.晶状体(lens erystallia) 位于虹膜和玻璃体之间,呈双凸透镜状,具有弹性,不含血管神经,营养由房水供应。晶状体的直径约 9 mm,中心厚度约 4 mm。晶状体由许多平行排列的晶状体纤维构成,前表面为一层单层立方上皮,称晶状体上皮。晶状体外包有一层由胶原纤维组成的晶状体囊,它借睫状小带与睫状体相连。晶状体的作用在于通过其曲度变化,调整屈光能力,以使物像聚焦于视网膜上。老年人晶状体的弹性减退,睫状肌呈现萎缩,调节功能降低,出现老视。晶状体因疾病、老年化等原因而变混浊时,形成白内障。

3.玻璃体(vitreous humor) 为无色透明的胶状物质,充填于晶状体与视网膜之间,具有折光作用,若玻璃体混浊,会造成不同程度的视力障碍。玻璃体还有支撑视网膜的作用,若玻璃体支撑作用减弱,可导致视网膜剥离。

二、眼的成像与折光调节

(一)眼的成像

眼的折光系统是通过多个折光界面的复杂光学系统,外界光线经由角膜、房水、晶状体和玻璃体折射后成像于视网膜上。按照透镜的成像原理,在计算光线在眼内的行进途径和成像情况时显得十分复杂。因此通常为方便起见,根据眼的实际光学特性,设计了与正常眼在折光效果上相同,但更为简单的等效光学系统或模型,称为简约眼(reduced eye)。简约眼原理与凸透镜折光和成像原理基本相同,模型假定眼球是由均匀媒质所构成,前后径为 20 mm 的单球面折光体,折射率为 1.333,与水的折射率相同。折光界面只有一个,即角膜表面。角膜表面的曲率半径定为 5 mm,即节点在球形界面后方 5 mm 的位置,通过该点的光线不发生折射。后主焦点正相当于此折光体的后极,这个模型和正常安静时人眼一样,正好能使平行光线聚焦于视网膜上。

利用简化眼模型可以方便地计算出物体在视网膜上成像的大小。

$$\frac{AB(\text{物体大小})}{Bn(\text{物体至节点的距离})}=\frac{ab(\text{物像的大小})}{nb(\text{节点至视网膜距离})}$$

式中 nb 固定不变,为 15 mm,因此根据物体的大小和它与眼睛之间的距离就可计算出视网膜上物象的大小。由此可见,物体在主焦点所在的面(视网膜)上形成被缩小的倒立物像(图 5-8)。

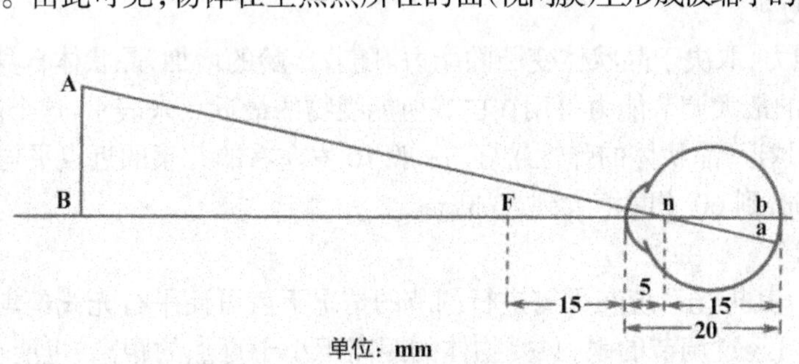

图 5-8 简约眼视网膜像的形成

AB 为物体;ab 为像。图中数字的单位为 mm。F 为凸透镜前主焦点,后主焦点位于视网膜。

(二)眼折光力调节

对于人眼来说,来自6m以外物体各个光点的光线,都可认为是近似于平行光,因而人眼不作任何调节即可在视网膜上形成清晰的像。但是,来自6 m以内物体的光线在不同程度上呈辐射状,其折射后的成像位置在主焦点(视网膜)之后,因此也只能产生一个模糊的视觉形象。但正常眼在看近物时也十分清楚,这是因为眼在看近物时已进行了调节,使进入眼内的光线经较强的折射,成像在视网膜上。

1.晶状体的调节　眼折光力的调节主要是靠晶状体形状的改变,这是一个神经反射性活动。当模糊的视觉形象出现时,通过神经调节使睫状肌中环行肌收缩,引起连接于晶状体的悬韧带放松;晶状体由于其自身的弹性而向前方和后方凸出(以前突较为明显),使眼的总折光能力增大,使光线聚焦成像在视网膜上(图5-9)。

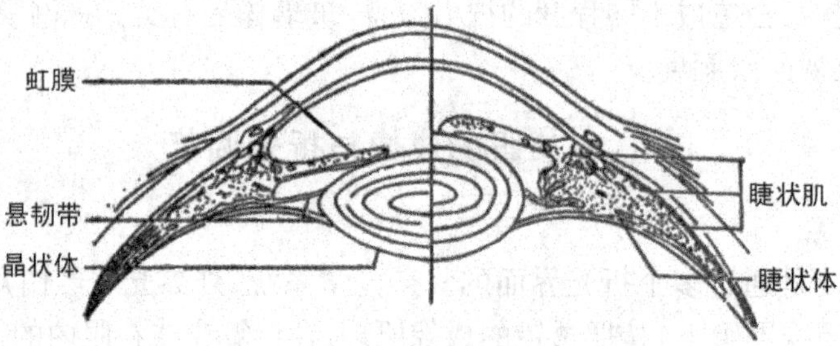

图5-9　眼的调节

2.瞳孔的调节　在视近物时,可反射性引起双侧瞳孔缩小,以减少进入眼内光线的量并减少折光系统的球面像差和色相差。正常人眼瞳孔的直径可变动于1.5~8.0 mm之间,瞳孔的大小可调节进入眼内的光量。在夜间外界光亮度极弱的情况下,瞳孔直径可由2 mm增加到8 mm,此时眼对光的敏感性可增加16倍。瞳孔的大小随入射光量的强弱而发生变化的现象,称为瞳孔对光反射。瞳孔对光反射是一种重要的适应功能,它的意义在于调节进入眼内的光量,使视网膜不至于因光线过强而受到损伤,也不会因光线过弱而影响视觉。

3.双眼会聚　当双眼注视一个由远移近的物体时,两眼视轴向鼻中线发生会聚。眼球会聚是由于两眼球内直肌反射性收缩所致,其意义在于两眼同时看一近物时使物象落在两眼视网膜的对称点上,避免产生复视。

人眼看近物的能力,取决于晶状体变凸的能力。随着年龄的增加,晶状体自身的弹性下降,其调节能力也降低。眼的最大调节能力可用在白昼所能视物的最近点来表示,这个能看清物体的最近点称为近点。近点越近,晶状体的弹性越好。一般10岁左右的儿童的近点平均约8.8 cm,20岁左右的人约为10.4 cm,到60岁时增大到83.3 cm。

(三)眼折光异常

正常眼视物时,其折光系统在无需进行调节的情况下就可使平行光线聚焦在视网膜上,因而可看清远处的物体;经过调节的眼,只要物体的距离不小于近点的距离,也能在视网膜上形成清晰的像,此称为正视眼。若眼的折光能力异常,或眼球的形态异常,使平行光线不能在视网膜上成像,则称为非正视眼,包括近视、远视和散光眼。

1.近视(myopia) 平行光线聚焦在视网膜前面,远处物体成像模糊。近视大多由于眼球的前后径过长(轴性近视),也可由于眼的折光能力过强,使物体成像于视网膜之前(屈光近视)。纠正近视眼的最常见的方法是在眼前增加一个合适的凹透镜,使人眼的平行光线适当辐散,使聚焦后移而成像在视网膜上(图 5-10)。

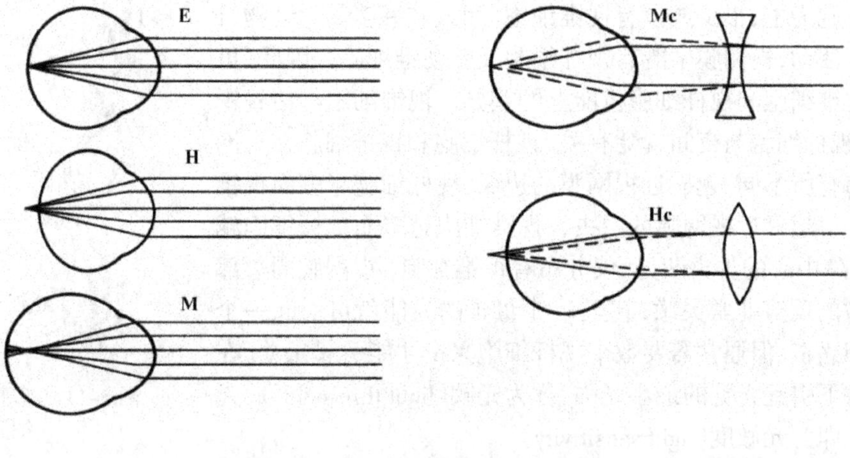

图 5-10 眼的折光异常及其矫正
E.正常眼;H.远视眼;M.近视眼。虚线表示矫正透镜的作用。

2.远视(hyperopia) 平行光线聚焦在视网膜后面,近处物体成像模糊。远视是由于眼球前后径过短,以致主焦点的位置在视网膜之后,使人眼的平行光线在到达视网膜时还未聚焦,而形成一个模糊的物像。远视眼的特点是在看远物时就需要动用眼的调节能力,而看近物时晶状体的调节已接近它的最大限度,故近点距离较正常人为大,视近物能力下降。纠正的方法是戴合适的凸透镜(图 5-10)。远视也可由于角膜的曲度减小所致。

3.散视(astigmia) 角膜表面经线和纬线的曲度不一致造成,也可由于晶状体曲度异常所引起。纠正方法是用适当的柱面镜,使角膜的曲率异常得到纠正。

三、眼的感光功能

(一)视杆细胞和视锥细胞的功能

视网膜是位于眼球最内层的神经组织,厚度约 0.1 ~ 0.5 mm,结构是所有感觉器官中最为复杂的,它由色素上皮层、视细胞层、双极细胞层和神经节细胞层构成。光线必须穿过神经节细胞、双极细胞才能达到感光细胞层,这种排列特点与胚胎发育过程中外胚层的内陷有关。视网膜各层细胞具有很高的透明度,它们对光线的通透和视网膜成像的清晰度没有影响。因此,视网膜中的许多神经细胞可被认为它们既是光感受器又是中枢神经系统的一部分。

视网膜中视杆细胞和视锥细胞都含有特殊的感光色素,是光感受器细胞(图 5-11)。视杆和视锥细胞外段是感光色素集中的部位,在感光换能中起重要作用,它们的主要区别在外段,其外形不同,所含感光色素也不同。视杆细胞和视锥细胞外段均有一些整齐的折叠成层的圆盘状结构,这种圆盘称为视盘。每一个视盘是一个扁平的囊状物,囊膜的结构和细胞膜类似,为脂质双分子层，其中镶嵌着蛋白质。在视杆细胞中这些蛋白质的绝大部分是视紫红质。在视锥细胞中含视红、视蓝、视绿 3 种感光色素。人的每个视杆细胞外段中视盘的数目近千，每一个视盘所含的视紫红质分子约为 100 万个。

白天活动的动物，如鸡，感光细胞几乎全为视锥细胞，很少或者没有视杆细胞。夜间活动的动物，如鼠和猫头鹰，感光细胞以视杆细胞为主，很少或没有视锥细胞。而人和许多其它动物日夜都可以活动，视网膜中既有视杆细胞又有视锥细胞。因此，可以看出视锥细胞和视杆细胞机能上的差异，视锥细胞与白昼视觉有关，视杆细胞与夜间视觉有关。视杆细胞和视锥细胞在视网膜的分布有所不同，越靠近视网膜的边缘，视杆细胞越多而视锥细胞越少；越靠近视网膜的中央，视锥细胞越多而视杆细胞越少。在黄斑中心的中央凹处，仅分布有视锥细胞。视网膜周边部对光刺激的反应非常灵敏，甚至一个量子的光能就可引起一个视杆细胞兴奋，但通常需要数个视杆细胞兴奋才能引起光觉。在生理条件下引起光觉的最小光强，称为光阈(light threshold)。光阈的倒数即为光敏度(light sensitivity)。

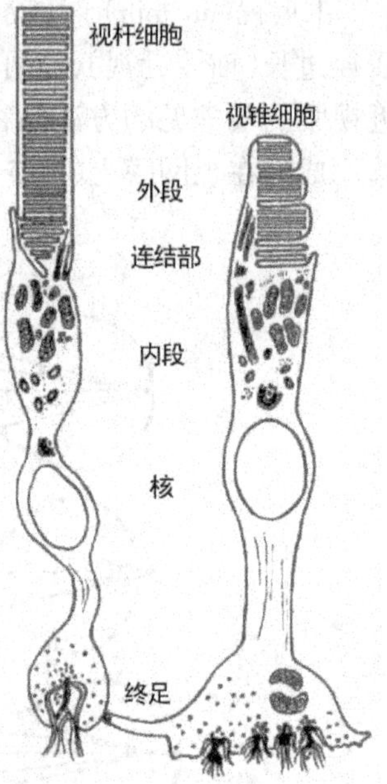

图 5-11　哺乳动物光感受器细胞模式图

(二)光感受器电位

视网膜中视杆细胞受到光照时，外段膜出现短暂的向超极化方向的电位变化；视锥细胞在受到光照时，其外段膜也发生同视杆细胞类似的超极化型电位变化，这种超极化慢电位即为感光细胞的感受器电位。感受器电位是感光细胞光电转换的的第一步，最终在相应的神经节细胞上产生动作电位。

(三)视杆细胞的感光换能机制

视杆细胞的感光物质是视紫红质，它在暗处呈紫红色。这些视色素具有一定的光谱吸收特性，视紫红质的吸收峰在 500nm 左右。其光谱吸收与动物在暗视时的光谱敏感性曲线相一致，它提示视色素的光化学作用可能是光觉的基础。

1.视紫红质的光化学反应　视紫红质是一种结合蛋白，由一分子视蛋白(opsin)和一分子视黄醛(retinal)所组成。视黄醛由维生素 A 转变(氧化)而来。

视紫红质在光照时迅速分解为视蛋白和视黄醛，这个过程是一个多阶段反应。视黄醛分子在光照时发生分子构象的改变，即由一种分子构象较为弯曲的 11- 顺型视黄醛转变为分子构象较直的全反型视黄醛。视黄醛分子构象的改变导致视蛋白分子构象也发生改变，从而使视黄醛和视蛋白逐渐分离(图 5-12)。视蛋白分子构象的改变可经过复杂的信号传递系统的活动，诱发视杆细胞出现感受器电位。

视紫红质的光化学反应是可逆的，在光照时视紫红质迅速分解为视蛋白和视黄醛，在暗处又可重新合成，该反应取决于光照的强弱。在暗处，全反型视黄醛在视网膜色素上皮中视黄醛异构酶的作用下重新形成 11- 顺型视黄醛，由于全反型视黄醛在亮处从视杆细胞释放了出来，被色素上皮细胞所摄取，在色素上皮细胞中重新形成 11- 顺型视黄醛又返回到视杆细胞与视蛋白结合，形成视紫红质。

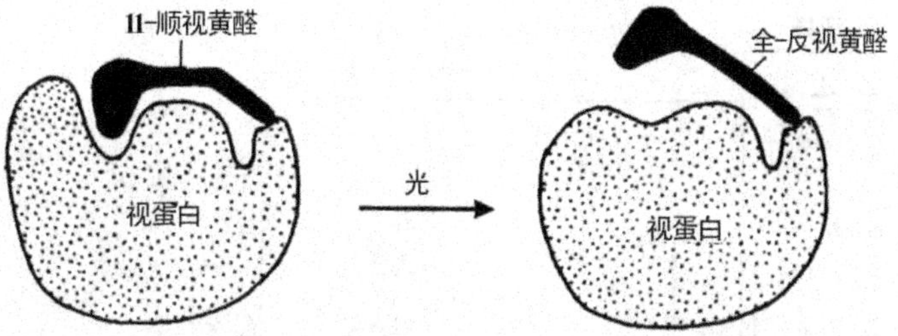

图 5-12 视黄醛异构化引起视蛋白构象变化

人在暗处视物时，既有视紫红质的分解，又有它的合成，这是人在暗光处能不断视物的基础。光线越暗，合成过程越强，视网膜中处于合成状态的视紫红质数量也越多，视网膜对弱光越敏感；在亮光处时，视紫红质的分解增强，合成过程减弱，视网膜中有较多的视紫红质处于分解状态，使视杆细胞几乎失去了感受光刺激的能力。

在视紫红质再合成的过程中，有一部分视黄醛被消耗，这需要食物中的维生素 A 来补充。所以长期摄入维生素 A 不足，会影响人在暗处的视力，导致夜盲症。人的视觉在亮光处是靠视锥系统来完成的，这一系统在弱光时不足以被刺激而引发冲动。但在强光下，当视杆细胞中的视紫红质较多地处于分解状态时，视锥系统就成为强光刺激的感受系统。在感光细胞中含 3 种视锥色素，它们都含有与视紫红质同样的视黄醛，只是视蛋白的分子结构略有不同。

2.视杆细胞光感受器电位产生的离子基础 感光细胞的外段是进行光电转换的关键部位。视网膜未经光照时，视杆细胞的静息电位为 -30 ~ -40mV，研究表明，视杆细胞静息电位小于一般细胞的原因是由于无光照时，视杆细胞的外段膜上有相当数量的 Na^+ 通道处于开放状态，故 Na^+ 进入细胞内，形成一个由内段向外段的电流，称为暗电流。外段膜在无光照时，化学(cGMP)门控通道处于开放状态而产生了持续的 Na^+ 内流，而内段非门控的 K^+ 选择性通道产生 K^+ 外流。此时，内段的 Na^+-K^+ 泵通过将 Na^+ 向细胞外泵出、将 K^+ 向细胞内泵入，维持了胞内外离子浓度梯度的稳定。

当光照时，光量子被紫红质吸收后引起视蛋白分子变构，视蛋白分子的变构激活视盘膜中的 G- 蛋白(传递蛋白)，进而激活磷酸二酯酶，使外段胞浆中的 cGMP 大量分解，而胞浆中 cGMP 的分解，使未受光刺激时结合于外段膜的 cGMP 也解离而被分解，从而使膜上的化学门控式 Na^+ 通道关闭，形成超极化型感受器电位。视杆细胞外段可将光刺激转变为电变化，但视杆细胞没有产生动作电位的能力，由光刺激在外段膜上的超极化型感受器电位能以电紧张的形式扩布到细胞的终足部位，影响该处递质的释放(图 5-13)。

(四)视锥细胞的换能机制和颜色视觉

视锥细胞除含有与视杆细胞同样的视黄醛外，其视蛋白的分子结构稍有不同，这种微小差异决定了它与结合在一起的视黄醛分子对某种波长的光线最为敏感，因而才可以区别出三种不同的视色素。当光线作用于视锥细胞外段时，在它们的外段膜两侧也发生类似视杆细胞的超级化型感受器电位。

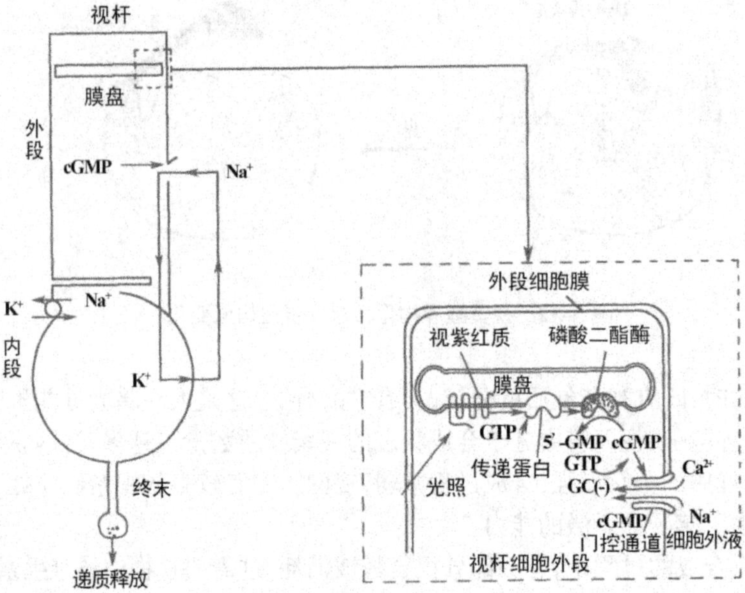

图 5-13 视杆细胞感受器电位的产生机制示意图

在暗中，视杆细胞外段在 cGMP 作用下，通道开放，Na^+流入外段，内段 K^+外流，突触终末释放递质。内段 Na^+-K^+泵使胞内保持低 Na^+高 K^+。右图为左图膜盘和质膜部分的放大，显示经 cGMP 的换能过程。

光的性质为一定波长的电磁波，而电磁波的波谱包括从 γ 射线（波长 10^{-12}cm）到无线电波（波长超过 10^6 cm）的广阔范围，人眼可见的部分很窄，只是从 400 ~ 740nm 的一段。人眼能看到的七种颜色的光的波长范围为：

397——424——455——492——575——585——647——723（nm）
紫　　靛青　　蓝　　绿　　黄　　橙黄　　红

人眼对颜色的感受细胞是视锥细胞，它们具有辨别颜色的能力。色觉主要是不同波长的光线作用于视网膜后在脑引起的主观印象。红、橙、黄、绿、青、蓝、紫等 7 种颜色，每种颜色都与一定波长的光相对应。研究表明，人可区分的色泽超过 150 种，这表明在光谱的范围内波长长度只有 3 ~ 5 nm 的增减，就能被视觉系统分辨为不同的颜色。Young 和 Helmholtz 提出视觉三原色学说，认为在视网膜中存在着分别对红、绿、蓝光线特别敏感的三种视锥细胞或相应的三种感光色素，当这三种视锥细胞同等受到刺激时，即形成白色感觉；其中一种单独受到刺激，导致相应的色觉；三种细胞受到不同比例的光刺激时，则引起不同的色觉。在人的视网膜中，视杆细胞和视锥细胞的空间分布是不同的，因而具有相应的视觉空间分辨特性。实验发现视锥细胞的光谱吸收曲线有三种类型，分别代表了三类光谱吸收特性不同的视锥细胞，吸收峰值分别在 420nm、534nm、564nm 处，相当于蓝、绿、红三色光的波长，和三原色学说的假设相符（图 5-14）。

运用三原色学说和它的实验依据，很容易解释色盲和色弱现象。当缺乏对较长波长光线敏感的视锥细胞时，出现红色盲；同样当缺乏相应的对绿光或蓝光敏感的视锥细胞时，出现绿色盲或蓝色盲。由于红色盲和绿色盲较为多见，一般不加以区别地称为红绿色盲，而蓝色盲则极少见。有些色觉异常的人，只是对某种颜色的识别能力差一些，亦即他们不是由于缺乏某种视锥细胞，而只是反应能力较正常人弱的结果，这种情况有别于真正的色盲，称为色弱。绝大多数色盲是由遗传因素决定的。

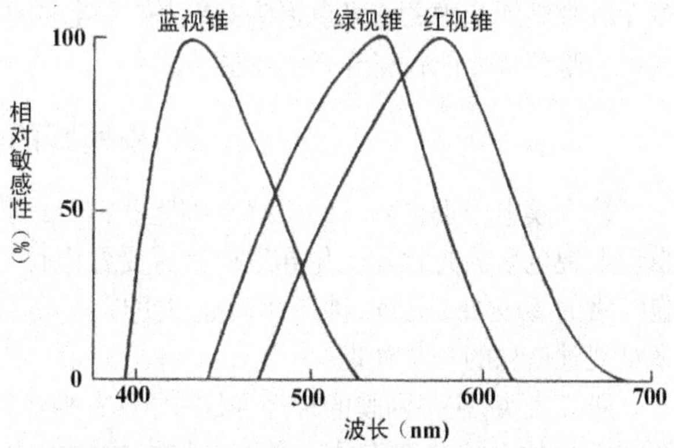

图 5-14　人视网膜中三种不同视锥细胞对不同波长的相对敏感性

（五）视敏度和视野

视敏度（visual acuity）　又称为视力，即眼辨别物体细节的能力。正常人的视力或视敏度有一个限度，要表示这个限度，只能用人眼所能看清的最小视网膜像的大小（或视网膜上两点间距）表示，而不能用所能看清的物体大小表示，因为物像的大小既与物体的大小有关，也与物体和眼的距离有关。人眼所能看清的最小视网膜像的大小，大致相当于视网膜中央凹处一个视锥细胞的平均直径（约 4~5 μm），但有些视锥细胞的直径可小于 2 μm。依据上述原理设计了国际通用的视力表用于检查视敏度。当人眼能看清 5 m 处的一个 C 或 E 字形上相距 1.5 mm 的缺口的方向时，此缺口在视网膜像中的高度约为 5 μm，说明该眼视力正常，定为 1.0；当物像为 5 μm 时，由光路形成的两个三角形的对顶角即视角约相当于 1′；因此，如果受试者在视角为 10′ 时才能看清视力表上相应增大了的标准图形的缺口（相当于国际视力表上最上面一排图），则视力定为 0.1。以此为基础，在表上还列出视力 0.2 至 0.9 时的逐步减小的图形。

视野（visual field）　是指当一眼凝视正前方一点时，所能感觉到空间范围的大小。在视野的中央既可感觉到光也可感觉到颜色；一般绿色视野范围最小，红色视野要大些，蓝色视野最大；在视野的外周仅有光觉而无色觉。视野中央部分色觉最完善，主要是因为视锥细胞在视网膜的中央部分的分布最密集。

（六）暗适应和明适应

人从亮处突然进入暗处时，最初看不清楚任何东西，经过一定时间，随着视觉敏感度逐渐增加，恢复了在暗处的视力，这称为暗适应（dark adaptation）。当从暗处突然来到光亮处，最初感到一片耀眼的光亮，不能看清物体，稍待片刻才能恢复视觉，这称为明适应（1ight adaptation）。

暗适应是人眼对光的敏感度在暗光处逐渐提高的过程。在进入暗处后的不同时间，连续测定人的视觉阈值，亦即测定人眼刚能感知的光刺激强度，可以看到此阈值逐渐变小、亦即视觉的敏感度在暗处逐渐提高的过程。一般在进入暗室后的最初约 7 min 内，有一个阈值的明显下降期，以后又出现一个阈值的更明显下降；进人暗室后的大约 25~30 min 时，阈值下降到最低点，并稳定于这一状态。暗适应的产生机制与视网膜中感光色素在暗处时再合成增加有关。据分析，暗适应的第一阶段主要与视锥细胞色素的合成量增加相一致；第二阶段亦即暗适应的主要构成部分，则与视杆细胞中视紫红质的合成增强有关。明适应出现较快，约需 1 min 即可完成。耀眼的光感主要是由于在暗处蓄积起来的合成状态的视紫红质在进入亮处时先迅速分解，因为它对光的敏感性较视锥细胞中的感光色素为高；只有在较多的视杆细胞色素迅速分解之后，对光较不敏感的视锥细胞色素才能在亮光环境中感光。

四、视网膜的信息处理

视网膜中分别排列着四层感光细胞和神经细胞，当视杆与视锥细胞接受光刺激时，在其外段膜盘上视色素的光化学变化导致产生感受器电位。光感受器电位电信号经由视网膜内复杂的细胞网络的逐级加工处理，神经冲动经过重新编码后由神经节细胞轴突向中枢传，这个过程为视网膜对视觉信息的初步处理。

研究表明，在视网膜的神经通路中，只有神经节细胞及少数无长突细胞具有产生动作电位的能力，而视杆与视锥细胞、水平细胞和双极细胞均为分级式的局部电位，不产生动作电位。因此，在电信号到达神经节细胞之前，视觉信息的传递主要依赖电紧张性扩布的方式(图 5-15)。

光线照射到感光细胞时，经光化学作用引起两种感光细胞产生超极化型的感受器电位，这种超极化型慢电位以电紧张的形式扩布到突触前膜，使突触前膜释放的神经递质减少，从而引起下一级细胞产生慢电位变化。当这种慢电位传到神经节细胞时，经过总合使神经节细胞在静息电位的基础上发生去极化，去极化达阈电位水平即产生动作电位，动作电位为视网膜的最后输出信号传向视觉中枢。

视网膜不同的神经细胞所含的神经递质可达几十种，其中视杆、视锥细胞与双极细胞间信息的传递是由谷氨酸介导的。已发现视网膜中有两种双极细胞，它们产生的电反应呈两种形式，一类双极细胞的膜电位为去极化，另一类则是超极化反应。它们分别通过细胞膜上的促离子型和促代谢型谷氨酸受体介导的。它们的意义在于为视网膜内的神经元网络提供一种对比机制，有助于视觉信号到达视皮层时增加其对比度且不易失真。

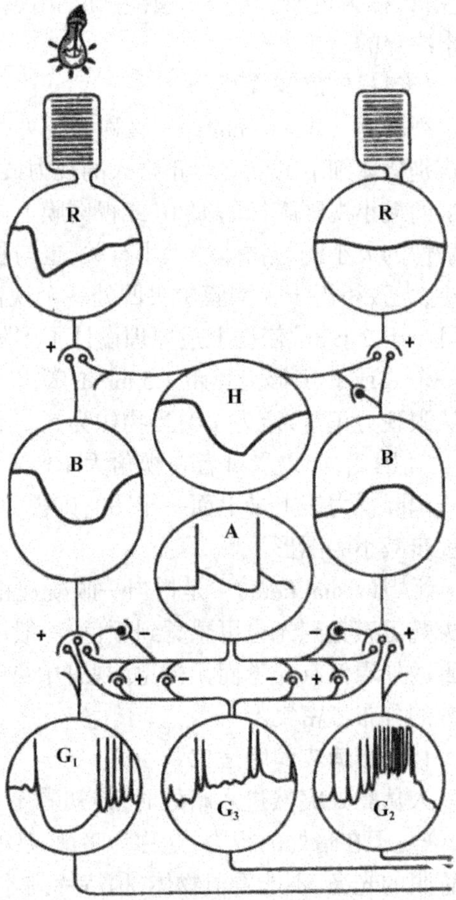

图 5-15　视网膜神经元的功能组织方式
R.光感受器；H.水平细胞；B.双极细胞；A.无长突细胞；G.神经节细胞。

无长突细胞的类型较多，目前发现视网膜至少有 30 种无长突细胞，依据其对闪光的反应性质可分为两类，即瞬时型和持续型无长突细胞。瞬时型无长突细胞对闪光刺激在给光和撤光时产生去极化反应，持续型无长突细胞对光刺激的反应又分为两种类型：一类为去极化反应；另一类为超极化反应。瞬时型无长突细胞对光强度的变化非常敏感，而持续型无长突细胞可能对颜色进行编码。

水平细胞对不同波长光刺激的反应不同，可将其分为两类：一类对可见光谱内任何波长及强度的光照均呈超极化反应，称为 L- 型或亮度型（luminosity type）水平细胞；另一类对不同波长的光刺激呈不同的极化反应，称为 C- 型或色度型（chromaticity type）水平细胞。C- 型水平细胞常见的基本反应类型有两种：一种是双向反应，即对绿光呈超极化反应，而对红光呈去极化反应，或者对蓝光呈超极化反应，而对绿光呈去极化反应。另一种对可见光谱的两端（红、蓝）呈超极化反应，而对中间波长则呈去极化反应。这种拮抗色性编码对视觉通路传递颜色信息具有重要意义。

神经节细胞的输出是视网膜整合过程的最后阶段，神经节细胞的感受野为同心圆的模式，这种感受野具有中心 - 周边拮抗的性质。依据其感受野中心区对闪光刺激的反应方式分为给光 - 中心细胞和撤 - 光中心细胞。光照给光 - 中心细胞感受野的中心区时，细胞发生反应；当光照给光 - 中心细胞感受野的周围区时，细胞不发生反应，但在撤光时发生反应。撤 - 光中心细胞的反应正好与给光 - 中心细胞相反。神经节细胞的这种感受野组构可能是同时对比现象的神经生理学基础（图 5-16）。

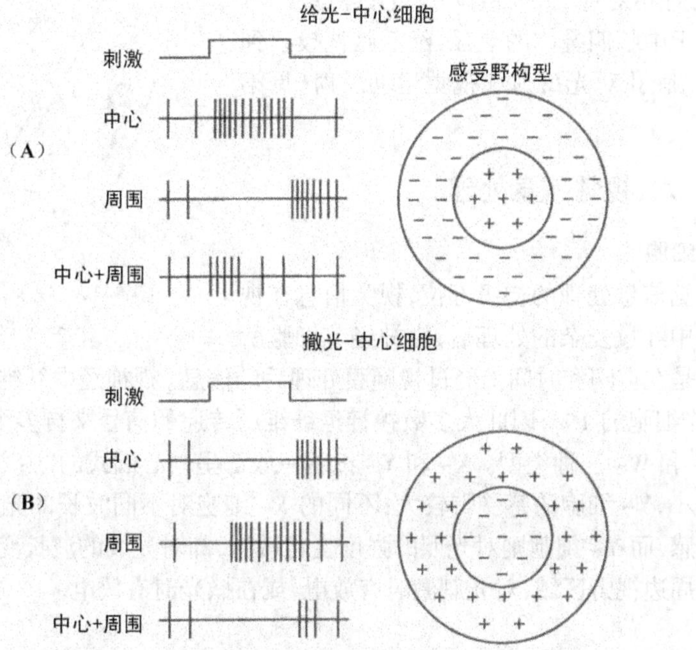

图 5-16　视网膜神经节细胞的感受野和电反应

左侧图为神经节细胞放电反应。光点给在感受野中心，或给在周围部，或同时呈现于中心和周围区。右侧图为该细胞感受野。感受野中的"+"表示光线作用于该区时，神经节细胞放电频率增加，即兴奋；感受野中的"-"表示光线作用于该区时神经节细胞抑制

外界光信号经由视网膜各级细胞的处理，最后由节细胞以神经冲动方式输出图像信号。这些信息经不同的处理过程被分解为不同的"象素"，如有些节细胞传送图像的空间位置信息，有些传送组成图像的波长信息，有些则传送亮度变化信息等。亮度信息也不仅是简单地表示光强，更重要的是对视野中光点的亮度水平与其周围的平均亮度水平进行比较，含有"反差"的信息。所有这些不同的信息输入中枢后，将逐级平行地被进一步加工处理。

五、视觉传导通路

视锥细胞和视杆细胞（一级神经元）通过终足与双极细胞（二级神经元）和水平细胞形成突触

联系，双极细胞与神经节细胞（三级神经元）相联系，所有神经节细胞的轴突在眼球后汇聚形成视神经。视神经在进入中枢之前，部分神经元交叉到对侧：即从两眼鼻侧视网膜发出的纤维交叉到对侧，而从颞侧视网膜发出的纤维不交叉。因此，从左眼颞侧视网膜来的纤维和从右眼鼻侧来的纤维汇聚成左侧视束，大部分（90%）投射到左侧的外膝体，经左外膝体投射到左侧大脑半球，显然左侧大脑半球相应脑区与右侧半个视野相对应。而从左眼鼻侧视网膜来的纤维和从右眼颞侧来的纤维汇聚成右侧视束，大部分（90%）投射到右侧的外膝体，经右外膝体投射到右侧大脑半球，显然右侧大脑半球相应脑区与左侧半个视野相对应（图 5-17）。左右视束约有 10%的纤维终止于中脑四叠体的上丘，经丘脑枕投射到皮层，此通路参与瞳孔对光反射和视觉运动反射（见第四章第五节）。

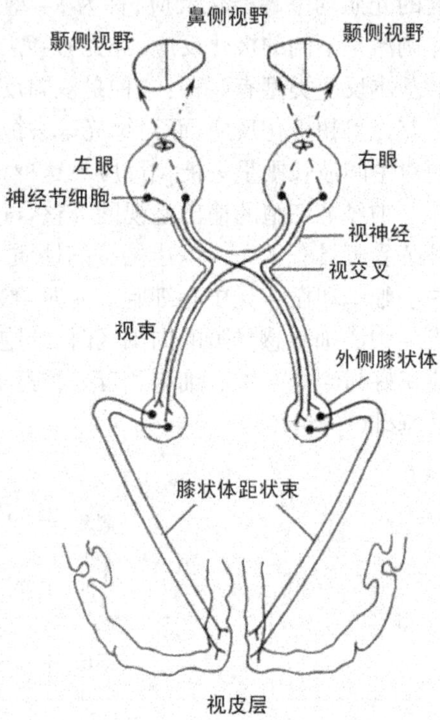

图 5-17　视觉传入通路及视网膜各部投射示意图

六、视觉信息处理

（一）神经节细胞

视网膜是视觉信息处理的初级部位，视觉信息在视网膜神经元回路中经过复杂的处理后，由神经节细胞所输出的信号已经是在空间和时间上经过视网膜处理后的信息。视神经中纤维的总数（神经节细胞的总数）只有感光细胞的 1%，因此大多数视神经纤维所传递的信号来自多个感光细胞。神经节细胞分为 X-、Y- 和 W- 三种类型。X- 和 Y- 细胞一般都呈同心圆式的“中心 - 周边感受野”，X- 细胞的感受野较小，Y- 细胞的感受野较大；不同的 X- 细胞对不同波长的光线反应不同，但对光的强度变化不敏感，而 Y- 细胞则对光照的强度变化敏感，却对光线的波长变化不敏感。W- 细胞没有性质相反的周边视野区域，对光刺激时有放电，或在撤光时有放电。

（二）外膝体

视网膜神经节细胞轴突和外膝体以及初级视皮层之间具有点对点的投射关系。外膝体有六层细胞组成，第 1、2 层为大细胞层，细胞胞体大；第 4 层为小细胞层，由较小的细胞构成。从两眼来的传入纤维分别投射到三个不同的层次。与外膝体同侧的眼，其传入纤维投射到 5、3、2 层；与外膝体异侧的眼，其传入纤维投射到 6、4、1 层。外膝体相互重叠的每一层与视网膜所具有的严格投射关系是在视皮层上形成双眼视差的基础。

（三）视皮层

视觉信息的最终处理分析在大脑皮层。初级视皮层位于大脑枕叶的 17 区（图 4-39），它接受外膝体的传入。枕叶以外还有其它的视皮层区，这些脑区可能具有较高的视觉整合作用。初级视皮层具有显著的功能柱结构，如方位、深度、空间频率和颜色柱。同一功能的细胞与皮层表面呈相互垂直的方式排列和聚集，可对低位中枢上传的视觉信息进行进一步处理分析，进而产生移动、位置和立体视觉以及颜色、形状、质地和细微结构的感觉。

七、双眼视觉

人和灵长类动物的双眼都在头的前方，视物时两眼的鼻侧视野相互重叠，称为双眼视觉(binocular vision)。许多眼长在头的两侧的动物，两眼的视野完全不重叠，如牛、马和羊等，左眼和右眼各自感受不同侧面的光刺激，这些动物仅有单侧视野(monocular vision)，即单眼视觉。双眼视物时，通过眼外直肌的精细调节，使来自物体的同一部分的光线成像于两眼视网膜的对称点上，主观上只看到一个物体，即两眼只产生一个视觉形象。如果凝视某一物体，用手轻轻推压一侧眼球使其移位时，则可出现复视(diplopia)，即主观上产生有一定重叠的两个物体的感觉。复视现象是因为两眼没有成像在他们视网膜的对称点上。双眼视物时，可产生物体的厚度、空间深度或距离等感觉，称为立体视觉(stereopsis)。立体视觉是由于两眼注视同一被视物体时，左眼看到物体的左侧面较多，而右眼看到物体的右侧面较多，来自两眼的图像信息经过视觉高级中枢处理后，产生一个有立体感的物像。单侧眼也可借助物像的大小、眼球运动、远近调节等，根据以往的经验来判断远近，但其信息量是有限的，立体视觉弱于双眼视觉。不同动物由于它们的双眼位于头两侧的部位不同，其双眼视野差异较大(图 5-18)，这些差异对动物的行为有显著的影响。

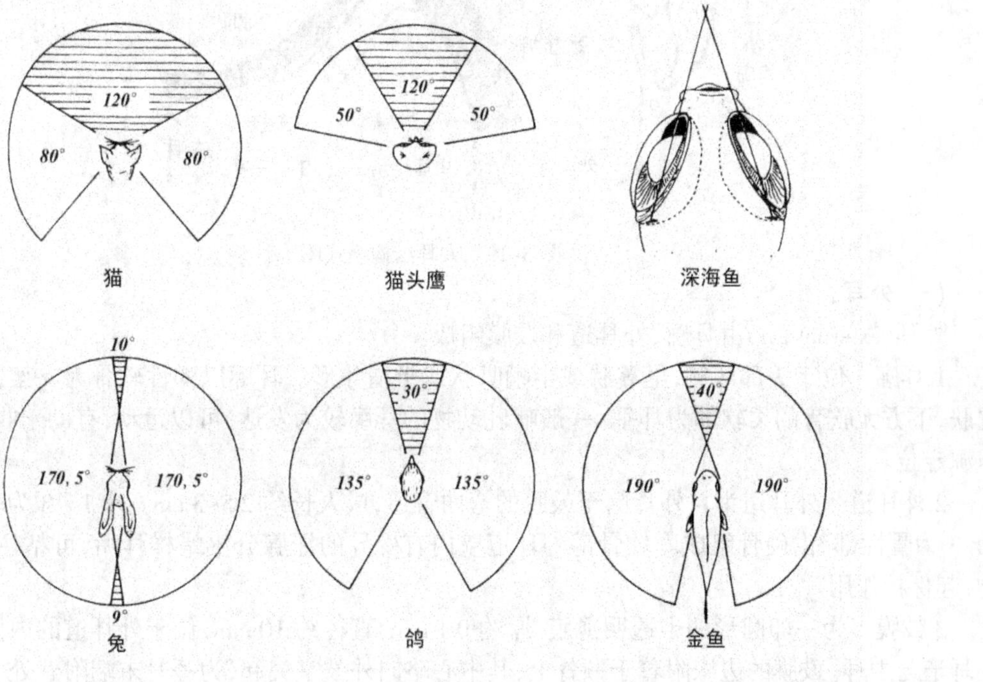

图 5-18　不同动物的双眼视野

第三节　听觉器官和前庭器官

听觉器官是感受声波信息的感受器官，声波是以空气振动所形成的。外界的声波经外耳、鼓膜、听骨链引起内淋巴和基底膜振动，由感受细胞换能作用，最后经听神经以动作电位的形式传向大脑听觉中枢，产生听觉。听觉对动物而言，是外界重要的信息来源之一。人类通过听觉进行语言交流,在社会性交往方面听觉起着重要作用。

一、耳的结构

耳由外耳、中耳和内耳三部分构成(图 5-19)。

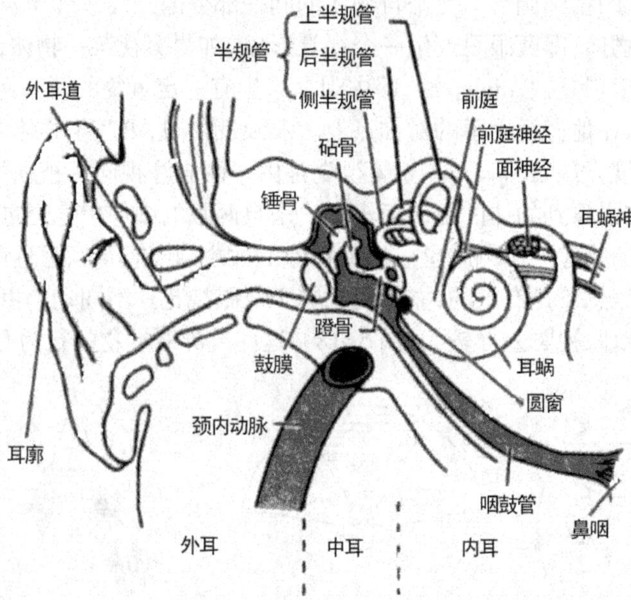

图 5-19 人耳结构模式图

(一)外耳

外耳(external ear)由耳廓、外耳道和鼓膜组成。

1.耳廓 位于头部两侧,呈翼状或半喇叭状或半漏斗形。耳廓以弹性软骨为支架,表面覆以皮肤,下方无软骨的柔软部为耳垂。一般哺乳动物的耳廓较为发达,可以运动,有助于收集声波和声源定位。

2.外耳道 外耳道为自外耳门至鼓膜的弯曲管道,成人长约 2.5~3 cm。外 1/3 为软骨部,内 2/3 为骨性部,由硬骨组成。软骨部外耳道壁内有变异的汗腺分泌蜡样耳垢,可粘住灰尘和异物,起保护作用。

3.鼓膜 为一卵圆形的半透明薄膜,厚约 0.1 mm,直径约 10 mm,位于外耳道的内侧端,分隔外耳道与中耳。鼓膜的边缘附着于颞骨上,其中心略向外鼓室突起,为锤骨末端附着处。鼓膜富有弹性,质地坚韧,向内凹陷呈浅漏斗形。经外耳道传来的声波能引起鼓膜产生振动。

(二)中耳

中耳(middle ear)由鼓室(tympanic cavity)和咽鼓管(eustachian tube)两部分组成,是传导声波的主要部分。

鼓室是颞骨岩部内不规则的中空腔隙。内有三块听小骨,根据其外形分别命名为锤骨(malleus,hammer)、砧骨(incus,anvil)和镫骨(stapes,stirrup)。锤骨的"柄"附着于鼓膜的内表面,锤骨的"头"与砧骨相关节,而砧骨又与镫骨相关节,构成具有杠杆特性的听骨链。镫骨底板抵于前庭窗上,周围有韧带封闭。鼓室向外的开口是外耳道,由鼓膜封闭;鼓室向内的两个开口进入内耳，一个开口是前庭窗或卵圆窗（fenestra ovalis or oval window），另一个是蜗窗或圆窗(fenestra rotunda or round window)，分别被一层膜封闭；另外，鼓室还有一个咽鼓管或称耳咽管，与咽部相通；向后，可与颞骨乳突内的一些气室(air spaces)相通。咽鼓管能起到平衡鼓膜内外压力的作用，防止在产生明显压力差时不舒服和鼓膜破裂，人在乘飞机升空的过程中会感受到这种压力的变化。由于咽鼓管与鼻咽部相通，故咽部感染易延咽鼓管侵入鼓室引发中耳炎。

鼓室内还有与听觉有关的鼓膜张肌和镫骨肌，各有一端分别附着在锤骨柄和镫骨颈部。在高强度声刺激时，能引起这两块听小肌发生反射性收缩，提高其张力，衰减由听小骨传入内耳的振动能量，以保护内耳。

(三)内耳

内耳（inner ear） 位于鼓室内侧颞骨岩部的骨质内，由于其形状复杂也被称为迷路(1abyrinth)。它由两部分构成，骨迷路(bony labyrinth)和其内的膜迷路(membranous labyrinth)。骨迷路分三部分：耳蜗(cochlea)、前庭(vestibule)及半规管(semicircular canals)。膜迷路由前庭内的球囊(utricle)、椭圆囊（saccule)、耳蜗内的蜗管(cochlear duct)和骨性半规管内的膜性半规管所组成。而椭圆囊、球囊（两者合称前庭）和半规管又合称为前庭器官。骨迷路和膜迷路之间为外淋巴液(perilymph)，膜迷路内为内淋巴液(edolymph)。

耳蜗位于前庭的前方，外形类似蜗牛壳。耳蜗为一骨性蜗螺旋管，绕蜗轴螺旋转 2.5 ~ 2.75 圈而成。耳蜗的蜗底起于前庭，蜗顶为一盲端。蜗轴内有螺旋神经节(spiral ganglion)、神经和血管。将耳蜗经蜗轴作一垂直剖面，可见有蜗轴向耳蜗管内伸出螺旋状的骨片，称骨螺旋板。耳蜗外壁的骨内膜增厚，形成螺旋韧带，韧带向耳蜗管内形成膜螺旋板，并与骨螺旋板相连。在骨螺旋板上缘又有薄膜向外侧壁的螺旋韧带延伸，称前庭膜。由此耳蜗被分隔为三个腔：前庭膜上方的腔为前庭阶(scala vestibuli)，与前庭相通；螺旋板下方的腔为鼓阶(scala tympani)，在耳蜗底部终于蜗窗上的第二鼓膜(圆窗膜)；前庭膜与螺旋板之间的腔为蜗管(图 5-20)，蜗管内充满内淋巴。前庭阶和鼓阶内充满外淋巴，前庭阶的一端为前庭窗，鼓阶的一端为圆窗，前庭阶和鼓阶的另一端在蜗顶借蜗孔相通。

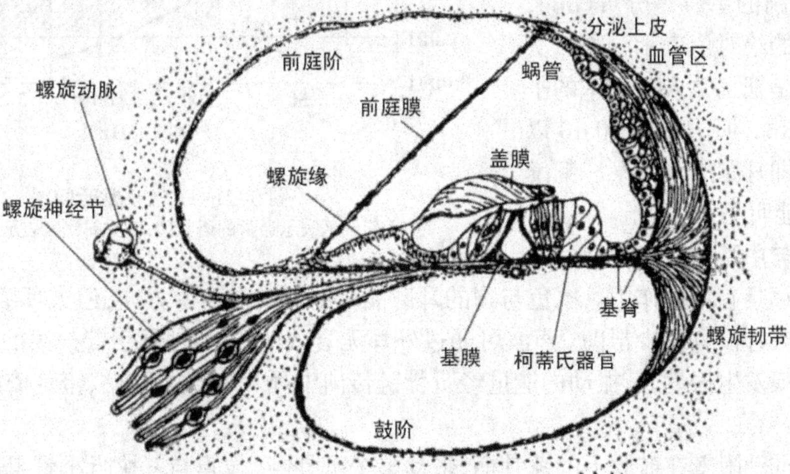

图 5-20 人耳蜗垂直切面模式图

膜螺旋又称基底膜，全长约 30mm，其中约有 24 000 条并列的基底膜纤维，近蜗底的纤维最短(约 0.04 mm)随着向蜗顶方向延伸,基底膜纤维逐渐增长,近蜗顶的最长(约 0.5 mm)。基底膜上的螺旋器,又称为柯蒂氏器(Corti's organ),是感受声波刺激的听感受器。柯蒂氏器的结构与平衡感觉器官类似,它由支持细胞和毛细胞(hair cell)等组成。1 列内毛细胞(inner haircell),约3 000~4 000 个;3~5 列外毛细胞(outer hair cell),约 12 000~15 000 个,已发现从耳蜗基底到蜗顶,外毛细胞长度逐渐增加。每个毛细胞的游离面约有 100 根纤毛或称听毛,与微绒毛类似,排列有序。纤毛本身又可运动,这样柯蒂氏器内可"运动部分"的数量超过 100 万。毛细胞上方有名为盖膜(tectorial membrane)的胶质膜覆盖。毛细胞的基底面与蜗轴内螺旋神经节细胞的树突末梢相接触,这些神经节细胞的轴突延伸成为耳蜗神经(第Ⅷ脑神经的分支)进入脑。

二、听觉生理

(一)听力与听阈

听觉器官的适宜刺激是空气中分子振动产生的声波,声波的频率以每秒振动次数即赫兹(Hz)表示。正常人耳能听到的频率范围为 16 ~ 20 000 Hz。声音的响度与声波振幅有关,即振幅越高,响度越大;而音调的高低与声波振动的频率有关,即频率高的声音听起来音调较高,频率低的音调较低。声音必须达到一定响度才能被人所感知,人能听到的最低声强称为听阈(auditory threshold),然而听阈的高低随振动的频率大小而不同。正常人在声音频率为 1 000 ~ 3 000 Hz 时听阈越低,即听觉越灵敏。由各振动频率的听阈连接成的一条曲线称为听力曲线。另外,当声响增加到一定数值时,会出现压迫感甚至痛感,此强度极限成为最大可听阈。各振动频率下的最大可听阈也可连成一条曲线,即最大可听阈曲线。听力是指听阈和最大可听阈之间的范围(图 5-21)。测定听力时,一般使用的单位是分贝(dB),而不是用声压的绝对值表示。临床上应用的听力计是把正常人各频率的平均听阈当作 0 dB,听力损失 30 dB 以上者为耳聋,即耳聋患者对某一频率需要 30 dB 才能听见。

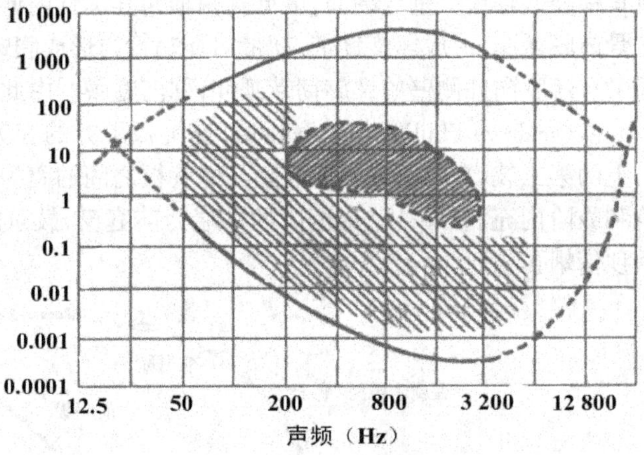

图 5-21 人的正常听阈图

中心斜线区表示通常的语言区,下方斜线区表示次要语言区

(二)外耳与中耳的传音功能

外耳的耳廓具有集声作用。家兔与狗的耳廓能反射地转向声源方向,但人耳廓很小,在集声和声反射方面或许没有多少帮助。声波可通过外耳无衰减地传向鼓膜,引起鼓膜的振动。外耳来的声音引起鼓膜发生振动,其振动的能量经听骨链传向中耳。骨链的锤、砧、镫骨依次将鼓膜的振动传向卵圆窗。

鼓膜振动推动附着在鼓膜上的锤骨柄,带动整个听骨链。鼓膜与三块听小骨组成的杠杆系统和镫骨底板与前庭窗膜所构成的声能量传递系统,具有增压减振的生理效应。鼓膜面积(55 mm^2)比前庭窗膜(3.2mm^2)大,可收集较多的能量。若听骨链传递时总压力不变,则作用于前庭窗膜上的压强将增大 55÷3.2=17 倍；而听骨链中杠杆长臂（锤骨柄）与短臂（砧骨长脚）之比约为 1.3：1，于是在短臂一侧的压力将增大为原来的 1.3 倍，结果耳总的增压效应达到 17×1.3=22 倍。

声音的传导有两种途径，即空气传导与骨传导。空气传导是听音的主要通路，传导的途径为，先由鼓膜传给听骨链，再由听骨链传向内耳。此外，声波也可通过圆窗膜的振动进行传导。声波通过颅骨震动直接传向内耳液体的方式称为骨传导，此方式主要在较强的声音传导中起作用。

（三）耳蜗对声音的感受和分析功能

1.耳蜗结构特点　人的耳蜗全长约 30mm，绕一锥形中轴（蜗轴）盘旋的骨管，形似蜗牛外壳。耳蜗的三个腔中，蜗管内充满内淋巴液，而前庭阶和鼓阶内充满外淋巴液。耳蜗基底膜上有柯蒂氏器（图 5-22），柯蒂氏器中的毛细胞有内、外两群，内毛细胞成单行排列于近蜗轴侧，外毛细胞成 3～5 行排列于蜗管的外侧，内、外毛细胞都为听觉的感受细胞。每个毛细胞的顶部表面都有上百条排列整齐的纤毛，称为听毛。外毛细胞上较长的一些纤毛埋植于盖膜的胶冻状物质中。盖膜在内侧连于耳蜗轴，外侧则游离于内淋巴中。毛细胞的顶部与内淋巴接触，其底部则与外淋巴接触。在毛细胞的基部，有丰富的耳蜗神经纤维分布。

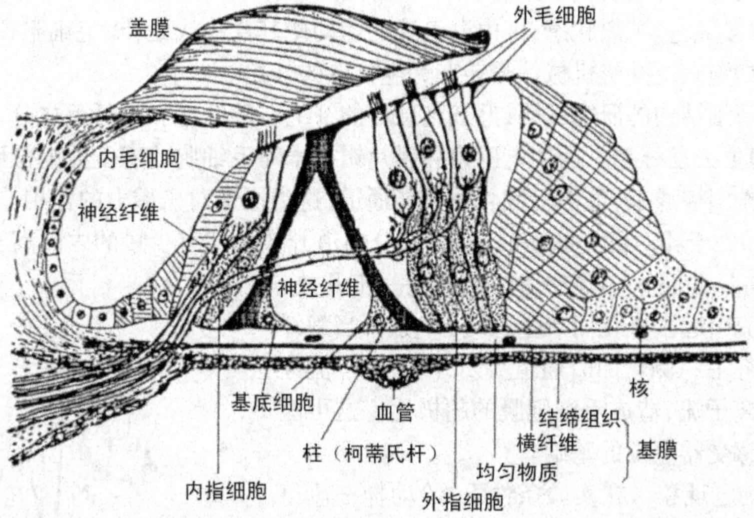

图 5-22　柯蒂氏器和基底膜

2.耳蜗对声波频率分析的机制　声音刺激引起的听骨链振动传至卵圆窗膜时，压力变化立即传给耳蜗内的液体和膜性结构。如果卵圆窗膜内移，前庭膜和基底膜也将下移，最后鼓阶的外淋巴压迫圆窗膜，使圆窗膜外移；相反，当卵圆窗膜外移时，耳蜗内的液体和膜性结构又作相反方向移动，如此反复，形成了振动。振动从基底膜的底部开始，按照物理学中的行波（traveling waves）原理（图 5-23）向耳蜗的顶部方向传播。

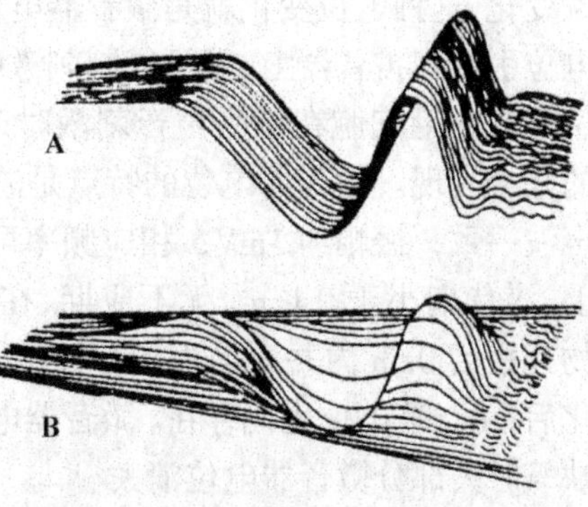

图 5-23　行波在绸带上的传播（A）和在基底膜上的传播（B）方式

不同频率的声波引起的行波都是从基底膜的底部开始，但声波频率不同，行波传播的远近和最大振幅的部位不同。声波频率越高，行波传播的愈近，最大振幅出现的部位愈靠近卵圆窗处（蜗底部）；相反，声波频率越低，行波传播的愈远，最大振幅出现的部位愈靠近蜗顶。对于每一个振动的频率来说，在基底膜上都有一个特定的行波传播范围和最大振幅区，位于该区域的毛细胞受到的刺激就最强，与这部分毛细胞相联系的听神经的传入冲动也就最多。起自基底膜不同部位的听神经纤维的冲动传到听觉中枢的不同部位，就可产生不同音调的感觉。即高音的感受主要位于基底膜靠近蜗底部，低音的感受主要位于基底膜的蜗顶部。

3.毛细胞的感音作用　毛细胞是声波的感受细胞，声波在毛细胞处产生了信号的根本转换，因此毛细胞在由声波的物理信号转变为生物电信号过程中起关键作用。基底膜上存在着外毛细胞和内毛细胞，外毛细胞顶端的部分纤毛埋植于盖膜的胶冻状物质中，由于基底膜与盖膜的附着点不在同一个轴上，故当行波引起的基底膜振动时，盖膜与基底膜便各自沿着不同的轴上移动，两膜之间发生交错移行运动，使纤毛受到一个剪切力的作用而发生弯曲或偏转；内毛细胞的纤毛较短，不与盖膜接触，呈游离状态，由内淋巴液的运动使其弯曲或偏转。毛细胞顶端纤毛的弯曲或偏转是引起毛细胞兴奋并将机械信号转变为生物电的开始。

对毛细胞精细结构的研究表明，毛细胞顶端的纤毛有静纤毛和动纤毛之分，但在成年哺乳动物，耳蜗毛细胞失去动纤毛。运用电压钳和膜片钳技术对毛细胞的感受器电位研究发现，毛细胞顶部存在有机械门控通道，也称机械－电换能通道，这类通道对机械力的作用非常敏感。当静纤毛（stereocilium）处于相对静止状态时，有少部分通道开放并伴有少量的内向离子流；如果使静纤毛向动纤毛（kinocilium）一侧弯曲时，通道进一步开放，大量阳离子内流引起去极化而产生感受器电位。当静纤毛向着背离动纤毛一侧弯曲时通道关闭，内向离子流停止而出现外向离子流，造成毛细胞膜的超极化。这可能是毛细胞产生感受器电位的基础。

4.耳蜗生物电现象　在实验条件下，给动物一短声刺激，可从耳蜗（圆窗）引导出如图 5-24 所示的电位变化，它包括两种成分：前面一组电位（CM）称为微音器电位（microphonic potential），后一组（N_1、N_2、N_3）为耳蜗神经动作电位。因此，当耳蜗受到声音刺激时，在耳蜗及其附近所记录到的一种与声波的频率和幅度完全一致的电位变化，这种电位变化就是微音器电位。如果将微音器电位引导到扩音器上，就可复制刺激的声音。微音器电位是多个毛细胞在接受声音刺激时产生的感受器电位的复合表现。微音器电位的特点是波形、频率与刺激的声波一致，振幅约 1mV，相应频率可达 10 000 次 /s 以上，潜伏期小于 0.1 ms，无不应期，在寒冷、麻醉甚至动物死亡后 0.5h 内并不消失；在神经性耳聋或听神经退化后，微音器电位也仍存在。微音器电位对氧较为敏感，缺氧时大部分微音器电位消失。

图 5-24　短声刺激引起的微音器电位与耳蜗神经动作电位

CM 为微音器电位，AP 为耳蜗神经动作电位（包括 N_1、N_2、N_3 三个波峰位）。A 与 B 对比表明，声音位相改变时，微音器电位位相倒转，但神经动作电位位相没有变化；C. 在白噪音作用下，AP 消失，CM 还存在。

耳蜗神经动作电位是一种负电位，出现在微音器电位之后，潜伏期约为0.6～1.ms，声音的位相改变时，它的位相并不改变。它是一组电位，一般有两个主要的电位(N_1、和N_2)，随后还常出现一个幅度较小的电位(N_3)。耳蜗神经动作电位随刺激的增加而增大，但非直线关系。其原因可能是神经纤维兴奋后产生的复合动作电位，它的大小在一定程度上能表现被兴奋的神经纤维数目。

(四)声源定位

人与动物具有根据周围环境发出的声响而判定发声方向的能力。因此，判定声源所在的方位称为声源定位，声源定位是听觉的基本功能之一。声源定位是听觉系统的复杂综合功能，外耳、中耳、内耳及脑均参与这种声音检测和分辨的过程。声源定位与声音到达两耳的强度差、时间差(相位差)密切相关。例如，从左侧传来的声音到达左耳的时间比右耳早；同时由于头颅的阻挡，左耳的声音强度比右耳高。但不同频率的声音，其定位的依据有所差别。频率较低的声音，因其波长较长，头颅对其的阻挡作用不大，因而到达两耳的强度差别很小，此时主要取决于时间上的差别。对高频声和中频声进行声定位主要利用声音到达两耳的强度差。如果破坏初级听觉皮层或者切断胼胝体后，动物判别声源方向的能力丧失，说明声源的定位有赖于皮质听区的功能和大脑两半球的协同作用。

三、听觉传导通路

相关内容参见第四章第五节(图4-46)。

四、前庭器官及其生理

正常姿势的维持依赖于前庭器官、视觉器官和本体感觉感受器的协同活动来完成，其中内耳迷路中的前庭器官作用最为重要。内耳迷路除耳蜗外，还有球囊、椭圆囊和半规管，后三者统称内耳迷路或平衡器官，是旋转运动、直线变速运动以及头部位置的感受器官。通过感受头部和身体位置的变化，反射性调节身体平衡。

(一)前庭器官

前庭器官由前庭和半规管组成(图5-25)。

1.前庭(球囊和椭圆囊)　位于骨迷路中部，是耳蜗和半规管之间的腔隙。它构成骨迷路的中心，可与内耳的三个半规管相通，借卵圆窗和圆窗与中耳沟通。前庭内的球囊和椭圆囊有膜性的壁，并悬挂其内，借外淋巴液与前庭骨壁分开，两囊内有内淋巴液。

球囊和椭圆囊又称为耳石器官(otolithic organ)，内有小的囊斑(macula)结构。它主要由毛细胞(感受器细胞)、支持细胞和含有耳石(otolith)(小结晶碳酸钙颗粒)的胶质膜所构成，耳石膜的比重略大于囊中的内淋巴液。灵敏的毛细胞纤毛插人耳石胶质膜内。第Ⅷ脑神经的前庭支外周末梢与囊斑的毛细胞相接触。

2. 半规管　位于前庭的后上方，是三个C形的相互成直角排列的骨性小管，分别称为前(上)、后(下)和外(水平)半规管。每个半规管的平面相互呈直角。骨性半规管内是膜性半规管，由外淋巴液将彼此分隔开，每个膜半规管内有内淋巴液，并与椭圆囊相连通，在与椭圆囊连接的邻近处管膨大成壶腹(ampulla)。在壶腹内，毛细胞和支持结构聚集一起被称为壶腹嵴(crista ampullaris)，位于嵴顶部的胶质结构被称为盖帽(cupula)。第Ⅷ脑神经的前庭支与壶腹嵴内的感受器细胞——毛细胞相接触。

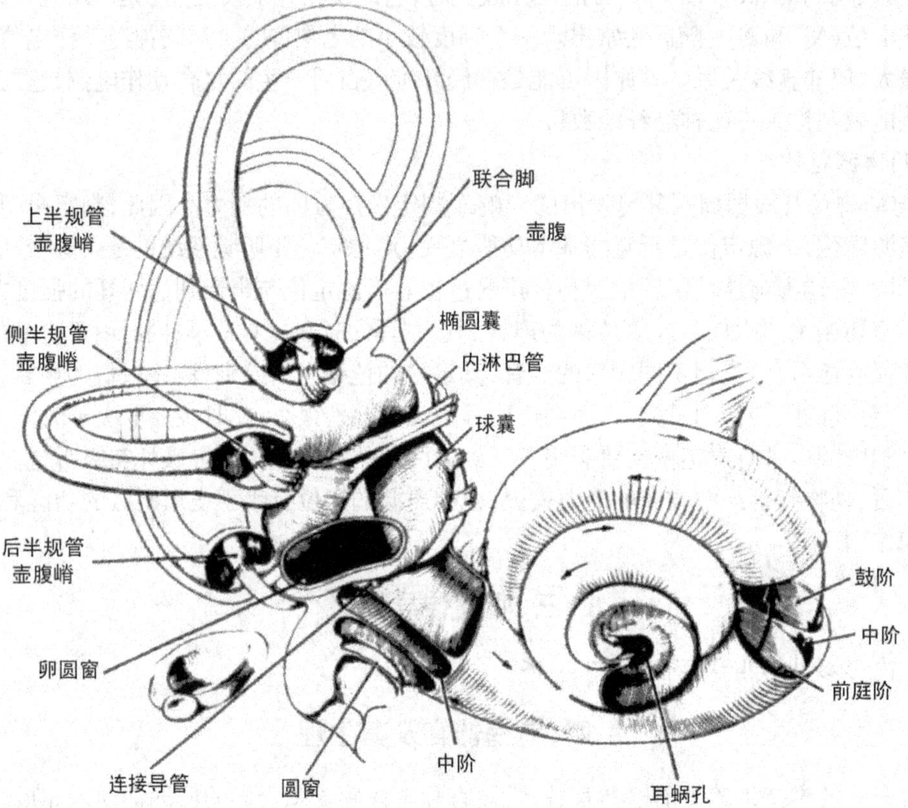

图 5-25　人右侧迷路器官的主要结构(右面观)

(二)前庭器官生理

1.前庭器官的感受细胞　前庭器官的感受细胞都是毛细胞,这些毛细胞有两种纤毛(cilium),其中有一条最长,位于细胞顶端的一侧边缘,称为动纤毛(kinocilium);其余的纤毛较短,数量较多,每个细胞约有 60 ~ 100 条,呈阶梯状排列,称为静纤毛(stereocilium)。毛细胞的底部有感觉神经纤维末梢分布。毛细胞的适宜刺激是与纤毛的生长面成平行方向的机械力的作用引起纤毛的弯曲。毛细胞膜内静息电位约为 -80mV,若在外力作用下使纤毛朝向动毛一侧弯曲时,毛细胞膜即发生去极化,如果去极化达阈电位水平(-60 mV),支配毛细胞的传入神经冲动发放率就增加,表现为兴奋效应;相反,当外力使纤毛朝向背离动毛一侧弯曲时,毛细胞膜发生超极化,传入神经冲动发放减少,表现为抑制效应(图 5-26)。

2.球囊和椭圆囊的生理功能　球囊和椭圆囊的适宜刺激是直线变速运动,是感受线性变速度和头部空间位置变化的感受器。由于毛细胞的纤毛埋在含有碳酸钙结晶的耳石或耳沙膜中,而耳石又给耳石膜以质量,耳石比重大于内淋巴,具有较大的惯性。当人体直立静止不动时,椭圆囊囊斑的平面与地面平行,耳石膜在毛细胞纤毛的上方;而球囊的囊斑则与地面垂直,耳石膜悬于纤毛的外侧。当人体在水平方向或垂直方向作直线运动时,一些毛细胞的纤毛朝向动纤毛一侧弯曲,细胞发生兴奋,而另一些纤毛向静纤毛一侧弯曲,毛细胞发生抑制。这种变化为机体辨别运动方向提供依据。

毛细胞去极化兴奋前庭神经纤维,冲动传导至脑,产生头部位置感觉,并引起肌紧张反射性

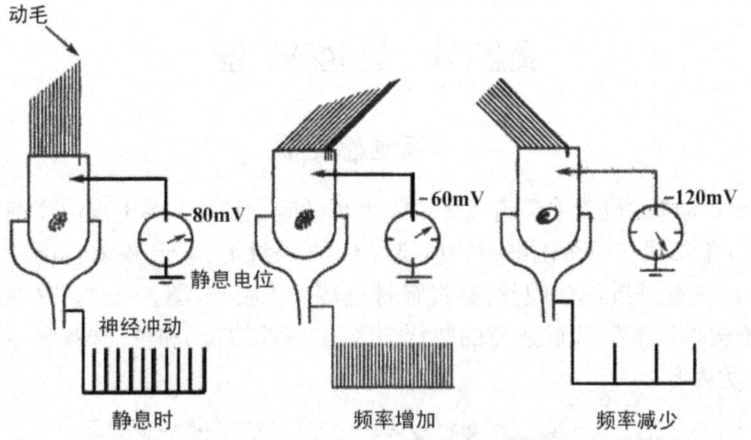

图 5-26　前庭器官中毛细胞顶部纤毛受力情况与电位变化的关系示意图

改变以维持机体姿势平衡。如汽车作直线变速运动或电梯直线升降时，乘客产生运动感觉并及时调整躯干、四肢各部的肌紧张，以保持机体姿势平衡。

3.半规管的生理功能　半规管的适宜刺激是旋转运动，是感受正、负旋转加速度刺激的感受器。身体每侧三个半规管各自的平面相互垂直，这种排列使头部在空间作任何平面内的旋转变速运动都能被感受。当人体直立并以身体的中轴为轴心作旋转运动时，水平半规管感受器受到的刺激最大，而头部以冠状轴为轴心旋转时，上半规管和后半规管受到的刺激最大。旋转开始时，由于半规管中的内淋巴的惯性，它的启动晚于人体和半规管本身的运动。因此当人体向左旋转时，左侧水平半规管中的内淋巴向壶腹方向流动，使该侧的毛细胞兴奋而产生较多的神经冲动；此时右侧水平半规管中的内淋巴的流动方向是离开壶腹，右侧的毛细胞抑制，产生的神经冲动减少。当旋转突然停止时，两侧壶腹中毛细胞弯曲的方向（图 5-27）和冲动发放的情况与旋转开始时相反。

当半规管对刺激过度敏感或受到过强刺激时，会引起一系列自主性功能反应，出现恶心、呕吐、皮肤苍白、眩晕、心率减慢和血压下降等现象，如晕车、晕船等。通过锻炼可减弱或克服由刺激半规管所引起的自主性反应。

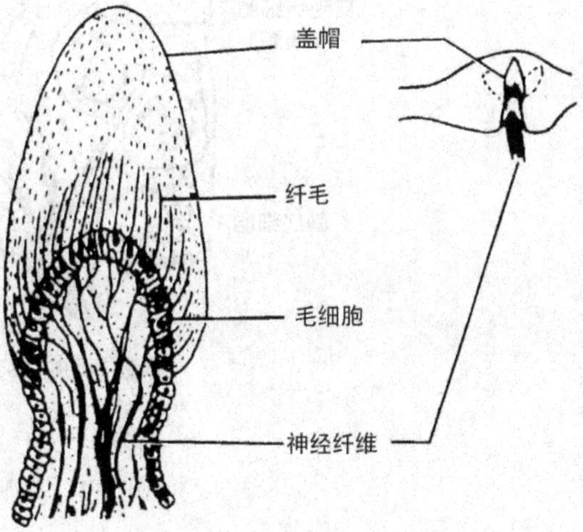

图 5-27　壶腹嵴的模式图

半规管壶腹嵴内的感受器：壶腹嵴为一嵴柱状突起，其毛细胞埋在胶质状盖帽内。当半规管因位移偏转，管内的内淋巴发生振动时，盖帽即随之摆动，而使毛细胞兴奋。右图示半规管受刺激时的情况，虚线表示盖帽的摆动。

分布于感受器的前庭神经的神经元位于内耳道底部的前庭神经节内，这些神经元的中枢突与蜗神经同行，止于脑干的前庭核群和小脑。前庭核有三条主要功能连接：一条经丘脑投射到大脑皮质；一条到动眼系统；还有一条到脊髓。因此，来自前庭神经的信息经脑干前庭核向下至脊髓作用于运动神经细胞，向上至小脑和躯体感觉皮质，小脑和躯体感觉皮质利用这些信息协调肌肉活动以维持机体平衡。

第四节　其他感受器

一、嗅觉感受器

嗅觉感受器(olfaction)位于上鼻道及鼻中隔上部的嗅上皮中。嗅上皮由嗅细胞、支持细胞、基底细胞和 Bowman 腺组成。每个嗅细胞的顶部有 6～8 条纤毛,埋于 Bowman 腺所分泌的粘液中,细胞的底部发出的无髓纤维组成嗅丝,穿过筛骨直接进入嗅球(图 5-28)。嗅球内的第二级神经元轴突构成嗅束传向嗅结节、大脑皮质的梨状前区(初级嗅皮层)和杏仁核。嗅觉传导路内容参见第四章第四节相关内容。

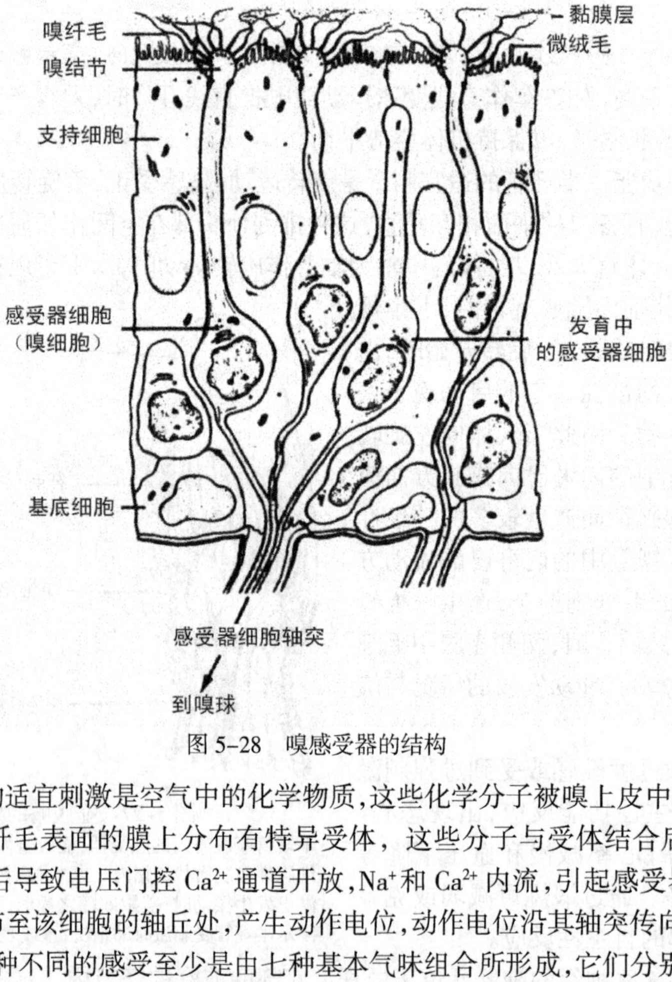

图 5-28　嗅感受器的结构

嗅觉感受器的适宜刺激是空气中的化学物质,这些化学分子被嗅上皮中粘液吸收,并扩散到嗅细胞的纤毛，纤毛表面的膜上分布有特异受体，这些分子与受体结合后通过 G- 蛋白引起 cAMP 的产生,最后导致电压门控 Ca^{2+} 通道开放,Na^{+}和 Ca^{2+} 内流,引起感受器细胞去极化,并以电紧张的方式扩布至该细胞的轴丘处,产生动作电位,动作电位沿其轴突传向中枢。

目前认为,各种不同的感受至少是由七种基本气味组合所形成,它们分别为樟脑味、麝香味、花草味、乙醚味、薄荷味、辛辣味和腐腥味。嗅觉感受区面积约 5 cm^2,嗅感受细胞数目约 1 000 万;有研究认为,自然界能够引起嗅觉的物质约有两万种左右,人类能够辨别的气味约 1 万种。每一个嗅细胞只对一种或两种特殊气味敏感,不同性质的气味有其专门的感受位点和传输线路,非基本气味则由它们在不同线路上的不同数量的神经冲动的组合，在中枢引起特有的味觉感受。

在脑的嗅球内有嗅小球,约 3 000～10 000 个,可将嗅觉放大 800～1 200 倍,使嗅觉系统能轻易地感受到外周所传来的信息。根据测定，人能感受到每毫升空气中含 4×10^{-11}mg 甲基硫醇或含 4×10^{-8}mg 的人造麝香。嗅觉感受器极其敏感，很稀少的气味就能使之受到刺激，该特性也使它们变得很容易疲劳，常表现出对一种初始非常容易引起注意的气味在不久之后变得不敏感乃至适应。动物具有很灵敏的嗅觉，如狗对醋酸的敏感度比人高 1 000 万倍，但同一物种动物对不同气味物质的敏感程度也有所不同。

二、味觉感受器

味觉的感受器是味蕾（taste buds）。分布于舌背部表面和舌缘，口腔和咽部粘膜表面也有散在的味蕾存在。味蕾由味细胞（gustatory cell）、支持细胞和基底细胞组成（图 5-29）。味细胞的顶端有纤毛，称味毛，它是味觉的感受细胞。味感受器没有轴突，味细胞产生的感受器电位通过突触传递引起感觉神经末梢产生动作电位，传向味觉中枢。

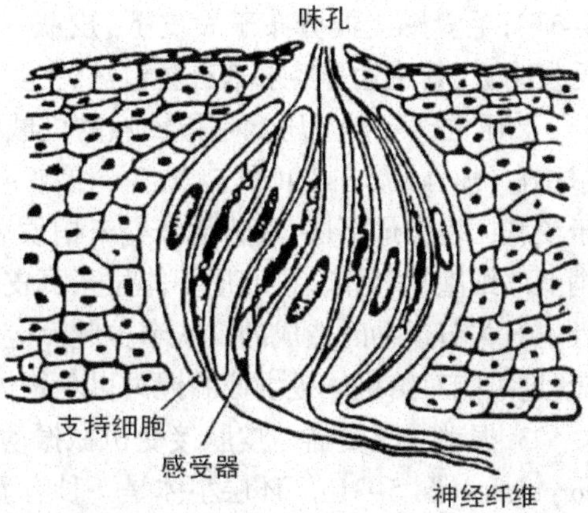

图 5-29　味蕾的结构

传导味觉的第一级神经元位于面神经和舌咽神经的神经节内，它们的外周突分布于味蕾，中枢突止于延髓的孤束核，最后投射向大脑皮层的中央后回下部和岛叶。孤束核也有纤维投射到下丘脑和杏仁核。

味觉的适宜刺激是溶液中的化学物质，尽管化学物质的种类是无限的，而且味道也是千变万化。但是人类的味觉感受都是由四种基本的味觉组合所形成的，即酸、甜、苦、咸。不同物质的味道与他们的分子结构有关，但也有例外。NaCl 能引起典型的咸味，H^+ 是酸味的关键因素，甜味的引起与葡萄糖的主体结构有关；而奎宁和一些有毒的生物碱的结构能引起典型的苦味。另外，即使是同一物质，由于其浓度不同，所产生的味觉也不同，如 0.01 ~ 0.03 mol/L 的 NaCl 溶液呈微弱的甜味，只有当其浓度大于 0.04 mol/L 时才为咸味。

人舌各部位敏感度各不相同。舌尖对甜味敏感，两侧对酸味敏感，两侧前部对咸味敏感，软腭和舌根对苦味敏感。味觉的强度与物质的浓度有关，浓度越高，所产生的味觉越强。味觉感受器也是一种快适应感受器，某种引起味觉的物质长时间刺激时，味觉的敏感度就迅速降低。

味觉感受细胞的换能机制还不十分清楚，在动物的单一味细胞记录到的细胞电位变化显示，一个感受器并不只对一种味物质起反应，而是对酸、甜、苦、咸均有反应，只是反应的程度不同而已。四种基本味觉的换能或跨膜信号转导机制并不完全相同，Na^+ 盐作用于舌表面的味毛时，Na^+ 通过特殊的化学门控 Na^+ 通道进入细胞内，引起味细胞产生感受器电位，H^+ 也能通过这种通道扩散。糖分子与细胞膜的特异受体结合后通过激活 G- 蛋白，引起胞内 cAMP 的产生增多，导致味细胞基底侧膜上的 K^+通道关闭，引起细胞膜去极化，进而产生动作电位。苦味的产生是该类物质分子与 G- 蛋白耦联受体相结合，通过三磷酸肌醇第二信使系统，最终导致 K^+ 通道关闭，Ca^{2+} 进入细胞，引起感受器电位。味觉信息通过四种基本味觉的专用线路上的不同神经信号组合传向中枢，经大脑综合分析产生基本味觉以外的各种味觉。

三、皮肤感受器

皮肤被认为是人体最大的感觉器官，其感受器有触－压觉感受器、振动觉感受器、温度觉感受器和伤害性感觉或痛觉感受器。根据它们的形态和特性可分为不同类型。

1.触觉感受器　触觉是微弱的机械刺激皮肤使感受器兴奋而引起，其感受器有：麦斯纳小体(Meissner's corpus－cles)(图 5-30 A)、毛囊感受器等。麦斯纳小体位于无毛皮肤的真皮乳头内（图 5-31)；毛囊感受器分布于表皮下，皮肤毛发附近，其感觉神经末梢有囊包被，主要感受触觉。

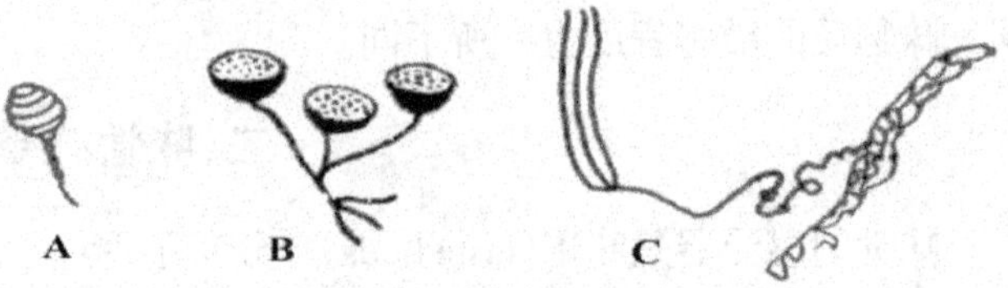

图 5-30　触压觉感受器的形态类型

A.麦斯纳小体；B.梅克尔小盘；C.鲁菲尼小体

2.压觉感受器　压觉是指较强的机械刺激导致深部组织变形引起的感觉，其感受器有：梅克尔小盘(Merkel's disk)(图 5-30 B)、鲁菲尼小体(Ruffini's corpuscle)(图 5-30 C)。梅克尔小盘位于皮肤区表面最下层，其感觉神经末梢顶端特化成膨大结构，与皮肤的某些上皮细胞形成神经末梢上皮细胞复合体。鲁菲尼小体位于真皮内，鲁菲尼小体不仅对直接的皮肤压触刺激起反应，而且也对关节运动时造成的皮肤牵拉起反应。在手工操作中，还能对施加于皮肤上的切线力起反应，这可能对给机体提供控制握力以免物体从手中滑脱的信息有意义。

3. 振动觉感受器　皮肤接受机械振动刺激时可产生振动觉，其感受器为环层小体(Pacinian corpuscle)(图 5-31)。环层小体是一种有囊包被的感觉神经末梢，广泛分布于有毛或无毛皮肤的皮下脂肪组织内，这种感受器较大，由多层结缔组织包围神经末梢而构成，形如洋葱头一般，对皮肤形变和振动刺激具有极高的敏感性。除皮下脂肪组织外，在肌腱、肌鞘膜、骨膜及关节囊内也分布有这种感受装置。

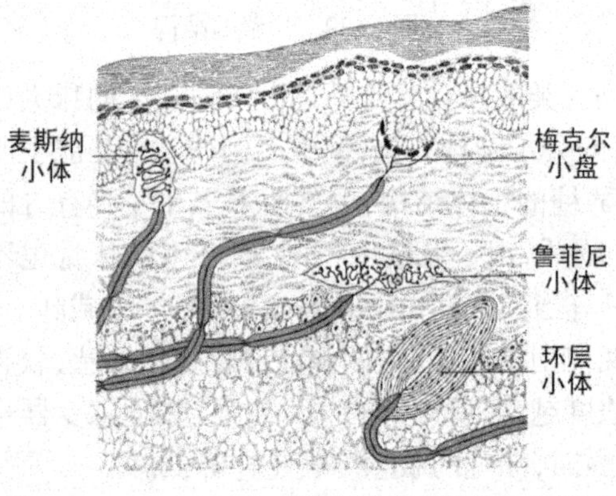

图 5-31　无毛皮肤中四种机械感受器的分布模式

4.温度觉感受器　温度感受器(thermoreceptors)一般认为是位于真皮和表皮层的游离神经末梢，能对温热刺激产生特异性温热反应。温度感受器是纤维末梢分支的无髓鞘突起突入基底上皮细胞质中富含线粒体的锥形或球形部分。温度感受器有热感受器(warmth receptor)和冷感受器(cold receptor)两类，分别感受皮肤上的热刺激和冷刺激。热感受器分布于皮肤下约 0.6 mm 处，由无髓鞘的 C 类纤维传导热感受信号；冷感受器为有髓鞘的 A_δ 纤维传导冷感受信号。在真皮内分支而成的游离神经末梢，对单根纤维来说形成 1 mm 左右的点状或扁圆形感受野，分别称为热点或冷点，能对温度信息作空间和时间总合。

5.痛觉感受器　为游离神经末梢(free nerve ending)，分布于真皮内，任何伤害性刺激均可引起痛觉，这些伤害性感受器分布密度高于皮肤上任何一类感受器，它们可对任何类型的强刺激或伤害性刺激敏感并起反应。感受痛觉的纤维外包裹一层施万细胞膜，纤维内有大量线粒体，这些游离的纤维末梢在表皮内脱去施万细胞膜，更容易接受伤害性刺激或接触其周围细胞释放的致痛物质。

小 结

分布于体表或组织内部感受机体内外环境变化的特殊结构或装置称为感受器。感觉器官是指功能上高度分化的感受细胞与其附属结构所组成的器官。感受器可通过换能作用将机体内外环境中不同形式的刺激能量转化成神经冲动，并将这些信息以不同频率、不同强度的动作电位序列进行编码后传向中枢。经相应中枢的感觉分析机制产生特定感觉或引起相应的反射效应。每种感受器都有各自的适宜刺激，当一定强度的刺激持续作用于一些感受器时会产生适应现象。

视觉感受器官的感光细胞位于眼的视网膜中。外界物体发来的光线，透过眼的折光系统成像在视网膜，视网膜的感光细胞受到刺激后，将光能转化为神经冲动，经视神经传入中枢，产生视觉。

听觉感受器官由外耳、中耳和内耳构成。听觉感受器官的感受细胞为内耳柯蒂氏器的毛细胞。声波通过外耳耳廓，经外耳道传向中耳，使鼓膜振动，并经听骨链，由卵圆窗传至内耳耳蜗，作用于柯蒂氏器，由毛细胞将传至内耳的机械能转变为蜗神经纤维的神经冲动，最终传入中枢，产生听觉。

前庭器官由内耳迷路的球囊、椭圆囊和三个半规管组成，它们可感受机体的运动状态和头部空间位置，从而反射性调节机体的姿势和平衡。

嗅觉的感受器是嗅上皮，内含嗅细胞。适宜刺激为空气中的化学分子，有气味物质到达嗅上皮后刺激嗅细胞，产生的神经冲动经嗅神经传入中枢引起嗅觉。

味觉的感受器也属化学感受器，味蕾内的味觉细胞可感受食物中可溶性化学物质的刺激，产生感受器电位后，经突触传递给感觉神经末梢，通过感觉神经纤维将神经冲动传入中枢引起味觉。

皮肤中触－压觉、振动觉均为机械感受器，对皮肤和组织的变形较为敏感；而温度觉和痛觉感受器都为游离神经末梢，这些结构对温度变化和伤害性刺激以及致痛物质的感受有利。

复习思考题

1.感受器有哪些主要类型？试述其一般的生理特征。
2.举例说明感受器是如何将体内外环境刺激转变为感受器电位和动作电位的。
3.眼视近物时是如何调节的？近视、远视和散光患者的眼折光系统发生了什么异常?如何矫正?
4.视杆细胞和视锥细胞的结构和功能有何异同?
5.简述视杆细胞的感光换能机制。
6.什么是三原色学说?
7.鼓膜和听骨链在声音传导中的作用特点怎样?
8.什么是行波学说?
9.简述椭圆囊和球囊在维持身体平衡上的作用。
10.简述半规管的功能。

第六章 血 液

人体内的液体总称体液(body fluid)。体液总量约占体重的60%,大部分在细胞内部,占体重的40~50%,即细胞内液(intracellular fluid);小部分在细胞外部,占体重的15~20%,即细胞外液(extracellular fluid)。一般来说,细胞内液是细胞内各种生化反应进行的场所,细胞外液则是细胞直接生活的液体环境,换言之细胞是“浸浴”在细胞外液中。因此,相对于人体生存的外环境(external environment)而言,细胞外液就是体内细胞生活的环境,生理学称之为内环境(internal environment)。细胞外液包括血浆、组织液、淋巴液、脑脊液和房水等。人体生存的外环境经常会发生各种变化,内环境中的各种理化性质(如pH、渗透压、温度等)和各种化学成分的浓度等虽也变动,但不会超出一定范围,而是处于相对稳定状态,即内环境稳态,可以理解为日常所说的“常态(生理态)”。实际上,在机体生活期间,干扰内环境理化性质的因素是不断出现的。机体细胞与细胞外液的物质交换,经常影响着内环境的理化性质;某些外环境因素的急剧变化也倾向于直接或间接(通过机体活动变化)影响内环境的理化性质。但与此同时,消化道补充营养物质,肺吸入O_2和排出CO_2,肾排出各种代谢终产物,并调整着水与各种无机盐及小分子物质的排泄,皮肤也不断散失代谢所产生的热量,这些活动都处于整体的神经和体液调节之下,从而使内环境的理化性质只能作较小幅度的波动,保持着动态平衡,此状态称为稳态(homeostasis)。虽然血浆在细胞外液中占1/5,但其理化因素的稳定对内稳态起着决定性的作用,故它是内环境中最为活跃的组成部分,是沟通各部分组织液以及和外环境进行物质交换的重要中间环节。血液与内环境稳态在某些疾病状态时,会出现内环境理化性质的较大变化,如高热、酸中毒、缺氧等,均会引起机体细胞功能的严重紊乱,即失稳态,可以理解为日常所说的“病态(病理态)”。可见,内环境稳态对于维持人体和体内所有细胞的正常功能是非常必要的。

第一节 血液的组成和理化特性

一、血液的组成和血量

(一)血液的组成

血液(blood)是一种充盈于心血管系统中的流体结缔组织,在心脏的驱动下周而复始地循环流动。人类的血液由液体成分(血浆,blood plasma)和有形成分(红细胞、白细胞和血小板)组成(表6-1)。1L血浆中含有900~920g水(90~92%),65~85g蛋白质(6.5~8.5%)和20g低分子物质(2%)。低分子物质中有多种电解质和小分子有机化合物,如代谢产物和其他某些激素等。血液在医学诊断上有重要价值,因为很多疾病均可导致血液组成成分或性质发生特征性的变化。

血浆中电解质含量与组织液基本相同(表6-2)。其中的溶质和水分都很容易透过毛细血管与组织液交流。血浆蛋白(分子大,不能透过毛细血管壁)的浓度是血浆和组织液的主要区别所在。在生物化学研究中,曾经用盐析法将血浆蛋白分为白蛋白、球蛋白与纤维蛋白原三大类。以后又用电泳法又将白蛋白区分为白蛋白和前白蛋白，将球蛋白区分为 α、β、γ 球蛋白等。各种血浆蛋白具有不同的生理功能，主要体现在：(1)营养储备功能（如成人 1L 血浆中约含有 66g 蛋白质）；(2)运输功能（如载脂蛋白）；(3)缓冲功能（如血浆白蛋白及其钠盐组成缓冲对）；(4)形成胶体渗透压，调节血管内外的水分分布（见血液的理化特性）；(5)参与机体免疫（如由血浆球蛋白构成的免疫抗体、补体系统等）；(6)参与凝血和抗凝血（如绝大多数的血浆凝血因子、生理性抗凝物质以及促进血纤维溶解的物质都是血浆蛋白，参见本章第三节）。

表 6-1 血液的组成成分

组成（比例或数量）			备注
液体成分 50~60%	水分（91~92%）		
	溶质（8~9%）	血浆蛋白（6.5~8.5%）	包括纤维蛋白原、白蛋白、球蛋白等
		电解质（0.75%）	主要是氯化钠，其他参见表 6-2
		脂质（0.7%）	磷脂、胆固醇等
		其他有机物（0.15%）	葡萄糖、尿素、氨基酸等
		其他物质	气体、代谢终产物等
有形成分 40~50%（比容）	红细胞（平均）4.2×10^{12}/L（女），5.0×10^{12}/L（男）		旧单位（平均）：420 万 /mm^3（女），500 万 /mm^3（男）
	白细胞（4.0~10.0）$\times10^9$/L（不分性别）		旧单位：7 000/mm^3（平均）
	血小板（100~300）$\times10^9$/L（不分性别）		旧单位：15.6 万 /mm^3（平均）

表 6-2 人体各部分体液中的电解质含量

		血浆		组织液	细胞内液
		mol/L(血浆)	mol/L(水)	mol/L(水)	mol/L(水)
正离子	Na^+	142.0	153.0	147.0	10
	K^+	5.0	5.4	4.0	140
	Ca^{2+}	5.0	5.4	2.5	5
	Mg^{2+}	3.0	3.2	2.0	27
	总计	155.0	167.0	155.5	182
负离子	HCO_3^-	27.0	29.0	30.0	10
	Cl^-	103.0	111.0	114.0	25
	HPO_4^{2-}	2.0	2.0	2.0	80
	SO_4^{2-}	1.0	1.1	1.0	20
	有机酸	6.0	6.5	7.5	–
	蛋白质	16.0	17.2	1.0	47
	总计	155.0	167.0	155.5	182

引自 Koushanpour E. 1976（血浆依含水 93 % 计算）

(二)血量

人体内血液的总量，就是血量(blood volume)，即存在于循环系统中的全部血液容量，是血浆量和血细胞量的总和。正常成年人血液的总量约相当于体重的 7 ~ 8 %，或相当于每千克体重 70 ~ 80ml，其中血浆量为 40 ~ 50ml。幼儿体内的含水量较多,血液总量占体重的 9%。血量相对稳定对于维持机体正常生命活动有重要意义。

二、血液的理化特性

(一)血液的物理特性

1.颜色　血液的颜色取决于红细胞。红细胞内含有红色的血红蛋白,因此血液呈红色。含氧丰富的动脉血鲜红,含氧量少的静脉血紫红(暗红)。人的血浆呈淡黄色,乃是溶有胆红素所致。

2.比重　血液的比重为 1.050~1.060,主要取决于红细胞数量(比容);血浆的比重约为 1.025~1.030,主要取决于血浆蛋白含量。

3.粘滞性　液体的粘滞性来源于液体内部的分子或颗粒之间的摩擦力。通常是在体外测定血液或血浆与水相比的相对粘滞性,此时血液的相对粘滞性为 4 ~ 5,血浆为 1.6 ~ 2.4。血液的粘滞性主要决定于所含的红细胞数,血浆的粘滞性主要决定于血浆蛋白质的含量。临床上严重贫血的患者,红细胞数量减少,血液粘滞性下降;大面积烧伤的患者,血液中的水分大量渗出血管,血液粘滞性就升高。

(二)血浆渗透压

渗透压是液体的一种特性,是指溶液中不易透过半透膜的溶质颗粒(分子或离子)吸收水分子的一种力量,其大小由单位体积溶液中溶质的颗粒数目决定,与溶质的其他特性无关。正常人血浆渗透压约为 300mmol/L（相当于 770kPa 或 5 800mmHg），主要来自溶解于其中的晶体物质(无机盐和小分子有机物),称为晶体渗透压(crystalloid osmotic pressure),其 80%来源于 Na^+ 和 Cl^-。由于血浆和组织液的晶体物质中绝大部分不易透过细胞膜,所以细胞外液晶体渗透压的相对稳定,对于保持细胞内外的水平衡极为重要。血浆中虽含有多量蛋白质,但蛋白质分子量大,所产生的渗透压小，一般仅为 1.5 mmol/L（相当于 3.3kPa 或 25mmHg），称为胶体渗透压(colloid osmotic pressure)。因组织液中蛋白质很少,故血浆的胶体渗透压高于组织液。血浆蛋白一般不能透过毛细血管壁,血浆胶体渗透压虽小,但对于血管内外的水平衡有重要作用。与血浆总渗透压相等的溶液称为等渗溶液,临床上的 0.9%的 NaCl 和 5%的葡萄糖均为等渗液。

(三)血浆 pH 值

正常人血浆的 pH 值约为 7.35 ~ 7.45。血浆 pH 值主要取决于血浆中主要的缓冲对,即 $NaHCO_3$ / H_2CO_3 的比值（通常为 20)。除此之外，还有血红蛋白质钠盐／蛋白质(NaHb/HHb)、Na_2HPO_4 / NaH_2PO_4 等缓冲对;在红细胞内还有血红蛋白钾盐／血红蛋白(KHb/HHb)、氧合血红蛋白钾盐／氧合血红蛋白($KHbO_2$/$HHbO_2$)、K_2HPO_4 / KH_2PO_4 、$KHCO_3$/ H_2CO_3 等缓冲对。一般酸性或碱性物质进入血液时,由于这些缓冲系统的有效缓冲,对血浆 pH 值的影响已减到很小,特别是在肺和肾不断地排出体内过多的酸或碱的情况下,使血浆 pH 值维持相对稳定。

第二节 血细胞及其生理

一、红细胞

(一)红细胞的数量、形态和功能

红细胞(erythrocyte或 red blood cell,RBC)是血液中数量最多的一种细胞。我国成年人红细胞正常值,男性为(4.5 ~ 5.5) × 10^{12}/L,女性为(3.8 ~ 4.6) × 10^{12}/L;新生儿的红细胞数较高,可超过 6.0 × 10^{12}/L,出生后数周内逐渐下降;儿童期红细胞数低于成人,且无明显性别差异,直到成人期才逐渐接近成人水平。正常红细胞呈双凹圆碟形(图 6-1),无核,直径约 7 ~ 8μm,周边稍厚(2.2μm)。这种细胞形状的表面积与体积之比,较球形时为大,因而气体可通过的面积也较大;由细胞中心到大部分表面的距离较短,因此气体进出红细胞的扩散距离也较短。

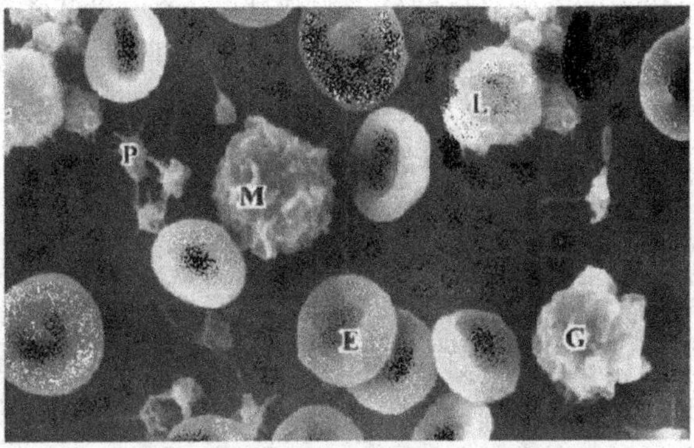

图 6-1 正常人血细胞扫描电镜图
E:红细胞 M:单核细胞 G:颗粒白细胞
L:淋巴细胞 P:血小板

红细胞的主要功能是运输气体(O_2 和 CO_2)和缓冲血浆 pH。这些功能主要靠血红蛋白(hemoglobin,Hb)完成。红细胞中充满血红蛋白,我国健康成年男性和女性的 Hb 含量分别是 120~160g/L 和 110~150g/L。近年来,发现红细胞还具有免疫功能。

(二)红细胞的生理特性

1.红细胞比容 红细胞在血液中所占的容积百分比,称为红细胞比容(hematocrit value)(图 6-2)。正常男性为 40 ~ 50%,女性为 37 ~ 48%。

2.悬浮稳定性和血沉 如将与抗凝剂混匀的血液静置于一支小玻璃管(如分血计)中,由于红细胞比重较大,将因重力而下沉,但正常时下沉十分缓慢(即有一定的悬浮稳定性)。通常以红细胞在 1 小时内下沉的距离来表示红细胞沉降的速度,称为红细胞沉降率(erythrocyte sedimentation rate,ESR),简称血沉。健康男性和女性的 ESR 分别为 0~15mm/h 和 0~20mm/h 。ESR 愈小,表示悬浮稳定性愈大。

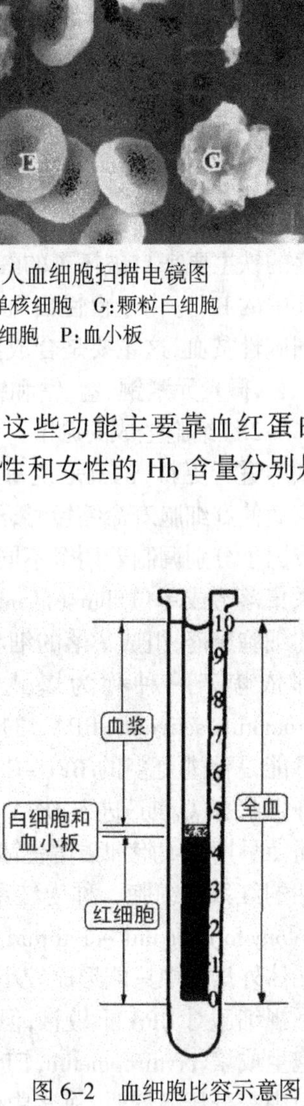

图 6-2 血细胞比容示意图

3.可塑性变形 红细胞的形状有利于其可塑性变形。红细胞在全身血管中循环运行,常要挤过口径比它小的毛细血管和血窦孔隙,此时红细胞将发生卷曲变形,在通过后又恢复原状,这种变形称为可塑性变形(plastic deformation)。表面积与体积的比值愈大,变形的能力愈大,故双凹圆碟形红细胞的变形能力远大于异常情况下可能出现的球形红细胞。

4.渗透脆性与溶血 渗透脆性(osmotic fragility)是指红细胞在低渗盐溶液中膨胀乃至破裂的

特性。正常情况下红细胞内的渗透压与其周围的血浆渗透压相等。如果将红细胞置于高渗盐溶液中(如 1.5%NaCl),则因红细胞内的渗透压低于高渗盐的渗透压,引起红细胞内的水分向高渗盐溶液渗透,使红细胞皱缩。相反,如果置于低渗盐溶液中(如 0.6 ~ 0.8% NaCl),则水分将过多地进入红细胞,引起红细胞膨胀;当盐溶液浓度降低到 0.42%时,有一部分红细胞将由于过度膨胀而开始破裂,将部分血红蛋白释放出来,发生溶血(hemolysis)现象,称为渗透性溶血;当盐溶液浓度降低到 0.35%时,则导致全部溶血。这表示正常人红细胞对低渗盐溶液具有一定的抵抗力。这种抵抗力的大小可说明红细胞脆性的大小。对低渗盐溶液的抵抗力小,表示脆性大,红细胞易破裂;反之,表示脆性小,红细胞不易破裂。红细胞初成熟时脆性小,衰老时脆性大。此外,蛇毒入血、血型不合的输血,以及各种机械性扭伤等因素也可引起溶血。

(三)红细胞的生成及其调节

1.红细胞生成所必需的原料　在幼红细胞的发育成熟过程中,细胞核的存在对于细胞分裂和合成血红蛋白有着重要的作用。在此阶段合成核内 DNA 必须有 Vit B_{12} 和叶酸作为辅酶。叶酸与维生素 B_{12} 缺乏时均可导致巨幼红细胞性贫血,只是在 Vit B_{12} 缺乏时,还伴有神经系统和消化道症状。合成血红蛋白还必须有铁作为原料,人每天需要 20 ~ 25mg 铁用于红细胞的生成,但每天只需从食物中吸收 1mg (约 5 %)以补充排泄的铁,其余 95 % 均来自人体铁的再利用。机体贮存的铁主要来自破坏了的红细胞。衰老的红细胞被巨噬细胞吞噬后,血红蛋白被消化而释出血红素中的 Fe^{2+}。由于慢性出血等原因,体内贮存的铁减少,或造血功能增强而供铁不够,均可引起小细胞性贫血,这主要是合成血红蛋白不足。此外,红细胞生成还需要氨基酸和蛋白质,Vit B_6、B_2、C、E ,微量元素铜、锰、钴和锌等。

2.红细胞生成的调节　每个成年人体内约有 25×10^{12} 个红细胞,每 24 小时便有 0.8 %的红细胞进行更新,也就是说每分钟约有 160×10^{6} 个红细胞生成;当机体有需要时,如失血或某些疾病使红细胞寿命缩短时,红细胞的生成率还能在正常基础上增加数倍。目前已经证明有两种调节因子分别调制着两个不同发育阶段红系祖细胞的生长。一种是早期的红系祖细胞,称为爆式红系集落形成单位(burst forming unit-erythroid , BFU-E),这是因为它们在体外培养中能形成很大的细胞集落,组成集落的细胞散布成物体爆炸的形状,这种早期祖细胞的生长和在体外形成集落都依赖于一种称为爆式促进因子(burst promoting activitor , BPA)的刺激作用。 BPA 可能是促进更多的 BFU-E 从细胞周期中的静息状态(G_0 期)进入 DNA 合成期(S 期),因而使早期祖细胞加强增殖活动。另一种是晚期的红系祖细胞, 称为红系集落形成单位(colony forming unit-erythroid, CFU-E), 它们在体外培养中只能形成较小的集落。晚期红系祖细胞对 BPA 不敏感,但主要接受促红细胞生成素(erythropoietin , EPO)的调节。当组织中氧分压降低时,血浆中的 EPO 的浓度增加,它促进红系祖细胞向前体细胞分化,又加速这些细胞的增殖,结果使骨髓中能合成血红蛋白的幼红细胞数增加,网织红细胞加速从骨髓释放(图 6-3)。EPO 主要由肾组织(管周细胞)产生,

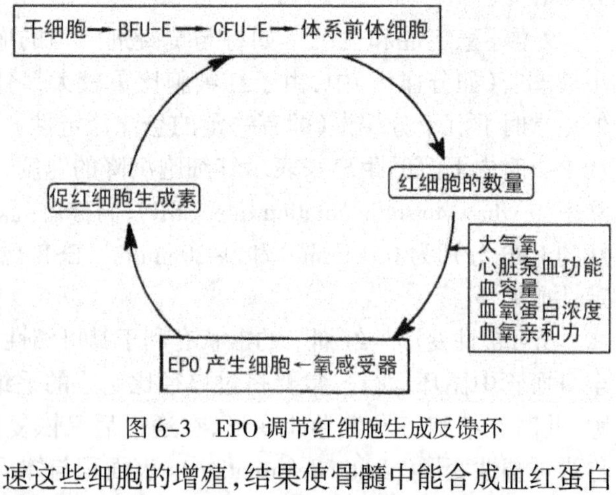

图 6-3　EPO 调节红细胞生成反馈环

肝(肝细胞)也有小量生成。近年来有迹象提示人类的某些血液病,如再生障碍性贫血(再障)是红系祖细胞上促红细胞生成素受体有缺陷所致。晚期肾病患者,肾脏产生 EPO 已基本停止,但体内仍有小量 EPO 促使骨髓继续产生红细胞。其他一些激素,包括雄激素、甲状腺激素和生长激素,都可增强 EPO 的作用,雌激素则有抑制红细胞生成的作用。这可能是男性的红细胞数和血红蛋白量高于女性的原因。

3.红细胞的破坏　红细胞的平均寿命约为 120 天。在这期间,平均每个红细胞在血管内循环流动约 27km,在"旅途"中常常需要挤过比它小的毛细血管及孔隙,因而不得不变形。当红细胞逐渐衰老时,细胞变形能力减退而脆性增加,在血流湍急处可因机械冲击而破损;在通过微小孔隙时也发生困难,因而特别容易停滞在脾和骨髓中被巨噬细胞所吞噬。事实上,任何组织都能使红细胞解体,这可从皮下出血的青紫块都会逐渐消失的事实证明。

红细胞在血管内破损而发生溶血,所释出的血红蛋白立即与一种血浆 α_2– 球蛋白(触珠蛋白)结合;但溶血严重达到每 100ml 血浆有 100mg 血红蛋白时,血浆中的触珠蛋白已不够用,未能与触珠蛋白结合的血红蛋白将经肾从尿中排出。与触珠蛋白结合的血红蛋白虽不致被排出,但将被肝摄取,脱铁血红素转变为胆色素,铁则以铁黄素的形式沉着于肝细胞内。在脾内被吞噬的衰老红细胞,经消化后,铁可再利用,而脱铁血红素也转变为胆色素,运送到肝处理。

二、白细胞

(一)白细胞的形态、数量和机能

白细胞(leukocyte 或 white blood cell,WBC)是一类有核无色、一般呈球形的血细胞,在组织中会有不同程度的变形。正常成年人白细胞总数为 $(4.0 \sim 10.0) \times 10^9$/L,每天下午较清晨高,进食、头痛、情绪激动及妊娠期均明显升高,尤其是剧烈运动和分娩期,可高达 34×10^9/L。正常成人各种白细胞的分类(图 6–1)及其主要机能见表 6–3。

表 6–3　正常人白细胞的分类及其主要机能

类型 项目	颗粒白细胞(granular leukocyte)			无颗粒白细胞(agranulocyte)	
	嗜中性粒细胞(neutrophil)	嗜酸性粒细胞(eosinophil)	嗜碱性粒细胞(basophil)	单核细胞(monoocyte)	淋巴细胞(lymphocyte)
瑞氏(Wright)染色、核形	细胞质中颗粒被染成红紫色、多形核	细胞质中颗粒被染成桔红色、双叶核	细胞质中颗粒被染成蓝紫色、S 或 U 形核	无特殊颗粒、胞质灰蓝色,肾形或 U 形核	无特殊颗粒、胞质蔚蓝色,球形或齿状核
百分比(%)	50~70	3~5	0~1	25~40	2~8
主要机能	进行变形运动,穿出小动脉壁,进入感染发炎的结缔组织,吞噬侵入机体的各种病原微生物及清除损伤死亡的各种组织细胞	与过敏反应有关,在过敏或有寄生虫时增多;此外还与抗原抗体复合物有亲和力,并能吞噬抗原抗体复合物	机能与结缔组织中的肥大细胞相似。颗粒含有肝素(抗凝血)、组织胺和慢反应物质(参与人体的过敏反应)	有活跃的变形运动和吞噬活动,在亚急性和慢性感染中代替嗜中性粒细胞有吞噬作用;还能协助淋巴细胞参与免疫	有变形运动能力,在机体特异性免疫过程中起重要作用。T 淋巴细胞参与细胞免疫反应,B 淋巴细胞参与体液免疫反应

所有的白细胞都能作变形运动,凭借这种运动白细胞得以穿过血管壁,这一过程称作血细胞渗出(diapedisis)。白细胞具有趋向某些化学物质游走的特性,称为趋化性。体内具有趋化作用的物质包括细菌、细菌毒素或人体细胞的降解产物,以及抗原－抗体复合物等。白细胞按照这些物质的浓度梯度游走到这些物质的周围,把异物包围起来并吞入胞浆内,这称为吞噬作用。每类白细胞都具有某些酶类,如蛋白酶、多肽酶、淀粉酶、脂酶和脱氧核糖核酸酶等。在白细胞总数中,有50%以上是存在于血管外的细胞间隙内,有30%以上贮存在骨髓内,其余的才是在血管中流动的。这些白细胞凭借血液的运输,从它们生成的器官(骨髓和淋巴组织)到达发挥作用的部位。

(二)白细胞的生成、调节与破坏

1.白细胞的生成　研究表明,成年人的所有白细胞都是由红骨髓造血母细胞发生。白细胞的生成过程包括三个发育阶段:原始、幼稚和成熟阶段。在发育过程中与红细胞一样,也需要蛋白质和有关维生素($VitB_{12}$和叶酸等)。这些物质缺乏时,就会影响白细胞的生成。

2.白细胞生成的调节　白细胞的分化和增殖受一组造血生长因子(hematopoietic growth factor, HGF)的调节。这些因子由淋巴细胞、单核－巨噬细胞、成纤维细胞和内皮细胞合成并分泌。由于有些HGF在体外可刺激造血细胞生成集落,又称为集落刺激因子(colony-stimulating factor,CSF)。根据其作用将CSF分为巨噬－集落刺激因子(M-CSF)、粒－集落刺激因子(G－CSF)、粒－巨噬集落刺激因子(GM-CSF)和多系集落刺激因子(multi-CSF)等。这些因子除了刺激相应祖细胞的增殖之外,还能增强成熟细胞的活性。此外,还有一些抑制因子能够直接抑制白细胞的增殖、分化或限制上述一些生长因子的释放或作用。如乳铁蛋白和转化生长因子－β(TGF－β)。此外,刺激交感神经或注射肾上腺素,都能迅速增加血液中白细胞的数量。

淋巴细胞的生成过程与其他白细胞有一些不同。在干细胞分化的早期,淋巴干细胞首先从多能干细胞分化出来。这些淋巴干细胞随血流进入中枢淋巴器官(骨髓和胸腺),在这里它们发育成定向淋巴细胞(committed lymphocyte)。在骨髓中发育的称为B细胞;在胸腺中发育的称为T细胞。随后,B和T细胞均随血流转移到周围淋巴器官(淋巴结和脾),在那里它们与某种抗原接触后即分化和增殖成为真正具有免疫功能的细胞,如浆细胞和T效应细胞(T effector cell)。淋巴细胞在生长成熟过程中接受一组称为白细胞介素(interleukins, ILs)的细胞因子的调节。

3.白细胞的破坏　细胞的寿命较难判断。因为粒细胞和单核细胞主要是在组织中发挥作用,淋巴细胞则往返循环于血液、组织液和淋巴之间,且还可增殖分化。一般来说,中性粒细胞在循环血液中停留约8小时左右进入组织,3～4天后将衰老死亡;若有细菌侵入,粒细胞在吞噬活动中可因释放出的溶酶体酶过多而发生自溶,与破坏的细菌和组织片共同构成脓液。但T淋巴细胞的生存时间可达100天以上,甚至若干年,在循环系统中反复流动,破坏后被巨噬细胞吞噬。

三、血小板

(一)血小板的形态和数量

血小板(platelets, thrombocyte)是从骨髓成熟的巨核细胞胞浆裂解脱落下来的小块胞质,无核,体积小,直径约2～3μm,呈双凸圆盘状,当受刺激时,则伸出突起,呈不规则形。可分为颗粒区和透明区,颗粒区含有特殊颗粒、致密颗粒和少量溶酶体,透明区含有微管和微丝。正常成年人的血小板数量是$(100\sim300)\times10^9/L$。血小板数有6～10%的生理性波动:通常午后较清晨高;冬季较春季高；静脉血较毛细血管高；进食、体力活动和妊娠中、晚期可使血小板增多；妇女月经期明显减少。数量超过 1 000 × 10^9 / L 时称血小板过多，容易发生血栓；低于 50 × 10^9 / L 时称血小板减少，可以导致出血倾向，甚至出现出血性紫癜。

(二)血小板的生理特性和主要功能

1.血小板的生理特性　①粘附：血小板与血管内皮下或血管断端暴露的胶原纤维粘着在一起的过程称为粘附(adhasion)；②聚集：即血小板之间相互粘着在一起的过程；③释放：血小板受刺激后，将其颗粒中的 ADP、5- 羟色胺、儿茶酚胺和血小板因子等活性物质排出，这些物质可参与止血和凝血过程；④吸附：血小板能吸附许多凝血因子于其磷脂表面，促进凝血；⑤收缩：血凝块中的血小板将伪足伸入血纤维网中，通过收缩蛋白收缩，使血凝块回缩，形成止血栓。

2.血小板的主要功能　(1)维持血管内皮的完整性：血小板能填补因血管壁内皮细胞脱落留下的空缺，并与内皮细胞融合，从而促进内皮细胞的修复。(2)止血功能：血管损伤而出血时，血小板在生理止血过程中居于中心地位。① 通过粘附、聚集形成血小板血栓堵住出血口；② 释放 5- 羟色胺、儿茶酚胺等物质使血管收缩，减慢血流，以利止血；③ 促进凝血块生成，也能堵住出血口达到止血目的。(3)促进凝血过程：血小板在凝血过程中发挥着重要的作用。① 释放 α - 颗粒中所含的血小板因子(PF)，参与血液凝固，尤其是 PF_3 能使凝血酶原的激活加快 2 万倍，并能促进纤维蛋白网的形成；② 吸附多种凝血因子(如Ⅰ、Ⅴ、Ⅺ和Ⅻ等)促进血凝过程的发生。

(三)血小板生成的调节和破坏

生成血小板的巨核细胞虽然在骨髓造血细胞中数量最少(仅占 0.05 %)，但其产生的血小板却对机体的止血功能极为重要。每个巨核细胞均可产生 1 000 ~ 6 000 个血小板。从原始巨核细胞到释放血小板入血约需 8 ~ 10 天。进入血液的血小板一半以上在外周血中循环，其余贮存于脾脏。研究表明，一种称为促血小板生成素(thrombopoietin ,TPO)的物质能刺激造血干细胞向巨核系祖细胞分化，并特异地促进巨核系祖细胞增殖、分化以及巨核细胞的成熟和血小板的释放。

血小板进入血液后，只在开始两天具有生理功能，但平均寿命可达 7 ~ 14 天。衰老的血小板是在脾、肝和肺中被吞噬的；在生理止血活动中，血小板聚集后本身将解体并释放出全部活性物质；血小板也可能融入内皮细胞。

第三节　血液凝固和纤维蛋白溶解

小血管损伤后血液将从血管流出，正常人数分钟后出血将自行停止，称为生理性止血(physiologic hemostasis)。用一个小撞针或注射针刺破耳垂或指尖使血液流出，然后测定出血延续的时间，称为出血时间，其长短可以反映生理止血功能的状态。正常出血时间为 1 ~ 3min。血小板减少或功能有缺陷时，出血时间相应延长或出血不止，说明血小板在生理止血中作用重大。

生理性止血包括三部分功能活动。首先是小血管于受伤后立即收缩，若破损不大即可使血管封闭；主要是由损伤刺激引起的局部缩血管反应，但持续时间很短。其次，更重要的是血管内膜损伤，内膜下组织暴露，可以激活血小板和血浆中的凝血系统；由于血管收缩使血流暂停或减缓，有利于激活的血小板粘附于内膜下组织并聚集成团，成为一个松软的止血栓以填塞伤口。接着，在局部又迅速出现血凝块，即血浆中可溶的纤维蛋白源转变成不溶的纤维蛋白分子多聚体，并形成了由血纤维与血小板一道构成的牢固止血栓，有效制止了出血。与此同时，血浆中也出现了生理的抗凝血活动与纤维蛋白溶解活性,以防止血凝块不断增大和凝血过程漫延到这一部位以外。血液在血管内能保持流动,除其他原因外,抗凝物质起了重要的作用;血管内又存在一些物质可使血纤维再分解,这些物质构成纤维蛋白溶解系统(简称纤溶系统)(fibrinolytic system)。在生理止血中,血凝、抗凝与纤维蛋白溶解相互配合,既有效地防止了失血,又保持了血管内血流畅通。

一、血液凝固

血液离开血管数分钟后,血液就由流动的溶胶状态变成非流动的胶冻状凝块,此过程称为血液凝固(blood coagulation)或血凝。在凝血过程中,血浆中的纤维蛋白原转变为不溶的纤维蛋白(血纤维),血纤维交织成网,将很多血细胞网罗在内,形成血凝块。血凝后 1~2 小时,血凝块又发生回缩,并释放出淡黄色的液体,称为血清。血清与血浆的区别,在于前者缺乏纤维蛋白原和少量参与血凝的其他血浆蛋白质,但又增添了少量血凝时由血小板释放出来的物质。

(一)血液凝固的基本过程和原理

1.凝血因子　血浆与组织中直接参与凝血的物质,统称为凝血因子(blood clotting factors),其中已按国际命名法用罗马数字编了号的有 12 种(表 6-4)。

表 6-4　参与血液凝固的因子

国际命名	同义名	生成部位	作用
因子Ⅰ	纤维蛋白原(fibrinogen)	肝	形成多聚体,血块
因子Ⅱ*	凝血酶原(prothrombin)	肝巨核细胞	Ⅱa 加速因子Ⅶ复合物和凝血酶原酶复合物的形成;激活Ⅰ、Ⅴ、XⅢ等
因子Ⅲ	组织凝血激酶(tissue thromboplastin)	所有细胞中,脑、肺、胎盘中较多	和Ⅳ(Ca^{2+})、Ⅶ共同形成因子Ⅶ复合物激活Ⅹ→Ⅹa
因子Ⅳ	Ca^{2+}	来自饮食和骨骼	参与血凝过程的多个步骤
因子Ⅴ*	前加速素(proaccelerin)	肝、内皮	Ⅴa 和Ⅹa、Ⅳ(Ca^{2+})、PF_3 形成凝血酶原酶复合物激活Ⅱ变为Ⅱa
因子Ⅵ	不再认为是独立因子,与因子Ⅴ相同而被取消		
因子Ⅶ	前转变素(proconvertin)	肝	和Ⅲ、Ⅳ(Ca^{2+})形成因子Ⅶ复合物激活Ⅹ→Ⅹa
因子Ⅷ	抗血友病因子(antihemophilic factor , AHF)	肝、脾、内皮	和Ⅸa、Ⅳ(Ca^{2+})、PF_3 共同形成因子Ⅷ复合物激活Ⅹ→Ⅹa
因子Ⅸ*	血浆凝血激酶(plasma thromboplastin component , PTC)		Ⅸa 和Ⅳ、Ⅴ、Ⅷ和 PF_3 一起激活Ⅹ→Ⅹa
因子Ⅹ*	Stuart-Prower 因子	肝	Ⅹa、Ⅳ(Ca^{2+})、Ⅴ和 PF_3 一起激活Ⅱ
因子Ⅺ	血浆凝血激酶前质(plasma thromboplastin antecedent , PTA)	肝	Ⅺa 和Ⅳ(Ca^{2+})一起激活Ⅸ→Ⅸa
因子Ⅻ	接触因子(contact factor)	肝	Ⅻa 激活Ⅺ→Ⅺa
因子XⅢ	纤维蛋白稳定因子(fibrin-stabilizing factor)	肝	使Ⅰa 交联稳定
前激肽释放酶	Prekallikrein Pletcher	肝	参与激活Ⅻ
PF_3	脑磷脂	骨髓	为凝血复合物提供磷脂表面

* 为 Vit K 依赖因子

此外，还有前激肽释放酶，以及来自血小板的磷脂（血小板因子3，PF_3）等直接参与凝血过程。除因子Ⅳ（Ca^{2+}）与PF_3外，其余已知的凝血因子都是蛋白质，而且因子Ⅱ、Ⅶ、Ⅸ、Ⅹ、Ⅺ、Ⅻ以及前激肽释放酶都是蛋白酶。除因子Ⅶ是以活性型存在于血液中的外，其他因子均以无活性的酶原形式存在于血浆中，必须经过激活才具有活性（因子Ⅶ不需激活，但其活性的表现有赖于因子Ⅲ的存在，图6-5）。被激活的因子习惯上在该因子代号的右下角加一"a"字来表示。如因子Ⅰ变成因子Ⅰa。因子Ⅲ是唯一不在血浆中的凝血因子，来自组织细胞，启动外源性凝血。

2.凝血过程　凝血过程基本上是一系列蛋白质有限水解的过程，一旦开始，各个凝血因子便一个激活另一个，形成一个连锁反应链，一经触发，迅速进行，直至血液凝固，即"瀑布学说"。凝血过程的三个阶段见图6-4。

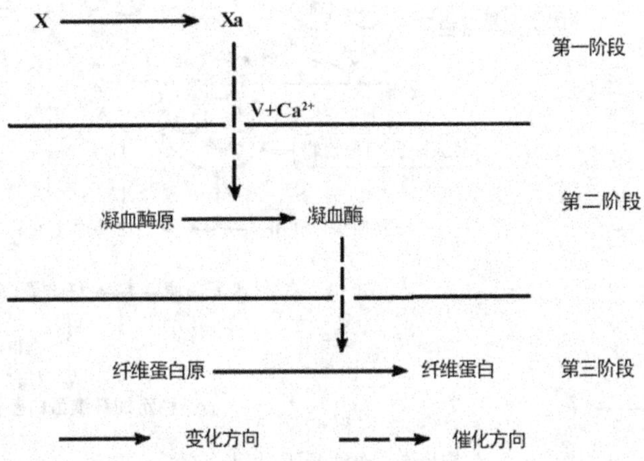

图6-4　凝血过程的三个阶段

因子Ⅹ的激活可以通过两种途径：如果只是损伤血管内膜或抽出血液置于玻璃管内，完全依靠血浆内的凝血因子逐步使因子Ⅹ激活从而发生凝血的，称为内源性激活途径（intrinsic route），从因子Ⅻ开始；如果是依靠血管外组织释放的因子Ⅲ来参与因子Ⅹ激活的，称为外源性激活途径（extrinsic route），由因子Ⅲ、Ⅶ、Ⅳ（Ca^{2+}）激活Ⅹ，如创伤出血后发生凝血的情况。可见，内、外源凝血的主要区别在于启动因子和因子Ⅹ激活以前参与的凝血因子类型不同，是因子Ⅹ被激活的两条不同途径。因子Ⅹ与凝血酶原的激活，都是在PF_3提供的磷脂表面上进行的，可以将这两个步骤总称为磷脂表面阶段。凝血酶（thrombin）有多方面的作用：①催化纤维蛋白原的分解；②加速因子Ⅶ复合物与凝血酶原酶复合物的形成并增加其作用（正反馈）；③激活因子ⅩⅢ生成ⅩⅢa。其中，①为其主要作用，可使每一分子纤维蛋白原从N-端脱下四段小肽，转变成为纤维蛋白单体（fibrin monomer），然后互相连接，特别是在ⅩⅢa作用下形成稳定的纤维蛋白多聚体（fibrin polymers），即不溶于水的血纤维（图6-5）。

一般来说，通过外源性途径凝血较快，内源性途径较慢；但在实际情况中，单纯由一种途径引起凝血的情况不多。在凝血的某些阶段，内源性途径与外源性途径之间存在着功能的交叉，也就是说，这两条途径之间具有某些"变通"的途径。例如，外源性的因子Ⅶa和Ⅲ可以形成复合物直接激活因子Ⅸ，从而部分代替了因子Ⅺ和Ⅻa的功能。这一机制得以解释为什么在因子Ⅸ缺乏时的出血倾向，较因子Ⅺ和Ⅻ缺乏时更为严重。另一方面，内源性因子Ⅻ的裂解产物和因子Ⅸa也能激活外源性的因子Ⅶ。

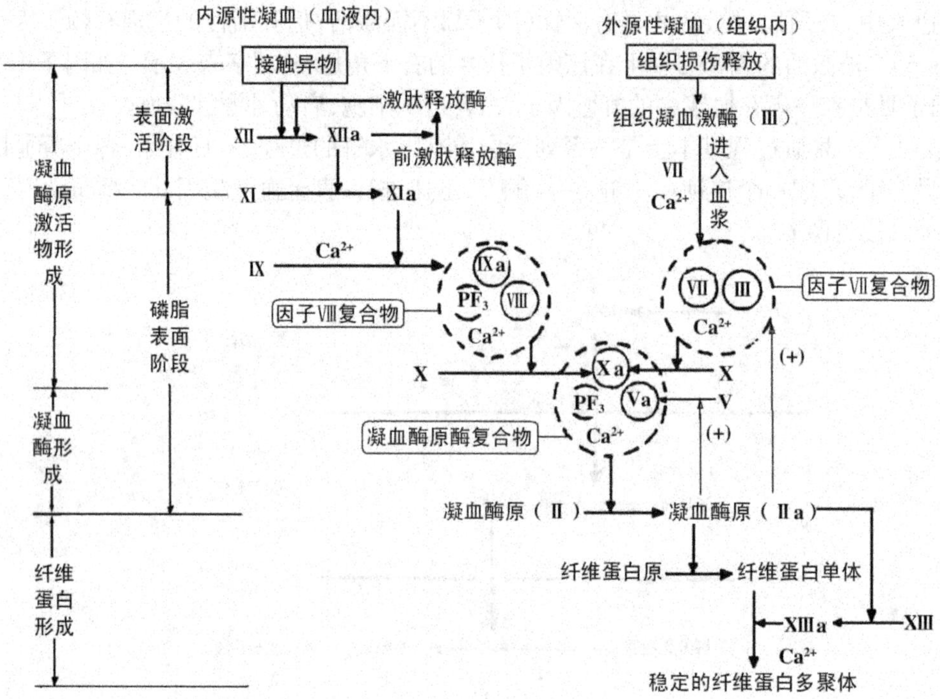

图 6-5　血液凝固过程

（二）抗凝系统

血浆内还含有防止血液凝固的物质，称为抗凝物质(anticoagulant)。正常人1ml血浆含凝血酶原约300单位，在凝血时通常可以全部激活。10ml血浆在凝血时生成的凝血酶就足以使全身血液凝固。但在生理止血时，凝血只限于某一小段血管，而且1ml血浆中出现的凝血酶活性很少超出8～10单位，说明正常人血浆中有很强的抗凝血酶活性。现已查明，血浆中最重要的抗凝物质是抗凝血酶Ⅲ(antithrombin Ⅲ)和肝素(heparin)，它们的作用约占血浆全部抗凝血酶活性的75％；蛋白质C(Protein C)是近年来引起注意的另一种具有抗凝作用的血浆蛋白；目前认为组织因子途径抑制物(TFPI)也是体内重要的生理性抗凝物质。

1.抗凝血酶Ⅲ　由肝细胞和血管内皮细胞分泌，是血浆中最重要的抗凝血物质之一。在血液中，每1分子抗凝血酶Ⅲ，可以与2分子凝血酶结合形成复合物，使凝血酶失活，从而阻断凝血过程。抗凝血酶Ⅲ的直接抗凝作用很慢也很弱，但与肝素结合后，其抗凝作用可增加2 000倍。

2.肝素　主要由肥大细胞和嗜碱性粒细胞产生，存在于大多数组织中，尤以肝、肺、心和肌组织中含量丰富，但生理状态下血浆中含量甚微。其抗凝机制主要有两个方面：一是与抗凝血酶Ⅲ结合，使后者与凝血酶的亲合力增强约100倍，使凝血酶立即失活；二是可刺激血管内皮细胞大量释放组织因子途径抑制物和其他抗凝物质来抑制凝血过程。此外，肝素还能抑制血小板的粘附、聚集和释放反应，保护血管内皮和降低血脂。故肝素在临床上广泛应用于防治血栓性疾病，尤其是低分子肝素(Mr < 7 000Da)副作用小，更适于临床使用。还有报道，肝素还能刺激血管内皮细

胞释放纤溶酶原激活物，加速纤维蛋白的溶解。

3.蛋白质 C　由肝合成，并有赖于 Vit K 的存在，是一种具有抗凝作用的血浆蛋白，它以酶原形式存在于血浆中，在凝血酶的作用下可发生有限酶解（从分子上裂解下一个小肽后即具有活性）。激活的蛋白质 C 具有多方面的抗凝血、抗血栓功能，主要包括：①灭活凝血因子 V 和Ⅷ（需 Ca^{2+} 存在），反应速度很快；② 限制因子Ⅹa 与血小板结合；③刺激纤溶酶原激活物的释放，增强纤维蛋白的溶解（此作用只有在内皮细胞存在时才能实现）。

4.组织因子途径抑制物（TFPI）　目前认为 TFPI 也是体内重要的生理性抗凝物质，主要由小血管内皮细胞分泌，是一种相对稳定的糖蛋白。分子中含有三个抑制功能域（K1、K2、K3）。其抗凝作用分两步进行：第一步是 K2 与Ⅹa 结合，直接抑制Ⅹa 的催化活性，并使 TFPI 变构；第二步是在 Ca^{2+} 的参与下，变构的 TFPI 再与因子Ⅶ复合物结合，从而灭活因子Ⅶ复合物，发挥负反馈性抑制外源性凝血途径的作用。

5.体外抗凝　在血液凝固过程中，许多环节需要 Ca^{2+}（Ⅳ）参与。因此，一些能降低血浆中 Ca^{2+} 浓度的物质可用于体外抗凝，如柠檬酸钠（临床上常用的体外抗凝剂）和草酸钠均能沉淀血浆中的 Ca^{2+}，故可阻止血液凝固。血凝是酶促反应过程，故在一定范围内（< 42℃）升高温度，可促进血凝；降低血液温度至 10℃以下（体外实验）时，很多参与凝血过程的酶的活性下降，可明显延缓血凝速度，但不能完全阻止凝血的发生。光滑的表面（不湿表面）可减少血小板的聚集和解体，减弱对凝血过程的触发，故可以延缓凝血酶的形成（如将血液盛放在内表面涂有硅胶或石蜡的容器内即可延缓血凝）。此外，实验室中可使用草酸铵、草酸钾和 EDTA（与 Ca^{2+} 结合成不易溶解的复合物）作抗凝剂；但它们对机体有害，因而不能进入体内。

二、纤维蛋白溶解

纤维蛋白被降解液化的过程称为纤维蛋白溶解（fibrinolysis），简称纤溶。其意义是清除体内多余的纤维蛋白凝块和血管内的血栓，保证血流通畅，且有利于受损组织的再生。纤溶系统包括 4 种成分：纤维蛋白溶解酶原（纤溶酶原）、纤维蛋白溶解酶（纤溶酶）、纤溶酶原激活物、纤溶抑制物。纤溶的基本过程分为两个阶段，即纤溶酶原的激活与纤维蛋白的降解（图 6-6）。

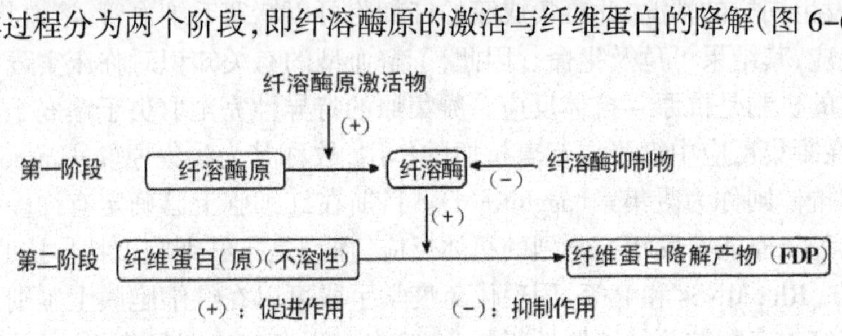

图 6-6　纤溶系统

（一）纤溶酶原的激活

纤维酶原主要在肝脏合成，能使纤溶酶原激活成纤溶酶的物质称为纤溶酶原激活物，主要有三类：① 血管激活物，由小血管的内皮细胞合成和释放，当血管内出现血凝块时，可刺激血管内皮细胞释放激活物。所释放的激活物大部分吸附于血凝块上（很少进入血流），发挥局部溶栓作用，保持血流通畅；② 组织激活物，广泛存在于各组织中，如肾脏产生的尿激酶活性很强，有助于防止肾小管中纤维蛋白沉着。它们主要是在组织修复、伤口愈合过程中，在血管外促进纤溶。子宫、前列腺、甲状腺和肺等组织中含组织激活物较多,使月经血不易凝固,且这些器官手术时容易发生渗血。③依赖Ⅻa的激活物,如前激肽释放酶被Ⅻa激活后生成的激肽释放酶就可激活纤溶酶原。这类激活物可使血凝与纤溶互相配合并保持平衡。

(二)纤维蛋白降解

纤溶酶是蛋白水解酶,可将纤维蛋白或纤维蛋白原分子逐步水解为许多可溶于水的小肽,统称为纤维蛋白降解产物(FDP)。FDP为可溶性的,一般不再凝固,而且其中一部分还有抗凝作用。纤溶酶是血浆中活性最强的蛋白酶,但特异性较小,可以水解凝血酶、因子Ⅴ、因子Ⅷ、激活因子Ⅻa;促使血小板聚集和释放5-羟色胺、ADP等;还能激活血浆中的补体系统;但其主要作用是水解纤维蛋白原和纤维蛋白。血管内出现血栓时,纤溶主要局限于血栓,这可能是由于血浆中有大量抗纤溶物质(即抑制物)存在,而血栓中的纤维蛋白却可吸附或结合较多的激活物所致。

(三)抑制物及其作用

血液中存在的纤溶抑制物主要是抗纤溶酶(antiplasmin),但其特异性不大,是一种α球蛋白(如α_2巨球蛋白),可抑制纤溶酶、胰蛋白酶、凝血酶、激肽释放酶等多种酶的活性;每1分子α_2巨球蛋白可结合1分子纤溶酶,然后迅速被吞噬细胞清除。血浆中的α_1-抗胰蛋白酶也对纤溶酶有抑制作用,但作用较慢,然而它分子量小可渗出血管,控制血管外纤溶活动。可见,抑制物的作用是广泛抑制在血凝与纤溶两个过程中起作用的一些酶类。这对于将血凝与纤溶局限于创伤部位有重要意义。正常生理情况下,血凝和纤溶两者处于平衡状态。

第四节　血型与输血

一、血型与红细胞凝集

若将血型不相容的两个人的血滴放在玻片上混合,其中的红细胞立即聚集成簇,这种现象称为凝集(agglutination)。凝集有时还伴有溶血。当血型(blood groups)不相容的血液输入循环血液中时,在血管内可发生同样的情况,此凝集成簇的红细胞可以堵塞毛细血管,溶血将损害肾小管,同时常伴发过敏反应,其结果可危及生命。因此,了解血型的有关知识对临床实践有重要意义。

红细胞凝集的机制是抗原-抗体反应。凝集原的特异性完全取决于镶嵌于红细胞膜上的一些特异糖蛋白,在凝集反应中糖蛋白起着抗原的作用,故称其为凝集原(agglutinogen)。能与凝集原起反应的特异抗体则称为凝集素(agglutinin)。目前在红细胞上已确定有许多种不同的特异性抗原,大约有30种抗原能引发相当剧烈的机体反应。血型是指红细胞上特异抗原的类型。重要的血型系统有ABO,Rh,MNSs和P等,用现代免疫学手段可以在红细胞膜上鉴别出约400种不同特征的抗原。但绝大多数抗原的抗原性很弱,在输血中不会产生明显作用,对输血最为重要的血型是ABO系统和Rh系统。虽然通常所说的血型是指红细胞的血型,但是存在于红细胞上的血型抗原也存在于白细胞、血小板和一般组织细胞上,此外在白细胞和血小板上还存在它们本身特有的抗原。

二、红细胞血型

1901年Landsteiner发现了第一个血型系统,即ABO血型系统,从此为人类揭开了血型的奥秘，并使输血成为安全度较大的临床治疗手段。

(一)ABO 血型系统

1.分型依据　ABO血型是根据红细胞膜上存在的凝集原(抗原)将血液分成4型(表6-5)。

表 6-5　ABO 血型系统中的凝集原(抗原)和凝集素(抗体)

血 型	红细胞表面抗原	血清中的抗体
A型	A	抗 B(或称 β)
B型	B	抗 A(或称 α)
AB型	A + B	无
O型	无	抗 A + 抗 B(或 +β)

不同血型人的血清中各含有不同的凝集素(抗体)，即不含有对抗其自身红细胞凝集原的凝集素，其抗原、抗体分布的特点：有哪种抗原则无哪种抗体，无哪种抗原则必有哪种抗体。后来进一步发现 4 种血型的红细胞上都含有 H 抗原，O 型的红细胞上也含有 H 抗原。H 抗原是形成 A、B 抗原的结构基础，但是 H 物质的抗原性很弱，因此血清中一般都没有抗 H 抗体。利用抗血清作细致的检测可以发现，A 型还可再区分为 A_1 和 A_2 亚型。在 A_1 亚型红细胞上含有 A 和 A_1 抗原，而 A_2 型红细胞上仅含有 A 抗原。相应的在 A_1 型血清中只有抗 B 凝集素，而 A_2 型血清中除抗 B 凝集素之外，还含有抗 A_1 凝集素。因此当将 A_1 型的血液输给 A_2 型的人时，血清中的抗 A_1 凝集素可能与 A_1 型的人红细胞上的 A_1 抗原结合产生凝集反应。据调查，我国汉族人中 A_2 型和 A_2B 型均分别不超过 A 型和 AB 型人群的 1%。即使如此，在测定血型和输血时都应注意到 A 亚型的存在。

2.血型判断　相对应的抗原、抗体相遇时将发生红细胞凝集反应，红细胞彼此聚集粘合形成一簇簇不规则的红细胞团，在补体参与下出现红细胞溶解破裂。临床上 ABO 血型的鉴定方法是用已知的标准血清(含抗体)与被鉴定人的红细胞(含抗原)相混合，依其发生凝集反应的结果，判定被鉴定人红细胞表面所含抗原类型，从而确定其血型。图 6-7 所示为玻片法血型检测结果的判定：在玻片上分别滴上一滴抗 B 和一滴抗 A，在每一滴血清上再加一滴红细胞悬浮液，轻轻摇动，使红细胞和血清混匀，观察有无凝集现象。

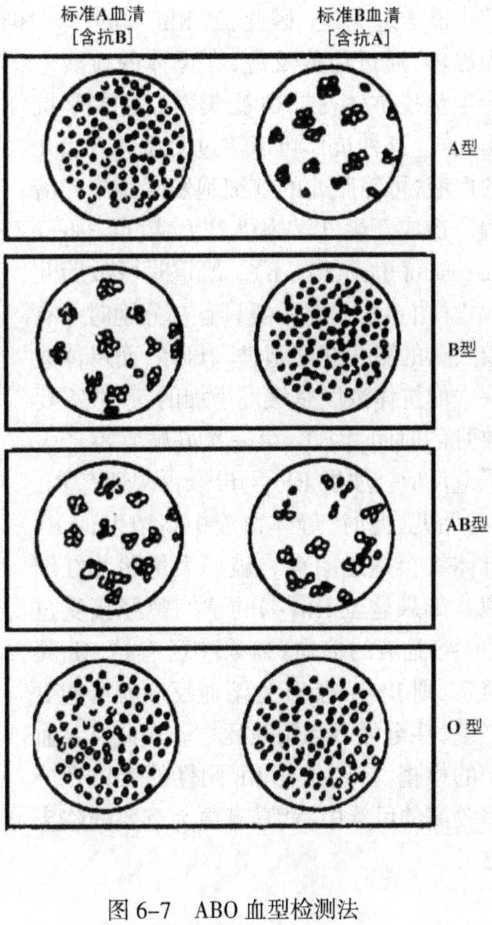

图 6-7　ABO 血型检测法

(二)Rh 血型系统

1.Rh 血型系统的发现和在人群中的分布　在动物实验中，当把恒河猴(Rhesus

monkey)的红细胞重复注射入家兔体内,引起家兔产生免疫反应,此时在家兔血清中产生抗恒河猴红细胞的抗体(凝集素)。再用含这种抗体的血清与人的红细胞混合,发现在白种人中,约有85%的人其红细胞可被这种血清凝集,表明这些人的红细胞上具有与恒河猴同样的抗原,故称为 Rh 阳性血型;另有约 15 %的人的红细胞不被这种血清凝集,称为 Rh 阴性血型,这一血型系统即称为 Rh 血型。在我国汉族和其他大部分民族的人,Rh 阳性约占 99 %,Rh 阴性只占 1%左右。但是在另一些少数民族中,Rh 阴性较多,如苗族 12 .3 %,塔塔尔族 15. 8 %。

2.Rh 血型系统的抗原与分型　利用血清试验揭示了人类红细胞上的 Rh 血型系统包括着 6 种不同的抗原,分别称为 C、c、D、d、E、e。从理论上推断,有 3 对等位基因 Cc、Dd 、Ee 控制着 6 个抗原。但实际上尚未发现单一的抗 d 血清,因而认为 d 是"静止基因",在红细胞表面不表达 d 抗原。在其他的 5 个抗原中,D 抗原的抗原性最强。因此红细胞上含有 D 抗原的为 Rh 阳性,即 Rh(+);红细胞上缺乏 D 抗原的为 Rh 阴性,即 Rh(-)。

3.Rh 血型的特点及其在医学实践中的意义　与 ABO 系统不同,在人血清中不存在抗 Rh 的天然抗体,只有当 Rh(-)的人,接受 Rh(+)的血液后,通过体液免疫才产生出抗 Rh 的抗体。这样,第一次输血后一般不产生明显的反应,但在第二次,或多次再输入 Rh (+)血液时即可发生抗原 - 抗体反应,输入的 Rh(+)红细胞即被凝集。Rh 系统与 ABO 系统比较的另一个不同点是抗体的特征。 ABO 系统的抗体一般是完全抗体 IgM 。而 Rh 系统的抗体主要是不完全抗体 IgG ,后者分子较小能透过胎盘。因此,当 Rh(-)的母亲怀有 Rh (+)的胎儿时,胎儿少量红细胞或 D 抗原可以进入母体,通过免疫反应,在母体的血液中产生免疫抗体(抗 Rh 凝集素),主要是抗 D 抗体。这种抗体可以透过胎盘进入胎儿的血液,可使胎儿的红细胞发生凝集和溶解, 造成新生儿溶血性贫血症(hemolytic disease of the newborn), 严重时可致胎儿死亡(图 6-8)。但一般只有在分娩时才有较大量的胎儿红细胞进入母体,而母体血液中的抗体浓度是缓慢增加的,一般需要数月的时间,因此,第一次妊娠常不产生严重反应。如果 Rh(-)母亲再次怀有 Rh (+)胎儿,此时,母体血液中高浓度的 Rh 抗体将会透过胎盘, 破坏大量胎儿红细胞。如果这位 Rh(-)的孕妇曾经接受过 Rh(-)血液的输血,血浆中已有抗 Rh 凝聚素,则 Rh(+)胎儿的溶血反应就可能更严重,甚至可引起胎儿死亡。因此,Rh 血型的检查,特别是在 Rh 阴性的人口百分率较高的民族中,就具有更为重要的临床意义。

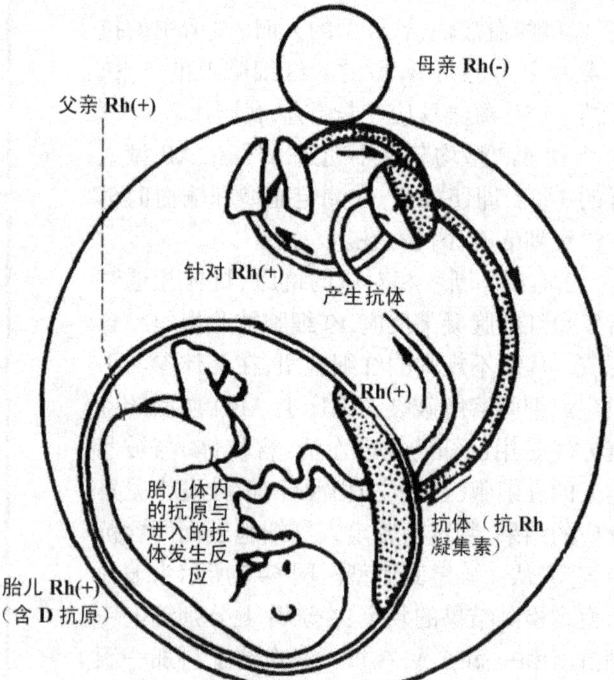

图 6-8　Rh(-)母亲孕育 Rh(+)胎儿时引起的反应示意图

三、白细胞与血小板血型

白细胞与血小板上也有A、B、H、MN、P等红细胞抗原，此外还有它们所特有的抗原，这些抗原具有临床意义，特别是组织相容性抗原对选择器官组织的移植和血液成分的输注的合适供者(donor)有重要的意义。白细胞与血小板的抗原可使受者(recipient)产生免疫反应，此时输血可引起发热反应，移植的器官组织受破坏的速度加快，在体内的生存期缩短。

人白细胞抗原(human leukocyte antigen, HLA)是人类白细胞上最强的同种抗原。HLA系统由数量众多的抗原所组成，是一个极为复杂的抗原系统，控制这些抗原的基因位于第6号染色体的短臂上，在这一部位的染色体上分布着A、B、C和D四个基因位点，它们控制着7组HLA抗原即：HLA-A、HLA-B、HLA-C、HLA-D、HLA-DR、HLA-DQ和HLA-DP，每一组又包括许多种抗原。例如HLA-A组有20多种抗原，HLA-B组有50种以上不同的抗原，HLA-C组则有11种抗原。根据抗原发现的顺序，又对抗原作编号，如HLA-A_1、A_2……A_{19}等。它们的数量随着新抗原的认定还在继续扩大。这类抗原除了分布在白细胞和血小板上，还广泛分布在各种正常组织器官和肿瘤组织的有核细胞膜上。HLA系统除了在医学上与器官移植、植皮、骨髓移植和输血有密切的关系外，还可应用于亲子鉴定和人类学研究。各种HLA出现的频率具有明显的种族差异。HLA系统是人类学研究的一个重要指标。

血小板还有一些特有的抗原，如PI、Zw、Ko等系统，它们与红细胞或白细胞上的同种抗原没有关系。这些抗原可因输血和妊娠而产生免疫抗体。约有50%的病人在长期重复输注血小板后，在血清中可出现抗输入血小板的抗体，它们可引起发热反应，使输入的细胞缩短生存期，还能掩盖抗红细胞的特异抗体的存在，因而，影响血型测定的正确性。当妊娠母亲血清中出现抗血小板抗体时，可导致新生儿血小板减少症。

四、输血的意义和原则

输血不仅可补充血量，恢复正常血压，还能反射性地提高中枢神经系统的兴奋性，加强心血管的活动和改善机体的新陈代谢。所以在临床上急性大失血、烧伤、休克或再生障碍性贫血等许多重病中，输血和输液都是重要的抢救措施和治疗方法之一。当健康人一次失血量不超过全血量的10%时，血量会很快恢复正常，对正常生理活动无明显影响。所以一个健康的人一次输出200～300ml血液，对自身的健康并无显著影响。血量的恢复，首先(1～2h内)是血中液体成分的恢复，这主要是由于组织液进入血管而补充了血浆量；血浆蛋白由于肝脏合成机能的加快，可在一天(24h)内得到恢复；红细胞和血红蛋白的恢复稍微慢些，一般需要3～4周。如果一次失血量超过全血量的20%，机体的代偿机能将不足以保持血压于正常水平，可导致机体正常生理活动障碍，需要进行输血或补液；当一次失血超过全血量的30%时，血压会大幅度下降，仅靠机体的调节机能已不能恢复，如果流经体内任何器官的血流量不足，均可能造成严重的组织损伤；如果心、脑等重要器官的血供不足，会导致昏厥，甚至危害生命。此时必须及时抢救，最有效的方法就是输血。

为了保证输血的安全性和提高输血的效果，必须注意遵循输血的原则。随着医学和科学技术的进步，输血疗法已经从原来的单纯输全血，发展为输全血和成分输血(transfusion of blood components)。成分输血就是把人血中的各种有效成分，如红细胞、粒细胞、血小板和血浆分别制备成高纯度或高浓度的制品再输入，即“缺啥输啥”。这样既能提高疗效，减少不良反应，又能节约血源。在准备输血时,首先必须保证供血者与受血者的 ABO 血型相合,如果此系统不相容的话,输血常会引起严重的反应。此外,对于育龄期妇女和需要反复输血的病人,还必须使供血者与受血者的 Rh 血型相合,以避免受血者在被致敏后产生抗 Rh 的抗体。

为了保证输血的安全有效性,防止出现红细胞凝集反应,输血时首选同型输血。因为同型血液(亚型也相同)之间不存在相对应的抗原与抗体,一般不会发生凝集反应。但是在无法得到同型血液的紧急情况下,也可以考虑异型输血。异型输血的原理是:抗体稀释到一定程度时(低于效价)就不再凝集抗原。据此,可以把有抗体的血液(如 O 型血)经稀释输给有相应抗原的人(如 AB 型人)。所以 O 型血可以输给其他三种血型的人, 同理,A 型或 B 型血也可以输给 AB 型人。为保证供血者的抗体被稀释到不能凝集受血者红细胞的程度,异型输血的原则是少量输、缓慢输。 ABO 血型的输血关系概括如图 6-9 。

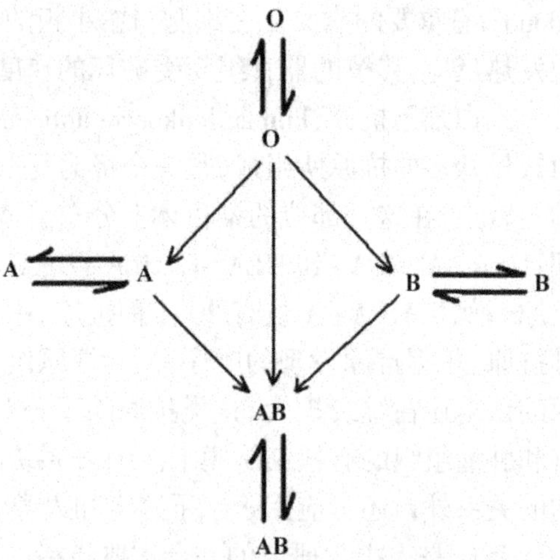

图 6-9　ABO 血型之间的输血关系

临床上, 即使在 ABO 系统血型相同的人之间进行输血,输血前必须进行交叉配血试验(cross- match test)(图 6-10),即不仅把供血者的红细胞与受血者的血清进行血清配合试验(试验主侧或直接配血);而且要把受血者的红细胞与供血者的血清作配合试验(试验次侧或间接配血)。这样,既可检验血型测定是否有误,又能发现他们的红细胞或血清中,是否还存在一些其他的足以引起红细胞凝集反应的凝集原或凝集素。进行交叉配血时,应在 37 ℃ 下进行,以保证可能有的凝集反应得以充分显示。交叉配血试验两侧均无凝集反应,即为配血相合,可以输血;主侧有凝集反应,则为配血不合,不能输血;主侧无凝集反应,次侧有凝集反应,只能在应急情况下输血,输血时不宜太快太多,并密切观察,如发生输血反应,应立即停止输注。以往曾经把 O 型血的人称为"万能供血者(universal donor)",认为他们的血液可以输给其他血型的人。但目前认为这种输血是不足取的,因为,虽然 O 型的红细胞上没有 A 和 B 凝集原,因而不会被受血者的血浆凝集,然而 O 型血的人的血浆中的抗 A 和抗 B 凝集素能与其他血型受血者的红细胞发生凝集反应。当输入的血量较大时,供血者血浆中的凝集素未被受血者的血浆足够稀释时,受血者的红细胞会被广泛凝集。总之,输血是一个多环节的过程,每个环节上的失误都可能造成严重事故。因此,在进行输血操作时,必须严格遵循输血原则,密切注意观察,而且只在确实需要时才进行输血,决不可盲目滥用。另外,由于异体输血可传播肝炎、艾滋病等疾病,所以目前自身输血疗法正在迅速发展。

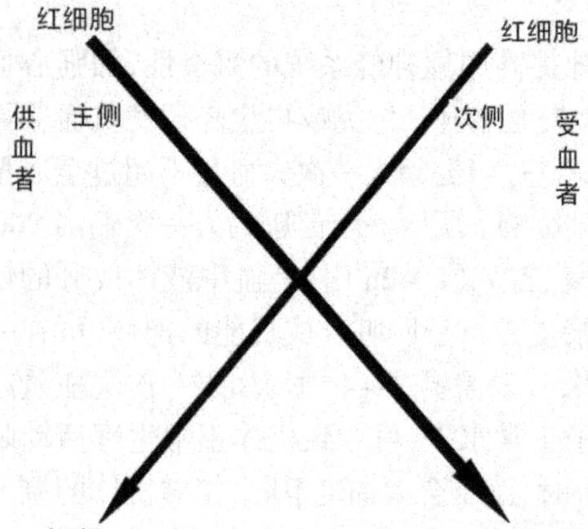

图 6-10　交叉配血试验图示

小 结

体液可分为细胞内液和细胞外液。细胞内液是细胞内各种生化反应进行的场所,细胞外液则是细胞直接生活的液体环境,即内环境。内环境稳态是指内环境中的各种理化性质和各种化学成分的浓度等处于相对稳定的状态，这对于维持人体和体内所有细胞的正常功能是非常重要的。

血液在心脏的驱动下周而复始地循环流动,由液体成分和有形成分组成。血浆中电解质含量与组织液基本相同。血浆蛋白具有营养、运输和缓冲功能,还可形成胶体渗透压，参与机体免疫、凝血和抗凝血等。正常人血液的比重为 1.050 ~ 1.060,相对粘滞性为水的 4~5 倍。血浆的 pH 值约为 7.35 ~ 7.45。血浆胶体渗透压对于血管内外的水平衡有重要作用。细胞外液晶体渗透压的相对稳定,对于保持细胞内外的水平衡极为重要。

我国成年人红细胞正常值,男性为(4.5 ~ 5.5)×10^{12}/L,女性为(3.8 ~ 4.6)×10^{12}/L。成年人白细胞和血小板数量分别是(4.0 ~ 10.0)×10^9/L 和(100 ~ 300)×10^9/ L 。红细胞的主要功能是运输气体(O_2 和 CO_2)和缓冲血浆 pH。红细胞在血液中所占的容积百分比,称为红细胞比容,正常男性为 40 ~ 50%,女性为 37 ~ 48%。红细胞有一定的悬浮稳定性和可塑性变形。通常以在 1 小时内下沉的距离来表示红细胞沉降的速度,称为血沉。正常人红细胞对低渗盐溶液具有一定的抵抗力。对低渗盐溶液的抵抗力小,表示脆性大,红细胞容易破裂;反之,脆性小。红细胞生成需要维生素 B_{12} 、叶酸和铁,还需要氨基酸和蛋白质、维生素 B_6、B_2、C、E ,微量元素铜、锰、钴和锌等。红细胞的平均寿命约为 120 天。

血液离开血管数分钟后,血液由流动的溶胶状态变为不能流动的胶冻状凝块,称为血液凝固。血浆与组织中参与凝血的物质(凝血因子)有 12 种。凝血过程可用“瀑布学说”解释。内源性和外源性激活途径分别从因子Ⅻ和因子Ⅲ开始。一般来说,通过外源性途径凝血较快,内源性途径则较慢。血浆中重要的抗凝物质有抗凝血酶Ⅲ 、肝素、蛋白质 C 和组织因子途径抑制物等。体外抗凝可用柠檬酸钠、草酸铵、草酸钾和 EDTA 等,也可降低血液温度和利用光滑的表面进行。纤维蛋白被降解液化的过程称为纤溶,可分为纤溶酶原的激活与纤维蛋白的降解两个阶段。

红细胞凝集的机制是抗原 - 抗体反应。对输血最为重要的血型是 ABO 系统和 Rh 系统。ABO 血型是根据红细胞膜上存在的凝集原(A 和 B)的不同而将血液分成 A、B、AB 和 O 型。Rh 血型的检查在 Rh 阴性的人口百分率较高的民族中,具有重要的临床意义。交叉配血试验是指把供血者的红细胞与受血者的血清进行主侧配合试验，还要把受血者的红细胞与供血者的血清作次侧配合试验。输血可以补充血量,恢复正常血压,还能反射性地提高中枢神经系统的兴奋性,加强心血管的活动和改善机体的新陈代谢。

复习思考题

1.名词解释:体液;血细胞比容;血沉;血浆晶体渗透压;血浆胶体渗透压。
2.内环境稳态的基本概念及其生理学意义。
3.简述血液的主要机能。
4.试述血液凝固的基本过程及其原理。
5.试述纤溶系统及其生理意义。
6.ABO 血型是如何确定的?有哪些类型?
7.试述输血的意义及输血原则。
8.试述交叉配血试验及其意义。

第七章　血液循环

第一节　概述

一、系统发生

随着动物由低等向高等的发展,循环系统经历了由无到有,由简单到复杂的发展过程。单细胞动物没有器官的分化,仅是胞浆的流动。腔肠动物随二胚层的出现,已分化出的消化循环腔,兼有消化和循环作用。环节动物具有闭管式循环系统,由一条大的背血管通过按体节排列的横血管与一条腹血管相连,背血管能作节律性蠕动,迫使血液由后向前流动并通过横血管流到腹血管;软体动物大多数是开管式循环系统,一般有一个发达的心脏足够满足动物对氧的需求量,而且头足类具有发达的闭管循环系统,有一个体心和一对鳃心,有明显的动脉、静脉和毛细血管;脊椎动物具有闭管式循环系统。动物由水生到陆生,由鳃呼吸转变为肺呼吸时,心脏也渐渐分化为两个完全分隔的泵,建立了彻底的双循环。鱼类心脏只有一个心房和一个心室,形成单循环,两栖类心脏有两个心房和一个心室,为不完全的双循环,动静脉血是混合的;爬行类心脏为三腔,虽为不完全的双循环,但心室中已出现了不完全的分隔,动静脉血混合的程度已减少;鸟类、哺乳类心脏为四腔,是完全的双循环,动静脉血已完全分开。

二、循环系统的组成与功能

(一)循环系统的组成

循环系统(systema circulatorium)是由一系列连续的密闭式管道和管道内的液体所组成。由于所含液体的不同而分为心血管系(systema cardiovasculare)和淋巴管系(systema lymphangial)。

心血管系包括心脏和血管。心脏是血液循环的动力器官。血管分为动脉、静脉和毛细血管。动脉是输送血液离开心脏的血管(泵血出心血管),静脉是输送血液返回心脏的血管(引血入心血管),毛细血管是连于动脉和静脉之间微细血管。动脉血是经过肺脏气体交换后含 O_2 较多的血液。静脉血是通过组织细胞物质交换和气体交换后含 CO_2 较多的血液。

淋巴管系包括毛细淋巴管、淋巴管、淋巴干和淋巴导管等。毛细淋巴管以稍膨大的盲端起于组织间隙。淋巴管由毛细淋巴管网汇合而成。淋巴干由淋巴管汇合而成,全身各部淋巴管穿经相应的淋巴结逐渐组成 9 条较大的淋巴干。淋巴导管是身体内最大的淋巴管道,由淋巴干汇合而成。

(二)循环系统的功能

循环系统的功能主要是运输血液和淋巴，通过血液和淋巴把消化器官吸收的营养物质、肺吸收的 O_2 和内分泌器官分泌的激素运送到全身各器官、组织和细胞进行新陈代谢,同时又将各器官、组织细胞的代谢产物,如 CO_2、尿素等废物带至肺、肾、皮肤等器官而排出体外。此外,还有防御、保护和调节体温等作用,因此,循环系统对保证人体内环境稳态和各种生理活动的正常进行起着重要作用。

三、体循环与肺循环

人体内血液借助于心脏节律性搏动，经动脉、毛细血管、静脉最后返回心脏的循环过程称总血液循环(图 7-1)。根据路径的不同，总血液循环又分为体循环和肺循环。

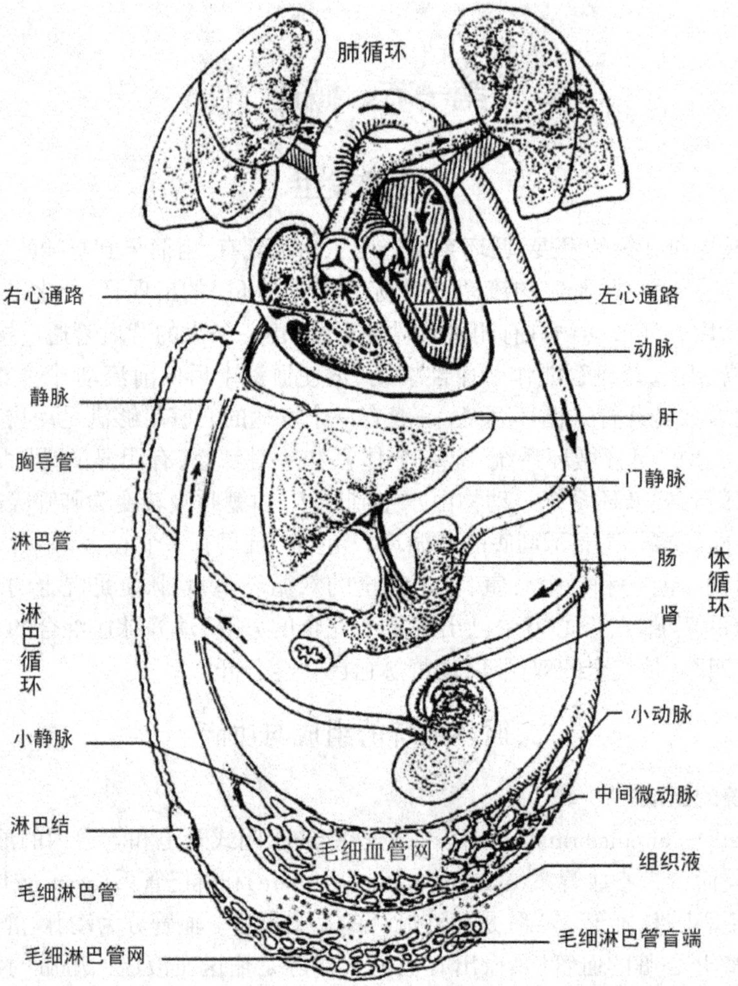

图 7-1 循环系统模式图

(一)体循环

体循环(systemic circulation)指心脏与全身(除肺泡毛细血管)所有器官之间的血液循环，又称大循环(greater circulation)。动脉血由左心室搏出经主动脉及其分支运送到除肺泡毛细血管的全身毛细血管，与组织细胞进行物质和气体交换后，使动脉血变成静脉血再汇入各级静脉，最后经上、下腔静脉及冠状窦流回右心房。

(二)肺循环

肺循环(pulmonary circulation)指心脏与肺之间的血液循环，又称小循环(lesser circulation)。全身返回心脏含 CO_2 较多的静脉血由右心室搏出经肺动脉及其分支运送到肺泡毛细血管，并在此进行气体交换，暗红色静脉血变成含氧较多的鲜红色动脉血，再经肺静脉流回左心房。

第二节　心 脏

一、心脏的位置和形态

心脏(heart)是一个中空泵血的肌性器官,是心血管系的枢纽,是血液循环的动力器官,在生活状态下能有节律的搏动,所以它的位置、外形和大小并不恒定。

(一)心脏的位置

心脏位于胸腔两肺间的纵隔内,被心包包裹,约2/3在中线左侧,1/3在中线右侧,在体表(胸前壁)投影用下列四点间的连线表示(图7-2):①左上点,左侧第2肋软骨下缘距胸骨缘1.2cm处;②右上点,右侧第3肋软骨上缘距胸骨缘1cm处;③右下点,右侧第6胸肋关节处;④左下点,左侧第5肋间隙锁骨中线内侧1~2cm处。

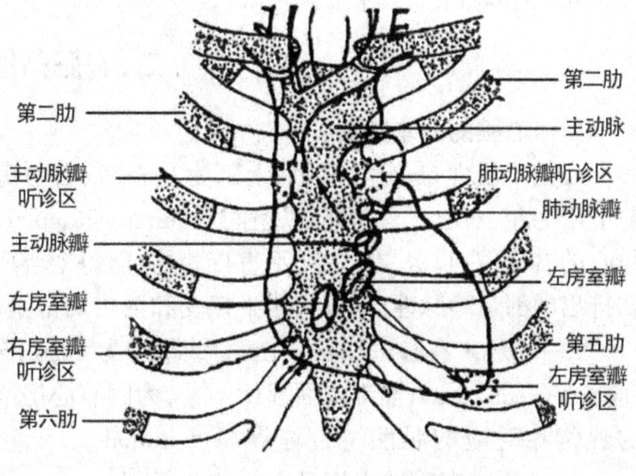

图7-2　心脏的体表投影

(二)心脏的形态

心的形状如倒置、前后略扁的圆锥体,尖向左前下方,底向右后上方。心表面靠近心底处有一横位环形冠状沟(coronary groove)是心房和心室在心脏表面的分界。心的外形可分为尖、底、三面(胸肋面、膈面和肺面)及三缘(左缘、右缘和下缘)(图7-3)。心尖(cardiac

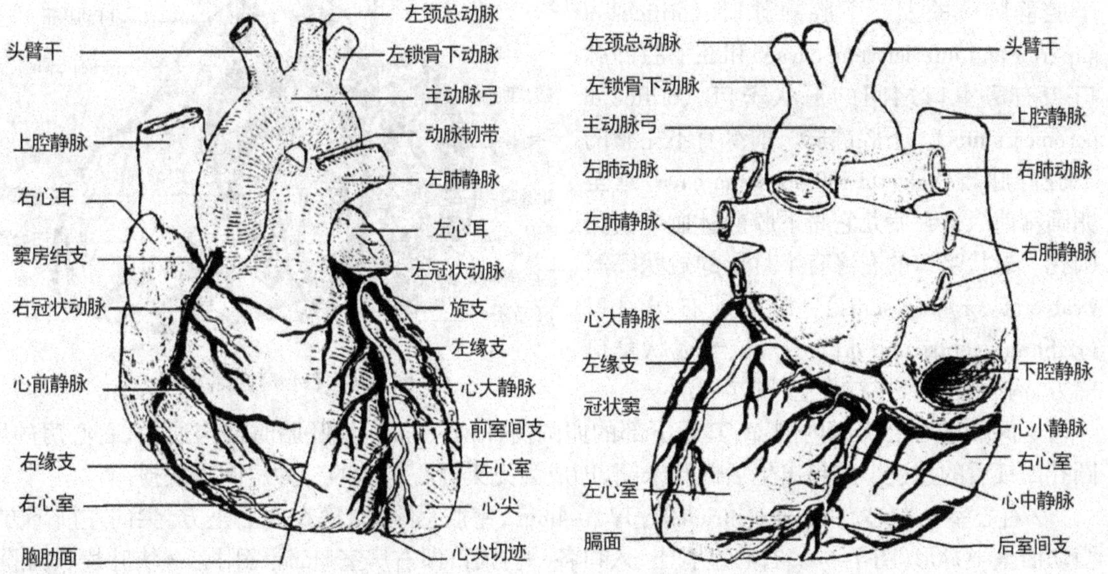

图7-3　心脏的外形

apex)钝圆、游离,朝向左前下方,为左心室的一部分,与胸前壁邻近,在左侧第五肋间隙锁骨中线内侧约 1~2cm 处,可看到或扪及心尖搏动。心底(cardiac base)朝向右后上方,由大部分左心房和小部分右心房构成,左右肺静脉注入左心房,上、下腔静脉开口于右心房的上部和下部。心的前面也称胸肋面(sternocostal surface)朝左前上方,此面有前室间沟下达心尖,是左、右心室在表面的分界;下面即膈面(diaphragmatic surface)朝向下后,隔着心包贴于膈;左侧面又称肺面(pulmonary surface),主要由左心室构成,上方的一部分为左心房。右缘较垂直由右心房构成;左缘又称钝缘(obtuse margin),为肺面最突出部分,大部分为左心室构成;下缘水平,较锐,又称锐缘(acute margin),大部由右心室构成。

二、心脏的结构

(一)心脏的基本构造

心是个肌性泵,分 4 腔:后上部为左心房、右心房,二者借房间隔(interatrial septum)分隔开;前下部为左、右心室,二者隔以室间隔(interventricular septum)。这样,心的左半(左心房、左心室)与心的右半(右心房、右心室)不直接相通;但每个心房可经房室口通向同侧心室。心的右半接受和排出的都是静脉性血;心的左半接受和射出的都是动脉性血。

1.右心房　右心房(right atrium)壁厚约为 2mm,分为前、后两部。后部内面平滑,称腔静脉窦(sinus of vena cava);前部内面起伏不平,为固有心房(atrium proper)。二部之间的分界是与心表面的界沟相对应的肌性嵴,称界嵴(terminal crest)。从界嵴向前发出许多横行的肌隆起,称为梳状肌(pectinate)。梳状肌延至右心耳,纵横交错,心内血流淤滞时,容易在此形成血栓。右心房有 3 个入口,一个出口。入口即位于腔静脉窦的上、下腔静脉口(orifices of superior and inferior vena cavae)和在下腔静脉口与右房室口之间的冠状窦口(orifice of coronary sinus)。下腔静脉口前缘有不完整的下腔静脉瓣(valve of inferior vena cava)延至卵圆窝前缘;在胎儿它将下腔静脉血导向卵圆孔。冠状窦口的右缘有半月形的冠状窦瓣(valve of coronary sinus)。出口即右房室口(right atrioventricular orifice),位于冠状窦口前方,沟通右心房与右心室(图 7-4)。

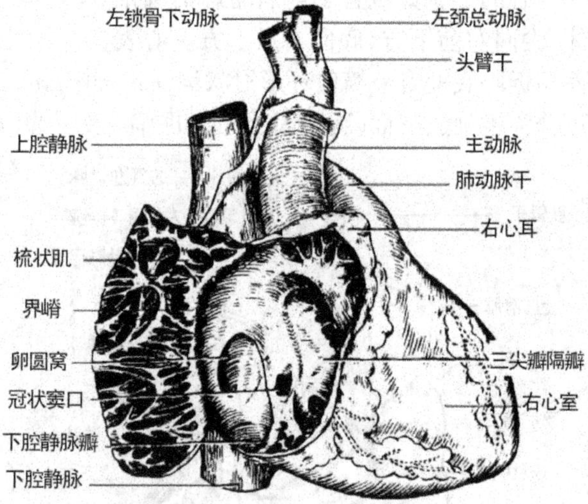

图 7-4　右心房内部结构

房间隔在右心房后内侧壁,其后下部的卵圆窝(fossa ovalis)为胚胎时期沟通左、右心房的卵圆孔闭锁后的遗迹。如果出生后此孔未闭,即成为先天性心脏病的一种房间隔缺损。

2.右心室　右心室(right ventricle)壁厚 3~4mm,室腔呈锥形,底在右后上方,尖向左前下方,横切面呈半月形(图 7-5)。右心室有出、入口各一。入口即右房室口,周缘附有 3 块叶片状瓣膜,称右房室瓣(right atrioventricular valves)或三尖瓣(tricuspid valves);按位置分别称为前尖、后尖和隔尖。瓣膜垂向室腔,并借许多线样的腱索(tendinous cords)与心室壁的前、后和内侧 3 组乳头肌相连（图 7-6 B）。出口称为肺动脉口(pulmonary orifice),周缘有 3 个半月形袋状瓣膜（图 7-6 A），称肺动脉瓣(pulmonary valves)。右心室腔向肺动脉口的延伸部分，称动脉圆锥(conus arteriosus)。在圆锥与右房室口之间,有一肌性隆起,称室上嵴,其作用为在心室收缩时帮助缩窄右房室口。该嵴可将心室分隔成流入道与流出道。流入道内壁布满许多心肌隆起,一般呈嵴状浮现于心室内壁,或两端贴于心壁而中段游离,称为肉柱;其中一粗大肌束从右心室前壁连至室间隔,称隔缘肉柱;如一端游离则构成乳头肌(papillary muscles)。流出道即动脉圆锥,内壁光滑。

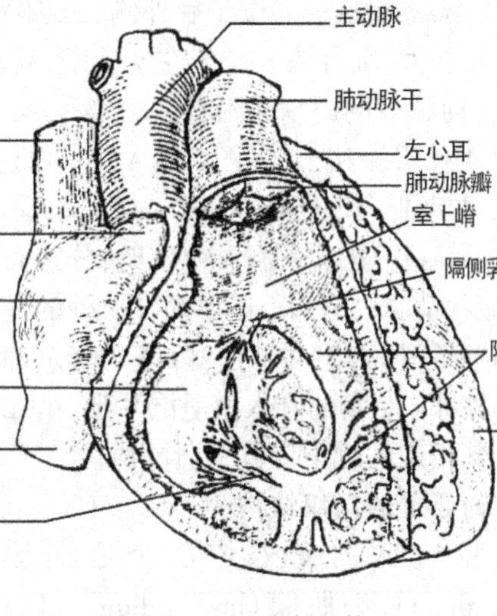

图 7-5 右心室内部结构

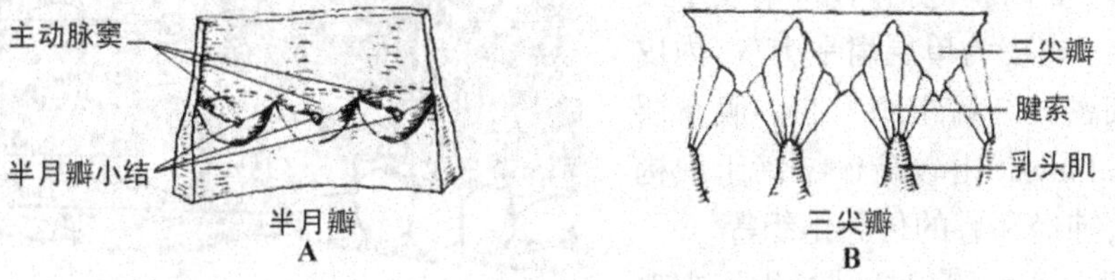

图 7-6 心瓣膜示意图

3.左心房 左心房(left atrium) 构成心底的大部分,壁亦薄,有 4 个入口、1 个出口。在左心房后壁的两侧,各有一对肺静脉口(orifices of pulmonary veins),为左、右肺静脉的入口。左心房的前下方有左房室口（left atrioventricular orifice),通向左心室。左心房前部向右前的突出部,称左心耳(left auricle)。左心耳内面有一定数量的肌嵴,互相交织成网状,当左心房血流淤滞时,较易引起血栓形成。

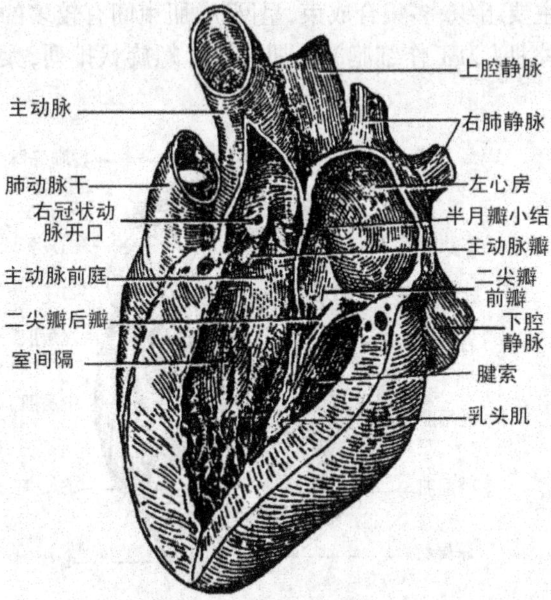

图 7- 7 左心室内部结构

4.左心室 左心室(left ventricle)位于右心室的左后方，壁厚约 9 ~ 12mm，为右室的 3 ~ 4 倍。室腔呈圆锥形。横切面呈圆形,腔尖朝向心尖;底有出、入口各一(图 7-7)。入口即左房室口(left atrioven - tricular orifice),位于左后方,出口为主动脉口(aortic orifice),位于右前方。左房室口周缘附有左房室瓣（left atrioven tricular valves),也称二尖瓣(bicuspid) 或僧帽瓣(mitral valves),其前尖(anterior cusp)位于左房室口与主动脉口之间，将左室腔分隔为流入道和流出道；后尖（posterior cusp）位于后外侧。二尖瓣的游离缘及室面亦有腱索连至乳头肌。左室的乳头肌较右室者强大，前乳头肌位于左室前壁，后乳头肌位于后壁。每个乳头肌均有腱索连于相邻两个瓣膜。主动脉口的周围亦附有3个半月形的袋状瓣膜，称主动脉瓣（aortic valves），大而强韧。瓣的游离缘亦有弧缘和小结（图7-6 A）。与瓣膜相对的动脉壁向外膨出，形成3个膨大，分别称左、右、后主动脉窦（left , right and posterior aortic sinuses）。在左窦和右窦窦壁，分别有左、右冠状动脉的开口。近主动脉口处的左心室内壁平滑，称主动脉前庭；壁的其余部分为肉柱部。左室的流入道呈漏斗形，由二尖瓣及其相连的腱索和乳头肌围成。

（二）心壁的组织结构

心壁　从内向外依次为心内膜（endocardium）、心肌膜（myocardium）和心外膜（epicardium）三层膜组成（图7-8）。

1.心内膜　心内膜包括内皮、内皮下层和心内膜下层。内皮为单层扁平上皮，内皮下层为薄层细密的结缔组织，心内膜下层（subendocardial layer）由较疏松结缔组织构成，内有血管、神经和心的传导组织等。

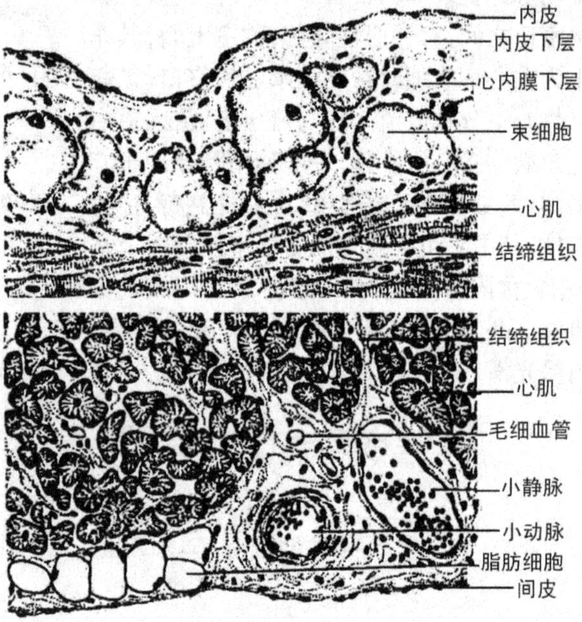

图7-8　心壁的结构

2. 心肌膜　心肌膜包括结缔组织支架和心肌。结缔组织支架是心肌纤维束和瓣膜的附着处，称心骨骼（cardiac skeleton），在左、右房室口、主动脉口和肺动脉口处形成纤维环（anulus fibrosus），在左房室口之前，主动脉口之后形成左纤维三角，在左、右房室口和主动脉口之间形成右纤维三角（图7-9）。心肌是构成心壁的主要组织，多集合成束，呈网状，肌束间有较多的结缔组织和丰富的毛细血管，心肌分心房肌和心室肌（为工作细胞），心肌纤维呈螺旋状排列，大致分为内纵、中环、外斜三层（图7-10）。

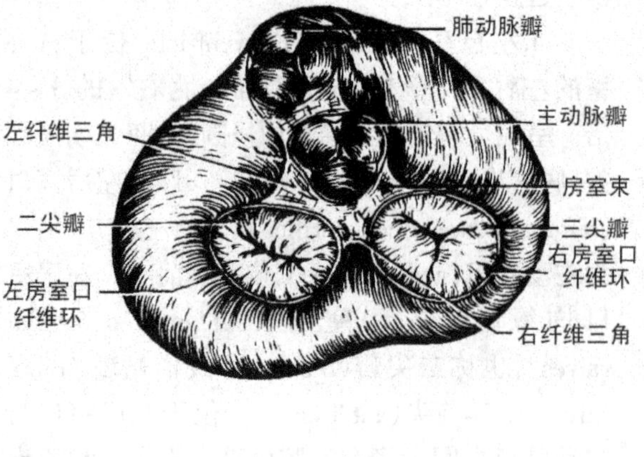

图7-9　心的纤维组织（心骨骼）

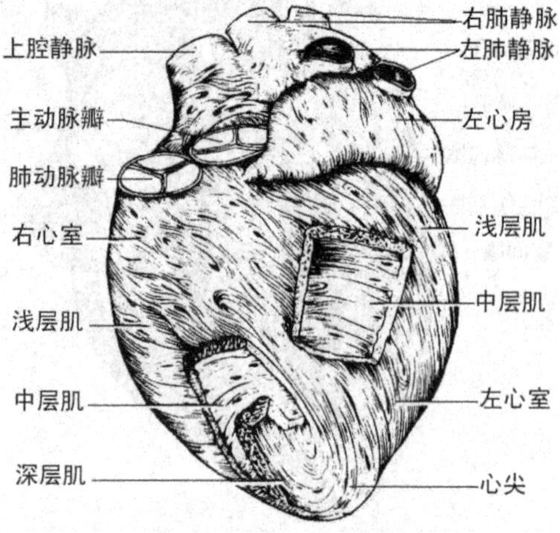

图7-10　心壁的肌

3.心外膜　心外膜属浆膜(serous membrane),是心包膜的脏层,由薄层结缔组织和间皮构成,与心肌膜相连,其中有血管和神经,并常有脂肪组织。

心瓣膜(cardiac valve)　包括房室瓣、主动脉瓣和肺动脉瓣。这些瓣膜是心内膜构成的薄片,表面被覆内皮,内部为致密结缔组织,与心骨骼的纤维环相连。

(三)心的传导系统

心的传导系统(conducting system of heart)由特殊分化的心肌细胞构成。包括窦房结、结间束、房室结、房室束和左右束支及其分支(图 7–11,图 7–12)。

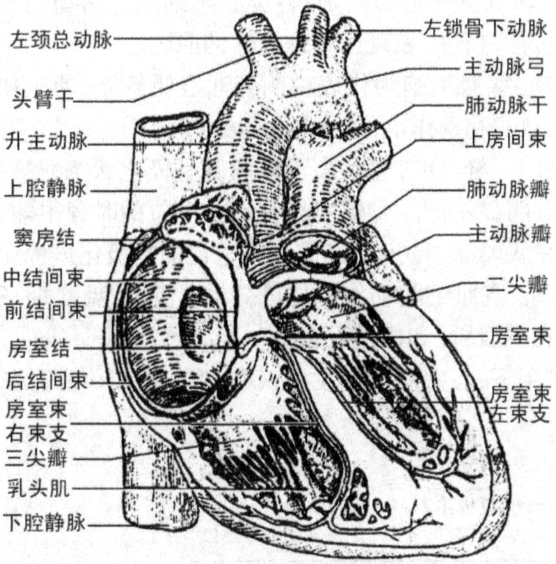

图 7–11　心的传导系统

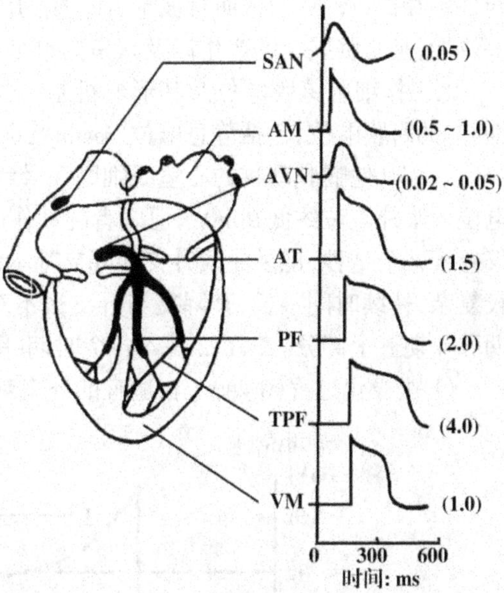

图 7–12　心的传导系统及各部分心肌细胞的跨膜动作电位和兴奋传导速度

SAN:窦房结　AM:心房肌　AVN:房室结　AT:房室束　PF:蒲肯野纤维　TPF:末梢蒲肯野纤维　VM:心室肌

(括号内数字兴奋传导速度的单位为 m/s)

1.窦房结　窦房结(sinoatrial node,SAN)位于上腔静脉根与右心耳交界处,右心房界沟上端的心外膜深面,呈梭形,约长 15mm 、宽 8mm 、厚 2mm 。其内有具起搏作用的 P 细胞,是正常节律运动的起搏点(pacemaker)。正常成人为 60 ~ 80 次 / 分。窦房结中央被窦房结动脉穿过,故可能直接感受动脉的搏动。

2.结间束　结间束(internodal tracts)包括前、中、后 3 个结间束。前结间束最短,经上腔静脉的前缘和房间隔到房室结,在正常情况下对传导起最重要的作用。后结间束自窦房结,沿界嵴下行,经下腔静脉口前缘到房间隔,终于房室结。中结间束经上腔静口后缘及房中隔到达房室结。前结间束在进入房间隔之前发支到左心房,称为上房间束或 Bachmann 束。3 条结间束在房室结上方相互交织处发出下房间束,与房间隔左面的左房肌纤维相连。

3.房室结　房室结(atrioventricular node , AVN)位于冠状窦口前上方,房间隔的下部,三尖瓣隔侧瓣附着缘稍上方的心内膜深面。

4.房室束　房室束(atrioventricular tract)又称希氏束(bundle of His)由房室结的前端发出后经室中隔膜部下行,至室中隔肌部又分为左右束支(左束支又分前支和后支),左右束支分别沿室中隔两侧心内膜深面下降，在心内膜下形成终支与心室肌联系。房室束及其分支均由蒲肯野氏纤维（Purkinje fiber），即束细胞（图 7-8）组成，其主要功能是传导兴奋。

三、心脏的生物电和生理特性

（一）心脏的生物电活动

心脏的活动是以心肌的生物电活动为基础的。与骨骼肌相比，心肌细胞的跨膜电位在波形上和形成机制上要复杂得多；不但如此，上述不同类型的心肌细胞的跨膜电位，不仅幅度和持续时间各不相同（图 7-12），而且波形和形成的离子基础也有一定的差别；各类心肌细胞电活动的不一致性，是心脏兴奋的产生以及兴奋向整个心脏传播过程中表现出特殊规律的原因。

1.工作细胞跨膜电位及其形成机制　通常以心室肌细胞为代表说明普通心肌细胞（即工作细胞）的跨膜电位，包括静息电位（resting potential，Rp）和动作电位（action potential，Ap）。

人和其他哺乳动物的心室肌细胞和骨骼肌细胞一样，在静息状态下膜两侧呈极化状态，膜内电位比膜外电位约低 90mV，但两者的动作电位有明显不同。骨骼肌细胞动作电位的时程很短，仅持续几个毫秒，记录曲线升支和降支基本对称呈尖峰状。心室肌细胞动作电位的复极化过程比较复杂，持续时间很长，其降支与升支很不对称。心室肌细胞动作电位可分为 0 期、1 期、2 期、3 期和 4 期五个部分。0、1、2、3、4 各个时期（图 7-13）的特征和机制见表 7-1。

（1）去极化过程（0 期）　在适宜的外来刺激作用下，心室肌细胞发生兴奋，膜内电位由静息状

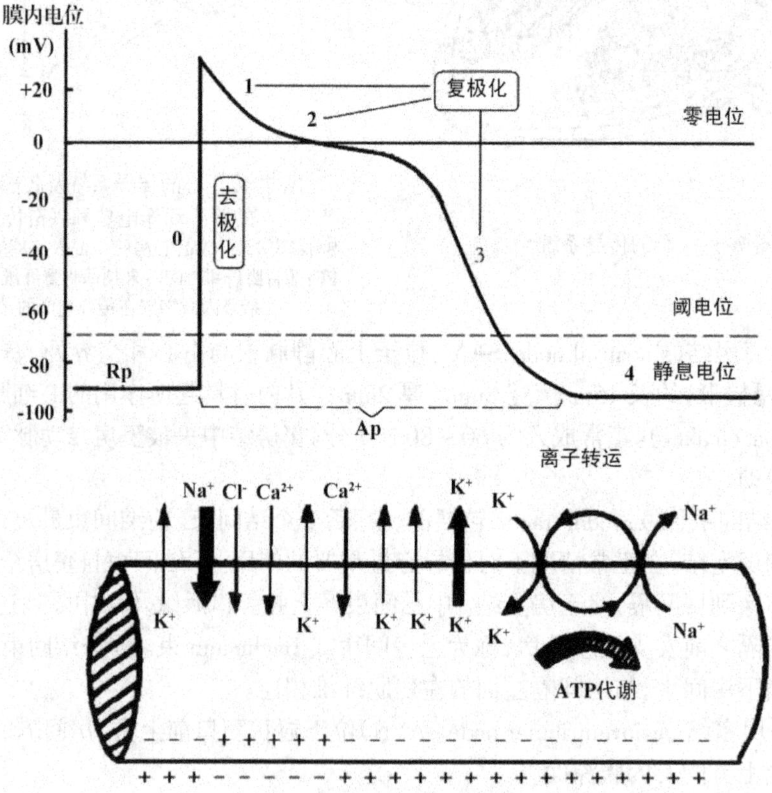

图 7-13　心肌细胞跨膜电位和主要离子活动示意图

* 阈电位（threshold potential）是指膜对钠离子通透性突然增大时的临界膜电位，此处为 -70mV

Rp：静息电位（resting potential）　Ap：动作电位（action potential）

态下的 -90mV(Rp,即细胞静息时膜内负外正的跨膜极化状态)迅速上升到 +30mV 左右;即肌膜两侧原有的极化状态呈极化倒转——去极化(depolarization)构成动作电位的升支。

(2)复极化过程 当心室肌细胞除极达到顶峰之后,立即开始复极,但整个复极过程比较缓慢,包括电位变化曲线的形态和形成机制均不相同的 1、2、3 期三个阶段(表 7-1)。

表 7-1 心室肌细胞动作电位和静息电位的各个时期的特征和形成机制

时 期	特 征	形成机制
0 期(去极化期)	膜内电位由静息状态下的 -90mV 迅速上升到 +30mV 左右;短暂(1~2ms)幅度大(120mV)。	受到刺激 Na^+ 通道开放,肌细胞膜外 Na^+ 顺着浓度差和电位差急剧大量的内流引起,即 Na^+ 电 - 化学平衡电位 =|Rp|+|Sp*|。
1 期(快速复极化初期)	膜内电位由 +30mV 迅速下降到 0mV 左右,锋电位 * 历时约 10ms	0 期末 Na^+ 通道失活关闭后,K^+ 通道短暂开放使 K^+ 少量外流和短暂 Cl^- 内流,导致膜电位迅速下降。
2 期(缓慢复极化或平台期)	1 期复极末膜内电位基本上停滞于 0mV 左右的等电位状态,记录图形比较平坦,又称为坪,历时 100~150ms。是心肌细胞 Ap 区别于骨骼肌和神经纤维的主要特征。	目前认为主要是由于 Ca^{2+} 缓慢持久内流和少量 K^+ 外流造成的。也是整个动作电位持续时间长的主要原因。
3 期(快速复极化末期)	2 期延续为 3 期(无明显界限)细胞膜复极速度加快,膜内电位由 0mV 左右较快地下降到-90mV,历时 100~150ms。	慢 Ca^{2+} 通道逐渐失活,Ca^{2+} 内流逐渐减少和 K^+ 外流逐渐增加造成的。
4 期(静息期或舒张期)	膜电位稳定于静息电位水平,但离子的跨膜转运仍在进行。	Na^+-K^+ 泵(摄入 K^+ 排出 Na^+)和 Ca^{2+} 泵(泵出 Ca^{2+})活动,使细胞内外离子分布恢复到静息状态。

*0 期和 1 期两时期膜电位变化速度都很快,记录图呈尖锋状,故称为锋电位(spike potential,Sp)。

2.自律细胞跨膜电位及其形成机制 在没有外来刺激时,工作细胞不能产生动作电位,在外来刺激作用下,产生一次动作电位,但两次动作电位之间膜电位是稳定不变的。而在自律细胞,当动作电位 3 期复极末达到最大值(称最大复极电位或最大舒张电位,maximal diastolic potential,MDP)之后,4 期的膜电位并不稳定于这一水平,而是立即开始舒张期自动除极化(spontaneous diastolic depolarization,SDD),除极达阈电位后引起兴奋,出现另一个动作电位。这种现象,周而复始,动作电位就不断地产生。出现于 4 期的这种自动除极过程,具有随时间而递增的特点,其除极速度远较 0 期除极缓慢;不同类型的自律细胞 4 期除极速度参差不一,但同类自律细胞 4 期除极速度比较恒定。这种 4 期自动除极(亦称 4 期缓慢除极)是自律细胞产生自动节律性兴奋的基础。根据细胞膜除极的跨膜电流的基本规律可分析自律细胞 4 期自动除极形成的机制。不难推测,自律细胞由于净外向电流使膜复极(3 期)达最大复极电位后,在 4 期中又出现一种逐渐增强的净内向电流,从而使膜内正电位逐渐增加,膜便逐渐除极。这种进行性净内向电流的产生,有以下三种可能的原因:① 内向电流逐渐增强;② 外向电流逐渐衰减;③ 两者兼有。不同类型的自律细胞,4 期自动除极都是由这种进行性净内向电流所引起,但构成净内向电流的离子流的方向和离子本质并不完全相同。

蒲肯野细胞是一种快反应自律细胞。作为一种快反应型细胞,其动作电位的形态与心室肌细胞相似(图 7-12),产生的离子基础也基本相同。但其 4 期自动除极是由于随时间而逐渐增强的 Na^+ 内流(内向电流,标志符号为 I_f)和逐渐衰减的 K^+ 外流(外向电流,I_k)所引起的(图 7-14)通常称为起搏电流。由于使它充分激活的膜电位为 -100mV,因而认为,构成起搏内向电流的是一种

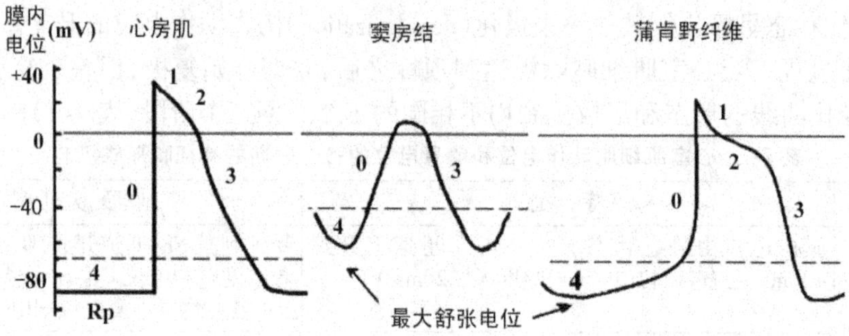

图 7–14　心房肌、窦房结和蒲肯野纤维膜电位比较

被膜的超极化激活的非特异性 I_f 离子流。I_f 的通道允许 Na^+ 通过，但不同于快 Na^+ 通道，两者激活的电压水平不同；I_f 可被铯(Cs)所阻断，而河豚毒却不能阻断它。目前对 I_f 的进一步研究正受到心肌电生理学者们的高度关注。

窦房结含有丰富的自律细胞(P 细胞)，动作电位复极后出现明显的 4 期自动除极，但它是一种慢反应自律细胞，其跨膜电位具有许多不同于心室肌快反应细胞和蒲肯野快反应自律细胞的特征：①窦房结细胞的最大复极电位(–70mV)和阈电位(–40mV)均高于(电位校正)蒲肯野细胞；② 0 期除极结束时，膜内电位为 0mV 左右，不出现明显的极化倒转；③ 其除极幅度(70mV)小于蒲肯野细胞(为 120mV)，而 0 期除极时程(7ms 左右)却又比后者(1 ~ 2ms)长得多。原因是窦房结细胞 0 期除极速度(约 10V / s)明显慢于蒲肯野细胞(200 ~1 000V / s)，因此，动作电位升支远不如后者那么陡峭；④ 没有明显的复极 1 期和 2 期(平台期)；⑤ 4 期自动除极速度(约 0.1V / s)却比蒲肯野细胞(约 0 . 02V / s)要快，记录曲线上窦房结细胞 4 期膜电位变化的斜率大于蒲肯野细胞。图 7–14 显示心室肌快反应细胞、窦房结细胞和蒲肯野细胞跨膜电位变化的差别。窦房结 P 细胞动作电位各个时期的特征和形成机制见表 7–2。

表 7–2　窦房结 P 细胞动作电位各个时期的特征和形成机制

时期	特征	形成机制
0 期(去极化期)	膜内电位由最大舒张电位的 –70mV 左右缓慢上升到 0mV 左右；历时较长约 7ms，幅度小仅为 70mV 左右。	膜上慢 Ca^{2+} 通道开放，细胞膜外 Ca^{2+} 内流(内向电流)引起。
3 期(复极化期)	膜内电位由 0mV 左右较快地下降到 –90mV，历时 100~150ms。	慢 Ca^{2+} 通道逐渐失活、Ca^{2+} 内流逐渐减少和 K^+ 通道被激活 K^+ 外流(外向电流)逐渐增加造成。
4 期(自动除极)	膜电位不保持稳定水平，发生自动除极。此乃自律细胞 Ap 最显著的特征。	K^+ 外流进行性衰减、Na^+ 内流进行性增强和 Ca^{2+} 通道激活形成 Ca^{2+} 内流所致。

3.心肌细胞的电生理学分类　心肌细胞还可根据其动作电位的电生理特征(特别是 0 期除极速率)，把心肌所产生的动作电位分为慢反应电位和快反应电位，产生相应电位的细胞分别称为慢反应细胞和快反应细胞(表 7–3)。

表 7–3 心肌快反应细胞和慢反应细胞比较表

比较项目	快反应细胞	慢反应细胞
所在部位	心房肌和心室肌，除窦房结、房室结以外的心传导组织	窦房结和房室结，病理态时快反应细胞可转变为慢反应细胞
静息电位	–80~ –90mV	–40~ –70mV
阈电位	–60~ –70mV	–30~ –40mV
主要离子流	快通道开放，快 Na^+ 内流	慢通道开放，快 Ca^{2+} 内流
动作电位特点	去极化幅度大、速度快，时程五期（0、1、2、3、4）	去极化幅度小、速度慢，时程三期（0、3、4）
有效不应期	终止于 3 期末（复极完毕之前）	终止于 4 期初（可延至复极完毕之后，故易出现阻滞）
阻断剂	河豚毒	异搏定，Mn^{2+}

（二）心肌的生理特性

心肌具有自动节律性、兴奋性、传导性和收缩性。前三者是以心肌细胞膜的生物电活动为基础，故称为电生理特性，它们反映了心脏的兴奋功能，包括兴奋的产生和传播。收缩性是以收缩蛋白质之间的生物化学和生物物理反应为基础的，是心肌的一种机械特性，它反映了心脏的泵血功能。电生理特性和机械特性共同决定着心脏的活动。

1.自动节律性　在生理情况下，心肌的自动节律性主要表现在心内特殊传导系统，包括窦房结、房室结、房室束及其分支。各部位的自律性（automatic rhythmicity）高低不等，即在单位时间（每分钟）内能够自动发生兴奋的次数不等。窦房结细胞的自律性最高，约 100 次／分；其次是房室结，约 40 ~ 60 次／分；蒲肯野纤维约 15 ~ 40 次／分。心内传导系绝大部分都具有自动兴奋的能力，都能以一定的节律使心脏兴奋和收缩，如果都“各自为政”，心脏就无法实现泵血功能。实际上，心脏各自律组织的活动均在自律性最高组织的控制下。正常情况下，窦房结的自律性最高，由它自动产生的兴奋依次激动心房界、房室结、房室束及其分支和心室肌，引起整个心脏的兴奋和收缩。因此窦房结是正常心脏兴奋的发源地，又是统一整个心脏兴奋和收缩节律的中心，故称为心脏的正常起搏点（pacemaker）。由窦房结控制的心跳节律，称为窦性节律（sinus rhythm）。正常情况下，窦房结以外的心脏自律组织因受窦房结兴奋的控制，表现其自律性，故称为潜在起搏点。在某些特殊情况下，如窦房结自律性降低、传导阻滞使兴奋不能下传或者潜在起搏点的自律性增高等，这些潜在起搏点可自动发生兴奋，并使整个心脏按其节律搏动，故又称为异位起搏点。由窦房结以外的异位起搏点所控制的心脏节律，称为异位节律（ectopic rhythm）。

自律性的高低取决于 4 期自动除极的速度以及最大舒张电位水平和阈电位水平（表 7–4）。

表 7–4 影响自律性的因素

影响因素	自律性变化及原因	举例
4 期自动除极速度	除极速度快，到达阈电位的时间缩短，单位时间内产生兴奋的次数增多，故自律性增高；反之，降低。	儿茶酚胺可加快 P 细胞 4 期自动除极速度，自律性增高，可使心率加快。
最大舒张电位水平	最大舒张电位绝对值小，与阈电位的差距减小，到达阈电位的时间缩短，故自律性增高；反之，降低。	迷走神经兴奋时，使 P 细胞膜对 K^+ 的通透性增高，3 期 K^+ 外流增加，最大舒张电位绝对值增大，故自律性降低。
阈电位水平	阈电位降低，由最大舒张电位到达阈电位的距离缩小，自律性增高；反之，降低。	

2.兴奋性　心肌与其他可兴奋的组织一样，具有兴奋性(excitability)，即具有在受到刺激时产生兴奋的能力。衡量心肌的兴奋性，同样可以采用刺激的阈值作指标，阈值大表示兴奋性低，阈值小表示兴奋性高。决定和影响兴奋性的因素从关于兴奋产生过程的叙述中可知，兴奋的产生包括静息电位去极化到阈电位水平以及 Na^+通道(以快反应型细胞为例)的激活这样两个环节；当这两方面的因素发生变化时，兴奋性将随之发生改变。

(1)影响兴奋性的因素　主要有静息电位和阈电位的水平，以及 Na^+通道的性状(表 7-5)。

表 7-5　影响兴奋性的因素

影响因素	兴奋性变化及其原因
静息电位	静息电位绝对值增大，与阈电位的差距加大，引起兴奋所需的刺激阈值也增大，故兴奋性降低；反之，兴奋性增高。
阈电位	阈电位水平上移，与静息电位的差距加大，可使兴奋性降低；反之，兴奋性增高。
Na^+通道的性状 *	Na^+通道处于何种状态，取决于当时的膜电位水平以及有关的时间进程。三种机能状态的实质以及膜电位是如何影响 Na^+通道性状的问题，目前尚未彻底阐明。有一点可以明确：Na^+通道处于备用状态是心肌细胞具有兴奋性的前提。

*Na^+通道具有三种机能状态：激活、失活和备用状态(是指膜电位在正常静息水平时，Na^+通道虽关闭但处于可被激活的状态)

(2)兴奋性的周期性变化　心肌细胞每产生一次兴奋，其膜电位将发生一系列有规律的变化，膜通道由备用状态经历激活、失活和复活等过程，兴奋性也随之发生相应的周期性改变。这种变化，影响着心肌细胞对重复刺激的反应能力，对心肌的收缩和兴奋产生及传导过程具有重要作用。以心室肌细胞为例，其在一次兴奋过程中兴奋性的变化可分以下几个时期(表 7-6，图 7-15)。

表 7-6　心室肌细胞一次兴奋过程中兴奋性的周期性变化

时期	时段与电位变化	Na^+通道、兴奋性
绝对不应期	去极化和复极化前中期，即 0 期 ~3 期前半段膜内电位为 -55mV 的时段内，无论刺激多强都不会使肌膜产生任何程度的去极化(绝对不产生反应)	Na^+通道失活，兴奋性为零，不能产生动作电位(Ap)
局部兴奋期	膜内电位 -55~ -60mV 复极时段，如给予阈上刺激，即膜可发生轻度去极化	少量 Na^+通道开始复活，局部兴奋，但仍不能产生 Ap
相对不应期	3 期后半段，膜内电位 -60~ -80mV 时段	Na^+通道大部分复活，兴奋性逐渐恢复，此时 Na^+内流引起 0 期除极速度较慢和幅度较小，强的阈上刺激可产生 Ap，即可产生扩布性兴奋，但兴奋传导速度降低
超常期	3 期末到 4 期开始，膜内电位 -80~ -90mV 时段；此间心肌细胞的膜电位已基本恢复，但绝对值尚低于 Rp，距阈电位的差距较小	阈下刺激可引起心肌产生 Ap，产生扩布性兴奋。兴奋性超过正常；由于 Na^+通道开放的能力还没有全部恢复到备用状态，故此时产生的 Ap 的除极速度和幅度均低于正常，兴奋传导速度也降低
正常期	复极完毕，膜电位完全恢复到正常静息水平	兴奋性完全恢复正常，阈刺激就可引起心肌产生 Ap

（3）兴奋性周期性变化与收缩活动的关系　细胞在发生一次兴奋过程中，兴奋性发生周期性变化，是所有神经和肌组织共同的特性；但心肌细胞的有效不应期特别长，一直延续到机械反应的舒张期开始之后。因此，只有到舒张早期之后，兴奋性变化进入相对不应期，才有可能在受到强刺激作用时发生兴奋和收缩。从收缩开始到舒张早期之间，心肌细胞不会产生第二个兴奋和收缩。这个特点使得心肌不会像骨骼肌那样产生完全强直收缩而始终作收缩和舒张相交替的活动，从而使心脏有血液回心充盈的时期，这样才可能实现其泵血功能。正常情况下，窦房结产生的每一次兴奋传播到心房肌或心室肌的时间，都是在它们前一次兴奋的不应期终结之后，因此，整个心脏能够按照窦房结的节律而兴奋。但在某些情况下，如果心室在有效不应期之后受到人工的或窦房结之外的病理性异常刺激，则可产生一次期前兴奋，引起期前收缩（premature systole）或期外收缩（extra systole）。期前兴奋也有它自己的有效不应期，这样，当紧接在期前兴奋之后的一次窦房结兴奋传到心室肌时，常常正好落在期前兴奋的有效不应期内，因而不能引起心室兴奋和收缩，形成一次“脱失”，必须等到再下一次窦房结的兴奋传到心室时才能引起心室收缩。这样，在一次期前收缩之后往往出现一段较长的心室舒张期，称为代偿性间歇（compensatory pause）（图 7–16）。随之，才恢复窦性节律。

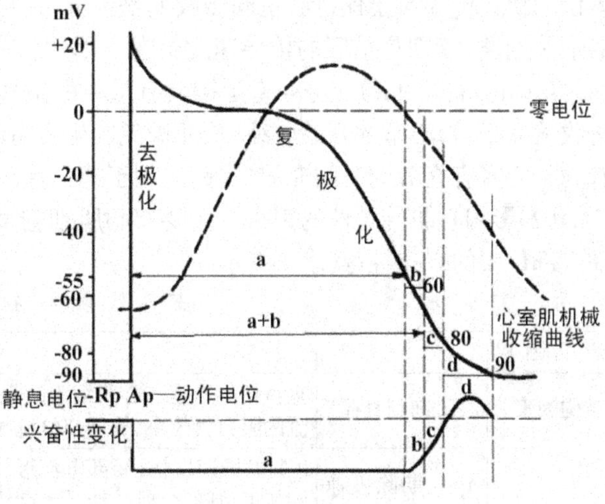

图 7–15　心室肌动作电位期间兴奋性变化与机械收缩在时间上的关系

a:绝对不应期　b:局部兴奋　a+b:有效不应期　c:相对不应期　d:超常期

3.传导性　心肌细胞具有传导兴奋的能力。心肌细胞兴奋性传导的原理和神经纤维相似，也是以局部电流学说来解释。心肌在功能上是一种合胞体，心肌细胞膜的任何部位产生的兴奋不但可以沿整个细胞膜传播，并且可以通过闰盘传递到另一个心肌细胞，从而引起整块心肌的兴奋和收缩。动作电位沿细胞膜传播的速度可作为衡量传导性的指标。心脏内兴奋的传播是通过心的传导系统（图 7–11）完成的。

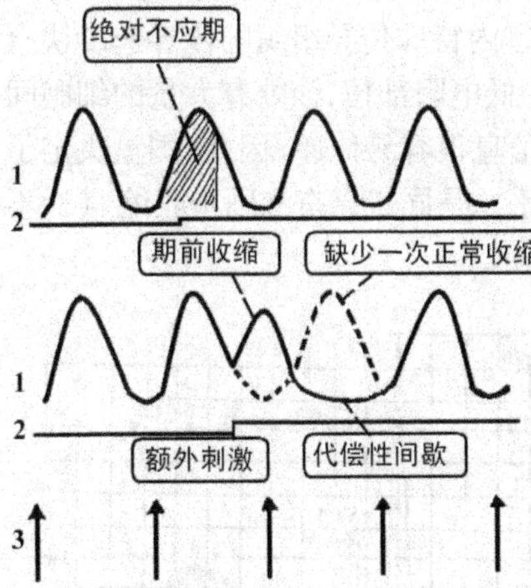

图 7–16　期前收缩与代偿性间歇

1.收缩曲线　2.刺激记号　3.窦性冲动

（1）心脏内兴奋传播的途径和特点　正常情况下窦房结发出的兴奋通过心房肌传播到整个右心房和左心房，尤其是沿着心房肌组成的“优势传导通路”迅速传到房室交界区，经房室束和左、右束支传到蒲肯野纤维网，引起心室肌兴奋，再直接通过心室肌将兴奋由内膜侧向外膜侧心室肌扩布，引起整个心室兴奋。由于各种心肌细胞的传导性高低不等，兴奋在心脏各个部分传播的速度是不相同的（图 7–12）。这样，由房室交界传入心室的兴奋就沿着高速传导的蒲肯野纤维网迅速而广泛地向左右两侧心室壁传导。这种多方位的快速传导对于保持心室同步收缩是十分重要的。房室交界是正常时兴奋由心房传入心室的唯一通路,特别是结区的传导速度最慢。因此,兴奋在房室交界区出现延迟,称为房－室延搁(atrioventricular delay)。房－室延搁具有重要的生理意义:保证了心房先兴奋,心室后兴奋,即心房收缩完毕后,心室才开始收缩,从而避免发生房室收缩重叠现象。心房收缩时,心室仍处于舒张有利于心室有充分的时间充盈血液,有利于搏出量。

(2)影响心肌传导性的因素　主要有心肌细胞直径、动作电位(Ap)0 期除极速度和幅度以及临近部位膜的兴奋性等(表 7–7)。

表 7–7　影响传导性的因素

影响因素		传导性变化及原因
结构因素	心肌细胞直径	兴奋传导速度与心肌细胞的直径粗细呈正变关系。直径粗、横截面积较大,对电流的阻力就较小,故局部电流大,传导速度快;反之,传导速度慢。
生理因素	Ap 0 期除极速度和幅度	0 期除极速度快,局部电流形成也就快,使邻近未兴奋部位除极达到阈电位水平的速度也随之增快,传导速度快。0 期除极幅度愈大,与未兴奋部位之间形成的电位差愈大局部电流愈强,传导速度也快。反之,传导速度慢。
	临近部位膜的兴奋性	若未兴奋部位膜上的 Na^+通道(或慢反应细胞的 Ca^{2+} 通道)处于失活状态(处于有效不应期),则兴奋部位和未兴奋部位之间形成的局部电流不能使其激活开放,结果导致兴奋传导阻滞;如果 Na^+通道处于部分复活(处于相对不应期或超常期),则局部电流可使邻近膜爆发兴奋,但兴奋所产生的 Ap 的 0 期除极速度慢、幅度小,传导性下降。

4.收缩性　心肌细胞和骨骼肌细胞的收缩原理相似,在受到刺激产生兴奋时,首先是细胞膜产生动作电位,然后启动兴奋－收缩耦联,引起肌丝滑行,肌细胞收缩。其收缩特点有三:(1)对细胞外液中 Ca^{2+} 浓度有明显的依赖性(因心肌细胞的终末池不发达,储 Ca^{2+} 量比骨骼肌少)。因此,在一定范围内,细胞外液 Ca^{2+} 浓度升高,可增强心肌收缩能力;反之,心肌收缩能力减弱。(2)同步收缩具有"全或无"的特性,即要么不产生收缩,一旦产生收缩,则全部心肌细胞都参与收缩。同步收缩的收缩力量大,泵血效果好。同步收缩除了与心房和心室内特殊传导组织的传导速度快有关,还与闰盘(intercalated disc)有关。闰盘是心肌细胞相连接的低电阻部位,该处有大量的细胞间通道,许多小分子和离子可以自由通过,细胞间化学信息和电信息很容易传递。因此,闰盘决定了心肌是一个功能性的"合胞体",当心房或心室受到激动后,几乎总是同步兴奋和同步收缩。(3)不发生强直收缩(详见心肌兴奋性周期变化与收缩活动的关系)。

(三)心电图

前已述及,由窦房结产生的兴奋,按一定的途径和过程,依次传向心房和心室,引起整个心脏的兴奋。这种兴奋的产生和传布过程中的生物电变化,可通过周围的导电组织和体液传导到全身,使体表各部位在每一心动周期中都发生有规律的电变化。因此,用引导电极置于身体表面的一定部位记录出来的心脏电变化曲线,称为心电图(electrocardiogram, ECG)(图 7–17)。

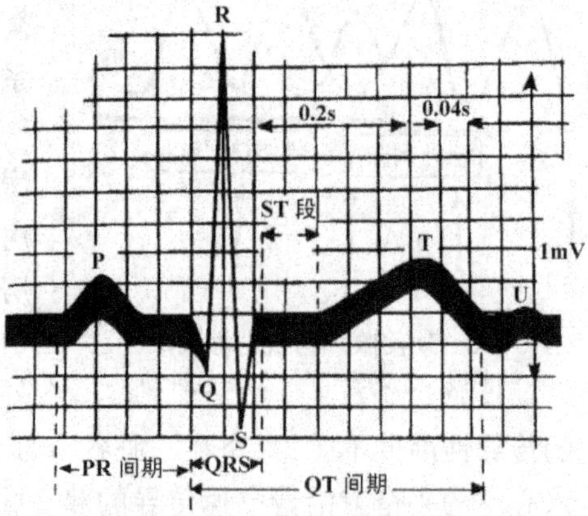

图 7–17　正常人心电模式图

1.正常典型心电图波形及其生理意义　测量电极安放位置和导联方式不同所记录的ECG,在波形上有所不同,但基本上都包括一个P波,一个QRS波群和一个T波(图7–17,表7–8)。心电图反映了整个心脏兴奋的产生、传导和恢复过程的生物电变化,是整个心脏在心动周期中各细胞电活动综合向量变化的结果,是心脏活动的体征(体外检测的特征)之一,在临床上对心脏起搏点的分析、传导功能的判断以及房室肥大、心肌损伤等诊断有很大价值和意义。

表7–8　正常典型心电图的波形及其生理意义

名称	特　点	生理意义
P波	波形小而圆钝,历时0.08~0.11s,波幅不超过0.25mV	反映左右两心房的去极化过程
Ta波波群	P波之后,与P波方向相反。P–Ta间期为0.15~0.45s;Ta波与PR段、QRS波和ST段的初期重叠在一起,且波幅很低	代表心房复极过程所产生的电变化,通常心电图上看不出Ta波(心房T波)
QRS	包括三个相连的电位波动:向下Q波之后是高而尖峭向上的R波,最后是向下S波(在不同导联中这三个波不一定都出现)。历时0.06~0.10s,代表心室肌兴奋扩布所需的时间	代表左右两心室去极化过程的电位变化
T波	与QRS波群的主波方向相同,在R波较高的导联中T波不应低于R波的1/10,历时0.05~0.25s,波幅一般为0.1~0.8mV	反映心室复极(心室肌细胞3期复极)过程中的电位变化
U波	T波后0.02~0.04s偶有一个小的U波,方向一般与T波一致,波宽约0.1~0.3s,波幅大多在0.05mV以下	意义和成因均不十分清楚
PR间期	也称PQ间期,是指从P波起点到QRS波起点之间的时程,历时0.12~0.20s,也称为房室传导时间,房室传导阻滞该期延长	代表由窦房结产生的兴奋经由心房、房室交界和房室束到达心室,并引起心室开始兴奋所需要的时间
PR段	从P波终点到QRS波起点之间的曲线,通常与基线同一水平	反映兴奋冲动通过房室交界区传导非常缓慢,形成的电位变化也很微弱,一般记录不出来
QT间期	从QRS波起点到T波终点的时程,历时0.30~0.40s	代表心室开始去极到和复极到静息状态的总时间;QT间期与心率有关(心率慢则时程长)
ST段	从QRS波群终了到T波起点之间的与基线平齐的线段	代表心室各部分心肌细胞均处于动作电位的平台期(2期),各部分之间无电位差存在(0电位)

2.心肌细胞动作电位与心电图的比较　心肌细胞的生物电变化是心电图的来源。但是,心电图曲线与单个心肌细胞的生物电变化曲线有明显的区别(图7–18)。造成这种区别的主要原因有以下几点:① 单个心肌细胞电变化是用细胞内电极记录法得到的,所测到的电变化是同一细胞的膜内外的电位差。心电图的记录方法属于细胞外记录法,它只能测出已兴奋部位和未兴奋部位膜外两点之间的电位差。在静息状态下,或是肌膜各部位都处于兴奋状态下时,膜外各部位之间没有电位差,细胞外记录曲线都将呈等电位线,不能加以区别;② 心肌细胞电变化曲线是单个心肌细胞在静息时或兴奋时膜内外电位变化曲线;而心电图反映的是一次心动周期中整个心脏的生物电变化;③ 与细胞内记录法不同,心电图是在身体表面间接记录的心脏电变化,因此,电极放置的位置不同,记录的心电图曲线也不相同。

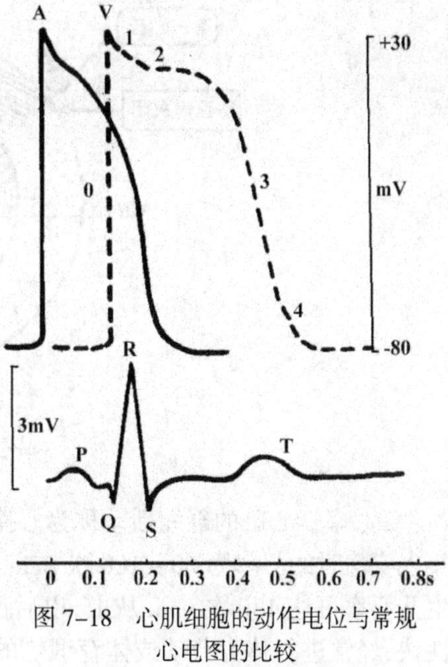

图7–18　心肌细胞的动作电位与常规心电图的比较
A和V分别为心房和心室肌细胞动作电位

四、心脏的泵血功能

生命过程中，心脏不断作收缩和舒张交替的活动，舒张时容纳静脉血返回心脏，收缩时把血液射入动脉，为血液流动提供动力。通过心脏的这种节律性活动以及由此而引起的瓣膜的规律性开启和关闭，推动血液沿单一方向循环流动。心脏的这种活动形式与水泵相似，因此可以把心脏视为实现泵血功能的肌肉器官。心脏活动呈周期性，每个周期中心脏表现出以下三方面活动：①兴奋的产生以及兴奋向整个心脏扩布；②由兴奋触发的心肌收缩和随后的舒张，与瓣膜的启闭相配合，造成心房和心室压力和容积的变化，从而推动血液流动；③伴随瓣膜的启闭，出现心音。心脏泵血作用是由心肌电活动、机械收缩和瓣膜活动三者相互联系配合才得以实现。心脏机械活动的周期称为心动周期；生物电变化周期，称为心（肌）电周期。

（一）心动周期和心率

1.心动周期　心脏一次收缩和舒张构成一个机械活动周期，称为心动周期（cardiac cycle）。心房与心室的心动周期均包括收缩期和舒张期。由于心室在心脏泵血活动中起主要作用，故通常心动周期是指心室的活动周期而言。正常心脏的活动由一连串的心动周期组合而成，因此，心动周期可以作为分析心脏机械活动的基本单元。心动周期持续的时间与心跳频率有关。成年人心率平均 75 次 /min，则每个心动周期持续 0.8s 。一个心动周期中，两心房首先收缩，持续 0.1s ，继而心房舒张，持续 0.7s 。当心房收缩时，心室处于舒张期，心房进入舒张期后不久，心室开始收缩，持续 0.3s ，随后进入舒张期，占时 0.5s 。心室舒张的前 0.4s 期间，心房也处于舒张期，称为全心舒张期（图 7–19）。在一个心动周期中，无论是心房或心室，舒张期均长于收缩期，即休息期长于工作期，这对能使心脏持久不停的活动（跳动），以及保证心室有足够时间充盈具有重要的意义。另一方面，心房和心室从不同步收缩，但却有较长的共同舒张时间，这对于血液顺利回流心室是十分有利的。

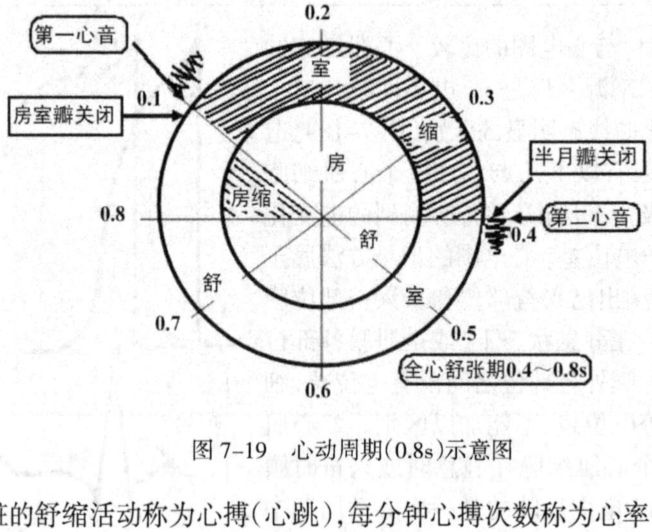

图 7–19　心动周期（0.8s）示意图

2.心率　心脏的舒缩活动称为心搏（心跳），每分钟心搏次数称为心率（heart rate）。正常的成年人安静时的心率为 60 ~ 100 次 /min。心率因不同年龄、不同性别和不同生理情况而有差异。新生儿心率可达 130 次 /min 从上，以后逐渐减慢，至青春期接近成年人。成年人的心率，女性较男性快；经常进行体力劳动或体育锻炼的人，平时心率较慢；同一个人，安静或睡眠时较慢，肌肉活动增加或情绪激动时较快。心率对心动周期有直接的影响。心率加快,心动周期缩短,收缩期和舒张期均缩短,但舒张期的缩短较为显著;反之,心动周期延长,收缩期和舒张期均延长,但舒张期的延长较为显著。因此,不论心率的加快或减慢,主要影响心动周期的舒张期。如果心率过快,心动周期的舒张期缩短,不但减少心室的血液充盈量,而且缩短了心脏的休息时间,心脏工作时间相对延长显然对心功能不利。在临床上快速性心律失常有时可导致心力衰竭。

(二)心脏泵血的过程和机制

了解心脏的泵血功能，需要弄清以下三个问题：① 血液在心脏内的单方向流动是怎样实现的？ ② 动脉内压力比较高，心脏是怎样将血液射入动脉的？ ③ 压力很低的静脉血液是怎样返回心脏的？现以左心室为例,说明心室射血和充盈过程及其心脏泵血的机制。

1.左心室的射血和充盈过程　左心室的一个心动周期,包括收缩和舒张两个时期,每个时期又可分为若干时相(图 7–20)。通常以心房开始收缩作为描述一个心动周期的起点。

(1)心房收缩期　心房收缩期既是一个心动周期的起点,又可视为心室舒张末期的最后时相。心房开始收缩之前,心脏正处于全心舒张期,这时,心房和心室内压力都比较低,接近于大气压,即约 0Pa(以大气压为零值);然而,由于静脉血不断流入心房,心房压相对高于心室压,房室瓣处于开启状态,心房腔与心室腔相通,血液由心房顺房 – 室压力梯度进入心室,使心室充盈。而此时,心室内压远比主动脉压(约 80mmHg 即 10.6kPa)为低,故半月瓣是关闭着的。心房开始收缩,心房容积缩小,内压升高,心房内血液被挤入已经充盈了血液但仍然处于舒张状态的心室,使心室的血液充盈量进一步增加。心房收缩持续约 0.1s,随后进入舒张期。

(2)心室收缩期　包括等容收缩期以及快速和减慢射血期。①等容收缩期:心房进入舒张期后不久,心室开始收缩,心室内压力开始升高;当超过房内压时,心室内血液出现由心室向心房返流的倾向,但这种返流正好推动房室瓣,使之关闭,血液不至于倒流入心房。此时室内压仍低于主动脉压,主动脉瓣(半月瓣)仍处于关闭状态,心室成为一个封闭腔,因血液是不可压缩的液体,这时心室肌的强烈收缩导致室内压急剧升高,而心室容积并不改变;从房室瓣(二尖瓣)关闭直到室内压由接近心房压升高到超过主动脉压，直到主动脉瓣开启的这段时期，称为等容收缩期(isovolumic contraction period)。其特点是室内压大幅度升高,且升高速率很快,持续 0.05s 左右。②射血期:等容收缩期间室内压升高超过主动脉压时,半月瓣被打开,等容收缩相结束,进入射血期。射血期的最初 1/3 左右时间内,心室肌仍在作强烈收缩,由心室射入主动脉的血液量很大(约占总射血量的 2/3 左右),流速也很快,此时,心室容积明显缩小,室内压继续上升达峰值(16kPa 左右),这段时期称快速射血期(rapid ejection period),约 0.10s ;由于大量血液进入主动脉,主动脉压相应升高。随后,由于心室内血液减少以及心室肌收缩强度减弱,心室容积的缩小也相应变得缓慢,射血速度逐渐减弱,这段时期称为减慢射血期(slow ejection period),约 0.15s,此时期内,心室内压和主动脉压都相应由峰值逐步下降。

早期的实验资料表明,整个射血期内,心室内压始终高于主动脉压,这种心室 – 动脉压力梯度是血液由心室进入动脉的推动力;然而,近代应用精确的压力测量方法观察到,在快速射血的中期或稍后,心室内压已经低于主动脉压(图 7–20),不过此时,心室内血液因为受到心室肌收缩的作用而具有较高的动能,依其惯性作用可以逆着压力梯度继续射入主动脉。

(3)心室舒张期　包括等容舒张期和心室充盈期,后者又再细分为快速充盈、减慢充盈和心房收缩充盈三个时相。① 等容舒张期:心室肌开始舒张后,室内压下降,主动脉内血液向心室方向返流，推动半月瓣关闭；这时室内压仍明显高于房内压，房室瓣依然处于关闭状态，心室又成为封闭腔。此时，心室肌舒张，室内压以极快的速度大幅度下降，但容积并不改变，从半月瓣关闭直到室内压降到低于心房压，房室瓣开启时为止，称为等容舒张期（isovolumic relaxaction period），持续约 0.06~0.08s。② 心室充盈期：当室内压降到低于心房压时，血液顺着房－室压力梯度由心房向心室方向流动，冲开房室瓣并快速进入心室，心室容积增大，称快速充盈期（rapid filling period），约 0.11s；其间进入心室的血液约为总充盈量的 2/3。随后，血液以较慢的速度继续流入心室，心室容积进一步增大，称减慢充盈期（slow filling period），约 0.22s。此后，进入下一个心动周期，心房开始收缩并向心室射血，心室充盈又快速增加。亦有人将这一时期称为心室的主动快速充盈相（占时 0.1s）。

从以上对心室充盈和射血过程的描述中，不难理解左心室泵血的机制。室壁心肌的收缩和舒张造成室内压的变化，从而导致心房和心室之间以及心室和主动脉之间产生压力梯度；压力梯度是推动血液在相应腔室之间流动的主要动力，血液的单方向流动则是在瓣膜活动的配合下实现的。还应注意，瓣膜的作用对于室内压力的变化起着重要作用，没有瓣膜的配合，等容收缩期和等容舒张期的室内压大幅度升降，是不能完满实现的。

2.心动周期中心房压力的变化　每一心动周期中，左心房压力曲线依次出现 3 个小的正向波（a、c 和 v 波）和 2 个下降波（x 和 y 降波）。首先，心房收缩，房内压升高，形成 a 波，随后心房舒张，压力又回降。以后，心室开始收缩，室内压升高，室内血液推顶并关闭了房室瓣，使瓣膜叶片向心房腔一侧凸出，造成房内压轻度上升，形成 c 波。随着心室射血时体积的缩小，心底部向下移动，房室瓣从而也被向下牵曳，以致心房的容积趋于扩大，房内压下降，形成 x 降波。以后，静脉血不断流入心房，而房室瓣尚关闭着，血液不能入心室，心房内血液量不断增加，房内压缓慢而持续地升高，直到心室等容舒张相

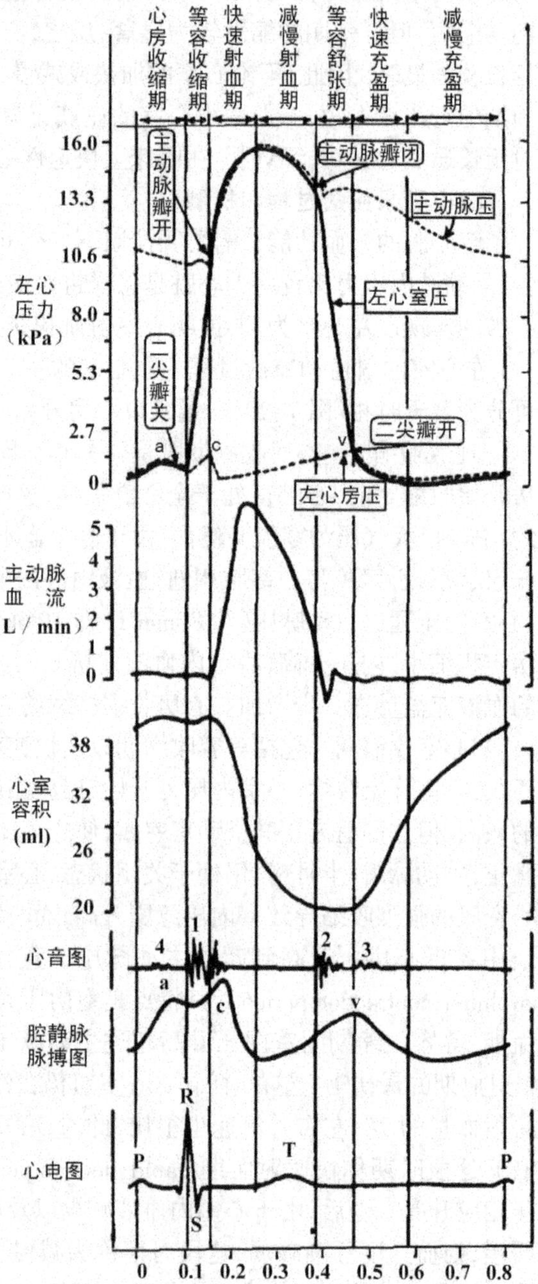

图 7-20　心动周期中左心压力、动脉血流、心室容积、心音和心电图等变化图

结束，心房血入心室为止，由此形成上升波（v 波）。随后房室瓣开放，血液由心房迅速进入心室，房内压下降，形成降波（y 波）（图 7-20）。一个心动周期中，心房压力波动的幅度较小。成年人于安静卧位，左房压变化幅度为 0.3 ~ 1.6kPa（2 ~ 12mmHg）；右房压为 0 ~ 0.7kPa（0 ~ 5mmHg）。

3.心房和心室在心脏泵血活动中的作用　心室 – 动脉压力梯度是引起半月瓣开放、推动血液由心室开始射入动脉的直接动力，这种压力梯度是由心室的强烈收缩造成室内压由原来近于心房压水平升高到超过动脉压而形成的。同样，房 – 室压力梯度是血液由心房流入心室的动力，但它的形成主要并不是来自心房收缩，而是依靠心室的舒张，即在心室等容舒张相，室内压大幅度下降，由开始时近于动脉压一直下降到低于心房压，房室瓣开放，血液由心房迅速进入心室。整个心室舒张充盈期内，房 – 室压力梯度始终存在，然而，在这一时期的前一段时间内（即充盈期的前 4/5 时间内），心房也处于舒张状态，这时心房只不过是静脉血液返回心室的一条通道，只有后 1/5 期间心房才收缩。由此可以看出，心房收缩对于心室充盈不起主要作用。故当发生心房纤维性颤动时，虽然心房已不能正常收缩，心室充盈量因此有所减少，但一般不至于严重影响心室的充盈和射血功能；如果发生心室纤维性颤动，心脏泵血活动立即停止，后果十分严重。可以认为，心房收缩起着初级泵的作用，对于心脏射血和血液的回流都是有利的。

右侧心腔泵血活动的过程和机理与左侧相同，但肺动脉压力仅为主动脉压的 1/6，故右心室开始射血时面临的对抗压力较低；因此，一个心动周期中，右心室内压变化的幅度（射血时约 3.2kPa 或 24mmHg）比左心室（射血时达 17 .3kPa 或 130mmHg）要小得多。

（三）心音和心音图

心动周期中，心肌收缩、瓣膜启闭、血液加速度和减速度对心血管壁的加压和减压作用以及形成的涡流等因素引起的机械振动，可通过周围组织传导到胸壁的声音，称为心音（heart sound）；如将听诊器放在胸壁某些部位（图 7-2）就可听到心音。若用换能器将这些机械振动转换成电信号记录下来，便得到心音图（phonocardiogram，PCG）（图 7-20）。正常心脏在一个心动周期中可听到 4 个心音：即第一、第二（多数情况只能听到第一和第二心音）、第三和第四心音。心脏某些疾病可以产生杂音或其他异常心音。

1.第一心音　发生在心缩期，是心室收缩期开始的标志。音调较低，持续时间较长。在心缩期心室射血引起大血管扩张及产生的涡流发出的低频振动，以及由于房室瓣突然关闭所引起的振动，是听诊的第一心音的主要组成成分。

2.第二心音　发生在心舒期，是心室舒张期开始的标志。音调较高，持续时间较短。听诊的第二心音主要与主动脉瓣和肺动脉瓣的关闭有关。

3.第三心音　发生在快速充盈期末，故也称舒张早期音或快速充盈音。是一种低频、低振幅的心音。产生的原因可能是由于心室快速充盈期末，血流充盈减慢，流速突然改变，形成一种力使心室壁和瓣膜发生振动所致。

4.第四心音　是与心房收缩有关的一组心室收缩期前的振动，故也称心房音。正常心房收缩，听不到声音。

（四）心脏泵功能的评定

心脏泵功能是否正常，是增强或是减弱，这是医疗实践以及实验研究工作中经常遇到的问题。

1.心脏的输出量　心脏在循环系统中所起的主要作用就是泵出血液以适应机体新陈代谢的

需要，显然，心脏输出的血液量是衡量心脏功能的基本指标。

(1)每分输出量和每搏输出量　一次心搏一侧心室射出的血液量，称每搏输出量，简称搏出量(stroke volume)。每分钟射出的血液量，称每分输出量，简称心输出量(cardiac output)，等于心率与搏出量的乘积。左右两心室的输出量基本相等。心输出量与机体新陈代谢水平相适应，可因性别、年龄及其他生理情况而不同。如健康成年男性静息状态下，心率平均每分钟 75 次，搏出量约为 70ml(60 ~ 80ml)，心输出量为 5L / min(4.5 ~ 6.0L / min)。女性比同体重男性的心输出量约低 10%，青年时期心输出量高于老年时期。心输出量在剧烈运动时可高达 25~35L / min，麻醉情况下则可降低到 2 .5L / min 。

(2)心指数　心输出量是以个体为单位计算的。身体矮小的人和高大的人，新陈代谢总量并不相等，因此，用输出量的绝对值作为指标进行不同个体间心功能的比较是不全面的。群体调查资料表明，人体静息时的心输出量和基础代谢率一样，并不与体重成正比，而是与体表面积成正比。以单位体表面积(m^2)计算的心输出量，称为心指数(cardiac index)；中等身材的成年人体表面积约为 1.6 ~ 1.7m^2，安静和空腹情况下心输出量约 5 ~ 6L / min，故心指数约为 3.0 ~ 3.5L/min·m^2。安静和空腹情况下的心指数，称之为静息心指数，是分析比较不同个体心功能时常用的评定指标。心指数随不同生理条件而不同。肌肉运动时，心指数随运动强度的增加大致成比例地增高。妊娠、情绪激动和进食时，心指数均增高。

2.射血分数　心室舒张末期充盈量最大，此时心室的容积称为舒张末期容积。心室射血期末，容积最小，这时的心室容积称为收缩末期容积。舒张末期容积与收缩末期容积之差，即为搏出量。正常成年人，左心室舒张末期容积估计约 145ml，收缩末期容积约 75ml，搏出量为 70ml 。可见，每一次心搏，心室内血液并没有全部射出。搏出量占心室舒张末期容积的百分比，称为射血分数(ejection fraction)。健康成年人搏出量较大时，射血分数为 55 ~ 65 %。

在评定心泵血功能时，单纯用搏出量作指标，不考虑心室舒张末期容积，是不全面的。正常情况下，搏出量始终与心室舒张末期容积相适应，即当心室舒张末期容积增加时，搏出量也相应增加，射血分数基本不变。但是，在心室异常扩大、心室功能减退的情况下，搏出量可能与正常人没有明显差别，但它并不与已经增大了的舒张末期容积相适应，射血分数明显下降。若单纯依据搏出量来评定心泵血功能，则可能做出错误判断。

3.搏功和分功　血液在心血管内流动过程中所消耗的能量，是由心脏做功所供给的；换言之，心脏做功所释放的能量转化为压强能和血流的动能，血液才能循环流动。心室一次收缩所作的功，称为每搏功，简称搏功(stroke work)。可以用搏出的血液所增加的动能和压强能来表示。心脏射出的血液所具有的动能在整个搏功中所占比例很小，可以忽略不计。搏出血液的压强能可用平均动脉压表示，约等于“舒张压 +（收缩压 – 舒张压）× 1/3”。由于心室充盈压是由静脉和心房输送回心的血液充盈心室造成的，计算心室收缩释放的能量时不应将充盈压〔可用左室舒张末期压或平均左房压表示，约为 0.8kPa (6mmHg)〕计算在内。搏功单位为 g·m 。搏功乘以心率即为每分功(简称分功)，单位为 kg·m / min 。计算左室搏功和分功的简式如下：

搏功(g·m) = 搏出量(cm^3) × (1/1 000) × (平均动脉压 – 平均左房压 mmHg) × (13.69g/cm^3)

每分功(kg·m / min) = 搏功(g·m) × 心率 × (1/1 000)

假设搏出量为 70ml，收缩压 120mmHg，舒张压 80mmHg，平均左房压 6mmHg，心率 75 次。代入上式，求得左心室搏功为 83.69 g·m；每分功为 6.29 kg·m / min 。右心室搏出量与左心室相等,但肺动脉平均压仅为主动脉平均压的1/6左右,故右心室做功量也只有左心室的1/6。

用做功量来评定心泵血功能,其意义是显而易见的,因为心脏收缩不仅仅是排出一定量的血液,而且这部分血液具有很高的压强能(以及很快的流速)。作为评定心泵血功能的指标,心脏做功量要比单纯的心输出量更为全面。

(五)影响心输出量的因素

心输出量等于搏出量乘以心率,凡能影响搏出量和心率的因素都能影响心输出量。

1.影响搏出量的因素 在心率不变的情况下,搏出量的多少取决于心室肌收缩的强度和速度。凡能影响心肌收缩强度和速度的因素都能影响搏出量。

(1)心脏前负荷 是指心室收缩前所承受的负荷。通常用心室舒张末期压力或心室舒张末期容积反映心脏的前负荷。搏出量与前负荷有关。在一定限度内,静脉回流量愈多,心室舒张末期压力(容积)愈大,心室肌在收缩前肌纤维的长度(即初长度)愈长,则心肌收缩强度和速度就愈大、搏出量就愈多。因此,把通过改变心肌的初长度而使心肌的收缩强度和速度增大,搏出量提高的调节,称为异长调节(haterometric regulation),也称为施塔林(Starling)机制。心肌的异长调节是通过改变肌小节的初长度,即横桥联结的数目实现对搏出量的调节,这属于心肌的自身调节。但是应当指出,如果前负荷过大(静脉血快速大量流回心脏时心室容积超出一定范围),初长度超过一定限度,收缩力反而减弱,这是生命系统的非线性特征的一种表现。因此,在静脉输液和补液时,应严格控制输血补液的量和速度,以防止发生急性心力衰竭。

(2)心肌收缩能力 是指心肌不依赖于前、后负荷而改变其力学活动的一种内在特性。换言之,不是通过初长度的改变,而是通过心肌细胞内部功能状态的改变(即心肌变力状态)使其收缩强度和速度发生变化,使搏出量和搏功发生改变,称为等长调节(homometric regulation)。心肌收缩能力受兴奋-收缩耦联过程中各个环节的影响,其中横桥联结数(活化横桥数)和肌凝蛋白的ATP酶活性是控制收缩能力的重要因素。交感神经活动增强及血液中儿茶酚胺浓度增高均能通过提高胞浆中Ca^{2+}浓度,而使横桥联结数目增多,心肌收缩能力增强。相反,迷走神经活动增强,则降低胞浆中Ca^{2+}浓度使心肌收缩能力降低;缺氧、酸中毒均可降低心肌收缩能力,使搏出量和搏功减小。在去甲肾上腺素的作用下,心肌收缩能力增强;当心力衰竭时,心肌收缩能力下降。显然,心肌收缩能力与搏出量搏功呈正变关系。

(3)后负荷 是指心室肌在收缩过程中所承受的负荷,即心脏在射血过程中所遇到的阻力。这一阻力来自动脉血压。离体蛙心实验表明,如果心脏前负荷、心肌收缩能力、心率保持不变,则后负荷与搏出量呈反比关系。在整体内,动脉血压升高,使心室后负荷增大而导致搏出量减少,但搏出量的减少,却使心室内剩余血量增加,加之静脉回流量不变,因而使心脏的前负荷增加,通过异长调节使搏出量恢复正常。

应该说在动脉血压增高的情况下,要通过心脏前负荷、心肌收缩能力和心脏后负荷三方面综合作用的影响,使心脏得以维持适当的搏出量。临床上高血压患者,因长期后负荷加重,心肌经常处于收缩加强的状态而逐渐肥厚,导致心肌缺血缺氧、心肌收缩能力减弱、左心泵血功能衰竭。

2.心率对心输出量的影响 在一定范围内,心率增快则心输出量增加。运动时,心率是提高心输出量的重要因素。但心率过快,超过160~180次/min,心输出量反而下降。原因有二:①心率过快,心脏过度消耗供能物质,使心肌收缩能力减弱;②心率过快,心室舒张期明显缩短,使心室充盈不足,搏出量减少。相反,心率过慢,低于40次/min,虽然心室舒张期延长,充盈量增加,但心室充盈量有一定限度，当达到最大限度后，即使再延长心室舒张时间，也不能相应提高心输出量。因此，心率适宜地加快，心输出量提高，过快或过慢均使心输出量减少。

3.心力贮备与心输出量的关系　心脏的泵血功能能够广泛适应机体不同生理条件下的代谢需要，表现为心输出量随机体代谢率的增长而增加。健康成年人静息状态下心输出量为 5L / min，在剧烈运动时心输出量可高达 25 ~ 35L / min 为静息时的 5 ~ 7 倍。心脏每分钟能射出的最大血量，称最大输出量。它反映心脏的健康程度。可见，在平时心输出量不是最大的，但能够在需要时成倍地增长，表明健康人心脏泵血功能有一定的贮备力量。心输出量随机体代谢需要而增加的能力，称为心脏泵血功能贮备，或称心力贮备（cardiac reserve）。健康人有相当大的心力贮备，而某些心脏疾患的病人，静息时心输出量与健康人没有明显差别，尚能够满足静息状态下代谢的需要，但在代谢活动增强时，输出量却不能相应增加，最大输出量较正常人为低；而训练有素的运动员，心脏的最大输出量远比一般人为高，可达 35L 以上，为静息时的 7 倍左右。心脏的贮备能力取决于心率和搏出量可能发生的最大、最适宜的变化的程度。当进行剧烈体力活动时，由于交感 – 肾上腺系统活性增加，主要通过动用心率贮备以及收缩期贮备，使心输出量增加。坚持体育锻炼可促使肌纤维增粗，心肌收缩能力增强，因此收缩期贮备增加；同时，心率贮备也增加。这说明经常进行体育锻炼可以增进心脏健康，提高心力贮备。

第三节　血　管

一、血管分布与特点

（一）全身血管的分布概况

1.血管的分布规律　体内血管的分布具有对称性、功能适应性、与骨长轴平行性和吻合成网等规律。具体而言，在身体左右对称的部分，血管分布常具有对称性；血管的分布与器官的功能相适应（如功能旺盛器官的血管分布丰富）；血管行径多与骨的长轴平行，并常与神经一起被结缔组织包裹成血管神经束，后者一般位于关节屈侧；在容易受到牵引或受压的部位（关节周围以及经常变换现状的器官如胃、肠）血管多吻合成网或弓，意义在于保证血流畅通。

2.动脉　动脉（arteries）按管径大小可分为大、中、小三级，从最大的动脉到最小的动脉，其管径大小和管壁结构都是互相移行的，各级动脉之间没有明显的分界。其中以中动脉（medium–sized artery）管壁构造最为典型，由三层膜构成（图 7–21 左）：① 内膜包括内皮、内皮下层和内弹性膜（internal elastic membrane），内弹性膜由弹性蛋白构成，膜上有许多较大的孔，一般作为内膜与中膜的分界。在切片标本中，因管壁收缩而呈波纹状。② 中膜由多层环行排列的平滑肌细胞构成，其中夹着数量不等的弹性蛋白、胶原蛋白和蛋白多糖；中动脉的平滑肌细胞发达，收缩力强，能使血管明显地缩小或扩大，故又称肌性动脉（muscular artery）。③ 外膜由疏松结缔组织构成。在中膜与外膜之间常见一层整齐的外弹性膜（external elastic membrane）。

动脉包括肺动脉和体动脉及其分支。肺动脉粗而短，起于右心室动脉圆锥，沿主动脉前方上行至主动脉弓下方分成左、右肺动脉（图 7–3），分别经左、右肺门入左、右肺；左肺动脉分上、下二支分别进入左肺上、下叶，右肺动脉分上、中、下三支分别进入右肺上、中、下叶。主动脉是体循环的主干，起于左心室，向右前上方上升至第二胸肋关节处以后又向左后方呈弓形弯曲（主动脉弓，图 7–3），到第 4 胸椎平面又弯曲向下，沿脊柱左侧下降，穿膈的主动脉裂孔继续下降至第 4 腰椎

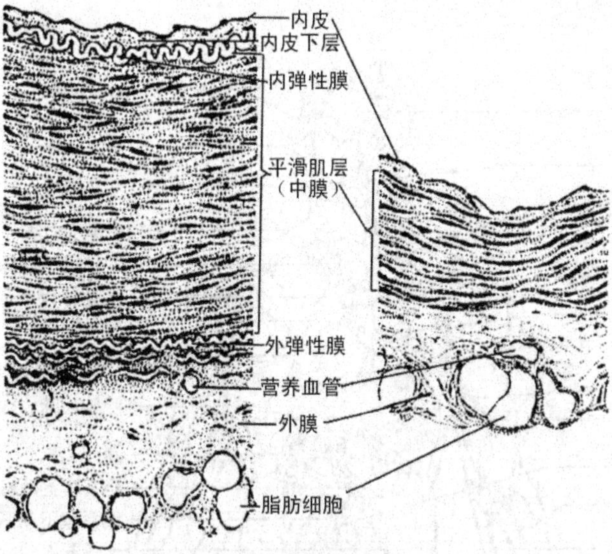

图 7–21　中动脉（左）和中静脉（右）

处分成左、右髂总动脉。有关体循环动脉的主要分支见表 7–9 和图 7–22。

表 7–9　体循环动脉的主要分支

- 左心室
  ↓
- 升主动脉→
  - 左冠状动脉
  - 右冠状动脉
- 主动脉弓
  - 头臂干（无名动脉）
    - 右颈总动脉
      - 颈外动脉（头面部肌肉，皮肤，甲头腺，口、鼻腔内，喉）
      - 颈内动脉（脑，视器）
    - 右锁骨下动脉→腋动脉→肱动脉
      - →椎动脉（脑）
      - 桡动脉、尺动脉——手掌弓（右上肢）
  - 左颈总动脉（同右侧）
  - 左锁骨下动脉（同右侧，分布于左上肢）
- 胸主动脉
  - 壁支　肋间动脉（胸壁、上腹壁）
  - 脏支
    - 支气管动脉（气管、支气管）
    - 食管动脉（食管）
- 腹主动脉
  - 壁支－腰动脉（腹后壁）
  - 脏支
    - 不成对脏支
      - 腹腔动脉（胃、肝、胆囊、胰、脾、十二指肠）
      - 肠系膜上动脉、肠系膜下动脉——大肠，小肠
    - 成对脏支
      - 肾上腺中动脉
      - 肾动脉（肾）
      - 睾（卵巢）动脉
- 左、右髂总动脉
  - 左、右髂内动脉（盆腔、臀部）
  - 左、右髂外动脉→股动脉→腘动脉
    - 胫前动脉→足背动脉、胫后动脉→足底动脉——足底弓

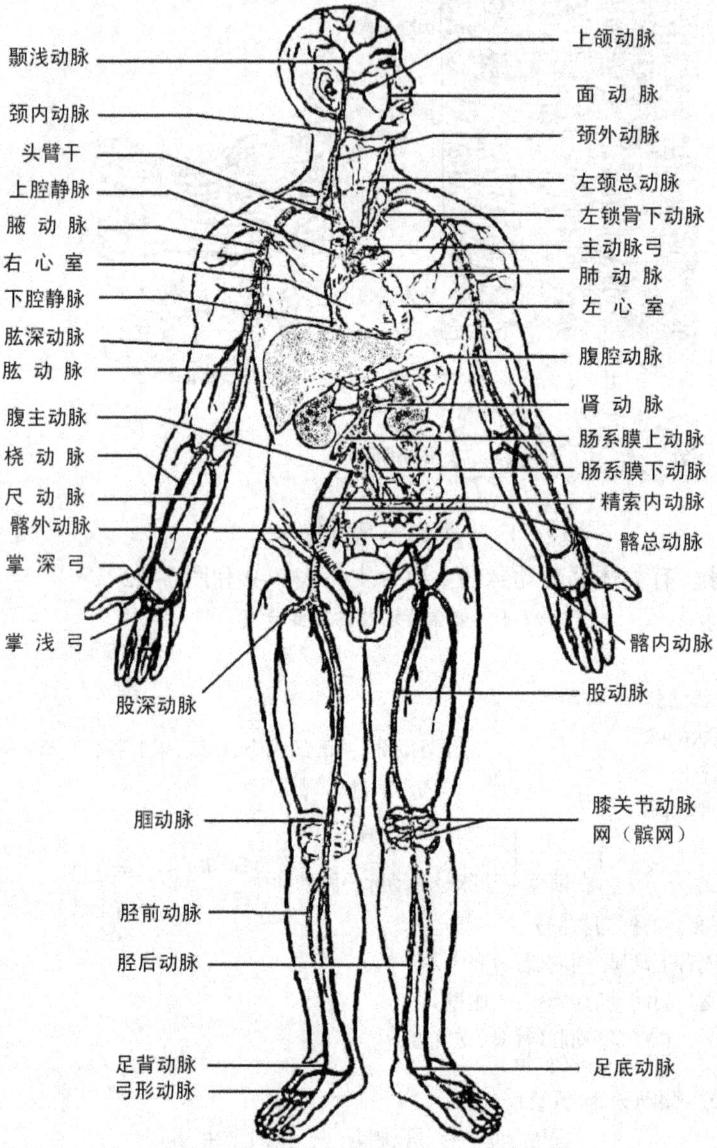

图 7-22　全身主要动脉分支与走向

3.静脉　静脉(veins)根据管径的不同也可分为大、中、小三级,静脉逐渐汇合,管径渐增粗,管壁也渐变厚。中静脉及小静脉常与相应的动脉伴行,其管壁结构与动脉基本相同,也可分为内膜、中膜和外膜(图 7-21 右),但三层膜之间无明显的界限。

静脉的特点是(与动脉比较):①管壁薄,管腔大,数量多。体循环静脉分深、浅二组,浅静脉位于皮下,深静脉与相应的动脉伴行;②平滑肌细胞和弹性成分较少,结缔组织相对较多;③具有防止血液倒流的静脉瓣(内脏、脑及头颅部的大多数器官除外)。四肢静脉的静脉瓣较多,静脉瓣常为两片，呈半月形，彼此相对，由内膜向管腔内突出形成，其游离缘朝向血流方向。

静脉包括肺循环的肺静脉（左右各二，主要收集肺泡毛细血管的动脉血，出肺门入左心房）、上腔静脉系（收集头颈、上肢、胸部的静脉血流）和下腔静脉系（收集下肢、腹部及盆部的静脉血流）。体循环静脉回流概况见图 7-23 和表 7-10。

表 7-10　体循环静脉回流概况

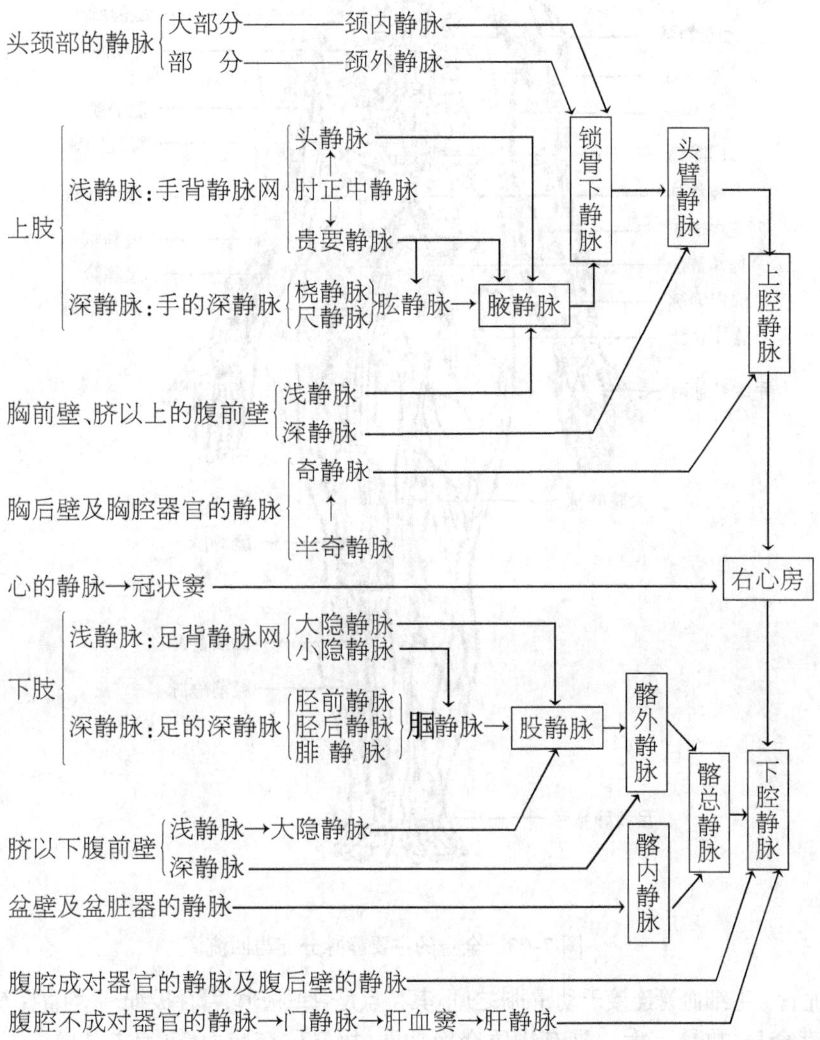

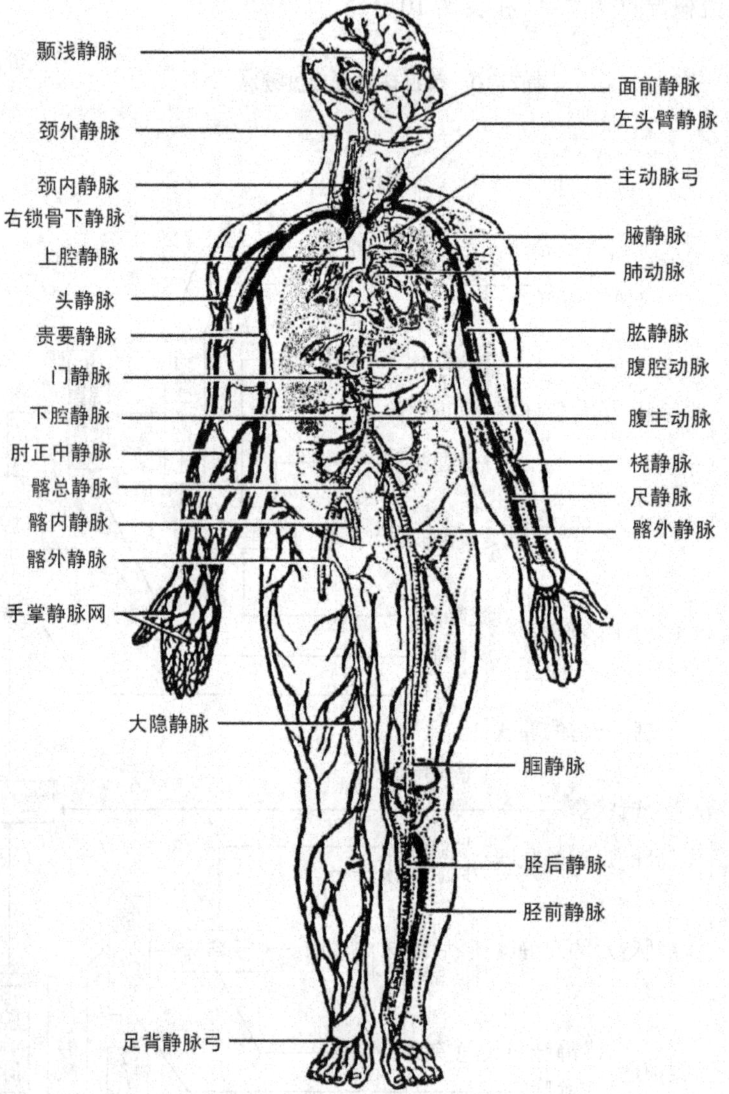

图 7-23　全身的主要静脉分支与回流

4.毛细血管　毛细血管连接于动、静脉之间。其特点是管壁极薄，管径极细，平均直径 5~9 μ m。互相连成网状，布满全身，数量巨大。具有物质交换功能，故又称交换血管（表 7-11）。

（二）各类血管的功能特点

不论体循环或肺循环，由心室射出的血液都流经由动脉、毛细血管和静脉相互串联构成的血管系统，再返回心房。从生理功能上可将血管分为 8 种类型（表 7-11）。

表 7-11 各类血管的功能特点

类型	血管名称及特点	功 能
弹性贮器血管	血管管壁较厚，富含弹性纤维，有明显的可扩张性和弹性，包括主动脉、肺动脉主干及其发出的最大的分支	心室射血推动动脉内的血液向前流动，也使动脉扩张，容积增大，被扩张的大动脉管壁发生弹性回缩，可将在射血期多容纳的血液向外周方向推动。大动脉的这种功能称为弹性贮器作用
分配血管	从弹性贮器血管以后到分支为小动脉前的动脉	功能是将血液输送至各器官组织，故称分配血管
毛细血管前阻力血管	指管径小，对血流的阻力大的小动脉和微动脉	微动脉管壁富含的平滑肌舒缩活动可使血管口径发生明显变化，从而改变对血流的阻力和所在器官、组织的血流量
毛细血管前括约肌	指起始部环绕平滑肌的真毛细血管	收缩或舒张可控制毛细血管的关闭或开放，因此可决定某一时间内毛细血管开放的数量
交换血管	指真毛细血管。其管壁仅由单层内皮细胞构成，外面有一薄层基膜（结缔组织），故通透性很高	血液和血管外组织液进行物质交换的场所
毛细血管后阻力血管	指微静脉。微静脉因管径小，对血流也产生一定的阻力	舒缩可影响毛细血管前阻力和毛细血管后阻力的比值，从而改变毛细血管压和体液在血管内和组织间隙内的分配情况
容量血管	指静脉，数量较多，口径较粗，管壁较薄，故其容量较大，且可扩张性较大，即较小的压力变化就可使容积发生较大的变化	起着血液贮存库的作用，在生理学中将静脉称为容量血管。在安静状态下，循环血量的 60～70 %容纳在静脉中
短路血管	指一些血管床中小动脉和小静脉之间的直接联系；在手指、足趾、耳廓等处的皮肤中有许多短路血管存在	可使小动脉内的血液不经过毛细血管而直接流入小静脉；与体温调节有关

二、血流量、血流阻力和血压

血液在心血管系统中流动的力学称为血流动力学（hemodynamics）。血流动力学和一般的流体力学一样，其基本的研究对象是流量、阻力和压力之间的关系。由于血管是有弹性和可扩张性的而不是硬质的管道系统，血液是含有血细胞和胶体物质等多种成分的液体，而不是理想液体，因此血流动力学除与一般流体力学有共同点外，又有它自身的特点。

（一）血流量和血流速度

1.血流量　血流量（blood flow）是指单位时间内流过血管某一截面的血量，也称容积速度，其单位通常以 ml / min 或 L / min 来表示。血液中的一个质点在血管内移动的线速度，称为血流速度。血液在血管内流动时，其血流速度与血流量成正比，与血管的截面积成反比。

泊肃叶（Poiseuilli）研究了液体在管道系统内流动的规律，指出单位时间内液体的流量（Q）与管道两端的压力差 P_1-P_2（ΔP）以及管道半径 r 的 4 次方成正比，与管道的长度 L 成反比。可用 $Q = K r^4 \Delta P / L$ 表示。式中 K 为常数。后来的研究证明它与液体的粘滞度 η 有关。因此泊肃叶定律又可写成为 $Q = \pi \Delta P r^4 / 8 \eta L$。

2.血流速度　是指血液在血管内流动的直线速度，即单位时间内，一个质点在血流中前进的距离。各类血管中的血流速度与同类血管的总横截面积呈反比，由于毛细血管的总横截面积最大，主动脉的总横截面积最小（据估计体循环毛细血管的总横截面积约为主动脉的总横截面积的 800～1 000 倍），因此，血流速度在毛细血管中最慢，约 0.5～1.0mm/s，；在主动脉中最快，约 220mm/s。除此之外，动脉的血流速度与心室的舒缩状态有关，在一个心动周期中，心缩期较心舒期为快。另外，在同一血管中，靠近管壁的血液因摩擦力较大，故流速较慢，愈近管腔中心，流速愈快。

（二）血流阻力

血液在血管内流动时所遇到的阻力称为血流阻力。血流阻力来源于血液成分之间的内摩擦和血液与管壁的摩擦。根据泊肃叶定律（Poiseuille law），血流阻力（R）由血液粘滞度（η）、血管长度（L）和血管的半径（r）决定，其间的关系式为：$R = 8\eta L/\pi r^4$。由于血管的长度很少变化，因此，血流阻力主要取决于血管半径和血液粘滞度。器官血流量的大小主要受该器官阻力血管口径大小的控制。机体可通过改变阻力血管口径来完成全身各器官的血流分配和调节动脉血压。血液粘滞度是决定血流阻力的另一个因素。正常生理情况下，血液粘滞度是相对稳定的。当红细胞比容增大、血液流速缓慢，均可使红细胞相互间摩擦阻力增大，血液粘滞度增高。此外温度降低，血液粘滞度也会升高。可见，红细胞比容是决定血液粘滞度的最重要因素。

（三）血压

血压（blood pressure，BP）是血管内流动的血液对血管壁的侧压力。在循环系统中，各类血管的血压均不相同，因此，就有动脉血压、毛细血管血压和静脉血压之分。测定血压时，是以大气压为基数，以kPa或mmHg为单位(1mmHg=0.133kPa)。例如测得动脉血压为13.3kPa(100mmHg)，即表示动脉血压高于大气压13.3kPa。血压形成的前提条件是在血管系统内要有足够的血液充盈。在动物实验中，如使狗的心脏停搏，血流停止，此时在循环系统中各处所测得的压力都是相同的，这个压力即为循环系统平均充盈压（mean circulatory filling pressure），约0.933kPa（7mmHg）。在循环系统平均充盈压的基础上，血压的形成有赖于心脏射血和外周阻力这两个根本因素。心室肌收缩所产生的能量用于两个方面：一部分表现为动能，推动血液在血管内流动；另一部分形成对血管壁的侧压，并使主动脉和大动脉管壁扩张，这部分是势能。在心舒期，主动脉和大动脉发生弹性回缩，又将一部分势能转变为动能，推动血液继续向前流动。外周阻力阻碍血液的流动。在每一心动周期中，由于外周阻力作用，左心室在收缩期射出的血量不会完全地流过外周组织，总是有一部分搏出量滞留在主动脉和大动脉内，构成对主动脉和大动脉管壁的侧压力，使其管壁贮存一定的势能，这对维持循环血液的持续流动和血压非常有益。

三、动脉血压和动脉脉搏

（一）动脉血压

1.动脉血压的概念和正常值　动脉血压（arterial blood pressure，）是指血流对动脉管壁的侧压力。心室收缩时，主动脉压急剧升高，收缩中期达到最高值称为收缩压（systolic pressure）。心室舒张时，主动脉压下降，心舒末期最低值称为舒张压（diastolic pressure），其差值称为脉搏压（pulse pressure），简称脉压。一个心动周期中每一瞬间动脉血压的平均值，称为平均动脉压（mean arterial pressure）。平均动脉压 = 舒张压 + 1/3 脉压。一般所说的动脉血压是指主动脉压。因为在大动脉中血压降落很小，故通常将在上臂测得的肱动脉压代表主动脉压。我国健康青年人在安静状态时的收缩压为13.3～16.0kPa（100～120mmHg），舒张压为5.0～10.6kPa（60～80mmHg），脉搏压为4.0～5.3kPa（30～40mmHg），平均动脉压在13.3kPa（100mmHg）左右。动脉血压除存在个体差异外，还有性别和年龄的差异。一般说来，女性在更年期前动脉血压比同龄男性的低，更年期后动脉血压升高。男性和女性的动脉血压都随年龄的增长而逐渐升高，收缩压的升高比舒张压的升高更为显著。新生儿的收缩压仅 5.3kPa(40mmHg)左右。出生后第一个月内,收缩压很快升高,到第一个月末约可达到 10.6kPa(80mmHg)。以后,收缩压继续升高,到 12 岁时约为 14.0kPa(105mm Hg)。在青春期,收缩压又较快地上升,17 岁的男性青年,收缩压可达 16.0kPa(120mm Hg);青春期以后,收缩压随年龄增长而缓慢升高;至 60 岁时,收缩压约 18.6kPa(140mmHg)。

2.动脉血压的形成　前文已述,循环系统内足够的血液充盈和心脏射血是形成血压的基本因素。在动脉系统影响动脉血压的另一因素是外周阻力。外周阻力(peripheral resistance)主要是指小动脉和微动脉对血流的阻力。左心室的射血是间断性的。在每个心动周期中,左心室内压随着心室的收缩和舒张发生较大幅度的变化。一般情况下,左心室每次收缩时向主动脉内射出 60 ~ 80ml 血液。由于小动脉和微动脉对血流有较高的阻力,以及主动脉和大动脉管壁具有较大的可扩张性,因此左心室一次收缩所射出的血液,在心缩期内大约只有 1/3 流至外周,其余约 2/3 被暂时贮存在主动脉和大动脉内,使主动脉和大动脉进一步扩张,主动脉压也就随之升高。这样,心室收缩时释放的能量中有一部分以势能的形式贮存在弹性贮器血管的管壁中。心室舒张时射血停止,被扩张的弹性贮器血管管壁弹性回缩会将在心缩期贮存的那部分血液继续推向外周,使主动脉压在心舒期仍能维持在较高的水平(如 10.64kPa 左右)。可见,由于弹性贮器血管的作用,使左心室的间断射血变为动脉内的连续血流;另一方面,还使每个心动周期中动脉血压的变动幅度远小于左心室内压的变动幅度。老年人的大动脉管壁硬化,主动脉的直径和容积增大,而可扩张性减小,弹性贮器的功能受损,因此每个心动周期中动脉血压的波动幅度明显增大。

3.影响动脉血压的因素　凡是能影响心输出量和外周阻力的各种因素,都能影响动脉血压。有关影响动脉血压因素的内容见表 7-12。

表 7-12　影响动脉血压的因素

因素	血压变化及其原因
每搏输出量	每搏输出量增大心缩期射入主动脉的血量就多,心缩期主动脉和大动脉内增加的血量变多,管壁所受的张力也更大,故收缩压升高的更加明显。当每搏输出量增加而外周阻力和心率变化不大时,动脉血压的升高主要表现为收缩压的升高,舒张压可能升高不多,故脉压增大。反之,脉压减小。通常收缩压的高低主要反映心脏每搏输出量的多少。
外周阻力	如果外周阻力加大(如原发性高血压阻力血管口径变小或血液粘滞度增高),则心舒期中血液向外周流动的速度减慢,心舒期末存留在主动脉中的血量增多,故舒张压升高。在心缩期,由于动脉血压升高使血流速度加快,因此收缩压的升高不如舒张压的升高明显,脉压也相应减小。反之,脉压加大。通常舒张压的高低主要反映外周阻力的大小。
心 率	如果心率加快,由于心舒期缩短,在心舒期内流至外周的血液就减少,故心舒期末主动脉内存留的血量增多,舒张压就升高。由于动脉血压升高可使血流速度加快,因此在心缩期内可有较多的血液流至外周,收缩压的升高不如舒张压的升高显著,脉压比心率增加前减小。相反,脉压增大。
动脉弹性贮器作用	由于主动脉和大动脉的弹性贮器作用,动脉血压的波动幅度明显小于心室内压的波动幅度。老年人的动脉管壁硬化,大动脉的弹性贮器作用减弱;小动脉和微动脉被动扩张的能力减弱,外周阻力增大,表现为收缩压明显升高,舒张压稍升高或变化不大,故脉压增大。
循环血量与血管容积	循环血量和血管系统容量相适应,才能使血管系统足够地充盈,产生一定的体循环平均充盈压。在正常情况下,二者是相适应的,血管系统充盈程度的变化不大。失血后,循环血量减少,此时如果血管系统的容量改变不大,则体循环平均充盈压必然降低。在另一些情况下,如果循环血量不变而血管系统容量增大,也会造成动脉血压下降。

需要说明的是,上述对影响动脉血压的各种因素,都是在假设其他因素不变的前提下,分析

某一因素发生变化时对动脉血压可能发生的影响。实际上在各种不同生理情况下,上述各因素可同时发生改变。在某种生理情况下动脉血压的变化,往往是各种因素相互作用的综合结果。

(二)动脉脉搏

在每个心动周期中,动脉内的压力发生周期性的波动。这种周期性的压力变化可引起动脉血管发生搏动,称为动脉脉搏(arterial pulse),简称脉搏。在手术时暴露动脉,可以直接看到动脉随每次心搏而发生的搏动。用手指也可摸到身体浅表部位的动脉搏动。

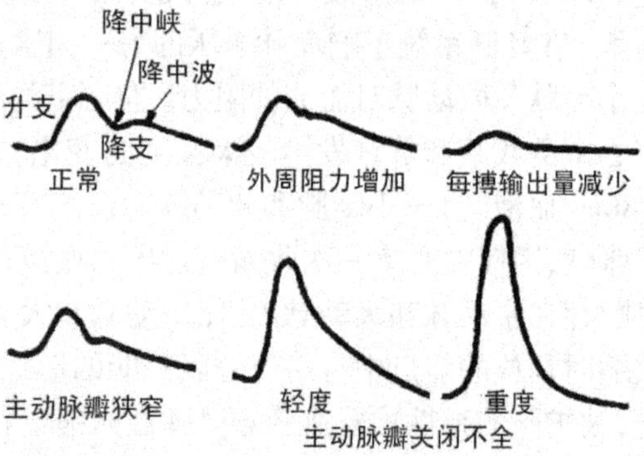

图 7–24　不同情况下桡动脉脉搏波形

1. 动脉脉搏的波形　用脉搏描记仪可以记录浅表动脉脉搏的波形，记录的图形称为脉搏图（图 7–24）。动脉脉搏的波形可因描记方法和部位的不同而有差别,一般包括上升支和下降支。

(1)上升支　在心室快速射血期,动脉血压迅速上升,管壁被扩张,形成脉搏波形中的上升支。上升支的斜率和幅度受射血速度、心输出量以及外周阻力的影响。

(2)下降支　心室射血的后期,射血速度减慢,进入主动脉的血量少于由主动脉流向外周的血量,故被扩张的大动脉开始回缩,动脉血压逐渐降低,形成脉搏波形中下降支的前段。随后,心室舒张,动脉血压继续下降,形成下降支的其余部分。

2.动脉脉搏波的传播速度　动脉脉搏可以沿着动脉管壁向外周血管传播,其传播的速度远较血流的速度为快。一般说来,动脉管壁的可扩张性愈大,脉搏波的传播速度就愈慢。由于主动脉的可扩张性最大,故脉搏波在主动脉的传播速度最慢,约 3 ~ 5 m/s ,在大动脉的传播速度约为 7 ~ 10m/s,到小动脉段可加快到 15 ~ 35 m / s。老年人主动脉管壁的可扩张性减小,脉搏波的传播速度可增加到大约 10 m / s。由于小动脉和微动脉对血流的阻力很大,故在微动脉段以后脉搏波动即大大减弱,到毛细血管脉搏已基本消失。

很早以来,医生在进行诊断时要按摸病人的脉搏(切脉),最通常的是按病人桡动脉的脉搏。切脉可以了解病人脉搏频率和节律是否规则等情况，同时也在心理上构成了医患之间的接触和联系。中医把切脉作为诊断疾病的重要手段之一。由于动脉脉搏与心输出量、动脉扩张性以及外周阻力等因素有密切关系,因此,在某些情况下脉搏可以反映心血管系统的异常状况。中医学的脉象,就是研究各种生理和病理情况下挠动脉脉搏的特征。在中医诊断学中,对脉象有很详细的描述,此处从略。

四、静脉血压和静脉回流

静脉在功能上不仅仅是作为血液回流入心脏的通道,由于整个静脉系统的容量很大,而且静脉容易被扩张,又能够收缩,因此静脉起着血液贮存库的作用。静脉的收缩或舒张可有效地调节回心血量和心输出量,使循环机能能够适应机体在各种生理状态时的需要。

(一)静脉血压

根据测量的部位,将静脉血压分为中心静脉压和外周静脉压。

1.中心静脉压　右心房和胸腔内大静脉的血压称为中心静脉压(centralvenouspressure,CVP)。

正常成人约为 4 ~ 12cm H_2O(1 cm H_2O = 98Pa)，即 0.4 ~ 1.2kPa。其高低取决于两个因素。

(1)心脏泵血功能　如果心脏泵血功能良好，能及时将回流入心脏的血液射入动脉，则中心静脉压较低；反之，如果心脏泵血功能减退(如心力衰竭)，中心静脉压将会升高。

(2)静脉回流速度　如果静脉回流速度加快(如血量增加、全身静脉收缩、微动脉舒张等)，CVP 都会升高；反之，如果静脉回流速度减慢(如血量不足或静脉回流障碍)，CVP 则降低。可见 CVP 的高低取决于心脏的射血能力和静脉回心血量之间的相互关系，是反映心血管功能的又一个指标。临床上，CVP 可作为控制补液速度和补液量的指标。

2.外周静脉压　外周静脉压(peripheral venous pressure)是指各器官的静脉血压。当心脏泵血功能减退，CVP 升高，同样影响外周静脉回流，使外周静脉压升高。

(二)影响静脉回流的因素

静脉中的血流顺其压力梯度由微静脉向心房方向流动。在体循环中，单位时间内静脉回流量取决于外周静脉压和中心静脉压之间的压力差，以及静脉对血流的阻力。因此，凡能影响外周静脉压、中心静脉压以及静脉阻力的因素，均能影响静脉回心血量。

1.心脏收缩力　心脏收缩力改变是影响静脉回心血量最重要的因素。外周静脉压与中心静脉压之间的压力差是由心室收缩和舒张所决定的。如果心室收缩力强，搏出量大，则心舒期室内压较低，外周静脉压与中心静脉压之间的压力差增大，静脉回流量就增多；反之则减少。如右心衰竭时，由于搏出量减少，致使舒张期右心室室内压升高，静脉回流受阻，大量血液淤积在心房和大静脉中，引起中心静脉压升高，结果导致体循环静脉系统逆行性的血管压力升高，造成体循环静脉系统充血，患者表现出颈外静脉怒张，肝充血肿大及下肢浮肿等体征。同理，左心衰竭时，左心房和肺静脉压升高，会引起肺淤血和肺水肿。

2.体循环平均充盈压　血量增加或容量血管收缩，对全身血管系统充盈程度增高，体循环平均充盈压就升高，静脉回心血量增多。反之，回心血量减少。

3.体位改变　静脉血管管壁薄，可扩张性大，因此，当体位改变时，重力可以影响静脉回流。重力作用使血液产生静水压。平卧时，全身静脉与心脏基本处于同一水平，故各血管的静水压基本相同。直立不动时，以右心房为零点，每低于零点水平 13.6mm 时血管内静水压要增加 0.133kPa (1mmHg)，而在其上高 13. 6mm 血管内静水压要降低 0.133kPa。由此可见，在重力的作用下，低于心脏水平的下肢静脉压要高，如足背静脉压高达 12 .0kPa(90mmHg)。而高于心脏水平的颈部静脉则塌陷，容积减小，静脉压降低，甚至出现负压。如颅顶的矢状窦内压低达 -l.33kPa (-10mmHg)(图 7-25)。因此，长期卧床或体弱久病的患者，静脉管壁紧张性较低，可扩张性较大，腹壁和下肢肌肉的收缩力减弱，对静脉挤压的作用减小，当由平卧位迅速转为直立时，因重力影响，下肢静脉充盈扩张，容量增大，大量血液积滞在下肢，使静脉回心血量

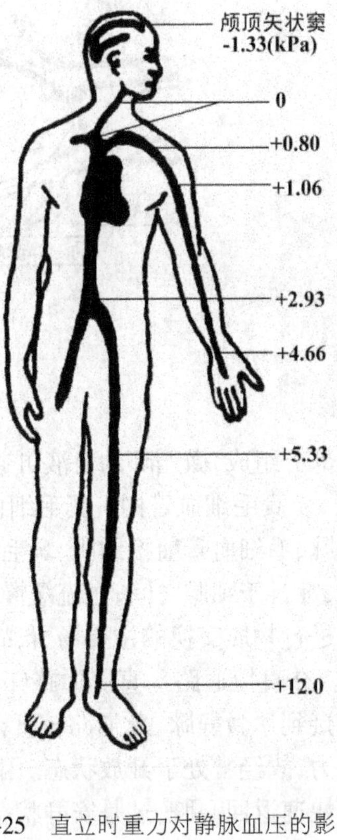

图 7-25　直立时重力对静脉血压的影响

减少，动脉血压下降，引起身体上部的脑和视网膜供血不足，出现头晕、眼前发黑，甚至昏厥等症状。

4.呼吸运动　吸气时胸腔容积增大，胸膜腔负压有利于胸腔内大静脉和右心房更加扩张，压力进一步降低，有利于静脉回流。反之，呼气时，静脉回流则减少（详见第八章）。

5.骨骼肌和静脉瓣　骨骼肌收缩时，肌肉间和肌肉内的深静脉受到挤压，加速深静脉血回流心脏。骨骼肌松弛时，深部静脉压下降，又促使血液从浅静脉流入深静脉，当骨骼肌再次收缩时，又促使较多的血液流向心脏。肌肉的交替舒缩活动对于站立时降低下肢静脉压和减少血液在下肢静脉滞留起着重要的作用。但肌肉这种作用的实现需要有健全的静脉瓣的存在，使静脉内的血液只能向心脏方向流动而不能倒流。

五、微循环

（一）微循环的组成

微循环（microcirculation）是指微动脉和微静脉之间的血液循环。基本功能是进行血液和组织液之间的物质交换。正常情况下，微循环的血流量与组织器官的代谢水平相适应，保证各组织器官的血液灌流量并调节回心血量。微循环的组成随器官而异。典型的微循环一般由微动脉、后微动脉、毛细血管前括约肌，真毛细血管、通血毛细血管、动－静脉吻合支（短路血管）和微静脉等七

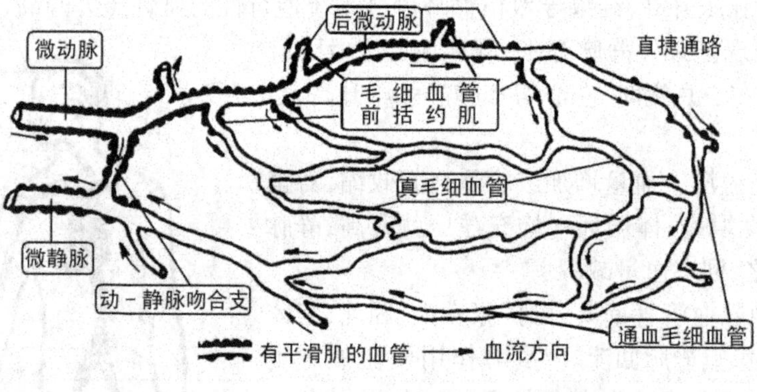

图 7-26　微循环模式图

个部分组成，微循环的血液可通过三条途径由微动脉流向微静脉（图 7-26）。

1.真毛细血管网　真毛细血管网（true capillary network）也称迂回通路。血流从微动脉经后微动脉、毛细血管前括约肌、真毛细血管网，最后汇流至微静脉。由于真毛细血管交织成网，迂回曲折，穿行于细胞之间，血流缓慢，加之真毛细血管管壁薄、通透性又好，因此，此条通路是血液与组织进行物质交换的主要场所，故又称营养通路。

2.直捷通路　直捷通路（thoroughfare channel）是指血流从微动脉经后微动脉、通血毛细血管直接到达微静脉。此通路较直接，血液流速较快，加之通血毛细血管管壁较厚，又承受较大的血流压力，故经常处于开放状态。因此，这条通路的作用不在于物质交换，而是使一部分血液通过微循环快速返回心脏，这是安静状态下大部分血液流经的通路。

3.动－静脉短路　动－静脉短路（arteriowenous anastomoses）是指血流经微动脉通过动－静

脉吻合支(短路血管)直接回到微静脉而不经过毛细血管,故称。动-静脉吻合支的管壁厚,有完整的平滑肌层,不进行物质交换,故也称“非营养通路”。多分布在皮肤和皮下组织,特别是手指、足趾、耳廓等处,其口径的变化常与体温调节有关系。在某些病理状态下,例如感染性和中毒性休克,这条短路大量开放,虽然可使流经微循环的血液一部分迅速回心,但血液不经过真毛细血管网,将导致组织缺血、缺氧更加严重。

(二)影响微循环血流量的因素

1.微动脉　是毛细血管前阻力血管,在微循环中起“总闸门”的作用,其口径变化决定了微循环的血流量。其平滑肌主要受交感缩血管神经纤维和体内缩血管活性物质(如儿茶酚胺、血管紧张素、血管升压素等)的影响。

2.后微动脉和毛细血管前括约肌　前者管壁有单层平滑肌细胞,后者管壁环绕着平滑肌,在微循环中起着“分闸门”的作用,其启闭直接影响真毛细血管的血流量。它们的舒缩活动主要取决于局部组织的代谢水平。

3.微静脉　是毛细血管后阻力血管,在微循环中起“后闸门”的作用。微静脉收缩,毛细血管后阻力加大,一方面使毛细血管血压升高,有利于组织液的生成;另一方面使静脉回心血量减少。微静脉平滑肌也受交感缩血管神经纤维和体液中缩血管活性物质的影响。

(三)毛细血管内外的物质交换

组织液是细胞与血液之间进行物质交换的中介。组织液与血液之间的物质交换是通过毛细血管壁进行的。物质交换的方式主要有扩散、滤过-重吸收、入胞和出胞三种方式。

1.扩散　是液体中溶质分子的热运动,是血液与组织液之间进行物质交换的主要方式。某物质在管壁两侧的浓度差是该物质扩散的直接动力。

2.滤过-重吸收　由于管壁两侧静水压和胶体渗透压差异引起的液体由毛细血管内向组织液方向移动,称为滤过;液体向相反方向的移动则称为重吸收。通过滤过-重吸收方式进行的物质交换,仅占总物质交换的小部分,但在组织液生成中却具有重要作用。

3.入胞和出胞　在电镜下,毛细血管内皮细胞的细胞质中有许多50~70nm的小泡,在内皮细胞膜上有许多凹陷,有的凹陷与小泡连通,细胞质中的小泡被称为吞饮囊泡。一般认为,大分子物质(如血浆蛋白等)的物质转运是通过内皮细胞的入胞和出胞作用实现的。

六、组织液生成

(一)组织液生成的机制

根据经典的滤过-重吸收学说,在毛细血管内存在毛细血管血压及血浆胶体渗透压;而在组织间隙中有组织液静水压及组织液胶体渗透压。这四种因素构成两对力量:一对是毛细血管血压和组织液的胶体渗透压(推动液体出血管的滤过力量);一对是血浆胶体渗透压和组织液的静水压(推动液体入血管的重吸收力量)。这两对力量之差叫做有效滤过压(effective filtration pressure);若为正值则造成液体的净滤过,若为负值,则组织液回流入血(图7-27)。有效滤过压的公式如下:

有效滤过压 =(毛细血管血压+组织液胶体渗透压)-(血浆胶体渗透压+组织液静水压)

由图7-27可知,在毛细血管动脉端为净滤过,静脉端为净回收。毛细血管动脉端滤过的液体,约90%可在毛细血管静脉端重吸收入血。约10%的组织液则进入毛细淋巴管,生成淋巴液(参见本章第四节),淋巴液经淋巴系统又回到循环系统中去。

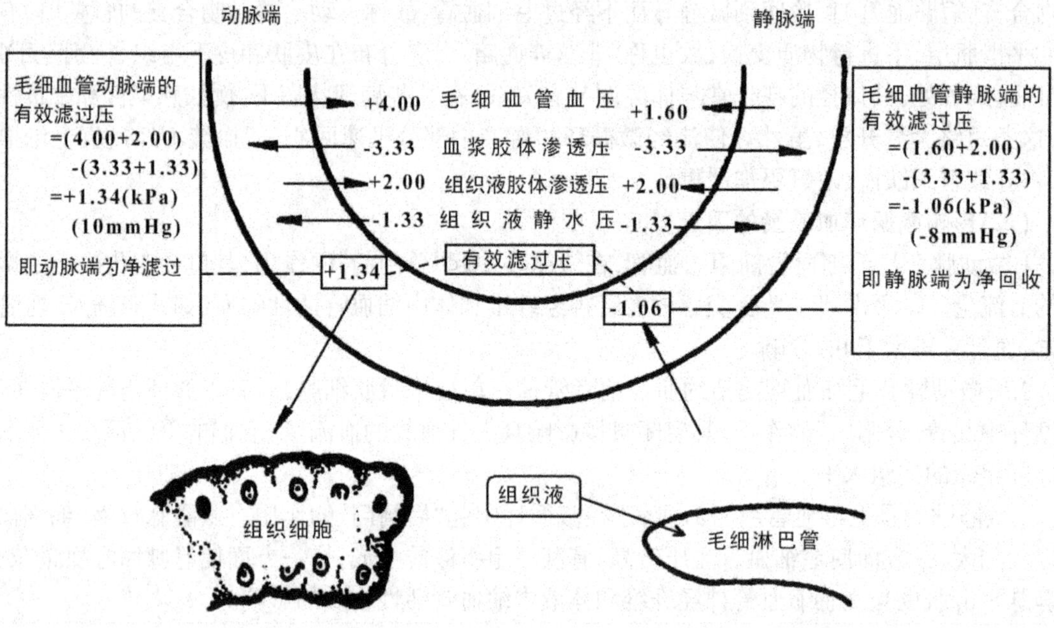

图 7-27 组织液的生成与回流示意图

(二)影响组织液生成的因素

正常情况下，组织液的生成和回流维持着动态平衡，一旦因某种原因使动态平衡失调，将产生组织液减少(脱水)或组织液过多(水肿)的不良后果。根据组织液生成的机制，有效滤过压中的各种因素若发生改变都可以影响组织液的生成；此外，滤过膜(毛细血管壁)的通透性变化也会影响有效滤过压。

1.毛细血管血压　毛细血管前阻力血管扩张时，毛细血管血压升高，有效滤过压增大，组织液生成增加。在运动着的肌肉或发生炎症的部位，都可以出现这种现象。毛细血管后阻力血管收缩或静脉压升高时，也可使组织液生成增加。如右心衰，因中心静脉压升高，静脉回流受阻，毛细血管后阻力加大，毛细血管血压升高，组织液生成增加，引起组织水肿。

2.血浆胶体渗透压　当血浆蛋白减少，如长期饥饿、肝病而使血浆蛋白减少或肾病引起蛋白尿(血浆蛋白丢失过多)时，都引起血浆胶体渗透压降低，有效滤过压增大，组织液生成过多，形成组织水肿。

3.淋巴液回流　由于部分组织液是经淋巴管回流入血，故当淋巴液回流受阻(如肿瘤压迫)时，则受阻部位远端组织发生水肿。

4.毛细血管壁的通透性　过敏反应时，由于局部组织胺的大量释放，使毛细血管壁通透性异常增加，部分血浆蛋白漏出血管，使得血浆胶体渗透压降低，组织液胶体渗透压升高，结果使有效滤过压增大，组织液生成增加，回流减少，引起水肿。

第四节　淋巴管系

淋巴管系(systema lymphangial)主要包括淋巴毛细管、淋巴管、淋巴干和淋巴导管(图 7-28)。

一、淋巴管、淋巴干和淋巴导管

(一)淋巴毛细管

淋巴毛细管以盲端起于组织间隙,彼此吻合成网;除在无血管结构(上皮、角膜、晶状体和软骨等)以及脑、脊髓和骨髓等处缺少外,遍布全身各处。其结构与毛细血管类似,仅由一层内皮细胞构成,基膜很薄或不存在,故通透性很大。

(二)淋巴管

由毛细淋巴管网汇合而成,其形态结构与静脉相似;依所在位置有深、浅之分。浅淋巴管多与浅静脉伴行,收纳皮肤、皮下组织的淋巴。深淋巴管多与血管神经束伴行,收纳深筋膜深面结构的淋巴。

(三)淋巴干

全身各部的淋巴管经相应的淋巴结，逐渐汇合成 9 条大的淋巴干 (truncus lymphaticus) (图 7-28)。头颈部的淋巴管汇合成左、右颈淋巴干;上肢及部分胸、腹壁的淋巴管汇合成左、右锁骨下淋巴干;部分胸腹壁及胸腔脏器的淋巴管汇合成左、右支气管纵隔干;腹腔消化器官及脾被膜等处的淋巴管汇合成一条肠干;下肢、盆部、腹腔部分脏器及部分腹壁的淋巴管汇合成左、右腰淋巴干。

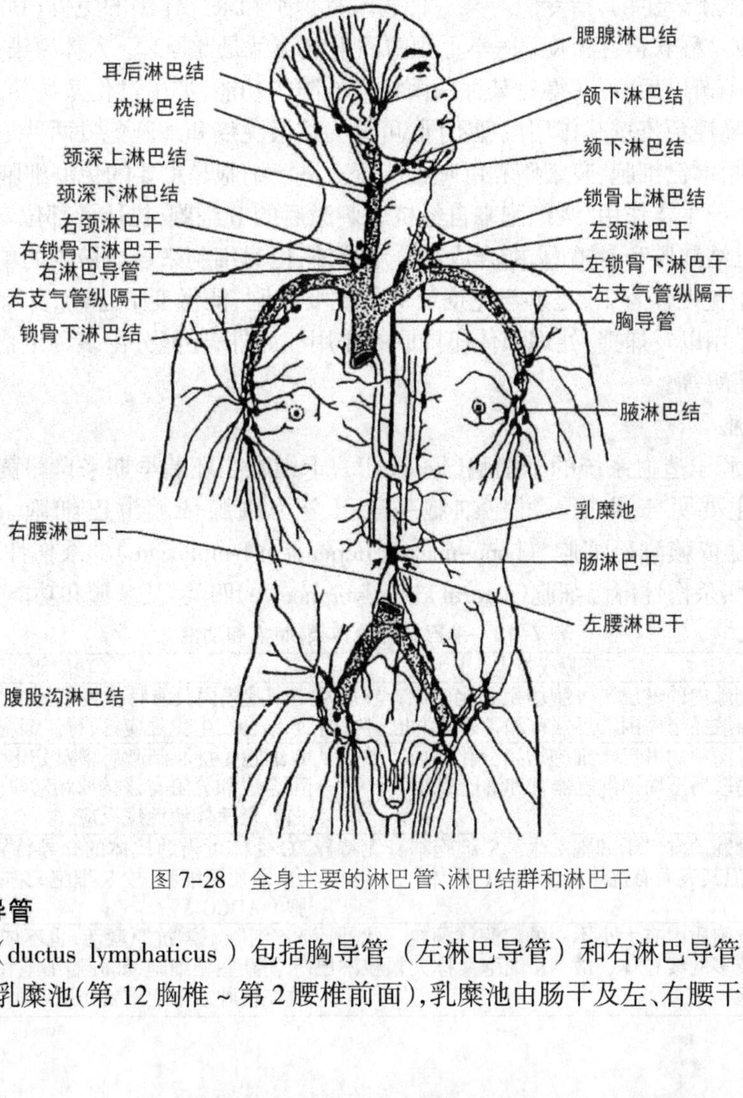

图 7-28　全身主要的淋巴管、淋巴结群和淋巴干

(四)淋巴导管

淋巴导管（ductus lymphaticus）包括胸导管（左淋巴导管）和右淋巴导管。胸导管(ductus thoracicus)起于乳糜池(第 12 胸椎～第 2 腰椎前面),乳糜池由肠干及左、右腰干汇合而成。胸导

管沿脊柱前面穿膈的主动脉裂孔入胸腔，行于食管后方，出胸廓上口注入左静脉角，在此之前还收纳左颈干、左锁骨下干和左支气管纵隔干回流的淋巴，收纳的淋巴约占全身的 3/4，即左侧上半身及整个下半身的淋巴。右淋巴导管（ductus lymphaticus dexter）很短，由右颈干、右锁骨下干、右支气管纵隔干汇合而成，注入右静脉角，右淋巴导管收纳的淋巴约占全身的 1/4，即右侧上半身的淋巴。

二、淋巴组织和淋巴器官

由淋巴器官、淋巴组织和免疫细胞借助血液和淋巴循环相互联系组成的功能系统称为免疫系统（immune system）。免疫系统的功能主要是防御，包括清除入侵抗原（如微生物及其产物、异体细胞等）和机体自身改变了的细胞（如病毒感染的细胞、癌变细胞以及衰老和损伤的细胞及其碎片）两个方面。

机体免疫反应的方式可分为非特异性免疫和特异性免疫（获得性免疫）两类。非特异性免疫是机体在长期的进化过程中建立的，具有相对稳定性，能遗传给下一代的防御能力，也称先天性免疫；包括屏障结构及表面分泌物的作用、细胞吞噬及炎症反应和抗微生物（物质）作用；特异性免疫是在抗原刺激下产生的，指专门对某一种病菌有识别和杀灭作用的免疫；其特点是有特异性和后天获得性，故又称获得性免疫。医学上预防注射疫苗就是此原理。人体感染过某种病菌或者预防注射过某种菌苗以后，可获得对某种病菌特有的防御功能，如患过伤寒病的人对伤寒杆菌有终生免疫力。特异性免疫按其作用机理不同，可分为体液免疫和细胞免疫两种。

免疫细胞包括淋巴细胞、浆细胞和巨噬细胞等。淋巴细胞是重要的免疫细胞（immunocyte）之一，在免疫反应中起主要作用。浆细胞来自经抗原刺激后的 B 细胞，机体各部位均有分布，但主要位于脾红髓、淋巴结髓质和骨髓内，能合成和分泌抗体；巨噬细胞来自血液内的单核细胞，分布很广，但主要集中于免疫器官中，是参与免疫反应的主要细胞，能做变形运动，并有趋化性，具有识别、黏附和吞噬作用以及捕捉、处理和传递抗原的作用。此外，还能分泌多种生物活性物质，如干扰素、补体和溶菌酶等。

（一）淋巴细胞

淋巴细胞起源于造血系统的干细胞（stem cell），干细胞在胚胎早期来自卵黄囊，后期则来自胎儿肝，成人主要见于骨髓。淋巴细胞一般可分为胸腺依赖淋巴细胞（thymus dependent lymphocyte）、骨髓依赖淋巴细胞（bone-marrow dependent lymphocyte）、杀伤性淋巴细胞（killer lymphocyte）和自然杀伤性淋巴细胞（natural killer lymphocyte）四类，其来源和功能见表 7-13。

表 7-13 淋巴细胞的种类、特点和功能

种类	来源或特点	功能
胸腺依赖淋巴细胞（T 细胞）	由胸腺内的淋巴干细胞增殖分化而成，然后从胸腺散播至周围淋巴器官和各处的淋巴组织内	T 细胞表面具有特异性抗原的受体，能与相应抗原结合发生免疫应答，行使细胞免疫反应
骨髓依赖淋巴细胞（B 细胞）	由骨髓中的淋巴干细胞增殖分化而成，然后从骨髓散播至周围淋巴器官和淋巴组织	B 细胞受抗原刺激后增殖分化为浆细胞。浆细胞可合成和分泌与该抗原相对应的抗体（免疫球蛋白），行使体液免疫反应
杀伤性淋巴细胞（K 细胞）	由骨髓的淋巴干细胞发生。K 细胞本身无特异性，但其表面有抗体的受体（FC 受体）	FC 受体可借助抗体的介导特异性地与靶细胞结合，杀死靶细胞，故 K 细胞又称抗体依赖细胞毒细胞（ADCC）
自然杀伤性淋巴细胞（NK 细胞）	细胞胞质中有大小不一的溶酶体颗粒，此外还有较多的线粒体，故 NK 细胞又称大颗粒淋巴细胞	NK 细胞不需抗原激活，也不依赖抗体，即可直接杀伤某些靶细胞，如肿瘤细胞和病毒感染的细胞，故在抗肿瘤中起重要作用

(二)淋巴组织

含有大量淋巴细胞和巨噬细胞的网状结缔组织称为淋巴组织(lymphoid tissue)。根据结构、功能、发生和分布的不同可分为中枢淋巴组织和周围淋巴组织。

1.中枢淋巴组织 中枢淋巴组织(central lymphoid tissue)仅由上皮性网状细胞及网眼中的淋巴细胞和巨噬细胞构成,不含网状纤维。上皮性网状细胞能分泌激素,形成诱导淋巴细胞分裂分化的微环境,造血干细胞进入中枢淋巴组织可分裂分化为不同功能及不同特异性的淋巴细胞。中枢淋巴组织分布于中枢免疫器官,如胸腺、囊等同器官和骨髓。

2.周围淋巴组织 周围淋巴组织(peripheral lymphoid tissue)由网状细胞、网状纤维及网眼中的淋巴细胞和巨噬细胞构成,淋巴细胞最早由中枢淋巴组织迁来。根据淋巴细胞聚集的程度和方式的不同分为弥散淋巴组织(diffuse lymphoid tissue)和密集淋巴组织(dense lymphoid tissue)。前者是以网状细胞和网状纤维为支架,在网眼中充满了淋巴细胞、浆细胞和巨噬细胞,形成一片以淋巴细胞为主的组织,它与周围结缔组织之间无明显境界,其中含有大量的T细胞和少量B细胞;后者的基本结构与弥散淋巴组织相似,但淋巴细胞更密集,主要由B细胞和少量T细胞等组成,其中淋巴细胞排列成球形者称为淋巴小结(lymphoid nodule),淋巴细胞排列成索条状者称淋巴索。淋巴小结的体积随抗原刺激大小而增减,无抗原刺激时减少或消失,受抗原刺激后又增大与增多,是体液免疫应答的重要指标。周围淋巴组织分布很广,主要分布在周围免疫器官,如淋巴结、脾和扁桃体等。

(三)淋巴器官

淋巴器官是由大量淋巴组织为主组成的器官,外包以结缔组织被膜,以其发生和功能分为中枢淋巴器官(central lymphoid organ)和周围淋巴器官(peripheral lymphoid organ)。前者如胸腺和骨髓,分裂分化形成具有不同功能和不同特异性的处女型淋巴细胞;其发育较早,发生不受抗原刺激的影响,在出生前已基本发育完善,并开始向周围淋巴器官及淋巴组织输送处女型淋巴细胞。后者如淋巴结、脾及扁桃体等,由周围淋巴组织构成,其中的淋巴细胞最初是由中枢淋巴器官迁来的,是发生免疫应答的场所。

1.胸腺 胸腺(thymus)位于胸腔纵隔上部,分左、右两叶,呈长扁条状,其表面包有薄层结缔组织被膜。被膜内伸形成胸腺隔,将胸腺分成许多小叶,每个小叶的周边为皮质(cortex),在深部为髓质(medulla),两者均由上皮性网状细胞做支架,其中充满淋巴细胞。皮质的淋巴细胞密集,染色较深而均匀,髓质含有较多的上皮性网状细胞,淋巴细胞较少,着色较淡。胸腺有明显的年龄性变化,出生时重约10~16g,青春期达到最高峰,重约30~40g,以后逐渐退化萎缩。

胸腺的功能 ①产生并向周围淋巴组织和淋巴器官输送T细胞;②分泌胸腺激素(如胸腺素、胸腺生成素等),促使胸腺淋巴细胞进一步分化成熟而成为T细胞。

2.淋巴结 淋巴结(lymphoid node)是淋巴行程中必须通过的周围淋巴器官,多聚集成群,分布于身体的一定部位(图7-28)。淋巴结为扁椭圆形的小体,质软、灰红色,其一侧隆凸,连接数条淋巴输入管,另一侧凹陷,有1~2条淋巴输出管由此穿出(图7-29)。一个淋巴结的输出管到了近心侧的另一个淋巴结时,则变成了该结的淋巴输入管。淋巴结表面包有薄层致密结缔组织被膜,其实质由周围淋巴组织和淋巴窦构成,可分为皮质和髓质两部分。皮质位于浅层,由淋巴小结、副皮质区(弥散淋巴组织)和皮质淋巴窦组成;髓质位于深层,由髓索和髓窦组成。

淋巴结是机体执行免疫功能的主要场所,其功能有:①滤过清除淋巴液,淋巴窦内的巨噬细胞对随淋巴而入的病菌和抗原等物质可及时清除,淋巴结对细菌的清除率可达99%以上,但对病毒和癌细胞清除作用很差;②产生和贮存淋巴细胞,以保持机体所需淋巴细胞的动态平衡;③进行免疫应答,抗原随淋巴进入淋巴结后可起免疫反应。

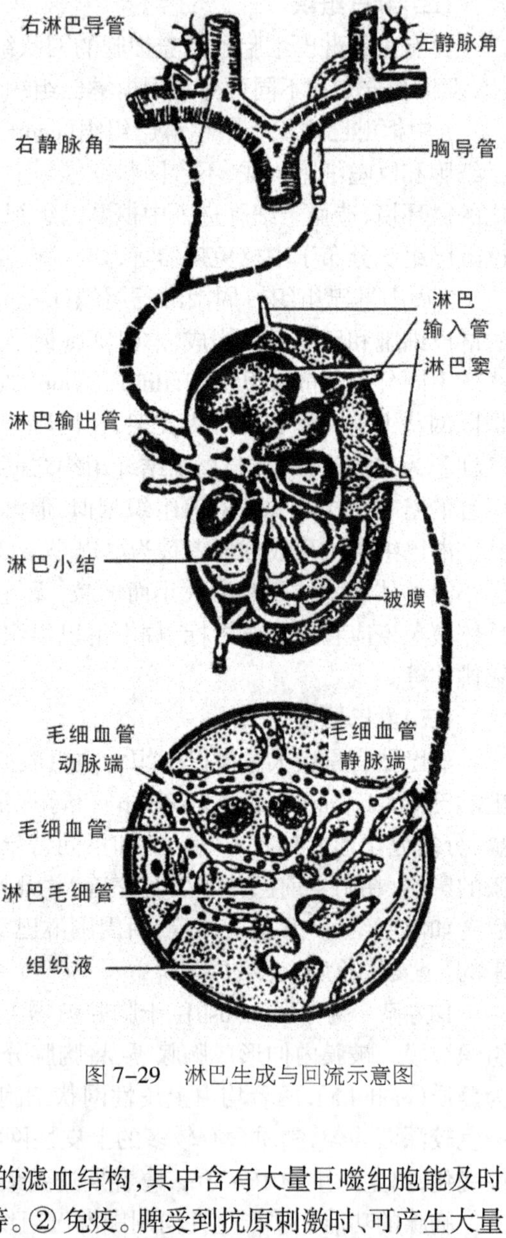

图7-29 淋巴生成与回流示意图

3.脾 脾(lien)位于左季肋区的后外侧部,界于胃底与膈之间,其长轴与第10肋相平。脾呈卵圆形、暗红色,质软而脆,易破,膈面隆凸,贴于膈;脏面凹陷,近中央处为脾门。脾是腹膜内位器官,借腹膜皱襞所构成的一些韧带支持固定。脾外面包有一层较厚的致密结缔组织,表面大部覆有间皮。被膜结缔组织深入实质形成许多分支的小梁,被膜和小梁内含有许多平滑肌细胞(收缩可调节脾含血量),索状的小梁相互连接构成脾的粗支架,小梁间的网状组织构成脾实质的微细支架。脾的实质称脾髓,是被膜和小梁之间的(周围)淋巴组织和脾窦的总称,可分为白髓、红髓和边缘区三部分,脾内无淋巴窦而有许多血窦。白髓(white pulp)呈球状和长筒状,在新鲜脾的切面上呈分散的白色小点状,分别称脾小结和动脉周围淋巴鞘,前者是淋巴小结,后者是动脉周围的弥散淋巴组织。红髓(red pulp)位于被膜之下,小梁周围及白髓之间,因含大量的血细胞,呈红色而得名,它由脾索和脾窦构成;边缘区(marginal zone)位于白髓和红髓交界处,是淋巴细胞从血液进入淋巴组织的重要通道,是脾内首先接触抗原引起免疫应答的重要部位。

脾的功能 ①滤血。脾的边缘区和脾索是重要的滤血结构,其中含有大量巨噬细胞能及时吞噬清除血内的异物、抗原、衰老的红细胞和血小板等。②免疫。脾受到抗原刺激时、可产生大量的浆细胞和效应性T细胞引起免疫反应,体液免疫应答时,淋巴小结及浆细胞大量增多,产生大量抗体;细胞免疫应答时,动脉周围淋巴鞘显著增厚,产生大量效应性T细胞。③造血。脾在胚胎期能造各种血细胞,出生后脾只能产生淋巴细胞,当严重缺血或在某些病理条件下,脾可恢复造血功能。④储血。人脾约可储血40ml,血细胞及血小板浓集于脾索及血窦内,当机体需要时,脾被膜及小梁内的平滑肌收缩,可将所储存的血细胞释放入血循环中。

4.扁桃体 扁桃体(tonsil)位于消化管和呼吸道入口的交界处,由若干群淋巴组织构成,可分为腭扁桃体、舌扁桃体和咽扁桃体。扁桃体的功能是产生淋巴细胞和抗体,对机体有重要的防御和保护作用。由于扁桃体处于咽部,经常首先接触许多抗原物质可引起局部或全身免疫反应,并易受病菌侵染而发炎。

三、淋巴液的生成与回流

组织液(大约 10%)进入淋巴管,即成为淋巴液。因此,来自某一组织的淋巴液的成分和该组织的组织液非常接近。在毛细淋巴管起始端,内皮细胞的边缘像瓦片般互相覆盖,形成向管腔内开启的单向活瓣。另外,当组织液积聚在组织间隙内时,组织中的胶原纤维和毛细淋巴管之间的胶原细丝可以将互相重叠的内皮细胞边缘拉开,使内皮细胞之间出现较大的缝隙(图 7-30)。因此,组织液包括其中的血浆蛋白质分子可以自由地进入毛细淋巴管。

正常成人在安静状态下大约每小时有 120ml 淋巴液流入血液循环,其中约 100ml 经由胸导管,20ml 经由右淋巴导管进入血液。以此推算,每天生成的淋巴液总量约为 2～4L,大致相当于全身血浆总量。组织液和毛细淋巴管内淋巴液的压力差是组织液进入淋巴管的动力。组织液压力升高时,能加快淋巴液的生成速度。

毛细淋巴管汇合形成集合淋巴管。后者的管壁中有平滑肌,可以收缩。另外,淋巴管中有瓣膜,使淋巴液不能倒流。淋巴管壁平滑肌的收缩活动和瓣膜共同构成"淋巴管泵",能推动淋巴流动。淋巴管周围组织对淋巴管的压迫也能推动淋巴流动,例如肌肉收缩,相邻动脉的搏动,以及外部物体对身体组织的压迫和按摩等等。凡能增加淋巴生成的因素也都能增加淋巴液的回流量。

四、淋巴循环的生理意义

血液由动脉进行到毛细血管时,其中部分液体成份透过毛细血管壁,渗入组织间隙形成组织液,组织液与组织细胞进行物质交换后,大部分在毛细血管静脉端被吸收进入静脉,少部分进入淋巴毛细管成为淋巴,经过淋巴管向心脏方向流动,并经过结节状膨大的淋巴结,最后注入静脉(图 7-29)。此即为淋巴循环,故淋巴管系是重要的辅助心血管系的循环系统。

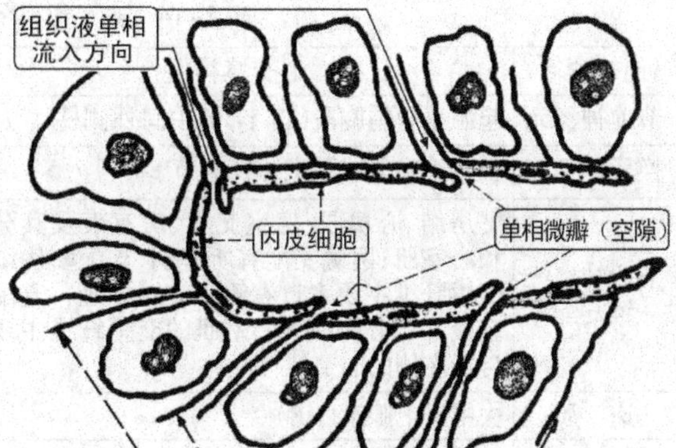

图 7-30 毛细淋巴管盲段结构示意图

毛细淋巴管是一端封闭的盲端管道,管壁由单层扁平内皮细胞构成,细胞之间不是相互直接连接,而是鱼鳞状相互覆盖,形成开口于管内的单向活瓣,组织液只能流入,而不能倒流(图 7-30)。组织液中的蛋白质及其代谢产物、漏出的红细胞、侵入的细菌以及经消化吸收的小脂滴都很容易经细胞间隙进入毛细淋巴管。淋巴液在毛细淋巴管形成后流入集合淋巴管,全身集合淋巴管最后汇合成胸导管和右淋巴导管,它们分别在两侧锁骨下静脉和颈内静脉汇合处进入血液循环。

淋巴循环的生理意义:(1)回收蛋白质,每天组织液中约有 75～200g 蛋白质由淋巴液回收到血液中,保持组织液胶体渗透压在较低水平,有利于毛细血管对组织液的重吸收。(2)运输脂肪,由小肠吸收的脂肪 80～90%是由小肠绒毛的毛细淋巴管吸收的。(3)调节血浆和组织液之间的液体平衡，据测定，每天在毛细血管动脉端滤过的液体总量约24L，由毛细血管静脉端重吸收的液体总量约21L，多余的约3L经淋巴循环回收到血液。即一天中回流的淋巴液量大约相当于全身的血浆总量。(4)清除组织中的红细胞、细菌及其他微粒，这一机体的防卫和屏障作用主要与淋巴结内巨噬细胞的吞噬活动和淋巴细胞产生的免疫反应有关。

第五节 心血管活动的调节

机体在不同生理情况下，各器官、组织的新陈代谢水平不同，对血流量的需要也就不同。机体通过神经系统和体液因素调节心脏和各部分血管的活动，协调各器官之间的血流量的分配，来满足各器官、组织在不同情况下对血流量的需要。

一、神经调节

神经调节对心血管的作用主要是通过改变心肌收缩能力、心率以及血管的口径(阻力血管、容量血管)，使心输出量和各器官组织的血流分配适应当时新陈代谢活动的需要，同时保持动脉血压的相对稳定。神经调节主要是通过植物性神经系统的活动完成的。

(一)心脏的神经支配

心脏受双重的植物性传出神经支配，它们是心交感神经和心迷走神经，前者使心脏活动增强，后者使心脏活动抑制(表7-14)。一般地说，心迷走神经和心交感神经对心脏的作用是相互拮抗的。但是当两者同时对心脏发生作用时，其总的效应并不等于两者分别作用时发生效应的代数和。在多数情况下，心迷走神经的作用比交感神经的作用占有较大优势。

表7-14 支配心脏的神经及其功能比较

比较项目	心交感神经	心迷走神经
节前神经元	起源于脊髓胸段(T_1~T_5)的中间外侧柱	起源于延髓的迷走神经背核
换元神经节	星状神经节或颈交感神经节	心壁内的神经节
节后神经纤维支配	窦房结、心房肌、房室交界、房室束及其分支和心室肌；两侧支配有所差别，支配窦房结的交感纤维主要来自右侧心交感神经，支配房室交界、心房肌和心室肌的交感纤维主要来自于左侧的心交感神经	窦房结、心房肌、房室交界、房室束以及分支。心室肌仅有少量的心迷走神经纤维支配。两侧心迷走神经对心脏的作用也有不同，如右侧心迷走神经对窦房结的抑制作用占优势，而左侧心迷走神经对房室交界的抑制作用较明显
递 质	去甲肾上腺素(NE)	乙酰胆碱(ACh)
受 体	肾上腺素能β_1受体	胆碱能M受体
效 应	引起心率加快、房室传导速度加快以及心肌收缩力增强；分别称为正性变时、正性变传导和正性变力作用(“三正作用”)	引起心率减慢、房室传导速度减慢、心肌收缩能力减弱；分别称为负性变时、负性变传导和负性变力作用(“三负作用”)
机 制	主要是通过提高心肌细胞膜对Ca^{2+}通透性和I_f电流实现的	主要是通过提高心肌细胞膜对K^+通透性、减少Ca^{2+}内流以及抑制I_f电流实现的
阻断剂	心得安	阿托品

另外，用免疫细胞化学方法已证明，心脏中存在多种肽类神经纤维，如神经肽Y、血管活性肠肽、降钙素基因相关肽、阿片肽等。目前对于分布在心脏的肽能神经元的生理功能还不完全清楚。

(二)血管的神经支配

除真毛细血管外，血管壁都有平滑肌分布。不同血管的平滑肌的生理特性有所不同（表7-11),有些血管平滑肌有自发的肌源性活动,而另一些血管平滑肌很少有肌源性活动。但绝大多数血管平滑肌都受自主神经支配,它们的活动受神经调节。毛细血管前括约肌上神经分布很少,其舒缩活动主要受局部组织代谢产物影响。支配血管平滑肌的神经纤维可分为缩血管神经纤维和舒血管神经纤维两大类,两者又统称为血管运动神经纤维。

1.缩血管神经纤维　缩血管神经纤维都是交感神经纤维,故一般称为交感缩血管纤维,其节前神经元位于脊髓胸、腰段的中间外侧柱内,末梢释放的递质为乙酰胆碱。节后神经元位于椎旁和椎前神经节内,末梢释放的递质为去甲肾上腺素。血管平滑肌细胞有 α 和 β 两类肾上腺素能受体。去甲肾上腺素与 α 受体结合,可导致血管平滑肌收缩;与 β 受体结合,则导致血管平滑肌舒张。去甲肾上腺素与 α 受体结合的能力较与 β 受体结合的能力强,故缩血管纤维兴奋时引起缩血管效应。体内几乎所有的血管都受交感缩血管纤维支配,但不同部位的血管中缩血管纤维分布的密度不同。皮肤血管中缩血管纤维分布最密,骨骼肌和内脏的血管次之,冠状血管和脑血管中分布较少。在同一器官中,动脉中缩血管纤维的密度高于静脉,微动脉中密度最高,但毛细血管前括约肌中神经纤维分布很少。

人体内多数血管只接受交感缩血管纤维的单一神经支配。当交感缩血管纤维紧张性增强时,血管平滑肌进一步收缩;交感缩血管纤维紧张性减弱时,血管平滑肌收缩程度减低,血管舒张。当支配某一器官血管床的交感缩血管纤维兴奋时,可引起该器官血管床的血流阻力增高,血流量减少;同时该器官毛细血管前阻力和毛细血管后阻力的比值增大,使毛细血管血压降低,组织液的生成减少而有利于重吸收;此外,该器官血管床的容量血管收缩,器官内的血容量减少。

免疫细胞化学方法研究证明,缩血管纤维中有神经肽 Y 与去甲肾上腺素共存,神经兴奋时两者可共同释放。神经肽 Y 具有极强烈的缩血管效应。

2.舒血管神经纤维　体内有一部分血管除接受缩血管纤维支配外,还接受舒血管纤维支配。舒血管神经纤维的种类比较复杂,目前已知有交感舒血管神经纤维、副交感舒血管神经纤维、脊髓背根舒血管纤维和血管活性肠肽神经元等(表 7-15)。

表 7-15　舒血管神经纤维的种类和作用特点

种　类	作　用　特　点
交感舒血管神经纤维	在猫和狗体内,主要分布在骨骼肌的微动脉(人体也可能有),释放 ACh,阿托品可阻断其效应。安静状态下无紧张性活动,机体处于激动、恐慌和剧烈运动和发生防御反应时才发放冲动,使骨骼肌血管舒张,血流量增多。
副交感舒血管神经纤维	少数器官如脑膜、唾液腺、胃肠外分泌腺和外生殖器等接受其支配,末梢释放的递质为 ACh,与血管平滑肌的 M 型受体结合,引起血管舒张。其活动只对器官组织局部血流起调节作用,对循环系统总的外周阻力的影响很小。
脊髓背根舒血管纤维	当皮肤受到伤害性刺激时,感觉冲动一方面沿传入纤维向中枢传导,另一方面可在末梢分叉处沿其他分支(即背根舒血管纤维)到达受刺激部位邻近的微动脉,使微动脉舒张,局部皮肤出现红晕。末梢释放的递质还不很清楚,有人认为是 P 物质,也有人认为是组胺或 ATP,还有人认为是多肽。
血管活性肠肽神经元	有些自主神经元内有血管活性肠肽和乙酰胆碱共存,例如支配汗腺的交感神经元和支配颌下腺的副交感神经元等。这些神经元兴奋时,其末梢一方面释放乙酰胆碱,引起腺细胞分泌;另一方面释放血管活性肠肽,引起舒血管效应,使局部组织血流增加。

(三)心血管中枢

神经系统对心血管活动的调节是通过各种神经反射来实现的。在生理学中将与控制心血管活动有关的神经元集中的部位称为心血管中枢(cardiovascular center)。控制心血管活动的神经元并不是只集中在中枢神经系统的一个部位，而是分布在中枢神经系统从脊髓到大脑皮层的各个水平上,它们各具不同的功能,又互相密切联系,使整个心血管系统的活动协调一致,并与整个机体的活动相适应。

1.延髓心血管中枢　一般认为,最基本的心血管中枢位于延髓。延髓心血管中枢的神经元是指位于延髓内的心迷走神经元和控制心交感神经和交感缩血管神经活动的神经元。这些神经元在平时都有紧张性活动,分别称为心迷走紧张、心交感紧张和交感缩血管紧张。在机体处于安静状态时，这些延髓神经元的紧张性活动表现为心迷走神经纤维和交感神经纤维持续的低频放电活动。一般认为，延髓心血管中枢至少可包括以下四个部位的神经元：①延髓头端的腹外侧部(缩血管区,或C1区),该部位兴奋将引起心交感紧张和交感缩血管紧张,故通常称为心交感中枢和交感缩血管中枢。这些神经元内含有肾上腺素,其轴突下行到脊髓的中间外侧柱。②延髓尾端腹外侧部(舒血管区),为去甲肾上腺素神经元,兴奋时可抑制C1区的活动,使交感缩血管紧张降低(即血管舒张)。③传入神经接替站,延髓孤束核的神经元接受由颈动脉窦、主动脉弓和心脏感受器经舌咽神经和迷走神经传入的信息，然后发出纤维至延髓和中枢神经系统其他部位的神经元,继而影响心血管活动。④延髓的迷走神经背核(心抑制区),该部位存在心迷走神经元,即心迷走中枢,其兴奋活动可引起心迷走紧张。心交感中枢和心迷走中枢两者之间有交互抑制现象。在正常情况下,延髓心血管中枢并不能独立的完成各种心血管反射,而是在延髓以上的心血管中枢的共同作用下完成的。

2.延髓以上的心血管中枢　在延髓以上的脑干部分以及大脑和小脑中,也都存在与心血管活动有关的神经元。它们在心血管活动调节中所起的作用较延髓心血管中枢更加高级,特别是表现为对心血管活动和机体其他功能之间的复杂的整合。例如下丘脑是一个非常重要的整合部位,在体温调节、摄食、水平衡以及发怒、恐惧等情绪反应的整合中,都起着重要的作用。这些反应都包含有相应的心血管活动的变化。例如电刺激动物下丘脑的"防御反应区",可立即引起动物的警觉状态,骨骼肌肌紧张加强,表现出准备防御的姿势等行为反应,同时出现一系列心血管活动的改变,主要是心率加快,心搏加强,心输出量增加,皮肤和内脏血管收缩,骨骼肌血管舒张,血压稍有升高。这些心血管反应显然是与当时机体所处的状态相协调的,主要是使骨骼肌有充足的血液供应,以适应防御、搏斗或逃跑等行为的需要。

小脑对心血管活动的控制也有重要作用。如电刺激动物小脑顶核,可出现血压升高和心率加快,这种作用可能与姿势和体位改变时发生的心血管活动变化有关;电刺激小脑蚓部皮层,肾血管明显收缩,皮肤和肌肉血管紧张性则降低,可见,小脑在心输出量的外周调配方面也起一定的作用。

大脑的一些部位,特别是边缘系统的结构,如颞极、额叶的眶面、扣带回的前部、杏仁、隔和海马等部位,能影响下丘脑和脑干其他部位的心血管神经元的活动,并和机体各种行为的改变相协调。大脑新皮层的运动区兴奋时,除引起相应的骨骼肌收缩外,还能引起该骨骼肌的血管舒张。

(四)心血管反射

神经系统对心血管活动的调节是通过各种心血管反射(表7-16)实现的。当机体内外环境发生变化时或机体处于不同的生理状态(如变换姿势、运动、睡眠时)时可引起各种心血管反射,使心输出量和各器官的血管收缩状况发生相应的改变,动脉血压也可发生变动。心血管反射一般都能很快完成，其生理意义在于维持机体内环境稳态以及使机体适应内外环境的各种变化。

表 7-16 两种主要的心血管反射比较

项目	颈动脉窦和主动脉弓压力感受性反射	颈动脉体和主动脉体化学感受性反射
感受器	位于颈动脉窦和主动脉弓血管外膜下的感觉神经末梢，它不直接感受血压的变化，而是感受血管壁的机械牵张程度	存在于颈总动脉分叉处和主动脉弓区域的能够感受血液某些化学成分变化的特殊装置（结缔组织小体）
刺激因素	当动脉血压升高时，动脉管壁被牵张的程度就升高，感受器发放的神经冲动也就增多。在一定范围内，压力感受器的传入冲动频率与动脉管壁的扩张程度成正比	当血液的某些化学成分发生变化时，如缺氧，CO_2 分压过高，H^+浓度过高等，可以刺激化学感受器
传入神经和中枢联系	压力感受器的传入神经纤维组成窦神经（加入舌咽神经）行走于迷走神经干内，然后进入延髓，到达孤束核。孤束核神经元与延髓内其他神经核团以及脑干其他部位如脑桥、下丘脑等的一些神经核团发生联系；另外，还与迷走神经背核发生联系	化学感受器受到刺激后，其感觉信号分别由窦神经和迷走神经传入至延髓孤束核，然后使延髓内呼吸神经元和心血管活动神经元的活动发生改变
反射效应	动脉血压升高时，压力感受器传入冲动增多，通过中枢机制使心迷走紧张加强，心交感紧张和交感缩血管紧张减弱，其效应为心率减慢，心输出量减少，外周血管阻力降低，故血压下降（减压反射）。反之，血压回升	主要引起的是呼吸加深加快（详见第八章呼吸系统），间接地引起心率加快，心输出量增加，外周血管阻力增大，血压升高（升压反射）
生理意义	在心输出量、外周血管阻力、血量等发生突然变化的情况下，对动脉血压进行快速调节（不致发生过分波动）过程中起重要的作用	平时对心血管活动不起明显调节作用，在低氧、窒息、失血、血压过低和酸中毒等情况下才发生作用

1.颈动脉窦和主动脉弓压力感受性反射　有关该反射的刺激因素、感受器和传入神经（图 7-31）以及中枢联系反射效应和生理意义见表 7-16。

2.颈动脉体和主动脉体化学感受性反射　有关该反射的刺激因素、感受器和传入神经（图 7-31）以及中枢联系反射效应和生理意义见表 7-16。

3.其他心血管反射　除上述区域，心脏、体循环和肺循环的其他血管中也有一些压力感受器和化学感受器，能接受血液压力和化学刺激引起一些心血管反射，但反应比较微弱，生理重要性远不如上述减压反射和加压反射。例如，腔静脉和右心房压力升高时，可引起加压反射；左心房压力升高时，可引起垂体抗利尿素分泌减少而增加排尿量，减少血量；冠状血管压力升高时，可引起心搏抑制、血管舒张，但这些反射的规律性和生理意义尚未得到普遍公认。机体多种感受器的传入冲动可以不同程度地影响心血管中枢，反射性地改变心血管活动。例如，疼痛、冷热等刺激以及运动时，肌肉、关节等处本体感受器产生的传入冲动都可引

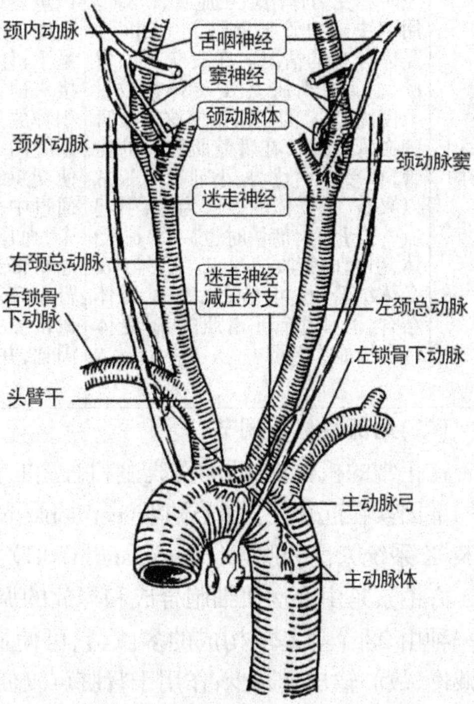

图 7-31 颈动脉窦区与主动脉弓区的感受器和神经支配

起心率加强加快、血管收缩、血压升高的反射。叩击腹部、刺激呼吸道、刺激内脏、压迫眼球，则可以引起反射性心跳抑制，血压下降。

二、体液调节

心血管活动的体液调节是指血液和组织液中一些化学物质对心肌和血管平滑肌的活动发生影响，从而起调节作用。包括全身性体液调节和局部性体液调节。

(一)全身性体液调节

由某些特殊组织细胞所产生的某些激素或心血管活性物质可经血液循环输送到全身各处，调节心血管系统的机能活动。主要包括肾上腺素(epinephrine，E)、去甲肾上腺素(noepinephrine，NE)、肾素－血管紧张素(renin–angiotensin)和血管升压素(vasopressin，VP)(表 7–17)。

表 7–17　全身性体液调节因素比较

比较	肾上腺素和去甲肾上腺素	肾素－血管紧张素	血管升压素
来源	肾上腺髓质嗜铬细胞分泌	肾小球旁器释放肾素 肝脏产生血管紧张素原(A)	下丘脑视上核和室旁核部分神经元合成，沿轴突下行入垂体后叶，进入血循环
化学性质	儿茶酚胺	肾素是一种酸性蛋白酶 A(14 肽)→AⅠ(10 肽)→AⅡ(8 肽)→AⅢ(7 肽)	9 肽
刺激因素	交感神经兴奋	肾缺血、血 Na^+ 浓度↓或肾交感神经兴奋，肾素分泌增加	血浆晶体渗透压↑
作用效应	E 可与 α 和 β 两类受体结合。在心脏，E 与 β 受体结合，产生正性变时和变力作用。在血管，E 的作用取决于血管平滑肌上 α 和 β 受体分布的情况。在皮肤、肾、胃肠、血管平滑肌上 α 受体在数量上占优势，E 的作用是使这些器官的血管收缩；在骨骼肌和肝的血管，β 受体占优势，小剂量的 E 常以兴奋 β 受体的效应为主，引起血管舒张，大剂量时也兴奋 α 受体，引起血管收缩。NE 主要与 α 受体结合，也可与心肌的 β 受体结合，但和血管平滑肌的 β 受体结合的能力较弱	肾素能使血浆中的 A 水解为 AⅠ。对体内多数组织、细胞来说，AⅠ不具有活性，最重要的是 AⅡ，可直接使全身微动脉收缩，血压↑；也可使静脉收缩，回心血量↑；作用于交感缩血管纤维末梢上的接头前血管紧张素受体，使交感神经末梢释放递质增多；还可作用于中枢神经系统内一些神经元的血管紧张素受体，使交感缩血管紧张加强。因此，AⅡ可以通过中枢和外周机制，使外周血管阻力↑，血压↑；还可强烈刺激肾上腺皮质球状带细胞合成和释放醛固酮(可促进肾小管对 Na^+ 的重吸收，并使细胞外液量增加，见第十一章)；也可引起或增强渴觉，并导致饮水行为	VP 在肾集合管可促进水的重吸收，故又称为抗利尿激素(ADH)。血浆中 VP 浓度↑时，首先出现抗利尿效应(参见第十一章)；只有当 VP 浓度明显高于正常时，才引起血压↑。这是因为 VP 能提高压力感受性反射的敏感性，故能缓冲升血压效应。VP 对体内细胞外液量的调节起重要作用。在禁水、失水、失血等情况下，VP 释放增加，不仅对保留体内液体量，而且对维持动脉血压，都起重要的作用

(二)局部性体液调节

在正常的机体内，活动性充血和血流的自动调节，除了神经调节、神经－体液调节外，还有一些局部因素在起作用。如心钠素(cardionatrin)、激肽释放酶－激肽系统(kallikrein–kinin system，简称 K–K 系统)、前列腺素(prostaglandin，PG)、组织胺(histamine)等。

心钠素是由心房肌细胞合成和释放的调节体内水盐平衡的一种重要因素。在人体最主要的是一种由 28 个氨基酸构成的多肽，它可使血管舒张，外周阻力降低；也可使每搏输出量减少，心率减慢，故心输出量减少；作用于肾脏可以使肾排水和排钠增多。

激肽释放酶是体内的一类蛋白酶，可使某些蛋白质底物激肽原分解为激肽。激肽具有舒血管活性，可参与对血压和局部组织血流的调节；可使血管平滑肌舒张和毛细血管通透性增高，但对其他的平滑肌则引起收缩。实验证实，缓激肽和血管舒张素是已知的最强烈的舒血管物质。

前列腺素是一族20碳不饱和脂肪酸，按其分子结构的差别可分为多种类型（PG A~I等）。各种前列腺素对血管平滑肌的作用不同，例如 PGE_2 和 PGI_2 都具有强烈的舒血管作用，PFG_2 则使静脉收缩。前列腺素在交感神经－血管平滑肌接头处起着一种局部负反馈调节作用。

组织胺（组胺）是由组氨酸在脱羧酶作用下产生的。许多组织，特别是皮肤、肺和肠粘膜的肥大细胞中含有大量组胺。当组织受到损伤或发生炎症和过敏反应时，都可释放组胺。组胺有强烈的舒血管作用，并能使毛细血管和微静脉的管壁通透性增加，血浆漏入组织，导致局部组织水肿。

体内的阿片肽有多种。垂体释放的 β－内啡肽和促肾上腺皮质激素来自同一个前体。在应激等情况下，它们一起被释放入血液。β－内啡肽可使血压降低。针刺穴位也可引起脑内阿片肽的释放，这可能是针刺使高血压患者血压下降的机制之一。血管壁的阿片受体在阿片肽作用下，可导致血管平滑肌舒张。

第六节　器官循环

各器官的血液供应量取决于动脉血压、中心静脉压和该器官本身血管的舒缩状态。由于各器官的结构和功能各不相同，器官内部的血管分布又各有特征，因此其血流量的调节除服从前已述及的一般规律外，还有其本身的特点。某些特定器官的血液循环称为特殊循环，包括冠脉循环、脑循环、肺循环、肾循环、肝门脉循环和皮肤循环等。本节简要讨论心和脑的血液循环。

一、冠脉循环

（一）冠脉循环血流的特点

心肌的耗氧量特别高，以每百克组织每分钟耗氧量计，占全身第一位。冠脉血流量的多少主要取决于心肌的活动。一般说来，左心室收缩期血流量大约只有舒张期的20～30%。当心肌收缩加强时，心缩期血流量所占的比例更小。可见，动脉舒张压的高低和心舒期的长短是影响冠脉血流量的重要因素。体循环外周阻力增大时，动脉舒张压升高，冠脉血流量增多。心动过速时，由于心动周期的缩短主要是心舒期缩短，故冠脉血流量也减少。

（二）冠脉循环的调节

对冠脉血流量进行调节的各种因素中，最重要的是心肌本身的代谢水平。当心肌代谢增强而使局部组织中氧分压降低时，心肌细胞中的ATP分解为ADP和AMP。在冠脉血管周围的间质细胞中有5′－核苷酸酶可使AMP分解产生腺苷，腺苷具有强烈的舒张小动脉的作用；其他代谢产物如 H^+、CO_2、乳酸等，虽也能使冠脉舒张，但作用较弱。E、NE和甲状腺素均可通过增强心肌的代谢活动和耗氧量使冠脉血流量增加，此外，缓激肽和PGE等也能使冠脉血管舒张。

交感和副交感神经也支配冠脉血管平滑肌，但它们的调节作用是次要的。迷走神经兴奋时，一方面对冠状动脉的直接作用是使其舒张；另一方面由于对心脏活动的抑制，心率减慢，心肌代谢水平下降，间接使冠脉血流量减少。交感神经兴奋时，一方面对冠状动脉的直接作用是使其收缩；另一方面，由于引起心脏活动加强、心率加快、心肌代谢水平提高，间接使冠脉血流量增多。总之，在整体条件下，冠脉血流量主要是由心肌本身的代谢水平来调节，神经因素对冠脉血流量的影响可在很短时间内被心肌代谢改变所引起的血流变化所掩盖。

二、脑循环

(一)脑血流量的特点

脑组织的代谢水平高,其代谢耗能几乎全部依赖于葡萄糖有氧氧化产生的能量。脑的血流量较大,在安静状态下,整个脑的血流量约为750ml / min,占心输出量的16%左右。脑组织耗氧量占全身耗氧量的20 %。脑对缺氧的耐受力极差。因脑组织不可压缩,所以脑血管的舒缩活动范围较小,脑血流量的变动范围也就小。

(二)脑血流量的调节

调节脑血流量的主要因素有体液因素和自身调节因素。在神经因素方面,现已知脑血管上有肾上腺素能纤维、胆碱能纤维以及血管活性肠肽等神经肽纤维末梢的分布,但它们对脑血流量影响不大。脑血流量取决于脑的动、静脉的压力差和脑血管的血流阻力。在正常情况下,影响脑血流量的主要因素是颈动脉压,当平均动脉压在 8 .0~18.6kPa (60 ~ 140mmHg)的范围内变动时,脑血管可通过自身调节的机制使脑血流量保持恒定。

血液 CO_2 分压升高时,脑血管舒张. 血流量增加。 CO_2 过多时,通过使细胞外液 H^+ 浓度升高而使脑血管舒张。过度通气时,CO_2 呼出过多,动脉血 CO_2 分压过低,脑血流量减少,可引起头晕等症状。脑组织的代谢活动加强时,该部分的血流量就增多,可能是通过代谢产物如 H^+、K^+、腺苷,以及 O_2 压降低,引起脑血管舒张的。

(三)血–脑脊液屏障和血–脑屏障

脑脊液主要是由脉络丛分泌的,但其成分和血浆不同。脑脊液中蛋白质的含量极微,葡萄糖含量也较血浆为少, 但 Na^+ 和 Mg^{2+} 的浓度较血浆中的高, K^+、HCO_3^- 和 Ca^{2+} 的浓度则较血浆中的低。可见,血液和脑脊液之间物质的转运并不是被动的过程,而是主动转运过程。另外,一些大分子物质较难从血液进入脑脊液,可见,在血液和脑脊液之间存在着一种特殊的屏障,称为血 – 脑脊液屏障(blood-cerebrospinal fluid barrier)。这种屏障对不同物质的通透性是不同的。例如 O_2、CO_2 等脂溶性物质可很容易地通过屏障,但许多离子的通透性则较低。

血液和脑组织之间也存在着类似的屏障,可限制物质在血液和脑组织之间的自由交换,称为血 – 脑屏障。脂溶性物质如 O_2、CO_2、一些麻醉药以及乙醇等,很容易通过血 – 脑屏障。对于不同的水溶性物质来说,其通透性并不一定和分子的大小相关。例如葡萄糖和氨基酸的通透性较高,而甘露醇、蔗糖和许多离子的通透性则很低,甚至不能通透。这说明脑内毛细血管处的物质交换和身体其他部分的毛细血管处是不同的,也是一种主动的转运过程。

血 – 脑脊液屏障和血 – 脑屏障的存在, 对于保持脑组织周围稳定的化学环境和防止血液中有害物质侵入脑内具有重要的生理意义。在临床上,用药物治疗神经系统疾病时,必须明确所用的药物是否容易通过血 – 脑屏障。

小 结

循环系统是由一系列连续的密闭式管道和管道内的液体所组成，包括心血管系和淋巴管系。心血管系包括心脏和血管。淋巴管系包括毛细淋巴管、淋巴管、淋巴干和淋巴导管等。人体内血液借助于心脏节律性搏动，经动脉、毛细血管、静脉最后返回心脏的循环过程称总血液循环，可分为体循环、肺循环和微循环。

心脏位于胸腔两肺间的纵隔内，被心包包裹，是个中空泵血的肌性器官，是心血管系的枢纽，是血液循环的动力器官，在生活状态下能有节律地搏动，故它的位置、外形和大小并不恒定。心的形状如倒置、前后略扁的圆锥体，尖向左前下方，底向右后上方。心分左、右心室和左、右心房 4 腔。左心(左心房、左心室)与右心(右心房、右心室)以间隔(房间隔和室间隔)隔开，不直接相通。心壁由心内膜、心肌膜和心外膜组成。心的传导系统由特殊分化的心肌细胞构成，包括窦房结、结间束、房室结、房室束和左右束支及其分支。

心肌的电生理特性(自动节律性、兴奋性、传导性)反映了心脏的兴奋功能，心肌的机械特性（收缩性）是以收缩蛋白质之间的生物化学和生物物理反应为基础的。电生理特性和机械特性共同决定着心脏的活动。自律性的高低取决于 4 期自动除极的速度以及最大舒张电位水平和阈电位水平。细胞在发生一次兴奋过程中，兴奋性发生周期性变化，是所有神经和肌组织共同的特性；但心肌细胞的有效不应期特别长，一直延续到机械反应的舒张期开始之后。心肌细胞兴奋性传导的原理和神经纤维相似，也以局部电流学说来解释。正常心电图基本上都包括一个 P 波，一个 QRS 波群和一个 T 波。心电图反映了整个心脏兴奋的产生、传导和恢复过程的生物电变化，是整个心脏在心动周期中各细胞电活动综合向量变化的结果；听取心音或记录心音图对于心脏疾病的诊断有一定意义。心电图和心音都是心脏活动的体征。

心脏泵血作用是由心肌电活动、机械收缩和瓣膜活动三者相互联系配合才得以实现。室壁心肌的收缩和舒张，是造成室内压力变化，从而导致心房和心室之间以及心室和主动脉之间产生压力梯度的根本原因；而压力梯度是推动血液在相应腔室之间流动的主要动力，血液的单方向流动则是在瓣膜活动的配合下实现的。心输出量、射血分数、搏功和分功可以从不同角度对心脏的泵功能进行评定。心输出量等于搏出量乘以心率，凡能影响搏出量和心率的因素都能影响心输出量。影响心输出量的因素包括心脏前负荷(心室舒张末期容积)、心肌收缩能力和心脏后负荷(动脉血压)等；在一定范围内，心率增快则心输出量增加。

体内血管的分布具有对称性、功能适应性、与骨长轴平行性和吻合成网等规律。动脉按管径大小可分为大、中、小三级。其中以中动脉管壁构造最为典型，由内膜、中膜和外膜三层构成。静脉根据管径的不同也可分为大、中、小三级。其管壁结构与动脉基本相同，也可分为内膜、中膜和外膜，但三层膜之间无明显的界限。毛细血管连接于动、静脉之间，管壁极薄，管径极细。

血流量是指单位时间内流过血管某一截面的血量，也称容积速度。血液在血管内流动时所遇到的阻力称为血流阻力。血压是血管内流动的血液对血管壁的侧压力。动脉血压是指血流对动脉管壁的侧压力。凡是能影响心输出量和外周阻力的各种因素，都能影响动脉血压。中心静脉压是指右心房和胸腔内大静脉的血压。心脏收缩力、循环平均充盈压、体位改变、呼吸运动、骨骼肌和静脉瓣活动都可影响静脉回心血量。

典型的微循环一般由微动脉、后微动脉、毛细血管前括约肌，真毛细血管、通血毛细血管、动－静脉吻合支(短路血管)和微静脉等七个部分组成。组织液形成的有效滤过压＝(毛细血管血压＋组织液胶体渗透压)－(血浆胶体渗透压＋组织液静水压)；有效滤过压中的各种因素若发生改变都可以影响组织液的生成；此外，滤过膜(毛细血管壁)的通透性变化也会影响有效滤过压。血液由动脉进行到毛细血管时，其中部分液体成份透过毛细血管壁形成组织液，组织液与组织细胞进行物质交换后，大部分在毛细血管静脉端被吸收进入静脉，少部分进入淋巴毛细管成为淋巴。淋巴经过淋巴管向心脏方向流动，并经过淋巴结，最后注入静脉的过程为淋巴循环。

心脏受心交感神经和心迷走神经双重支配，前者使心脏活动增强，后者使心脏活动抑制。除真毛细血管外，血管壁都有平滑肌分布。绝大多数血管平滑肌都受自主神经支配，其活动受神经调节；毛细血管前括约肌上神经分布很少，其舒缩活动主要受局部组织代谢产物影响。支配血管平滑肌的神经纤维可分为缩血管神经纤维和舒血管神经纤维两大类。神经系统对心血管活动的调节主要是通过颈动脉窦和主动脉弓压力感受性反射和颈动脉体和主动脉体化学感受性反射来实现的。心血管中枢是指与控制心血管活动有关的神经元集中的部位，它不是只集中在中枢神经系统的一个部位，而是分布在中枢神经系统从脊髓到大脑皮层的各个水平上，从而使整个心血管系统的活动协调一致，并与整个机体的活动相适应。

全身性体液调节主要包括肾上腺素和去甲肾上腺素、肾素－血管紧张素和血管升压素。在正常机体内，还有一些局部因素在起作用，如心钠素、激肽释放酶－激肽系统、前列腺素、组织胺等。某些特定器官的血液循环称为特殊循环，包括冠脉循环、脑循环、肺循环、肾循环、肝门脉循环和皮肤循环等。

复习思考题

1.名词解释：体循环；肺循环；微循环；自动节律性；传导性；直捷通路；最大舒张电位
2.同级动脉、静脉的组织结构有何异同？
3.血管的配布有何规律？
4.心室射血和充盈过程中，室内压是怎样变化的？心脏瓣膜的启闭情况如何？
5.心输出量主要受哪些因素的影响？
6.简述心电图的生理意义。
7.试述心室肌细胞和窦房结自律细胞生物电产生机制的异同。

8.简述动脉血压的形成及其影响因素。
9.剧烈运动时,血压的正常变化及其机理怎样?
10.举例说明减压反射是如何维持动脉血压稳定的?
11.简述淋巴循环及其生理意义。
12.在生理状态下,促进组织液生成的主要因素是什么?
13.脾的主要组织结构和生理功能如何?
14.当循环血量急性显著减少时,心血管活动将如何进行调节?

第八章 呼吸系统

第一节 概 述

一、系统发生

呼吸系统在系统进化中经历了从无到有,由简单到复杂的过程。单细胞动物和结构简单的无脊椎动物无专门的呼吸器,仅靠细胞膜或体壁细胞进行气体交换;软体动物最早出现栉鳃——作为专门的呼吸器,以血液作为媒介传送气体;昆虫以支气管系统呼吸,由气管代替血液输送气体;鱼类以鳃作为呼吸器;从两栖类开始以肺作为呼吸器,但肺仅为一薄层壁构成或仅有简单隔膜的囊状肺,气体交换能力有限,必须依靠皮肤进行呼吸;爬行类的肺出现许多隔膜以增大内表面积,气体交换功能大大提高;鸟类的肺除隔膜充分发展外,还形成了许多支气管网,而且肺与气囊相通,形成鸟类特有的双重呼吸;哺乳类的肺结构最为复杂,呼吸器更加完善,成为典型的陆生动物的呼吸系统。

二、组成与功能

人的呼吸系统包括呼吸道和肺。呼吸道包括鼻、咽、喉、气管和支气管等,是气体的通道,临床上将鼻、咽和喉称为上呼吸道,气管和支气管称为下呼吸道。肺为容纳气体和进行气体交换的器官(图 8-1)。

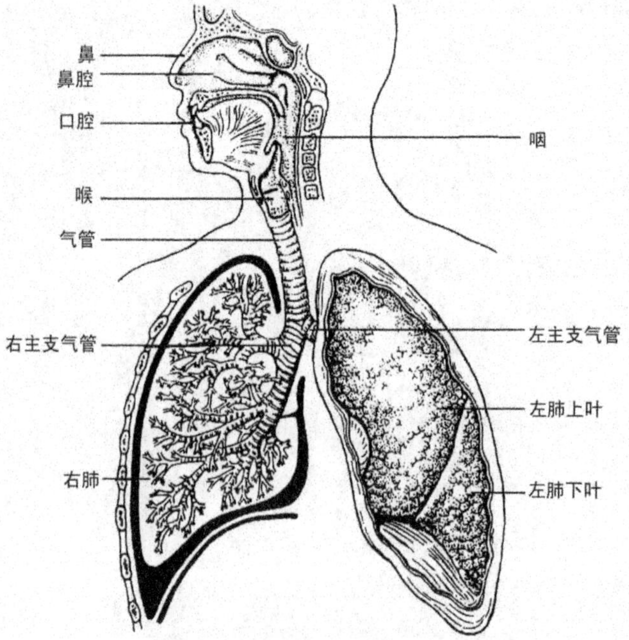

图 8-1 呼吸系统组成模式图

呼吸系统的功能主要是进行气体交换，即吸入 O_2 呼出 CO_2；机体在代谢中不断从外界吸入 O_2，由循环系统将 O_2 运送到全身各器官、组织和细胞，供给其 O_2，同时将组织细胞产生的 CO_2 再经循环系统运送到呼吸系统排出体外。

三、呼吸过程

呼吸的全过程包括三个相互联系的环节：一是外呼吸，包括外界空气与肺泡之间的气体交换和肺泡与肺泡毛细血管之间的气体交换两方面；二是气体在血液中的运输；三是内呼吸，即组织中毛细血管和组织细胞之间进行的气体交换。

第二节　呼吸器官

一、呼吸道

（一）鼻

鼻（nose）是呼吸道的起始部，又是嗅觉器官。鼻分为外鼻、鼻腔和鼻旁窦。

1.外鼻（external nose）　由骨和软骨构成支架，外包皮肤，上端为鼻根，下端为鼻尖，鼻根与鼻尖之间为鼻背。鼻尖两侧的膨出部分为鼻翼。鼻翼至口角外侧的浅沟为鼻唇沟，它是鼻外侧与颊的界限；鼻翼下缘围成的孔为鼻孔。鼻孔周围有肌肉，司鼻孔括约活动；鼻尖和鼻翼处的皮肤较厚，皮下组织少，此处好生痤疮和疖子等疾病。

2.鼻腔（easus externus）　由腭、鼻翼、鼻骨、筛骨水平板、蝶骨体、上颌骨及软组织等围成的腔隙；由鼻中隔分为左右两腔。

鼻中隔由前下部的软骨和后上部的骨组成。鼻腔前后以鼻前孔和鼻后孔分别通外界和鼻咽部。鼻腔由鼻腔前庭和固有鼻腔两部分组成（图 8-2）。

（1）鼻腔前庭（vestibulum nasi）是鼻腔的前部，由鼻翼围成；其内表面衬以皮肤，其上着生鼻毛，有阻挡细菌和灰尘等异物的作用；其后方有一弧形隆起，为鼻阈（limen nasi），是皮肤和粘膜的移行处，也是鼻腔前庭与固有鼻腔的分界限。

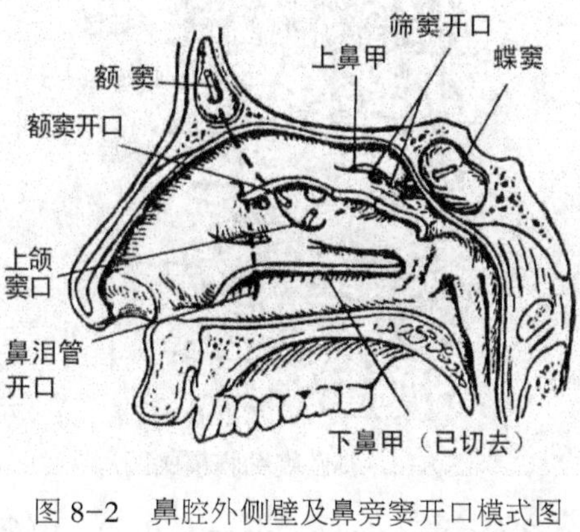

图 8-2　鼻腔外侧壁及鼻旁窦开口模式图

（2）固有鼻腔（nasal cavity proper）　为鼻腔的后部，即通常所指的鼻腔，分为嗅部和呼吸部两部分。

① 嗅部（region olfactoria）　嗅粘膜位于上鼻甲和对应的鼻中隔以上，活体上嗅粘膜呈淡黄色或苍白色，与微红色的呼吸区粘膜区分明显。嗅粘膜由上皮和固有膜组成（图 8-3 ）。

粘膜上皮由嗅细胞、支持细胞和基细胞三种细胞组成。

支持细胞（sustentacular cell）　呈高柱状，顶部较宽，基部较窄，胞质内含黄色颗粒，细胞游离面有许多微绒毛；支持细胞包绕每个嗅细胞，与嗅细胞之间以桥粒连接。

嗅细胞（olfactory cell）　为感觉细胞，属双极神经元，能感受刺激和传导冲动，为嗅觉传导的第一级神经元；其树突呈棒状伸向上皮表面，突起末端呈小泡状，为嗅泡；由嗅泡向上皮表面发出10~30 根纤毛，为嗅毛(olfactory cilia)；嗅毛常倒向一侧，并浸于嗅腺的分泌物中，能感受不同气味的化学刺激；嗅细胞的轴突穿出基膜后形成嗅神经，嗅神经为无髓神经纤维，进入大脑底部的嗅球。

基细胞(basal cell) 位于上皮的基底部，胞体小，呈锥体形。基细胞能够分裂和增殖，以补充和更新上皮细胞。

固有层为薄层结缔组织，与深层的骨膜相连，内有许多浆液腺，为嗅腺(olfactory gland)。腺细胞含有较多的黄色颗粒。嗅腺导管开口于上皮表面，其分泌的稀薄液体覆盖在嗅细胞与支持细胞表面，可溶解空气中的有味物质，刺激嗅毛，引起嗅觉冲动，同时分泌物并不断清洗上皮表面，以保持嗅毛和嗅觉的敏感性。

② 呼吸部(respiratory region) 除嗅粘膜外的固有鼻腔粘膜，活体粘膜呈微红色。粘膜上皮为假复层纤毛柱状上皮，纤毛向咽部摆动，移粘液于咽部并冲洗咽粘膜表面，具有清除咽粘膜表面粘附的细菌、灰尘等异物，净化吸入空气的功能。粘膜的固有层结缔组织富含毛细血管和粘液腺，具有温暖和湿润吸入空气的作用(图 8-4)。

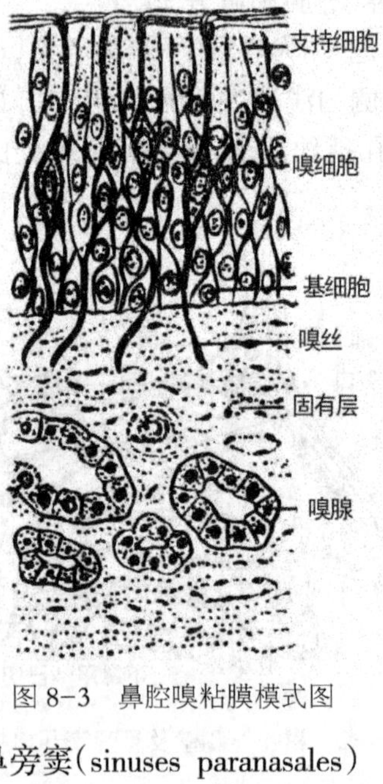

图 8-3 鼻腔嗅粘膜模式图

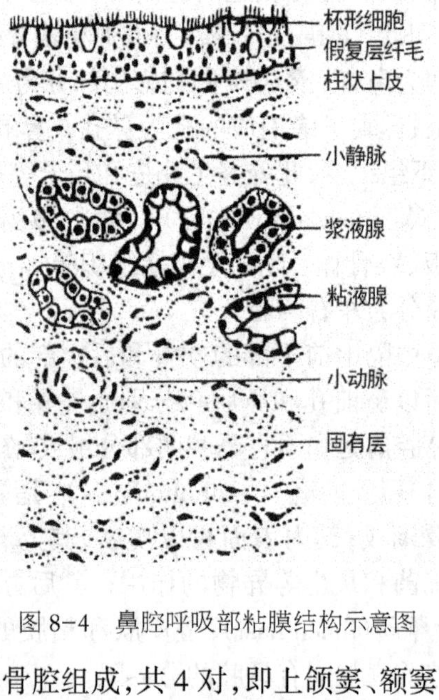

图 8-4 鼻腔呼吸部粘膜结构示意图

3.鼻旁窦(sinuses paranasales) 由鼻腔周围含气的骨腔组成，共 4 对，即上颌窦、额窦、蝶窦和筛窦，它们均开口于鼻道。上颌窦、额窦、筛窦的前群和中群开口于中鼻道，筛窦的后群开口于上鼻道；上鼻甲后方有一隐窝，为蝶筛隐窝，蝶窦开口于此。鼻旁窦的粘膜与呼吸部粘膜相延续，故鼻腔发炎时，炎症和细菌等可蔓延到鼻旁窦，容易引起鼻窦炎。鼻旁窦对发音起共鸣作用。

(二)咽 (参见消化系统)

(三)喉

1.喉的位置 喉(larynx)位于颈前部，约在第 4~6 颈椎高度处，向上开口于喉咽部，向下与气管相通连。喉两侧有血管、神经以及甲状腺的侧叶等。喉后壁是喉咽腔的前壁。喉的上方接韧带和肌肉与舌骨相连，喉的下方接肌肉与胸骨相连。

2.喉的结构 喉以软骨作支架，通过关节、韧带和肌肉相连结，内面衬以粘膜。

（1）喉的软骨及其连接 喉的软骨包括不成对的甲状软骨、环状软骨和会厌软骨和成对的杓状软骨等。软骨之间借关节和韧带相连（图 8-5）。

①甲状软骨（thyroid cartilage） 是喉软骨中的最大一块软骨，位于舌骨下方和环状软骨的上方，构成喉前壁和侧壁的大部分。甲状软骨由左右两块四方形的软骨在前方互相愈合而成，连接处上端向前突出形成喉结（prominence laryngeal），成年男子的喉结突出较明显，突出处上缘有一凹陷，为甲状软骨切迹。其前下缘有环甲韧带连于环状软骨；甲状软骨的后缘游离，向上、下各有一突起，分别称为甲状软骨上角和下角，下角与环状软骨侧面构成环甲关节；环甲关节为联合关节。甲状软骨可在冠状轴上作前倾和复位运动。

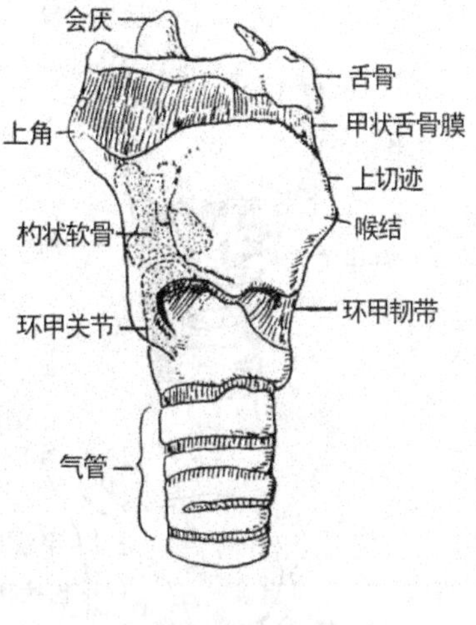

图 8-5 喉软骨及其连接模式图

②环状软骨（cricoid cartilage） 位于甲状软骨的下方，形似戒指。前部低窄，后部高宽，分别称为环状软骨弓和环状软骨板。环状软骨板上缘中线两侧有一对关节面，与杓状软骨底构成环杓关节，杓状软骨可作旋转和移动。环状软骨是喉和气管中仅有的一块完整的环形软骨，对支撑呼吸道有重要的功能。

③杓状软骨（arytenoid cartilage） 位于环状软骨板上方，一对，呈三角锥形，尖在上，底在下，底与环状软骨板上缘构成环杓关节。杓状软骨可在此关节上绕垂直轴运动。杓状软骨底向前和向外侧各有一突起，分别称为声带突(vocal process)和肌突(muscular process)，前者供声带附着，后者供喉肌附着。

④会厌软骨（epiglottic cartilage） 是一块弹性软骨，形似树叶，上宽下窄，上缘游离，下缘借韧带连于甲状软骨内面。会厌软骨的前、后面分别面向口腔和喉腔。在吞咽时，咽与喉上提，会厌软骨可掩盖喉口，防止食物误入喉腔。

（2）喉肌（muscle of larynx） 喉肌均为骨骼肌，主要作用为声带紧张和松弛，声门开大和缩小，喉发声等（图 8-6）。

①开大或缩小声门的肌肉

环杓后肌（muscle cricoarytenoid posterior） 起于环状软骨板后面，止于杓状软骨的肌突，收缩使声带凸向外，声门开大。

环杓侧肌（muscle cricoarytenoid lateral） 起于环状软骨的侧面，止于杓状软骨的肌突，收缩使声带凸向内，声门缩小。

②紧张或松弛声带的肌肉

环甲肌（muscle cricothyroid） 起于环状软骨前外侧，止于甲状软骨下缘，收缩时，在额状轴上运动环甲关节，使甲状软骨前倾，声带被拉紧，即紧张声带。

甲杓肌（muscle thyroarytenoid） 又名声带肌，起于甲状软骨前角内侧面，止于杓状软骨的外侧面和声带突，收缩使甲状软骨和杓状软骨靠近，使声带松弛。

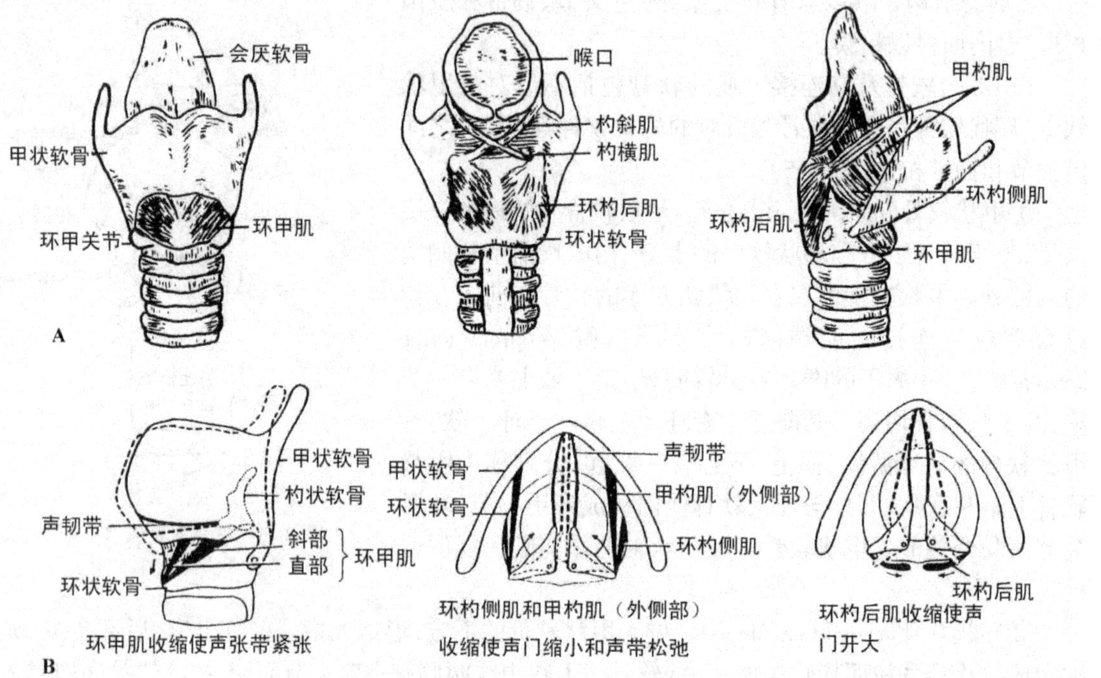

图 8-6　喉肌组成(A)及喉肌收缩与声带和声门关系(B)模式图

(3)喉腔(laryngeal cavity)　上通喉咽部,下通气管。喉粘膜与咽粘膜相续。喉腔侧壁的粘膜形成上、下两对呈矢状位的粘膜皱襞,分别称为前庭襞(vestibular fold)和声襞(vocal fold)。两侧前庭襞和声襞之间的裂隙分别称为前庭裂(rima vestibule)和声门裂(fissure ofglottis)或声门(glottis);当气流经过声门裂或声门时冲击声带使其振动而发音。喉腔以前庭襞和声襞分为三部分:前庭襞以上的喉腔为喉腔前庭;声襞以下的喉腔称为喉下腔或声门下腔;前庭襞和声襞之间的腔隙为喉中间腔;喉中间腔向两侧突出的腔隙为喉室(ventricule of larynx)。

(4)喉的组织结构　喉腔粘膜上皮在喉前庭和声带为复层扁平上皮,其余部分为假复层纤毛柱状上皮,纤毛向口腔方向摆动,有助于喉腔内异物的清除。固有层内有许多腺体和淋巴组织,腺体分泌物有润滑声带和喉腔的作用;在声带的固有层内有大量的弹性纤维,对保持声带的弹性具有重要作用。喉下腔的粘膜下层较疏松,特别在幼年,炎症时易水肿,使声门裂变窄,造成声音嘶哑和呼吸困难等病症。

(四)气管和支气管

1.气管和支气管的位置和形态

(1)气管(trachea)　为圆筒状管道,后壁略扁平,气管上接喉,下至第4,5胸椎处分为左右支气管(图8-7),分叉处为气管杈(bifurcation of trachea)。气管颈部在第

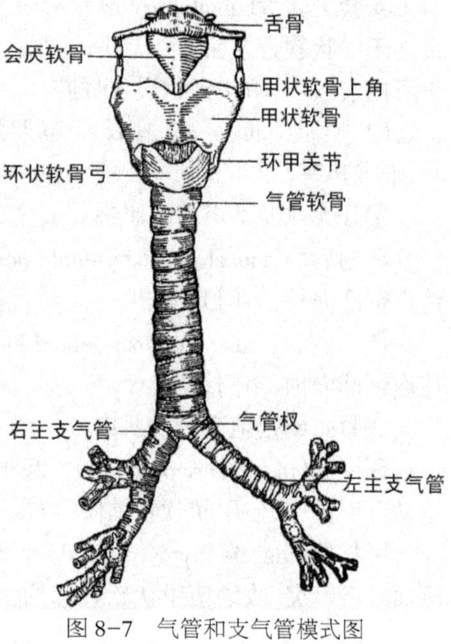

图 8-7　气管和支气管模式图

2~4 气管软骨的前方有甲状腺峡，两侧有甲状腺侧叶，后方贴近食管；气管胸段在左右支气管分叉处稍左方有主动脉通过。

气管由 16~20 个 C 形气管软骨和连于其间的环状韧带构成，气管软骨缺口处平坦，由横行的平滑肌纤维和结缔组织所封闭并与食管相邻。气管软骨具有支架作用，有弹性，使管腔保持开放状态，以维持呼吸功能的正常进行；气管软骨间的平坦部分较柔软，具有舒缩性，有助于其后方食管中食团通过。

(2)支气管(bronchi) 为气管杈至肺门的一段管道，左右各一，左支气管细长，比较倾斜，约 7~8 个气管软骨，与气管延长线的夹角为 40°~50°；右支气管较粗较陡直，仅有 3~4 个气管软骨，与气管延长线的夹角为 25°~30°，故异物易进入右支气管，左、右支气管经肺门入肺后反复分支形成支气管树。

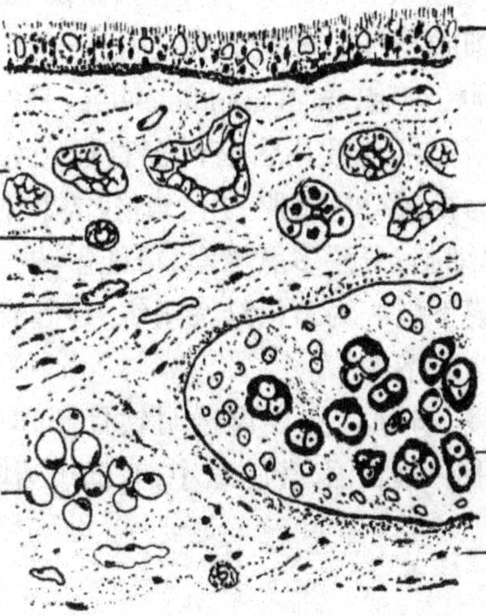

图 8-8 气管光镜组织结构模式图

2.气管和支气管的组织结构 气管和支气管的管壁结构由内向外分为三层，即粘膜层、粘膜下层和外膜(图 8-8)。

(1)粘膜 由上皮和固有层构成。上皮为假复层纤毛柱状上皮；固有层由结缔组织构成，内含丰富的弹性纤维、淋巴组织和浆细胞，浆细胞和腺细胞共同形成分泌性 IgA，能抑制细菌繁殖和病毒复制，具有免疫和防御功能。电镜下可见气管上皮包括 5 种细胞：

① 纤毛细胞(ciliated cell) 数量最多，细胞呈柱状，游离面有密集的纤毛，纤毛有节律的向咽方向摆动，将粘附于其表面的薄层粘液、灰尘和细菌等推向咽部咳出，具有净化气道和吸入空气的作用(图 8-9)。

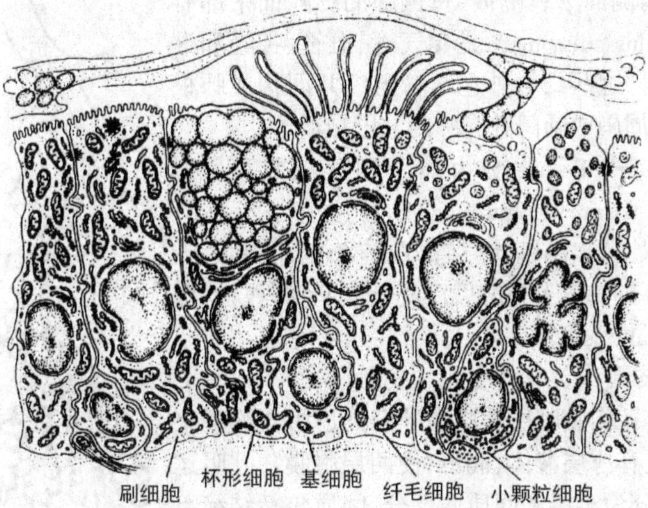

图 8-9 气管上皮细胞超微结构模式图

② 杯状细胞　呈高脚杯状，细胞结构类似肠管的杯状细胞，顶部胞质内有粘原颗粒，分泌粘蛋白，与管壁内腺体的分泌物共同构成一道粘液性保护屏障，可黏附空气中的异物颗粒，溶解吸入的 SO_2 等有毒气体。

③ 基细胞(basal cell)　呈锥体形，位于上皮深层，属干细胞，可增殖分化为杯状细胞和纤毛细胞等上皮细胞。

④ 刷细胞(brush cell)　呈柱状，游离面有许多微绒毛，形如刷状，故名；刷细胞的功能尚不清楚，部分刷细胞与神经末梢形成突触，认为可能具有感受器的功能 。

⑤ 小颗粒细胞(small granule cell)　是一种内分泌细胞，细胞矮，数量少，锥体形，单个或成团分布于上皮深层，胞质内含有许多直径大约在 100~300nm 之间的致密颗粒；小颗粒细胞分为两种类型：一为神经分泌细胞，几个细胞常聚集于一起，细胞基底部有神经末梢，分泌 5- 羟色胺；另一为内分泌细胞，分泌多肽激素，可能影响气道管径与肺循环的血流量。

(2)粘膜下层　为疏松结缔组织，与固有层和外膜之间界限不清，内有较多的气管腺，为混合性腺，分泌物含溶菌酶。

(3)外膜　较厚，由 C 形透明软骨环和结缔组织组成，结缔组织内有弹性纤维、平滑肌和腺体，咳嗽时平滑肌收缩，管腔缩小，有助于清除异物。

二、肺

(一)肺的形态位置

肺(lungs)位于胸腔内纵隔两侧，左右各一。两肺之间有心脏及大血管、气管和食管等器官。肺的下面借膈与腹腔脏器分界。

肺表面光滑、湿润；肺柔软富有弹性，肺呈海绵状，活体上肺的颜色因年龄和功能状态而异：新生儿肺为淡红色，成人的肺由于尘埃沉积呈暗灰色。

肺的形态随吸入肺内的空气充盈程度的变化而变化，肺一般为半圆锥形，上部为肺尖，高出锁骨内侧段上方约 2~3cm，下方为肺底，又称膈面，与膈相贴，外侧面为胸肋面，内侧面为纵隔面，每侧肺的纵隔面中部有一凹陷称为肺门(hilus pulmonis)，是支气管、血管、神经和淋巴管等出入肺之处，这些结构外包结缔组织共同构成肺根(radix of lung)，肺根周围或肺门处有肺门淋巴结群。

左肺由斜裂(oblique fissure)分为上、下两叶，右肺由斜裂和水平裂(horizontal fissure of right lung)分为上、中、下三叶；肺外支气管在肺门处分出肺叶支气管，左肺 2 支，右侧 3 支分别进入肺叶，肺叶支气管入肺门后反复分支，呈树枝状，称为支气管树(bronchial tree)(图 8-10)。

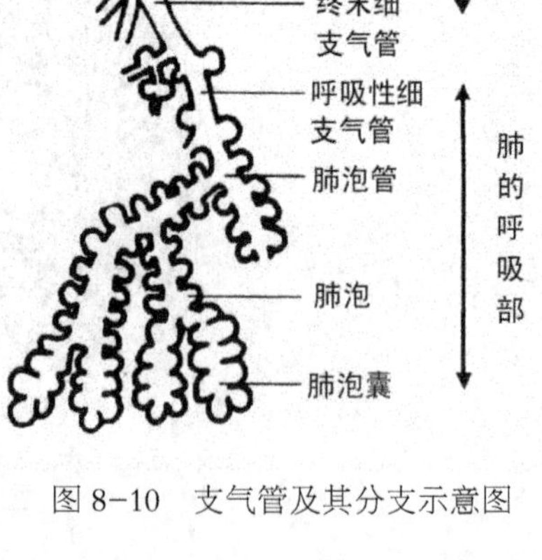

图 8-10　支气管及其分支示意图

(二)肺的组织结构

肺表面被覆浆膜(胸膜脏层)，它在肺门处返折与胸膜壁层相续；胸膜表面覆有薄层液体，润滑，使两层胸膜随呼吸运动而滑动。肺组织分为实质和间质两部分，间质包括结缔组织、血管、神经和淋巴管等；实质为肺内支气管的各级分支及其终端的大量肺泡。支气管进入肺实质后反复分支形成支气管树，各肺叶支气管入肺叶后分支形成小支气管、细支气管和终末细支气管；终末细支气管再分支形成呼吸性细支气管，后者分为肺泡管、肺泡囊和肺泡(图 8-10)。从叶支气管直到终末细支气管称为肺的传导部，从呼吸性细支气管到肺泡为肺的呼吸部。脏胸膜随肺门处的支气管、血管、神经和淋巴管入肺后反复分支将肺实质分为许多的肺小叶(pulmonary lobule)，每个肺小叶指直径在 1mm 以下的细支气管及其所属各级分支、肺泡和肺组织(图 8-11)；肺小叶是肺的结构单位，呈锥体形，尖向肺门，底向肺表面，小叶之间有结缔组织间隔，在肺表面可见肺小叶的轮廓；胎儿肺的结缔组织多，肺小叶分界清楚，成人则肺内结缔组织减少，肺小叶的界限不清。

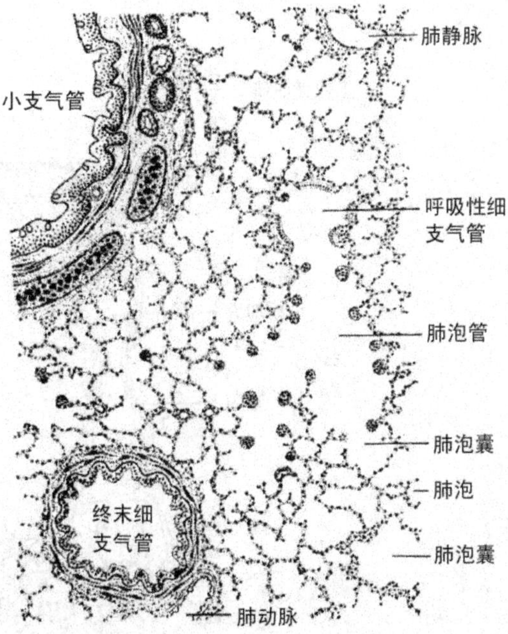

图 8-11 肺组织结构模式图

1.肺的传导部 包括叶支气管、小支气管、细支气管（bronchiole）和终末细支气管(terminal bronchiole)，管壁与支气管相似，也分为粘膜、粘膜下层和外膜，但随其反复分支，则管径变细、管壁变薄，管壁的 3 层结构渐不明显，主要的变化如下：①上皮由假复层纤毛柱状上皮渐变为单层纤毛柱状上皮或单层柱状上皮；② 软骨碎片、腺体、杯状细胞等逐渐减少至消失；③ 平滑肌由不连续到渐连续，并随管径的变细，所占比例相对增多。在正常情况下，从细支气管至终末细支气管处的平滑肌具有控制进入肺泡内气流量的功能；环行平滑肌在植物性神经系统的支配下收缩和舒张，吸气时舒张，管腔扩大，呼气时收缩，管腔变小。但在病理条件下，平滑肌发生痉挛性收缩，呼吸管腔狭小，为支气管哮喘。

2.肺的呼吸部 包括呼吸性细支气管、肺泡管、肺泡囊和肺泡。

(1)呼吸性细支气管(respiratory bronchiole) 是终末细支气管的分支，它是肺传导部和呼吸部的过渡性管道，与终末细支气管相似，表面为单层立方上皮，环行平滑肌少，主要特点是管壁上出现了少量的囊状肺泡，故从呼吸性细支气管开始具有初步的气体交换功能。

(2)肺泡管(alveolar duct) 是呼吸性细支气管的分支，它是由许多肺泡围成的管道，管壁四周均是肺泡囊和肺泡的开口，无完整的管壁，管壁结构只存在于相邻肺泡之间的结节状膨大，此处上皮下有薄层结缔组织和少量的平滑肌，肌纤维呈环行围绕在肺泡开口处。

(3)肺泡囊(alveolar sac) 为若干肺泡的共同开口处，相邻肺泡开口之间无平滑肌，故无结节状膨大。

(4)肺泡(pulmonary alveoli) 呈半球形的囊泡，为气体交换场所，成人肺泡约 3~4 亿，平均直径 0.2mm，吸气时总面积可达 $100m^2$，相邻两肺泡之间为肺泡隔(alveolar septa)。肺泡隔很薄，表面覆以单层扁平上皮，有基膜，隔内有丰富的毛细血管和弹性纤维，也有胶原纤维和网状纤维，故具有良好的弹性和伸展性。

① 肺泡上皮 肺泡上皮由 I 型和 II 型肺泡细胞组成(图 8-12)。

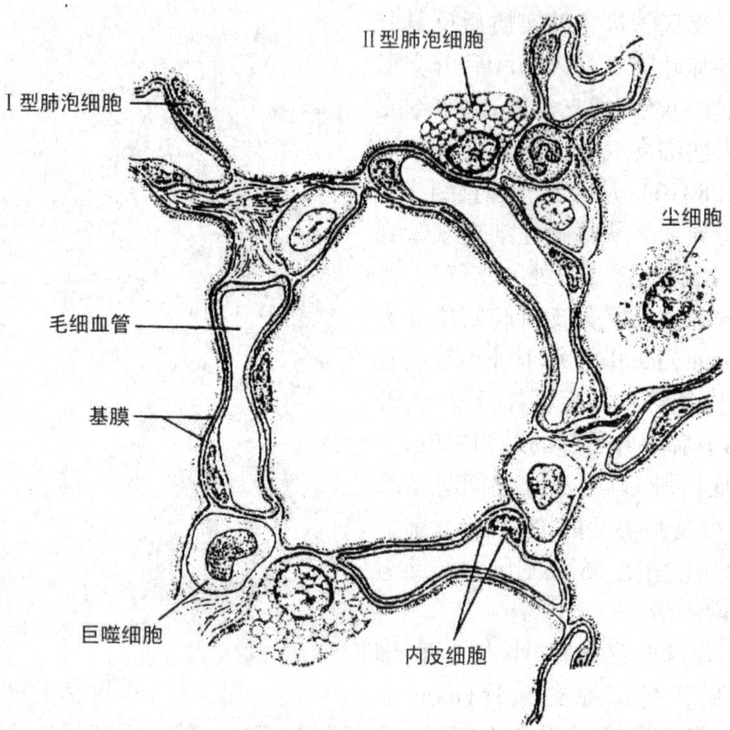

图 8-12　肺泡超微结构模式图

I 型肺泡上皮(type I alveolar cell)　数量多,覆盖 95%肺泡表面,细胞扁平,表面光滑,核扁圆形,含核的部分略厚,其它部分薄,约 0.1～0.2 μm,是气体交换的主要部位。电镜下,胞质中含有较多的小泡,内有吞入的微小粉尘,细胞能将它们转入到间质内清除,I 型上皮无增殖能力,I 型上皮由 II 型上皮增殖补充。

II 型肺泡上皮(type II alveolar cell)　数量少,单个或成群嵌在 I 型细胞之间,略向肺泡腔突出。细胞较小,立方形,覆盖 5%的肺泡表面;细胞核圆形,胞质着色浅;电镜下,细胞游离面有短的微绒毛,胞质富含线粒体和溶酶体,粗面内质网和高尔基复合体较发达,核上方有较多的高电子密度的分泌颗粒,颗粒内含同心圆排列的板层小体,其主要成分为磷脂(二棕榈酰卵磷脂)等。磷脂释放后涂布于肺泡的内表面形成一薄层液膜,称为表面活性物质(surfactant),具有降低肺泡表面张力和稳定肺泡大小的作用:吸气时,肺泡扩张,表面活性物质变薄,密度减小,肺表面张力增加,回缩力增强,防止肺泡过渡扩张;呼气终末时,肺泡缩小,表面活性物质密度增加,肺泡表面张力降低,回缩力下降,以避免肺泡的过渡塌陷。表面活性物质由 II 型细胞不断分泌,经 I 型细胞的吞饮转运或经呼吸道排出。

② 肺泡隔(alveolar septum)　是相邻两个肺泡之间的结缔组织,肺泡隔内有丰富的毛细血管网紧贴肺泡上皮,肺泡内的 O_2 与血液中的 CO_2 进行交换;肺泡隔内弹性纤维较多,使肺泡具有良好的弹性和延展性。肺泡隔也内有成纤维细胞、巨噬细胞、浆细胞和肥大细胞等;肺巨噬细胞广泛分布于肺间质内,肺巨噬细胞也游走于肺泡腔内,吞噬功能活跃,具有重要的防御功能。

③ 肺泡孔(alveolar pore)　是沟通相邻两肺泡之间的孔道,直径 10~15 μm,每个肺泡有一至多个肺泡孔,当某个终末细支气管或呼吸性细支气管因病理等而堵塞时,可通过肺泡孔建立侧路

气体交换，有效防止肺泡的暂时性萎缩，但肺泡孔的存在同时也助长了肺泡间细菌和炎症的蔓延。

④ 气－血屏障(blood-air barrier)　又称呼吸膜，是肺泡与血液之间进行气体交换所通过的屏障结构。气－血屏障从肺泡内表面至肺泡毛细血管由多层结构组成，即表面活性物质、液体分子层、Ⅰ型肺泡上皮和基膜、少量结缔组织、毛细血管内皮基膜和细胞。气血屏障很薄，总厚度为0.2~0.5μm，有利于气体交换。

3.肺的血管　肺血管有两个来源：一是肺动脉和肺静脉，是肺的功能血管，司气体交换功能；二是支气管动脉和支气管静脉，是肺的营养血管，供给肺组织 O_2 和养料，同时带走代谢废物和 CO_2。

肺动脉从右心室发出，经肺门入肺，随支气管反复分支，最终形成毛细血管网，包在肺泡壁周围，进行气体交换，使静脉血转变为动脉血，再经肺静脉出肺门流入左心房。

支气管动脉自胸主动脉或肋间动脉发出，经肺门入肺，与支气管伴行，沿途形成毛细血管网，营养各级支气管，汇入肺静脉和支气管静脉经上腔静脉回右心房。

三、胸膜与胸膜腔

(一)胸膜

胸膜(pleura)属浆膜，分为脏胸膜和壁胸膜，脏胸膜紧贴在肺的表面，并伸入肺裂与实质不易剥离；壁胸膜贴在胸廓内表面、纵隔外面和膈上面(图 8-13)，按其部位可分为：①肋胸膜，贴在肋和肋间肌的内表面，易剥离；②膈胸膜，覆于膈上不易剥离；③纵隔胸膜，贴在纵隔两侧外面，纵隔胸膜中部包绕肺根移行于脏胸膜；④胸膜顶，在肺尖之上，突出胸廓上口形成穹隆状，高出锁骨内侧 1/3 以上 2~3cm。

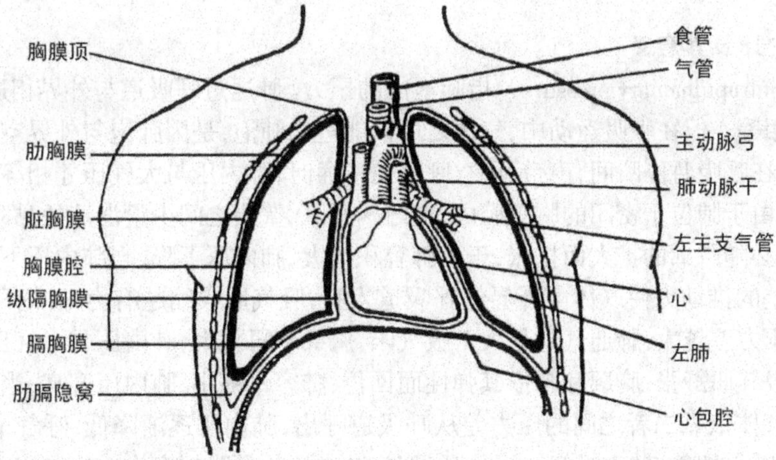

图 8-13　胸膜示意图

(二)胸膜腔

脏胸膜和壁胸膜之间的窄隙为胸膜腔(pleurac cavity)。腔内含有少量的浆液，呼吸时可减少脏、壁胸膜之间的摩擦。正常情况下，胸膜腔内为负压，使脏壁两层胸膜紧贴于一起。

第三节　呼吸运动与肺通气

一、呼吸运动

（一）呼吸肌及其活动

呼吸肌舒缩导致胸廓扩大和缩小的运动为呼吸运动（respiratory movement）。呼吸运动包括吸气和呼气，呼吸肌包括呼气肌和吸气肌，主要的吸气肌有膈肌和肋间外肌，主要的呼气肌包括肋间内肌和腹肌。另外还有一些辅助吸气肌，如胸锁乳突肌、斜角肌等。机体在安静时的呼吸运动称为平静呼吸（eupnea），其特点是主动吸气，被动呼气，膈肌和肋间外肌收缩和舒张分别引起吸气和呼气，平静呼吸的频率是12~18次/min。当机体活动或CO_2含量增加，O_2含量减少时，呼吸加深加快，为深呼吸（deep breathing）或用力呼吸（forced breathing），其特点是吸气时吸气肌和辅助吸气肌都参加活动，呼气时，除了吸气肌和辅助吸气肌舒张外，腹壁肌和肋间内肌等呼气肌也参与了活动 。

（二）呼吸运动的形式

呼吸运动中，胸骨、肋骨和膈肌、肋间外肌和肋间内肌的舒缩等运动都是协调进行的。呼吸形式主要有两种，即胸式呼吸（thoracic respiration）和腹式呼吸（abdominal respiration），通常把以肋骨和胸骨为主参与的呼吸称为胸式呼吸，把以膈肌的舒缩为主参与的呼吸称为腹式呼吸；呼吸运动主要通过扩大胸廓的前、后径、左、右径和上、下径来扩大胸腔容积而实现呼吸，胸式呼吸主要扩大了胸腔的前、后径和左、右径，腹式呼吸则主要通过扩大胸廓的上、下径来实现呼吸运动。

二、肺内压与胸内压

（一）肺内压及其意义

肺内压（intrapulmonary pressure）指肺泡内的压力。肺通过呼吸道与外界相通，故肺泡内压力应与大气压相等。但在呼吸运动中，气体之所以能进出肺泡，是因肺泡与外界空气之间存在压力差所致，只有在呼吸暂停瞬间、声带开放、呼吸道畅通时，肺内压与大气压才相等。吸气肌收缩时使胸廓扩大，由于肺位于密闭的胸膜腔内，加之胸膜脏、壁层之间少量滑液的黏附，使两层胸膜不能分开，故肺必随胸廓的扩大而扩张，于是肺容积增大，肺内压下降，当肺内压下降到低于大气压时由于气压差的推动力使气体由外界经呼吸道入肺；吸气肌收缩越有力，肺内压下降越多，推动气体入肺的压力差越大，肺通气量越大。吸气末，胸廓不再扩大，肺内压与大气压达到平衡，吸气即停。随后吸气肌舒张，胸廓和肺依其弹性而回位，肺容量缩小，肺内压升高，当肺内压升高到超过大气压时气体依靠二者之间的压力差从呼吸道呼出，肺内压逐渐降低；呼气末，肺内压与大气压达到平衡，呼气即停，转入吸气。平静呼吸时，肺内压的升降幅度为0.3~0.4kPa（2~3mmHg）。

（二）胸内压及其影响因素

1.胸内压（intrapleural pressure）　指胸膜腔内的压力。胸内压通常可用两种方法测量：一是直接法，将与检压计相连的钟头直接刺入胸膜腔内，由检压计直接读出胸内压的数值；二是间接法，测得食管内压代表胸内压，因食管位于胸腔内，平时食管的两端是关闭的，食管内压与胸内压基本一致，此测定法简单、安全，受试者只要吞下带有薄壁气囊的导管至食管下1/3处，将导管与检压计相连，即可读出食管内的压力。测定结果表明，在平静呼吸时，胸内压始终低于大气压，故称胸内压为胸内负压(intrapleural negative pressure)。

2.影响胸内负压的因素　胸内负压是婴儿出生后才发展形成的，婴儿出生后，肺随胸廓的扩张而增大，以后因胸廓发育快于肺发育，故胸廓的自然容量大于肺的自然容量，由于胸膜腔的密闭性和两层胸膜间液体分子之间的吸附力，胸膜不能分开，胸膜腔不能增大，肺被动的随之扩张，故无论在呼气还是吸气肺都处于一定的扩张状态。肺因弹性产生弹性回缩力，其弹性回缩力方向与肺内气体作用于胸膜腔的力的方向相反，从而抵消肺内大气压作用于胸膜腔的一部分压力，即：胸内压 = 大气压 - 肺回缩力。若以 1 个大气压为 0 位标准，高于此值为正，低于此值为负，则：胸内压 = - 肺回缩力。

即胸内压是由肺的弹性回缩力所引起的。正常肺的回缩力来源于肺泡壁的弹性纤维回缩力和肺泡内液 - 气相界面表面张力所形成的回缩力。肺泡壁内的弹性纤维在肺被动扩张时，这些弹性纤维被拉长而具回缩趋势，这种弹性回缩力约占肺总回缩力的 1/3，肺泡内液表面张力造成的回缩力约占肺总回缩力的 2/3。

呼吸运动中，胸内负压随呼吸发生周期而变化，吸气时胸廓扩大，肺回缩力加大，胸内负压也加大；呼气时相反，胸内负压减小，但无论吸气还是呼气，胸内负压始终低于大气压(8-14)。

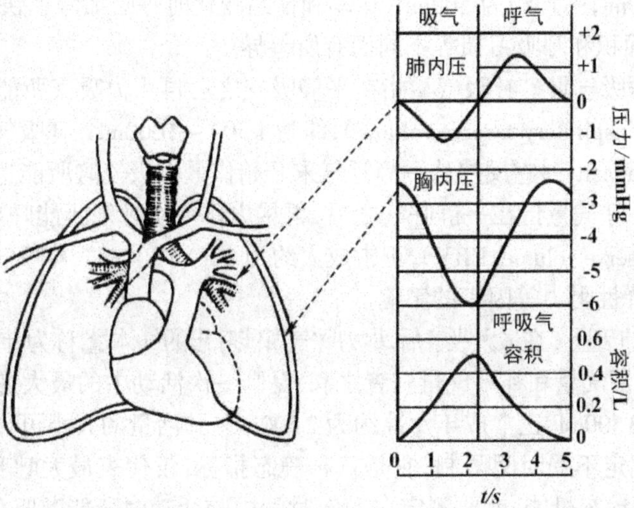

图 8-14　呼吸运动中肺内压、胸内压和呼吸气体容积的变化

3.胸内负压的生理意义　①保持肺稳定的扩张状态防止塌陷，有利于肺通气和肺换气；②降低心脏和大血管的中心静脉压，促进血液和淋巴液回流 。当外伤等造成胸膜腔的密闭性破坏，使空气进入胸膜腔内，形成气胸(pneumothorax)，胸膜腔内负压消失，从而肺回缩塌陷，血液和淋巴液回流受阻，呼吸循环障碍，甚至危及生命。

三、肺容量与肺通气量

(一)肺容量

肺容纳的气体量称为肺容量(lung capacity)。用肺量计可以测量和描记呼吸运动时吸入和呼出的气体量，所描计的曲线为肺量图(spirogram)，从肺量图上可以直接读出人体在进行各种不同深浅呼吸运动时肺容量和肺容积的变化(图 8-15)。肺容量可以分为以下几个组成部分：

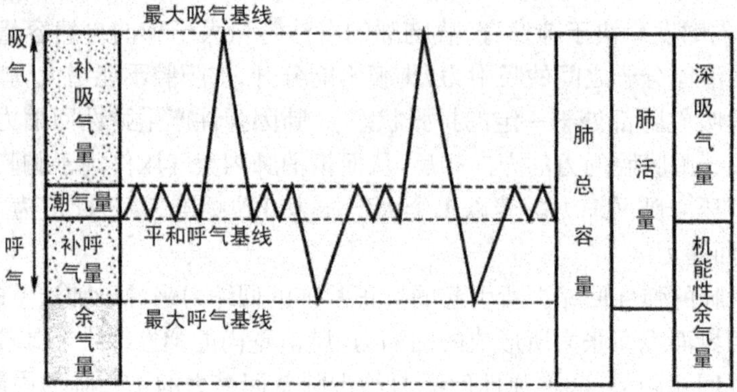

图 8-15　肺量图

1.潮气量(tidal volume，TV)　指平静呼吸时，每次吸入或呼出的气体量，平静呼吸时正常成人潮气量为 400~600ml，平均约为 500ml。运动和情绪变化时呼吸加深加快，潮气量加大。潮气量因年龄、性别、体表面积和呼吸习惯等不同而有所差异。

2.补吸气量和深吸气量　补吸气量指在平静吸气之后再用力吸气所能吸入的气量称为补吸气量或吸气储备量(inspiratory reserve volume)，约为 1500 ~ 2000ml。补吸气量和潮气量之和为深吸气量(inspiratory capacity)，它反映从平静呼气末开始作最大吸气时所能达到的肺内气体容量。

3.补呼气量　补呼气量指在平静呼气之后，再尽力作一次呼气所能呼出的气体量，也叫呼气储备量(expiratory reserve volume，ERV)，正常成人约为 900~1200ml。补呼气量的大小受呼吸时膈肌上升幅度和胸廓弹性阻力等因素的影响。

4.肺活量和时间肺活量　在最大吸气后，尽力呼气所能呼出的气体量，称为肺活量(vital capacity)。肺活量包括补吸气量、潮气量和补呼气量三者之和，是肺一次活动中的最大通气量。肺活量平均在正常成年男性约为 3500ml，正常成年女性约为 2500ml。肺活量的大小可作为肺通气功能的指标之一，由于肺活量测定不受时间限制，它是一种静态指标，仅代表最大呼吸幅度，与呼吸速度无关，要反映肺呼吸的动态机能，就要测定在一定时间内肺活动时所能呼吸的最大气量，以时间肺活量(timed vital capacity)表示，时间肺活量指肺在最大吸气后再用力作最大速度和幅度的呼气，在一定时间内所能呼出的气量占肺活量的百分数。正常人在第 1、2、3s 末的时间肺活量值分别为肺活量的 83%、96%和 99%。由此可见，时间肺活量既反映呼吸幅度，又反映呼吸速度，是反映肺呼吸功能的一种动态指标。

5.残气量和功能残气量　最大呼气末肺内不能再呼出的气量，称为残气量或余气量(residual volume)，正常成人约为 1000~1500ml，支气管哮喘和肺气肿患者残气量增多。平静呼气末肺内所残留的气量，称为功能残气量(functional residual capacity，FRC)。功能残气量是残气量和补呼气量之和，正常成人约为 2500ml。功能残气量可缓冲呼吸过程中肺泡气中氧分压和二氧化碳分压波动幅度的变化，以利于气体交换。

6.肺总容量　肺所能容纳的最大气量，即深吸气后肺内所含有的总气量为肺总容量(total

lung capacity,TLC),肺总量是肺活量和残气量之和,正常成年男性和女性的肺总容量平均分别为5 000ml 和 3 500ml。

(二)肺通气量

肺通气(ventilation)是指肺与外界进行气体交换的过程。肺通气量指单位时间内吸入或呼出的气体量,既有静态因素,又有动态因素,能更好的反映肺的通气功能。

1.每分通气量　肺每分钟吸入或呼出的气量为每分通气量(minute ventilation volume),为潮气量与呼吸频率的乘积:每分通气量 = 潮气量 × 呼吸频率(次 /min)。

正常成人安静时的呼吸频率为 12~18 次 /min, 如果潮气量为 500ml, 故通气量约为 6~9L/min。每分通气量随性别、年龄、活动量、身材大小等不同而异。人体以极大的幅度和尽快的速度呼吸时每分钟所能吸入或呼出的最大通气量,称之为最大随意通气量,这是评估一个人运动量最大限度生理指标之一,最大通气量可达 70 ~ 120L/min。

2.肺泡通气量和无效腔　人体每次吸入或呼出气体时在呼吸系统内总有一些气体不能进行气体交换,对于呼吸系统的气体交换功能来讲,这些气体是无效的。从上呼吸道至细支气管之间的呼吸道为解剖无效腔(anatomic dead space),正常人约为 150ml;进入肺内的气体,还可因肺内血液分布不均匀而不能全部与血液进行气体交换,这部分不能进行气体交换的肺泡容量,称为肺泡无效腔(alveolar dead space);肺泡无效腔与解剖无效腔合称为生理无效腔(physiological dead space)。正常情况下,肺泡无效腔接近零,因此,解剖无效腔几乎等于生理无效腔。

四、肺通气的阻力

肺通气动力只有克服肺通气的各种阻力,方能实现肺的通气功能,肺通气的阻力包括弹性阻力和非弹性阻力。

(一)弹性阻力

弹性阻力是指弹性组织具有对抗外力作用下的变形和弹性回位的倾向。在同等阻力作用下,弹性阻力大的物体,其变形程度小,弹性阻力小的物体则变形程度大。弹性阻力约占肺通气阻力的 70%,是平静呼气时的主要阻力,包括胸壁的弹性阻力和肺的弹性阻力,后者又包括弹性纤维的回位和肺泡表面张力。弹性阻力的大小一般用顺应性(compliance,C)来表示。顺应性指在外力作用下弹性组织的可扩张性,易扩张则顺应性大,不易扩张则顺应性小,可见顺应性与弹性阻力成反变关系: 顺应性(C) = 1 / 弹性阻力(R),顺应性为弹性阻力的倒数。顺应性大小通常用单位压力(△P)变化所引起的容积(△V)变化来表示,即 C = △P/△V,单位是 L /cmH_2O。

正常人肺的顺应性约为 0.2L / cmH_2O。当肺的弹性阻力减退时,如肺气肿患者,肺易被扩张,但不易回缩,这时肺的顺应性可增加一倍,造成呼吸困难。反之,肺纤维化或肺表面活性物质减少而造成肺不张时,肺的顺应性可减少一半,造成弹性阻力增加,患者呼吸困难,可见,肺的顺应性过分增减均对呼吸不利。

(二)非弹性阻力

非弹性阻力主要指气流通过呼吸道时的摩擦力和在呼吸运动中呼吸器官移位所遇到的惯性阻力。非弹性阻力占肺通气阻力的 30%,包括气道阻力和组织粘滞性阻力,其中气道阻力约占非弹性阻力的 80~90%。气道阻力用单位时间内气流量所需的压力差来表示,即气道阻力等于推动气体的压力(cmH_2O)与单位时间内气体的流量(L /s)之比。健康成年人在气流量为 1L /s 时需要

1~3 cmH_2O 的压力差；气道阻力主要发生在直径 2mm 以上的气管和支气管。组织粘滞性来自肺组织、胸廓、膈肌及腹腔内脏等器官的移位运动。当气流量大，气流速度加快，非弹性组织移位也加快，组织粘滞性阻力大。组织粘滞性阻力在健康青年人约占非弹性阻力的 10~20%。

第四节 呼吸气体的交换

一、呼吸气体交换的原理

(一)气体的扩散

1.气体的分压差　气体分子在空间不停的进行高速的不规则和无定向的运动，从而使气体分子从分压高处向分压低处转移，称为气体扩散，扩散的动力是气体分子的分压差，扩散的结果是各处的气体分压趋于平衡。所谓分压是指混合气体中各组成气体所具有的压力，它由混合气体的总压力与各组成气体在混合气体中所占的容积百分比的乘积来表示即：

气体分压 = 混合气体总压力 × 该气体的容积百分比

2.气体分子的相对质量和溶解度　气体分子量与气体溶解度和扩散有关系。质量轻则扩散快，相同条件下，各气体扩散速率与气体分子量的平方根成反比，与气体在溶液中的溶解度成正比。溶解度与气体分子量的平方根之比为扩散系数。气体的溶解度(solubility coefficient)是指气体分压在 101.3kPa(760mmHg)时，一定量液体所能溶解的某气体的量。当气体分子与液体表面接触时，气体分子不断的扩散入液体，成为溶解状态；同时溶解于液体中的气体不断的扩散而逸出，气体分子从液体中逸出的力称为气体张力，单位时间内，进入和逸出的气体量相等时，则液体和气体中该气体分压相等而达到动态平衡。可见气体可在气相、气-液相、液相状态下均能扩散。

(二)呼吸气体和人体不同部位气体的分压

呼吸气体主要包括 O_2 和 CO_2，机体不同组织之间的 P_{O_2} 和 P_{CO_2} 分压不同。

在肺泡、动脉血、静脉血和组织液中的 P_{O_2} 和 P_{CO_2} 都不同，即：肺泡 P_{O_2} 和 P_{CO_2} 分别为 13.6kPa(102mmHg)和 5.32kPa(40mmHg)，动脉血 P_{O_2} 和 P_{CO_2} 分别为 13.33kPa (100mmHg)和 5.32kPa(40mmHg)，静脉血 P_{O_2} 和 P_{CO_2} 分别为 5.32kPa(40mmHg)和 6.12kPa(46mmHg)，组织 P_{O_2} 和 P_{CO_2} 分别为 4kPa(30mmHg)和 6.67kPa (50mmHg)(图 8-16)。

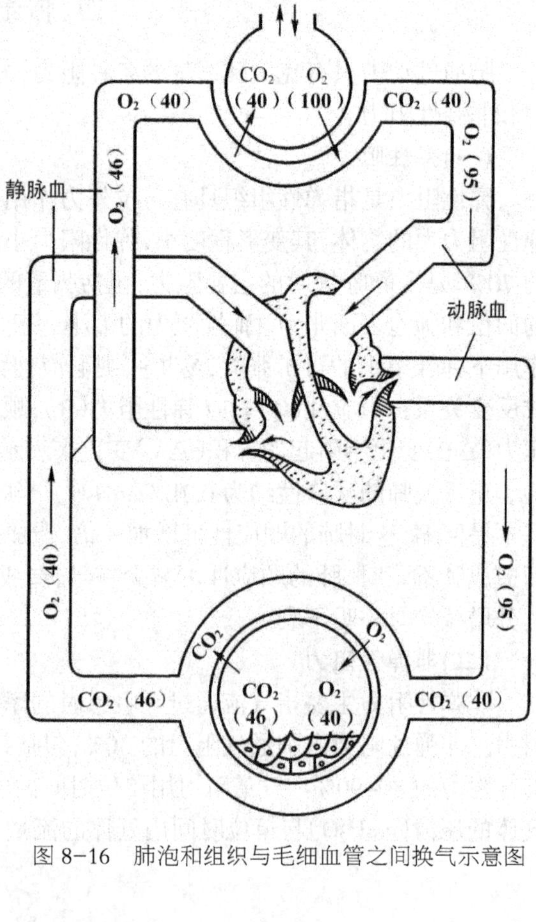

图 8-16　肺泡和组织与毛细血管之间换气示意图

二、肺换气

(一)肺换气的过程

在肺内，O_2从肺泡扩散入血液，CO_2从血液扩散入肺泡，血液由静脉血转变为动脉血；在组织内，组织液中的CO_2扩散入血液，O_2则由血液扩散入组织，因此动脉血转变为静脉血。机体内的气体交换是由气体的分压差所决定的。决定气体扩散方向和速度的首要因素是分压差，呼吸膜两侧的气体扩散速度越快，气体分压差越大。在肺内，肺泡中的P_{O_2}高于毛细血管起始端中混合静脉血的P_{O_2}，分压差为60mmHg(8.0kPa)，氧气从肺泡扩散入静脉血；静脉血中的P_{CO_2}高于肺泡中的P_{CO_2}，分压差约为6.0mmHg(0.8kPa)，故CO_2从静脉血扩散入肺泡。在组织内，毛细血管起始端的动脉血中的P_{O_2}高于组织液P_{O_2}，故氧由血液扩散入组织，组织液的P_{CO_2}高于动脉血中的P_{CO_2}，CO_2从组织液扩散入血液。由此可见肺泡、动脉血、静脉血和组织内的P_{O_2}和P_{CO_2}各不相同，彼此间以分压差为动力，从分压高处向分压低处扩散而进行气体交换(图8-16)。

(二)影响肺通气量的因素

影响肺通气的因素包括气体扩散速率、呼吸膜的厚度和面积、通气/血流比值等。

1.气体的扩散速率　气体扩散速率对肺换气具有很重要的影响。气体扩散速率与气体分压、气体分子的相对质量和溶解度有关，气体分子的扩散速率与分压差、溶解度成正比，而与相对分子量的平方根成反比。气体分子扩散速率由膜两侧气体的分压差大小决定，分压差越大，气体扩散速度越快。肺泡与血液间P_{O_2}是P_{CO_2}的10倍，如果仅从分压差考虑，则O_2的扩散速率比CO_2的快，但是CO_2在血浆中的溶解度为氧气的24倍，尽管CO_2的分子量(44)大于O_2(32)的分子量，在同样的分压下，CO_2的扩散速率约为O_2的20倍。如果把影响气体扩散速率的分压差、溶解度、相对分子量进行综合考虑，则CO_2的实际扩散速率约为O_2的2倍。临床上，肺换气有障碍的病人通常表现出显著的缺氧，而相反，CO_2的潴留不明显，主要原因是CO_2的扩散速率快于O_2之故。正常情况下，CO_2和O_2经呼吸膜的扩散速率都很快，仅需0.3s，而血液流经肺泡毛细血管的时间约为0.7s，因此正常情况下实现肺换气的时间有充分保证。

2.呼吸膜的厚度和面积

(1)呼吸膜的厚度　肺换气时，CO_2和O_2经呼吸膜而扩散，其扩散速度与呼吸膜的厚度成反比。正常情况下，呼吸膜尽管有六层结构(参见本章第二节)，但其厚度不超过1μm，通透性大，气体易于扩散。肺泡毛细血管管径小，平均不足8μm，当血流通过时，红细胞膜常接触毛细血管壁，使O_2和CO_2透过红细胞膜的距离缩小，从而使气体扩散速度加快，因此正常人的肺换气效率相当高。但在病理条件下，如肺纤维化、肺水肿、尘肺、肺炎等，因呼吸膜加厚，通透性降低，扩散距离加大，故肺换气效率降低。

(2)呼吸膜的面积　气体扩散速率与呼吸膜面积成正比。正常成人两肺约有3亿左右的肺泡，平静呼吸时，进行肺换气的呼吸膜的扩散面积约达$40m^2$，运动时由于肺通气量、肺血流量、肺泡毛细血管开放的数量和程度均增加，进行肺换气的呼吸膜的扩散面积超过$70m^2$。可见呼吸膜交换面积使肺换气得以充分保证。但在病理条件下，如肺不张、肺气肿、肺实变、肺毛细血管关闭或阻塞等疾病均将导致呼吸膜面积减少，影响气体交换功能。

3.通气/血流比值(ventilation/perfusion ratio)　系指每分钟肺泡通气量与每分钟肺血流量(心输出量)的比值。正常成人安静时，若呼吸频率为12次/min，则肺泡通气量为350ml×12=

4.2L/min；血流量约为5L/min，其通气/血流=0.84，即在平静呼吸时，肺通气/血流比为0.84时，其肺泡通气量与肺血流量最匹配，此时肺换气效率最高；当通气/血流比值高于或低于0.84时，均表明肺泡通气量与肺血流量匹配不当。若通气/血流比大于0.84时，表明可能由于肺通气量过渡或肺血流量过少，或两者同时存在，导致过剩的肺泡内气体不能与血液进行气体交换而呼出，使肺泡无效腔扩大；反之，如果通气/血流比小于0.84时，表明可能由于肺通气量不足或肺血流量过多，或两者同时存在，从而使流经肺泡的血液得不到充分的气体交换而回流入左心房，类似发生动-静脉短路，称为功能性动静脉短路。

正常人的肺通气与血流量之间的匹配存在自身调节机制。当肺某区域血流量增多或肺泡通气量减少时，则肺泡毛细血管血液摄取较多的O_2，使肺泡P_{O_2}降低，局部的低P_{O_2}环境可导致该区域肺血管收缩，使血流量减少。相反如果肺某区域过分通气，则该部位通气/血流比值偏高，排出较多的CO_2，使肺泡的P_{CO_2}下降，这种局部的CO_2浓度过低则引起支气管收缩，减少该部的肺泡通气量，使其与肺泡血流量相匹配。正是由于这一自身调节机制的存在，使通气/血流量比值保持相对稳定，从而保证了肺换气的有效进行。

三、组织换气

组织换气发生在血液、组织液、细胞内液之间，在机制、原理和影响因素等方面与肺换气相同。气体交换的动力是液相之间液体内所含的气体分子的分压差。组织内P_{O_2}低于动脉血内P_{O_2}，而P_{CO_2}则相反，因此O_2由血液扩散入组织，CO_2则由组织扩散入血液，动脉血转变为静脉血，组织内得到新鲜的O_2，同时释放出其代谢积累的CO_2而得到更新。

由于新陈代谢过程不断进行，组织细胞不断地消耗O_2并产生CO_2，所以在组织内始终维持其较血液内较低的P_{O_2}和较高的P_{CO_2}，从而保证了组织和血液之间气体交换的持续进行。总之，肺循环毛细血管的血液不断从肺泡获得O_2，放出CO_2，体循环的毛细血管中的血液不断从组织获得CO_2，放出O_2，可见肺换气与组织换气密切配合，共同完成机体气体交换过程 。

第五节　气体在血液中的运输

一、O_2和CO_2在血液中的存在形式

呼吸气体必须借血液运送才能有效地实现肺换气和组织换气。血液循环将肺组织O_2运送到全身组织并将其产生的CO_2运送到肺。血液中O_2和CO_2以物理溶解和化学结合两种形式存在，以物理溶解形式存在的O_2和CO_2所占的比例较少，以化学结合状态存在的O_2和CO_2所占的比例极大。尽管物理溶解的量很少，进入血液中的气体要先溶解后才能发生化学结合，化学结合的气体也要先转变为物理溶解的形式后才能从血液中逸出，所以物理溶解和化学结合两者同时存在，互相联系，不可分割。

二、O_2的运输

（一）血红蛋白的分子结构及其与O_2结合的特征

1.血红蛋白的分子结构　血液中氧的化学结合主要指O_2与血红蛋白（hemoglobin，Hb）的结

合。Hb是一种结合蛋白质，由一个珠蛋白分子和四个血红素构成。珠蛋白由四条多肽链亚基构成，每个亚基结合一个血红素分子，每个血红素分子含一个亚铁离子，称为亚铁血红素。血红素为中央含有二价铁（Fe^{2+}）的原卟啉，Fe^{2+}与原卟啉的四个吡咯环相连，由第五键与一条珠蛋白相结合，Fe^{2+}的第六键可以和O_2与CO结合。Hb是由4个单体构成的四聚体，正常成人的Hb由两条α多肽链和两条β多肽链组成$\alpha_2\beta_2$结构。每个亚铁离子能结合一个氧分子。四个亚铁离子与氧结合是逐一结合的，即一个亚铁离子与氧结合则促进其余亚铁离子与氧结合，一个亚铁离子与氧分离则促进其余亚铁离子与氧分离。

2.血红蛋白与氧结合的特征

（1）Hb与O_2结合具可逆性　Hb与O_2结合是可逆的，反应速度快，且不需酶的催化，只受P_{O_2}调节。Hb与O_2是结合还是解离取决于P_{O_2}的变化，当血液中的P_{O_2}高时，Hb与氧结合形成HbO_2，当血液中P_{O_2}低时则HbO_2与氧解离形成去氧血红蛋白，即

$$Hb+O_2 \underset{P_{O_2}\downarrow\text{（组织）}}{\overset{P_{O_2}\uparrow\text{（肺泡）}}{\rightleftharpoons}} HbO_2$$

（2）Hb与O_2结合是氧合而不是氧化　Hb与氧结合称为氧合（oxygenation），不是氧化，因为Hb与氧结合后，亚铁离子的价数不变，若二价铁被氧化成三价铁，则丧失与氧的结合能力。

（3）Hb中一个Fe^{2+}可结合一个O_2一个Hb分子中有四个Fe^{2+}，能可逆结合4个O_2分子，1mol的Hb在氧饱和时可结合4mol的氧，Hb的相对分子量是64 000~67 000，因此64 000~67 000g的Hb可结合$22.4 \times 4 = 89.6$L氧，即1g的Hb可结合1.34~1.39ml的氧，把1L血中Hb所能结合的最大氧量称为Hb的氧容量（oxygen capacity），把1L血中Hb实际结合的氧量称为Hb的氧含量（oxygen content），Hb的氧含量占其氧容量的百分数称为Hb的氧饱和度（oxygen saturation）。通常情况下，血液中溶解的氧量极少，与血中结合的氧量相比可以忽略不计，因此，Hb的氧含量、氧容量和氧饱和度可分别称之为血氧含量、血氧容量、血氧饱和度。HbO_2呈鲜红色，去氧血红蛋白呈暗蓝色，动脉血中HbO_2含量高，呈鲜红色，静脉血中去氧血红蛋白含量高，呈暗蓝色。

（4）血红蛋白的珠蛋白与氧结合的促进作用　Hb的珠蛋白的4条多肽链$\alpha_2\beta_2$在与氧结合时，α链与氧的结合可促进β链与氧的结合，一对α链与氧结合可促进一对β链与氧结合。在4个Fe^{2+}与氧的结合和解离中，任何3个Fe^{2+}与氧的结合和分离均促进第4个Fe^{2+}与氧的结合和分离。这种相互作用对O_2的结合和释放具有重要的生理意义。

（二）氧解离曲线及其影响因素

1.氧解离曲线及其生理意义　Hb的氧饱和度与氧分压有关，在一定范围内，氧分压越高，氧饱和度就越高，这种反映Hb的氧饱和度与P_{O_2}之间关系的曲线称为氧离曲线（oxygen dissociation cueve）。氧离曲线反映不同氧分压下O_2与Hb的结合和解离情况，O_2与Hb的结合和分离，均导致Hb变构而使曲线呈"S"型，"S"型氧离曲线具有重要生理意义（图8-17）。

（1）氧离曲线上段较平坦　该段相当于P_{O_2}在8.0~13.3kPa（60~100mmHg）之间的部分，P_{O_2}变化虽然很大，但氧饱和度变化却很小，表明即使外界或肺泡中P_{O_2}有所下降，但氧饱和度依然维持在较高水平，从而保证全身组织氧的供应，这一特点对于居住在高海拔地区的人或有轻度呼吸功能不全的病人，保证其摄氧总量的相对稳定具有十分重要的生理意义。

（2）氧离曲线的中、下段较陡直　该段相当于8.0kPa（60mmHg）以下的部分，P_{O_2}略有降低即可促进较多的氧解离出来，使氧饱和度下降迅速，表明必要时具有进一步向组织提供更多氧的储

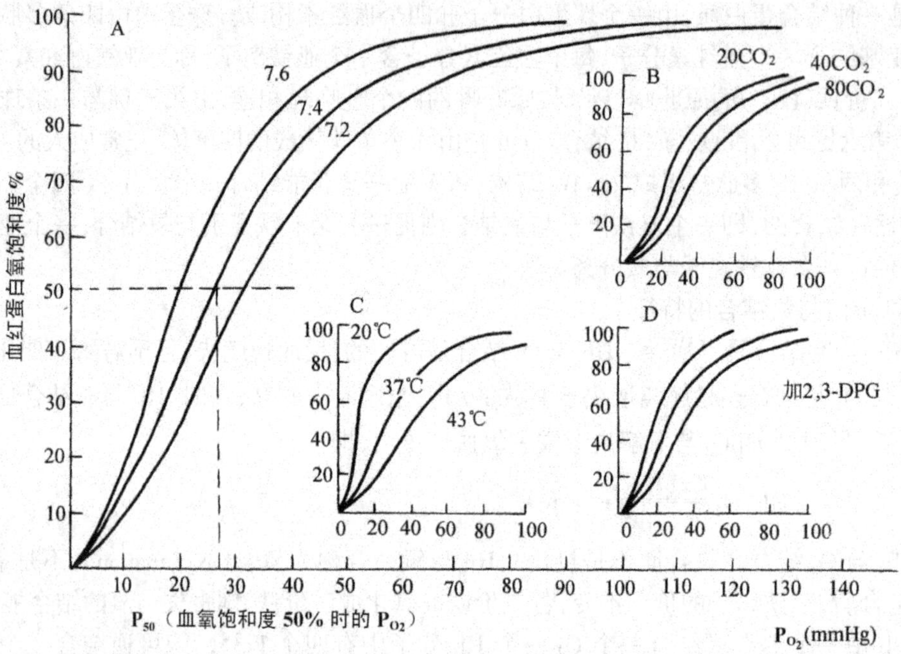

图 8-17　氧离曲线及其影响因素

备能力，这对于保证机体活动时及时供给活动组织所需的 O_2 具有十分重要的生理意义。

2.影响氧离曲线的因素

（1）CO_2 和 H^+　血中 H^+浓度和 CO_2 浓度增加时，Hb 对 O_2 的亲和力降低，曲线右移，可释放 O_2 供组织利用，因 H^+浓度降低时，Hb 的分子构型发生变化，使 HbO_2 易与 O_2 分离，释放氧，故曲线右移；反之，则曲线左移。pH 值变化对 Hb 和氧亲和力的这种变化称之为波尔效应（Bohr effect），该效应具有重要的生理意义，曲线右移有利于活动组织从血液中获得更多的 O_2 以适应其代谢的需要，曲线左移有利于肺泡毛细血管血液中的 Hb 与 O_2 的结合以提高血液的摄氧能力。

（2）温度　温度升高，曲线右移，反之，曲线左移；曲线右移可释放更多的氧供组织利用，因温度升高，H^+活度增加，可能对 Fe^{2+}与氧结合的珠蛋白肽链分子构型变化的阻碍作用加强，使 HbO_2 趋于解离，释放氧，反之亦然。可见机体代谢水平改变时，局部温度的变化使供 O_2 与代谢之间更加协调。

（3）2,3－二磷酸甘油酸（2,3-DPG）　血液中 P_{O_2} 下降时，组织中的无氧酵解作用加强，产生大量的 2,3-DPG，使 Hb 与氧的亲和力降低，曲线右移；反之，则曲线左移。其机制可能是 2,3-DPG 可通过提高血中的 H^+浓度来影响 Hb 与氧的亲和力，从而促进流经组织的血液释放更多的 O_2。

三、二氧化碳的运输

（一）碳酸氢盐途径

CO_2 从组织扩散进入血液中，进入血液中的 CO_2 除有少量与血浆中的水作用形成碳酸外，绝大部分 CO_2 在其分压差的推动下透过红细胞膜进入红细胞内，在红细胞内较高浓度的碳酸酐酶（carbonic anhydrase，CA）的催化下，CO_2 与 H_2O 反应生成碳酸，形成的碳酸不稳定，又迅速解离成 H^+和 HCO_3^-，反应式如下：

$$CO_2+H_2O \xrightleftharpoons{碳酸酐酶} H_2CO_3 \xrightleftharpoons{碳酸酐酶} HCO_3^-+H^+$$

此反应是可逆的，反应进行的方向取决于 CO_2 分压高低，CO_2 分压高时，反应向右进行，CO_2 分压低时，反应向左进行。随着 CO_2 不断地进入红细胞，红细胞中生成的 HCO_3^- 的浓度逐渐增高并在红细胞膜两侧形成 HCO_3^- 的浓度差，加之 HCO_3^- 又易透过红细胞膜，于是 HCO_3^- 便顺浓度梯度扩散入血浆，同时血浆中的 Cl^- 则向红细胞内转移以平衡红细胞膜两侧的阴离子浓度，这种现象被称为氯转移(chloride shift)；与此同时，碳酸解离出的 H^+ 与红细胞内的去氧血红蛋白结合，形成 HHb，降低了红细胞内的 H^+ 浓度，从而又促进更多的 HCO_3^- 的形成。HCO_3^- 在红细胞和血浆中分别形成 $KHCO_3$ 和 $NaHCO_3$(图 8-18)。

红细胞中生成的 $KHCO_3$ 和血浆中 $NaHCO_3$ 随血液循环运送到肺部。在肺内，由于肺泡中的

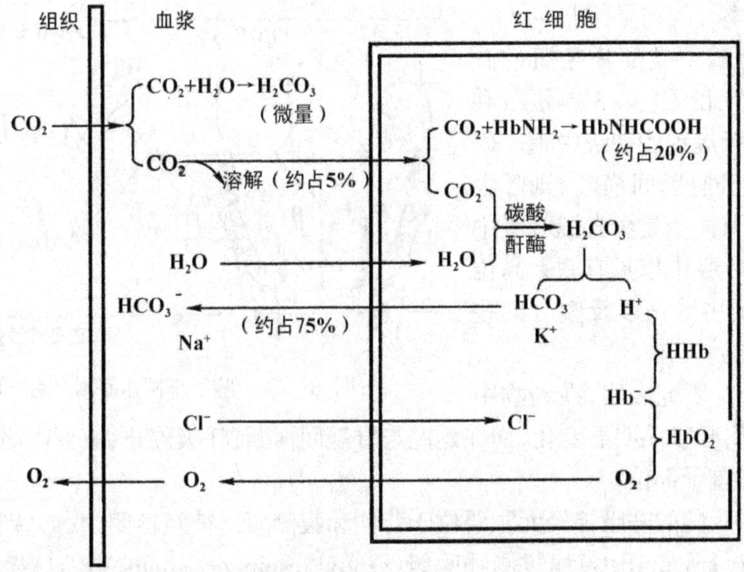

图 8-18　CO_2 和 O_2 运输模式图

CO_2 分压较低，氧分压较高，于是上述反应又向相反的方向进行：血浆内溶解的 CO_2 首先扩散入肺泡，红细胞内的 HCO_3^- 与 H^+ 在碳酸酐酶的催化下形成碳酸，碳酸再解离出 CO_2 扩散入血浆，而血浆中的 HCO_3^- 便顺着浓缩差进入红细胞以补充其消耗了的 HCO_3^-，红细胞内 Cl^- 便又透过红细胞膜进入血浆以维持阴离子平衡，这样组织中产生的 CO_2 在血液中以 HCO_3^- 形式运输到肺内后又转变为 CO_2 释放入肺泡经呼吸道呼出体外，实现 CO_2 的碳酸氢盐形式的运输。

(二)氨基甲酸血红蛋白途径

由组织进入血液并进一步进入红细胞的 CO_2 一部分能与血红蛋白分子中的氨基结合形成氨基甲酸血红蛋白(carbaminohemoglobin)，此反应是可逆的，不需酶的催化，当静脉血流经肺泡时，由于肺泡内的 P_{CO_2} 较低，CO_2 便从氨基甲酸血红蛋白中释放入肺泡排出体外。反应式如下：

$$CO_2+HbNH_2 \rightleftharpoons HbNHCOOH \rightleftharpoons HbNHCOO^-+H^+$$

HbNHCOOH 的形成与分解受氧合作用的调节，去氧 Hb(如组织内)含量高时，形成更多的 HbNHCOOH，反应向右进行；氧合 Hb 含量高(肺内)时，去氧 Hb 与氧气结合形成 HbO_2 的同时，使 Hb 与 CO_2 的结合能力降低，于是 CO_2 从 Hb 中解离出来，进入肺泡，反应向左进行。

第六节 呼吸运动的调节

一、呼吸中枢与呼吸节律的形成

(一)呼吸中枢

在中枢神经系统内产生和调节呼吸运动的神经细胞群,称为呼吸中枢,呼吸中枢主要位于大脑皮层、间脑、脑桥、延髓和脊髓等部位。这些部位的呼吸中枢在调整呼吸运动中的作用不同,正常呼吸的节律性是这些呼吸中枢相互协调、相互制约整合的结果(图 8-19)。

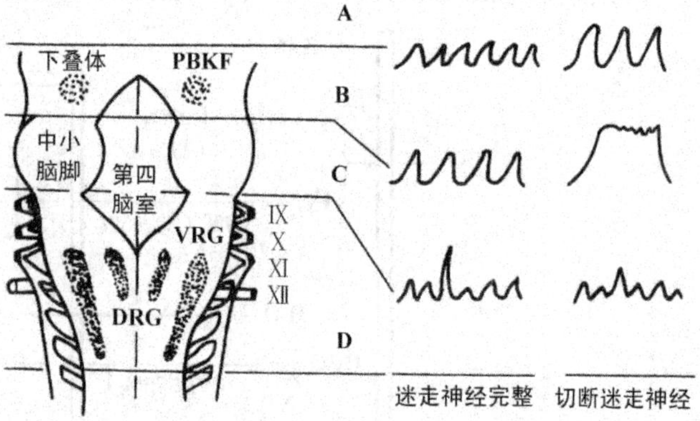

图 8-19 脑干不同水平横断后呼吸变换模式图

1.脊髓 脊髓中支配呼吸肌的脊髓前角运动神经元位于第 3~5 颈段和全部胸段,是呼吸运动的初级中枢。研究表明,在延髓和脊髓间横断,则呼吸即停,说明呼吸节律不是由脊髓呼吸中枢产生,脊髓的呼吸中枢具有联系高位中枢和呼吸肌的中继站以及整合某些呼吸反射的功能。

2.低位脑干 研究表明,在动物中脑和脑桥间横断,呼吸无明显变化,而在延髓与脊髓间横断,呼吸停止,表明呼吸节律产生于从延髓到脑桥的低位脑干部位。

(1) 延髓 延髓的呼吸神经元主要位于背侧和腹侧两组神经核团内,分别称为背侧呼吸组(dorsal respiratory group,DRG)和腹侧呼吸组(ventral respiratory group,VRG);背侧呼吸组位于延髓背侧中部孤束核腹外侧,为吸气神经元,其轴突交叉到对侧下行支配对侧颈胸段的膈神经和肋间神经的运动神经元,以支配膈肌和肋间肌的活动;腹侧呼吸组位于延髓腹外侧,主要位于疑核和后疑核中,疑核中有吸气和呼气神经元,其轴突支配同侧咽喉部的呼吸辅助肌;后疑核前部主要是吸气神经元,其轴突下行支配对侧肋间外肌运动神经元和部分同侧膈肌运动神经元;后部主要是呼气神经元,其轴突下行支配对侧肋间内肌和腹壁肌的运动神经元。延髓呼吸中枢具有产生和维持呼吸基本节律的功能。

(2) 脑桥 脑桥上部有抑制吸气的中枢结构,为呼吸调整中枢(pneumotaxic center)。脑桥的呼吸中枢神经元主要集中于臂旁内侧核(nucleus parabrachialis medialis,NPBM)和相邻的Kolliker- Fuse(KF)核,合称 PBKF 核群(图 8-20)。PBKF 核群与延髓呼吸神经核团之间有双向联系,周期性的向吸气切断机制神经元发放冲动,促使吸气向呼气转换,以防止过长过深的吸气,加快呼吸频率,调整呼吸节律使呼吸成为正常的节律性呼吸运动。研究表明,如果在脑桥中、上部之间横断,呼吸将加深变慢,若再切断双侧迷走神经,则吸气便显著延长,此时的呼吸形式为长吸式呼吸(apneusis),当延髓失去来自呼吸调整中枢和迷走传入冲动对吸气神经元活动的抑制作用后,吸气活动不能被及时中断,便出现长吸式呼吸。但关于脑干中是否存在长吸中枢迄今为止还没有得到实验的证实。

3.高位中枢对呼吸的调节　呼吸也受脑桥以上部位,如大脑皮层、边缘系统和下丘脑等高位中枢的调节。高位中枢对呼吸的调节是随意的,大脑皮层可随意控制呼吸,在一定范围内可以随意屏气和加强加快呼吸,使呼吸非常精确而灵敏以适应变化的环境。高位中枢调节呼吸有两条途径:一是调节呼吸节律,主要通过控制脑桥和延髓基本呼吸中枢的活动来实现;二是通过调节呼吸肌运动神经元的活动,主要通过皮质脊髓束和皮质-红核脊髓束来实现。

(二)呼吸节律的形成

1.呼吸节律形成假说　呼吸节律产生于从延髓到脑桥的低位脑干内,基本呼吸节律发生器的精确定位和呼吸节律产生的机制尚不清楚,主要有以下假说:

(1)起步细胞假说　认为节律性呼吸是由延髓内具起步样活动神经元的节律性兴奋所引起。

(2)神经元网络学说　认为呼吸节律是由延髓内呼吸神经元之间复杂的相互联系和相互作用所引起。

(3)局部神经元回路反馈控制假说　认为中枢吸气神经元的活动由局部神经元回路反馈控制原理所决定,在局部神经元回路内,可经正反馈促进更多的神经元参与兴奋,以加强或延长其活动,反之,也可经负反馈抑制神经元的活动来限制和终止其活动。

2.呼吸节律形成原理　Cohen(1977)用吸气切断机制来描述,认为在延髓内可能存在一种像电路闸刀开关样的结构切断中枢的吸气活动,开关接通,则吸气,开关切断则吸气终止,转入呼气。延髓内吸气活动发生器将其产生的基本节律以正反馈形式促进更多的吸气神经元兴奋,引起吸气;吸气切断机制神经元的作用使吸气切断而发生呼气;吸气活动发生器引起吸气神经元兴奋,兴奋传到脊髓吸气肌运动神经元,引起吸气,肺扩张;传到脑桥PBKF核团,加强其兴奋;传到吸气切断机制神经元,吸气转入呼气。中枢发生器兴奋向三个方面发放冲动:一是下传至脊髓吸气肌运动神经元,引起吸气,肺扩张;二是上传至脑桥呼吸调整中枢,加强其活动,以负反馈的形式调节延髓吸气神经元;三是引起吸气神经元活动,与脑桥呼吸调整中枢肺牵张感受器三者的共同作用使吸气切断机制神经元兴奋,发出抑制性冲动传到中枢吸气活动发生器或吸气神经元,终止吸气,转为呼气(图8-20)。

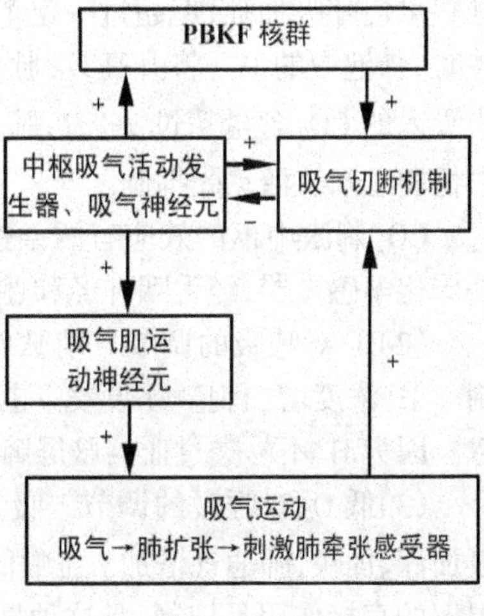

图8-20　呼吸节律形成原理模式图
+:示兴奋；　-:示抑制

二、呼吸的反射性调节

(一)化学感受性反射

化学因素对呼吸运动的调节是一种反馈性调节,是指动脉血或脑脊液中的 O_2、CO_2、H^+变化时引起呼吸的反射性调节;机体通过呼吸调节血液中 O_2、CO_2、H^+水平,动脉血中 O_2、CO_2、H^+变化又通过化学感受器来维持呼吸的稳定。

1.化学感受器　参与呼吸调节的化学感受器(chemoreceptor)包括外周化学感受器(peripheral chemoreceptor)和中枢化学感受器(central chemoreceptor)。

(1)外周化学感受器　主要位于颈动脉体和主动脉体,适宜刺激为动脉血中低 O_2、高 CO_2 和

高 H^+水平，其冲动分别沿舌咽神经（窦神经）和迷走神经（主动脉神经）传入延髓，反射性的引起呼吸加深加快和血液循环变化。颈动脉体的外周化学感受器占优势，故颈动脉体对呼吸的影响较大。

颈动脉体的血循环很丰富，每分钟供血约为其重量的20倍，即进出颈动脉体血液的氧含量几乎不变，因此颈动脉体的静脉血和动脉血中的氧含量几乎相同，即颈动脉体始终暴露在动脉血中，其感受器始终感受的是动脉血中的氧分压。当煤气中毒时，血氧含量虽下降，但血液中的氧分压正常，在血流充足的情况下，感受器的冲动不增加，故组织缺氧不引起呼吸反射。

（2）中枢化学感受器　位于延髓浅表部位迷走与舌咽神经根处，其生理刺激物是脑脊液和细胞外液中的 H^+，而非 CO_2。血中 CO_2 能迅速透过血－脑屏障，与脑脊液中的水形成碳酸，碳酸解离出的 H^+刺激中枢化学感受器，但血液中的 H^+不易透过血－脑屏障。中枢化学感受器较外周化学感受器敏感于 CO_2，但不感受缺氧刺激。同时由于脑脊液中缺乏碳酸酐酶，因此对动脉血中 P_{CO_2} 的突然改变作出反应的潜伏期较长，故 CO_2 和脑脊液中水合速度很慢。

2.CO_2、H^+和低 O_2 对呼吸的调节

（1）CO_2 对呼吸的调节　动脉血中 P_{CO_2} 过低会导致呼吸暂停。CO_2 是调节呼吸的最重要的生理性体液因子，一定水平 P_{CO_2} 对呼吸中枢兴奋的维持是必需的；在一定范围内，动脉血中的 P_{CO_2} 升高可使呼吸加强，但超过一定范围则出现呼吸抑制。研究表明，当吸入含1~6%的 CO_2 混合气体时，肺泡中的 P_{CO_2} 将升高，动脉血中的 P_{CO_2} 也随之升高，导致呼吸加深加快，肺通气量增加；但当吸入的 CO_2 含量超过7%时，肺通气量不能相应增加，致使肺泡、动脉血中的 P_{CO_2} 上升并潴留，中枢神经系统活动受抑制。

CO_2 刺激中枢的效应有两条途径：一是刺激中枢化学感受器，进而兴奋呼吸中枢；二是刺激外周化学感受器，经舌咽神经和迷走神经传入延髓呼吸中枢，反射性地引起呼吸加强、加快。

（2）H^+对呼吸的调节　动脉血中 H^+浓度增加，呼吸加深、加快，肺通气增加，反之呼吸受抑制。H^+浓度增加刺激呼吸效应也通过刺激中枢化学感受器和外周化学感受器实现，但以后者为主。因为 H^+不易透过血－脑屏障，限制了它对中枢化学感受器的作用。

（3）低 O_2 对呼吸的调节　吸入空气中 P_{O_2} 降低时，肺泡和动脉血中的 P_{O_2} 随之降低，导致呼吸加深、加快，肺通气增加。血中低 O_2 对呼吸的调节通过刺激外周化学感受器实现。低氧对呼吸中枢的直接作用是抑制，且这种抑制作用随低氧程度的加深而加强，在低氧条件下，外周化学感受器的传入冲动能对抗低氧对呼吸的直接抑制作用，在严重缺氧时这种抑制作用将不能有效发挥作用，引起呼吸减弱或停止。

3.P_{CO_2}、H^+和低 O_2 在调节呼吸中的相互作用　在自然呼吸中 CO_2、H^+和低 O_2 对呼吸的调节是三种因素相互作用、相互影响的结果。在正常呼吸调节中，CO_2 发挥主要调节作用，但如果 CO_2、H^+和低 O_2 三因素中任何一种因素发生改变，其它两种因素也相继发生改变，则所得的调节结果会明显改变，如 P_{CO_2} 升高的同时也提高了 H^+浓度，二者的作用大于单一因素的作用；同理，单独增加 H^+浓度，引起呼吸加强、加快，但因通气增加使 P_{CO_2} 下降，使 H^+浓度也随之下降。当 P_{O_2} 下降时，因呼出的 CO_2 增多，从而降低了缺氧的刺激作用，可见在多种因素变化时在同一时间内对呼吸的影响是复杂的，需要对具体情况作具体分析。

（二）肺牵张反射

由肺扩张或缩小引起的吸气抑制和兴奋的反射，称为肺牵张反射（pulmonary stretch reflex）或

黑－伯反射(Hering–Breuer reflex),其感受器位于从气管到细支气管管壁的平滑肌内,其传入通路由迷走神经传入延髓,该反射包括肺扩张反射和肺缩小反射。

1.肺扩张反射 肺扩张或充气时抑制吸气活动的反射,为肺扩张反射。当呼吸道因肺扩张牵拉而扩张时,其感受器兴奋,其冲动经迷走神经传入延髓,兴奋吸气切断机制切断吸气,吸气转为呼气,从而使呼吸频率加快,故切断迷走神经后,呼吸加深变慢。平静呼吸时,肺扩张反射不参与呼吸的调节,在肺炎等病理条件下,肺顺应性降低,肺扩张时气道扩张较大,刺激较强,引起反射。

2.肺缩小反射 肺缩小时引起的吸气反射,为肺缩小反射。该反射对防止呼气过深或肺不张有一定意义,但在平静呼吸时,意义不大。

(三)呼吸肌本体感受性反射

由呼吸肌本体感受器的传入冲动所引起的反射性呼吸变化,为呼吸肌本体感受性反射。当气道阻力增加时,可通过该反射增强呼吸肌的收缩力,克服气道阻力对保持肺通气的恒定具有一定的意义。因此运动肢体、拍打皮肤以及痛刺激均可促进肺通气,用冷水刺激皮肤也有同样的效果。例如临床上通过针刺某些穴位可引起呼吸加强,常被用于呼吸暂停的急救。

(四)防御性呼吸反射

呼吸粘膜受异物刺激时引起的以清除异物为目的的反射性呼吸变化,为防御性呼吸反射。其感受器分布于呼吸道的粘膜上皮内,当受机械或化学刺激时冲动经迷走神经传入延髓,再经迷走神经传出,引起呼吸道平滑肌的收缩,以清除刺激物,包括咳嗽反射和喷嚏反射等。

1.咳嗽反射(cough reflex) 是由位于呼吸道粘膜的感受器受刺激时引起的反射性活动,其传入冲动主要经迷走神经传入延髓咳嗽中枢。咳嗽反射过程包括:短暂的深吸气、声门紧闭、呼吸肌强劲收缩使胸内压和腹内压上升、关闭的声门突然打开使气体高速冲过喉腔、咳出异物等连续过程。

2.喷嚏反射 鼻粘膜的感受器受异物刺激时引起的反射为喷嚏反射,冲动由三叉神经传入脑干,反射性地引起腭垂下降,舌根压向软腭,使气流经鼻冲出,以清除鼻腔中的刺激物。

小 结

人的呼吸系统包括鼻、咽、喉、气管、支气管和肺,呼吸过程包括外呼吸、气体在血液中的运输和内呼吸三个相关联的环节,主要功能是进行气体交换。

鼻分为外鼻、鼻腔和鼻旁窦,外鼻包括鼻根、鼻尖和鼻背;鼻腔分为鼻腔前庭和固有鼻腔。鼻腔粘膜具有呼吸和嗅觉功能;鼻旁窦包括额窦、蝶窦、上颌窦和筛窦,共同开口于鼻腔,鼻泪管也开口于下鼻道,鼻旁窦对发音具有共鸣作用。

喉以甲状软骨、环状软骨、杓状软骨和会厌软骨作支架,以关节、韧带和肌肉相连结,内面衬以粘膜。喉肌包括环杓后肌、环杓侧肌、环甲肌和甲杓肌等,其作用分别为开大和缩小声门、紧张和松弛声带;喉腔的侧壁上有前庭襞和声襞,喉腔因此分为喉腔前庭、喉中间腔和喉下腔。

气管和支气管由C型软骨和连于其间的环状韧带以及在C型软骨缺口处的横行平滑肌和结缔组织围成。左支气管较倾斜,右支气管较陡直,异物易进入右支气管。气管和支气管的管壁由粘膜、粘膜下层和外膜构成,上皮为假复层纤毛柱状上皮,柱状细胞表面有纤毛,纤毛有节律的向喉方向摆动,以清除其表面粘附的细菌、灰尘等异物。

人肺分左、右两肺,左肺两叶,右肺三叶;肺外被覆胸膜脏层,肺分为肺尖、肺底、胸肋面和纵隔面,其中纵隔面有肺门,肺动脉、支气管、肺静脉、神经、支气管动脉和淋巴管包在结缔组织内共同组成肺根。支气管入肺后反复分支,形成支气管树,最终形成肺泡;肺内支气管的分支主要分为传导部和呼吸部两部分,传导部包括小支气管、细支气管和终末细支气管,具有传导气体的功能,肺的呼吸部包括呼吸性细支气管、肺泡管、肺泡囊和肺泡,具有气体交换功能。肺泡壁由I型和II型肺泡上皮组成,I型上皮细胞扁平,构成肺泡壁的大部,行气体交换功能,II型细胞立方形,胞质内含有嗜锇板层小体,分泌物形成肺泡表面活性物质;肺泡和肺泡毛细血管之间的结构为气－血屏障,由六层结构组成。

肺通气的动力是呼吸运动,呼吸肌的收缩和舒张使胸廓扩大和缩小,为呼吸运动;安静时的呼吸运动为平静呼吸;吸气时,膈肌和肋间外肌收缩,胸廓的上下、前后、左右径扩大,使胸腔和肺容积扩大,肺内压小于大气压而吸气;呼气时相反,膈肌和肋间外肌舒张,胸廓和肺的弹性回位,肺内压大于大气压而呼气;呼吸形式有胸式呼吸和腹式呼吸两种。肺通气的阻力包括来自胸廓和肺的弹性阻力和来自气流与呼吸道的摩擦力和器官位移的惯性形成的非弹性阻力,呼吸时必须克服这些阻力才能实现正常的肺通气。

肺所能容纳的最大气量为肺容量,它是肺活量和余气量之和;人尽力做最大吸气后再尽力做最大呼气所能呼出的气量为肺活量,它由潮气量、补吸气量和补呼气量组成,单位时间内的肺活量为时间肺活量;余气量指最大呼气之后肺内所残留的气体量。单位时间内吸入或呼出的气体量,为通气量,每分钟进肺或出肺的气体量为每分通气量。不能进行气体交换的呼吸道为解剖无效腔,不能进行气体交换的肺泡称为肺泡无效腔,二者合称为生理无效腔。

呼吸气体交换的基础是气体的分压、溶解度、气体在液体中的张力和气体分子的扩散等;气体交换的动力是肺泡、血液和组织中O_2和CO_2的分压差,分压差的不同推动气体从分压高处向分压低处扩散,O_2从肺泡不断扩散入肺泡毛细血管血液中,CO_2从肺泡毛细血管不断扩散入肺泡,实现外呼吸,而O_2从组织毛细血管血液中扩散入组织液,组织液中的CO_2扩散入血液,实现内呼吸;气体交换主要受扩散速度、呼吸膜的厚度和面积以及通气/血流比值的影响。

呼吸气体在血液中通过物理溶解和化学结合两种形式运输,以化学结合运输为主。O_2与Hb结合形式运输,一个Hb由一个珠蛋白和四个血红素构成,每个血红素含一个亚铁离子,它可与O_2可逆性地结合,是氧合,而非氧化;当P_{O_2}高时,与O_2结合,当P_{O_2}低时与O_2分离。每克Hb可结合1.34~1.39ml的氧气;每升血液中Hb理论和实际结合氧的最大量分别为Hb的氧容量和氧含量,氧含量占氧容量的百分数为Hb的氧饱和度。反映Hb的氧饱和度与P_{O_2}之间的关系的曲线称为氧离曲线;曲线呈"S"型,"S"型氧离曲线上段比较平坦,在氧分压下降的情况下仍然能够保证对全身组织氧的供应；曲线的中、下段较陡直，在氧分压略有降低时，即可促进较多的氧解离出来，保证机体活动时所需 O_2 的及时供应；氧离曲线受 pH 和 P_{CO_2}、温度以及 2,3－二磷酸甘油酸的影响。CO_2 的化学运输以碳酸氢盐的形式运输为主，以氨基甲酸血红蛋白形式运输为辅。

呼吸中枢位于脊髓、延髓、脑桥、下丘脑、边缘系统、大脑皮层等部位。脊髓的呼吸中枢是呼吸肌和上位脑的呼吸中枢联系的中继站；延髓有呼吸节律形成中枢；主要是吸气性活动的节律；脑桥具有呼吸调整中枢，促进吸气向呼气转化；呼吸也受高位中枢的控制，大脑控制呼吸的随意活动。

呼吸的调节包括反射性调节和化学性调节两种调节方式。肺牵张反射包括肺扩张反射和肺缩小反射，肺扩张时则抑制吸气，肺缩小时则引起吸气。呼吸肌的肌梭受刺激引起呼吸的变化为呼吸肌本体感受性反射。动脉血或脑脊液中的 P_{O_2}、P_{CO_2}、H^+的变化而引起的呼吸变化，为化学性调节，这些化学物质的变化通过刺激外周化学感受器和中枢化学感受器来实现对呼吸的调节，P_{CO_2} 升高、H^+浓度增加、低氧三者都能加强呼吸运动，三者之间往往是相互影响和相互作用的。

复习思考题

1.简述呼吸系统的系统发生、组成、功能和呼吸过程。

2.简述喉的软骨及其连结和喉肌的功能。

3.简述气管和支气管管壁的组织结构。

4.试述肺的组织结构和肺泡的结构。

6.试述肺通气的原理。

7.胸内负压是如何形成的？有何生理意义？

8.肺表面活性物质的生理作用是什么？

9.试述气体交换的原理及其影响气体交换的因素。

10.氧气和二氧化碳在血液中是如何运输的？

11.何谓氧离曲线，其生理意义和影响因素有哪些？

12.试述呼吸节律形成的原理。

13.O_2、CO_2、H^+是怎样对呼吸进行调节的？

15.呼吸中枢分布在中枢神经系统的哪些部位？各发挥何作用？

16.名词解释：气－血屏障（呼吸膜）；肺通气；肺活量；时间肺活量；血氧含量；血氧容量；血氧饱和度；氧离曲线；肺牵张反射；通气／血流比值；胸内负压；肺泡表面活性物质；潮气量；功能余气量；解剖无效腔；肺泡无效腔；生理无效腔；波尔效应。

第九章　消化系统

第一节　概　述

一、系统发生

随着动物由低等向高等的发展，消化系统经历了由无到有，由简单到复杂，由细胞内消化到细胞外消化的过程。原生动物整个动物体仅为单细胞，没有器官、系统的分化，行细胞内消化，由胞口、胞咽摄取食物后，在体内形成食物泡进行消化，完成营养的机能；腔肠动物为两胚层（水螅），已分化出了消化循环腔，具有消化功能，行细胞内消化和细胞外消化。这种腔具有消化兼循环的作用，它能将食物消化后再输送到身体各部分；扁形动物（如涡虫）具不完全的消化系统（有口、咽、肠、盲肠，无肛门），细胞内消化和细胞外消化相结合；线形动物（如线虫）的消化道有口、咽、肠、直肠和肛门的分化，由于食物为宿主肠内的半消化物质，不需要再消化，可直接吸收作为养料，所以消化系统较简单，无特殊的消化腺，行细胞内消化与细胞外消化相结合的消化方式；环节动物（如环毛蚓）消化管分化为口、咽（砂囊）、胃、小肠、直肠和肛门，且有能分泌消化液的咽腺和盲肠；高等无脊椎动物（如头足类和昆虫）及脊椎动物消化道分化较完善，且出现了大量的消化腺，如唾液腺、肝、胰等，它们几乎全靠细胞外消化获取营养物质。

二、消化系统的组成与功能

人的消化系统（digestive system）包括消化管和消化腺两部分（图 9－1）。

消化管（digestive canal）　分口腔、咽、食道、胃、小肠（又分为十二指肠、空肠和回肠）和大肠（又分为盲肠、阑尾、结肠、直肠和肛管）。临床上通常将口腔至十二指肠的一段称上消化道，空肠及以下的部分称下消化道。

消化腺（digestive gland）　分大消化腺和小消化腺。大消化腺包括唾液腺、胰和肝；小消化腺位于消化管各段的管壁内，如唇腺、舌腺、食管腺、胃腺、肠腺等，它们均借排出管，将含有消化酶的消化液及黏液分泌到消化管腔内，对食物进行化学性消化。

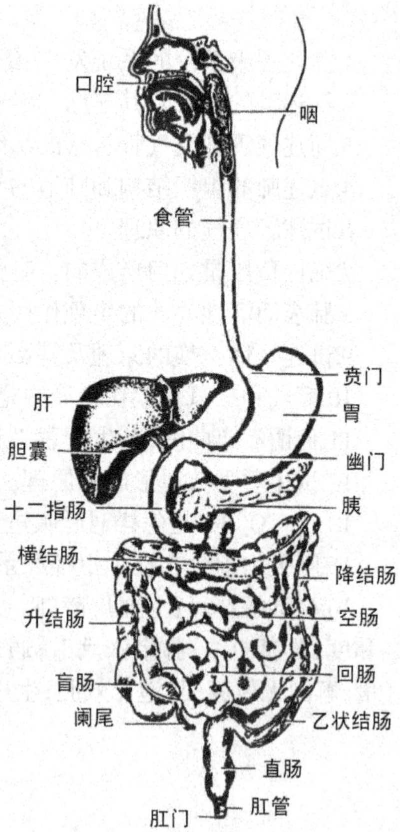

图 9－1　消化系统组成模式图

消化系统的主要功能是消化、吸收。对从外界摄取的食物进行一系列复杂的物理性和化学性消化，使其变成简单的、可溶性物质,如单糖、氨基酸、甘油和脂肪酸等,然后通过消化管粘膜上皮细胞吸收入血液和淋巴,供给人体各部组织细胞利用,另一部分未消化吸收的食物残渣和排泄到管腔的残余的分泌物等在大肠中形成粪便,由肛门排出体外。

此外,还有免疫和内分泌功能。消化管壁内具有丰富的淋巴组织,包括淋巴小结和弥散淋巴组织,它们构成机体防御系统的第一道防线。而且,消化管壁内存在多种类型的内分泌细胞,它们主要分散在小肠绒毛和腺体的上皮内,分泌的激素种类繁多,具有极为广泛和重要的生理作用。

三、消化管壁的一般结构

消化管壁一般可分为四层(除口腔与咽外),由管腔内面向外依次为粘膜、粘膜下层、肌层和外膜(图 9－2)。

1.粘膜(muscous membrane) 是消化管进行消化吸收的重要部位,又分为上皮、固有膜和粘膜肌层三层。

①上皮(epithelium) 是消化管壁的最内层。上皮的类型依部位而异,消化管的两端(口腔、咽、食道、肛门)的上皮为复层扁平上皮,耐磨擦,具有保护作用;胃、小肠、大肠为单层柱状上皮,有利于消化吸收。

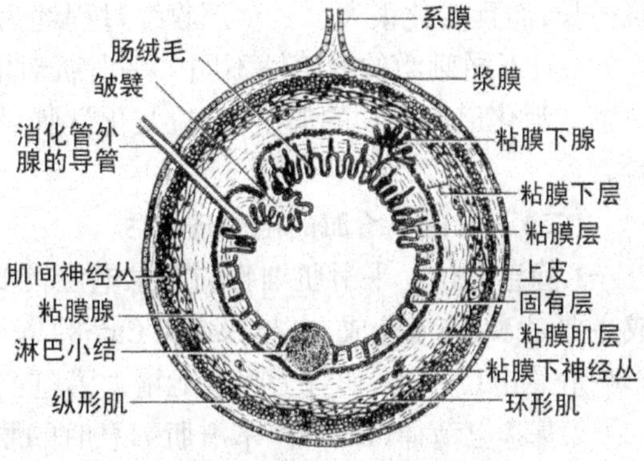

图 9－2 消化管一般结构模式图

②固有膜(lamina propria) 由富含细胞的细密结缔组织构成,含有丰富的淋巴组织,并有小消化腺、血管、淋巴管、神经和少量分散的平滑肌。具有联系上皮与深层组织的作用及对管壁收缩时牵引力的改变具有缓冲作用。

③粘膜肌层(muscularis mucosa) 为薄层平滑肌,一般排列为内环行、外纵行两层。其收缩利于营养物质的吸收、腺体的分泌和血液的运行。口腔及咽部粘膜无此层。

2.粘膜下层(submucosa) 由疏松结缔组织构成,内含粘膜下神经丛(submucous nerve plexus)(图 9–32)、较大的血管及淋巴管。粘膜下神经丛可调节粘膜肌层的收缩和腺体的分泌,粘膜下层有联系粘膜和肌层的作用。在食管及十二指肠的粘膜下层分别含有食管腺和十二指肠腺,有的部位粘膜和粘膜下层共同向管腔内突出,形成皱襞(plica)。

3.肌层(lamina muscularis) 除口腔、咽、食管上段和肛门外括约肌为骨骼肌外,其余均为平滑肌,肌层一般排列成内环行、外纵行两层,其间有肌间神经丛(myenteric nerve plexus)(图 9–32),可调节肌层的收缩。肌肉的收缩和舒张可促进食糜的形成和推进,以利于消化吸收。

4.外膜(adventitia) 为薄层结缔组织,内含血管、淋巴管和神经。外膜又称纤维膜(fibrosa),此层也是消化管壁与周围器官互相联系固定的组织。若表面覆盖间皮则称浆膜(口腔的唇、颊为皮肤)。

四、消化管平滑肌的生理特性

消化道平滑肌不但有肌肉组织的共同特性,如兴奋性、传导性和收缩性,而且这些特性的表现还有其自身的特点。

(一)消化道平滑肌的一般特性

1.缓慢而不规则的自动节律性　消化道平滑肌离体后置于适宜的溶液环境中，能够自动地发生有节律的收缩，但较心肌缓慢且不规则，每分钟数次至十余次。一般认为，消化道平滑肌节律性收缩是肌源性的，且受神经系统和激素的双重调节。

2.富有伸展性　消化道平滑肌能适应实际的需要而作很大的伸展。如在饱餐后，胃的体积比进食前大数倍。这一特性，对于一个中空的容纳器官来说，有着重要的生理意义。

3.持续的紧张性　消化道平滑肌经常处于微弱而持久的收缩状态，使消化道内经常保持一定的基础压力，胃、肠保持一定的位置和形态，从而使胃肠的容量与食物的体积相适应。消化道各种形式的运动，都是在此紧张性收缩的基础上发生的。

4.缓慢的收缩特性　消化道平滑肌收缩的潜伏期、收缩期和舒张期的时程均比骨骼肌和心肌的长，而且变化很大。其全部收缩过程约为 20 s 或更长，而骨骼肌则不超过 1 s。

5.对不同刺激的敏感性不同　平滑肌对电刺激不敏感，但对温度变化、机械牵拉和化学刺激敏感。消化道内容物的温度、牵拉及化学刺激是引起消化道运动、产生推进和排空的自然刺激因素。

(二)消化道平滑肌的电生理特性

1.静息电位　平滑肌细胞的静息电位较低，约为 －50~－60 mV，膜外正内负。静息电位的形成主要是 K^+ 外流造成，也与 Na^+ 和 Ca^{2+} 的离子流有关。细胞周围某些激素和递质浓度的变化可影响静息电位水平，如肾上腺素能增大膜电位使之超极化，而乙酰胆碱使之去极化。

2.基本电节律(BER)　平滑肌静息时的膜电位并不恒定地维持在一定的水平，它能自动地发生周期性的去极化，出现缓慢的、节律性的电位波动，称为慢波(slow wave)或基本电节律。慢波是肌源性的，起源于平滑肌的纵肌层，其波幅变动在 5 ~ 15 mV 之间，持续 1 ~ 4 s，频率随部位而异。BER 的产生可能与细胞膜钠泵活动周期性减弱或停止有关，当其减弱或停止时，即出现去极化。

3.动作电位　当慢波电位去极化超过一定临界值时，就可触发一个或多个动作电位，并跟着出现肌肉收缩。动作电位(action potential)的数目越多，肌肉收缩的幅度就越大。平滑肌的动作电位又称快波(fast wave)，是种快速的电变化，记录时呈尖锋，故又称锋电位。锋电位的波幅变异很大，可从数十微伏到数毫伏，时程为 10 ~ 100 ms。平滑肌动作电位的产生主要是激活了钙通道，大量 Ca^{2+} 内流所致。

五、消化腺的分泌功能

位于消化管外的消化腺，如唾液腺、胰腺和肝，以及位于消化管黏膜层的胃腺、肠腺等，都分泌大量消化液。人每日由各种消化腺分泌的消化液总量达 6 ~ 8 L。消化液由水、无机盐和少量的有机物组成，其中最重要的成分是含有多种消化酶。消化液的主要功能是：①稀释食物，使其便于吸收；②改变消化道内的 pH，以适应酶分解作用的需要；③将大分子物质分解成小分子物质，利于其吸收；④消化液中含有的黏液、抗体和大量液体，可保护消化道黏膜免受损伤。

消化腺的分泌过程是复杂的主动过程，有各种细胞微细结构的参与。整个分泌过程包括：腺细胞先将血液中组成分泌物的营养物质主动转运入腺细胞内，然后由附着在内质网上的核糖体合成酶原颗粒，后者经内质网管道流入分布在细胞顶部的高尔基体的囊泡内，并在囊泡内浓缩和储存，当腺细胞受到刺激而兴奋时，酶原颗粒以出胞方式排入腺泡腔中(图 9－3)。能量主要来自腺细胞内线粒体产生的三磷酸腺苷(ATP)。

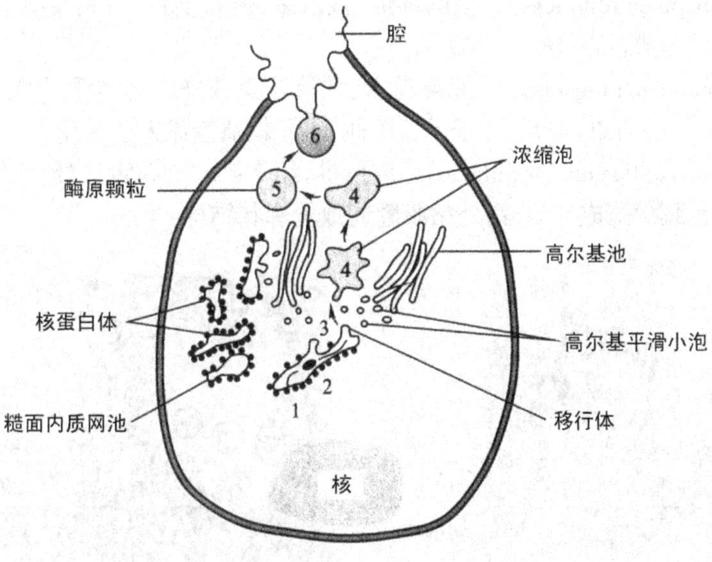

图 9-3 细胞合成与分泌酶的主要步骤模式图(胰腺细胞)

第二节 消化器官的形态结构

一、消化管

(一)口腔

口腔(cavum oris) 向前经口裂通体外,向后以咽峡(isthmus fauctium)与咽为界。其前壁为上唇和下唇;侧壁为颊;顶壁为腭;底由肌肉、粘膜和舌组成,口腔各壁都有粘膜覆盖。整个口腔以上、下颌骨的齿槽突及上、下两列牙为界分为前部的口腔前庭(vestibulum oris)和后部的固有口腔(cavum oris proprium)。

1.唇(1abia)和颊(bucca) 唇和颊由粘膜、粘膜下层、肌层和皮肤构成,上唇两侧以鼻唇沟与颊为界,其外面正中有一浅沟称人中(philtrum),急救时常在此进行针刺。

2.腭(palatum) 腭分为前部的硬腭(palatum durum)和后部的软腭(palatum molle)。在软腭的游离缘中央有一向下的突起——悬雍垂(腭垂 ovula palatina),后者两侧有前后两对弓形皱襞,前对为舌腭弓,连于舌根,后对为咽腭弓,连于咽壁,两者之间有腭扁桃体。两侧的舌腭弓与舌根、软腭共同围成咽峡(isthmus faucium),是咽与口腔的分界。

3.舌(1ingua) 舌位于口腔底,是肌性器官,分为舌尖(头)、舌体、舌根三部分。舌尖游离,舌下正中线有舌系带与口腔底相连。

(1)舌肌 属骨骼肌,分为舌内肌和舌外肌,舌内、外肌协调活动,共同完成搅拌食物、吞咽、语言、发音等动作。

(2)舌粘膜 舌的上、下面都被覆有粘膜,它由复层扁平上皮和固有膜组成,舌根部的粘膜内有淋巴组织集聚成的小结节,称舌扁桃体。舌背面粘膜粗糙不平有许多小突起,称舌乳头(papillae linguales)。人的舌乳头有四种类型:

①丝状乳头(papillae filiformes) 呈圆锥形,数量多,遍布于舌背,其浅层上皮细胞角化与唾液、食物残渣等共同形成舌苔(图 9－4)。

②菌状乳头(papillae fungiforms) 呈蘑菇状,数目较少,散布于丝状乳头之间。

③叶状乳头(papillae foliatae) 位于舌后两侧,小儿较清楚成人已退化。

④轮廓状乳头(papillae circumvallatae) 数量少,约 7～9 个,在舌根处,成倒"V"形排列。乳头顶面平坦,周围粘膜深陷成环沟,沟外粘膜隆起成轮廓状结构。

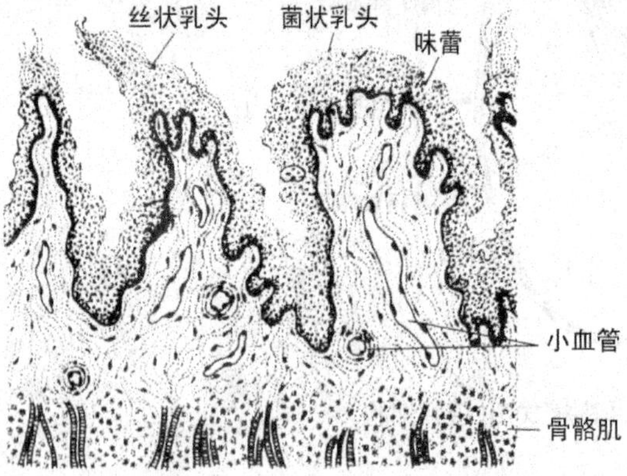

图 9–4　丝状乳头和菌状乳头

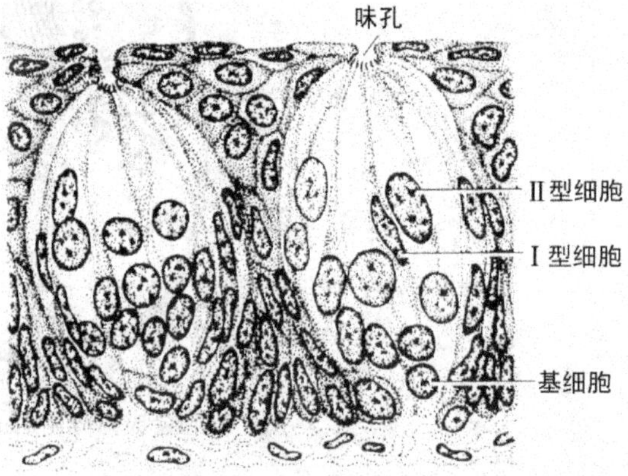

图 9–5　味蕾

味蕾(taste bud) 呈卵圆形小体,是上皮细胞特化的一种结构,为味觉感受器,能感受酸、甜、苦、咸等味。味蕾顶部有味孔,通于口腔。味蕾由三种细胞组成(图 9–5),均位于上皮基膜上。电镜下,Ⅰ型细胞和Ⅱ型细胞都有微绒毛伸入味孔,在其细胞基底面可见与味觉神经末梢相连。因此,Ⅰ、Ⅱ型细胞都属于感觉上皮细胞。基细胞是未分化细胞,胞体呈锥体形,较小,位于味蕾的深部(见第五章)。

4.牙(dentes) 牙为人体中最坚硬的器官,有咬切、撕裂、研磨食物及协助发音等功能。人一生有两副牙,六岁前为乳牙,共 20 个,六岁起渐次为恒牙更换,恒牙共 32 个。

人的牙属异型齿,根据其形态、功能的不同分为切牙(门牙)(dentes incisivui)、犬牙(尖牙)(dentes canini)和磨牙(dentes molares)。切牙用以咬切食物,犬牙和磨牙的作用是撕裂和研磨食物。

牙由牙冠、牙颈、牙根三部分构成(图 9－6)。牙冠(corona dentis)是牙露于牙龈以外的部分,其表面覆盖一层釉质(enamel),牙釉质是体内最坚硬的组织。牙颈(collum dentis)是介于牙冠与牙根之间的部分,外包牙龈,牙龈是口腔粘膜的一部分。牙根(radix dentis)是嵌入上、下颌骨牙槽内的

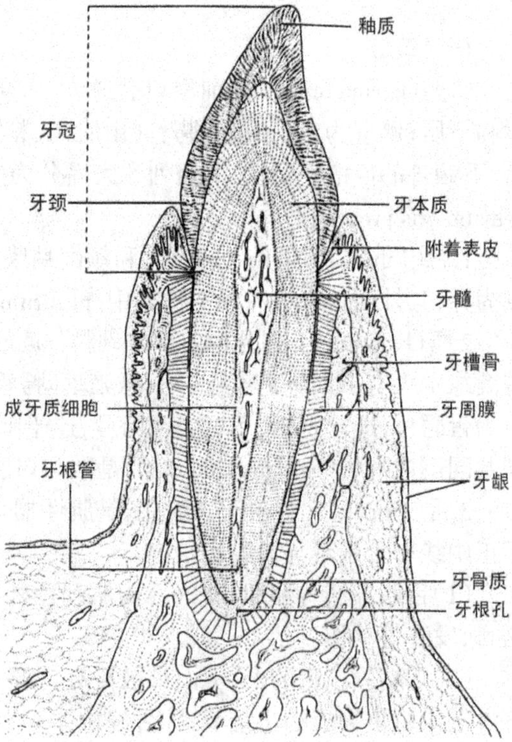

图 9－6　牙的构造

部分，其表面包有一层牙骨质(substantia ossea)。

牙主要由牙质(dentine)构成，牙质中约80%为无机物，20%为有机物，故较骨质略硬。牙内部的腔隙称牙腔(cavum dentis)。活体牙腔内充填有结缔组织、神经、血管，称牙髓(pulpa dentis)，有营养牙和形成牙质的作用，牙髓经牙根尖孔与牙根周围组织相连。牙周组织包括牙周膜、牙槽骨的骨膜、牙龈等。牙周膜(peridental membrane)为致密结缔组织，包绕在牙根周围。牙龈(gingiva)由复层扁平上皮及固有膜组成的粘膜，包绕牙颈。

(二)咽

1.咽的形态位置　咽(pharynx)是肌性管道，略呈漏斗形，位于脊柱前方。上通鼻腔、口腔、喉腔，下在第六颈椎下缘移行为食道。是食物和空气的共同通道。

2.咽的分部　根据咽的通路可分为三部，即鼻咽部、口咽部和喉咽部(图9–7)。

(1)鼻咽部　是鼻腔后部的直接延续。在其外侧壁上，相当于下鼻甲的后方，左右各有一咽鼓管咽口，经咽鼓管通鼓室。

(2)口咽部　位于咽峡后方，软腭与喉之间。在咽部侧壁两个腭弓之间有腭扁桃体。

(3)喉咽部　是咽的最下部，下与食道相连。

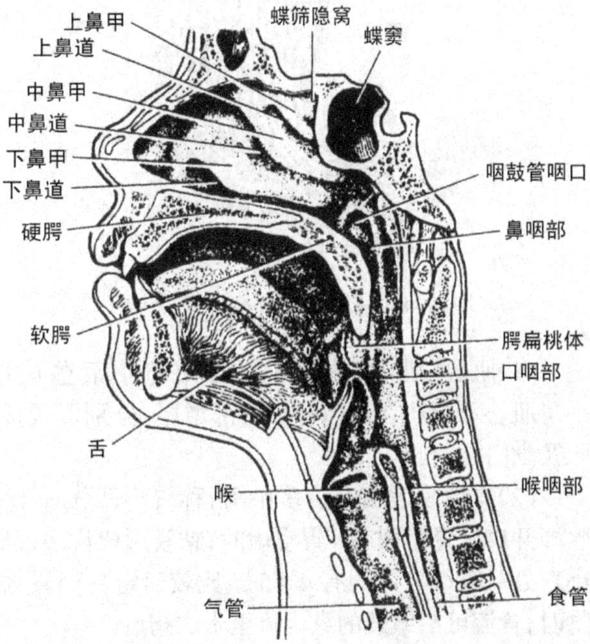

图 9–7　头部正中矢状切图

咽部的淋巴组织丰富，形成咽扁桃体和咽鼓管扁桃体，在小儿较发达，到成人则变小或消失。咽扁桃体、咽鼓管扁桃体、舌扁桃体、腭扁桃体共同围成咽淋巴环。

(三)食管

食管(oesophagus)是肌性管道，上与咽相续，下与胃的贲门相接。全长有三个生理狭窄区，一个在其起始部，第二个在与左支气管交叉处，第三个在膈的食管裂孔处。

食管管壁由粘膜(包括上皮，固有膜和粘膜肌层)、粘膜下层、肌层和外膜构成，其主要特点是：

1.粘膜较厚，且湿润而光滑，当食管空虚时，粘膜凸向管腔形成7~9条纵形皱襞。

2.肌层在食管上段为骨骼肌，中段由骨骼肌与平滑肌混合组成，向下平滑肌逐渐增多，下段全是平滑肌。

(四)胃

1.胃的形态位置　胃(ventriculus)大部分位于左季肋区，小部分在腹上区。胃的形态、大小、位置可随充盈程度和体位的不同而发生变化，胃的上缘较短称胃小弯，下缘较长称胃大弯。胃的入口称贲门，与食管相接，出口称幽门，与十二指肠相续。

胃分贲门部(pars cardiaca)、胃底(fundus ventriculi)、胃体(corpus ventriculi)和幽门部(pars pylorica)四部分(图9–8)。

2.胃的结构特征　胃壁由粘膜(包括上皮、固有膜和粘膜肌层)、粘膜下层、肌层、外膜构成

(图 9–9),其主要特点是:

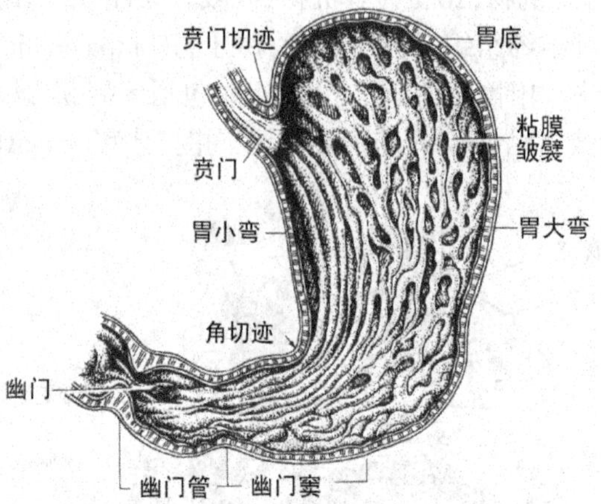

图 9–8　胃的形态和分部

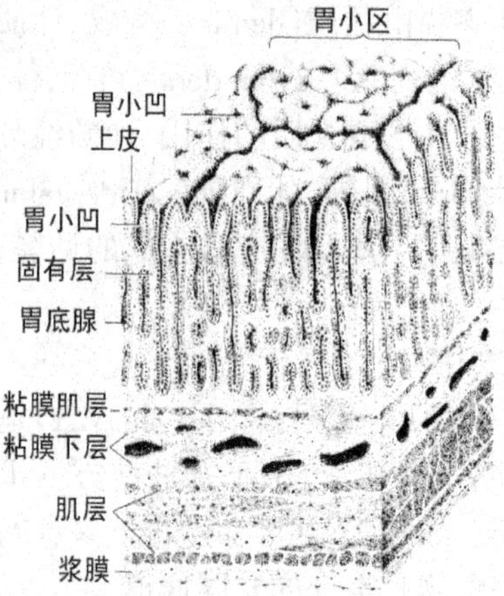

图 9–9　胃壁结构模式图

(1)肌层较厚,有内斜行(主要布于前、后壁)、中环行、外纵行(主要见于胃小弯、胃大弯)三层平滑肌。环行肌在贲门和幽门部增厚,分别形成贲门括约肌及幽门括约肌。

(2)胃粘膜表面有许多小窝,称胃小凹(gastric pit),胃腺即开口于胃小凹底。胃空虚时,粘膜形成许多皱襞,在胃小弯处呈纵行方向约有 4～5 条比较恒定, 当胃内充满食物时,食流可沿皱襞的纵沟流至十二指肠。

(3)胃粘膜具有分泌功能的上皮及三种腺体。胃粘膜上皮为单层柱状上皮,其内的粘原颗粒产生的粘液可防止胃液内高浓度的盐酸与胃蛋白酶对胃粘膜的损伤。根据结构和分布部位的不同,胃腺分为贲门腺、幽门腺和胃底腺。

①贲门腺(cardiac gland)　分布于贲门附近,为分支管状腺,主要由粘液性细胞组成,分泌粘液。

②幽门腺(pyloric gland)　分布于胃幽门部,为分支管状腺,可见到壁细胞和内分泌细胞,主要分泌粘液。

③胃底腺(gastric gland)　分布于胃底与胃体部,为单管腺和分支管状腺(图 9–10),有五种细胞构成。

壁细胞(parietal cell)　又称盐酸细胞(oxyntic cell),主要分布于腺体上半部,胞体较大,呈三角形或圆锥形,其游离面胞膜向胞质内凹陷形成许多迂曲分支小管——细胞内小管(或分泌管)(intracellular secretory canaliculi),胞质内含有大量线粒体,在分泌小管周围有许多管泡状滑面内质网——小管泡系(tubulovesicular system),还有线粒体和高尔基复合体(图 9–11)。细胞质嗜酸性,主要合成和分泌

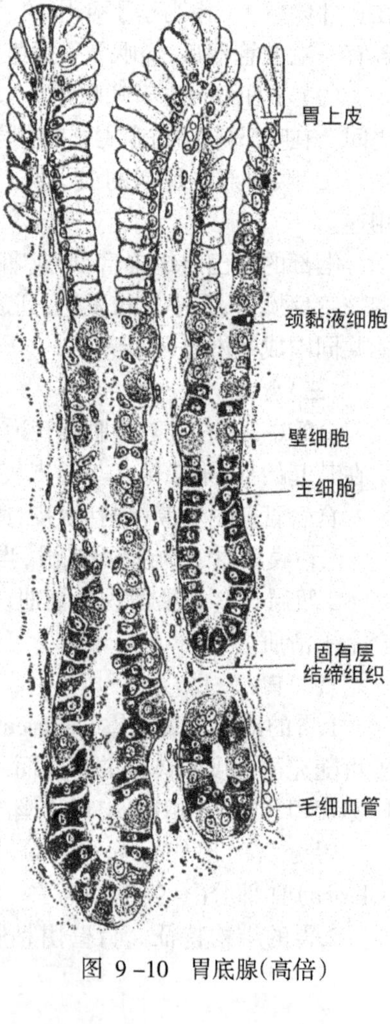

图 9–10　胃底腺(高倍)

盐酸,同时产生内因子(intrinsic factor)(参见本章第三节)。

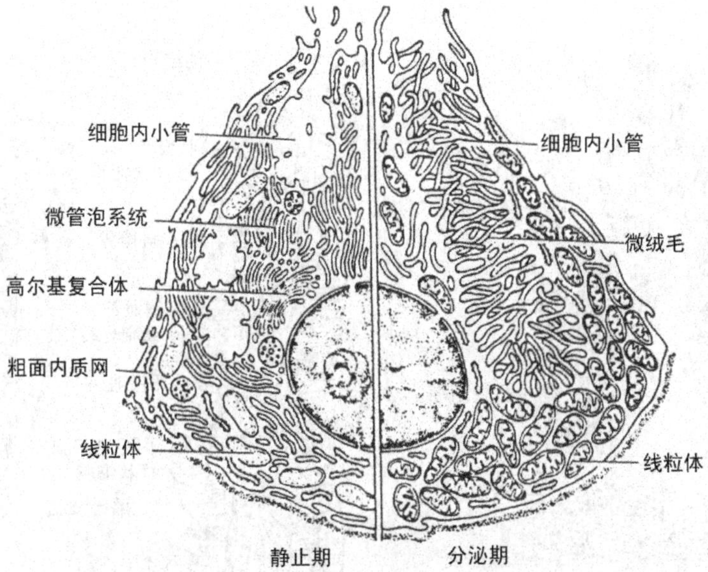

图 9-11　壁细胞超微结构模式图

主细胞(chief cell)　又称胃酶细胞(zymogenic cell),数量较多,位于腺的体部和底部,胞体呈圆柱形,胞质内有许多酶原颗粒,细胞基部有稠密的粗面内质网,核上方有发达的高尔基复合体及圆形的酶原颗粒。细胞游离面有不规则的微绒毛(图 9-12)。细胞质嗜碱性。分泌胃蛋白酶原(pepsinogen)和凝乳酶(rennin)。

颈粘液细胞(neckmucous cell)　量少,位于腺体颈部,夹在壁细胞之间,细胞呈柱状,胞质内充满粘原颗粒,可分泌粘液。

未分化细胞(undifferentiated cell)　位于腺体颈部,胞体小,呈柱状,能进行分裂,可分化成胃上皮细胞与胃腺各类细胞。

亲银细胞　是一种内分泌细胞,它们分散在上皮和腺体中。其基底部有许多分泌颗粒,可被硝酸银或铬盐着色,分泌颗粒从细胞基部释放入血液,成为消化道激素,后者可调节消化腺的分泌和消化管的活动,还有促激素分泌和促生长作用。

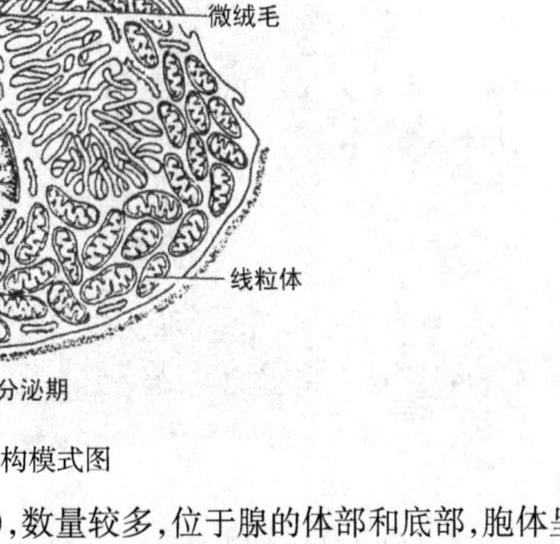

图 9-12　主细胞超微结构模式图

(五)小肠

1.小肠的位置与分部　小肠(intestinum tenue)是消化管最长的部分,也是消化吸收的重要场所,上接幽门,下与盲肠相接,全长 5～7m,蟠曲于腹腔中、下部。分为十二指肠(duodenum)、空肠(intestinum jejunum)和回肠(intestinum ileum)。

2.小肠的结构特征　小肠壁由粘膜(包括上皮、固有膜和粘膜肌层)、粘膜下层、肌层和外膜构成(图 9-13),其主要特征是:

(1)腔面有许多环状皱襞和肠绒毛(图 9－13 和图 9–14)。

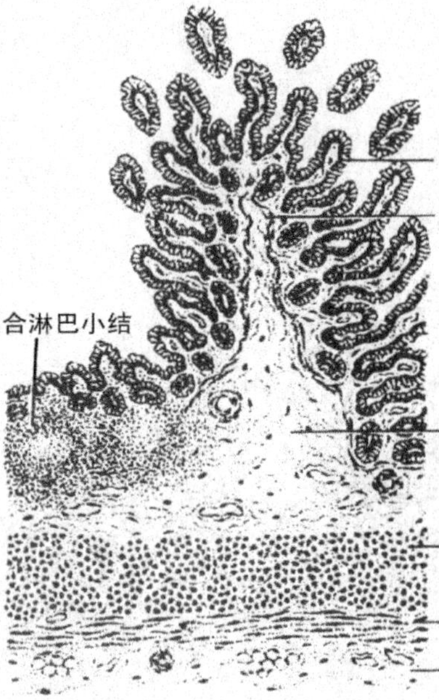

图 9－13 回肠(纵切)

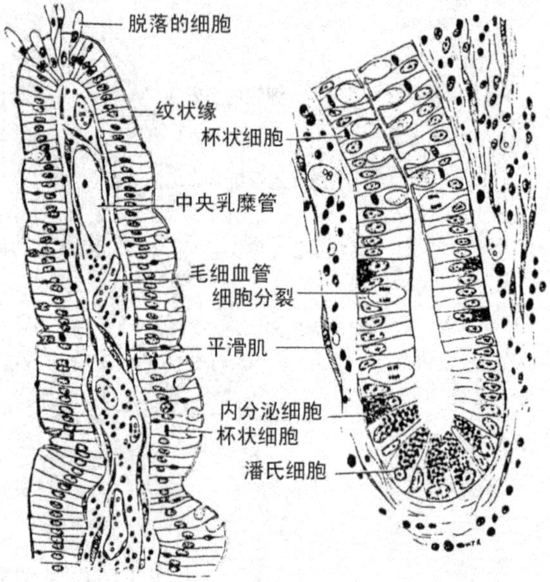

图 9－14 小肠绒毛和肠腺模式图

①环状皱襞(policae circulane) 由粘膜和粘膜下层向肠腔突出形成的环状或半环状结构。皱襞在十二指肠末段和空肠头段最发达,向下逐渐减少和变矮,至回肠中段以下基本消失。

②肠绒毛(intestinal villi) 是在环状皱襞表面或粘膜表面伸出的细长小突起。它是小肠特有的结构,由上皮和固有膜向肠腔突出而形成的指状突起。在绒毛轴心有盲管状的毛细淋巴管,称中央乳糜管(central lacteal),它起于绒毛顶,向下穿过粘膜肌层,汇入粘膜下层的淋巴管。中央乳糜管由一层内皮构成,通透性大,乳糜微粒等大分子物质可进入中央乳糜管;在中央乳糜管周围有丰富的毛细血管网及一些纵行排列的平滑肌纤维,丰富的毛细血管有利于营养物质的吸收,平滑肌的收缩可促使淋巴和血液自绒毛流出,进入粘膜下层的淋巴管和血管,当平滑肌松弛时,绒毛向肠腔伸展,使绒毛与肠腔中的食糜充分接触,有利于吸收。

环状皱襞和绒毛的形成,使肠腔表面积大为扩大,有利于小肠进行消化吸收。另外,小肠上皮细胞的游离面有明显的纹状缘,也是适应消化吸收的结构。纹状缘由许多密集的微绒毛组成。

(2)有发达的肠腺(intestinal gland) 肠腺是由小肠上皮凹陷入固有膜中形成的单管腺。开口于相邻绒毛之间,腺上皮与绒毛上皮相连续,其分泌物中含有多种消化酶。肠腺主要由以下五种细胞构成(图 9－14):

①吸收细胞(absorptive cell) 数量最多,呈高柱状,核位于细胞基部。肠腺的吸收细胞微绒毛少而短,微绒毛内有纵行的微丝束,它下延至细胞顶部的终末网,胞质内有少数溶酶体和大量的内质网,还有丰富的线粒体和高尔基复合体。

②杯状细胞(goblet cell) 呈杯状,细胞内充满粘液性分泌颗粒,不断分泌粘液,有润滑和保护作用。

③亲银细胞(前述)

④潘氏细胞(Paneth cell) 呈锥体形,常三五成群聚集在肠腺底部,细胞顶部有粗大的嗜酸性颗粒。潘氏细胞分泌溶菌酶、防御素,对肠道微生物有杀灭作用,此外,还含有锌和肽酶等。

⑤未分化细胞 胞体小,靠近腺的基底部,呈柱状,夹杂在其它细胞之间,细胞能不断分裂增殖,由肠腺基底逐渐向上推移,以补充绒毛顶部脱落的上皮细胞。小肠上皮细胞的更新周期为2~4天。十二指肠粘膜下层内有十二指肠腺(duodenal gland),为管泡状的粘液腺,其导管穿过粘膜肌层开口于肠腺的底部,分泌碱性粘液。

(六)大肠

1. 大肠的位置和分部 大肠(intestinum crassum)在右髂窝处连接回肠末端,其起始部是盲肠,末端终于肛门,全长1.5 m,可分为盲肠、阑尾、结肠和直肠(图9-15)。

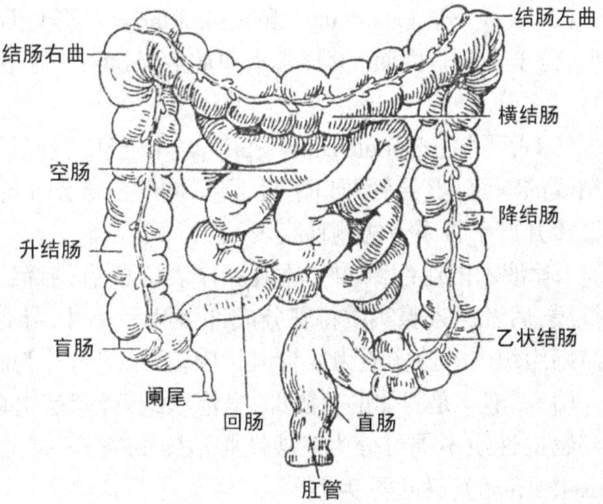

图 9-15 小肠与大肠

(1)盲肠(intestinum caecum)和阑尾(appendix vermicularis) 盲肠是大肠的起始部,位右髂窝内,长6~8 cm,左接回肠,上通升结肠。在回肠末端通入盲肠处有粘膜皱襞,称回盲瓣(valvula coli),起括约肌作用,既可控制回肠内容物进入盲肠的速度,又可防止大肠内容物逆流。

阑尾连于盲肠的后内侧,其长短、形态和位置因人而异,一般长7~9 cm,开口于盲肠,通常在脐和右髂前上棘连线的中、外1/3处,临床上称麦氏点。阑尾可视为盲肠的退化部分。

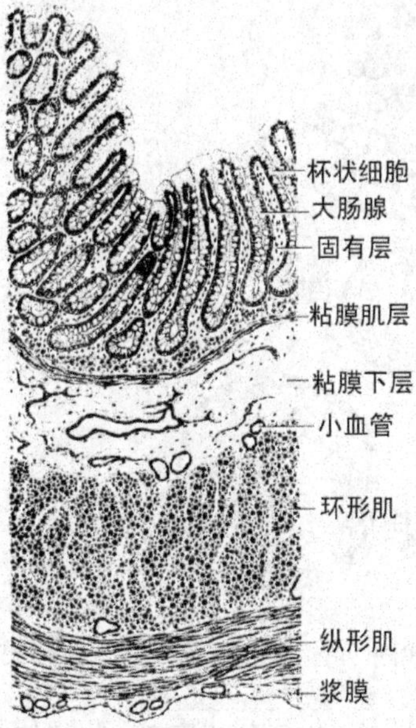

图 9-16 结肠(纵切)

(2)结肠(colon) 围绕在小肠周围,呈"门"形,分为升结肠、横结肠、降结肠、乙状结肠。升结肠、横结肠、降结肠都有腹膜连于腹后壁,乙状结肠由系膜固定于骨盆后壁。

(3)直肠(intestinum rectum) 位于盆腔内,上接乙状结肠,末端终于肛门(anus)。直肠有直肠骶曲和直肠会阴曲两个生理弯曲,且形成皱襞、直肠柱及直肠窦等结构。

肛门周围有内外括约肌,内括约肌由直肠管壁内层环形肌增厚形成,能协助排便,但无括约功能,外括约肌为骨骼肌,在括约肛管、控制排便时有重要作用。

2. 大肠的结构特点 大肠口径较粗,肠壁较薄,管壁由粘膜(包括上皮、固有膜和粘膜肌层)、粘膜下层、肌层和外膜组成(图9-16),大肠除直肠和阑尾外,具有结肠带、结肠袋和肠脂垂等结构。大肠无绒毛,固有膜内有大量肠腺,为单管腺。

二、消化腺

(一)唾液腺

1.大唾液腺的位置　唾液腺(glandulae salivales)有腮腺、下颌下腺和舌下腺各一对(图 9—17)。

(1)腮腺(glandula parotis)　略呈不规则三角形,位于耳前下方和咬肌后缘的表面。其导管绕过咬肌前缘,穿过颊部,开口于上颌第二磨牙相对的颊粘膜上。

(2)下颌下腺(glandula submandibularis)　形似卵圆形,位于下颌骨内面。其导管沿口腔底粘膜开口于舌下阜。

(3)舌下腺(glandula sublingualis)　位于口腔底两侧粘膜的深面。其导管开口于舌下阜,同时有数条小导管直接开口于舌系带两侧粘膜表面。

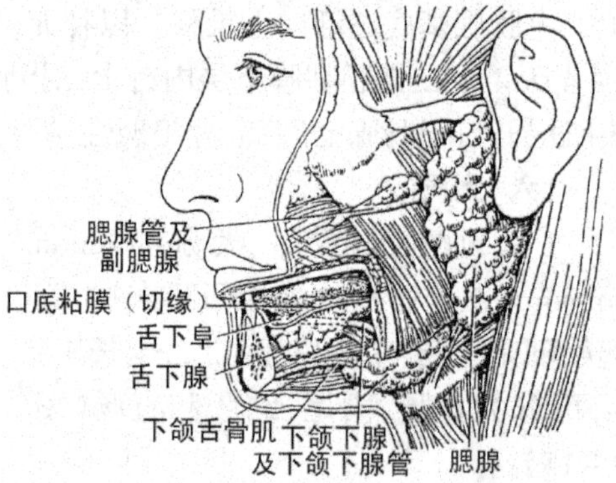

图 9-17　三对唾液腺

2.唾液腺的组织结构　唾液腺体表面覆有结缔组织被膜,后者深入腺实质将腺分成许多叶和小叶,导管、血管、淋巴管、神经等走行于叶间和小叶间结缔组织内。腺实质为复管泡状腺,腺组织可分为腺泡和导管两部分。

(1)腺泡　是腺体的分泌部,呈泡状或管泡状,由单层立方上皮细胞构成,按腺细胞的形态和分泌物的性质不同可分为浆液性腺泡(serous alveoli)、粘液性腺泡(mucous alveoli)和混合性腺泡(mixed alveoli)三种(图 9-18)。

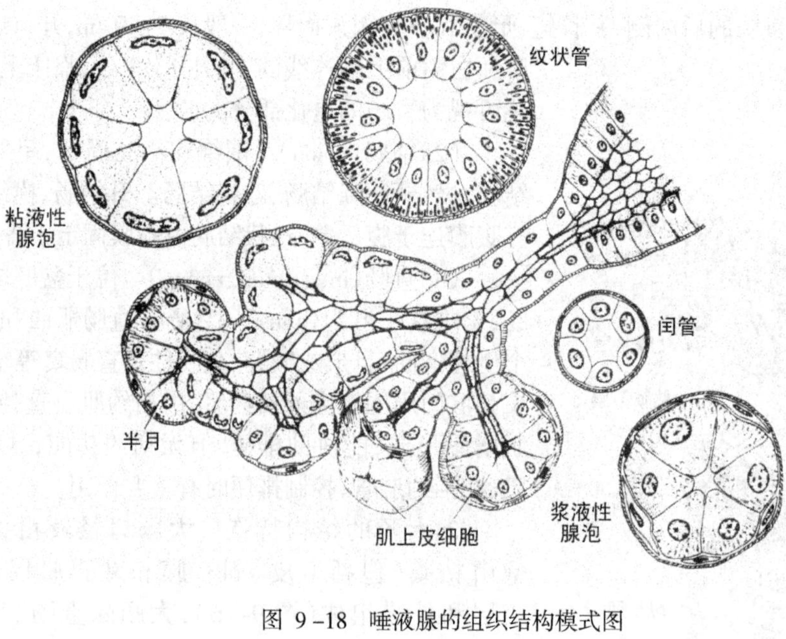

图 9-18　唾液腺的组织结构模式图

(2)导管　是分泌物排出时所经过的管道,称排泄部。为上皮性管道,可分为闰管、分泌管和排泄管。闰管(intercalated duct)是与腺泡直接相连的最细的一段,较短,管壁为单层扁平或立方上皮。分泌管(seretory duct)又称纹状管,与闰管相延续,管径粗,管壁为单层高柱状上皮,核位于细胞上部。排泄管(excretory duct)由分泌管汇集成小叶间导管,行于小叶间结缔组织内,管径较粗,管壁为假复层柱状上皮,小叶间导管逐级汇合成一条总导管,开口于口腔。

腮腺为纯浆液性腺,闰管较长,有分泌管,间质中常见脂肪细胞,分泌物中淀粉酶多,粘液少。颌下腺为混合性腺,大多为浆液性腺泡,粘液性和混合性腺泡较少,闰管短,分泌管较长,分泌物含淀粉酶少,粘液多。舌下腺为混合性腺,以粘液性腺泡和混合性腺泡为主,少数为浆液性腺泡,无闰管,分泌管不明显,分泌物以粘液为主。

(二)肝

1.肝的形态位置 肝(hepar)是人体中最大的消化腺。其大部位于右季肋区和腹上区,小部在左季肋区。肝可分为上、下两面和前后两缘,肝上面隆起贴于膈又称膈面,其表面借肝镰状韧带分为左、右两叶。左叶小而薄,右叶大而厚(图 9-19)。肝下面凹陷,借"H"形沟分成左叶、右叶、方叶和尾叶。"H"沟的横沟为肝门(porta hepatis),有肝管、门静脉、肝动脉、淋巴管和神经出入,右纵沟前部为胆囊窝,后部有腔静脉窝,左纵沟前方有肝圆韧带,后方有静脉韧带(图 9-20)。

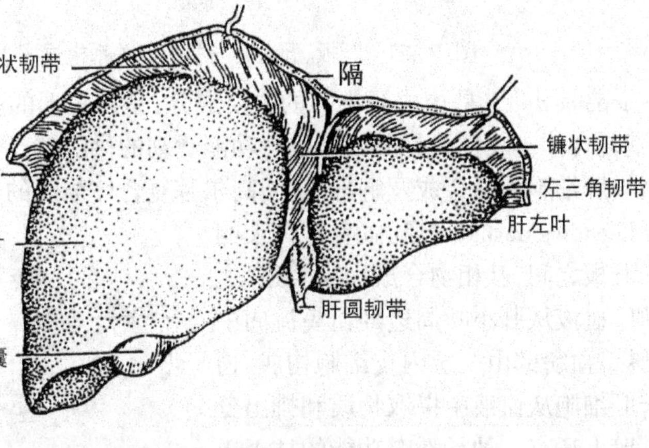

图 9-19 肝的膈面

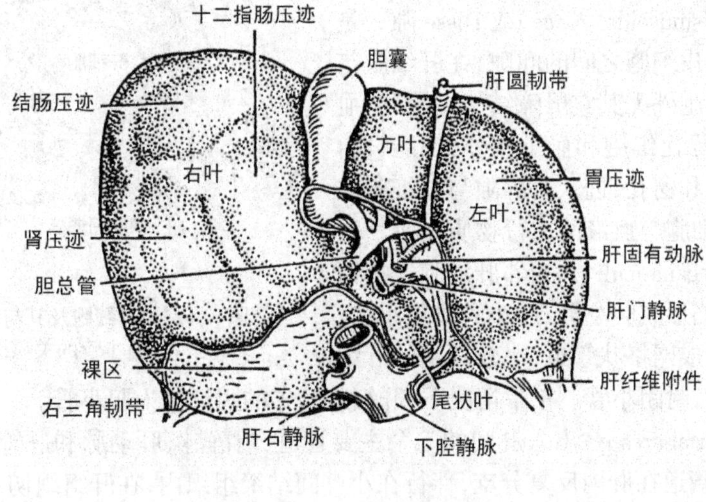

图 9-20 肝的脏面

2.肝的组织结构　肝的表面包有一层结缔组织被膜，并富有弹性纤维，被膜表面大部有浆膜覆盖。结缔组织随肝门管道(门静脉、肝动脉和肝管)伸入肝实质内，将其分为许多小叶，称肝小叶(hepatic lobule)。

(1)肝小叶　是肝的结构和功能单位，呈多面棱柱体，长约 2 mm，宽 1 mm，成人肝约有 50～100 万个肝小叶。每个肝小叶中央都贯穿一条静脉称中央静脉，肝细胞围绕中央静脉呈放射状排列成不规则的、相互连接的板状结构，称肝板(hepatic plate)，相邻肝板互相吻合连接，其间是窦状的肝血窦，肝血窦间通过肝板上的孔相互沟通，在切片中，肝板的断面呈索状称肝索(horptic cord)。相邻的肝细胞之间有细胞膜凹陷形成的微细小管，即胆小管(图 9-21)。

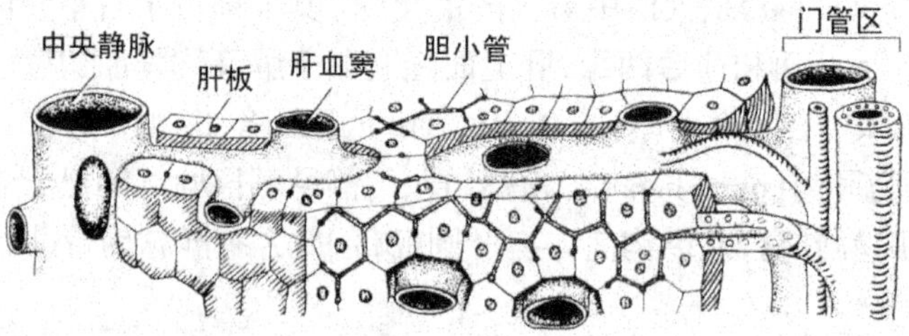

图 9-21　肝板、肝血窦与胆小管关系模式图

①肝细胞(hepatocyte)　是构成肝小叶的主要成分，是多角形的腺细胞，内含丰富的线粒体、内质网和高尔基复合体，线粒体是肝细胞进行功能活动的供能站，粗面内质网与蛋白质合成有关，滑面内质网与肝细胞糖原合成及解毒有关，高尔基复合体与肝的分泌活动有关(图 9-22)。

②肝血窦(hepatic sinusoid)　肝血窦是扩大的毛细血管，位于肝板之间，互相吻合成网状管道，血窦宽大而不规则，血液从肝小叶周边经血窦流向中央汇入中央静脉，血窦壁由一层内皮细胞构成，通透性大，有利于肝细胞从血液中摄取物质和排出分泌物。此外，其壁上还有一种具吞噬功能的枯否氏细胞，可吞噬细菌和异物颗粒。

③窦周隙(perisinusoidal space)或 Disse 隙　是肝细胞与肝血窦内皮细胞之间的间隙，在肝细胞与血窦之间除内皮细胞外无其它屏障结构，因此，血浆内的各种物质(除血细胞和血小板外)都能自由通过内皮细胞间隙和窗孔，进入窦周隙与肝细胞充分接触，有利于肝细胞与血液间进行物质交换。

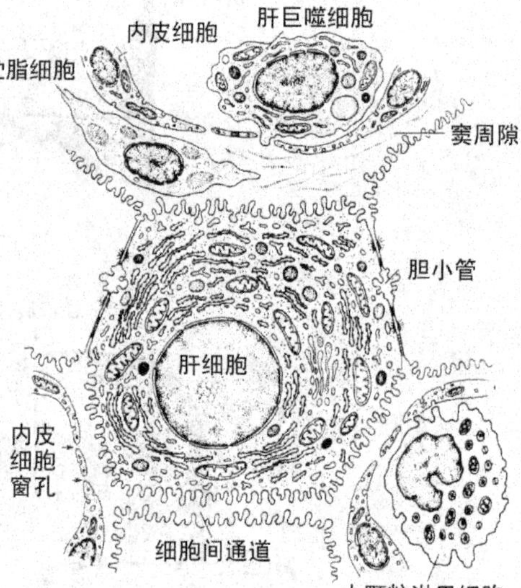

图 9-22　肝细胞及其与血窦、窦周隙、胆小管的关系图解

④胆小管(bile canaliculi)　相邻肝细胞连接面之间，局部胞质凹陷形成胆小管。胆小管管径小，它们在肝细胞间连接成网格状管道，小管周围的肝细胞膜形成紧密连接，封闭小管。正常情况下，肝细胞分泌的胆汁排入胆小管。

(2)门管区(portal area)　出入肝门的三个主要管道(门静脉、肝动脉和肝管)外包结缔组织，总称肝门管。三个管道在肝内反复分支，伴行在小叶间结缔组织内，在肝组织切片中，肝小叶周围的结缔组织里常见三个伴行管道的断面，这些管道连同所在部位的结缔组织称门管区，每个肝小叶的周围一般有 3～4 个门管区。门管区内主要有小叶间静脉、小叶间动脉和小叶间胆管，此外，还有淋巴管和神经。

(3)肝的血液循环途径

门静脉(功能血管) —(入肝后反复分支形成)→ 小叶间静脉 —(从肝小叶周边流入)→ 肝血窦 → 中央静脉

肝动脉(营养血管) —(入肝后反复分支形成)→ 小叶间动脉 → 肝血窦

中央静脉 → 小叶下静脉 → 肝静脉 → 下腔静脉(2～3 支)

(4)胆汁的排泄路径

(肝细胞分泌)胆汁→胆小管→小叶间胆管→左、右肝管→肝总管

肝总管 → 胆囊⇌胆囊管；肝总管 → 胆总管→十二指肠

3.胆囊及输胆管道

胆囊(vesica fellea)呈梨形，位于肝下面的胆囊窝内，有贮存、浓缩胆汁的功能。

胆囊壁由粘膜(上皮、固有膜)、肌层和浆膜三层构成，粘膜上皮为单层柱状上皮，具有吸收水分和无机盐的作用，使胆汁浓缩。胆囊的收缩受激素的调节，进食(尤其是高脂肪食物)后，小肠内分泌细胞分泌胆囊收缩素，刺激胆囊肌层收缩，排出胆汁(图 9-23)。

(三)胰

1.胰的形态位置　胰(pancreas)位于胃的后方，相当于第 1、2 腰椎高度，横位于腹后壁，呈长棱柱状，可分为头、体、尾三部，头被十二指肠所包绕，尾与脾接触。

2. 胰的组织结构　胰表面仅覆以薄层疏松结缔组织，不形成明显被膜，结缔组织深入胰实质内将其分隔为许多小叶，但在人类，小叶分界不明显。胰腺实质可分为外分泌部和内分泌部两部分。外分泌部分泌胰液，含有多种消化酶，经导管排入十二指肠，在食物消化中起重要作用；内分泌部是散在于外分泌部之间的细胞团，它分泌的激素进入血液，主要参与碳水化合物的调节。

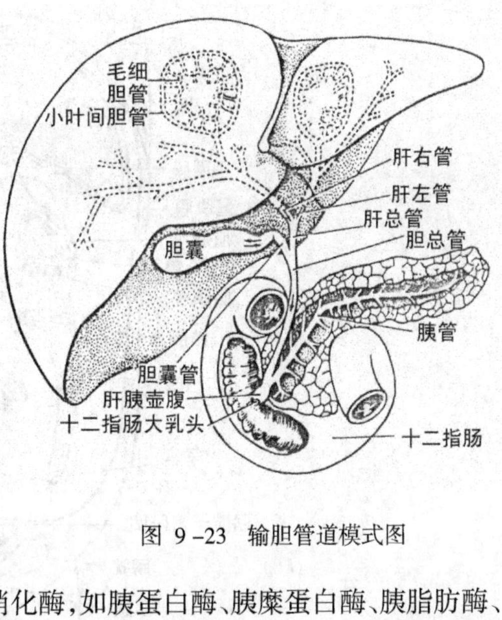

图 9-23　输胆管道模式图

(1)外分泌部　为复管泡状腺，包括腺泡和导管(图 9-24)。腺泡为纯浆液性腺泡，可分泌多种消化酶，如胰蛋白酶、胰糜蛋白酶、胰脂肪酶、DNA 酶、RNA 酶等，分别消化食物中各种营养成分。导管分闰管、小叶间导管和主导管。导管可分泌大量的水和电解质，包括钠、钾、磷酸盐和重碳酸盐等。

(2)内分泌部　位于外分泌部之间，由大小不等的内分泌细胞团，即胰岛(pancreas islet)组

成，成人胰岛估计约100万个。胰岛主要由以下四种细胞构成：①A细胞，约占细胞总数的20%，胞体大，椭圆形，核居一侧，胞质含粗大的分泌颗粒，多位于胰岛的外周，分泌胰高血糖素(glucagon)，可促进糖原分解为葡萄糖，并抑制糖原合成。②B细胞，约占75%，多分布在胰岛中央部，体较小，胞质内含细小颗粒，分泌胰岛素(insulin)，可使血葡萄糖转变为肝糖原，降低血糖。若胰岛素缺乏，则血糖升高，发生糖尿病。③D细胞，约占5%，均匀分布于胰岛内，散在于A、B细胞之间，分泌生长激素释放抑制因子，调节A、B细胞的分泌活动。④PP细胞，细胞数量少，胞质内有分泌颗粒，分泌胰多肽，胰多肽可抑制胃肠运动，减弱胆囊收缩。

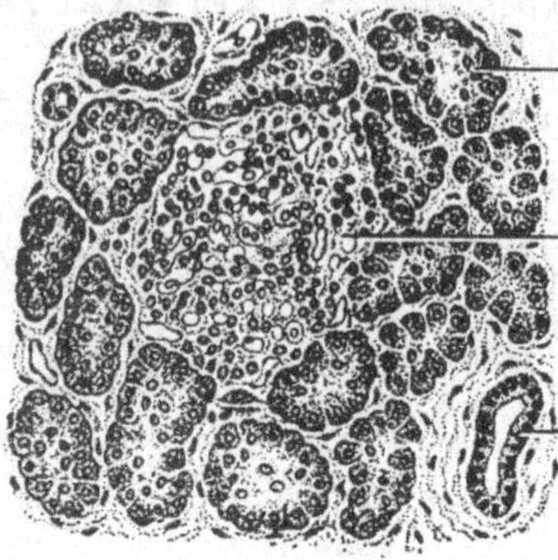

图 9-24 胰腺(人)

三、腹膜

(一)腹膜及腹膜腔

腹膜(peritonaeum)是一层薄而光滑的浆膜，能分泌浆液，对脏器有固定、保护和润滑等功能，腹膜可分为壁层和脏层。壁层衬于腹壁、盆壁内面。脏层覆盖于脏器表面。脏壁两层相互移行，两层之间的间隙称腹膜腔(cavum peritonaei)，男性腹膜腔是完全封闭的，女性则借输卵管腹腔口，经输卵管、子宫、阴道通于体外(图9-25)。

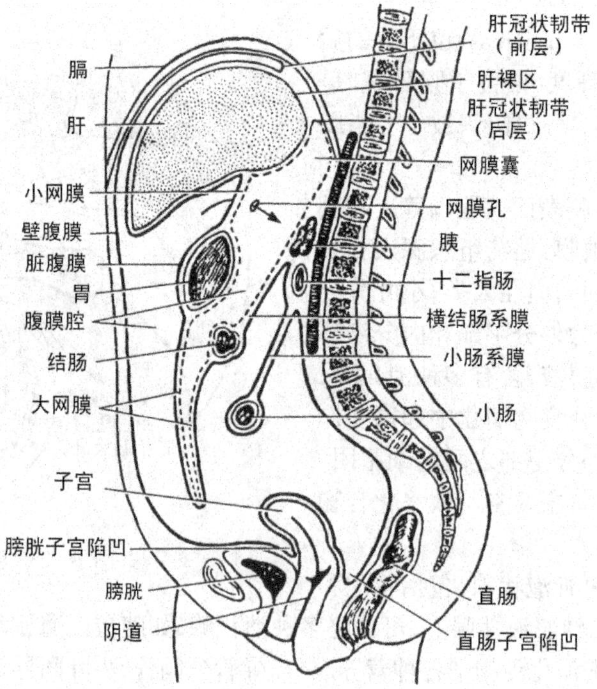

图 9-25 腹膜(正中矢状断面，女)

(二)腹膜的形成物

1.网膜 是连于胃的腹膜,有小网膜和大网膜。小网膜(omentum minus)是连于肝下面与胃小弯及十二指肠上部之间的腹膜。大网膜(omentum najus)是自胃大弯下垂至骨盆缘,又返折至横结肠的腹膜,由四层浆膜构成。

2.系膜 是腹后壁的腹膜壁层返折至肠管脏层的双层腹膜,它将肠管固定于腹后壁。

3.韧带 由双层腹膜形成,可悬挂和固定脏器,腹腔内各器官间均有许多韧带相连。

4.隐窝及陷凹 腹膜腔内脏、壁两层之间形成一些间隙,大者称陷凹,小者称隐窝,它们都是腹膜腔的一部分。

第三节 消 化

食物在消化管内的分解过程称为消化(digestion),消化是消化系统的主要功能之一。

一、口腔内消化

人的消化过程是从口腔开始的。食物被磨碎并与唾液混合,形成食团,然后吞咽入胃。同时,唾液中的淀粉酶可以对食物中的淀粉进行初步的分解。

(一)唾液的性质与成分

唾液(saliva)是由腮腺、颌下腺、舌下腺以及口腔粘膜中许多小唾液腺所分泌的混合液。为无色、无味、近于中性(pH6.6~7.1)的低渗液体。正常成人每日分泌量1.0~1.5 L左右。

唾液中水分约占99%,有机物包括粘蛋白、粘多糖、唾液淀粉酶、溶菌酶、免疫球蛋白(IgA、IgG、IgM)、血型物质(A、B、H)、血管舒缓素、游离氨基酸、尿素和尿酸等,但无葡萄糖;无机物除水外,还有氯化物、磷酸盐、碳酸盐和硫氰酸盐等;无机离子主要有Na^+、K^+、Ca^{2+}等阳离子,HCO_3^-与Cl^-等阴离子。

(二)唾液分泌的调节

唾液分泌的调节完全是反射性的,包括非条件反射和条件反射。

当口腔内的机械、化学、温度感受器受到刺激时,兴奋沿第Ⅴ、Ⅶ、Ⅸ、Ⅹ对脑神经中的传入纤维传至唾液分泌中枢(初级中枢在延脑,高级中枢在下丘脑和大脑皮层),然后兴奋沿传出神经到达各唾液腺,引起唾液分泌,此为非条件反射性唾液分泌。支配唾液腺的传出神经有交感神经和副交感神经。这两种神经兴奋时,均引起唾液分泌增加,且有协同效应。当副交感神经兴奋时,其末梢释放胆碱能递质(乙酰胆碱)和肽能递质(P物质和血管活性肠肽),可引起含水量多而含有机物较少的唾液分泌。当交感神经兴奋时,其末梢释放去甲肾上腺素,引起含酶及粘液较多的唾液分泌。

在非条件反射基础上,进食的环境、食物的形状、颜色、香味等均可成为条件刺激,形成条件反射,引起唾液分泌。人在进食时的唾液分泌,既有非条件反射又有条件反射的调节。

(三)咀嚼与吞咽

1.咀嚼 咀嚼(mastication)是咀嚼肌群依次收缩所组成的复杂的反射性活动。食物在口腔内被咀嚼,有赖于咀嚼肌、舌肌和颊肌等共同协调的收缩活动。咀嚼的意义主要是把大块的食物分为小块,使食物与唾液混合成糊状的食团,便于吞咽;此外,还能引起消化管下段的运动和消化腺的分泌,为食物的进一步消化作准备。

2.吞咽　吞咽(deglutition)是指食团由口腔经食道蠕动送入胃的过程。它是口腔、咽和喉各部分密切配合的复杂而有序的反射活动。食物经咀嚼而成食团后，暂聚在舌面上，经吞咽才能使食团进入胃。根据食团在吞咽时所经过的解剖部位，将吞咽过程分为口腔期、咽期和食管期三个时期。

二、胃内消化

胃是消化道中膨大的部分，具有暂时贮存食物和消化食物的功能。进食时，成人胃可容纳1～2 L食物。食物进入胃后，通过胃壁肌肉运动的机械性消化(mechanical digestion)作用和胃液中的一些酶的化学性消化(chemical digestion)作用，使食物被初步分解。此后，胃内容物同胃液充分混和成粥样食糜(chyme)，逐次少量地通过幽门排入十二指肠。

(一)胃液的性质、成分和作用

纯净的胃液是无色透明而呈酸性(pH0.9～1.5)的液体。正常人每日分泌的胃液量约1.5～2.5 L。胃液所含的有机物主要有胃蛋白酶、胃蛋白酶原、粘蛋白及内因子等。无机离子主要是Na^+、K^+、H^+、Mg^{2+}、Cl^-、HCO_3^-、SO_4^{2-}、PO_4^{3-}等，还有水分。

1.盐酸　盐酸是胃腺壁细胞的分泌产物，亦称胃酸。胃液中的HCl有两种存在形式：一种是解离的形式，称为游离酸；另一种是与蛋白质结合的盐酸蛋白盐，称为结合酸，两者合称为总酸(total acid)。纯净胃液中，大部分为游离酸。空腹时，总酸排出量为0～5 mmol/h(基础酸排出量)，在食物或药物的刺激下，HCl排出量增加。

盐酸的形成　在正常情况下，胃液中的H^+浓度比血液中的高三、四百万倍，壁细胞分泌H^+的过程必然是逆浓度差的主动转运过程。根据生物化学的研究，已知H^+来源于壁细胞内物质氧化代谢所产生的水，H_2O解离成OH^-和H^+，H^+借存于细胞内小管，膜上的H^+-K^+ATP水解酶水解ATP释放能量，将细胞中的H^+泵出与K^+交换。合成HCl所需要的Cl^-来自血浆，它一部分是顺着浓度差弥散入壁细胞内，一部分则在基底膜侧借载体HCO_3^--Cl^-交换产生。当Cl^-进入壁细胞后，则依靠细胞内小管膜上的Cl^-泵，主动转运入小管内。H^+和Cl^-在细胞内小管中形成HCl，然后进入腺腔(图9-26)。壁细胞在分泌盐酸过程中所需能量来自ATP。

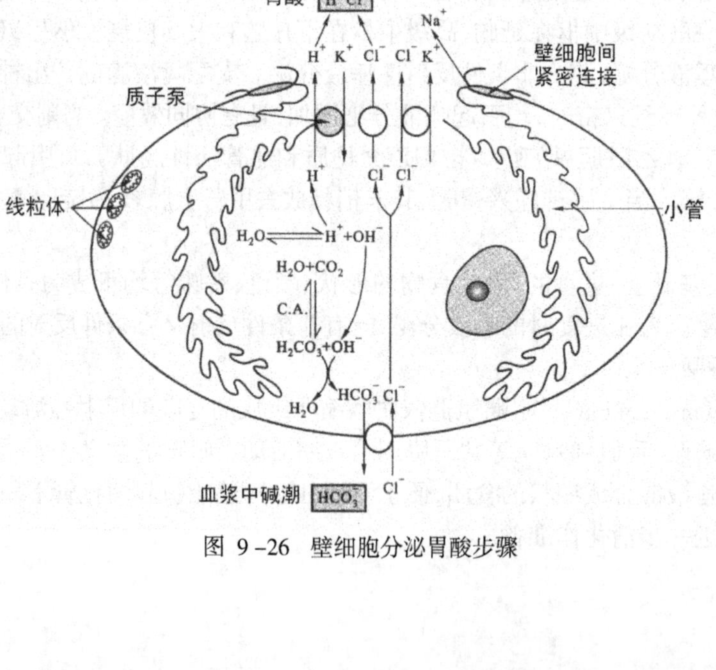

图 9-26　壁细胞分泌胃酸步骤

当胃酸分泌时，血浆内碳酸盐增加，胃静脉血的 pH 比动脉高，此即血浆内的“碱潮”，常在餐后出现。

胃内盐酸具有多种作用，它能激活无活性的胃蛋白酶原成为有活性的胃蛋白酶；为胃蛋白酶水解蛋白质提供所需要的酸性环境；抑制和杀死随食物进入胃内的细菌；促使食物中蛋白质变性；盐酸进入十二指肠后，促进胰液、胆汁和小肠液的分泌及小肠粘膜对铁和钙的吸收。

2.胃蛋白酶原　由胃腺主细胞分泌产生，胃蛋白酶原无活性，在胃酸及激活的胃蛋白酶的作用下，被激活成为有活性的胃蛋白酶。胃蛋白酶作用的最适 pH 为 1.5～3.0。可水解蛋白质，产物以多肽为主，氨基酸较少。

3.粘液　由胃粘膜的表面上皮细胞、胃腺中的粘液细胞(主要分布于胃底腺颈部的颈粘液细胞)以及贲门腺、幽门腺分泌产生。根据其存在形式，分不溶性粘液及可溶性粘液两型。

粘液覆盖在胃粘膜表面，具有润滑和保护作用，可减轻粗糙食物对粘膜的机械损伤，而且，粘液与胃粘膜上皮细胞分泌的 HCO_3^- 一起构成粘液－碳酸氢盐屏障，阻挡胃腔内的 H^+ 与胃壁接触，降低 H^+ 在粘液凝胶层内逆向扩散速度、胃液的酸度及胃蛋白酶的活性，从而防止胃酸和胃蛋白酶对胃粘膜的消化作用。

4.内因子　由壁细胞分泌的一种糖蛋白。内因子可与食物中的维生素 B_{12} 结合，并促进回肠对 B_{12} 的吸收。若缺乏内因子，可导致维生素 B_{12} 吸收障碍，以致引起骨髓中红细胞形成发生紊乱，造成恶性贫血(参见第六章第二节)。

(二)胃液分泌的调节

胃液分泌的调节包括刺激胃液分泌的调节和抑制胃液分泌的调节。正常情况下，胃液分泌是兴奋和抑制两方面相互作用的结果。

1.刺激胃液分泌的调节　食物是引起胃液分泌的生理性刺激物，一般按感受食物刺激的部位，分为头期、胃期和肠期三个时期。

(1)头期(cephalic phase)　引起胃液分泌的传入冲动主要来自位于头部的感受器，故称头期。食物刺激口腔、咽、食管的化学和机械感受器，通过第Ⅴ、Ⅶ、Ⅸ、Ⅹ对脑神经传入到中枢(延髓是初级中枢，高级中枢在下丘脑和大脑皮层)，再经传出神经(迷走神经)传至胃而引起非条件反射性分泌，而且还引起幽门部粘膜“G”细胞释放胃泌素，后者经血液循环刺激胃腺分泌。头期胃液分泌的量多，酸度高，且胃蛋白酶的含量高，消化力强。

(2)胃期(gastric phase)　食物入胃后对胃的扩张刺激作用于胃底和胃体部的感受器，通过迷走－迷走神经长反射，壁内神经丛的短反射，以及通过壁内神经丛作用于胃幽门部的 G 细胞，或者蛋白质消化产物(肽类和氨基酸)直接作用于幽门 G 细胞，均可促进促胃液素的释放，而后刺激胃腺分泌。胃期分泌的胃液酸度高，而胃蛋白酶的含量较低，消化力比头期弱。

(3)肠期(intestinal phase)　食糜进入小肠后，引起少量的胃液分泌。十二指肠粘膜产生的胆囊收缩素和胃泌素，均可引起酸性胃液的分泌。有人认为，小肠粘膜释放的“肠泌酸素”(entero-oxyntin)，也可刺激胃液分泌。肠期胃液量、酸度和酶含量均较低。

2.抑制胃液分泌的调节　精神、情绪以及进食条件，都可通过中枢神经系统反射性抑制胃液的分泌。盐酸、脂肪和高渗溶液则是抑制胃液分泌的三个主要因素。

(1)盐酸　当胃肠内的盐酸达到一定浓度(如胃幽门部的 pH 为 1.2～1.5，十二指肠内的 pH 为 2.5)时，胃腺的分泌活动受到抑制。

(2)脂肪　当脂肪进入十二指肠后，脂肪及其代谢产物抑制胃腺的分泌。肠抑胃素(enterogastrone)可抑制胃分泌和胃运动，它包括脂肪刺激小肠黏膜的几种内分泌细胞所释放的促胰液素、促胰酶素及抑胃肽等。

(3)高渗溶液　十二指肠内高渗溶液对胃分泌也有抑制作用。通过两个途径来实现：一种是激活小肠内渗透压感受器，通过肠－胃反射(entero-gastric reflex)抑制胃酸分泌；另一种是通过刺激小肠黏膜释放一种或多种抑制性激素，抑制胃液分泌。

此外，组织胺、拟副交感神经药物如乙酰胆碱、乙酰甲胆碱和毛果芸香碱等，均可促进胃液的分泌。阿托品类胆碱能神经阻断药和肾上腺皮质激素则抑制胃液分泌。

(三)胃的运动

胃的运动是接受和暂贮从食管来的食团，使食团与胃液充分混合形成半流体的食糜，并将食糜分批排入小肠的活动。胃的空腹运动称非消化期运动，而消化期运动有紧张性收缩、容受性舒张、蠕动等形式。

1.容受性舒张(receptive relaxation)　当咀嚼与吞咽食物时，由于食团对咽和食管等处感受器的刺激，反射地引起胃贲门舒张，使食团进入胃中，同时由于迷走神经的兴奋，引起胃底、胃体部肌肉发生一定程度的舒张，胃容积扩大，即容受性舒张。其生理意义是使胃能容纳和贮存较多的食物，同时胃内压基本保持不变，从而防止粘液过早排入小肠，有利于食物在胃内的充分消化。

2.紧张性收缩(tonic contraction)　是一种缓慢而持续的收缩运动。当胃内容物排空后，胃壁纤维的紧张性收缩，使胃变成管状或“丁”形，当胃充满食物及处于消化过程中，紧张性收缩逐渐加强，胃窦紧缩，胃体缩小，使胃腔内具一定压力。该压力作用于胃内容物，起一种稳定而连续的挤压作用，可促进胃液渗入食糜内，有助于食物与胃液的混合，利于化学性消化；推动食糜向十二指肠移行；加快液体的排空速度，同时，有助于保持胃的正常位置，不出现胃下垂。

3.蠕动(peristalsis)　与胃头区相比，胃尾区明显的收缩活动，称为蠕动。胃的蠕动波出现在胃的基本电节律之后，是尾区运动的主要形式。食物进入胃后约2～3 min蠕动即开始。蠕动从胃的中部开始，有节律地向幽门方向进行。在向幽门传播的过程中，波的传播速度和收缩力，距幽门愈近愈快、愈有力，以致胃窦末端几乎同时收缩。正常情况下，人胃的蠕动约3次／min，是连续不断进行的，一个蠕动波的时程通常为1～4 s，约需1 min可到达幽门。一般此波只移动一个较短距离，但有些可达幽门，甚至十二指肠。

蠕动运动有研磨、搅拌食物，并推动食糜前进的作用。摄入的液体，经胃窦很快进入十二指肠，但是，固体食物则在胃内停留一段时间，被研磨成粥状食糜后才能进入十二指肠。

4.胃的排空　胃内容物进入十二指肠的过程称为胃排空(gastric emptying)，一般在食物入胃5 min后即有部分食糜排入十二指肠。胃排空的动力是胃的收缩运动。只有胃内压超过十二指肠内压，压力差足以克服幽门阻力时才发生排空。胃排空的速度与胃内压和十二指肠内压之差成正比，而与通过胃十二指肠连接处(幽门)的阻力成反比。胃十二指肠连接部的协调运动是胃排空的生理学基础。影响胃排空的因素较多，胃内容物促进胃排空，十二指肠内容物抑制胃排空，食物的理化性质也影响胃排空的速度。

三、小肠内消化

小肠内消化是整个消化过程中最重要的阶段。食糜在小肠内受到胰液、胆汁、小肠液的化学性消化以及小肠运动的机械性消化，转变为结构简单的小分子物质被小肠吸收，剩下未被消化和难以消化的食物残渣进入大肠。

(一)胰液的分泌与调节

1.胰液的性质、成分与作用　胰液是一种无色透明的碱性(pH7.8～8.4)液体。约与血浆渗透压相等，粘滞性很低，成人每日分泌量约1～2 L。胰液中含水、无机物和有机物。

(1)胰液的无机成分和作用　胰液中的阳离子主要为Na^+和K^+，少量的Ca^{2+}和微量的Mg^{2+}、Zn^{2+}等，阴离子为HCO_3^-和Cl^-。碳酸氢盐的主要作用是中和进入十二指肠的胃酸，使肠粘膜免受强酸的侵蚀；同时提供小肠内多种消化酶活动的适宜pH环境。水进入管腔是一个被动过程。离子进入管腔后，造成局部高渗，高渗吸引水分，水分可由血浆通过小管细胞，经血管壁、小管细胞壁进入管腔。

(2)胰液的有机成分和作用　胰液中的有机物主要是蛋白质，主要是消化三种营养物质的消化酶，它们由腺泡细胞分泌产生。

胰蛋白酶(trypsin)　胰蛋白酶在消化中起关键作用，它是一个触发酶，可以激活胰液中许多其它的酶原。其前体为胰蛋白酶原(trypsinogen)，被激活后，成为有活性的胰蛋白酶。胰蛋白酶原的激活可通过酸、肠激酶(即肠致活酶)激活或胰蛋白酶自我激活的方式完成。

糜蛋白酶(chymotrypsin)　以无活性的糜蛋白酶原(chymotrypsinogen)形式存在于胰液中。人胰液内含有糜蛋白酶(原)A和糜蛋白酶(原)B两种糜蛋白酶(原)。糜蛋白酶原只能被胰蛋白酶激活。天然的糜蛋白酶原被氧化后才游离出活性肽。糜蛋白酶不仅能水解蛋白质为多肽，而且还有较强的凝乳作用，与胰蛋白酶共同作用时，可将蛋白质水解为小分子的多肽和氨基酸。

胰脂肪酶(pancreatolipase)　胰脂肪酶在胆盐和辅脂酶(colipase)存在的条件下，可将脂肪水解为脂肪酸、甘油一酯和甘油。它的最适pH为7.5～8.5。

胰淀粉酶(amylopsin)　人胰液中的淀粉酶是α－淀粉酶，作用于淀粉内的1,4－糖苷键，产生短链的多糖和少量麦芽糖。随后，通过肠内低聚1,6－葡萄糖苷酶和麦芽糖酶完成淀粉的消化。

此外，还有弹性蛋白酶(又称胰肽酶)、激肽释放酶、羧肽酶、核糖核酸酶等。在胰腺和胰液中亦有胰蛋白酶抑制物(trypsin-inhibitory substanc)存在。此物质由Kazal从牛的胰腺分离出来，故称为Kazal胰分泌胰蛋白酶抑制物。pH3～7时，它与等量的胰蛋白酶结合，形成无活性的化合物，抑制胰蛋白酶活性。它对保护胰腺，使其抵抗由于少量胰蛋白酶在胰腺内活化所引起的自身消化具有十分重要的作用。

2.胰液分泌的调节　胰液分泌受神经和体液的双重调节，以体液调节为主。

(1)神经调节　胰液分泌的神经调节，包括条件反射和非条件反射。反射的传出神经主要是迷走神经，迷走神经可通过末梢释放乙酰胆碱，直接作用于胰腺细胞，也可通过引起胃泌素释放，间接引起胰腺分泌。切断迷走神经或注射阿托品，都可显著减少胰液的分泌。交感神经对胰液分泌的影响不明显。

(2)体液调节　调节胰液分泌的体液因素主要有促胰液素和胆囊收缩素。促胰液素主要作用于胰腺小导管的上皮细胞，使其分泌大量的水分和碳酸氢盐。胆囊收缩素主要促进胆囊收缩和胰液中各种酶的分泌，也刺激胰腺分泌少量电解质和水，所以又称它为促胰酶素。

此外，胃泌素、血管活性肠肽(VIP)均可促进胰液的分泌；而胰高血糖素、生长抑素、胰多肽、脑啡肽、促甲状腺激素释放激素等抑制胰液分泌。

(二)胆汁的分泌与调节

1.胆汁的性质、成分和作用　胆汁是由肝细胞不断生成的具有苦味的有色液体。成人每日分泌量约 800～1 000 ml。由肝脏直接分泌的胆汁称肝胆汁,较稀薄,呈金黄色或桔棕色,弱碱性(pH7.4),而在胆囊贮存过的胆汁称胆囊胆汁,较浓稠,因浓缩使颜色变深,弱酸性(pH6.8)。

胆汁由水分、无机物及有机物组成。无机物主要为 Na^+、K^+、Cl^- 和 HCO_3^- 等。有机物以胆汁酸及胆汁盐为主,还有胆色素、胆固醇和卵磷脂、蛋白质、脂肪酸等。其中胆汁酸的含量最高。胆汁中的各种胆汁酸都是以与甘氨酸或牛磺酸结合的钠盐或钾盐的形式存在,称胆汁盐(BS),简称胆盐。胆汁中没有消化酶,但胆汁对脂肪的消化和吸收具有重要作用。

胆汁的作用主要是胆盐的作用。胆盐、胆固醇和卵磷脂等均可降低脂肪的表面张力,使脂肪乳化成许多微滴,从而增加胰脂肪酶的作用面积,有利于脂肪的消化;胆盐可与脂肪酸、甘油一酯等结合,形成水溶性复合物,促进脂肪消化产物的吸收,并能促进脂溶性维生素(维生素 A、D、E、K)的吸收。

2.胆汁分泌的调节　胆汁的分泌受神经和体液因素的调节。

(1)神经调节　食物对胃和小肠的刺激均可增加胆汁分泌及胆囊收缩。冲动沿迷走神经传出,通过迷走神经末梢释放乙酰胆碱直接作用于肝细胞和胆囊,使胆汁分泌增加和胆囊收缩;或通过 G 细胞释放胃泌素直接作用于肝细胞引起胆汁分泌增加。

(2)体液调节　多种体液因素参与调节胆汁的分泌。①胃泌素可促进胆汁的分泌;②促胰液素对胆汁的分泌也有一定的促进作用,主要是使胆汁分泌量和 HCO_3^-、Cl^-、pH 及渗透压增加;③胆汁中的胆盐或胆汁酸促进胆汁分泌及胆汁流量增加;④胆囊收缩素引起胆囊强烈收缩,使胆汁大量排出。此外,血管活性肠肽、P 物质、生长抑素、胰高血糖素等对胆汁的分泌也有调节作用。

(三)小肠液的分泌和调节

1.小肠液的性质、成分　小肠液为弱碱性(pH7.8～8.0)液体,小肠液渗透压与血浆的相近。成人每日分泌量约 1～3 L,小肠液与其它消化液(唾液、胃液及胰液)不同,不是均一的液体。肠腺不仅分泌液体,而且可将脱落的绒毛纹状缘的上皮细胞排出,内含大量酶。

小肠液中除大量水分和 Na^+、K^+、Ca^{2+}、Cl^- 等无机离子外,还含有粘液、免疫球蛋白和多种酶。肠致活酶为小肠所特有,可激活胰蛋白酶原。其它消化酶都不是小肠腺的分泌物,但与上皮细胞一起进到肠液中,不具有消化功能。哺乳动物粘膜中有高活性的双糖酶和乳糖酶,主要适应于母乳碳水化合物(乳精)水解的需要。

2.小肠液的作用　①稀释作用,大量的小肠液稀释消化产物,使其与血浆渗透压相等,从而有利于营养物质的消化和吸收。②保护作用,粘蛋白具润滑作用,能保护粘膜免受机械性损伤和胃酸的侵蚀;小肠粘膜上皮细胞还可分泌免疫球蛋白(IgA 和 IgM),能抵抗可能进入肠腔的有害抗原;肠腺能分泌溶菌酶,溶解肠腔内的细菌。③消化作用,小肠内的肽酶、蔗糖酶、麦芽糖酶和淀粉酶等,可完成营养物质的最后消化。

3.小肠液分泌的调节

(1)神经调节　食物的消化产物对肠粘膜局部的机械和化学刺激,都可引起小肠液的分泌。局部刺激可能是通过肠壁内神经丛的局部反射完成。迷走神经或副交感神经拟似药可引起小肠液大量分泌,其作用可被阿托品阻断。

(2)激素调节　促胰液素、缩胆囊素、血管活性肠肽和胰高血糖素等都具有引起肠液分泌的作用。皮质类固醇激素对肠液分泌起着重要的调节作用。

(四)小肠的运动

1.小肠运动的形式　小肠运动通常分为消化间期运动和消化期运动两种形式。在消化间期小肠运动的主要形式是周期性移行性运动波,又称为移行性运动综合波(MMC)。消化期运动存在以下三种形式。

(1)紧张性收缩　是小肠其它运动形式的基础。它是一种缓慢而持续的收缩。如果小肠紧张性降低,对小肠内容物的压力减小,导致食糜与消化液混合不充分,食糜的推进减慢;相反,如果小肠紧张性升高,则食糜与消化液的混合充分,食糜的推进加快。

(2)分节运动　是小肠最主要的运动形式。是一种以环行肌为主的节律性收缩和舒张的运动,主要发生在食糜所在的肠段上。进食后,在食糜的刺激下,肠管若干处的环行肌几乎等距离同时收缩,将肠管内的食糜分割成若干节段,随后,原来收缩的肠段舒张,而原来舒张处则发生收缩,使原来每一节段的食糜被分割为两半,随即相邻的两半又各自合拢形成若干新的节段,如此反复进行(图9–27)。分节运动(segmentation)的生理意义在于使食糜与消化液充分混合,并增加食糜与肠壁的接触促进消化和吸收;挤压肠壁,有助于血液和淋巴的回流。

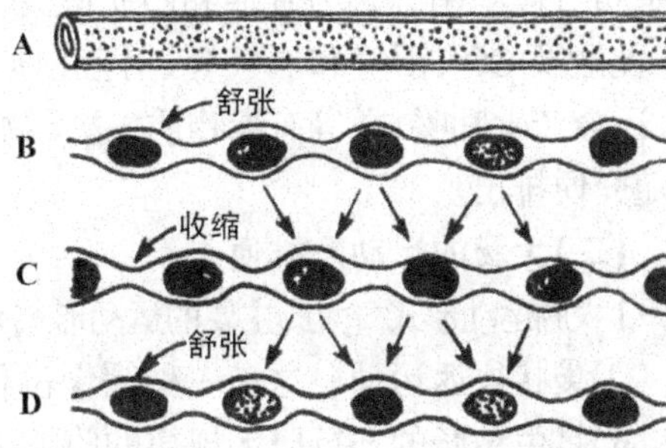

图 9–27　小肠分节运动示意图

A 示小肠内有食糜;B、C、D 示分节运动正在进行,肠管的舒张和收缩交替发生

(3)蠕动　为一种将食糜向大肠方向推送的运动,由肠腔内食糜对消化管机械刺激所引起。小肠的蠕动通常重叠在节律性分节运动之上,两者经常并存。蠕动的意义在于将分节运动作用后的食糜向前推进,到达一个新肠段,再开始分节运动。在特别强烈的刺激(如刺激性泻药)下,小肠会产生一种传播速度很快,传播距离较远的蠕动,称为蠕动冲(peristaltic rush)。此外,在十二指肠与回肠末端常常出现与蠕动方向相反的逆蠕动。

2.小肠运动的调节

(1)神经调节　小肠运动受交感神经和迷走神经的双重支配。调节小肠运动的外来神经主要有迷走神经和内脏大、小神经。外来神经在肠壁内与壁内神经丛形成突触,调节壁内神经丛的活动,进而影响肠的运动。在一般情况下,迷走神经的传出冲动对整个小肠运动起兴奋作用。交感神经对小肠运动则起抑制作用。

(2)体液调节　一般说来,胃泌素和胆囊收缩素可兴奋小肠运动,而胰高血糖素、促胰液素和肾上腺素则抑制小肠运动。

四、大肠内消化

(一)大肠液的分泌及细菌的活动

1.大肠液的分泌　大肠粘膜的上皮和大肠腺均含有许多分泌粘液的杯状细胞,因此,大肠的分泌物富含粘液。结肠还分泌碳酸氢盐,故大肠液呈碱性(pH8.3～8.4)。大肠液中含有二肽酶和少量的淀粉酶,但它们对物质的分解作用不大。大肠液的主要作用在于其中的粘液蛋白,它能润滑粪便和保护肠粘膜防止机械损伤,以及保护肠壁免遭细菌侵犯。

大肠液的分泌主要由食物残渣对肠壁的机械性刺激所引起,通过局部反射完成。副交感神经兴奋可使分泌增加,交感神经兴奋则使分泌减少。

2.大肠内细菌的活动　大肠内细菌种类多、数量大。它们主要来自食物和自身在大肠内的繁殖。由于大肠内适宜的酸碱度和温度给细菌的生长和繁殖提供了良好的环境，细菌在此大量繁殖。正常情况下,大肠内的细菌(如大肠杆菌、产气杆菌、各种乳酸杆菌、球菌等)构成人体大肠正常菌群,对身体无多大危害,甚至还有营养作用,一旦菌群失调,则会引起身体不适,发生疾病。

大肠内细菌的作用:①合成作用，利用大肠的内容物合成人体必需的B族维生素（如硫胺素、核黄素和叶酸等)及维生素K等。②分解作用,大肠中的细菌含有一些分解酶。凡未彻底消化的脂肪可被细菌分解为甘油和脂肪酸;糖类通过细菌的发酵分解为单糖和其它产物,如醋酸、草酸、乳酸及CO_2、沼气和氢气等;对蛋白质的分解称腐败作用,其分解产物,除肽、氨基酸和氨等外,还会产生吲哚、酚等有毒物质,这类物质产生后,一部分由肠壁吸收入血,到肝解毒,另一部分则随粪便排出。

(二)大肠的运动及排便

1.大肠运动形式　大肠主要的运动形式有袋状往返运动、分节推进运动、多袋推进运动和蠕动。

①袋状往返运动　这是一种缓慢位移的运动，多见于空腹和安静时。袋状往返运动(haustration)是由结肠的环行肌无规律的收缩引起的,使结肠形成结肠袋,并使袋内容物朝两个方向作短距离的位移。这种收缩在不同部位交替反复发生。在此过程中,肠内容物得以充分混合,同时水分被吸收。

②分节推进运动　由于一个结肠袋或一段结肠的收缩，使其内容物被向下推移一段或更远的距离而不能返回到原来部位的运动,称分节(段)推进运动。结肠袋收缩后,紧接着第三或更远的结肠袋周围的肌肉收缩,这时肠内容物可被挤向两个方向,但由于向下移动的距离大,而逆向推移的距离只有向下推移距离的1/2~1/3,粪块最终向着肛门端运动。

③多袋推进运动　是邻近几段结肠大致同时发生许多袋状的收缩，并使其内容物向下推移的运动。在这种运动的作用下,被推移到下段结肠中的内容物又刺激其相应的肠壁,发生多袋推进运动,使肠内容物继续下移。多袋推进运动与分节推进运动相似,只是前种运动可同时形成几个结肠袋,同时收缩、推进。

④蠕动和集团运动　结肠蠕动(peristalsis)是由向前推进的收缩波所组成,它能将结肠中的粪块以每分钟1~2 cm的速度稳定地向前推送。集团运动(mass movement)是一种进行很快且移行很远的强烈蠕动。进食后,由食物充胀胃或十二指肠引起的胃-结肠反射或十二指肠-结肠反射产生。集团运动常自横结肠开始。其作用是将结肠内容物迅速向肛门方向推进。当结肠内容物被集团运动推至直肠时,就可产生便意。

2.大肠运动的调节

(1)神经调节　刺激副交感神经可加强大肠运动,而刺激交感神经则抑制大肠运动。与小肠相比,大肠的抑制性控制比小肠的较为显著。大肠有肾上腺素能抑制纤维和非胆碱能非肾上腺素能抑制性纤维。精神紧张、焦虑、抑郁、恐惧等均影响自主神经系统的功能,引起大肠功能失调。

(2)体液因素　5-羟色胺、口服前列腺素E、胆囊收缩素及P物质均可促进大肠运动;胰高血糖素抑制大肠运动。

3.排便反射　排粪是一种反射活动。当粪便被大的集团运动推进至直肠，对直肠壁的机械感受器产生一定的牵张刺激，充涨压力达到一定强度时，冲动即经盆神经（副交感）和腹下神经（交感）的传入纤维传至腰骶部脊髓的排便中枢（初级中枢），然后再向上传至大脑皮层的高级中枢。如果条件不许可排便，高级中枢将发生抑制性冲动，暂时终止排便反射的进行。如果条件许可，皮层将发生兴奋性冲动，进一步兴奋腰骶髓的初级排便中枢。这时，初级中枢沿盆神经发出传出冲动，引起降结肠、乙状结肠和直肠收缩，肛门内括约肌舒张；同时，阴部神经传出的冲动减少，肛门外括约肌舒张，粪便被排出体外。

因为排便反射受大脑皮质控制，所以意识可以加强或抑制排便。此外，支配膈肌和腹肌的神经兴奋，膈肌和腹肌收缩，腹内压升高，促进粪便排出。

第四节　吸　收

食物的消化产物、水和无机盐等通过消化管粘膜上皮细胞进入血液和淋巴的过程，称为吸收（absorption）。消化与吸收是为摄取营养而紧密相关的两个过程。

一、吸收部位

消化道不同部位对各种物质的吸收能力和速度是不同的，主要取决于各部位消化道的组织结构、食物在各部位被消化的程度以及滞留的时间。口腔和食管只吸收某些脂溶性药物，如硝酸甘油；胃除了吸收少量水分，还吸收一些高度脂溶性的物质，如酒精等；小肠是吸收的主要部位（图 9－28），糖、蛋白质和脂肪的消化产物大部分是在十二指肠和空肠吸收的，回肠能主动吸收胆盐和维生素 B_{12}；大肠主要吸收水分和盐类。

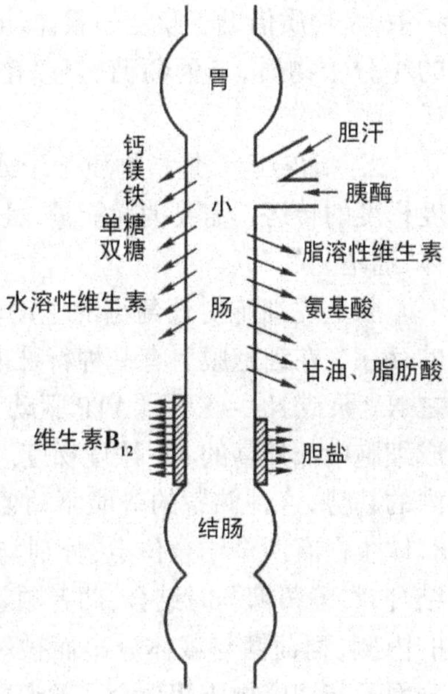

图 9－28　各种营养物质在小肠的吸收部位

小肠作为吸收的主要部位，具有以下优点：①吸收面积大，环状皱襞、绒毛和微绒毛使小肠表面积扩大约 600 倍左右，使整个小肠表面积达 200～400 m^2；②小肠绒毛内含有毛细血管、毛细淋巴管、平滑肌纤维以及神经纤维网等结构；③小肠内有多种消化酶，可将食物降解为适于吸收的小分子物质；④人的小肠长，使食物在小肠内的停留时间较长，这就保证了充分的吸收时间。

二、吸收的途径与机制

（一）吸收途径

水和营养物质从肠腔被吸收，可通过两条途径进入血液或淋巴。

1.跨细胞途径　物质必须通过吸收细胞的两层膜，即物质先通过细胞腔面膜的脂质双分子层进入细胞内，再通过细胞的基底膜或侧面膜进入血液或淋巴。例如葡萄糖、氨基酸的吸收。

2.旁细胞途径　物质或水通过两个相邻细胞间的紧密连接进入细胞间隙，然后再进入血液或淋巴。例如水和一些离子的吸收。

(二)吸收机制

小肠内的营养物质和水通过肠粘膜上皮细胞,最后进入血液和淋巴的过程中,必须通过肠上皮细胞的腔面膜和底膜(或侧膜)。物质通过这些膜的机制,大致分为被动转运和主动转运两大类。

1.被动转运(passive transference) 是一种不需要额外耗能的物质转运方式。包括滤过、渗透、单纯扩散和易化扩散等过程。

(1)滤过作用(filtration) 液体在滤过压的作用下,从高压区到低压区的移动过程称滤过。滤过决定于膜两侧的流体压力差。当肠腔内液压超过毛细血管压时,水分或水溶性的某些物质可以滤入血液。

(2)渗透作用 液体从渗透压低的一侧向渗透压高的一侧的移动过程称渗透。如果两液体被半透膜隔开,而且膜两侧渗透压不相等,则水分从渗透压较低的一侧流向较高的一侧,直到两侧的渗透压相等,达到动态平衡。消化管中的水分在胃、小肠和大肠中的吸收主要是靠渗透作用进行。

(3)扩散作用(diffusion) 溶液中的溶质从高浓度一侧向低浓度一侧的移动过程称为扩散。①单纯扩散,指物质通过膜的扩散不依赖于膜蛋白,是一种纯粹的物理扩散。细胞膜对各种物质的通透性不同。脂溶性的小分子物质,可经细胞膜微孔穿过细胞膜;小分子物质还可通过细胞膜亲水区充水通道(water - filled channels)和上皮细胞联结处的细胞间隙扩散进入细胞内。②易化扩散,是物质借助于膜上的载体,顺着浓度差通过膜的扩散过程。体内一些非脂溶性的、亲水性强的小分子物质,如葡萄糖、氨基酸及各种离子等,通过这种方式转运。

2.主动转运 是指物质分子或离子由低浓度侧向高浓度侧逆浓度梯度的转运。需要消耗能量,且有赖于细胞膜上一定的蛋白质(载体、通道)。

肠上皮细胞对葡萄糖的主动转运(图 9 - 29)取决于细胞外 Na^+ 的存在。在细胞膜上有一种特殊的蛋白质,称 $Na^+ - K^+$ ATP 酶,亦称之 Na^+ 泵或 $Na^+ - K^+$ 泵。ATP 驱动 Na^+ 泵,不断地将 Na^+ 泵出细胞,形成细胞内低外高的 Na^+ 浓度梯度。由于膜外 Na^+ 浓度高,有再进入膜内的趋势,这种储备的势能驱动葡萄糖的主动转运。转运葡萄糖的载体蛋白有两个结合位点,分别与葡萄糖和 Na^+ 结合,当 Na^+ 与载体结合时,葡萄糖同时结合,两者顺着浓度梯度一并进入细胞。到了膜的内侧,葡萄糖与载体分离而被释放至细胞内,载体返回到细胞外表面又与相应物质相结合。肠道中葡萄糖、氨基酸、Na^+ 及一些离子的吸收是通过主动转运完成的。

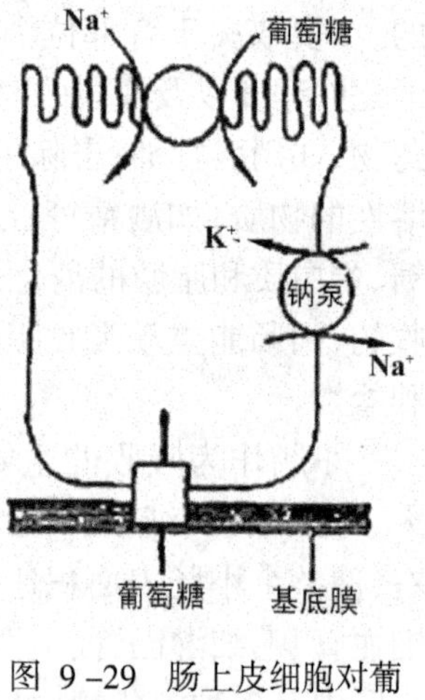

图 9 -29 肠上皮细胞对葡萄糖主动转运示意图

胞饮作用是物质吸附在质膜上,通过膜的内折而转移到细胞内的过程。由于胞饮作用也需要消耗能量,也为主动转运。

三、几种主要营养物质的吸收

(一)水的吸收

正常成人每日进入消化管的液体总量有 8 ~ 9 L,主要来自饮料、食物、唾液、胃液、胰液、胆汁和小肠液。这些水分除了约 150 ml 从粪便排出外，绝大部分在小肠内被吸收（主要是在十二指肠和空肠，回肠吸收的量很少），大肠可继续吸收小肠吸收后剩余的水分。胃中吸收的水分很少。

肠道内的水分都是被动吸收的，通过滤过和渗透两种方式进行，其中，以渗透吸收为主。小肠内各种溶质（尤其是 NaCl）的主动吸收所产生的渗透压梯度是水吸收的主要动力。

（二）糖的吸收

食物中的糖类在小肠上部几乎全部消化成各种单糖，然后由肠绒毛上皮细胞迅速吸收。通过肠粘膜吸收的单糖，主要有葡萄糖、果糖和半乳糖。细胞对半乳糖和葡萄糖吸收较快，而对果糖吸收较慢。当肠腔中葡萄糖浓度高于血液中浓度时，葡萄糖以易化扩散的方式被吸收；当肠腔葡萄糖浓度低于血液中的浓度时，以主动吸收的方式被吸收。

果糖需借助载体通过易化扩散方式被吸收。转运果糖的载体与葡萄糖或半乳糖的载体不同。

糖被吸收后，多数运转至血液，而进入淋巴的很少。

（三）蛋白质的吸收

蛋白质在小肠粘膜刷状缘的羧基肽酶和氨基肽酶的作用下，分解为二肽、三肽和氨基酸，主要以氨基酸的形式被吸收。

吸收的主要部位是在十二指肠及近端空肠。氨基酸及部分二肽和三肽的吸收与葡萄糖相似，属继发性主动转运，且都与 Na^+ 的转运相耦联。少量与刷状缘亲和力小的二肽和三肽则以完整肽的形式被转运吸收。当肽进入肠粘膜上皮细胞后，立即被肽酶水解为氨基酸。氨基酸主要经血液途径而吸收。

（四）脂肪的吸收

人体摄入的脂肪必须先经乳化（emulsification）和水解后才能被吸收。脂类水解产物不同，其吸收方式不同。甘油可溶于水，同单糖一起被吸收进入小肠粘膜细胞。长链脂肪酸、甘油一酯、胆固醇等，都不溶解于水，须与胆汁中的胆盐形成水溶性微胶粒（micelle）后，才能通过小肠粘膜表面的静水层到达微绒毛上。在这里，脂肪酸、甘油一酯等从微胶粒中释出，它们通过脂质膜进入肠上皮细胞内，胆盐则回到肠腔。进入上皮细胞内的长链脂肪酸和甘油一酯，大部分重新合成甘油三酯，并与细胞中的载脂蛋白合成乳糜微粒（chylomicrons），若干乳糜微粒包裹在一个囊泡内。当囊泡移行到细胞侧膜时，通过出胞的方式离开上皮细胞，进入淋巴循环，然后归入血液。一般来说，短、中链的脂肪酸和甘油可溶于水，经毛细血管进入血液；多数长链脂肪酸、胆固醇先入淋巴而后再入血液循环（图 9-30）。

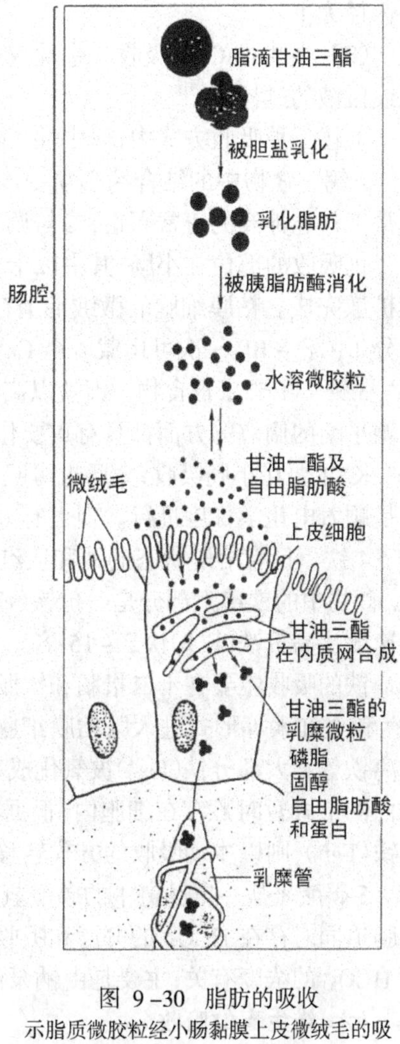

图 9-30 脂肪的吸收
示脂质微胶粒经小肠黏膜上皮微绒毛的吸收及乳糜微粒在细胞内合成

（五）电解质的吸收

1.钠和氯 钠和氯均以离子形式被吸收。吸收的主要部位在小肠，大肠也可以根据机体的需要吸收一定量的钠和氯。Na^+ 和 $C1^-$ 在小肠可以通过细胞旁路途径吸收,但主要还是通过跨细胞途径吸收。主要有三种吸收形式:Na^+ 的非耦联吸收;Na^+ 的耦联吸收;及中性 NaCl 的吸收。

(1)Na^+ 的非耦联吸收　Na^+ 从粘膜进入上皮细胞是顺着电化学梯度的易化扩散过程,但 Na^+ 从细胞进入组织液或血浆,是通过底—侧膜逆着电化学梯度的耗能的主动转运过程。

(2)Na^+ 的耦联吸收　小肠上部对 Na^+ 的吸收,主要是与单糖、氨基酸载体转运相耦联的被动吸收。因此,肠道内存在的有机物可以增进 Na^+ 的吸收。进入上皮细胞中的 Na^+ 借助于 Na^+–K^+–ATP 酶而从底侧膜排出。Na^+ 的排出可以促进 $C1^-$ 的被动吸收。$C1^-$ 的被动吸收以细胞旁路途径为主。

(3) 中性 NaCl 的吸收　中性 NaCl 的吸收是指 Na^+ 和 $C1^-$ 以 1 : 1 的比例从肠道转运到组织液或血液的过程。

上述三种吸收方式中,以中性 NaCl 的吸收为主。

2.钙　食物中的结合钙必须变成离子状态才能被吸收。钙在机体的主要作用是维持肌肉的正常工作和神经的正常兴奋,参与调节细胞的活动及作为骨和牙的重要组成部分。

钙吸收的部位在小肠,其中以十二指肠的吸收能力最强。钙吸收主要通过主动转运,少量通过扩散完成。粘膜细胞的微绒毛上存在一种钙结合蛋白(Ca^{2+} – BP),它与 Ca^{2+} 有很强的亲和力,每分子 Ca^{2+} – BP 一次可运载 4 个 Ca^{2+} 进入胞浆,然后 Ca^{2+} 可在线粒体贮存起来,并随时输出。

3.钾　主要来自食物。钾盐以离子形式极易被吸收。钾在糖原合成、肌肉兴奋性的维持以及酸碱平衡的调节等方面都具有重要作用。

K^+ 主要在小肠吸收,大肠也可吸收一部分。绝大多数 K^+ 都是经过细胞旁路被吸收。K^+ 的转运是顺着电化学梯度进行。现也有人认为,K^+ 在大肠的吸收是耗能的主动转运过程。

4.铁　只有溶解状态的铁和血红素中的铁才可被吸收。铁的吸收量与机体对铁的需要量有关。食物中的铁绝大部分是三价铁(Fe^{3+}),必须还原为亚铁(Fe^{2+})后方可被吸收,低价铁(Fe^{2+})的吸收速度比高价铁(Fe^{3+})快 2 ~ 15 倍。

铁的吸收主要在十二指肠和空肠,胃、小肠下段和结肠仅能吸收微量的铁。食物中的铁以 Fe^{2+} 和血红素等形式进入肠粘膜细胞,其中,血红素在血红素氧化酶的作用下,分解为胆红素和游离铁等。大部分铁(Fe^{2+})被氧化成三价铁(Fe^{3+})后,与细胞内去铁蛋白结合形成铁蛋白,并以铁蛋白的形式暂时贮存在细胞内,根据机体对铁的需要,逐渐地向血液释放;一小部分未被结合的亚铁(Fe^{2+}),则以主动吸收的方式转移到血浆中。

5.碳酸氢盐　胃肠道中的碳酸氢盐(HCO_3^-)来自胰腺、胆囊和胃肠道的分泌。正常情况下,在胃肠道同时存在 HCO_3^- 的分泌和吸收。其净吸收量等于吸收和分泌量之差。HCO_3^- 的吸收与肠腔中 HCO_3^- 的浓度有关,主要是由钠泵活动所产生的电位梯度促使其向细胞内移动。

(六)维生素的吸收

维生素分为水溶性维生素及脂溶性维生素两大类。水溶性维生素易溶于水,而脂溶性维生素易溶于脂肪和脂溶剂。

脂溶性维生素包括维生素 A、D、E 和 K 四种。它们主要在小肠上部被吸收,吸收量与摄入量相关。吸收之前必需先乳化,可溶于细胞膜的脂质中,转运至肠粘膜细胞内,或者与乳糜微粒及极低密度脂蛋白结合后,通过淋巴管转运至血液循环,或者通过门静脉转运至血液循环。

水溶性维生素包括维生素 B 类(B_1、B_6、B_{12} 等)和维生素 C(抗坏血酸)。它们可以借扩散进行吸收。维生素 B_{12} 的吸收与其它水溶性维生素不同。胃中的酸性环境使 B_{12} 从食物蛋白中解离出来，与唾液和胃液中的 R 蛋白结合，进入十二指肠后再次释放，然后与胃腺壁细胞分泌的内因子结合，形成相当稳定的大分子复合物，再在回肠与回肠粘膜表面的内因子受体结合，进入肠粘膜上皮细胞后，即开始跨细胞转运过程。借载体的转运被吸收到门静脉转运至血液循环。维生素 B_{12} 在回肠被吸收。

第五节　消化器官活动的调节

一、神经调节

支配消化道的神经由外来神经（extrinsic nerve）和内在神经（intrinsic nerve）两部分组成。

（一）外来神经

外来神经包括交感神经（sympathetic nerve）、副交感神经（parasympathetic cnerve）以及非胆碱能非肾上腺素能神经。

支配消化系统的交感神经从脊髓胸腰段侧角发出，经过腹腔神经节、肠系膜上、下神经节或腹下神经节换神经元，节后纤维分布到胃、小肠和结肠等部位（图 9－31）。刺激交感神经时，其纤维末梢释放去甲肾上腺素，可引起胃肠运动和分泌的抑制。

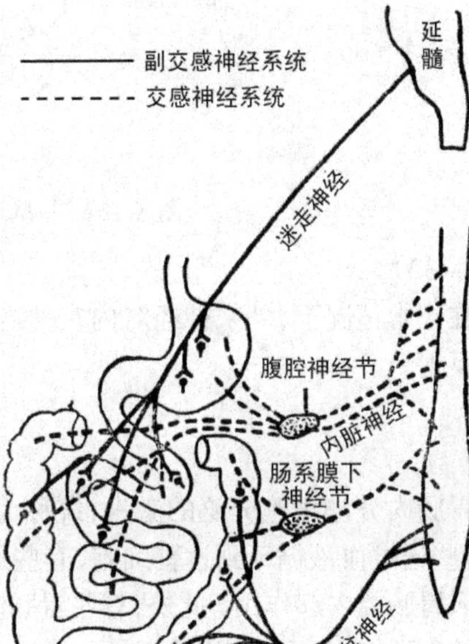

图 9－31　胃肠的神经支配示意图

支配消化系统的副交感神经主要来自迷走神经，支配降结肠及其以下部分的副交感神经来自盆神经。迷走神经起源于延髓迷走神经背核，而盆神经起源于骶髓 2～4 节段的灰质侧角。副交感神经的节前纤维进入消化道后，与壁内神经丛的细胞发生突触联系，节后纤维支配消化道平滑肌和腺细胞。在多数情况下，迷走神经节后纤维释放乙酰胆碱对消化器官起兴奋作用，使胃肠的基本电节律（BER）加快，加强消化道运动、消化腺分泌和胃肠激素释放。阿托品（atropine）可以阻断这一作用。迷走神经的传出纤维不全部是兴奋性的，其中尚有部分抑制性纤维，这些纤维末梢释放肽类递质。

（二）内在神经丛

消化道壁内的神经纤维交织成网形成丛，称为内在神经丛。包括位于纵行肌和环行肌之间的肌间神经丛（myenteric plexus）和分布于环行肌与粘膜层之间的粘膜下神经丛（submucosa plexus）。神经丛中有大量的神经元（包括感觉神经元、中间神经元和运动神经元）和无数的神经纤维（包括外来神经纤维和内在神经纤维）。内在神经丛的神经纤维与外来神经纤维一起，把胃肠壁的各种感受器及效应细胞与神经节互相连接，构成一个完整的局部反射系统，起着传递感觉信息、调节运动神经元活动、维持或抑制效应系统的作用。在调节胃肠活动中具有十分重要的作用

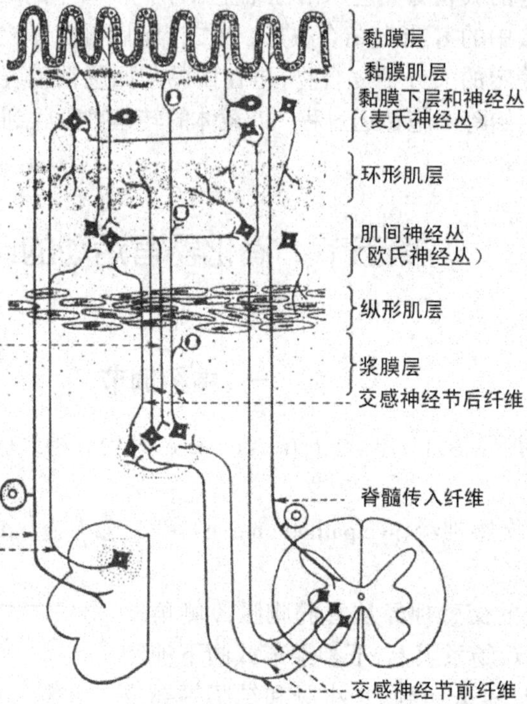

图 9－32　胃肠道的内在神经丛及其与外来神经的联系

（图 9－32）。

在正常情况下，外来神经对内在神经丛有调节作用，当切断外来神经后，节细胞间仍能完成局部反射。

二、体液调节

胃肠内分泌细胞分泌的激素，统称为胃肠激素（gut hormone）。胃肠激素由内分泌细胞释放后，有些通过血液循环到达靶细胞、有些通过细胞间液弥散至邻近的靶细胞、有些沿着细胞间隙弥散入胃肠腔内起作用。此外，有些胃肠激素作为支配胃肠的肽能神经元的递质发挥作用。胃肠激素的生理作用主要有以下三方面：

1.调节消化腺的分泌和消化管的运动　例如胃泌素促进胃液分泌和胃运动，抑胃肽则抑制胃液分泌和胃运动，胆囊收缩素引起胆囊收缩、增加胰酶的分泌等。

2.调节其它激素的释放　例如抑胃肽和胃泌素可刺激胰岛素的分泌，生长抑素可抑制胰岛素和胃泌素等多种激素的释放。

3.营养作用　一些胃肠激素具有刺激消化道组织的代谢和促进生长的作用。例如，胃泌素能促进胃和十二指肠粘膜的蛋白质合成，从而促进其生长。胆囊收缩素能促进胰腺外分泌组织的生长等。

有些肽类激素在消化道和中枢神经系统中均同时存在，这种双重分布的肽类物质被称为脑－肠肽（brain gut peptide）。它们不仅有激素作用，还有神经递质或调质作用。胃泌素、胆囊收缩素、P 物质、生长抑素和神经降压素等均属脑－肠肽。

小 结

消化系统可以将摄取的食物消化成结构简单的小分子物质并吸收各种营养物质,供机体新陈代谢所需,同时,将未被消化和吸收的食物残渣经肛门送出体外。此外,还具有内分泌功能和免疫功能。食物在消化管内被分解成结构简单、可被吸收的小分子物质的过程,称为消化。营养物质透过消化管粘膜上皮细胞进入血液和淋巴液的过程,称为吸收。消化系统包括消化管和消化腺两部分。

消化管各部的功能不同,形态各异。可分为口腔、咽、食道、胃、小肠、大肠和肛门。临床上通常将口腔至十二指肠的一段称上消化道,空肠及以下的部分称下消化道。消化管壁一般可分为四层(除口腔与咽外),由管腔内面向外依次为粘膜、粘膜下层、肌层和外膜,其中,粘膜是消化管进行消化吸收的重要部位,又分为上皮、固有膜和粘膜肌层三层。

口腔是整个消化管的起点,分口腔前庭和固有口腔两部分。口腔内有牙和舌等结构,舌背面有丝状、菌状、叶状和轮廓状四种舌乳头。在这里通过咀嚼的机械作用和唾液的化学作用对食物进行初步消化,然后通过吞咽将食糜送入胃。

咽是肌性管道,根据咽的通路可分为三部,即鼻咽部、口咽部和喉咽部。

食管也是肌性管道,上与咽相续,下与胃的贲门相接。全长有三个生理狭窄区,一个在其起始部,第二个在与左支气管交叉处,第三个在膈的食管裂孔处。

胃是消化管最膨大部分。大部分位于左季肋区,小部分在腹上区。分贲门部、胃底、胃体和幽门部四部分,胃的入口称贲门,出口称幽门。胃粘膜上有贲门腺、幽门腺和胃底腺三种腺体。其主要功能是贮存食物,同时,通过胃壁肌肉运动的机械性消化和胃液中一些酶的化学性消化,将食物初步分解。

小肠位于腹腔中、下部。分为十二指肠、空肠和回肠。与其功能相适应,小肠腔面有许多环状皱襞、肠绒毛和微绒毛;有发达的肠腺等结构特点。在小肠内,食糜受到胰液、胆汁、小肠液内酶的化学作用,以及小肠运动的机械作用,降解为可被吸收的小分子物质,并且大部分被吸收。因此,小肠是食物消化与吸收的最主要部位。小肠运动包括蠕动、分节运动、紧张性收缩等形式。

大肠是消化管的末段,包括盲肠、结肠和直肠。大肠除直肠和阑尾外,具有结肠带、结肠袋和肠脂垂等结构。大肠没有重要的消化活动,主要功能是吸收水分和盐类,以及暂时贮存经消化吸收后剩下的食物残渣。

消化腺分大消化腺和小消化腺。大消化腺包括唾液腺、胰和肝。大唾液腺有腮腺、下颌下腺、舌下腺各一对,分泌粘液和少量淀粉酶。肝是人体中最大的消化腺,其大部位于右季肋区和腹上区,小部在左季肋区。肝小叶是肝的结构和功能单位。肝细胞是构成肝小叶的主要成分,为多角形的腺细胞。肝细胞分泌的胆汁中没有消化酶,但胆汁对脂肪的消化和吸收具有重要作用。胰位于胃的后方,胰腺实质分外分泌部和内分泌部两部分。外分泌部分泌胰液,含有多种消化酶,经导管排入十二指肠,在食物消化中起重要作用;内分泌部分泌的激素进入血液,主要参与碳水化合物的调节。小消化腺位于消化管各段的管壁内，如唇腺、舌腺、食管腺、胃腺、肠腺等，它们均借排出管，将含有消化酶的消化液及黏液分泌到消化管腔内，对食物行化学性消化。

水和营养物质从肠腔可通过跨细胞和旁细胞两条途径进入血液或淋巴，同时以被动转运和主动转运两种方式通过肠上皮细胞的腔面膜和底膜。

消化管不同部位的吸收能力有很大差异，这主要与消化管各部位的组织结构、食物在该部位停留时间的长短和食物被分解的程度等因素有关。正常情况下，口腔和食管基本上没有吸收功能，只有某些脂溶性药物如硝酸甘油能够通过口腔粘膜进入血液。胃仅能吸收少量的水和酒精。小肠是吸收的主要部位，所有营养物质的消化产物及水、无机盐和维生素等主要在此处被吸收。大肠主要吸收水分和盐类。

胃肠道的活动受神经和体液因素的双重调节。支配胃肠道的神经由外来神经和内在神经两部分组成。外来神经属植物性神经，包括交感神经和副交感神经，内在神经指广泛分布在消化道壁内的神经丛，包括肌间神经丛和粘膜下神经丛。体液调节通过胃肠内分泌细胞产生的胃肠激素来调节。

复习思考题

1.名词解释：胰岛；肝小叶；肝板；肝血窦；环状皱襞；肠绒毛；消化；吸收；容受性舒张；蠕动；胃的排空；粘液－碳酸氢盐屏障；蠕动冲。

2.消化系统的基本组成？

3.消化管壁（食道、胃、小肠和大肠）的组织结构特点如何？

4.舌乳头有哪些种类？各有何特点？

5.胃液的基本组成及其作用？

6.小肠运动的基本形式及运动的调节？

7.简述人体各主要物质的吸收部位。

8.简述消化道主要物质吸收的机制。

第十章　能量代谢与体温调节

第一节　能量代谢

新陈代谢是生物体生命活动的基本特征，它包括物质代谢和能量代谢。物质代谢(material metabolism)过程中伴随着能量的贮存、释放、转移和利用，这个过程称为能量代谢(energy metabolism)。人与动物不断摄取外界营养物质,这些物质在体内通过分解代谢和合成代谢为机体提供能量和机体构成物质。通过与外界的物质交换,机体将营养物质转化为来维持体温的热能、物质渗透的渗透能、肌肉收缩的机械能、神经兴奋与传导的电能等等(图 10-1)。

一、食物的能量转化

(一)几种主要营养物质的能量转化

1.糖　机体所需能量的 70%左右由食物的糖类提供,其余能量由脂肪和蛋白质提供。糖的分解供能可分为有氧氧化和无氧酵解两种途径。在氧气供应充足时,葡萄糖可经过有氧氧化分解成 CO_2 和水,同时释放较多的能量;在氧供不足时,糖经无氧酵解供能;1 mol 葡萄糖完全氧化所释放的能量可合成 38 mol ATP。有氧氧化产生的能量远大于无氧酵解(1 mol 葡萄糖经无氧酵解生成 2 mol ATP),但无氧酵解也是机体在特殊条件下供能的重要途径。

2.脂肪　机体的脂类可分为组织脂质和贮存脂质两部分。前者是组织、细胞的组成成分,包括胆固醇、磷脂等,在饥饿时也不减少,不参与机体的供能;后者主要是脂肪,即中性脂肪或甘油三脂,约占贮存脂肪的 98%。贮存脂肪是人体内能量物质的主要贮存形式,占体重的 20%。组织利用脂肪酸供能的基本方式是 β 氧化,1 mol 软脂酸完全氧化,可产生 130 mol 的 ATP。

3.蛋白质　机体蛋白质主要为各组织的构成成分,消化道吸收的氨基酸或蛋白质分解产生的氨基酸均用于合成细胞成分以实现自我更新或合成酶、激素等生物活性物质,而作为机体的能源物质,则是其次要的功能。但在机体所需要的能源供应不足,如长期不能进食或体内的糖原和脂肪消耗量极大时,为维持其最基本的生理功能,才分解组织中蛋白质用于供能。

(二)三磷酸腺苷与能量代谢

机体各种能源物质在体内氧化所释放的能量,约有 60%迅速转化为热能,主要用于维持体温。其余的能量是可以用于做功的“自由能”，这部分自由能的载体是三磷酸腺苷(adenosine triphosphate, ATP),能量贮存于 ATP 的高能磷酸键中。除 ATP 外,另一高能磷酸键贮能化合物为磷酸肌酸(creatine phosphate, CP)。当机体分解生成的能量增多而 ATP 浓度升高时,ATP 将高能磷酸键转移给肌酸,生成 CP,将能量贮存起来。当组织耗能增加,ATP 浓度降低时,CP 又将贮存的能量转移给二磷酸腺苷(ADP)生成新的 ATP。CP 不能直接为细胞生命活动提供能量,它可被看作是 ATP 的贮存库,而 ATP 的合成与分解是体内能量转移和贮存的关键环节。机体组织细胞可直接利用 ATP 提供的能量完成各种功能活动(图 10-1)。

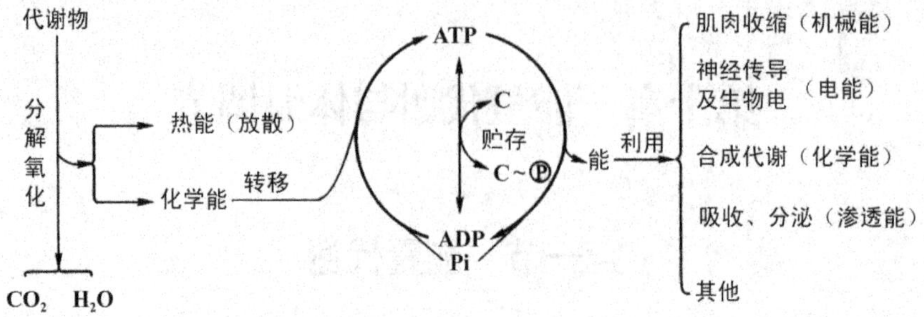

图 10-1 能量的贮存、转移和利用

(三)能量平衡异常是导致肥胖和消瘦的原因之一

能量代谢收支平衡，体重可保持相对稳定。若能量物质摄取多于消耗，除正常个体生长外，会导致机体脂肪组织增多，体重增加。反之，在饥饿或能量物质摄取不足而能量收支出现负平衡时，可因体内能量物质消耗过多出现消瘦。肥胖(obesity)表现为脂肪细胞增多和(或)细胞体积增大。体质指数(body mass index, BMI)是用于判定人体发育水平的标准，BMI = 体重(kg)/[身高(m)]^2。BMI<18.5 为慢性营养不良；18.5~25 为正常；>25 为超重或肥胖。

二、能量代谢的测定

机体的能量代谢遵循能量守恒定律，即能量在由一种形式转化为另一种形式的过程中，能量既不增加，也不减少。在整个能量转化过程中，利用食物的化学能与最终转化的热能和所作的外功是相等的，即机体所消耗的能量 = 散发的能量(热) + 对外做功。在避免做外功的条件下，在一定时间内机体产生的热量应等于这些食物在氧化时所释放的能量。因此测定单位时间内机体的产热量，即可计算出整个机体的能量代谢水平(能量代谢率)。测定机体在单位时间内散发的总热量通常可采用两种方法：直接测热法(direct calorimetry)和间接测热法(indirect calorimetry)。

能量的通用计量单位是焦耳(Joule, J)或千焦耳(kiloJoule, kJ)。以往也常用卡(calorie, cal)或千卡(kcal)作为计量单位，二者的换算关系为 1 cal = 4.187J。各种能源物质在体内氧化所释放的能量的 50%以上是直接以热能的形式散发的，机体进行各种生理活动时，由 ATP 所释放的能量，除做外功以外，最终转变为热能。如肌肉收缩的机械能因克服关节之间的摩擦力以及组织之间的粘滞力而转变为热能，所以能量代谢率就以单位时间内机体的产热量来表示。

1.直接测热法 通过收集机体在一定时间内散发的总热量求得能量代谢率的方法。直接测热法是利用一种特殊装置直接测量整个机体在单位时间内向外界环境散发的总热量。被试者在一个能防止热量散失的密闭隔热室中，所散发的大部分热量被居室内管道中流动的水所吸收，根据流过水的量及水温差，可计算出水吸收的热量。受试者散发的热量有一小部分包含在不感蒸发(参见本章第二节)中，这部分热量也应考虑在内。此两者热量之和即为机体向环境散发的总热量。直接测热法原理简单，测出的数据精确，但因仪器装置复杂，操作繁琐等，临床上多不采用。

2.间接测热法 根据化学反应原理，即反应物与反应物之间、反应物与产物之间存在着一定的比例关系，从而推算出一定时间内机体氧化三大营养物质的量，再根据有关数据计算该段时间内机体所释放的总热量。使用以上方法可间接计算出机体在一定时间内能量代谢的量。能量代谢的计算与下列参数有关。

(1)食物的热价 1 克营养物质在体内完全氧化分解或在体外燃烧时所释放出来的热量，称为该食物的热价(thermal equivalent)或卡价(caloric value),单位为 kJ/g 或 kcal/g。食物的热价分为物理热价和生物热价,前者指食物在体外燃烧所释放的热量,后者指食物在体内氧化所释放的热量。糖和脂肪的生物热价等于其物理热价,糖和脂肪的热价分别为 17.15 kJ/g 和 39.75 kJ/g 。蛋白质的生物热价小于其物理热价。因为体内蛋白质不能彻底氧化,部分以尿素的形式排出体外。蛋白质的物理热价为 23.43 kJ/g ,生物热价为 17.99 kJ/g。

(2)食物的氧热价　某种营养物质在体内完全氧化时,消耗 1L 氧所产生的热量称为该物质的氧热价(thermal equivalent of oxygen)(表 10-1)。

表 10-1　三种营养物质氧化时的几种数据

营养物质	产热量(kJ/g)			耗氧量(L/g)	CO_2 产量(L/g)	氧热价(kJ/g)	呼吸商
	物理热价	生物热价	营养学热价				
糖	17.15	17.15	16.74	0.83	0.83	20.66	1.00
蛋白质	23.43	17.99	16.74	0.95	0.76	18.93	0.80
脂肪	39.75	39.75	37.66	2.03	1.43	19.58	0.71

(3)呼吸商　在一定时间内机体的二氧化碳产量(呼出量)和耗氧量(摄入量)的比值,称为呼吸商(respiratory quotient,RQ)。而各种营养物质氧化时的二氧化碳产量与耗氧量的比值又称为该物质的呼吸商。

$$呼吸商(RQ)=\frac{产生\ CO_2\ 的\ mol\ 数}{消耗\ O_2\ 的\ mol\ 数}=\frac{产生\ CO_2\ 的\ ml\ 数}{消耗\ O_2\ 的\ ml\ 数}$$

表 10-2　非蛋白呼吸商和氧热价

非蛋白呼吸商	氧化的%		氧热价(kJ/L)	非蛋白呼吸商	氧化的%		氧热价(kJ/L)
	糖	脂肪			糖	脂肪	
0.707	0.00	100.0	19.62	0.86	54.1	45.9	20.41
0.71	1.10	98.9	19.64	0.87	57.5	42.5	20.46
0.72	4.75	95.2	19.69	0.88	60.8	39.2	20.51
0.73	8.40	91.6	19.74	0.89	64.2	35.8	20.56
0.74	12.0	88.0	19.79	0.90	67.5	32.5	20.61
0.75	15.6	84.4	19.84	0.91	70.8	29.2	20.67
0.76	19.2	80.8	19.89	0.92	74.1	25.9	20.71
0.77	22.8	77.2	19.95	0.93	77.4	22.6	20.77
0.78	26.3	73.7	19.99	0.94	80.7	19.3	20.82
0.79	29.0	70.1	20.05	0.95	84.0	16.0	20.87
0.80	33.4	66.6	20.10	0.96	87.2	12.8	20.93
0.81	36.9	63.1	20.15	0.97	90.4	9.58	20.98
0.82	40.3	59.7	20.20	0.98	93.6	6.37	21.03
0.83	43.8	56.2	20.26	0.99	96.8	3.18	21.08
0.84	47.2	52.8	20.31	1.00	100.0	0.0	21.13
0.85	50.7	49.3	20.36				

各种营养物质无论在体内氧化还是在体外燃烧，其 CO_2 产生量和耗 O_2 量均取决于各种营养物质的化学组成。糖、脂肪和蛋白质分子中所含碳、氢和氧的比例不同，氧化时所产生的 CO_2 和耗 O_2 量也不同，故呼吸商也不相同。葡萄糖氧化时所产生的 CO_2 量和耗 O_2 量是相等的，所以糖的呼吸商为 1.00。脂肪的呼吸商为 0.71，蛋白质的呼吸商约为 0.80。可以根据呼吸商的数值来推测机体利用能量的主要来源。一个人的呼吸商接近 1，说明此人在该段时间内利用的能量主要来自糖的氧化。糖尿病患者因葡萄糖的利用发生障碍，机体主要依靠脂肪代谢供能，因此其呼吸商偏低，接近于 0.7；在长期饥饿情况下，人体的能量主要来自自身的蛋白质的分解时，则呼吸商接近 0.8。

（4）非蛋白呼吸商（non-protein respiratory quotient，NPRQ） 是指由二氧化碳总产量和耗氧总量中减去分解蛋白质所产生的二氧化碳的量和消耗的氧量，此时的二氧化碳产量和氧耗量的比值，就是糖和脂肪的混合呼吸商。根据非蛋白呼吸商值的大小，可推算出机体糖和脂肪氧化的百分比，并可计算出氧化其中某一物质的耗氧量和二氧化碳产量（表 10-2）。在一般生理条件下，混合食物的呼吸商为 0.85。

间接测热法所根据的原理是化学反应的定比定律，即在一般化学反应中，反应底物的量与产物的量之间有一定的比例关系。例如，氧化 1 mol 葡萄糖需要 6 mol O_2，同时产生 6 mol CO_2 和 6 mol H_2O，并释放一定的能量（ΔH）。即：

$$C_6H_{12}O_6 + 6O_2 = 6CO_2 + 6H_2O + \Delta H$$

间接测热法就是根据这种定比关系测算出在一定条件下体内物质氧化分解释放的能量，即机体内产生的热量，进而计算能量代谢水平。间接测热法的测算步骤是：首先测出机体在一定时间内的耗 O_2 量和 CO_2 产生量，并测出尿中尿氮的排出量；然后从尿氮的排出量计算出蛋白质氧化量及蛋白质食物的产热量（1 g 尿氮相当于氧化分解 6.25 g 蛋白质）。如果从总耗 O_2 量和总 CO_2 产量中分别扣除蛋白质氧化的耗 O_2 量和 CO_2 的产量，即可计算出非蛋白呼吸商（NPRQ），再从非蛋白呼吸商表中查出该 NPRQ 值所对应的氧热价，可计算出非蛋白食物的产热量；最后将蛋白食物与非蛋白食物的产热量相加，得出总产热量。

假定某受试者 24 小时的耗 O_2 量为 400 L，CO_2 产生量为 340 L，尿氮排出量是 12 g，用间接测热法计算受试者 24 小时的能量代谢值。计算如下：

（1）蛋白质代谢：氧化量 = 12 g × 6.25 = 75 g

产热量 = 18 kJ × 75 g = 1 350 kJ

耗 O_2 量 = 0.95 L/g × 75 g = 71.25 L

CO_2 产生量 = 0.76 × 75 g = 57L

（2）非蛋白质代谢：耗 O_2 量 = 400 L − 71.25 L = 328.75 L

CO_2 产生量 = 340 L − 57 L = 283 L

（3）非蛋白呼吸商 = 283 L ÷ 328.75 L = 0.86

查表，非蛋白呼吸商为 0.86 时，氧热价为 20.41 kJ/L

因此，非蛋白代谢产热量 = 328.75 L × 20.41 kJ/L = 6 709.8 kJ

（4）总产热量

总产热量 = 蛋白质代谢产热量 + 非蛋白质代谢产热量 = 1 350 kJ + 6 709.8 kJ = 8 059 kJ

即受试者 24 小时的能量代谢值为 8 059 kJ。

3.临床上应用的简化测定法 为简化测量和计算步骤，可用更简便的测定方法。由于蛋白质不是主要供能物质，所以可以忽略不考虑蛋白质的代谢。因此不测尿氮量，只测定单位时间内的二氧化碳产量和氧耗量，计算呼吸商（以混合食物呼吸商作为非蛋白呼吸商，即0.85），按非蛋白呼吸商查表，得到对应氧热价值，即可计算总产热量。

总产热量 = 20.36 kJ/L × 400 L = 8 144 kJ

可见，简化测定法的计算结果与上述结果较为接近。

此外，还有一更简便的测定方法是在标准休息与禁食条件下，将呼吸商定为0.82，氧热价为20.20 kJ/L，只需测定单位时间内（通常为6 min）的氧耗量，便可计算出机体的产热量。

三、影响能量代谢的主要因素

1.肌肉活动　骨骼肌的收缩与舒张都是主动耗能过程，所需能量来源于营养物质的氧化。任何轻微的活动都必然会增加机体的耗 O_2 量，机体耗 O_2 量增加的程度与肌肉活动的强度成正比关系。骨骼肌活动对能量代谢的影响最为显著，剧烈运动时其耗氧量可增加10～20倍。

2.环境温度　人处于安静状态时的能量代谢率以环境温度为20～30℃时最为稳定，温度过高或过低，代谢都将增加。环境温度为30～45℃时，体内酶活性增强，化学反应过程加速，发汗及循环、呼吸功能均不同程度增强，能量代谢率增加。体温每升高1℃，代谢将增加13%左右。环境温度低于20℃时，引起机体肌肉紧张度增加，甚至引起寒颤，致使能量代谢率增加。

3.精神活动　脑的重量仅占体重的2.5%，但安静状态下有15%的心输出量进入脑循环系统。当精神活动处于紧张状态（烦恼、愤怒、恐惧或强烈情绪激动）时热量可显著增加。其原因是精神紧张时骨骼肌紧张性增加，产热量明显增多；精神紧张时肾上腺素、肾上腺皮质激素和甲状腺素分泌增加，使机体代谢加速。

4.食物的特殊动力作用　进食可使机体产生“额外”热量的现象称为食物的特殊动力作用（specific dynamic action）。在进食后1小时机体产热开始增加，2～3小时增至最大，以后逐渐降低，至7～8小时后完全消失。各种营养物质的特殊动力作用不同，通常以食用蛋白质的作用最强，可达30%左右，糖和脂肪可增加产热量约4%～6%，混合食物一般为10%左右。食物特殊动力作用的主要原因并非是由于消化管和消化腺活动增强所致，它与肝脏内氨基酸的脱氨基反应过程以及尿素的形成有关。

四、基础代谢

（一）基础代谢

基础代谢（basal metabolism）是指机体在基础状态下的能量代谢。基础状态即为尽量排除上述能影响能量代谢的主要因素后机体所处的状态。要求受试者在清醒静卧、室温20～25℃、肌肉松弛、精神安宁、空腹（测定前至少禁食12小时）及体温正常的条件下进行。在这种条件下，体内能量的消耗只用于维持基本生命活动，能量代谢比较稳定。因此把在这种状态下单位时间内的能量代谢称为基础代谢率（basal metabolic rate, BMR）。

（二）基础代谢率的单位及测算

基础代谢率的单位是以每小时每平方米体表面积产生的热量来表示，即 $kJ/(m^2 \cdot h)$。因为仅仅以单位时间的能量代谢率并不是一个衡量个体与个体之间代谢差异的准确标准。由于个体间体格的大小各异，代谢率差异较大。若以体重为标准来衡量，但即使体重相同的人，由于胖瘦不同,代谢率也不同。为便于比较,体表面积是一个比较合适的衡量代谢率的尺度。实验发现,体格小的动物(如鼠)每千克体重的产热量比体格大的动物(如马)要高得多,若以单位体表面积的产热量计,则不管体格大小,每24小时每平方米体表面积产生的热量几乎都在4 187 kJ(1 000 kcal)左右。人体的计算值也基本与此接近。

体表面积不易测量,但可从身高和体重相应数值来推算,我国人的体表面积可根据Stevenson公式计算:

体表面积(m^2) = 0.0061 × 身高(cm)+0.0128 × 体重(kg) - 0.1529。

临床上还可以使用更为简便的"三线表"直接看出。简言之,就是身高与体重线的连接交叉处为体表面积线对应的具体值,此处从略。

基础代谢率的正常与否通常以与同性别、同年龄组的平均值进行比较。在实际测算中基础代谢率的表示方法除可用 $kJ/(m^2 \cdot h)$为单位表示外,还可以用实际测得的数值(实测值)与正常平均值相差的百分比率来表示,即:

$$基础代谢率(\%) = \frac{实测\ BMR\ 值 - 同性别同年龄组平均值}{同性别同年龄组的平均值} \times 100\%$$

基础代谢率正常变动范围在10%~15%。甲状腺功能亢进或减退时,总是伴随有基础代谢率的显著改变。甲亢时基础代谢率可高于正常值的25%~80%;甲状腺功能减退时比正常值低20%~40%。此外,糖尿病、红细胞增多症、白血病和发热可使基础代谢率升高。阿狄森病、肾病综合征、脑垂体性肥胖以及机体处于病理性饥饿时,基础代谢率则降低。

第二节　体温及其调节

一、体　温

产热和散热是影响体温的决定因素。当环境温度发生变化时,人和其它恒温动物通过机体内体温调节机制对产热和散热过程进行调节,从而维持体温的相对恒定。在寒冷环境中,机体产热量增加而散热量减少,使体温不至过低;而炎热环境条件下,机体散热量增加而产热量减少,使体温不至过高。根据体温调节能力可将动物分为恒温动物(homeothermic animal)和变温动物(poikilothermic animal)。大多数哺乳动物和鸟类属恒温动物,其体温不会随环境变化而发生改变;变温动物体温可因环境温度改变而发生变化,体内温度接近环境温度,适应环境能力较低。体温的调节方式有生理性调节和行为性调节,行为性调节(behavioral thermoregulation)是指人体有意识改变行为活动而调节机体产热和散热的方式的过程。例如根据环境温度变化而增减衣着,人工改变周围气候条件等。动物也有行为性调节的现象,如候鸟的迁徙,遇冷时趋向有日光照射处,炎热时移向树阴下或钻进洞穴等。行为性体温调节是动物长期进化过程中发展的一种能力,是生理性体温调节的补充。

1.人体的正常体温　人体温度分为皮肤温度(skin temperature)和机体深部温度(core temperature)。表层温度包括皮肤、皮下组织和肌肉等部位温度;深部温度又称体核温度,主要指心、脑、肺和腹腔脏器的温度。体表温度随环境温度的变化较大,外界温度较低时,皮肤各部位之间温差较大;外界温度升高时,皮肤各部位之间温差减小。机体深部温度则较为恒定。通常体温(body temperature)是指机体深部的平均温度,一般较为稳定,受环境温度的影响不大(图10-2)。临床上以口腔、直肠和腋窝的温度代表体温，这三个部位体温的正常值分别为 36.7 ~ 37.7℃、36.9 ~ 37.9℃和 36.4 ~ 37.4℃。

2.体温的生理变动

(1)体温存在昼夜周期　清晨 2 ~ 6 时体温最低，午后 1 ~ 6 时最高，波动幅度一般不超过 1℃。体温的这种昼夜周期性波动，称为体温的昼夜节律，是机体的一种内在节律。

(2) 体温有年龄差异　新生儿代谢旺盛，体温高于成人。老年人代谢降低，体温偏低。新生儿，特别是早产儿在出生后一段时间内，因体温调节机制发育尚未完善，调节能力差，体温极容易受环境温度的影响。

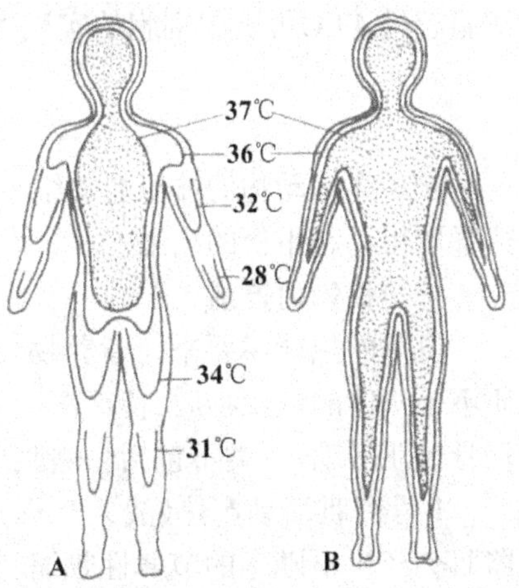

图 10–2　在不同环境温度下人体体温分布
A.环境温度 20℃时体表温度较低；B.环境温度 35℃时体表温度接近体核温度

(3)体温有性别差异　一般女性体温比男性体温高 0.3℃。女性体温还随月经周期而变动，月经期至排卵期这段时间体温较低，排卵日体温最低，排卵后体温回升至月经前水平(图 10–3)。一般认为排卵后

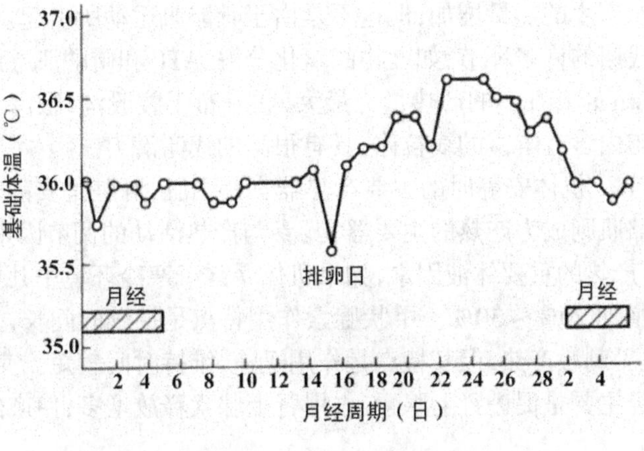

图 10–3　女性月经周期中基础体温的变化

体温的升高是由于黄体分泌孕酮，后者具有产热作用所致。孕酮可能通过作用于下丘脑体温调节中枢，使体温调定点发生重调定，引起产热增加，体温升高。

(4)体温随肌肉活动和精神活动增强而升高　肌肉剧烈活动时，体温可上升 1 ~ 2℃。此外，情绪激动、精神紧张以及进食等均可影响体温。同时甲状腺素、肾上腺髓质等分泌的激素增加，机体代谢活动增强，引起产热量增加，体温升高。

(5)体温还受其它因素的影响　在环境温度较高的夏季，体温比环境温度较低的冬季时高；在相同季节，生活在南方时体温比生活在北方高。进食可增加产热，也可能影响体温。

3.体温相对恒定的生理学意义　温度升高，生化反应加速；温度降低，生化反应变缓慢。体内新陈代谢属酶促化学反应，酶的活性、反应速度亦受温度的影响。因此，体温升高或降低都将影响新陈代谢的速度。体温低于 34℃可引起意识丧失，低于 25℃可引起心跳停止或心室纤维性颤动；

体温超过43℃可引起细胞的实质性损害，高于45℃时可危及生命。

二、产热与散热

人和高等动物的体温能够维持相对稳定，是依靠体温调节机制的活动，使机体的产热量与散热量取得动态平衡的结果。

（一）机体的产热

机体的热能主要来自营养物质的分解代谢，体内贮存的糖、脂肪代谢是主要产热来源，蛋白质不是机体的能源物质，特殊情况下才可被分解产热。机体产热的方式可简单分为两类：一类包括骨骼肌活动，一类不包括骨骼肌活动。

1.骨骼肌活动产热（战栗产热） 骨骼肌收缩时可产生大量热量，机体暴露在寒冷环境时骨骼肌会产生不随意的节律性收缩，其节律为9～11次/min，这种特殊反应称为战栗或寒战（shivering）。战栗产热的特点是屈肌与伸肌同时收缩，收缩不做外功，但产热很高。战栗是寒冷条件下最有效的产热方式，可提高代谢率4～5倍。寒冷时，骨骼肌随意运动也会增多，如跺脚、搓手等。运动可产生更多的热量，剧烈运动可使产热达到基础率的20倍，但这种增加的热一般不算在体温调节之内。

2.非战栗产热 非战栗产热（nonshivering thermogenesis）又称代谢产热。在寒冷环境条件下，机体代谢率显著增加，产生的热量增加，但这不是由于骨骼肌运动所引起。非战栗产热发生于细胞水平，牵涉到能量代谢的许多环节，如食物的氧化分解、ATP和磷酸肌酸的降解等。非战栗产热以褐色脂肪组织（brown fat tissue）的产热量为最大，它分布于腹股沟、腋窝、肩胛下区和颈部大动脉血管周围等处，细胞内含有丰富的线粒体，具有很高的代谢潜力。

3.产热活动的调节 机体安静时的主要产热器官是内脏，肝脏是安静时的重要产热器官，而在运动或劳动时，骨骼肌则成为产热的主要器官。参与产热活动的调节因素有体液因素和神经因素。甲状腺素是调节产热的重要体液因素，如果机体暴露于寒冷环境中几周，甲状腺素分泌会大量增加，而使代谢率增加20%～30%。甲状腺素作用特点是持续时间长，另外肾上腺素、去甲肾上腺素以及生长素也可刺激产热，但其特点是作用迅速，维持时间较短。交感神经兴奋可导致机体产热增加，交感神经主要是促进肾上腺素、去甲肾上腺素释放增多，使产热增加。

（二）机体的散热

机体的绝大部分热量经皮肤向外界散发。此外还可通过呼吸道、尿液和粪便少量散热。皮肤通过辐射、传导、对流和蒸发四种方式散热，称为物理散热。通过循环系统活动和发汗调节机体的散热属生理散热。

1.物理方式散热

（1）辐射散热（thermal radiation） 是机体以发散红外线的方式散热。在安静时，裸体和室温条件下，散热量可达总散热量的60%左右。辐射散热量的多少受皮肤温度与外界温度差和有效辐射面积的影响。当皮肤温度高于环境温度时，温度差值越大散热量越多。机体四肢的面积较大，辐射散热较多。

（2）传导散热（thermal conduction） 是指体热由体表直接传导给与体表相接触的物体。机体深部的热量以传导的方式传到体表，再由皮肤直接传给与它接触的物体，如衣物等。传导散热的多少受皮肤与导热物体的接触面积、皮肤温度与接触物体的温度差以及物体导热性能的影响。

(3)对流散热(thermal convaction) 为紧贴皮肤表面的热空气与周围较冷空气间的对流交换散热。体热总是先传导给皮肤周围的空气,然后通过对流将热量带走。对流散热是传导散热的特殊形式,它受风速的影响,风速越大,散热速度越快。

(4)蒸发散热(evaporation) 是皮肤表面的水分由液态变为气态的过程。当环境温度等于或高于皮肤温度时,蒸发散热是机体的惟一散热方式,蒸发分为不感蒸发(insensible evaporation)和发汗(sweating)。前者指体液直接透过皮肤和粘膜表面,在未形成明显水滴之前就蒸发掉,而发汗是指通过汗腺的主动分泌,汗液在皮肤表面形成明显的汗滴而蒸发。每蒸发 1 克水,可带走 2.5 kJ 的热量。人即使在低温环境中,皮肤和消化道也不断有水分蒸发出体表;在低于 30℃的环境中,人体通过不感蒸发所丢失水分是相当恒定的,为 12~15 $g/h \cdot m^2$。因此 24 h 的不感蒸发的量约 1 000 ml 左右。不感蒸发是一种较为有效的散热途径,一些动物(如狗),体表缺乏汗腺,高温下不能分泌汗液,必须用热喘呼吸来蒸发散热。

2.生理散热 生理散热不同于物理散热,它是机体散热的重要调节过程。生理散热可分为皮肤血管运动和发汗两种方式。

(1)皮肤血管运动 辐射、传导和对流散热的量与皮肤和环境温度差关系密切。皮肤温度受皮肤血流量的影响。机体可以通过改变皮肤血管的舒缩状态来调节体热的散失量,分布到皮肤的动脉穿过隔热的脂肪组织,在真皮下形成微动脉网,再经迂回曲折的毛细血管网延续为丰富的静脉丛;皮下还分布有大量的动静-脉吻合支。寒冷时,交感神经紧张度加强,皮肤小动脉收缩,动-静脉吻合支关闭,皮肤血流量减少,散热量减少。炎热时,支配皮肤的交感神经紧张度下降,小动脉舒张,动-静脉吻合支开放,皮肤血流量增加,散热量增加。皮肤血流量增加也给汗腺的分泌提供了必要的水分。当环境温度适中,处于安静状态下,机体只需通过调节皮肤血流量来控制皮肤温度,即可维持体温的基本恒定。此时,既不发汗,也不出现寒战,以减少机体能量的消耗。

机体内部的体热通过血液循环和热传导两种方式转移到皮肤。皮肤血流量是影响机体散热的重要因素。在皮肤血管完全舒张的状态下,通过皮肤的传导量可达血管强烈收缩时的 8 倍。机体多数组织的导热性高,大致与水的导热性相同。脂肪的导热性较差,约为肌肉组织和骨组织的 1/2,因此皮下脂肪起着隔热层的作用。机体内部的热量通过以上方式转移到皮肤后,再由皮肤散发到机体所处的环境中。

(2)发汗 发汗指汗腺主动分泌汗液的过程,是神经反射性活动。通过汗液的蒸发以带走身体的热量,人在安静状态下,当环境温度达到 30℃时便可开始发汗。如果空气湿度高,而且衣着较多时,气温达 25℃时也可引起发汗。人在劳动和运动时,气温虽然在 20℃以下,可出现发汗,且汗量往往较多。发汗的速度受环境温度和湿度的影响,环境温度越高,发汗速度越快,环境的湿度越大,汗液不易蒸发,体热不易散失,会反射性引起大量出汗。

汗液中水分占 99%,固体成分不到 1%。固体成分大部分为 NaCl 和尿素等,NaCl 浓度低于血浆。人体的汗腺有两种:大汗腺和小汗腺。大汗腺局限于腋窝和阴部等处,开口于毛根附近。小汗腺见于全身皮肤,但因其分布密度而异,手掌、足跖最多,其次为额部、手背,四肢和躯干最少。汗液的分泌能力以躯干和四肢最强。

当环境温度升高刺激皮肤温度感受器时,或者温度升高的血液流经下丘脑,刺激视前区-下丘脑前部热敏神经元时,兴奋下丘脑发汗中枢,通过交感胆碱能纤维刺激汗腺分泌汗液。血液中的儿茶酚胺也可加强乙酰胆碱刺激汗腺的分泌作用。

三、体温调节

人和恒温动物在外界环境不同温度变化条件下之所以能够始终保持体温的相对稳定，与其自身的体温调节机制分不开的。在体温调节中枢的控制下，通过增减皮肤的血流量、发汗以及战栗等调节反应，使体温得以稳定，这个过程也称为自主神经性体温调节（autonomic thermoregulation）。

1.温度感受器　温度感受器包括外周温度感受器（perioheral thermoreceptor）和中枢温度感受器（central thermoreceptor）。外周温度感受器广泛分布于皮肤、粘膜、内脏和肌肉等处，是位于中枢神经系统以外的温度感受器。外周温度感受器可分为冷感受器（cold receptor）和热感受器（warm receptor），分别对冷刺激和热刺激敏感，主要感受机体相应部位的温度变化，对温热或冷刺激显示出低阈值，都为游离神经末梢。其中皮肤的温度感受器对温度的变化速率更为敏感。如大鼠阴囊皮肤中的冷感受器在28℃时发放冲动的频率最高，而热感受器在43℃时发放冲动的频率最高。当温度偏离这两个数值时，两种感受器发放冲动的频率都减少（图 10-4）。

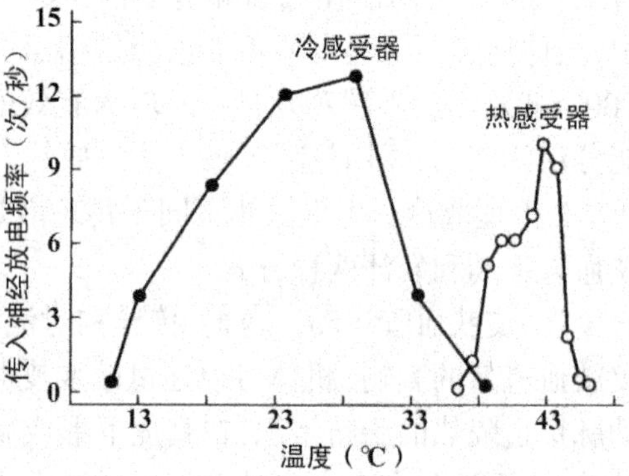

图 10-4　动物皮肤一些冷感受器和热感受器在不同温度条件下传入神经放电频率变化

中枢温度感受器是指位于中枢神经系统内对温度敏感的神经元。中枢温度感受器对局部脑组织温度的变化起反应，分布于脊髓、延髓、脑干网状结构和下丘脑等部位，可分为热敏神经元（warm-sensitive neuron）和冷敏神经元（cold-sensitive neuron）。温度敏感的神经元将感受到的温度变化信息传递给体温调节中枢，进而通过体温调节中枢调节产热与散热过程，维持体温相对恒定。热敏神经元在局部组织温度升高时冲动发放频率增加，而冷敏神经元在局部组织温度降低时冲动发放频率增加。脑干网状结构和下丘脑的弓状核中冷敏神经元分布较多，而视前区 - 下丘脑前部（preoptic-anterior hypothalamus area, PO/AH）中热敏神经元分布较多。当脑组织温度变动 0.1℃时，这两种神经元的放电频率就会发生变化，而且不会发生适应现象。研究发现，PO/AH 中的一些温度敏感神经元除对局部脑温的变化发生反应外，还可对下丘脑以外的温度变化发生反应，如中脑、延髓、脊髓、以及皮肤、内脏等。这提示来自中枢的其它部位和外周的温度信息可汇聚于这类神经元。这类神经元还能直接对 5- 羟色胺、去甲肾上腺素以及多种肽类物质发生反应，并引起体温的改变。

2.体温调节中枢　在研究中枢体温控制机制的实验中，人们通过局部加温与冷却，组织损毁或电刺激等方法研究发现，下丘脑的视前区 - 下丘脑前部（PO/AH）是体温调节控制的重要部位。在多种恒温动物中进行横断脑干的实验证明，只要保持下丘脑及其以下的神经结构完整，动物虽然在行为方面可能出现障碍，但仍具有维持体温相对恒定的能力。这说明调节体温的重要中枢位于下丘脑。

PO/AH 的活动在体温调节的中枢整合中占有非常重要的地位。广泛破坏 PO/AH 区后，与体温调节有关的散热和产热反应都明显减弱或消失，电刺激该区的不同部位，可引起动物出现产热和散热反应；PO/AH 能对外周温度感受器的传入温度变化的信息产生反应，即对传入的温度信息具有整合作用；PO/AH 中一部分温度敏感神经元在接受致热原等物质的直接作用后可使体温发生变化；PO/AH 输出的整合指令是广泛性的，即其所引起的体温调节反应既有自主神经系统参与（如血管舒缩反应、发汗反应），又有躯体神经系统参与（如战栗），还有内分泌系统参与（如激素引起的代谢改变）等。因此，下丘脑的 PO/AH 可能是体温调节的基本中枢。

3.体温调定点学说 关于体温调节中枢维持体温恒定的确切机制，大多数学者用体温调定点学说来解释。该学说认为：体温调节犹如恒温器的调节，PO/AH 神经元的活动设定了一个调定点（set point），即规定的温度值，如 37℃就是正常人体温度的调定点。当体温与调定点的水平一致时，机体的产热与散热取得平衡；若体温偏离 37℃，则机体通过反馈系统将偏差信息传输到下丘脑体温调节中枢，继而通过调节产热和散热过程，使体温恢复到 37℃左右。如当体温（可视为下丘脑的温度）稍高于调定点的水平时，中枢的调节活动立即使产热活动降低，散热活动加强；反之，当中枢的局部温度稍低于调定点的水平时，中枢的调节活动立即使散热活动降低，产热活动加强，直到回到调定点水平。此外，环境温度的变化经体表和深部的温度感受器感受后，也可以反馈或前馈信息的方式作用于下丘脑体温调节中枢，进而调节产热和散热过程（图 10-5）。因而，PO/AH 中的一些温度敏感神经元的活动决定了体温调定点的高低，可能发挥着体温调定点的作用。

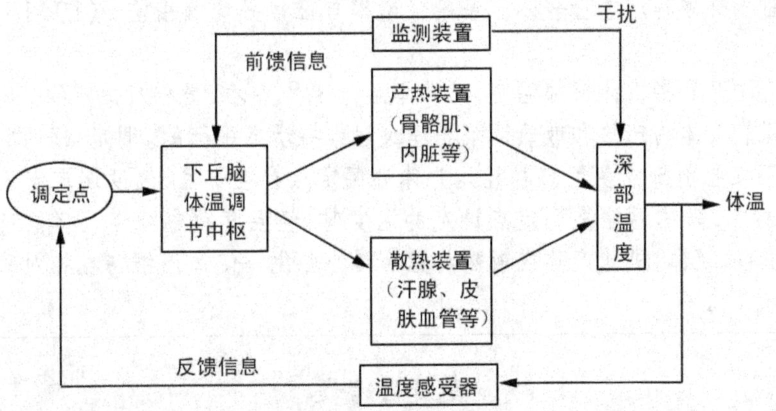

图 10-5 体温调节的自动控制机制示意图

4.体温异常 体温过高称之为发热（fever）或称体温过高（hyperthermia）。调定点学说可以较好地解释临床上的有些发热现象。如在细菌感染时，在致热原的作用下，PO/AH 中的热敏神经元的温度反应阈值升高，而冷敏神经元的温度反应阈值降低，因此体温调定点被重调定（resetting），即调定点上移，例如上移到 39℃。只要致热原不消除，机体的产热和散热过程就会依据这一新调定点水平维持动态平衡，使机体持续处于发热状态。阿司匹林可使被致热原重调定的体温调定点重新回到正常水平，但并不影响正常人的体温。

人体体温低于 36℃称为体温过低（hypothermia）或低体温，是体温调定点被下移所致。甲状腺机能低下、脑血管疾病、麻醉药物中毒和酷冷的环境都可使体温过低。体温下降到 20℃时，通常不能恢复，但人的最低致死体温还尚未能确定。用适当方法降温和复苏，可使大白鼠等小动物体温冷却到 0℃，甚至在冻结状态后仍然可以复苏。目前用人工冷却法使人进入麻醉状态的技术已用于心脏手术，在这个过程中体温一般不低于 28℃，阻断血液循环 10 ~ 15min，心、脑组织的机能可不发生严重障碍。

小 结

新陈代谢包括物质的分解与合成,同时又包括能量的贮存、释放、转移和利用。人体生命活动所需的营养物质来自于食物,糖、脂肪和蛋白质,这些物质既是构成人体组织的原料,又是人体的供能物质。糖是人体内的主要能源物质,脂肪为贮能物质,而蛋白质仅在特殊情况下被机体分解供能。ATP 为能量的主要载体,能量贮存于 ATP 的高能磷酸键中。

机体中物质代谢产生的能量中,一部分用于肌肉收缩产生机械功,其余的最后都转变为热能。因此,通过测定人体的产热量可反映人体的能量代谢水平。采用间接测热法时,可用简单的方法计算:将混合食物呼吸商定为 0.82,食物的氧热价为 20.20 kJ / L,测出每小时耗氧量,可计算出单位时间机体产热量。

能量代谢受肌肉活动、精神活动、进食和环境温度等因素影响。一般测量基础代谢率 (BMR)是在避免了上述影响因素的基础状态下进行,BMR 以单位时间内单位体表面积机体的产热量表示。基础代谢率与正常平均值相差±(10~15)% 内为正常。

人的体温是指机体深部温度,正常体温为 37℃左右,是相对恒定的。体温恒定是通过调节人体的产热和散热两个生理过程维持动态平衡的。调定点学说认为,视前区 - 下丘脑前部温度敏感神经元为体温调定点存在部位,温度调定点设定体温数值为 37℃,当体温偏离调定点设定的温度时,经温度敏感神经元将信息传到体温调节中枢,引起机体产热或散热装置活动的变化,使体温维持在相对稳定的水平。

复习思考题

1.什么叫能量代谢?简述体内能量的贮存、释放、转移和利用的过程。
2.体内能源物质有哪些? 各有什么特点。
3.什么叫基础代谢?影响能量代谢的因素有哪些?
4.如何用间接测热法测定基础代谢率?
5.人体产热和散热的方式有哪些?
6.人体的体温是如何维持相对恒定的?

第十一章　泌尿系统

在生物的系统发生过程中,泌尿系统经历了由无到有,由简单到复杂的过程。原生动物借伸缩泡和体表排泄代谢废物。腔肠动物无特殊排泄器官,各细胞直接排出 CO_2 和废物。扁形动物已分化出由焰细胞、毛细管和排泄管组成的原肾管系统,焰细胞为中空的盲管状细胞,内有纤毛,通过胞膜的渗透收集多余的水和废物,再由毛细管、排泄管排出体外。环节动物为后肾管或体节器的排泄系统,后肾管由原肾管变成有管细胞代替焰细胞,后肾管以肾口开口于体腔,接着一条具有纤毛且多盘旋的细肾管,最后经排泄管开口于体壁的肾孔。

脊椎动物排泄系统的主要部分是一对发达的肾脏,其发展分三种类型。

前肾　由许多排泄小管和前肾导管组成,排泄小管以肾口开口于体腔,可直接收集体腔内的排泄物,在肾口附近有血管球用过滤的方法把血中废物排出。脊椎动物胚胎期都有前肾出现,但仅在鱼类和两栖类的胚胎中才有作用,圆口纲中的盲鳗仍用此肾作为排泄器官。

中肾　是鱼类、两栖类胚胎期后的排泄器官,排泄小管的肾口显著退化,一部分肾口完全退化成肾球囊,包被血管球共同形成肾小体。原来的前肾导管纵裂为二,其一吴浮氏管仍成为中肾导管,在雄性兼有输精作用,另一管牟勒氏管在雄性退化,在雌性则成为输卵管。

后肾　是羊膜类胚胎期以后的排泄器官,肾口完全退化形成肾小体,各排泄小管汇集为后肾导管,后者是由中肾导管基部生出的一对突起向前延伸各和一后肾连接而成,此时,中肾失去了泌尿机能,中肾管完全成为输精管。

人类的肾为后肾,但在胚胎发育过程中,也经历了前、中、后肾三个演化阶段,即由生肾节→前肾→中肾→后肾。后肾为人类的永久肾,可分为两部分:一部分由中肾管突出的输尿管芽形成肾的排尿部,如集合管、乳头管、肾盏、肾盂等;另一部分由生肾索尾端形成肾的分泌部,后发育成肾单位。

人的泌尿系统包括肾、输尿管、膀胱和尿道(图11-1)。肾是产生尿液的器官。尿液经输尿管流入膀胱,暂时贮存,当尿液达到一定数量后,再经尿道排出体外。泌尿系统的主要功能是:

1.排出代谢废物,如尿素、尿酸、肌肝等,绝大多数以尿的形式排出体外。

2.调节机体水盐代谢和酸碱平衡。

3.分泌生物活性物质,如肾脏可产生肾素、前列腺素和促红细胞生成素等。

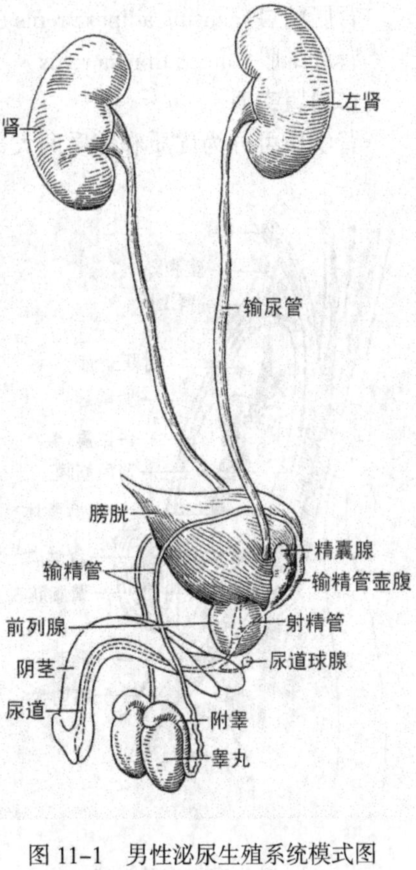

图 11-1　男性泌尿生殖系统模式图

第一节　肾的构造

一、肾的形态位置

肾(kidney)是一个实质性器官,形似蚕豆,新鲜时呈红褐色,质柔软,表面光滑,其外侧缘凸隆,内侧缘中部凹陷成一大腔称肾窦(sinus renalis),其开口称肾门(hilus renalis)。出入肾门的血管、神经、输尿管等总称肾蒂(renal stalk)(由前向后为肾静脉、肾动脉和肾盂)。

肾位于腹腔后上部,脊柱两旁,左右各一,前面有腹膜遮盖,肾为腹膜外位器官,左肾相当第11胸椎下缘 - 第2腰椎下缘,右肾相当第12胸椎 - 第3腰椎。右肾因肝的影响一般较左肾低半个到一个椎体。左肾的前面与左侧肾上腺、胃、胰、空肠、结肠左曲接触。右肾的前面与右侧肾上腺、肝、十二指肠、结肠右曲接触,肾的后面下部紧邻腰大肌、腰方肌和腹横肌。

二、肾的大体解剖

(一)肾被膜

肾的表面包有三层膜,由外向内依次为肾筋膜、肾脂肪囊和肾纤维膜(图 11-2)。

肾筋膜(fascia renalis)　包在肾和肾上腺以及周围脂肪囊的外面,由腹膜外组织发育而来。

肾脂肪囊(capsula adiposa renis)　是包在纤维膜外面的脂肪层。

肾纤维膜(tunica fibrosa renis)　由致密结缔组织构成,直接包在肾表面,易于剥离。

(二)肾实质

肾实质可分为皮质和髓质两大部分(图 11-3)。

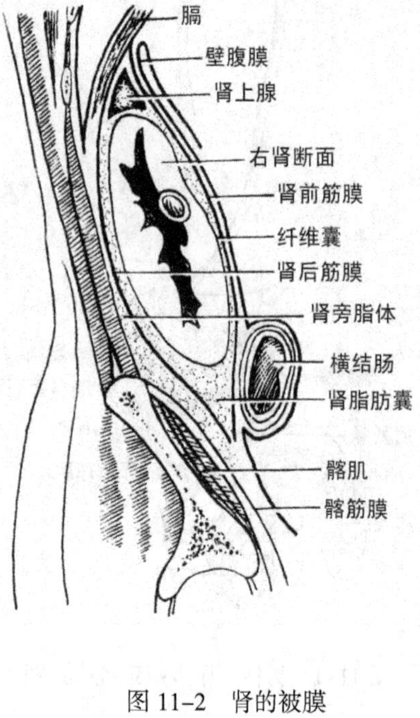

图 11-2　肾的被膜

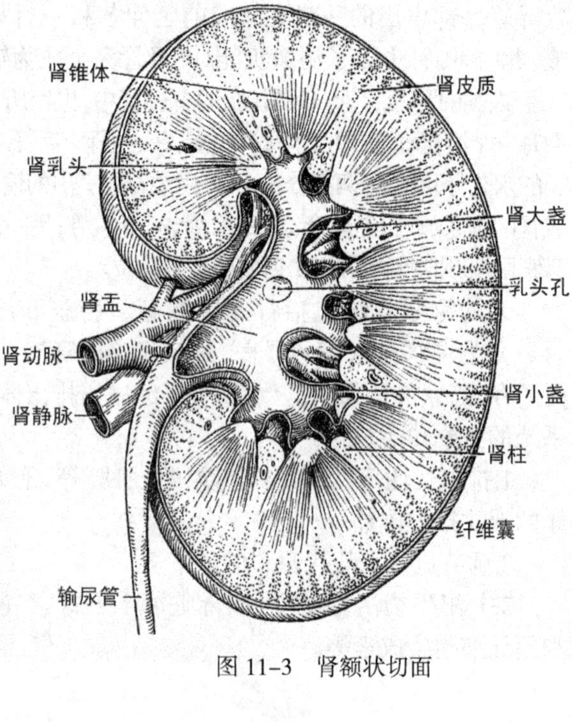

图 11-3　肾额状切面

皮质(substantia corticalis)　位于表层,呈红褐色,并伸入髓质形成肾柱(columnae renales)。

髓质(substantia medullaris)　位于皮质深层,颜色较淡,致密而有条纹,由 15 ~ 20 个肾锥体(pyramides renales)组成,肾锥体的底朝向皮质,与皮质界线不清,自髓质呈辐射状伸入皮质的条纹,称髓放线(medullary rays)。锥体的头向内伸入肾小盏,形成肾乳头(papillae renales),乳头上有乳头管的开口。每 1 ~ 3 个肾乳头包被一个肾小盏(calyces renales minores),每 2 ~ 3 个肾小盏再合并成一个肾大盏（calyces renales majores），约 2 ~ 3 个肾大盏最后汇合成漏斗状的肾盂(pelvis renales),后者出肾门移行为输尿管。

一个肾锥体与它所连接的皮质组成一个肾叶，每条髓放线与其附近的皮质迷路组成一个肾小叶。

三、肾的组织结构

肾实质主要由许多肾单位、集合小管和少量结缔组织组成(其间有血管)。

(一)肾单位

肾单位(nephron)是肾脏的结构和功能的基本单位,它由一个肾小体和一个与其连接的上皮性肾小管构成(图 11-4),每个肾约有 100 ~ 200 万个肾单位。

- 肾单位
  - 肾小体
    - 肾小球
    - 肾小囊
  - 肾小管
    - 近端小管
      - 近曲小管
      - 髓袢降支粗段 ┐
    - 髓袢细管 ├ 髓袢
    - 远端小管
      - 髓袢升支粗段 ┘
      - 远曲小管

1.肾小体(renal corpuscle)　位于皮质迷路和肾柱内。肾小体由血管球和肾小囊组成。肾小体的一侧是形成血管球的血管出入处，称血管极；另一侧是肾小囊与肾小管连接处，称尿极（图

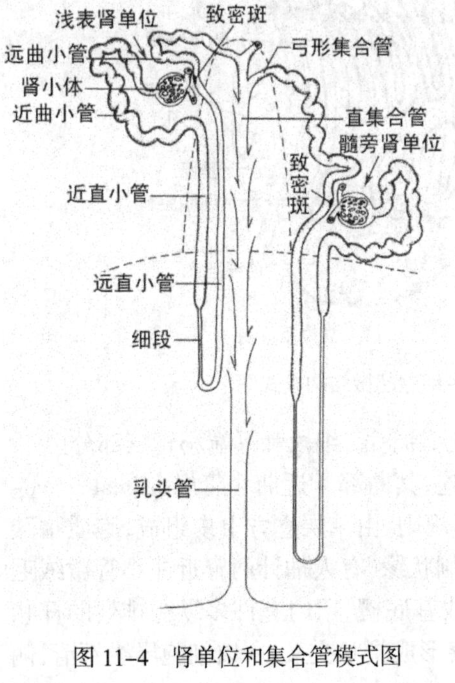

图 11-4　肾单位和集合管模式图

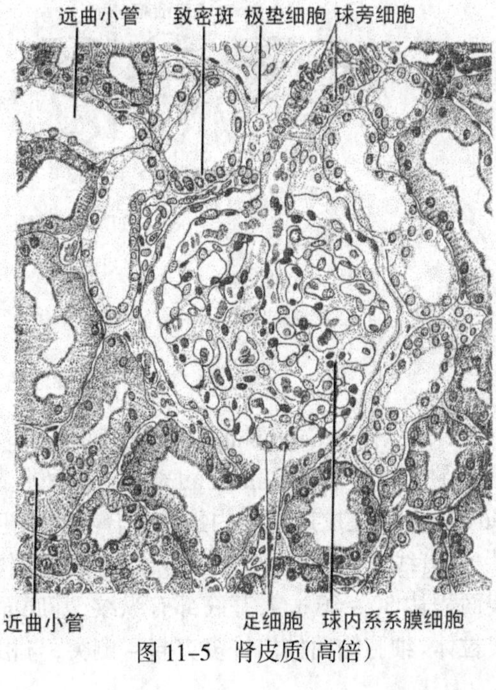

图 11-5　肾皮质(高倍)

11-5,6)。

血管球(glomus) 为球形的毛细血管网,周围被肾小囊包裹,由入球小动脉从血管极入肾小囊分成3~5支分支,再分出许多毛细血管袢,盘绕曲折成毛细血管球,然后各分支再汇合成出球小动脉,从血管极离开肾小囊,出、入球小动脉均由一层内皮和一层环行肌组成。

肾小囊(renal capsule) 是肾小管盲端(膨大部)凹陷成的双层球状囊。壁层为单层扁平上皮,与肾小管相连,脏层紧贴在血管球毛细血管外面,其细胞具有突起,称足细胞。壁、脏层间的窄腔称肾小囊腔。

电镜观察血管球毛细血管内皮细胞是有孔型,肾小囊脏层足细胞体发出突起与相邻足细胞的突起形成指状交叉,其间隙称裂孔(slit pore),毛细血管内皮与足细胞突起间有共同的基膜。毛细血管内的物质从血液滤过到肾小囊腔经过滤过膜(filtration barrier),即有孔内皮、基膜、足细胞的足突三层结构(图11-5,6)。

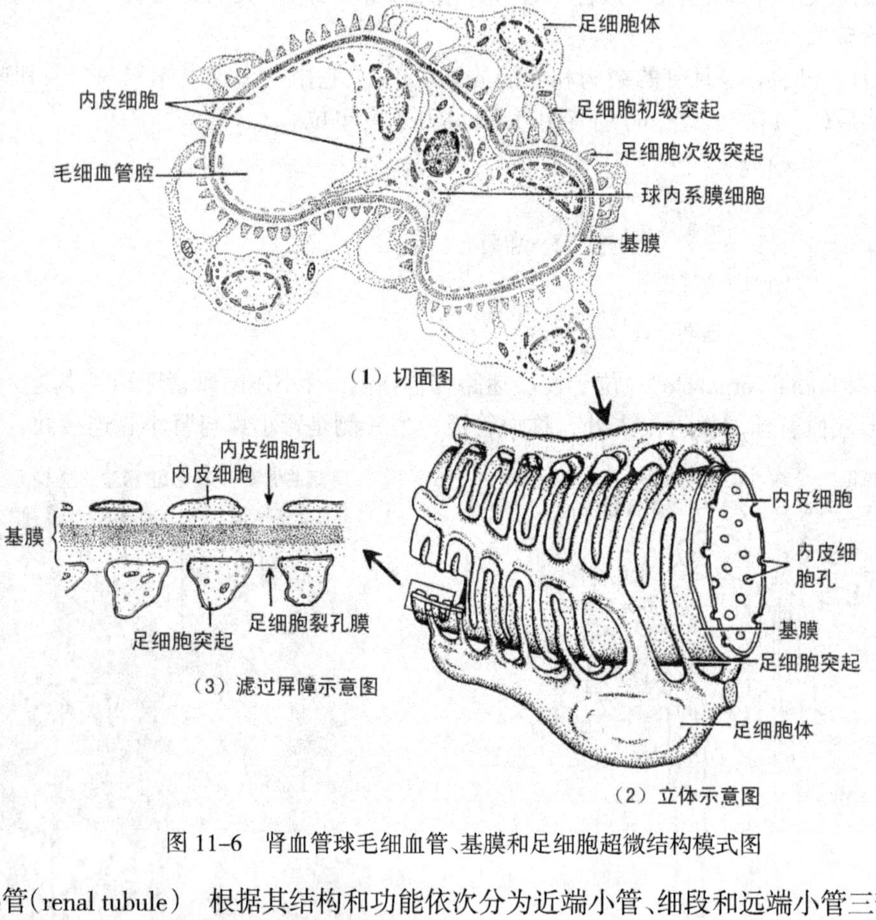

图11-6 肾血管球毛细血管、基膜和足细胞超微结构模式图

2.肾小管(renal tubule) 根据其结构和功能依次分为近端小管、细段和远端小管三部分。

① 近端小管(proximal tubule) 与肾小囊壁层上皮相连,其曲部-近曲小管(proximal convoluted tubule)在皮质迷路内蜷曲于肾小体附近,管腔小而不规则,由单层立方上皮组成,胞质嗜酸性,含有线粒体、高尔基复合体、溶酶体、微体等,其腔面有刷状缘(有人估计两肾近曲小管微绒毛表面积达50~60 m^2),基底部有纵纹,基底面向内凹陷形成基底褶,褶内有许多纵行排列的杆状线粒体。细胞侧面伸出许多突起-侧突,与相邻细胞的侧突形成指状交叉,所以细胞界线不清,侧

突内线粒体与基底褶线粒体共同形成显微镜下的纵纹(图 11-7,8)。近端小管直部结构与曲部相似,仅上皮略低,微绒毛、指状交叉、侧突不如曲部发达,线粒体、溶酶体数量较少。

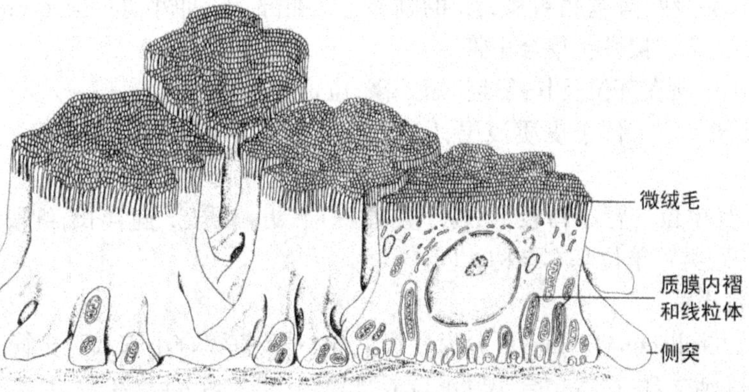

图 11-7 近端小管上皮细胞超微结构模式图

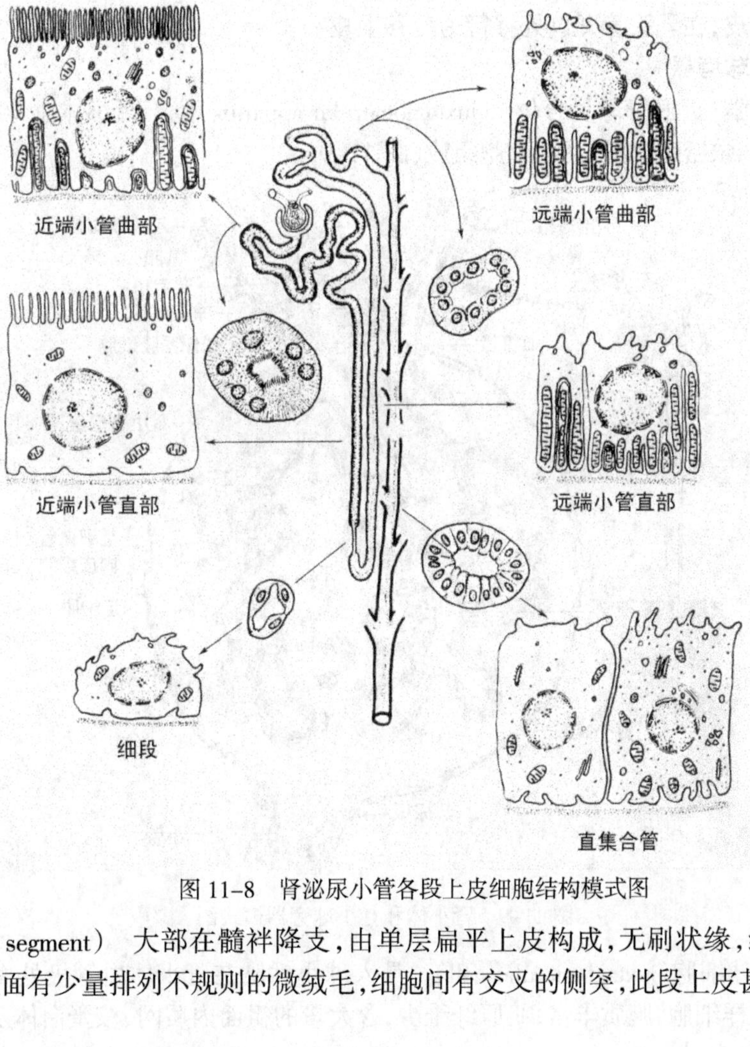

图 11-8 肾泌尿小管各段上皮细胞结构模式图

② 细段(thin segment) 大部在髓袢降支,由单层扁平上皮构成,无刷状缘,细胞质染色较淡。电镜观察,腔面有少量排列不规则的微绒毛,细胞间有交叉的侧突,此段上皮甚薄,有利于水和离子透过。

③ 远端小管(distal tubule)　由直部和曲部两部分构成,远端小管直部和曲部结构相似,其管径较粗,由单层立方形上皮构成,细胞质呈弱嗜酸性。腔面无刷状缘。电镜观察,游离面微绒毛少而短,基底部有纵纹,有基底褶和交叉的侧突。其曲部 - 远曲小管(distal convolued tubule)又盘曲于肾小体附近,末端接弓状集合小管。

根据肾小体所在部位及其髓袢长短,肾单位可分为两种:

① 皮质肾单位　位于皮质浅层,肾小体较小,髓袢短,细段短或缺少,只伸到髓质外 1/4 区。

② 髓旁肾单位　肾小体较大,位于皮质深层,近髓质区,髓袢长,细段长,伸至髓质乳头区(约占 14%),两类肾单位基本结构相同。

(二)集合小管

集合小管(collecting tubule)可分为弓状集合小管、直集合小管和乳头管。弓状集合小管是远曲小管的直接延续。由弓状集合小管汇合成直集合小管(转入髓放线)。直集合小管下行至肾锥体乳头移行成较大的乳头管。

集合小管管径较粗,上皮细胞为立方形,胞质透明,细胞排列整齐,分界清楚,乳头管起始处为单层柱状上皮,在乳头管开口处移行为变移上皮。

(三)肾小球旁器

肾小球旁器(近血管球复合体)(juxtaglomerular appartus)位于肾小体血管极的小三角区,由近血管球细胞、致密斑、球外系膜细胞组成(图 11-9)。

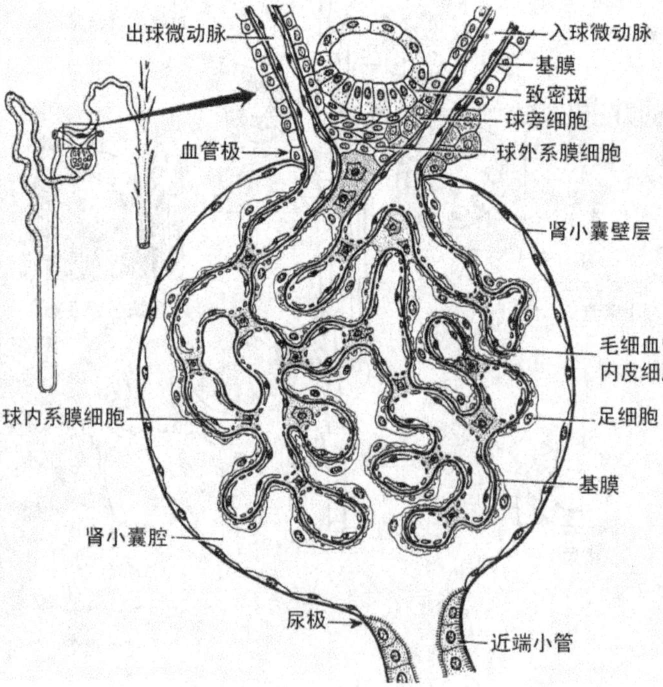

图 11-9　肾小体和肾小球旁器模式图

1.近血管球细胞(juxtaglomerular cell)　是入球小动脉在肾小体血管极处血管壁的平滑肌细胞变成的上皮样细胞,胞质丰富,肌原纤维少,含大量的粗面内质网、核蛋白体及发达的高尔基复合体和大量中等电子密度的大颗粒。颗粒中含有肾素，后者与血压调节有关，另外，近血管球细胞可能还产生肾性促红细胞生成因子，是调节骨髓生成红细胞的一种重要物质。

2.致密斑(macula densa)　是远曲小管在肾小体血管极处紧贴入球小动脉的上皮细胞变高变窄、排列紧密形成的椭圆形盘状聚集区，细胞基部有交叉的突起，可伸长至近血管球细胞。致密斑与近血管球细胞之间有薄层基膜。致密斑是一种化学感受器，对肾小管中 Na^+ 浓度的变化敏感，可调节球旁细胞分泌肾素。

3.球外系膜细胞(extraglomerular mesangial cell)或极垫细胞(polar cushion cell)　是位于出、入球小动脉与致密斑之间的一群细胞，与球内系膜细胞两者是连续的，形态结构也类似，其功能尚不清楚。

(四)肾的结缔组织

肾的结缔组织较少，而皮质内更少，由髓质到肾乳头结缔组织数量逐渐增加，其中有一种特殊细胞，称间质细胞(interstitial cell)，是一种略长形具突起的细胞，有明显的高尔基复合体、发达的滑面内质网、大量的溶酶体及嗜锇颗粒，颗粒中含有前列腺素及其前身物质，因此间质细胞具有分泌前列腺素 E_2 的功能，后者有降压作用。

四、肾的血液循环

肾的血液供应有如下特点：

1.肾动脉血管粗，血流量大，肾血液供应丰富，平均每分钟有约 1 200 ml 血液流经双肾，相当于心输出量的 20～25%，这有利于提高肾小体的有效滤过率和排出废物。

2.肾内血液经过两次小动脉和两套毛细血管网。血管球的毛细血管两端皆连于动脉，因此，血管球毛细血管压比一般毛细血管高，有利于滤过。球后毛细血管因滤出大量水分，故胶体渗透压高，有利于重吸收。直小血管与髓袢伴行，有利于肾单位和集合小管重吸收水和尿液浓缩。肾血液循环的途径如下：

入球小动脉 ——→ 血管球 ——→ 出球小动脉 ——→ 球后毛细血管网
↑　　　　　　　　　　　　　↓　　　　　　　　↓
小叶间动脉 ——→ 直小血管 ——→ 小叶间静脉
↑　　　　　　　　　　　　　　　　　　　　↓
弓形动脉　　　　　　　　　　　　　　　　弓形静脉
↑　　　　　　　　　　　　　　　　　　　　↓
叶间动脉　　　　　　　　　　　　　　　　叶间静脉
↑　　　　　　　　　　　　　　　　　　　　↓
肾动脉　　　　　　　　　　　　　　　　　肾静脉

肾脏的一个重要特性是当肾动脉压在一定范围内(80～180 mmHg)发生变化时，肾血流量能保持相对稳定。当肾动脉灌注压在一定范围内降低时，肾血管阻力会相应降低；反之，当肾动脉灌注压升高时，肾血管阻力相应增加，因而肾血流量能保持相对恒定。在没有外来神经支配的情况下，肾血流量在动脉血压一定的变动范围内能保持恒定的现象，称为肾血流量的自身调节(autoregulation)。肌源性学说认为，当肾血管的灌注压升高时，肾入球小动脉血管平滑肌因压力升高而受到的牵张刺激加大，使平滑肌的紧张性加强，阻力加大。反之，当动脉血压降低时，肾入球小动脉平滑肌受到的牵张刺激降低，血管平滑肌就舒张，阻力降低。当动脉血压低于 80 mmHg 时，平滑肌舒张达到极限；当动脉血压高于 180 mmHg 时，平滑肌达收缩极限，故肾血流量随血压改变而变化。

第二节　尿的生成过程

肾脏是机体主要的排泄器官。通过尿的生成(urine formation)和排出(excretion),肾脏实现排出机体代谢终产物以及进入机体过剩的物质和异物,调节水和电解质平衡,调节体液渗透压,体液量和电解质浓度,以及调节酸碱平衡(acid-base balance);肾脏可合成和释放肾素(renin),参与动脉血压的调节;可合成和释放促红细胞生成素(erythropoietin)等,调节骨髓红细胞的生成;肾脏的 1α-羟化酶可使 25-羟维生素 D_3 转化为 1,25-二羟胆骨化醇(1,25-dihydroxy cholecalciferol),从而调节钙的吸收和血钙水平;肾脏还能生成激肽、前列腺素,参与局部或全身血管活动的调节。

尿的生成包括三个基本过程:①血浆在肾小球毛细血管处的滤过(filtration),形成超滤液(ultrafiltrate);②超滤液在流经肾小管和集合管的过程中经过选择性重吸收(selective reabsorption);③肾小管和集合管的分泌(secretion),最后形成尿液。

一、肾小球的滤过功能

当血液流经肾小球毛细血管时,除蛋白质分子外的血浆成分被滤过进入肾小囊腔而形成超滤液,是尿生成的第一步。用微穿刺方法获取肾小囊腔超滤液进行分析的结果表明,其含各种晶体物质的成分和浓度与血浆基本相似,由此证明囊内液是血浆的超滤液而不是分泌物。

肾小球滤过率的大小取决于有效滤过压(effective filtration pressure)和滤过系数(filtration coefficient)。

(一)有效滤过压

有效滤过压是指促进超滤的动力与对抗超滤的阻力之间的差值。超滤的动力包括肾小球毛细血管静水压和肾小囊内超滤液胶体渗透压，超滤的阻力包括肾小球毛细血管内的血浆胶体渗透压(plasma colloid osmotic pressure)和肾小囊内的静水压。即肾小球有效滤过压=(肾小球毛细血管静水压+囊内液胶体渗透压)-(血浆胶体渗透压+肾小囊内压)。正常情况下,肾小球毛细血管静水压约为 45 mmHg,肾小囊内超滤液胶体渗透压接近于 0 mmHg，肾小球毛细血管始端胶体渗透压约为 25 mmHg，肾小囊内静水压约为 10 mmHg。因此,肾小球毛细血管始端的有效滤过压=(45)-(25+10)=10 mmHg。肾小球毛细血管不同部位的有效滤过压不同，越靠近入球小动脉端，有效滤过压越大(图 11-10)。这主要是因为肾小球毛细血管内的血浆胶体渗透压不是固定不变的,当毛细血管血液从入球小动脉端流向出球小动脉端时,由于不断生成超滤液,血浆中蛋白质

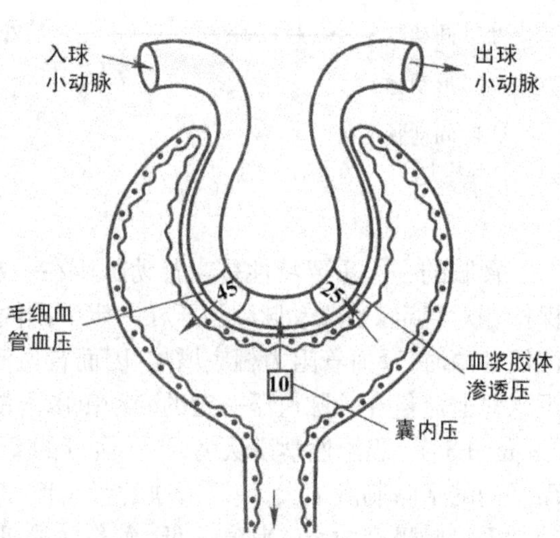

图 11-10　有效滤过压示意图

浓度就会逐渐升高，使滤过的阻力逐渐增大，因而有效滤过压的值就逐渐减小。当滤过阻力等于滤过动力时，有效滤过压降低到零，滤过就停止。

（二）滤过系数

滤过系数是指在单位有效滤过压的驱动下，单位时间内经过滤过膜滤过的液量。滤过系数是滤过膜的有效通透系数和滤过膜面积的乘积，因此，凡能影响滤过膜通透系数和滤过面积的因素都将影响肾小球滤过率。

肾小球滤过率受许多因素的调节，在安静时通过自身调节能维持相对稳定；应急状态下可通过神经体液调节肾小球滤过率。其调节机制与肾血流量的调节基本相同。

二、肾小管和集合管的重吸收

（一）肾小管和集合管中物质转运的方式

正常人两肾生成的超滤液每天达180L，而终尿量仅1.5L左右，表明超滤液中的水分约99%被肾小管和集合管重吸收，超滤液中的其他物质被选择性重吸收或被肾小管上皮细胞主动分泌。如滤过的葡萄糖和氨基酸可全部被重吸收，而肌酐、H^+和K^+等则可被分泌到小管液中而排出体外；Na^+、Ca^{2+}和尿素等则不同程度地被重吸收。

肾小管和集合管的物质转运功能包括重吸收（reabsorption）和分泌（secretion）。重吸收是指肾小管上皮细胞将物质从肾小管液中转运至血液中的过程；分泌是指肾小管上皮细胞将自身产生的物质或血液中的物质转运至小管液的过程。

肾小管和集合管的物质转运方式也分为被动转运（passive transport）和主动转运（active transport），其详细机制见第一章。

被动转运包括扩散（diffusion）、渗透（osmosis）和易化扩散（facilitated diffusion）。

主动转运包括原发性主动转运和继发性主动转运。前者包括质子泵（proton pump）、Na^+-K^+泵和钙泵（calcium pump）等；继发性主动转运（secondary active transport）包括Na^+-葡萄糖、Na^+-氨基酸同向转运，K^+-Na^+-$2Cl^-$同向转运；还有Na^+-H^+和Na^+-K^+等逆向转运。此外，肾小管上皮细胞还可通过入胞（endocytosis）方式重吸收少量小管液中的小分子蛋白质。

（二）肾小管对几种物质的重吸收

由于肾小管和集合管各段的结构和功能（各种转运体的分布）不同，小管液的成分也不同，故肾小管各段的物质转运方式、转运量和转运机制亦不相同。

1.Na^+、Cl^-和水的重吸收　近球小管前半段对Na^+的重吸收量最大，约吸收滤过量的70%，远曲小管约吸收10%，其余的Na^+分别在髓袢细段、粗段和集合管内被重吸收。

在近端小管的前半段，Na^+进入上皮细胞的过程与H^+的分泌以及葡萄糖、氨基酸的转运相耦联。由于上皮细胞基底侧膜上Na^+泵的作用，细胞内Na^+浓度低，小管液中的Na^+和细胞内的H^+由管腔膜的Na^+-H^+交换体进行逆向转运，H^+被分泌到小管液中，而小管液中的Na^+则顺浓度梯度进入上皮细胞内。小管液中的Na^+还可由管腔膜上的Na^+-葡萄糖同向转运体和Na^+-氨基酸同向转运体与葡萄糖、氨基酸共同转运，Na^+顺电化学梯度通过管腔膜进入细胞内，同时将葡萄糖和氨基酸转运入细胞内。进入细胞内的Na^+，经基底侧膜上的钠泵被泵出细胞，进入组织间隙（图11-11）。进入细胞内的葡萄糖和氨基酸以易化扩散的方式通过基底侧膜离开上皮细胞，进入血液循环。由于Na^+、葡萄糖和氨基酸等进入细胞间隙，使细胞间隙中的渗透压升高，通过渗透作用，水便进入细

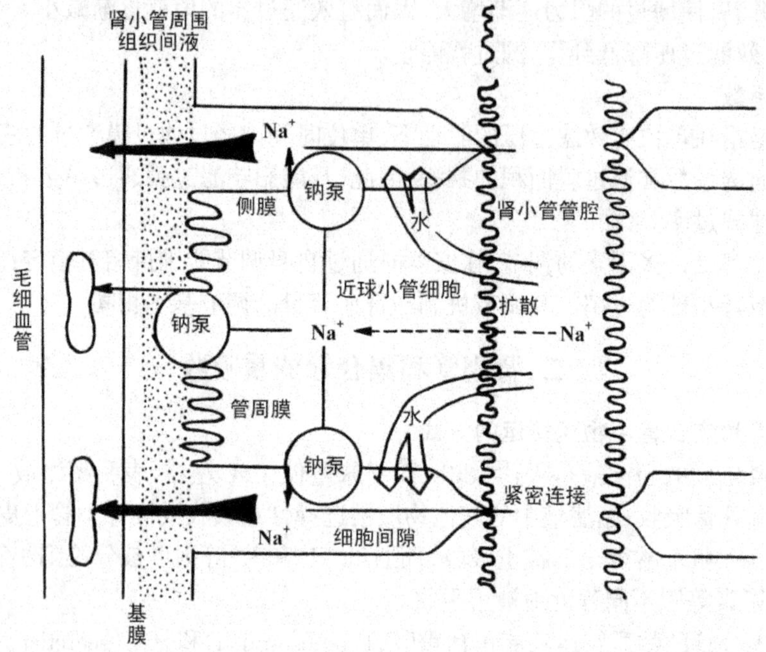

图 11–11　Na^+ 的主动重吸收示意图

胞间隙，使细胞间隙内的静水压升高，可促使 Na^+ 和水进入毛细血管而被重吸收。

髓袢降支细段钠泵活性很低，对 Na^+ 也不易通透，但对水通透性较高。在组织液高渗作用下水被重吸收，故小管液在流经髓袢降支细段时，渗透压逐渐升高。髓袢升支细段对水不通透，但对 Na^+ 和 Cl^- 易通透，NaCl 扩散进入组织间液，故小管液经髓袢升支细段流动时，渗透压逐渐下降。升支粗段是 NaCl 在髓袢重吸收的主要部位，而且是主动重吸收。

远曲小管对 Na^+ 吸收较少，其管腔膜和管周膜上都分布有钠泵，依靠这些钠泵将 Na^+ 主动重吸收回血，而且常同 H^+ 或 K^+ 的分泌联系在一起。

Cl^- 的重吸收主要是被动重吸收，由于 Na^+ 的主动重吸收，使肾小管内外出现了电位差，使 Cl^- 顺电位差而被动重吸收并扩散到管外而后回血。但在髓袢升支粗段对 Cl^- 的重吸收却是主动重吸收，是由载体协同转运，属于继发性转运。

远曲小管和集合管对 Na^+、Cl^- 和水的重吸收可根据机体水和盐的平衡状况进行调节。Na^+ 的重吸收主要受醛固酮调节，水的重吸收主要受血管升压素调节。

2.K^+ 的重吸收　实验表明，肾小球滤过液中的 K^+ 绝大部分在近球小管被吸收回血，而终尿中的 K^+ 主要是由远曲小管和集合管分泌的。K^+ 的重吸收是主动转运过程。管腔膜可能是主动重吸收 K^+ 的关键部位，但管腔膜 K^+ 主动重吸收的机制尚不清楚。

3.钙的重吸收　约 50%的血浆钙呈游离状态，其余部分与血浆蛋白结合。经肾小球滤过的 Ca^{2+} 约 70%在近端小管被重吸收，20%在髓袢，9%在远端小管和集合管被重吸收，少于 1%的 Ca^{2+} 随尿排出。

在近端小管，上皮细胞内的 Ca^{2+} 浓度远低于小管液中的 Ca^{2+} 浓度，且细胞内电位相对小管液为负，此电化学梯度驱使 Ca^{2+} 从小管液扩散进入上皮细胞内，细胞内的 Ca^{2+} 则经基底侧膜上的

Ca^{2+}-ATP 酶和 Na^+-Ca^{2+} 交换机制逆电化学梯度转运出细胞。髓袢降支细段和升支细段对 Ca^{2+} 不通透，仅髓袢升支粗段能重吸收 Ca^{2+}。升支粗段小管液为正电位，该段膜对 Ca^{2+} 也有通透性，故可能存在被动重吸收，也存在主动重吸收。在远端小管和集合管，小管液为负电位，故钙的重吸收是跨细胞途径的主动转运。

4.HCO_3^- 的重吸收　$NaHCO_3$ 是血浆中最重要的缓冲物质之一，从肾小球滤过的 HCO_3^- 几乎全部被肾小管和集合管重吸收，约 80%的 HCO_3^- 是由近端小管重吸收的。肾小管中的 HCO_3^- 不易透过管腔膜，它必须同肾小管各段细胞分泌的 H^+ 结合生成 H_2CO_3，H_2CO_3 再分解为 CO_2 和 H_2O。而 CO_2 是高度脂溶性物质，能迅速通过管腔膜进入细胞内，在碳酸酐酶的催化下又生成 H_2CO_3。H_2CO_3 进而解离成 H^+ 和 HCO_3^-。H^+ 可由细胞分泌到小管液中，HCO_3^- 与 Na^+ 一起被转运回血。因此，肾小管重吸收 HCO_3^- 是以 CO_2 的形式，而不是直接以 HCO_3^- 的形式进行的(图 11-12)。

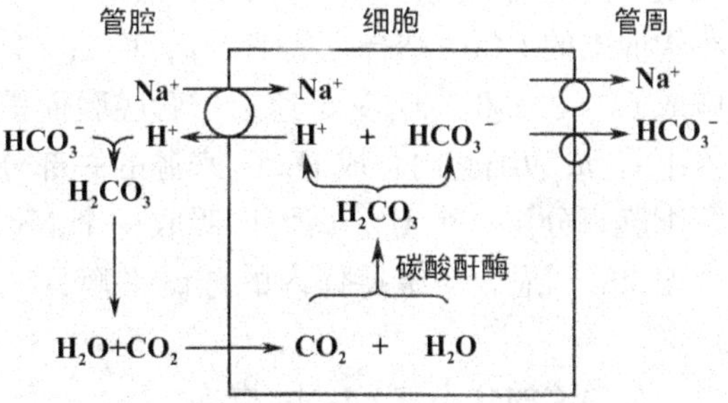

图 11-12　近端小管重吸收 HCO_3^- 的细胞机制

5.葡萄糖和氨基酸的重吸收　肾小囊超滤液中的葡萄糖浓度与血浆中的相等，但正常情况下，尿中几乎不含葡萄糖，表明葡萄糖全部被重吸收。微穿刺实验证明，滤过的葡萄糖均在近端小管，特别是近端小管的前半段被重吸收。

近端小管上皮细胞顶端膜上有 Na^+- 葡萄糖同向转运机制，小管液中 Na^+ 和葡萄糖与转运体结合后，被转入细胞内，属继发性主动转运(图 11-11)。进入细胞内的葡萄糖以易化扩散的方式通过基底侧膜离开上皮细胞，进入血液循环。近端小管对葡萄糖的重吸收有一定限度，当血糖浓度达 180 mg/100 ml 时，有一部分肾小管对葡萄糖的吸收已达极限，尿中开始出现葡萄糖而产生糖尿(glycosuria)。肾对葡萄糖的吸收量主要与膜上载体蛋白的数量有关，当全部载体蛋白与葡萄糖结合时，限制性吸收葡萄糖的转运量就不可能再增加，超限的葡萄糖就必然由尿中排出。

肾小球滤过的氨基酸和葡萄糖一样，主要在近端小管被重吸收，其吸收方式也是继发性主动重吸收，需 Na^+ 的存在，但有多种类型氨基酸转运体。

6.尿素的重吸收　肾小球滤过液中的尿素，约有 30%～40% 被肾小管重吸收，其余则随尿排出。尿素的重吸收是被动的弥散作用，吸收部位主要在近球小管，其次是远曲小管和集合管。

三、肾小管与集合管的分泌与排泄

尿中有一部分物质并非从肾小球毛细血管中滤出，而是由肾小管和集合管上皮细胞分泌或排泄到管腔中的。所谓分泌，是指小管上皮细胞通过新陈代谢，将所产生的物质排放到小管液中的过程，如 H^+、NH_3 等的分泌。所谓排泄，是指小管上皮细胞消耗能量将血液中的某些物质主动转运到小管液中的过程，如某些药物及部分肌酐等的排泄。但分泌与排泄都是由小管上皮细胞进行的，大都是上皮细胞的主动活动过程，运送方向也都相同，故一般不严格区分。

(一)H^+的分泌与 H^+-Na^+交换

肾小管和集合管上皮细胞内有碳酸酐酶，能催化 CO_2 和 H_2O 结合生成 H_2CO_3，而后 H_2CO_3 快速解离生成 H^+ 和 HCO_3^-。H^+ 产生后可由肾小管上皮细胞管腔膜将 H^+ 主动转运分泌到小管腔液内，

而 HCO_3^- 则留在细胞内，形成了一定的电位梯度，使小管液中由 $NaHCO_3$ 解离而成的 Na^+ 被动扩散进入细胞内，以保持细胞内的正负离子平衡。这一过程被称为 H^+–Na^+ 交换（图 11–13）。Na^+ 进入细胞后，由管腔膜上的离子泵主动转运进入组织间液，细胞内产生的 HCO_3^-，也顺着电化学梯度扩散到组织间液而回到血浆。进入小管液的 H^+ 则可与小管液中的 HCO_3^- 结合生成 H_2CO_3，而 H_2CO_3 再分解成 CO_2 和 H_2O。CO_2 又迅速透过管腔膜而扩散进入细胞，成为细胞内合成 H_2CO_3 来源的一部分。小管细胞每分泌一个 H^+，就可以吸收一个 Na^+ 和一个 HCO_3^- 回血，对维持体内的酸碱平衡具有重要意义。

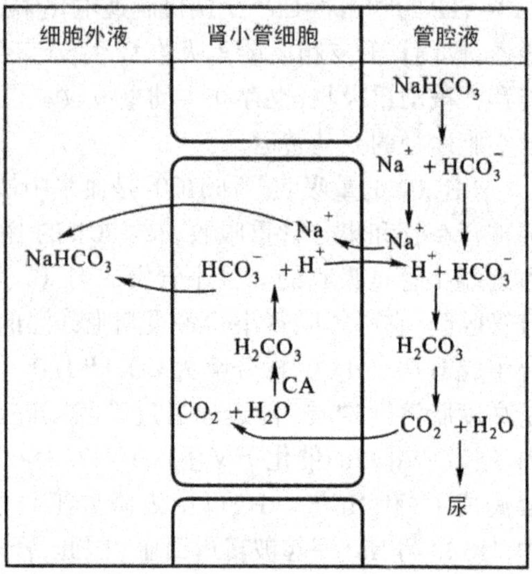

图 11–13　H^+ 的分泌与 H^+–Na^+ 交换示意图

（二）K^+ 的分泌与 K^+–Na^+ 交换

目前认为，离子泵在主动转运 Na^+ 时又能够同时逆方向主动转运 K^+，这可能是 K^+ 分泌的机制之一。另外，Na^+ 的重吸收会在肾小管内外形成管内为负管外为正的电位差，这种电位差可促使 K^+ 从组织间液扩散入管腔液中，是 K^+ 被动转运的过程。总之，K^+ 的分泌无论是主动的或是被动的过程，它都是同 Na^+ 的重吸收相关联的，分泌一个 K^+，就重吸收一个 Na^+，即有 Na^+ 的重吸收才有 K^+ 的分泌，故称为 K^+–Na^+ 交换。

（三）NH_3 的分泌

肾小管和集合管的上皮细胞在代谢过程中能不断地合成 NH_3，这些 NH_3 大部分来自谷氨酰胺，小部分来自其他一些氨基酸。NH_3 是一种脂溶性物质，能通过细胞膜向周围组织间液和小管腔液中扩散。一般情况下，肾小管液的 pH 较低，故 NH_3 通常向小管腔液内扩散。NH_3 的分泌与 H^+ 的分泌密切相关。NH_3 和 H^+ 进入小管腔液后，可结合成 NH_4^+。小管腔液内常有许多强酸盐解离的正负离子，如 NaCl 解离的 Na^+ 和 Cl^-。NH_4^+ 可与这些负离子结合生成酸性的胺盐，如 NH_4Cl 等，随尿排出（图 11–14）。Na^+ 与 H^+ 交换后进入肾小管细胞中，而后和细胞内的 HCO_3^- 一起被转运回血。因此 NH_3 的生成和铵盐的排出，是同 H^+–Na^+ 交换相关联的，小管腔液中游离的 H^+ 随时被结合随尿排出。这不仅有排酸的作用，而且对血浆中 $NaHCO_3$ 浓度的保持也具有重要作用，使小管腔液的 pH 不致迅速下降。此外，也为肾小管细胞继续分泌 H^+ 提供了更为适宜的条件。

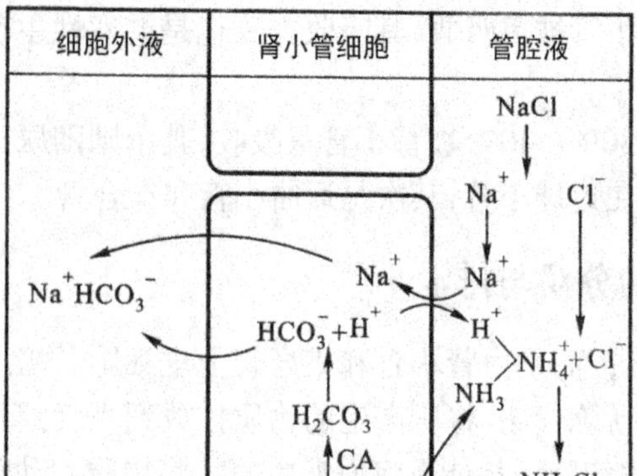

图 11–14　NH_3 的分泌与铵盐的排泄示意图

第三节　尿液的浓缩和稀释

肾小球超滤液在流经肾小管各段时，其渗透压发生变化，在近端小管和髓袢中，渗透压的变化是固定的，但经过远端小管后段和集合管时，渗透压可随体内缺水或水过多等不同情况出现大幅度的变动。近端小管为等渗重吸收，故在近端小管末端，小管液渗透压仍与血浆相等。髓袢降支细段对水有高度通透性，而对 NaCl 和尿素(urea)则不易通透，在小管外组织液高渗透压作用下，水被重吸收，故小管液在流经髓袢降支细段时，渗透浓度(osmolality)逐渐升高，直至与髓质组织液渗透浓度相近。髓袢升支细段对水不通透，对 NaCl 和尿素则能通透。由于小管液 NaCl 的浓度高于同一平面髓质间液中的浓度，故 NaCl 被重吸收；但尿素浓度则低于髓质间液，故尿素由组织间隙扩散进入小管。在此过程中，小管液渗透浓度逐渐降低。髓袢升支粗段对水和尿素不通透，但能主动重吸收 NaCl，当小管液流经髓袢升支粗段时，由于 NaCl 不断被重吸收，渗透浓度逐渐下降，至升支粗段末端，小管液为低渗(与血浆渗透浓度相比)。正常成人终尿的排出量约 1.5 L/d。尿量和尿的渗透浓度可受多种因素影响而发生很大变化。

一、尿液的稀释

终尿的渗透浓度如低于血浆的渗透浓度，称为低渗尿。尿液的稀释主要发生在远端小管和集合管。如前所述，在髓袢升支粗段末端，小管液是低渗的。如果机体内水过多而造成血浆晶体渗透压下降，可使血管升压素的释放被抑制，远曲小管和集合管对水的通透性很低，水不能被重吸收，而小管液中的 NaCl 继续被重吸收，特别是髓质部的集合管，故小管液的渗透浓度进一步降低，形成低渗尿。例如饮大量清水后，血浆晶体渗透压降低，血管升压素释放减少，引起尿量增加，尿液稀释。如血管升压素完全缺乏或肾小管和集合管缺乏血管升压素受体时，可出现尿崩症(diabetes insipidus)，每天可排出高达 20L 的低渗尿。

二、尿液的浓缩

在失水、禁水等情况下，血浆晶体渗透压升高，可引起尿量减少，尿液浓缩。尿液浓缩也发生在远端小管和集合管，是由于小管液中的水被继续吸收而溶质仍留在小管液中所造成的。同其他部位一样，肾脏对水的重吸收方式是渗透，其动力来自肾小管和集合管内外(髓质)的渗透浓度梯度，也就是说，水的重吸收要求小管周围组织液是高渗的。用冰点降低法测定鼠肾组织的渗透浓度，发现肾皮质部的渗透浓度与血浆是相等的，由髓质外层向乳头部则逐渐升高，内髓部的渗透浓度为血浆渗透浓度的 4 倍(图 11-15)。在不同动物中的观察发现，动物肾髓质越厚，内髓部的渗透浓度也越高，尿的浓缩能力也越强。因此，肾髓质的渗透浓度梯度是尿浓缩的必备条件。

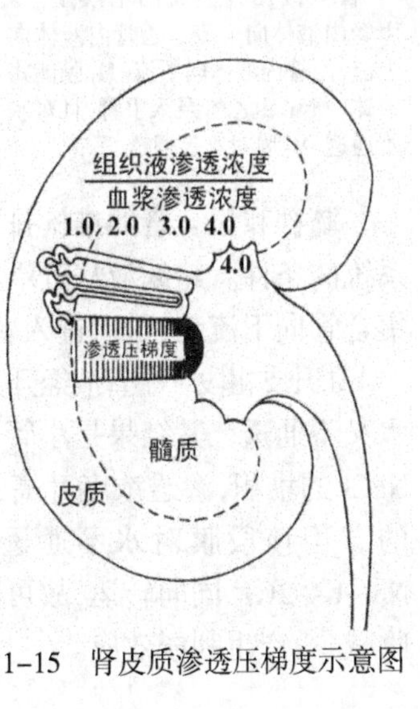

图 11-15　肾皮质渗透压梯度示意图

髓袢的形态和功能特性是形成肾髓质渗透浓度梯度的重要条件。由于髓袢各段对水和溶质的通透性和重吸收机制不同，髓袢的U形结构和小管液的流动方向，可通过逆流倍增(countercurrent multiplication)机制建立从外髓部至内髓部的渗透浓度梯度。逆流倍增现象可由图11-16所示的模型来解释。有并列甲、乙、丙三个管，甲管下端与乙管相连。液体由甲管流进，通过甲、乙管的连接部又折返经乙管流出，构成逆流系统。如果甲、乙管之间的膜M_1能主动从乙管中将NaCl不断泵入甲管，而M_1对水又不通透，当含NaCl溶液的液体在甲管中向下流动时，M_1膜不断将乙管中的NaCl泵入甲管，结果甲管液体NaCl的浓度自上而下越来越高，至甲乙管连接的弯曲部达最大值。当液体折返从乙管下部向上流动时，NaCl浓度越来越低。由此可见，不论是甲管或是乙管，从上而下，溶液的浓度梯度是逐渐升高的，形成浓度梯度，即出现了逆流倍增。丙管内的液体渗透浓度低于乙管的液体，由上向下流动，丙管与乙管之间的膜M_2对水通透，丙管液中的水可通过渗透作用不断进入乙管，液体在丙管内向下流动的过程中，溶质浓度从上至下逐渐增加。从丙管流出的液体浓度要比流入时高，其最大值取决于乙管液的渗透浓度和M_2膜对水通透性的大小。

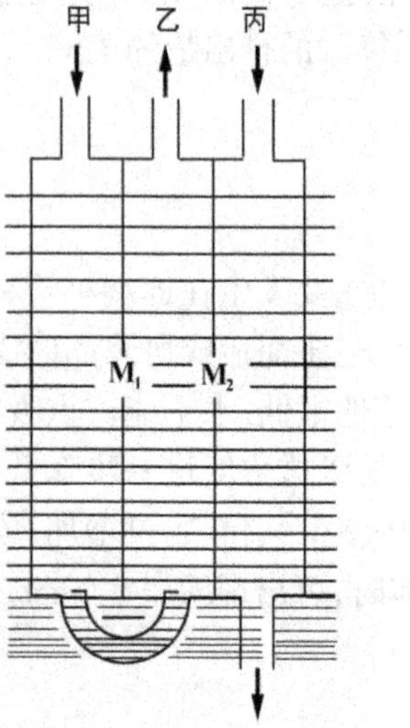

图 11-16　逆流倍增模型

甲管内液体向下流，乙管内液体向上流，丙管内液体向下流。M_1膜能将液体中Na^+由乙管泵入甲管，且对水不通透，M_2膜对水易通透

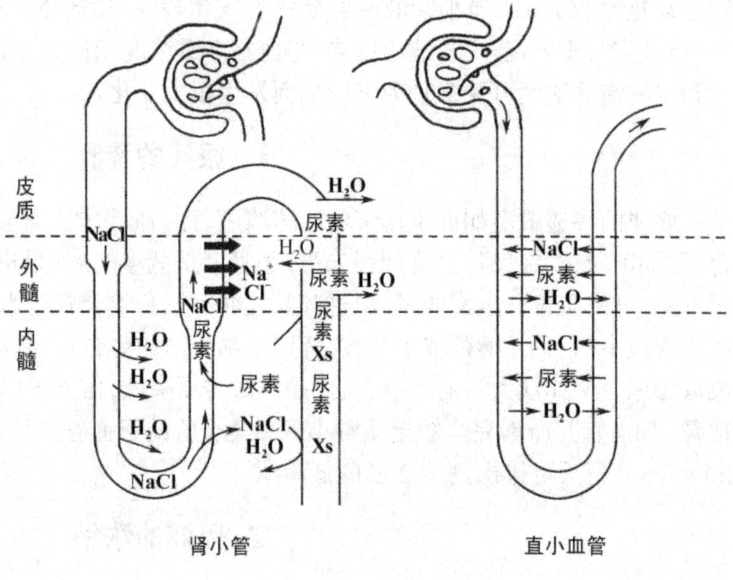

图 11-17　尿浓缩机制示意图

粗箭头表示升支粗段主动重吸收Na^+和Cl^-。髓袢升支粗段和远曲小管前段对水不通透。X_S表示未被重吸收的溶质

髓袢和集合管的结构排列与上述逆流倍增模型很相似(图11-16,17)。直小血管也符合逆流系统的条件。超滤液从近端小管经髓袢降支向下流动，折返后经髓袢升支向相反方向流动，再经集合管向下流动，最后进入肾小盏。肾髓质渗透梯度形成的过程及机制如下：

1.升支粗段　小管液经升支粗段向皮质方向流动时，由于升支粗段上皮细胞主动重吸收NaCl，而对水又不通透，其结果是小管液在向皮质方向流动时渗透浓度逐渐降低，而小管周围组织中由于NaCl的堆积，渗透浓度升高，形成髓质高渗。故外髓部组织间隙液高渗是NaCl主动重吸收形成的，但该段膜对水不通透亦是形成外髓质高渗的重要条件。呋塞米抑制髓袢升支粗段Na^+-K^+-$2Cl^-$同向转运，故可降低外髓组织的高渗程度，从而降低管内外渗透浓度梯度，使水重吸收减少，产生利尿效应。

2.降支细段　髓袢降支细段对水通透，而对 NaCl 和尿素相对不通透。由于髓质从外髓部向内髓部的渗透浓度梯度，降支中的水不断进入组织间隙，使小管液从上至下形成一逐渐升高的浓度梯度，至髓袢折返处，渗透浓度达峰值。

3.升支细段　髓袢升支细段对水不通透，而对 NaCl 能通透，对尿素为中等度通透。当小管液从内髓部向皮质方向流动时，NaCl 不断向组织间液扩散，其结果是小管液的 NaCl 浓度越来越低，小管外组织间液 NaCl 浓度升高。由于升支粗段对 NaCl 主动重吸收，使等渗的近端小管液流入远端小管时变为低渗，而髓质中则形成高渗。

4.髓质集合管　从肾小球滤过的尿素除在近端小管被吸收外，髓袢升支对尿素中等度通透，内髓部集合管对尿素高度通透，其他部位对尿素不通透或通透性很低。当小管液流经髓袢远端小管时，水被重吸收，使小管液内尿素浓度逐渐升高，到达内髓部集合管时，由于上皮细胞对尿素通透性增高，尿素从小管液向内髓部组织液扩散，使组织间液的尿素浓度升高，同时使内髓部的渗透浓度进一步增加。所以内髓部组织高渗是由 NaCl 和尿素共同构成的。血管升压素可增加内髓部集合管对尿素的通透性，从而增高内髓部的渗透浓度。严重营养不良时，尿素生成减少，可使内髓部高渗的程度降低，从而减弱尿的浓缩功能。由于升支细段对尿素有一定通透性，且小管液中尿素浓度比管外组织液低，故髓质组织液中的尿素扩散进入升支细段小管液，并随小管液重新进入内髓集合管，再扩散进入内髓组织间液。这一尿素循环过程称为尿素的再循环(urea recycling)。

三、直小血管在维持肾髓质高渗中的作用

肾髓质高渗的建立主要是由于 NaCl 和尿素在小管外组织间液中的积聚。这些物质能持续滞留在该部位而不被血液循环带走，从而维持肾髓质的高渗环境，这与直小血管起着逆流交换器的作用密切相关。直小血管的降支和升支是并行的血管，与髓袢相似，在髓质中形成袢。直小血管壁对水和溶质都有高度通透性。当血液经直小血管降支向髓质深部流动时，在任一平面的组织间液渗透浓度均比直小血管内血浆的高，即组织间液中的溶质浓度比血浆中的高，故组织间液中的溶质不断向直小血管内扩散，而血液中的水则进入组织间液，使直小血管内血浆渗透浓度与组织液趋向平衡。愈向内髓部深入，直小血管中血浆的渗透浓度越高，在折返处，其渗透浓度达最高值。当血液在直小血管升支中向皮质方向流动时，由于髓质渗透浓度越来越低，在升支任一平面的血浆渗透压均高于同一水平的组织间液，血浆中的溶质浓度比组织间液中的高，这一血管内外的渗透梯度和浓度梯度又使血液中的溶质向组织液扩散，而水又从组织间液向血管中渗透。这一逆流交换过程使肾髓质的渗透梯度得以维持，直小血管仅将髓质中多余的溶质和水带回血液循环(图 11-17)。

小管液在流经近端小管、髓袢直至远曲小管前段时，其渗透压的变化基本是固定的，而终尿的渗透压则随机体内水和溶质的情况可发生较大幅度的变化，这一渗透压变化取决于小管中水与溶质重吸收的比例，主要由远曲小管后半段和集合管控制。髓质高渗是对小管液中水重吸收的动力，但重吸收的量又取决于远曲小管和集合管对水的通透性。集合管上皮细胞对水的通透性增加时，水的重吸收量就增加，小管液的渗透浓度就升高，尿液被浓缩。当远曲小管和集合管对水的通透性降低时，水的重吸收就减少，远曲小管近端的低渗的小管液得不到浓缩，尿液为低渗。同时，集合管还主动重吸收 NaCl，使尿液的渗透浓度进一步降低。血管升压素是决定远曲小管和集合管上皮细胞对水通透性的最重要的激素。任何能影响肾髓质高渗的形成与维持和影响集合管

对水通透性的因素，都将影响肾脏对尿液的浓缩过程，使尿量(urine volume)和渗透浓度发生改变。

第四节 尿生成的调节

前文已述尿的生成过程包括肾小球滤过、肾小管和集合管的重吸收和分泌。机体对尿生成的调节就是通过影响尿生成的这三个基本过程而实现的。有关肾小球滤过量的调节已在前文叙述，本节主要讨论影响肾小管和集合管重吸收和分泌的因素，包括神经调节、体液调节和自身调节。

一、肾内自身调节

肾能通过肾内部的自身活动来保持肾血流量的相对稳定。实验证明，肾在离体情况下，肾动脉血压在 80 ~ 180 mmHg 之间变动时，肾的血流量没有明显改变。

肾小管液中的溶质浓度对小管液渗透压有重要影响。如果小管液溶质浓度升高，会影响肾小管对水的重吸收，导致尿量增多。如近端小管液中某些物质未被重吸收而导致小管液渗透浓度升高，可保留一部分水在小管内，使小管液中的 Na^+ 被稀释而浓度降低，因此小管液和上皮细胞内 Na^+ 的浓度梯度减小，从而使 Na^+ 的重吸收减少或停止。Na^+ 的重吸收减少，小管液中较多的 Na^+ 又通过渗透作用保留相应的水，结果使尿量增多，NaCl 排出量增多。这种情况也称为渗透性利尿(osmotic diuresis)。糖尿病患者或正常人进食大量葡萄糖后，肾小球滤过的葡萄糖量超过了近端小管对糖的最大转运率，造成小管液渗透压升高，结果阻碍了水和 NaCl 的重吸收，不仅尿中出现葡萄糖，而且尿量也增加。

近端小管对溶质(特别是 Na^+)和水的重吸收随肾小球滤过率的变化而发生变化，即当肾小球滤过率增大时，近端小管对 Na^+ 和水的重吸收率也增大；反之，肾小球滤过率减少时，近端小管对 Na^+ 和水的重吸收也减少。这种现象称为球 - 管平衡(glomerulotubular balance)。实验证明，近端小管中 Na^+ 和水的重吸收率总是占肾小球滤过率的 65% ~ 70%左右。球管平衡的生理意义在于尿中排出的 Na^+ 和水不会随肾小球滤过率的增减而出现大幅度的变化，从而保持尿量和尿钠的相对稳定。

二、神经和体液调节

(一)肾交感神经的作用

肾交感神经兴奋时，通过下列方式影响肾脏的功能：①通过肾脏血管平滑肌的 α - 肾上腺素能受体，引起肾血管收缩而减少肾血流量。由于入球小动脉比出球小动脉收缩更明显，使肾小球毛细血管血浆流量减少，毛细血管血压下降，肾小球滤过率下降；②通过激活 β - 肾上腺素能受体，使近球小体的近球细胞释放肾素，导致血液循环中血管紧张素Ⅱ和醛固酮浓度增加，血管紧张素Ⅱ可直接促进近端小管重吸收 Na^+，醛固酮可使髓袢升支粗段、远曲小管和集合管重吸收 Na^+，并促进 K^+ 的分泌。

肾交感神经活动受许多因素的影响，如血容量改变(通过心肺感受器反射)和血压改变(通过压力感受器反射)等均可引起肾交感神经活动改变，从而调节肾脏的功能。

(二)血管升压素

血管升压素(vasopressin, VP)也称抗利尿激素(antidiuretic hormone, ADH)，是一种九肽激素。

血管升压素由下丘脑视上核(supraoptic nucleus)和室旁核(paraventricular nucleus)的神经元的胞体合成后,沿下丘脑－垂体束(hypothalamo-hypophysial tract)的轴突被运输到垂体后叶。

血管升压素通过 V_1 受体引起血管平滑肌收缩,血管阻力增加而升高血压;通过 V_2 受体(兴奋 G 蛋白激活腺苷酸环化酶,使胞内 cAMP 增加,cAMP 又激活蛋白激酶 A,使上皮细胞内含水孔蛋白 AQP-2 的小泡镶嵌在上皮细胞的管腔膜上,形成水通道)调节远曲小管和集合管上皮细胞膜上的水通道而调节管腔膜对水的通透性,对尿量产生影响。

细胞外液渗透浓度的改变是调节血管升压素分泌的最重要因素。当大量出汗,严重呕吐或腹泻等情况引起机体失水,使血浆晶体渗透压升高,引起下丘脑第三脑室前腹侧部的渗透压感受器(osmoreceptor)兴奋,促使垂体后叶释放血管升压素,通过肾小管和集合管增加对水的重吸收,使尿量减少,尿液浓缩;相反,大量饮水后体液被稀释,血浆晶体渗透压降低,引起血管升压素释放减少或停止,肾小管和集合管对水的重吸收减少,尿量增加,尿液稀释。

循环血量的变化亦影响血管升压素的释放。当循环血量增多,回心血量增加时,可刺激心肺容量感受器,抑制血管升压素释放;当体内血容量减少时,对心肺容量感受器的刺激减弱,对血管升压素释放的抑制作用减弱,故血管升压素的释放增加。动脉血压的改变也可通过压力感受器对血管升压素的释放进行调节。当动脉血压在正常范围时(平均压为 100 mmHg),压力感受器传入冲动对血管升压素的释放起抑制作用,当动脉血压低于正常时,血管升压素的释放增加(图 11-18)。

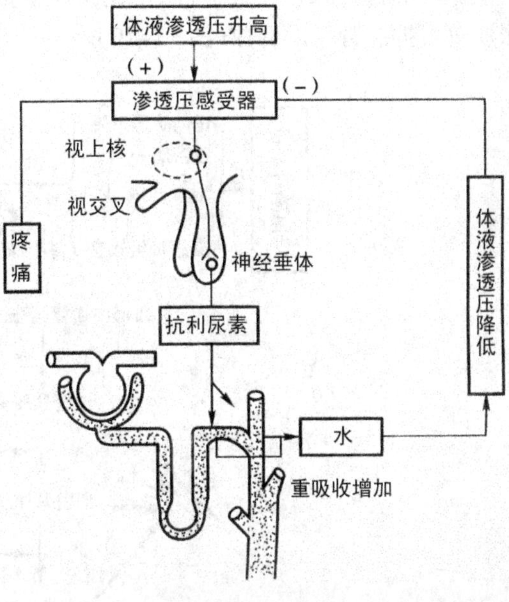

图 11-18 血浆渗透压和循环血量对抗利尿素分泌的影响及激素所引起的反馈

(三)肾素-血管紧张素-醛固酮系统

1.肾素－血管紧张素－醛固酮系统的组成成分　肾素(renin)是由近球细胞合成、储存和释放的一种酸性蛋白酶。肾素作用于血管紧张素原(angiotensinogen)的亮氨酸肽键,使其断裂,生成十肽血管紧张素 I(angiotensin I,ANG I),ANG I 在血管紧张素转换酶(angiotensin-converting enzyme,ACE)的作用下,脱去 2 个氨基酸,生成血管紧张素Ⅱ(angiotensinⅡ,ANGⅡ)。ANGⅡ在血管紧张素酶 A 的作用下,在氨基末端脱去一个氨基酸,生成血管紧张素Ⅲ(ANG Ⅲ)。血浆中存在称为血管紧张素酶的酶类,可将 ANG Ⅱ和 ANG Ⅲ降解成小片段而使它们失去生物活性。ANG Ⅱ的生物活性最强,①具有较强的缩血管作用,可使小动脉收缩,动脉血压升高;②可促进近端小管对 Na^+ 的重吸收;③能刺激肾上腺皮质球状带细胞合成和释放醛固酮(aldosterone)。

醛固酮作用于远曲小管和集合管上皮细胞,可增加 K^+ 的排泄和增加 Na^+、水的重吸收。醛固酮进入远曲小管和集合管胞质后,与胞质内受体结合,形成激素－受体复合物,然后穿过核膜进入核内,通过基因调节机制,生成特异性 mRNA。mRNA 进入胞质后,由内质网合成多种醛固酮诱导蛋白(aldosterone-induced protein),后者可能通过促进 Na^+ 泵转运、促进生物氧化以提供 ATP、

增加管腔膜对 Na^+ 通透性等作用来加强对 Na^+ 的主动重吸收，由于 Na^+ 的重吸收，小管液呈负电位，因此有利于 K^+ 的分泌，同时也有利于 Cl^- 和水的重吸收。

2.肾素分泌的调节　肾血流量、肾交感神经、血液肾上腺素和去甲肾上腺素的含量等变化，均可影响肾素的分泌。

当肾动脉灌注压降低，肾血流量减少时，入球小动脉壁受牵拉的程度减小，可促进近球细胞释放肾素。当肾小球滤过率减少或其他因素导致流经致密斑的小管液 Na^+ 量减少时，肾素释放增加。

肾交感神经兴奋时释放去甲肾上腺素，作用于近球细胞的 β－肾上腺素能受体，直接刺激肾素的释放。如急性失血，血量减少，血压下降，可反射性兴奋肾交感神经，从而增加肾素的释放。血液循环的肾上腺素和去甲肾上腺素均可刺激近球细胞释放肾素。ANGⅡ、血管升压素、心房钠尿肽等可抑制肾素的释放(图 11–19)。

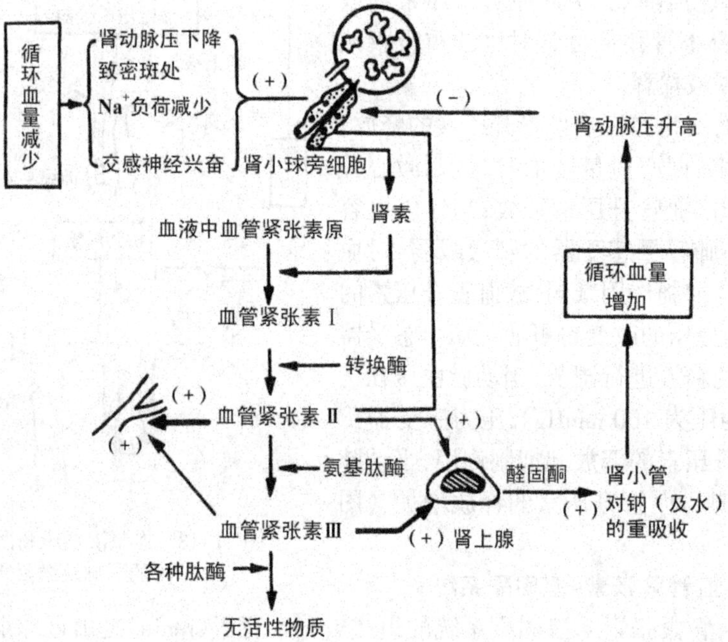

图 11–19　肾素－血管紧张素－醛固酮系统作用示意图

(四)心房钠尿肽

心房钠尿肽(atrial natriuretic peptide，ANP)是由心房肌细胞合成并释放的肽类激素。当心房壁受牵拉(如血量过多、中心静脉压升高等)可刺激心房肌细胞释放 ANP。此外，乙酰胆碱、去甲肾上腺素、血管升压素也能刺激 ANP 的释放。

ANP 的主要作用是使血管平滑肌舒张和促进肾脏排钠、排水。ANP 通过第二信使 cGMP 使血管平滑肌胞质 Ca^{2+} 浓度下降，使入球小动脉舒张，肾小球滤过率增大；通过 cGMP 使集合管上皮细胞管腔膜上的 Na^+ 通道关闭，抑制 NaCl 的重吸收；ANP 还抑制肾素、醛固酮和血管升压素的分泌。

第五节 尿的排放

尿液是连续不断生成的，由集合管、肾盏、肾盂经输尿管进入膀胱。尿液在膀胱内储存达一定量时，引起反射性排尿(micturition)，尿液经尿道排出体外。

一、输尿管、膀胱和尿道的形态结构

(一)输尿管

输尿管(ureter)是一对细长的管道，呈扁圆柱状，左右各一条，起自肾盂，沿腰大肌前面下降，与精索血管交叉(女性与卵巢血管交叉)到小骨盆上缘后右输尿管跨越髂外动脉，左输尿管跨过左髂总动脉，沿骨盆侧壁弯曲向前，男性的输尿管与输精管交叉，斜穿膀胱壁开口于膀胱，女性输尿管经子宫阔韧带底部进入膀胱。

输尿管全长有三个狭窄部，一个在肾盂移行为输尿管处，一个在越过小骨盆入口处，最后一个在穿过膀胱的壁内部，这些部位是肾结石易停留处。

输尿管由内向外由粘膜层、肌层和外膜三层组成，粘膜分变移上皮和固有膜两层。肌层上端为内环行、外纵行两层平滑肌，下端则为内纵、中环、外纵三层平滑肌。外膜为结缔组织。

(二)膀胱

1.膀胱的形态位置　膀胱(vesica urinaria)是贮存尿液的囊状肌性器官，其形态、大小、位置和膀胱壁的厚度均随尿液充盈程度而发生变化，成人正常容量为 350～500 ml。膀胱空虚时呈锥体形，充盈时呈卵圆形，其顶端细小朝前上方，底部呈三角形朝向后下方。膀胱位于骨盆内耻骨联合的后方。在女性其后下方邻子宫和阴道，在男性则与精囊腺、输精管相邻。膀胱空虚时只有上面盖有浆膜，当充盈时则大部分盖有浆膜。

2.膀胱的组织结构　膀胱壁由内向外可分为粘膜、肌层和外膜三层。

粘膜　由上皮和固有膜构成，上皮为变移上皮，细胞的形状和层次随着膀胱的胀缩而发生变化，其上皮具屏障作用，可阻止血浆内水分进入膀胱中冲淡尿液(尿液为高渗液，比固有膜内毛细血管血浆高 2～4 倍)，固有膜由致密结缔组织构成。

肌层　因功能关系特别发达，并富于伸展性，收缩时厚约 15 mm，扩张时仅为 2～5 mm，由三层平滑肌组成，内外层均为纵行，中层为环行。膀胱底部的环行肌在尿道内口处形成括约肌。

外膜　由疏松结缔组织构成，其中膀胱顶为浆膜。

(三)尿道

尿道(urethra)是膀胱通向体外的管道。在女性尿道只排尿；在男性，除排尿外，还有排精作用。

男性尿道见生殖系统，女性尿道较男性尿道短、宽，且较直，长约 5 cm。起于尿道内口，经阴道前方向前下行，穿过尿生殖膈时，周围有尿道阴道括约肌环绕，该肌为横纹肌，可受意识支配，最后开口于阴道前庭。尿道下端还有一些腺体叫尿道旁腺，其导管开口于尿道外口附近。

二、膀胱和尿道的神经支配

膀胱逼尿肌和尿道括约肌均受神经系统的调节，可接受 3 种神经的支配：即盆神经、腹下神经和阴部神经(图 11–20)。盆神经起于骶部脊髓,为副交感神经传出纤维,它兴奋时可引起膀胱逼尿肌收缩和尿道内括约肌舒张,促进排尿。腹下神经起自腰部脊髓,为交感神经传出纤维,它兴奋时可使尿道内括约肌收缩,抑制排尿。阴部神经起自骶部脊髓,为躯体神经,它支配尿道外括约肌,是高级中枢受意识控制排尿活动的主要传出途径。以上 3 种神经中也含有感觉传入神经纤维。膀胱充胀感觉和痛觉的感觉传人神经纤维分别在盆神经和腹下神经中,而尿道感觉传入神经纤维则在阴部神经中。

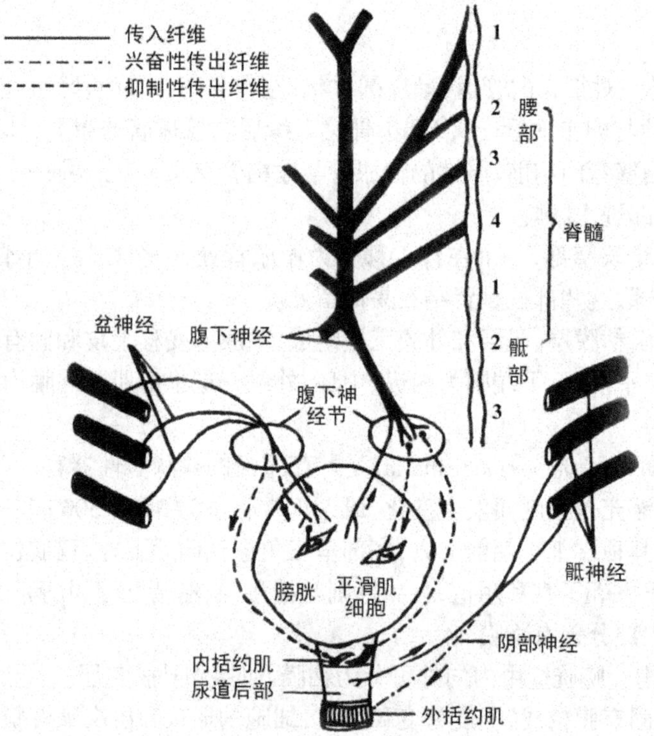

图 11–20　膀胱和尿道的神经支配

三、排尿反射

排尿是一种复杂的反射活动。当膀胱内贮尿量达到一定程度时(400 ml 左右),膀胱壁内牵张感受器因被动牵拉而发生冲动。冲动经盆神经传入骶部脊髓的初级排尿中枢。该中枢被兴奋后,一部分冲动可向上传至大脑皮质,另一部分经副交感纤维传至膀胱,引起膀胱逼尿肌收缩,完成一次排尿反射,同时,当尿液进入尿道时,又刺激了尿道感受器,冲动沿阴部神经再次传到脊髓排尿中枢,使尿道外括约肌开放,于是尿液排出。排尿反射是一种正反馈过程,需反复进行促使排尿反射一再加强,导致膀胱逼尿肌进一步收缩,使收缩持续到膀胱内尿液排空为止。

在整体内,脊髓初级中枢经常受大脑皮质的控制和调节。幼儿大脑发育尚未完善,对下位初级中枢的抑制能力较弱,故幼儿排尿次数多或有遗尿现象。随着年龄的增长,大脑功能日趋完善,对排尿的控制作用也逐渐增强。老年人常由于皮质功能衰退而出现随意控制排尿能力减弱,常发生尿频或尿失禁现象。

小 结

泌尿系统由肾、输尿管、膀胱及尿道组成。

肾是维持机体内环境相对恒定的重要器官之一。人体在新陈代谢过程中产生的一些代谢终产物和多余的水及各种电解质,主要以尿的形式由肾排出。肾对维持机体水平衡和酸碱平衡,内环境的稳定具有重要意义。肾单位是肾的基本结构与功能单位,每个肾单位由肾小体和肾小管组成,肾小体包括血管球和肾小囊。肾小管包括近端小管、细段和远端小管三部分。肾单位与集合管共同完成泌尿机能。

肾血流量大,血液供应丰富,肾内血液经过两次小动脉和两套毛细血管网。

尿的生成过程包括 3 个环节:肾小球滤过作用,肾小管与集合管的重吸收作用及其分泌与排泄作用。

肾小球的滤过作用主要取决于滤过膜的通透性和有效滤过压。肾小球滤过作用的动力是有效滤过压。当血液流经肾小球毛细血管时,除蛋白质分子外的血浆成分被滤过进入肾小囊腔而形成超滤液。

重吸收是指肾小管上皮细胞将物质从肾小管液转运至血液中的过程;分泌是指肾小管上皮细胞将自身产生的物质或血液中的物质转运至小管液的过程。物质通过肾小管上皮的转运包括被动转运和主动转运。超滤液中的水分约 99%被肾小管和集合管重吸收,超滤液中的其他物质被选择性重吸收或被肾小管上皮细胞主动分泌。如滤过的葡萄糖和氨基酸可全部被重吸收,HCO_3^-几乎全部被重吸收,而肌酐、H^+和K^+等则可被分泌到小管液中而排出体外;Na^+、Ca^{2+}和尿素等则不同程度地被重吸收。水重吸收率的多少不仅决定着尿量的多少,而且决定着尿的渗透浓度。如机体缺水时,尿的渗透压将比血浆的高,称为高渗尿,表示尿被浓缩,饮水过量时,水的重吸收率减少,尿的渗透压低于血浆,称为低渗尿,表示尿被稀释。

分泌与排泄都是肾小管上皮细胞的主动活动过程。H^+的分泌与HCO_3^-的重吸收有关,而K^+的分泌与Na^+的重吸收有密切关系。NH_3的分泌与H^+的分泌密切相关。这些分泌对维持体内酸碱平衡具有重要的意义。

尿的浓缩与稀释与髓袢的逆流倍增机制和直小血管的逆流交换作用密切相关。髓袢的形态和功能特性是形成肾髓质渗透浓度梯度的重要条件。肾髓质高渗的建立主要是由于 NaCl 和尿素在小管外组织间液中的积聚。

尿生成的调节包括肾内自身调节和神经体液调节。

血管升压素是由下丘脑视上核和室旁核神经元合成分泌的,其主要作用是促进肾小管和集合管对水的重吸收,减少排尿量。血浆晶体渗透压的变化和循环血量的变化通过下丘脑渗透压感受器和心肺容量感受器而反射性地影响血管升压素的释放。肾素是肾小球近球细胞分泌的一种蛋白酶,它能催化血浆中的血管紧张素原生成血管紧张素;血管紧张素可使小动脉收缩,动脉血压升高,同时直接刺激肾上腺皮质球状带细胞合成和释放醛固酮;醛固酮作用于远曲小管和集合管上皮细胞,可增加K^+的排泄和增加Na^+、水的重吸收,具有"保Na^+排K^+"作用。肾血流量、肾交感神经、血液肾上腺素和去甲肾上腺素的含量等变化,均可影响肾素的分泌。

排尿是一种复杂的反射活动。在整体内,脊髓初级中枢经常受大脑皮质的控制和调节。

复习思考题

1.名词解释

肾单位;致密斑;滤过膜;有效滤过压;肌源性学说;重吸收;排泄;球－管平衡;渗透性利尿;排尿反射。

2.简述肾单位的组成及结构特点。

3.简述肾脏的生理功能。

4.简述肾脏血液循环的特点及其生理意义。

5.简述尿生成的基本过程。

6.影响肾小球滤过率的因素有哪些?

7.简述肾小管和集合管物质转运的方式。

8.大量饮水后和大量出汗后,尿量会发生什么变化?为什么?

9.试述血管升压素的生理作用及其分泌的调节。

10.试述醛固酮的生理作用及其分泌的调节。

11.试述尿浓缩和稀释的机制。

第十二章　生殖系统

生物个体由出生、生长发育至衰老、死亡,是生命发展的自然规律。生物体随着生长发育的成熟,到青春期后,已具有产生与自己相似后代个体的能力,这种功能称为生殖(reproduction)。它是维持生物绵延和种系繁殖的重要生命活动。在高等动物,生殖是通过两性生殖系统的器官活动来实现的。

第一节　概 述

一、系统发生

在系统发生过程中,生殖系统经历了从无到有、由简单到复杂的过程,并由雌雄同体发展到雌雄异体、其生殖方式由无性生殖发展为有性生殖。单细胞原生动物主要是无性生殖,行横(纵)二裂或裂体生殖;腔肠动物为出芽生殖,虽有精卵结合的有性生殖方式,但生殖腺仅是一些临时性的结构;扁形动物为雌雄同体,有固定的生殖腺及一些生殖管道,且精巢和卵巢是分开的,为异体受精;线形动物、环节动物、软体动物、节肢动物等多数是雌雄异体,有些虽为雌雄同体,但为异体受精,需行交配;脊椎动物绝大多数为雌雄异体,一般都有内生殖器和外生殖器,受精方式由体外受精(鱼、两栖类等)发展为体内受精(爬行类、鸟类、兽类),发育由卵生(鱼类、两栖类)经过卵胎生(毒蛇、蜥蜴等)发展为胎生,由无羊膜发展到有羊摸。

人类为雌雄异体、体内受精、胎生,胚胎的遗传性别虽然在受精时即已由精子的核型确定,但直到第 7 周才能辨认生殖腺性别,而外生殖器的性别至第 12 周时才能区分。胚胎早期两性生殖系统的发生类似,故生殖腺、生殖管道和外生殖器均分为早期的性未分化阶段和后期的性分化阶段。睾丸和卵巢的发生由其表面的体腔上皮、上皮下的间充质和迁入的原始生殖细胞共同发育而成。

二、组成和功能

人的生殖系统包括男性生殖系统和女性生殖系统两部分。男女生殖系统均由内生殖器和外生殖器两部分组成。男性内生殖器包括睾丸(产生精子,分泌雄激素)、附睾(贮存精子,促使精子成熟)、输精管、射精管和附属腺(包括精囊腺、前列腺和尿道球腺);男性外生殖器是阴茎。女性内生殖器包括卵巢(产生卵子,分泌雌激素)、输卵管、子宫(孕育胎儿,定期产生月经)和阴道;女性外生殖器即外阴。

男女性成熟时出现的特征称为第二性征(如男性长胡须,音调变低,喉结突出;女性骨盆宽大,乳腺发育,音调变高,皮下脂肪丰富等)。这些副性征的出现和维持均有赖于性腺的内分泌作用。

生殖系统的功能主要是：

1.产生生殖细胞，完成生殖功能，以保证个体的繁殖和种族的延续。

2.产生激素，调节人体的一些生理功能和行为活动，如睾丸产生的雄激素可促进副性征的出现和维持性机能，并可促进红细胞的生成；卵巢分泌的雌激素可促进性器官的发育和第二性征的出现，卵巢分泌的孕激素有维持妊娠和刺激乳腺发育的作用等。

第二节 男性生殖系统

一、睾 丸

(一) 睾丸的结构与生精作用

睾丸(testis)位于阴囊内，左右各一。其外形呈微扁的椭圆体，表面光滑，分为内、外侧面，前、后缘和上、下两端(图 12-1)。前缘游离，后缘有血管、神经和淋巴管出入，并与附睾和输精管的下段(睾丸部)相接触，睾丸随着性成熟而迅速生长，老年人的睾丸随性机能的衰退而萎缩变小。

睾丸表面覆以浆膜，即鞘膜脏层，深部是致密结缔组织构成的白膜(tunica albuginea)，白膜在睾丸后缘增厚形成睾丸纵隔(mediastinum testis)。纵隔的结缔组织呈放射状伸入睾丸实质，将睾丸实质分成约 250 个锥形小叶，每个小叶内有 1～4 条弯曲细长的生精小管，生精小管在近睾丸纵隔处变为短而直的直精小管。直精小管进入睾丸纵隔相互吻合形成睾丸网。生精小管之间的疏松结缔组织称睾丸间质(图 12-1,2)。

1. 生精小管　成人的生精小管(seminiferous tubule)长30~70cm,直径150~250μ m,管壁厚60～80μ m,由生精上皮(spermatogenic epithelium)构成。生精上皮由支持细胞和 5～8 层生精细胞(spermatogenic cell)组成。上皮基膜外侧有胶原纤维和梭形的肌样细胞(myoid cell)。肌样细胞收缩有助于精子排出。生精细胞自生精小管基底部至腔面，依次有精原细胞、初级精母细胞、次级精母细胞、精子细胞和精子(图 12-2)。精原细胞形成精子的过程称精子发生(spermatogenesis)，人需 64±4.5 天。

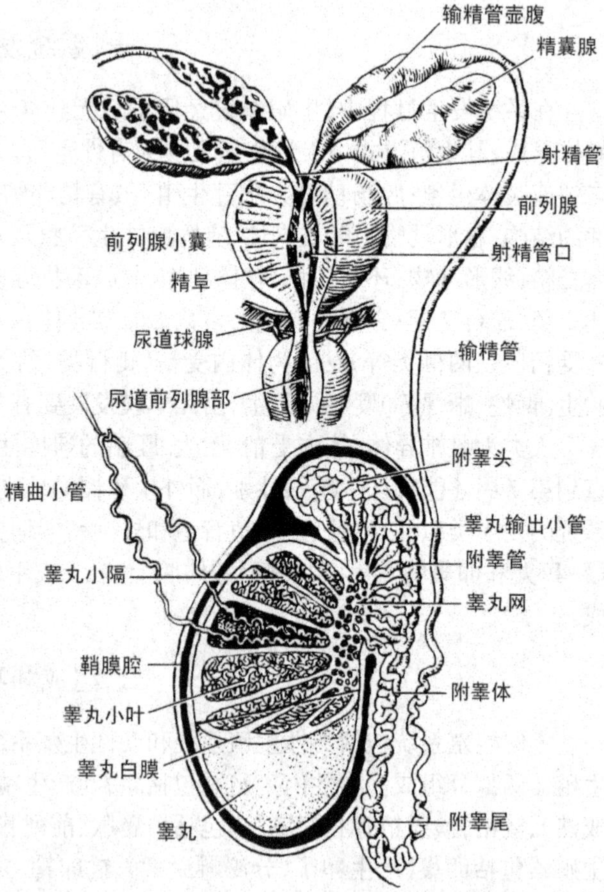

图 12-1　睾丸、附睾的结构及排精径路

（1）精原细胞（spermatogonium）　紧贴基膜，圆形或卵圆形，直径 12 μm。精原细胞分为 A、B 两型。A 型精原细胞核卵圆形，染色质细小，染色深。A 型精原细胞是生精细胞中的干细胞，不断地分裂增殖，一部分子细胞继续作为干细胞，另一部分分化为 B 型精原细胞。B 型精原细胞核圆形，核周边有较粗的染色质颗粒。B 型精原细胞经过数次分裂后，分化为初级精母细胞。

（2）初级精母细胞（primary spermatocyte）　位于精原细胞近腔侧，圆形，体积较大，直径约 18 μm。核大而圆，内含或粗或细的染色质丝，核型为 46，XY。初级精母细胞经过 DNA 复制后（4n DNA），进行第一次减数分裂，形成两个次级精母细胞。由于第一次减数分裂的分裂前期历时较长，所以在生精小管的切面中可见到处于不同分裂时期的初级精母细胞。

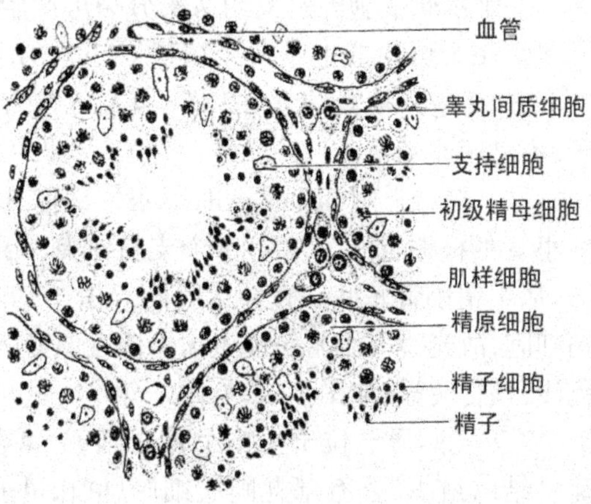

图 12-2　生精小管与睾丸间质仿真图

（3）次级精母细胞（secondary spermatocyte）　位置靠近腔面，直径约 12 μm。核圆形，染色较深，核型为 23，X 或 23，Y（2n DNA）。次级精母细胞不进行 DNA 复制，迅速进入第二次减数分裂，产生两个精子细胞，核型为 23，X 或 23，Y（1n DNA）。经过两次减数分裂，染色体数目减少一半。

（4）精子细胞（spermatid）　位于近腔面，直径约 8 μm，核圆，染色质细密。精子细胞不再分裂，经过复杂的变态，由圆形逐渐转变为蝌蚪状的精子，这一过程称精子形成（图 12-3）。

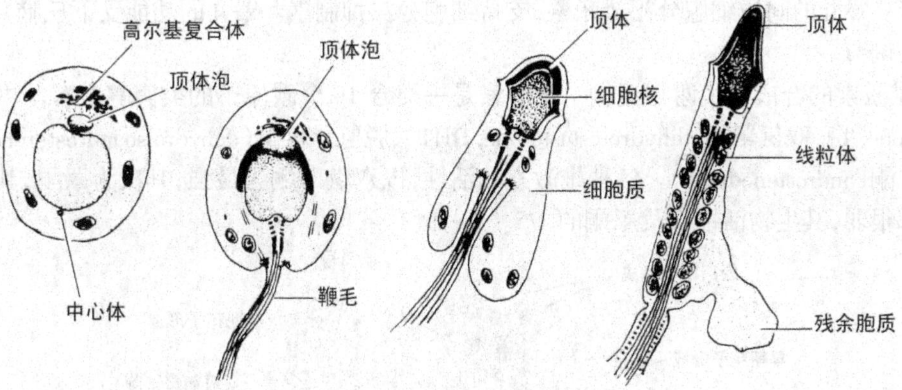

图 12-3　精子形成模式图

（5）精子（spermatozoon）　人的精子形似蝌蚪，长约 60 μm，可分为头、颈、尾三部分（图 12-4）。头部嵌入支持细胞顶部胞质中，尾部（中段、主段、末段）游离于生精小管腔内。头部正面呈卵圆形，侧面呈梨形，长 4 ~ 5 μm。头部内有一个高度浓缩的细胞核，核的前 2/3 有顶体覆盖。顶体是特殊的溶酶体，内含多种水解酶，如顶体素、透明质酸酶、磷酸酯酶等，在受精过程中发挥重要作用。构成尾部全长的轴心是轴丝，由 9+2 排列的微管组成，是精子运动的主要装置。轴丝外有 9 根纵行外周致密纤维，颈段有中心粒。中段的外侧包有线粒体鞘，是精子的能源供应中心。主段最长，外周致密纤维外方有纤维鞘，这两种结构均辅助精子运动（图 12-4）。末段短，其内仅有轴丝。

一个精原细胞经过大约 7 次分裂可产生近百个精子，1g 睾丸组织每天可生成上千万个精子。正常男子每次射出精液约 3~6 ml，每毫升精液约含 0.2 亿 ~ 4 亿个精子，少于 0.2 亿个精子，不易使卵受精。

（6）支持细胞（sustentacular cell）又称 Sertoli 细胞，每个生精小管的横断面上有 8 ~ 11 个支持细胞。细胞呈不规则长锥形，从生精小管基底一直伸达腔面。由于其侧面镶嵌着各级生精细胞，故光镜下细胞轮廓不清。核近似卵圆形或呈三角形，染色浅，核仁明显，如图 12–5 所示。

2.睾丸间质　位于生精小管之间，为富含血管和淋巴管的疏松结缔组织，含有睾丸间质细胞（testicular interstitial cell），又称 Leydig 细胞。细胞呈圆形或多边形，核圆形，居中，胞质嗜酸性，具有类固醇激素分泌细胞的超微结构特征（图 12–5）。

3.直精小管和睾丸网　生精小管近睾丸纵隔处变成短而细的直行管道，称直精小管（tubulus rectus），管壁上皮为单层立方或矮柱状，无生精细胞。直精小管进入睾丸纵隔内分支吻合成网状的管道为睾丸网，由单层立方上皮组成，管腔大而不规则。精子经直精小管和睾丸网出睾丸。

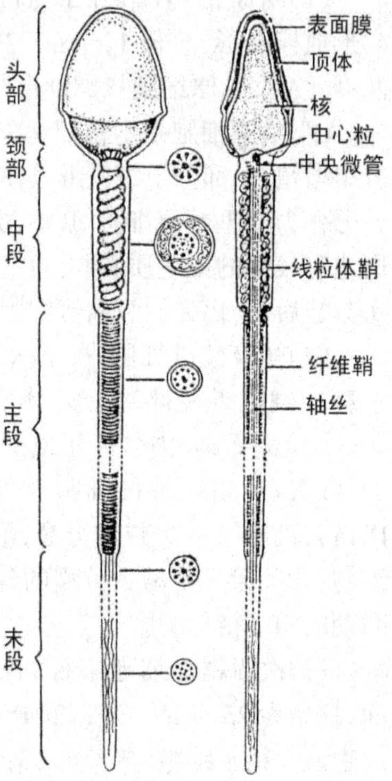

图 12–4　精子超微结构示意图

（二）睾丸的内分泌功能

睾丸是男性的主性器官，既是生成精子的部位，又具有内分泌功能。睾丸的间质细胞分泌雄激素，支持细胞分泌抑制素。睾丸的功能受下丘脑 – 腺垂体 – 睾丸轴的调节。

1. 雄激素的合成、代谢与运输　雄激素是一类含 19 个碳原子的类固醇激素，主要有睾酮（testosterone, T）、双氢睾酮（dihydrotestosterone, DHT）、脱氢异雄酮（dehydroisoandrosterone，DHIA）、和雄烯二酮（androstenedione）。各种雄激素的活性，以双氢睾酮为最强，其次为睾酮，其余的雄激素活性都很弱，其生物活性仅及睾酮的 1/5。

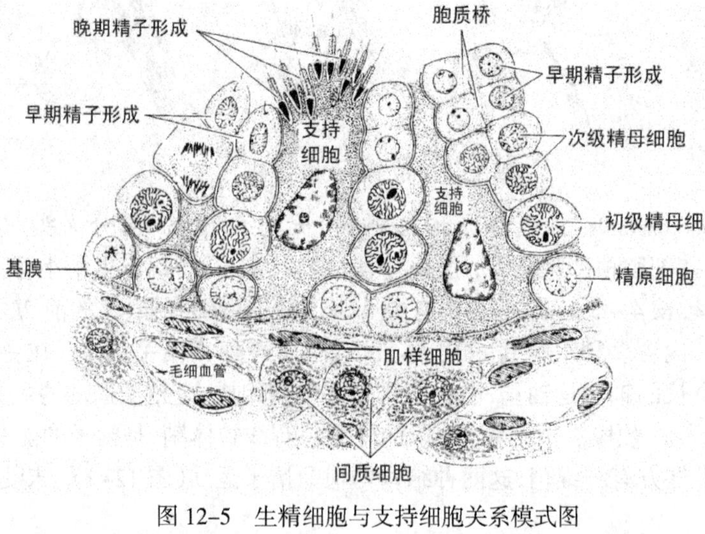

图 12–5　生精细胞与支持细胞关系模式图

睾酮是由间质细胞线粒体内的胆固醇经羟化、侧链裂解形成孕烯醇酮，再经 17- 羟化脱去侧链而形成的。血液中 98%的睾酮与血浆蛋白结合。血浆中存在一种与睾酮有很高亲和力的蛋白质，称为性激素结合球蛋白(sex hormone-binding globulin，SHBG)，约有 30%的睾酮与其结合，而其余 68%的睾酮则与血浆白蛋白及其他血浆蛋白质结合。血浆白蛋白虽然与睾酮的亲和力不如 SHBG 大，但血浆中白蛋白的含量多，故结合的睾酮量多于 SHBG。血浆中只有 2%的睾酮以游离形式存在。仅游离的睾酮才具有生物活性。结合与游离形式的睾酮之间处于动态平衡状态。结合形式的睾酮可作为血浆中睾酮的贮存库。睾酮主要在肝内灭活，多数睾酮经还原、氧化及侧链裂解转变为 17- 酮类固醇，包括雄酮、异雄酮及原胆烷醇酮等代谢产物，由尿排出，少数经粪便排出。

正常情况下，20 ~ 50 岁的男子血中睾酮的含量最高，为 19 ~ 24 nmol/L；50 岁以上，则随年龄增长含量逐渐减少。此外，成年男子血中睾酮水平还表现有年节律、日节律及脉冲式分泌的现象，且个体差异较大。

2.睾酮的生理作用　睾酮的作用比较广泛，主要有以下几方面：①影响胚胎发育。在雄激素诱导下，含有 Y 染色体的胚胎向男性方向分化，促进内生殖器管的发育，而双氢睾酮则主要刺激外生殖器发育。②维持生精作用。睾酮由间质细胞分泌后，可进入支持细胞并转变为双氢睾酮，随后进入曲细精管，促进生精细胞的分化和精子的生成过程。③刺激生殖器官的生长发育和维持性欲，促进男性副性征的出现并维持在正常状态。④促进蛋白质合成，特别是肌肉和生殖器官的蛋白质合成，同时还能促进骨骼生长与钙、磷沉积及红细胞生成等。

3.抑制素　抑制素(inhibin)是睾丸支持细胞分泌的糖蛋白激素，由 α 和 β 两个亚单位组成，分子量为 31 000 ~ 32 000。由于 β 亚单位的差异，抑制素可分为抑制素 A($\alpha\beta_A$)和抑制素 B($\alpha\beta_B$)两种形式。抑制素对腺垂体 FSH 的分泌有很强的抑制作用，而生理剂量的抑制素对 LH 的分泌却无明显影响。

(三)睾丸功能的调节

睾丸的生精作用和内分泌功能经常受下丘脑 - 垂体的调控，而睾丸分泌的激素对下丘脑 - 垂体也进行反馈调节。此外，在睾丸还存在复杂的局部调节机制。

1.下丘脑 - 垂体对睾丸活动的调节　下丘脑弓状核等部位的肽能神经元分泌的促性腺激素释放激素(gonadotropin-releasing hormone，GnRH)经垂体门脉系统直接作用于腺垂体，促进腺垂体促性腺细胞合成与分泌卵泡刺激素(follicle-stimulating hormone，FSH)与黄体生成素(luteinizing hormone，LH)，进而对睾丸的生精作用以及支持细胞和间质细胞的活动进行调节。

(1)腺垂体对生精作用的调节　腺垂体分泌的 FSH 和 LH 对生精过程均有调节作用。给未成年雄性大鼠注射 FSH 可使曲细精管的生精细胞数量明显增加，生精过程加强。成年雄性动物在摘除垂体后，虽然缺乏 FSH 和 LH，但如注射睾酮仍能维持生精过程；而幼年动物生精过程尚未开始时即摘除垂体，则仅有睾酮仍难以启动生精过程。据此认为，FSH 对生精过程有启动作用，而睾酮对生精过程则有维持效应。LH 对生精生程也有调节作用，但并非直接影响生精细胞，而是通过刺激睾丸间质细胞分泌睾酮间接地发挥作用。

近年来的研究表明，生精细胞上并没有 FSH 受体和睾酮受体，而支持细胞上却存在 FSH 和睾酮的受体。因此推测 FSH 可能作用于支持细胞上的受体，促进支持细胞产生雄激素结合蛋白(androgen binding protein，ABP)，ABP 与睾酮结合，可维持曲细精管局部睾酮的高浓度，从而促进生精过程。但生精过程的调控仍是一个非常复杂的问题,尚有许多问题需更进一步地研究。此外,FSH 还能刺激支持细胞分泌抑制素,通过对腺垂体 FSH 分泌的负反馈作用,抑制睾丸的生精作用。

(2)腺垂体对睾酮分泌的调节　腺垂体分泌的 LH 可促进间质细胞合成与分泌睾酮,因此 LH 又称间质细胞刺激素(interstitial cell-stimulating hormone,ICSH)。LH 与间质细胞膜上的受体结合,通过 G 蛋白介导,使细胞内 cAMP 生成增加,加速细胞内功能蛋白质的磷酸化过程,导致胆固醇酯水解增强,并促进胆固醇进入线粒体合成睾酮。同时,LH 也可使间质细胞线粒体和滑面内质网中与睾酮合成有关的酶系的活性增强,从而加速睾酮的合成。LH 还可增加间质细胞膜对 Ca^{2+} 的通透性,使细胞内 Ca^{2+} 浓度升高,促进睾酮的分泌。

腺垂体分泌的 FSH 具有增强 LH 刺激睾酮分泌的作用。摘除垂体的大鼠,注射 LH 可引起血睾酮水平升高;如果先用 FSH 处理后再注射 LH,则血中睾酮水平明显升高,说明 FSH 和 LH 对间质细胞分泌睾酮有协同作用,其机制可能是 FSH 使 LH 受体的数量增加,受体对 LH 的亲和力增强。

2.睾丸激素对下丘脑 - 腺垂体的反馈调节　睾丸分泌的雄激素和抑制素在血液中的浓度变化,也可对下丘脑和腺垂体的 GnRH、FSH 和 LH 分泌进行负反馈调节(图 12-6)。

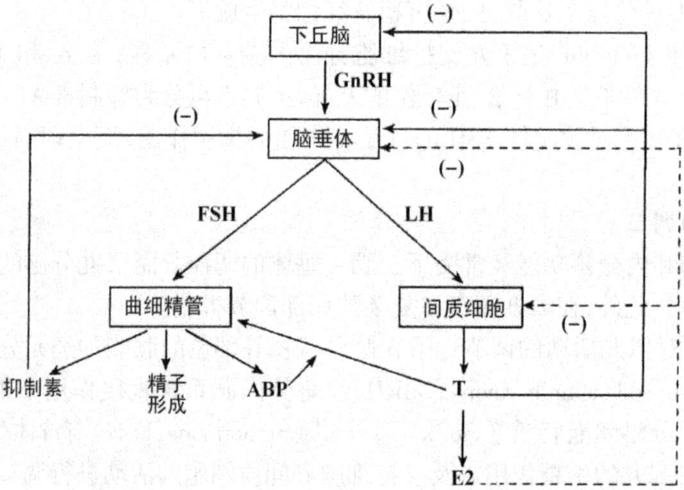

图 12-6　睾丸激素对下丘脑-腺垂体的反馈调节示意图

雄激素　当血中睾酮浓度达到一定水平后,可作用于下丘脑和腺垂体,通过负反馈机制抑制 GnRH 和 LH 的分泌。整体与离体实验表明,切除动物的睾丸后,垂体门脉血中 GnRH 的含量增加;在去大鼠垂体细胞培养系统中加入睾酮,对 LH 的分泌有抑制作用。研究表明,在下丘脑和垂体中均存在雄激素受体,提示睾酮的负反馈作用可以发生在下丘脑和垂体两个水平上。另有实验证明,睾酮可降低大鼠腺垂体对 GnRH 的反应性。睾酮对腺垂体促性腺激素的影响只限于 LH 的合成和分泌,而对 FSH 分泌并无影响。

抑制素　在离体培养的成年大鼠睾丸支持细胞中,给予 FSH 可刺激抑制素分泌,二者之间呈剂量－效应关系。给大鼠注射抑制素后，可使血液中 FSH 含量明显下降，而对 LH 浓度则无显著影响。这些观察提示 FSH 可促进抑制素的分泌，而抑制素又可对腺垂体 FSH 的合成和分泌起选择性的抑制作用。机体通过这一负反馈环路可调节垂体 FSH 的分泌。

3.睾丸内的局部调节　在睾丸局部，特别是在支持细胞与间质细胞和生精细胞之间，还存在着错综复杂的局部调节机制。如睾丸曲细精管支持细胞内存在芳香化酶，可把睾酮转化为雌二醇。实验证明，雌二醇可与间质细胞中的雌二醇受体结合，抑制 DNA 合成，使睾酮的合成减少，同时也可对下丘脑－垂体进行反馈调节。另外，睾丸支持细胞还可产生多种肽类物质，说明在睾丸局部产生的一些细胞因子或生长因子可能通过旁分泌或自分泌的方式参与睾丸功能的局部调节。

二、附　睾

附睾（epididymis）　呈新月形，紧贴睾丸的上端和后缘而略偏外侧，上端膨大为附睾头，中部为附睾体，下端狭细为附睾尾，附睾尾向内上弯曲移行为输精管（图 12-1）。睾丸输出小管进入附睾后，弯曲盘绕形成膨大的附睾头，输出小管末端汇合成一条附睾管。附睾管迂回盘曲，构成附睾体及尾，管的末端急转向上成为输精管。附睾是精子暂时储存的器官，其分泌的液体除对精子供给营养外，还具有促进精子成熟的作用。附睾的功能异常也会影响精子的成熟，导致不育。

三、输精管和射精管

输精管（ductus deferens）　是附睾管的直接延续，长约 50 cm，管壁较厚，肌层比较发达，管腔细小。活体触摸时，呈圆索状，有一定的坚实度。输精管行程较长，依其行径部位可分为 4 部。①睾丸部，位于睾丸后缘。起自附睾尾端，沿睾丸后缘上行至睾丸上端。②精索部，介于睾丸上端和腹股沟管皮下环之间，输精管位于精索内各结构的后方，此段位于皮下，常为结扎输精管的部位。③腹股沟部，位于腹股沟管内。④盆部，为输精管经过腹环以后行于盆腔的部分。此段最长，它从腹环弯向内下，沿盆侧壁行向后下，经输尿管末端前上方至膀胱底的后面。在此，两侧输精管逐渐接近，并均膨大成输精管壶腹（图 12-1）。输精管壶腹的下端变细，与精囊腺的排泄管汇合成射精管（ductus ejaculatorius）。射精管长约 2cm，穿经前列腺实质，开口于尿道的前列腺部（图 12-1）。

精索（funiculus spermaticus）　是一对柔软的圆索状结构，由腹股沟管腹环延至睾丸上端。精索的主要成分是输精管、睾丸动脉和蔓状静脉丛，此外还有输精管动、静脉、神经丛、淋巴管、腹膜鞘突的残余等。精索表面还有三层被膜，即精索内筋膜、提睾肌和精索外筋膜。

四、男性尿道

男性尿道（urethra masculina）兼有排尿和排精的功能。起于膀胱的尿道口，止于尿道外口。成人男尿道长度约为 16～22 crn，管径平均为 5～7 mm。全长可分为三部，即前列腺部、膜部和海绵体部。临床上把前列腺部和膜部称后尿道，海绵体部称前尿道。

男性尿道在行程中粗细不一，有三个狭窄、三个扩大和两个弯曲。三个狭窄分别在尿道内口，膜部和尿道外口。三个扩大在前列腺部、尿道球部和尿道舟状窝。一个弯曲为耻骨下弯，在耻骨联合下方 2 cm 处凹向上，包括前列腺部、膜部和海绵体部的起始段，此弯曲恒定无变化。另一弯曲为耻骨前弯，在耻骨联合前下方凹向下，在阴茎根与体之间，如将阴茎向上提起，此弯曲即可变直。

五、附属腺体

1.精囊腺(vesicula seminalis)　位于膀胱底之后,输精管壶腹的外侧,是一对长椭圆形的囊状器官(图 12-1),主要由迂曲的小管组成,其排泄管与输精管壶腹末端合成射精管。精囊腺分泌弱碱性的淡黄色液体,内含果糖、前列腺素等成份。

2.前列腺(prostata)　是不成对的实质性器官,位于膀胱下方,呈栗形,包绕着尿道的起始部,由 30~50 个复管泡状腺组成,外面包有坚韧的纤维膜,其导管开口于尿道(图 12-1)。前列腺具有明显的年龄性变化。

前列腺分泌稀薄的乳白色液体,富含酸性磷酸酶和纤维蛋白酶,还有柠檬酸和锌等物质。

3.尿道球腺(glandula bulbo-urethralis)　是一对豌豆大的球形器官,位于会阴深横肌肌束内。腺的排泄管细长,开口于尿道的尿道球部(图 12-1)。尿道球腺分泌粘液,在射精前排出,以润滑尿道。

精液　由输精管道各部及附属腺体特别是前列腺和精囊腺的分泌物组成,内含大量精子,呈乳白色,稍呈碱性,适于精子生存活动。

六、阴囊及阴茎

阴囊(scrotum)　为一皮肤囊袋,位于阴茎的后下方。阴囊的皮肤薄而柔软,有少量阴毛,色素沉着明显。阴囊壁由皮肤和肉膜组成。肉膜是阴囊的浅筋膜,含有平滑肌纤维。平滑肌随外界温度变化呈反射性的舒缩,以调节阴囊内的温度,有利于精子的发育。肉膜在正中线向深部发出阴囊中隔将阴囊腔分为左、右两部,分别容纳两侧的睾丸和附睾。

阴茎(penis)　可分为头、体和根三部分。后端为阴茎根,藏于阴囊及会阴部皮肤的深面。中部为阴茎体,呈圆柱形,悬于耻骨联合前下方。阴茎前端膨大为阴茎头,头的尖端处有矢状位的尿道外口。头后稍细的部分为阴茎颈。

阴茎主要由两个阴茎海绵体和一个尿道海绵体构成,外面包以筋膜和皮肤,阴茎海绵体为两端细的圆柱体,左右各一,位于阴茎的背侧。左、右两者紧密结合,向前延伸,前端变细,嵌入阴茎头底面的凹陷内。阴茎海绵体的后端分离,称阴茎脚,分别附于两侧的耻骨下支和坐骨支。尿道海绵体位于阴茎海绵体的腹侧,尿道贯穿其全长。其后端膨大称尿道球,位于两阴茎脚的中间,固定于尿生殖隔下筋膜上。

每个海绵体的外面包有一层坚厚的纤维膜,分别称阴茎海绵体白膜和尿道海绵体白膜。海绵体内部由许多海绵体小梁和腔隙构成,腔隙实际上是与血管相通的窦隙。当这些腔隙充血时,阴茎即变粗变硬而勃起。三个海绵体外面共同包有浅、深阴茎筋膜和皮肤。阴茎的皮肤薄而柔软,富有伸展性。

第三节 女性生殖系统

一、卵 巢

卵巢(ovarium)是位于盆腔内成对的实质性器官,呈扁卵圆形,略呈灰红色,分内、外侧面,前、后缘和上、下端。外侧面贴靠盆侧壁的卵巢窝(图 12–7)。内侧面朝向盆腔,与小肠相邻。上端与输卵管末端相接触,名输卵管端。下端叫子宫端,借韧带连于子宫。后缘游离,称独立缘。前缘有系膜附着,称系膜缘,其中部有血管神经出入,称卵巢门。

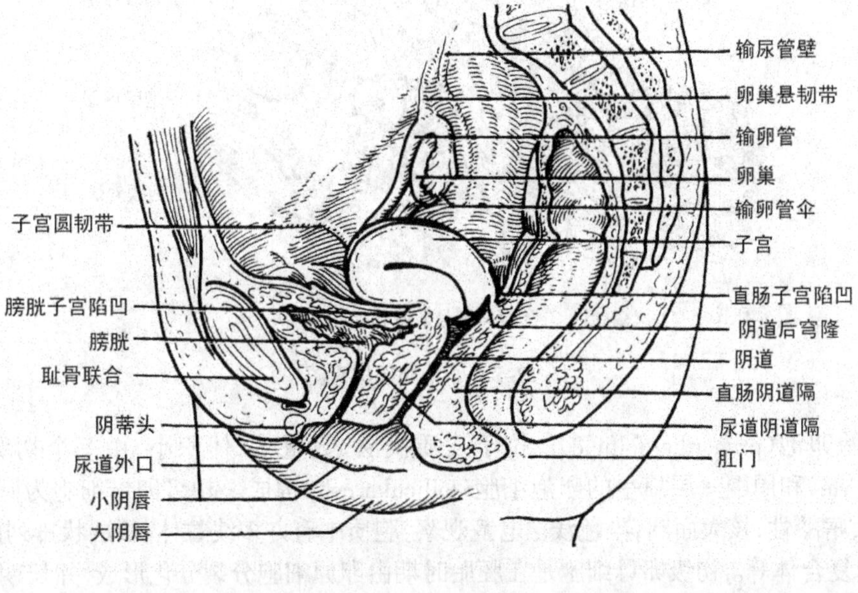

图 12–7 女性骨盆正中矢状断面

卵巢的大小、形状随年龄而有差异。幼女的卵巢表面光滑。性成熟期卵巢最大。此后,由于多次排卵,卵巢表面出现瘢痕,显得凹凸不平。35 ~ 40 岁,卵巢开始缩小,50 岁左右随月经停止而逐渐萎缩。

卵巢借韧带保持其在盆腔的位置。这些韧带包括卵巢悬韧带和卵巢固有韧带(又称卵巢子宫索)。

(一)卵巢的结构与生卵作用

卵巢表面为单层立方上皮或扁平上皮,上皮下面有一层结缔组织,称卵巢白膜。卵巢的实质分为浅层的皮质和深层的髓质。皮质很厚,含有不同发育阶段的卵泡、黄体和白体及少量结缔组织与散在的平滑肌纤维。髓质较小,有许多迂曲的血管和淋巴管。近卵巢处的结缔组织中有少量门细胞,其结构与功能类似睾丸间质细胞,可分泌雄激素。

1.卵泡的发育与成熟 卵泡发育从胚胎时期已经开始,第 5 个月胚胎的双侧卵巢有原始卵泡近 700 万个，以后逐渐减少，出生时尚有 100 万 ~ 200 万个，青春期时仅存 4 万个。青春期后，在垂体分泌的 FSH 和 LH 作用下，卵泡陆续开始发育，一个卵泡从发育至成熟约需 85 天。在一个月经周期（见后述），一般只有一个卵泡成熟并排卵，通常左右卵巢交替排卵。女性一生约排 400 个卵，其余均退化。绝经期后，排卵停止。卵泡发育分为原始卵泡、初级卵泡、次级卵泡和成熟卵泡四个阶段（图 12–8）。

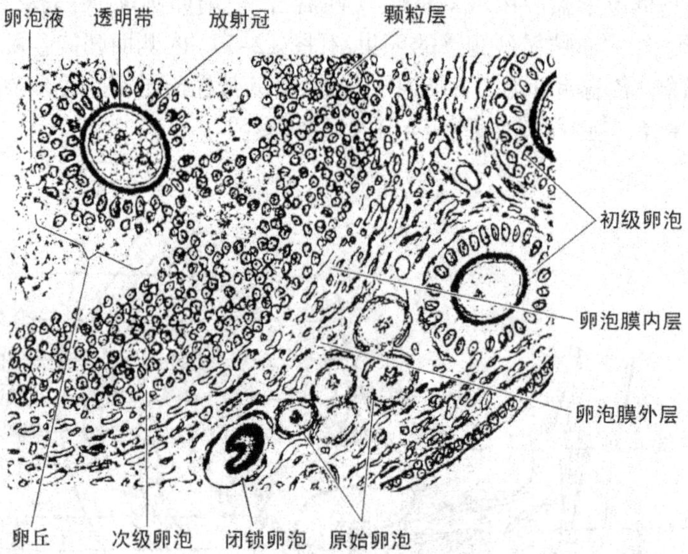

图 12–8　卵巢局部仿真图

（1）原始卵泡（primordial follicle）　位于皮质浅层，数量多，体积小，由一个初级卵母细胞（primary oocyte）和周围一层扁平的卵泡细胞（follicular cell）构成。初级卵母细胞为圆形，直径约 40 μ m，胞质嗜酸性，核大而圆，染色浅。电镜观察，胞质中有许多线粒体、板层状排列的滑面内质网和高尔基复合体等。初级卵母细胞是在胚胎时期由卵原细胞分裂分化形成，并长期（12 ~ 50 年不等）停留在第一次减数分裂前期，直至排卵前才完成分裂。卵泡细胞较小，与结缔组织之间有基膜。

（2）初级卵泡（primary follicle）　从青春期开始，在 FSH 的作用下，原始卵泡陆续发育为初级卵泡。随后，初级卵母细胞增大，核糖体、粗面内质网等增多；在靠近质膜的胞质中发现电子致密的溶酶体，称皮质颗粒（cortical granule），内含的酶类将在受精过程中发挥重要作用。卵泡细胞增生，且由扁平变为立方形或柱状，且由单层变为多层（5 ~ 6 层）；最里面的一层卵泡细胞为柱状，呈放射状排列，称放射冠（coronaradiata）。

在初级卵母细胞与放射冠的卵泡细胞之间出现一层均质状、折光性强、嗜酸性的透明带（zona pellucida）。构成透明带的蛋白有三种，即 ZP_1、ZP_2、ZP_3，是由初级卵母细胞和卵泡细胞共同分泌的。其中 ZP_3 为精子受体，在受精过程中，对卵细胞与精子相互识别和特异性结合具有重要意义。

（3）次级卵泡（secondary follicle）　由初级卵泡继续发育形成。其卵泡细胞增至 6 ~ 12 层，其中的小腔隙逐渐融合成一个大腔，称卵泡腔（follicular antrum），腔内充满卵泡液。具有卵泡腔的卵泡（包括成熟卵泡）又称囊状卵泡（antral follicle）。卵泡液含有营养成分、雌激素和多种生物活性物质,与卵泡的发育有关。随着卵泡液增多,卵泡腔扩大,初级卵母细胞、透明带、放射冠及部分卵泡细胞突入卵泡腔内形成卵丘(cumulus oophorus),(图 12-8);卵泡腔周围的数层卵泡细胞形成卵泡壁,称颗粒层(stratum granulosum),卵泡细胞改称颗粒细胞(granulosa cell)。

与卵泡生长相伴随,周围的基质细胞向卵泡聚集,形成卵泡膜。卵泡膜分化为两层:内层毛细血管丰富,基质细胞分化为多边形或梭形的膜细胞(theca cell),具有类固醇激素分泌细胞的特征;外层有环行排列的胶原纤维和平滑肌纤维。

(4)成熟卵泡(mature follicle) 在 FSH 作用的基础上,经 LH 的刺激,次级卵泡发育为成熟卵泡。初级卵母细胞直径可达 125~150 μm。卵泡由于卵泡液急剧增多而体积显著增大,直径可超过 2 cm;但颗粒细胞数目不再增加,因此卵泡壁越来越薄,卵泡向卵巢表面突出。在排卵前 36~48 小时,初级卵母细胞恢复并完成第一次减数分裂,形成次级卵母细胞(secondary oocyte)和第一极体(first polar)。次级卵母细胞迅速进入第二次减数分裂,停滞在分裂中期。

2.排卵 成熟卵泡破裂,次级卵母细胞从卵巢排出的过程称排卵(ovulation)。排卵一般发生在月经周期的第 14 天。排卵前,成熟卵泡突出卵巢表面可达 1 cm,致使局部卵泡壁、卵泡膜、白膜变薄缺血,形成半透明的卵泡小斑(follicular stigma);卵丘与卵泡壁分离,漂浮在卵泡液中。排卵时,小斑处的组织被蛋白水解酶和胶原酶分解而破裂,卵泡膜外层的平滑肌纤维收缩,于是次级卵母细胞连同放射冠、透明带和卵泡液一起排出。

此时,输卵管漏斗部的伞端正覆盖在卵巢表面,将所排卵摄入。次级卵母细胞于排卵后 24 小时内若不受精,即退化消失;若受精,则继续完成第二次减数分裂,形成单倍体(23,X)的卵细胞(ovum)和一个第二极体。

3.黄体 排卵后,残留在卵巢内的卵泡颗粒层和卵泡膜向腔内塌陷,卵泡膜的结缔组织和毛细血管也伸入颗粒层,这些成分逐渐演化成具有内分泌功能的细胞团,新鲜时显黄色,故称黄体(corpus luteum)。其中的颗粒细胞增殖分化为颗粒黄体细胞(granular lutein cell),数量多,体积大,染色浅,位于黄体中央,具有类固醇激素分泌细胞的结构特点,分泌孕激素(progesterone)。膜细胞改称膜黄体细胞(theca lutein cell),其数量少,体积小,胞质和核染色较深,主要位于黄体周边,与颗粒黄体细胞协同作用分泌雌激素。

若排出的卵没有受精,黄体维持 12~14 天后退化,称月经黄体。黄体退化后被致密结缔组织取代,成为瘢痕样的白体(corpus albicans)。若排出的卵受精,在胎盘分泌的绒毛膜促性腺激素的刺激下,黄体继续发育,直径可达 4~5cm,称妊娠黄体。妊娠黄体除分泌大量的孕激素和雌激素外,还分泌肽类的松弛素(relaxin),这些激素促使子宫内膜增生,子宫平滑肌松弛,以维持妊娠。妊娠黄体可存在 4~6 个月,然后退化为白体,其内分泌功能被胎盘细胞取代。

4.闭锁卵泡 从胎儿时期至出生后,乃至整个生殖期,绝大多数卵泡不能发育成熟,它们在发育的各个阶段停止生长并退化,退化的卵泡称闭锁卵泡(atretic follicle)。

(二)卵巢的内分泌功能

卵巢主要分泌雌激素和孕激素,另外,和睾丸一样,也能分泌抑制素、少量的雄激素及多种肽类激素。卵巢在排卵前由卵泡分泌雌激素,在排卵后由黄体分泌孕激素和雌激素。

1.雌激素 人类的雌激素(estrogen)包括雌二醇(estradiol,E_2)、雌酮(estrone)和雌三醇(estriol,E_3)。三者中以雌二醇活性最强,雌酮的活性仅为雌二醇的 10%,雌三醇活性最低。雌激素是以雄激素(睾酮)为前体而合成的。一般认为,卵泡的内膜细胞和颗粒细胞共同参与雌激素的合成，内膜细胞在LH作用下产生雄激素（雄烯二酮），通过扩散转运至颗粒细胞，在FSH作用下增强颗粒细胞内芳香化酶的活性，从而把雄激素转变为雌激素，此合成过程称为双重细胞学说。

雌激素的生理作用　促进女性生殖器官的发育和副性征的出现，并使之维持在正常状态。此外，雌激素对代谢也有明显的影响。

（1）对生殖器官的作用　①雌激素协同FSH促进卵泡发育，诱导排卵前LH峰的出现，从而促进排卵；②促进输卵管上皮细胞增生，增强输卵管的分泌与运动，有利于精子与卵子的运行；③促进子宫发育，内膜发生增生期的变化，使子宫颈分泌大量清亮、稀薄的粘液，其中的粘蛋白沿宫颈纵行排列，有利于精子穿行。在分娩前，雌激素能增强子宫肌的兴奋性，提高子宫肌对催产素的敏感性；④使阴道粘膜上皮细胞增生，表浅细胞角化，糖原含量增加，并加速分解，使阴道分泌物呈酸性（pH4~5），利于乳酸杆菌的生长，从而排斥其他微生物的繁殖，所以雌激素能增强阴道的抵抗力。

（2）对乳腺和副性征的作用　雌激素刺激乳腺导管和结缔组织增生，促进乳腺发育，并使全身脂肪和毛发分布具有女性特征。

（3）对代谢的作用　雌激素对代谢的作用比较广泛，①促进蛋白质合成，特别是促进生殖器官的细胞增殖与分化，增强转录过程，加速蛋白质合成，从而促进生长发育；②刺激成骨细胞的活动，抑制破骨细胞的活动，加速骨的生长，并能促进骺软骨的愈合；③提高血中载脂蛋白AI的含量，并可降低血胆固醇浓度，所以雌激素是抗动脉硬化的重要因素之一；④高浓度的雌激素有导致水、钠潴留的趋势，这可能是由于促进了醛固酮的分泌而引起的。

2. 孕激素　孕激素主要有孕酮（progesterone，P）、20α－羟孕酮和17α－羟孕酮，以孕酮的生物活性为最强。排卵前，颗粒细胞和卵泡膜可分泌少量的孕激素；排卵后，黄体细胞合成大量的孕激素，使血中孕酮的浓度从卵泡期的约0.8 pg/ml上升到黄体期的约9.7 pg/ml。在月经周期中，血中孕激素水平呈现周期性波动。血中孕激素浓度在卵泡期一直很低，排卵后随着黄体的形成与发育，孕激素明显增加，在排卵后5~10天出现高峰，以后降低（图12-9）。孕酮主要在肝降解，孕二醇是孕酮的主要降解产物，随尿粪排出体外。妊娠两个月左右，胎盘开始合成孕酮。

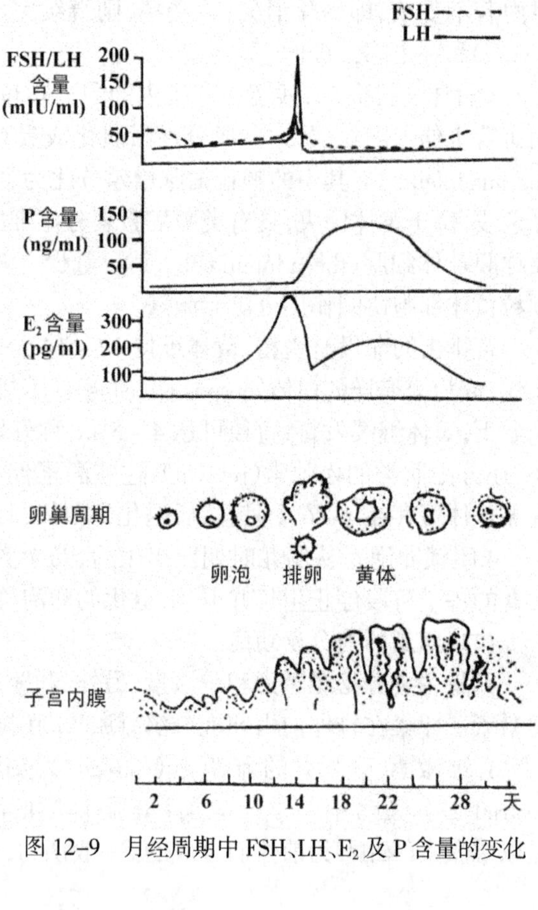

图12-9　月经周期中FSH、LH、E_2及P含量的变化

孕激素的生理作用　主要作用于子宫内膜和子宫肌，适应孕卵着床和维持妊娠。由于孕酮受体数量受雌激素调节，因此孕酮的作用基本上是在雌激素作用的基础上发挥的。

（1）对子宫的作用　促使在雌激素作用下增生的子宫内膜进一步增厚，并发生分泌期的变化，有利于孕卵着床前在子宫腔内的生存和着床，着床后，孕酮促进子宫基质细胞转化为蜕膜细胞，其胞浆含有较多的糖原颗粒、肽类与脂类，可为胚泡提供丰富的营养和促进胚泡生长的活性物质。另外，孕酮可使子宫肌细胞膜发生超极化，兴奋性降低，从而抑制子宫发生收缩，并可抑制母体对胎儿的排斥反应，防止将胚胎排出子宫，所以孕酮具有安宫保胎作用。孕酮使宫颈粘液减少而变稠，粘蛋白分子弯曲，交织成网，使精子难以通过。

（2）对乳腺的作用　在雌激素作用的基础上，孕酮主要促进乳腺腺泡发育，并在妊娠后为泌乳做好准备。

（3）产热作用　女子基础体温在排卵前先出现短暂降低，而在排卵后升高 0.5℃左右，并在黄体期一直维持在此水平上。常将这一基础体温的双相变化，作为判定排卵的标志之一。妇女在绝经或卵巢摘除后，这种双相的体温变化消失，如果注射孕酮则可引起基础体温升高，因此认为基础体温的升高与孕酮作用于下丘脑体温调节中枢有关。

3.雄激素　女性体内有少量雄激素，主要由卵泡内膜细胞和肾上腺皮质网状带细胞产生。适量的雄激素可刺激女性阴毛与腋毛的生长，雄激素过早出现会造成女性生殖器管发育异常。女性体内雄激素分泌过多时，可出现阴蒂肥大、多毛症等男性化特征。

4.抑制素　抑制素是最早发现的一种卵巢糖蛋白激素。抑制素可抑制 FSH 的合成与释放，但在卵泡期，其抑制 FSH 合成与释放的作用不如雌二醇强。到黄体期，抑制素的浓度增高，可明显抑制 FSH 的合成。在妊娠期，抑制素的主要来源是胎盘。抑制素可通过诱导 FSH 的受体表达，促进卵泡内膜细胞分泌雄激素，抑制颗粒细胞分泌孕激素等多种方式，调控卵泡的生长与发育。

（三）卵巢功能的调节

卵巢的周期性活动受下丘脑－腺垂体的调节，而卵巢分泌激素的周期性变化又使子宫内膜发生周期性的变化，同时对下丘脑－腺垂体进行反馈调节（图 12–10）。

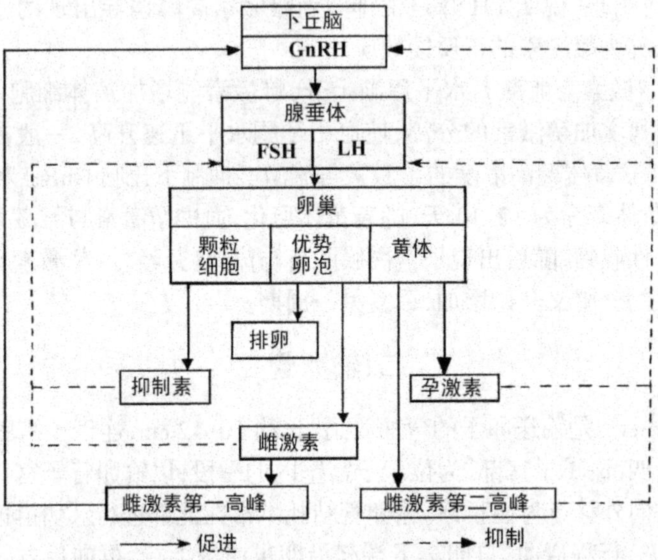

图 12–10　下丘脑–腺垂体对卵巢活动的调节

女性在青春期前，下丘脑的 GnRH 神经元尚未发育成熟，下丘脑对卵巢激素的反馈抑制作用比较敏感，GnRH 的分泌很少，腺垂体促性腺激素及卵巢激素的分泌处于低水平状态。10~12 岁的女性，雌激素水平有所升高，第二性征开始出现。月经初潮是青春期到来的标志之一，意味着性成熟的开始。进入青春期时，下丘脑 GnRH 神经元已发育成熟，对性激素的负反馈抑制作用敏感性逐渐下降，GnRH 分泌增加，FSH 和 LH 分泌也相应增加，卵巢开始出现周期性变化，并逐步建立起周期性的正、负反馈机制，形成下丘脑 – 垂体 – 卵巢轴，三者的相互调节和制约表现为正常女性的月经周期及生殖器官形态与功能的周期性变化。

一般女性性成熟期约持续 30 年左右。45 ~ 50 岁的女性，卵巢功能开始衰退，对 FSH 和 LH 的反应性下降，卵泡常停滞在不同发育阶段，不能按时排卵，雌激素分泌减少，子宫内膜不再呈现周期性变化，而后进入绝经期（更年期）。以后卵巢功能进一步衰退，丧失生殖功能，步入老年期。

卵巢周期性活动的调节　在卵泡发育的不同阶段，影响与调控因素是不同的。实验研究表明，在初级卵泡发育的后期，颗粒细胞上出现 FSH 与雌二醇受体，在 LH 和雌二醇的协同作用下，诱发颗粒细胞与内膜细胞上出现 LH 受体，且其数量随着卵泡的发育成熟而不断增加。所以，原始卵泡至初级卵泡的早期发育阶段，基本上不受垂体的调控，主要受卵巢内在因素的影响，而在次级卵泡后期至成熟的卵泡发育阶段与排卵期，则受垂体促性腺激素和卵巢激素的调控。

卵泡期开始时，血中雌激素与孕激素浓度均处于低水平，对垂体 FSH 与 LH 分泌的反馈抑制作用较弱，后血中 FSH 含量逐渐升高，随之 LH 也有所增加，排卵前一周左右，卵泡分泌的雌激素明显增多，血中的浓度迅速升高，与此同时，血中 FSH 的水平有所下降，这是由于增加的雌激素和颗粒细胞分泌的抑制素对垂体 FSH 的分泌产生反馈抑制作用。虽然血中 FSH 浓度暂时处于低水平，但雌激素浓度并不因此减少，却反而持续增加，其原因是雌激素可加强内膜细胞的分裂与生长，使 LH 受体数量增加，从而加强雄激素的合成，较多的雄激素扩散至颗粒细胞，促进芳香化酶的作用，使雄激素转变为雌激素的速率加快。至排卵前一天左右，血中雌激素浓度达到顶峰，在其作用下，下丘脑增强 GnRH 的分泌，GnRH 经垂体门脉系统转运至腺垂体，促进 LH 与 FSH 的释放，血中以 LH 浓度增加最为明显，形成 LH 峰（LH surge）（图 12–9）。若事先用抗雌激素血清处理动物，则 LH 峰不再出现，说明 LH 峰是由排卵前雌激素高峰诱导出现的，雌激素的这种促进 LH 大量分泌的作用，称为雌激素的正反馈效应。

在黄体期，血中孕激素与雌激素水平逐渐上升，雌激素能增加黄体细胞上 LH 受体数量，促进 LH 作用于黄体细胞增加孕激素的分泌，使血中孕酮水平迅速升高，一般在排卵后 5~10 天出现高峰，以后开始降低。黄体期高浓度的孕激素与雌激素抑制下丘脑 GnRH 和腺垂体 LH 及 FSH 的分泌。若不受孕，黄体寿命为 12~14 天，随着黄体退化，血中孕激素与雌激素浓度明显下降，子宫内膜血管发生痉挛性收缩，随后出现子宫内膜脱落与流血（月经）。孕激素和雌激素分泌减少，使腺垂体 FSH 与 LH 的分泌又开始增加，重复另一周期。

二、输卵管

输卵管（tuba uterina）是输送卵子的弯曲管道，长约 10~12 cm，连于子宫底的两侧。输卵管全程由内侧向外侧分为四部：①子宫部，为位于子宫壁内的一段，以输卵管子宫口通子宫腔。②输卵管峡，短而狭窄，水平向外移行为壶腹部。输卵管结扎术常在此部进行。③输卵管壶腹，较粗而长，约占输卵管全长的 2/3，行程弯曲，自卵巢下端起沿卵巢前缘上行，再向后方，弯曲绕过卵巢上端移行为漏斗部。卵子通常在此部受精。若受精卵由于输卵管病变未能移入子宫，而在输卵管内或腹膜腔内发育，即称宫外孕。④输卵管漏斗，为输卵管末端膨大的部分，向后下弯曲覆盖卵巢后缘和内侧面。漏斗的末端有输卵管腹腔口，开口于腹膜腔，口的周围有许多细长的指状突起，称输卵管伞，盖在卵巢的表面。其中最长的一个突起连到卵巢表面，叫卵巢伞。

输卵管管壁由粘膜、肌层和外膜三层组成。粘膜有许多纵行而分支的皱壁，壶腹部的皱襞最发达，故管腔极不规则，至子宫部，皱襞渐趋减少。输卵管粘膜由上皮和固有膜组成，上皮为单层柱状上皮，含有纤毛细胞和分泌细胞。固有膜为薄层结缔组织。肌层为平滑肌，其峡部最厚，可分为内环、外纵两层；漏斗部的肌层最薄，无纵行肌。外膜为浆膜。

三、子　宫

（一）子宫的形态、位置及结构

1.子宫的形态　子宫（uterus）是壁厚、腔小的肌性器官，胎儿在此发育成长。成年人的子宫犹如前后稍扁、倒置的梨形，长约 7～8cm，最大宽径约 4cm，厚约 2～3cm，如图 12-7。子宫可分为三部分：上端圆凸的部分为子宫底（fundus），在输卵管子宫口水平以上。下端狭窄的部分为子宫颈（cervix uteri）。底与颈之间的部分为子宫体（corpus uteri）。子宫颈在成人长约 2.5～3cm，其下端伸入阴道内的部分，称子宫颈阴道部；在阴道以上的部分，称子宫颈阴道上部；子宫颈阴道上部的上端向上与子宫体相连接的部分，稍狭细，称子宫峡（isthmus uteri）。在非妊娠期，此部不明显，仅 1cm 长；在妊娠期间，特别是中期以后，子宫峡逐渐伸展变长，形成子宫下段。

子宫的内腔甚为狭窄，可分为上、下两部（图 12-7）。上部在子宫体内，称子宫腔（cavitasuteri），呈前后扁平的三角形裂隙，其基底向上，两端通输卵管，尖向下通子宫颈管。下部在子宫颈内，称子宫颈管（canalis cervicis uteri），为梭形，其上口向上通子宫腔，下口通阴道，称子宫口（ostrumuteri）。

2.子宫的位置　子宫位于盆腔的中央，在膀胱与直肠之间。下端接阴道，两侧有输卵管和卵巢。子宫底位于小骨盆入口平面以下，子宫颈的下端在坐骨棘平面的稍上方。成年女性子宫的正常姿势是轻度前倾前屈位。前倾即整个子宫向前倾斜，子宫的长轴与阴道的长轴间形成向前开放的钝角。前屈是子宫体与子宫颈之间形成一个向前开放的钝角。但子宫是活动性较大的器官，膀胱和直肠的充盈程度可在一定程度上影响子宫的位置。当膀胱充盈时，若直肠空虚，子宫底向上，使子宫伸直。如两者都充盈，则使子宫向上。

3.子宫的固定装置　子宫的正常位置主要靠以下韧带来维持（图 12-11）。

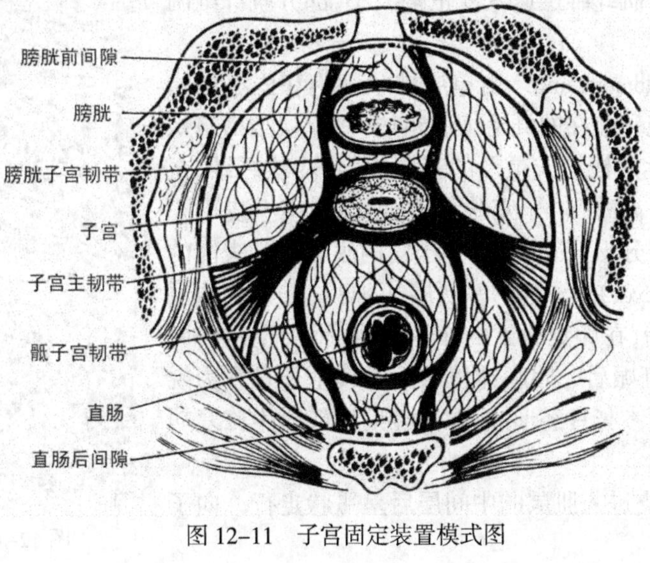

图 12-11　子宫固定装置模式图

（1）子宫阔韧带　子宫前后面的腹膜自子宫侧缘向两侧延伸，形成双层腹膜皱襞，即为阔韧带，向外侧到达盆壁和盆底，再移行为盆壁的腹膜。子宫阔韧带的上缘游离，包裹输卵管，其外侧端移行为卵巢悬韧带。阔韧带的前叶覆盖子宫圆韧带，后叶包被卵巢和卵巢固有韧带。前、后叶间还有血管、神经、淋巴管和结缔组织等。子宫阔韧带可限制子宫向两侧移动。

（2）子宫圆韧带　是由平滑肌和结缔组织构成的圆索，起于子宫前面上部的两侧，输卵管子宫口的下方，在阔韧带前叶的覆盖下向前外侧弯行，然后通过腹股沟管，止于阴阜及大阴唇的皮下。它是维持子宫前倾位的主要结构。

（3）子宫主韧带　是子宫颈延至盆侧壁的大量纤维结缔组织束和平滑肌纤维束的总称，包在阔韧带下部两层腹膜之间。它是维持子宫正常位置，使之不致向下脱垂的主要结构。

（4）骶子宫韧带　由平滑肌和结缔组织构成，起自子宫颈后面，向后绕过直肠，固定于骶骨前面。韧带表面有腹膜覆盖，形成弧形皱襞。此韧带有牵引子宫颈向后上的作用。它与子宫圆韧带互相配合，维持整个子宫处于正常的前倾前屈位置。

除上述韧带外，盆底肌和阴道的托持以及周围的结缔组织等因素对子宫位置的固定也起很大作用。如这些固定装置变薄弱或受损伤，可导致子宫位置异常或不同程度的子宫脱垂。此时子宫口即低于坐骨棘平面，严重者可脱出阴道以外。

4.子宫壁的构造　子宫壁分为三层（图 12–12）。外层是腹膜的脏层；中间为肌层，强厚，由平滑肌组成；内层为粘膜，称子宫内膜。

（1）外膜（perimetrium）　为浆膜。

（2）肌层（myometrium）　很厚，由成束或成片的平滑肌构成，肌束间有结缔组织，可分为粘膜下层、中间层和浆膜下层。浆膜下层和粘膜下层较薄，平滑肌呈纵行。中间层最厚，含有许多血管，平滑肌分为内环行与外斜形，如图 12–12。子宫的平滑肌纤维长约 50 μm。在妊娠期，平滑肌纤维受卵巢激素的作用，不仅增大（可长达 500 μm），而且分裂增殖，使肌层显著增厚。结缔组织中未分化的间充质细胞也增殖分化为平滑肌纤维。分娩后，肌纤维迅速恢复正常大小，部分肌纤维凋亡。

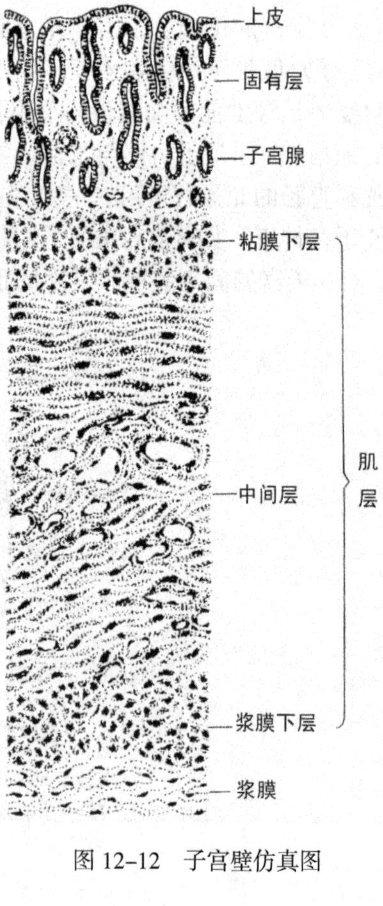

图 12–12　子宫壁仿真图

（3）内膜（endometrium）　由单层柱状细胞和固有层构成。上皮由分泌细胞和散在的纤毛细胞组成。固有层结缔组织较厚，含大量低分化的梭形或星形的基质细胞、网状纤维、血管和子宫腺（uterine gland）。子宫腺为单管状腺，由上皮下陷而成，近肌层时可有分支（图 12–12）。子宫内膜可分为表浅的功能层（functional layer）和深部的基底层（basal layer）。功能层较厚，自青春期开始，在卵巢激素的作用下，发生周期性的剥脱出血（月经）。妊娠后，因胚体植入而继续生长发育为蜕膜。基底层较薄，不参与月经形成，在月经期后能增生修复功能层。

子宫动脉的分支进入肌层的中间层后呈弓状走行，向子宫内膜发出许多分支。分支在肌层与内膜交界处发出一短而直的分支进入基底层，称基底动脉，它不受卵巢激素的影响；其主干进入功能层后螺旋走行，称螺旋动脉（coiled artery），它对卵巢激素极为敏感。螺旋动脉的分支形成毛细血管网和血窦，然后汇合为小静脉，穿过肌层后汇入子宫静脉（图 12-13）。

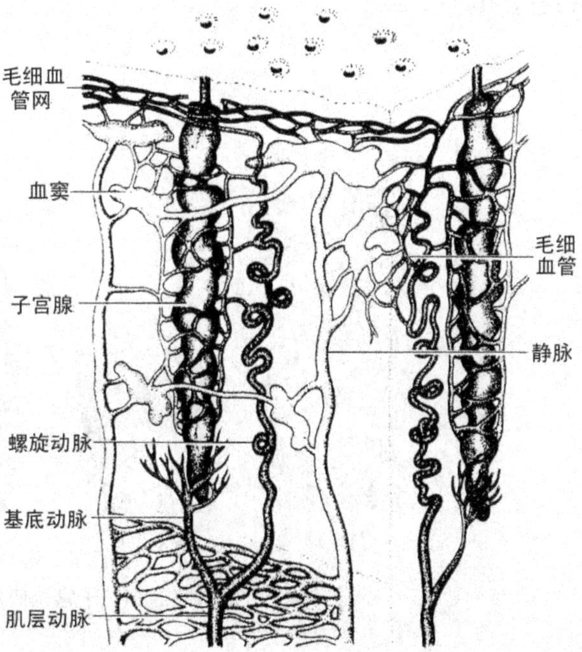

图 12-13 子宫内膜血管与腺模式图

5.月经周期 在青春期，随着卵巢功能的周期性变化，在卵巢分泌激素的影响下，子宫内膜发生周期性剥脱，产生流血现象，称为月经（menstruation），因此女性生殖周期称为月经周期（menstrual cycle），又称子宫周期。每个月经周期是从月经的第一天起至下次月经来潮的前一天止。非灵长类哺乳动物也有类似的周期，但不表现为月经，而主要是某些行为（求偶行为）的改变，称为动情周期（estrous cycle）。

人类的月经周期一般为 28 天左右，月经期一般持续 3 ~ 5 天，第 6 ~ 14 天为增生期，排卵发生在第 14 天，第 15 ~ 28 天为分泌期。前两期处于卵巢周期的卵泡期，而分泌期则与卵巢的黄体期相对应。

6.子宫的年龄变化 新生儿子宫高出小骨盆上口，输卵管和卵巢位于髂窝内，子宫颈较子宫体长而粗。性成熟前期，子宫迅速发育，壁增厚。性成熟期，子宫颈和体的长度几乎相等。经产妇的子宫，除各径和内腔都增大外，重量可增加一倍。绝经期后，子宫萎缩变小，壁也变薄。

（二）子宫内膜的周期性变化

子宫周期可具体细分为三个时期。

1.月经期（menstrual phase） 由于卵巢排出的卵未受精，月经黄体退化，雌激素和孕激素的水平下降，螺旋动脉收缩，内膜缺血导致包括血管壁在内的各种组织细胞坏死。而后螺旋动脉短暂扩张，血液涌入内膜功能层，内膜表层崩溃，坏死的组织块及血液进入子宫腔，从阴道排出。一次月经的血液排出量一般为 35 ml。在月经期末，功能层全部脱落，基底层的子宫腺迅速分裂增殖，向表面铺展，修复内膜上皮，进入增生期。

2.增生期（proliferative phase） 此期卵巢内有一批卵泡正在生长，故又称卵泡期。在卵泡分泌的雌激素作用下，上皮细胞与基质细胞不断分裂增生。增生早期，子宫腺少、细而短。增生晚期，子宫内膜增厚至 2 ~ 3mm，子宫腺增多，增长，腺腔增大，腺上皮细胞呈柱状，胞质内出现糖原，螺旋动脉也增长、弯曲。此时，卵巢内的成熟卵泡排卵，子宫内膜进入分泌期（图 12-14）。

3.分泌期（secretory phase） 排卵后，卵巢内出现黄体，故分泌期又称黄体期。在黄体分泌的雌激素和孕激素作用下，子宫内膜继续增厚至 5mm。子宫腺极度弯曲，腺腔膨胀，充满腺细胞的分泌物，内有大量糖原，固有层基质中含大量组织液而呈现水肿。基质细胞肥大，胞质内充满糖原、脂滴。螺旋动脉增长，更加弯曲。卵若受精，内膜继续增厚发育为蜕膜，否则进入月经期（图

12-14)。

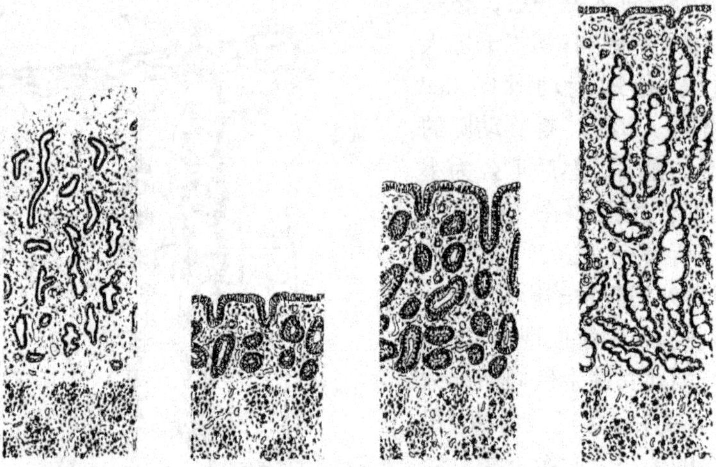

图 12-14　子宫内膜周期性变化示意图

四、阴　道

阴道(vagina)　是由粘膜、肌层和外膜构成的肌性管道,富于伸展性,连接子宫和外生殖器。它是女性的交接器官,也是排出月经和胎儿娩出的通道。阴道经常处于前后较扁的塌陷状态。阴道的下部较窄,下端以阴道口开口于阴道前庭。在处女、阴道口周围有处女膜(hymen)附着,处女膜可呈环形、半月形等。处女膜破裂后,阴道口周围留有处女膜痕。阴道的上端宽阔,包绕子宫颈阴道部,二者间形成环状凹陷,称阴道穹(图 12-7)。

阴道前方有膀胱和尿道,后方有直肠。在阴道前壁和膀胱、尿道后壁之间,有由结缔组织构成的膀胱阴道隔;阴道后壁与直肠前壁之间有直肠阴道隔。

五、外生殖器

女性外生殖器,即女阴,包括以下结构。

1.阴阜(mons pubis)　为位于耻骨联合前面的皮肤隆起,下衬较多的脂肪组织。性成熟期以后,表面生有阴毛。

2.大阴唇(labium majus pudendi)　是一对纵长隆起的皮肤皱襞。大阴唇的前端和后端左右互相连合,形成唇前连合和唇后连合。

3.小阴唇(labium minus pudendi)　位于大阴唇的内侧,为一对薄的皮肤皱襞,表面光滑无毛。两侧小阴唇后端彼此会合,形成阴唇系带。小阴唇的前端各形成两个小皱襞,外侧者在阴蒂背侧与对侧相连成为阴蒂包皮;内侧者在阴蒂下方与对侧结合成阴蒂系带,向上连于阴蒂。

4.阴道前庭(vestibulum vaginae)是位于两侧小阴唇之间的裂隙,前部有尿道外口,后部有阴道口。在小阴唇与处女膜之间的沟内,约相当于小阴唇中 1/3 与后 1/3 交界处,左、右各有一前庭大腺的开口。

5.阴蒂(clitoris)　由两个阴蒂海绵体构成,相当于男性的阴茎海绵体。它以阴蒂脚附于耻骨下支和坐骨支，向前与对侧相合而成阴蒂体，表面盖以阴蒂包皮。露于表面的为阴蒂头，富有感觉神经末梢，感觉敏锐。

6.前庭球(bulbus vestibule) 相当于男性的尿道海绵体，分为中间部和两个外侧部。外侧部较大，前端细小，后端钝圆，位于大阴唇皮下。中间部细小，在尿道外口与阴蒂体之间的皮下。

7.前庭大腺(glandula vestibularis major) 或称 Bartholin 腺，位于阴道口的两侧，与前庭球的后内端相接或位于其深面，形如豌豆，导管向内侧开口于阴道前庭。导管常因炎症而阻塞，临床上常见前庭大腺囊肿。

六、乳　房

乳房(mamma) 为哺乳动物特有的结构。人的乳房，男性不发达，女性于青春期后开始生长发育，妊娠和哺乳期的乳房有分泌活动。位于胸前部，胸大肌和胸筋膜的表面，上起第 2～3 肋，下至第 6～7 肋，内侧至胸骨旁线，外侧可达腋中线。乳头平第 4 肋间隙或第 5 肋水平。

成年女性(未产妇)的乳房呈半球形，紧张而有弹性。乳房中央有乳头，其顶端有输乳管的开口。乳头周围色素较多的皮肤区，称乳晕，表面有许多小隆起，其深面即乳晕腺，可分泌脂状物滑润乳头。乳头和乳晕的皮肤较薄弱，易于损伤。妊娠和哺乳期，乳腺增生，乳房明显增大。停止哺乳以后，乳腺萎缩，乳房变小。老年妇女乳房萎缩更加明显。

乳房由皮肤、乳腺和脂肪组织构成。其纤维组织向深面发出许多小隔，将乳腺分成 15～20 个乳腺叶，以乳头为中心呈放射状排列。每叶有一排泄管，即输乳管。在近乳头处输乳管扩大成输乳管窦，其末端变细开口于乳头。乳房手术时应尽量作放射状切口，以减少对乳腺的损伤。在乳腺内有不同走向的结缔组织纤维束，连接于皮肤和胸筋膜之间，称乳房悬韧带，对乳腺起支持作用。

第四节　妊娠和分娩

一、妊娠

妊娠是新个体产生的过程，包括受精、着床，妊娠的维持、胎儿的生长发育四个过程。

1.受精　精子射入阴道后通过宫颈、宫腔才能到达输卵管，精子与卵子在输卵管壶腹部相遇。精子穿入卵细胞中使两者互相融合，称受精(fertilization)。

人类和多数哺乳动物的精子必须在雌性生殖道内停留一段时间，才能获得使卵子受精的能力，称为精子获能(capacitation of spermatozoa)。精子经过在附睾的发育，已经具备了受精能力，但在附睾和精浆中存在一种去能因子(可能是一种糖蛋白)，它与精子结合后，妨碍精子与卵子的识别，阻止顶体反应的发生，精卵不能结合，从而使精子失去受精的能力，这就是精子去能。精子进入女性生殖道后，去能因子可被去除而使精子获能。获能的本质就是暴露精子表面与卵子识别的装置，解除对顶体反应的抑制，使精子得以穿入卵内完成受精过程。发生获能的主要部位是子宫腔，其次是输卵管。

精子与卵子在输卵管壶腹部相遇后尚不能立即结合，精子的顶体外膜与头部的细胞膜首先融合，继而破裂，形成许多小孔，释放出顶体酶，以溶解卵子外面的放射冠及透明带，这一过程称为顶体反应(reaction of acrosome)。顶体酶包含多种蛋白水解酶，如放射冠穿透酶可使放射冠的颗粒细胞松解，脱离卵细胞外围。颗粒细胞脱落后，在透明带周围仍残存一层放射冠基质，可在透明质酸酶的作用下，使这些基质分解，暴露出透明带。透明带为糖蛋白，在顶体蛋白酶的作用下，透明带发生部分水解，精子即能突破透明带一个局限区域到达并进入卵细胞内。在一个精子穿越透明带后，精子与卵细胞膜接触，激发卵细胞发生反应，主要使位于卵细胞周边部的皮质颗粒包膜与卵细胞膜逐渐融合、破裂，并向卵周隙释放其内容物，作用于透明带，可能起封锁透明带的作用，从而使其他精子难以再穿越透明带进入卵细胞内。精子进入卵细胞后，立即激发卵细胞完成第二次成熟分裂，并形成第二极体。进入卵细胞的精子尾部迅速退化，细胞核膨大形成雄性原核，随即与雌性原核融合，形成一个具有 46 条染色体的受精卵。

受精卵在输卵管内膜上纤毛的节律性摆动和自身的蠕动作用下，逐渐运行至子宫腔。受精卵在运行途中，边移动边进行细胞分裂，经胚球和桑椹胚阶段，发育为胚泡（blastocyst）。在受精后第 4～5 天，桑椹胚或早期胚泡进入子宫腔，桑椹胚在子宫腔内继续分裂变成胚泡。胚泡在子宫腔内停留 2～3 天，胚泡外面的透明带变薄，继而消失，胚泡可以直接从子宫内膜分泌的液体中吸取营养（图 12–15）。

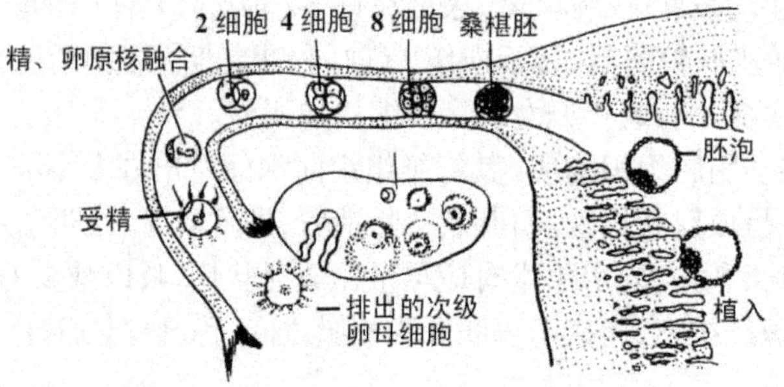

图 12–15　排卵、受精、卵裂、着床示意图

2.着床（implantation）　是胚泡植入子宫内膜的过程（图 12–15），经过定位、粘着和穿透三个阶段。着床必须具备的条件有：①透明带必须消失；②胚泡的滋养层细胞迅速增殖分化，形成合体滋养层细胞；③胚泡与子宫内膜必须同步发育且相互配合；④体内必须有足够数量的孕激素，并在雌激素配合下，使子宫出现一个极短的敏感期，才能接受胚泡着床。

在着床过程中，胚泡不断发出信息，使母体能识别胚泡并发生适应性变化，胚泡可产生多种激素和化学物质，如绒毛膜促性腺激素，它能刺激卵巢的月经黄体转变为妊娠黄体，继续分泌妊娠需要的孕激素。胚泡可分泌蛋白水解酶，或刺激子宫内膜产生某些激肽与组胺，这些物质均可参与着床的反应。近年来在胚泡着床的子宫内膜中发现了多种肽或蛋白质类活性物质，它们可抑制母体对胚泡的排斥反应，维持胚胎的生长发育。

3.妊娠的维持及激素调节　妊娠的维持有赖于垂体、卵巢和胎盘分泌的各种激素的相互配合。在受精与着床之前，在腺垂体促性腺激素的控制下，卵巢黄体分泌大量的孕激素与雌激素，导致子宫内膜发生分泌期的变化，以适应妊娠的需要。如未受孕黄体按时退缩，孕激素与雌激素的分泌减少，引起子宫内膜剥脱性流血；如果受孕在受精后第六天左右，胚泡滋养层细胞便开始分泌绒毛膜促性腺激素，以后逐渐增多，刺激卵巢的月经黄体变为妊娠黄体，继续分泌孕激素与雌激素。

胎盘是妊娠期重要的内分泌器官，它能分泌大量的蛋白类、肽类和类固醇激素，以适应妊娠的需要并促进胎儿的生长发育。

（1）人绒毛膜促性腺激素　人绒毛膜促性腺激素（human chorionic gonadotropin，hCG）是由胎盘绒毛组织的合体滋养层细胞分泌的一种糖蛋白激素,分子量为 45000～50000。hCG 分子由 α 与 β 亚单位组成,其中 α 亚单位氨基酸的数量与序列几乎与 LH 相同,其 β 亚单位的氨基酸组成也有很大部分与 LH 相同,但在 β 亚单位的羧基端有 30 个氨基酸是独特的。因此,hCG 与 LH 的生物学作用与免疫学特性基本相似。

卵子受精后第六天左右,胚泡形成滋养层细胞,开始分泌 hCG,但其量甚少。妊娠早期形成绒毛组织后,由合体滋养层细胞分泌大量的 hCG,而且分泌量增长很快,至妊娠 8～10 周,hCG 的分泌达高峰,随后逐渐减低,在妊娠 20 周左右降至较低水平,并一直维持至妊娠末期。在妊娠过程中,尿中 hCG 含量的动态变化与血液相似。因为 hCG 在妊娠早期即出现,所以检测母体血或尿中的 hCG,可作为诊断早孕的准确指标。

(2)其他蛋白类和肽类激素　胎盘还可分泌人绒毛膜生长素、绒毛膜促甲状腺激素、妊娠特异性 β_1 糖蛋白、促肾上腺皮质激素、GnRH 以及 β－内啡肽等。

人绒毛膜生长素(human chorionic somatomammotropin,hCS)是由合体滋养层细胞分泌的单链多肽,含有 191 个氨基酸残基,其中 96%的氨基酸与人 GH 相同,因此具有 GH 的促生长作用,可调节母体与胎儿的糖、脂肪与蛋白质代谢,促进胎儿生长。

(3)类固醇激素　胎盘能分泌大量的孕激素与雌激素。

孕激素　胎盘合体滋养层细胞可分泌孕酮。从母体进入胎盘的胆固醇,先转变为孕烯醇酮,然后再变为孕酮。胎儿肾上腺虽能合成孕烯醇酮,但由于缺乏 3β－羟脱氢酶,不能将孕烯醇酮变为孕酮,但胎儿血中的孕烯醇酮可进入胎盘,转变为孕酮。

雌激素　胎盘分泌的雌激素主要为雌三醇,其合成的途径是:胎儿肾上腺形成的脱氢表雄酮硫酸盐先在胎儿肝中羟化,形成 16α－羟脱氢表雄酮硫酸盐,然后随血液进入胎盘,在胎盘合体滋养层细胞内去硫酸基,成为 16α－羟脱氢表雄酮,再经芳香化酶的作用,转变为雌三醇。由此可见,雌三醇是胎儿与胎盘共同参与合成的,故把二者称为胎儿－胎盘单位。检测母体血中雌三醇含量多少,可用来判断胎儿是否存活。

二、分 娩

成熟的胎儿及其附属物从母体子宫产出体外的过程,称为分娩(parturition)。子宫节律性收缩是将胎儿及其附属物从子宫内逼出的主要力量。临产发动的机制尚不清楚,催产素、雌激素及前列腺素等是调节子宫肌肉收缩的重要因素。另外, 在妊娠妇女血中可出现一种称为松弛素(relaxin)的肽类激素,它主要由卵巢妊娠黄体分泌,但在子宫蜕膜与胎盘中也能产生。它的主要作用是松弛妊娠妇女骨盆韧带、胶原纤维和子宫颈等,以利于分娩进行。

第五节　性生理学

青春期既是少年到成年的过渡阶段,也是性不成熟到性成熟的过渡时期。进入青春期后,人体中发育最慢的性器官也发育成熟,并开始具备生育能力。青春期中发生的生理变化常伴随着心理和行为方面的改变, 这些表现与下丘脑－腺垂体－性腺轴的活动及其他内分泌腺激素的作用直接相关。

一、性成熟的表现

在青春期，由于机体迅速发育成熟，个体的形态、性器官及第二性征等方面都会发生很大的变化。

（一）青春期体格形态的变化

1.身高　进入青春期后，身高上升的速度明显加快，称为青春期突长。女性的青春期突长开始于青春期的早期，多数到月经初潮时结束。男性的青春期突长发生于接近青春期末期，故开始突长的平均年龄比女性大 2 岁。在此阶段，身高的增长在女性约 25 cm，男性约 28 cm。由于青春期突长前的身高差别以及突长程度的差别，使成年男女平均身高相差约 12 cm。促进青春期生长的激素，在女性以雌二醇最为重要，而在男性则以睾酮的作用更为明显，但雌二醇也起重要作用。此外，生长激素和胰岛素样生长因子 -1（IGF-1）的分泌水平、生长激素脉冲性分泌水平以及性激素与促性腺激素的协同作用等，均与青春期突长有关。

2.机体构成比　在青春期，男性和女性在机体的构成方面变化十分显著。发育成熟前，两性的净体重、骨量和身体脂肪等基本相同。但在发育成熟后，男性的净体重、骨量和肌肉约为女性的 1.5 倍，而女性的脂肪则为男性的 2 倍。

（二）性器官的发育

1.男性性器管的发育　男性青春期最早出现的变化是睾丸体积增大，其具体发育过程可分为三个时期：

第一期　大约在 9~12 岁为青春期的开始，此时生精细胞仅有精原细胞和精母细胞，睾丸间质细胞可分泌少量睾酮，附属性器官仍处于幼稚状态。

第二期　大约在 12~15 岁，此期睾丸体积迅速增大，曲细精管明显发育，出现精子细胞和精子，但精子数量尚少。间质细胞分泌睾酮数量增加，使阴囊、阴茎、前列腺等附属性器官快速增长。

第三期　大约在 15 岁以后，睾丸及附属性器官已接近成人大小，精子数量及睾酮的分泌也与成人相似。

2.女性性器官的发育　在青春期，卵巢体积增大，由青春前期的不到 lml 增加到 2~10ml，并开始有卵泡发育。在雌激素的作用下，子宫体增大，占子宫长度的 2/3。阴道长度也由青春前期的 8cm 增加到月经初潮时的 11cm。大阴唇、小阴唇及阴蒂均开始发育。月经初潮时，一般为无排卵性月经，经过半年至一年半后开始有排卵，但黄体期常很短。

（三）第二性征的出现

青春期阶段，在性激素的作用下，开始出现第二性征。男性主要表现为声调变低，喉结突出，长出胡须、腋毛和阴毛，肌肉发达，出现男性特有的气味等。在男性，阴毛生长开始于 1l ~ l6 岁，与肾上腺和睾丸分泌雄激素有关；15 岁左右时下唇开始出现胡须，并开始变声。在女性，第二性征的发育以乳房的发育为最早。约 9 ~ 12 岁时，乳晕开始增大，以后乳房逐渐增大，乳头突出；同时骨盆变大，皮下脂肪增厚，腋毛和阴毛相继长出，出现女性特有的气味等。女性的乳房发育一般在 4 年内完成；阴毛生长稍晚于乳房发育，主要受肾上腺和卵巢分泌的雄激素的影响。在一般情况下，女性在 1.5 ~ 6 年内完成第二性征的发育，平均为 4.2 年；男性为 2 ~ 4.5 年，平均为 3.5 年。

（四）性成熟的调节

进入青春期后，中枢神经系统逐渐成熟，下丘脑 – 腺垂体的功能被激活，GnRH、FSH 和 LH 的释放增加，可引起青春期的一系列变化。因此，下丘脑 – 腺垂体分泌活动的增强对青春期的生理变化起着启动的作用。在青春期前,下丘脑－腺垂体的分泌功能对性腺激素的敏感性较高,低水平的性腺激素即可以抑制下丘脑 GnRH 的分泌,使垂体促性腺激素维持在较低的水平,血浆中性激素的浓度也较低。进入青春期后,下丘脑－腺垂体对性激素的敏感性降低,GnRH 的分泌增多,腺垂体分泌 FSH 和 LH 也随之增多,从而促进性腺的发育和性激素的分泌;同时,血浆中雌二醇和睾酮的浓度逐渐升高,并刺激各靶器官的发育。GnRH 的分泌受脑内多种神经递质(NE、DA 和 5-HT 等)、前列腺素及性激素的调节,一般认为,NE 主要与 GnRH 的脉冲性释放有关,DA 可视情况不同对 GnRH 的释放起双向调节作用,5-HT 则起抑制作用; 前列腺素可直接刺激 GnRH 神经元释放 GnRH; 而性激素的反馈作用主要是通过调节腺垂体促性腺激素细胞对 GnRH 的敏感性来实现的。

此外，肾上腺皮质的功能也与性成熟有关。肾上腺皮质分泌活性较低的雄激素－脱氢表雄酮、硫酸脱氢表雄酮及雄烯二酮。女性从 6～7 岁,男性从 7～8 岁开始,肾上腺皮质分泌雄激素增多,并持续到青春期的晚期,肾上腺皮质功能的初现约早于性腺发育 2 年。

(五)青春期性发育的异常

青春期性发育异常是指青春期生殖内分泌功能紊乱所致的病理生理学变化及体征，包括性早熟和青春期延迟两种。

1.性早熟　女性性早熟是指 8 岁前(50%出现于 6 岁前)出现乳房发育,阴毛、腋毛生长,大阴唇、小阴唇增大,月经来潮等情况;男性在 9 岁以前出现生殖器官明显发育和第二性征者,也应考虑为性早熟。性早熟常常由于中枢神经系统特别是下丘脑的功能紊乱,促性腺激素分泌过多,刺激性器官过早发育引起的。

2.青春期延迟　如女性到 13 岁仍无乳房发育,16 岁尚无月经来潮;男性超过 14 岁仍无任何青春期发育的表现,应考虑为青春期延迟。男性青春期延迟者大多有父系家族史,一般有下丘脑－垂体功能的遗传性缺陷。

二、性兴奋与性行为

人体在受到有关性的刺激时，性器官和其他一些部位会出现一系列生理变化，称为性兴奋(sexual excitation)。性行为(sexual behavior)主要是指在性兴奋的基础上男女两性发生性器官的接触或交媾,即性交(sexual intercourse)的过程,或虽无两性性器官的接触,但发生了与性器官有联系的活动(如性自慰等)。

就生物属性而言,性行为最基本的功能是生殖,以达到种族繁衍的目的。对于低等动物来说,生殖是性行为的唯一功能。而在人类,性行为除保证人类的生存与发展外,尚有满足人类性生理和性心理的需要。因此,性行为不仅属于生理学的范畴,也是心理学和社会学的研究内容。

(一)男性的性兴奋与性行为

男性的性兴奋除心理性活动外,主要表现为阴茎勃起和射精两个过程。

1.勃起　阴茎勃起(erection)是指受到性刺激时阴茎迅速胀大、变硬的现象。勃起时阴茎的血流动力学发生改变。阴茎内动脉扩张,阴茎血流量明显增加是引起勃起的重要因素;阴茎的静脉回流受阻可起维持勃起的作用。勃起时阴茎的血容量可达 80~200ml,阴茎海绵体内的压力可达 75 mmHg，阴茎血管内的特殊结构，即动脉内膜嵴和静脉瓣对勃起时的血流分布起决定性的作用。阴茎勃起是心理活动和外生殖器局部机械性刺激引发的反射活动,其传出神经主要是副交感舒血管纤维，通过释放共存于神经元内的乙酰胆碱和血管活性肠肽，使阴茎的血管舒张。副交感神经中还有含一氧化氮合酶(NO synthase)的神经纤维，其末梢释放的NO具有强烈的舒血管效因。在动物实验中，给予一氧化氮合酶抑制剂可阻断刺激盆神经引起的阴茎勃起，故认为NO是引起阴茎勃起的重要因素。此外，降钙素基因相关肽(CGRP)也可能参与阴茎勃起。实验证明，向狗的阴茎内灌注CGRP引起阴茎勃起，阴部内动脉血流增加和海绵体内压升高。CGRP的作用机制可能与促进前列腺素释放有关。

2.射精　射精(ejaculation)是男性性高潮时精液经尿道射出体外的过程。射精的过程分为移精和排射两个阶段。首先是腹下神经兴奋，附睾、输精管平滑肌按一定的顺序收缩，将精子输送至尿道，并与前列腺、精囊腺的分泌物，即精浆混合，组成精液，此过程称为移精(emission)。然后，阴部神经兴奋，使环绕阴茎基底部的尿道海绵体肌肉发生节律性的收缩，压迫尿道，使精液射出。射精的同时伴有强烈的快感，即性兴奋达到性高潮(orgasm)。射精后的一段时间内，一般不能再次发生阴茎的勃起和射精，称为不应期。不应期的长短与年龄和身体状况等多种因素有关。

射精是一种反射活动，其基本中枢位于脊髓腰髓段；高级中枢可通过儿茶酚胺和5-羟色胺系统对脊髓中枢的活动进行调节，前者起激活作用，后者起抑制作用。

(二)女性的性兴奋与性行为

女性的性兴奋主要包括阴道润滑、阴蒂勃起及性高潮三个过程。

1.阴道润滑　女性在受到性刺激后，阴道壁的血管充血，由血管滤出一种稀薄的粘性液体，该液体可由阴道流至外阴部，润滑阴道和外阴，有利于性交的进行。此外，由于阴道下1/3部分充血，使阴道口缩窄，对插入阴道的阴茎有“紧握”作用，同时，阴道上2/3部分扩张，子宫颈和子宫体抬高，使上阴道宽松，阴道可伸长1/4，有利于性交和容纳精液。

2.阴蒂勃起　阴蒂是女性的性感受器之一，阴蒂头部有丰富的感觉神经末梢分布，是女性器官中最敏感的部位。性兴奋时，阴蒂充血、膨胀、勃起，敏感性增高，使女性获得性快感并达到性高潮。

3.性高潮　当外阴和阴道受到的刺激达到一定程度时，子宫、阴道、会阴及骨盆部的肌肉会突然出现自主的节律性收缩，并伴有一些全身性反应，类似男性射精时的兴奋状态，称为女性性高潮。女性性高潮后的不应期并不明显，女性的心理因素对性高潮的出现有明显的影响，在情绪不佳或不安时，性反应往往不会出现，更不会达到性高潮。

三、性行为的调节

人类的性行为受中枢神经系统与内分泌激素的调控，也受环境及心理等因素的影响。

(一)性行为的神经调节

性行为的调节主要是在中枢神经系统的控制下，通过条件反射和非条件反射实现的。例如，阴茎勃起的基本反射中枢在脊髓腰骶段，同时受大脑皮层的性功能中枢及间脑、下丘脑的皮质下中枢调节。阴茎受自主神经系统和躯体神经系统的神经支配，自主神经来自盆神经丛，包括交感神经纤维和副交感神经纤维；躯体神经纤维起自脊髓骶段，构成阴部神经。用免疫组织化学方法证实，阴茎海绵体上有肾上腺素能、胆碱能和非肾上腺素能、非胆碱能的神经纤维分布，并有多种神经递质及受体。其中，Ach可通过抑制NA释放和使阴茎的血管内皮细胞释放内皮舒张因子(即NO)等物质，促进阴茎的勃起。NA可与阴茎的血管平滑肌的 α_1 受体结合，使阴茎血管收缩，不能勃起或由勃起状态转为非勃起状态。近年发现一氧化氮可引起阴茎海绵体的血管舒张，是引起阴茎勃起的一种重要的神经递质。此外，组胺与 H_2 受体结合或 5- 羟色胺与 $5\text{-}HT_1$ 受体结合，均能促进勃起；而组胺与 H_1 受体结合或 5- 羟色胺与 $5\text{-}HT_2$ 受体结合，则能抑制阴茎勃起。人的精神和心理因素也可干扰性功能中枢的正常活动，调节多种递质的释放，进而影响阴茎勃起反射的进行。

（二）性行为的激素调节

性欲（sexual desire）是性兴奋和性行为的基础。在男性，雄激素可刺激性欲，引起阴茎勃起。在女性，雌激素也有刺激性欲的作用。但女性性欲的维持需要雄激素的存在。睾酮水平高的女性，阴道对性刺激的敏感性较高。有人认为，雄激素对女性的主要作用可能是对性的启动，通过提高靶器官对性刺激的敏感性，使附属器官做好按受性刺激的准备，而不是直接激发性行为。此外，孕激素有抗动情性，即降低性欲的作用；催产素对两性的性功能及性行为也有明显的影响。可见，性行为可以受多种内分泌激素的影响。

小　结

生殖是生物体的本能行为，具有繁衍后代和种系延续的作用。进化后的人类生殖系统包括男性生殖系统和女性生殖系统两个部分，各自由内生殖器和外生殖器组成。

男性内生殖器包括生殖腺（睾丸）、输送管道（附睾、输精管、射精管、尿道）和附属腺体（精囊腺、前列腺，尿道球腺）。睾丸是产生精子和分泌男性激素（睾酮等）的器官，睾丸的生精作用和内分泌功能经常受下丘脑－垂体的调控，而睾丸分泌的激素对下丘脑－垂体也进行反馈调节。此外，在睾丸还存在复杂的局部调节机制。生殖管道具有促进精子成熟，营养、贮存和运输的作用。附属腺与生殖管道的分泌物参与精液的组成。外生殖器包括阴囊和阴茎。

女性内生殖器由生殖腺（卵巢）、输送管道（输卵管、子宫、阴道）和附属腺体（前庭大腺）组成。卵巢是产生卵子和分泌女性激素（雌激素、孕激素等）的器官。卵巢的周期性活动受下丘脑－腺垂体的调节，而卵巢分泌激素的周期性变化又使子宫内膜发生周期性的变化，同时对下丘脑－腺垂体进行反馈调节。成熟的卵子突破卵巢表面的生殖上皮至腹膜腔，再经输卵管腹腔口进入输卵管，在管内受精后移至子宫内膜内发育成长。成熟的胎儿在分娩时出子宫口经阴道娩出。外生殖器即女阴。

妊娠是新个体产生的过程，包括受精、着床，妊娠的维持、胎儿的生长发育四个过程。分娩是成熟的胎儿及其附属物从母体子宫产出体外的过程。在青春期，由于机体迅速发育成熟，男女个体的形态、性器官及第二性征等方面都会发生很大的变化。此外，还介绍了性兴奋、性行为的生理学基础以及性行为的神经、激素调节。

复习思考题

1.从系统发生的角度,简述生殖系统的发生、组成和功能。

2.男性生殖系统包括哪些内容?

3.睾丸的结构如何?有何生理功能?这些功能受哪些因素调节?

4.详述精子的生成过程和具体结构。

5.什么是精子获能和顶体反应?

6.女性生殖系统包括哪些内容?

7.卵巢的结构如何?能分泌哪些激素?受哪些因素的调节?

8.详述卵细胞的产生过程和结构。

9.什么是卵巢雌激素合成的双重细胞学说?

10.什么是月经周期?具体有哪几个阶段?期间子宫内膜和卵巢活动是如何同步变化的?这些变化受哪些因素的调节?

11.受精卵要着床,必须具备哪些条件?

12.男女性性成熟后,身体形态会发生哪些变化?这些变化是如何调节的?

13.男女性性高潮的解剖、生理学基础有哪些?

第十三章 内分泌系统

第一节 概述

一、内分泌

人体内一些腺体或细胞能分泌高效生物活性物质(激素),通过血液或其他体液途径作用于一些专属的效应细胞(靶细胞),从而调节有机体的生长、发育和生理机能,这种未经导管排出腺体分泌物的现象叫做内分泌。

内分泌系统包括内分泌器官和散在的内分泌细胞两部分。内分泌器官是指形态结构上独立存在,肉眼可见的内分泌腺,如甲状腺、甲状旁腺、肾上腺、垂体和松果体等(图 13-1)。内分泌细胞是指分散存在于其他组织器官中的内分泌细胞团,如胰腺内的胰岛、睾丸内的间质细胞、卵巢内的卵泡和黄体,以及消化管壁内的内分泌细胞等。内分泌系统与神经系统相互配合,密切关联,共同调节机体的各种功能活动,从而维持机体内环境的相对稳定。

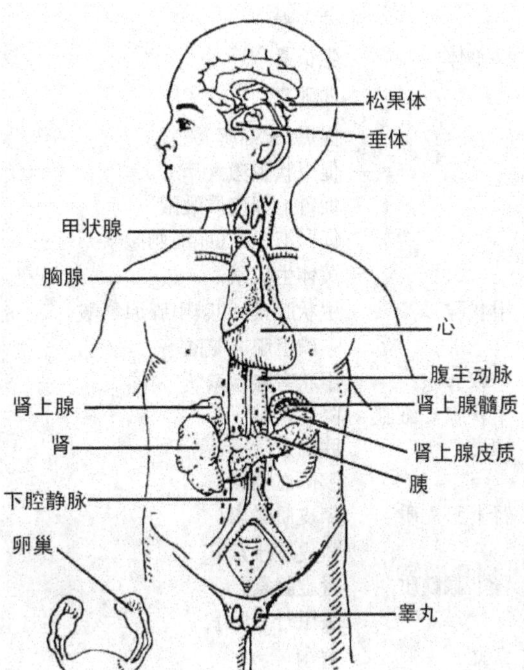

图 13-1 人体内分泌腺的分布

二、激素及其种类

激素是指由内分泌腺或内分泌细胞分泌的具有传递信息作用的高效能生物活性物质。激素的种类繁多,来源复杂,可按其化学性质分为两大类。

(一)含氮激素

1.肽类和蛋白质激素 主要有下丘脑调节肽、神经垂体激素、腺垂体激素、胰岛素、甲状旁腺激素、降钙素以及胃肠激素等。

2.胺类激素 包括肾上腺素、去甲肾上腺素和甲状腺激素。

(二)类固醇(甾体)激素

类固醇激素是由肾上腺皮质和性腺分泌的激素,如皮质醇、醛固酮、雌激素、孕激素以及雄激素等。另外,胆固醇的衍生物维生素 D_3 也被作为激素看待。体内主要内分泌腺分泌的激素及其化学本质见表 13-1。

表 13-1 主要激素的来源及其化学本质

主要来源	激素名称	英文缩写	化学本质
下丘脑	促甲状腺激素释放激素	TRH	3 肽
	促性腺激素释放激素	GnRH	10 肽
	促肾上腺皮质激素释放激素	CRH	41 肽
	生长素释放激素	GHRH	44 肽
	生长素释放抑制激素(生长抑素)	GHRIH	14 肽
	促黑(素细胞)激素释放因子	MRF	肽
	促黑(素细胞)激素释放抑制因子	MIF	肽
	催乳素释放因子	PRF	肽
	催乳素释放抑制因子	PIF	多巴胺(?)
	血管升压素(抗利尿激素)	VP(ADH)	9 肽
	催产素	OXT	9 肽
腺垂体	生长素	GH	蛋白质
	催乳素	PRL	蛋白质
	促黑(素细胞)激素	MSH	12,14,18 肽
	促甲状腺激素	TSH	蛋白
	促肾上腺皮质激素	ACTH	39 肽
	促卵泡激素(卵泡刺激素)	FSH	糖蛋白
	黄体生成素	I-H	糖蛋白
甲状腺	甲状腺素(四碘甲腺原氨酸)	T_4	胺类
	三碘甲腺原氨酸	T_3	胺类
甲状旁腺	甲状旁腺激素	PTH	蛋白质
甲状腺 C 细胞	降钙素	CT	32 肽
胰岛	胰岛素		蛋白质
	胰高血糖素		29 肽
肾上腺皮质	糖皮质激素		类固醇
	盐皮质激素		类固醇
肾上腺髓质	肾上腺素	E(A)	胺类
	去甲肾上腺素	NE(NA)	胺类
睾丸	睾酮	T	类固醇
卵巢、胎盘	雌二醇	E_2	类固醇
	雌三醇	E_3	类固醇
	孕酮	P	类固醇
胎盘	人绒毛膜促性腺激素	hCG	糖蛋白
松果体	褪黑素	MT	胺类
胸腺	胸腺激素		

三、激素的一般特征

(一)激素的作用

激素的作用很广泛,主要有以下方面:调节糖、蛋白质、脂肪和水盐代谢;促进细胞的分裂、分化,调节机体的生长、发育过程;影响中枢神经系统的发育及活动;促进生殖器官的发育与成熟;与神经系统配合,使机体各部分活动协调一致,并适应环境的变化。

(二)激素作用的一般特征

激素在参与机体功能调节的过程中,其作用特征主要如下:

1.信息传递作用　激素只是一种化学信使物质,各种激素只是使靶器官的功能加强或减弱,也就是说激素只是细胞内代谢反应的催化剂或抑制剂,只影响靶器官的功能或物质代谢反应的强度与速度,而不产生新的功能或反应。从本质上讲,激素仅起着“信使”的作用,传递信息而已。因此,激素也被称为“第一信使”。

2.特异性　激素随血流分布到全身各处,但它们却是有选择地作用于某些器官、腺体、细胞。激素的这种选择性作用的特性称为激素作用的特异性。能被激素作用的细胞、器官、腺体分别称为靶细胞、靶器官、靶腺。靶细胞能识别特异激素的信息,是因为靶细胞表面或胞浆内存在着与该激素发生特异性结合的受体。各种激素分别作用于各自的靶细胞,与其无关的细胞则不起作用。如促性腺激素只作用于性腺。

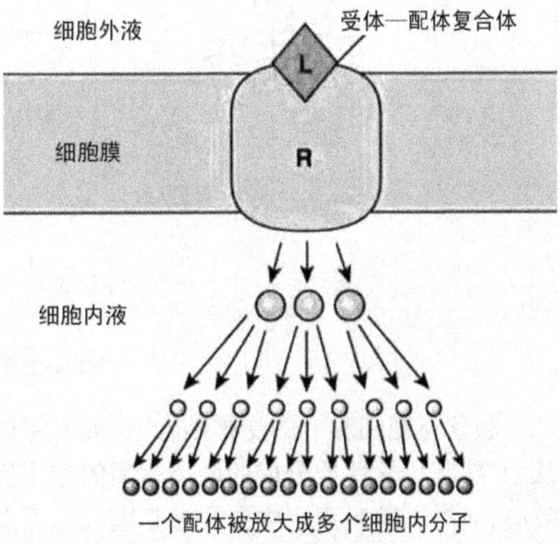

图 13-2　激素高效能生物放大作用

3.高效能　激素与受体结合后,在细胞内发生一系列酶促放大作用,形成一个高效能的生物放大系统,称为激素的放大作用。激素在血中的浓度很低,作用却十分显著(图 13-2)。如每周注射几毫克的生长激素可使侏儒症患者生长速度显著增快;1分子胰高血糖素使1分子腺苷酸环化酶激活后,再通过环-磷酸腺苷和蛋白激酶,可激活10 000分子的磷酸化酶。

4.相互作用　机体的某一生理过程一般被多种激素调节控制,而多种激素之间又往往会发生如下的相互作用:

(1)协同作用　多种激素共同参与某一生理活动调节时,所产生的效应可等于或大于各种激素单独作用时的总和,这一现象称为协同作用。如生长素、肾上腺素、糖皮质激素及胰高血糖素升高血糖的效应即表现为协同作用。

(2)拮抗作用　两种不同的激素调节同一生理活动时产生相互对抗的效应,这一现象称为拮抗作用。如胰高血糖素能升高血糖,而胰岛素则可降低血糖,两者相互拮抗,但又相互协调,共同维持血糖浓度的相对稳定。

(3)允许作用　某些激素本身并不对某器官、组织或细胞直接产生作用,但它的存在可使另一种激素的作用明显增强,这一现象称为激素的允许作用。如糖皮质激素本身并不引起血管平滑肌收缩,但只有在它存在的条件下,去甲肾上腺素才能充分发挥其缩血管作用。

(三)激素作用的途径

激素由内分泌腺分泌后通过多种途径作用于靶器官。①远距分泌:激素被释放后直接进入毛细血管,经血液循环运送到远距离的靶器官。如甲状腺激素、肾上腺素。②旁分泌:激素被释放入细胞外液,通过扩散到达邻近的靶细胞。如胃粘膜内D细胞分泌的生长抑素。③神经分泌:神经细胞合成的激素沿轴突中的轴浆运送到末梢释放后,或作用于所连接的组织细胞,或进入毛细血管，再由血液运送到靶细胞。前者如由副交感神经末梢释放的肽类物质，后者如下丘脑释放的促垂体激素。④自分泌：由内分泌细胞分泌的激素还可经细胞外液扩散，返回作用于分泌细胞自身（图 13–3）。

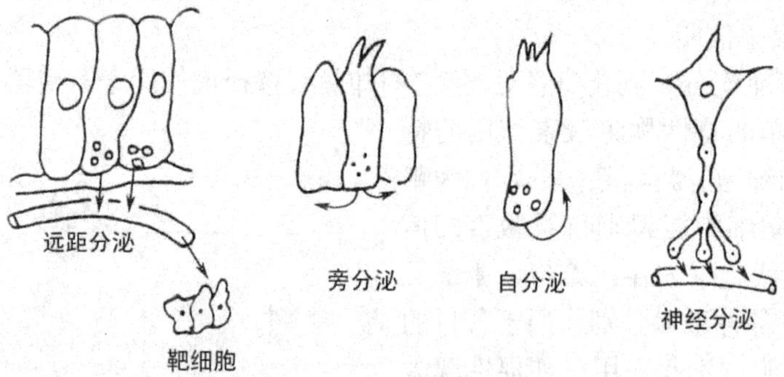

图 13–3　激素传递的主要途径

四、激素的作用机制

激素与靶细胞上的受体结合后，如何将调节信息转导到细胞内，又如何产生生物效应？目前认为，按其化学性质分成的两类激素的作用机制是不同的，含氮类激素主要通过第二信使而产生效应，而类固醇激素则主要通过基因表达而发挥作用。

（一）含氮激素作用的机制——第二信使学说

第二信使学说的主要内容包括：①激素被运输至靶细胞，首先与靶细胞膜上的特异性受体结合；②激素与受体结合后，激活膜上的鸟苷酸结合蛋白（简称 G 蛋白）；③G 蛋白继而激活膜上的腺苷酸环化酶（AC）；在有 Mg^{2+}存在的条件下，位于膜内侧的 AC 催化 ATP 转变为环－磷酸腺苷（cAMP）；④cAMP 激活无活性的蛋白激酶系统，被激活的蛋白激酶系统再催化细胞内的蛋白质磷酸化，特别是酶蛋白。酶蛋白磷酸化后，引起靶细胞内各种生理生化反应。如细胞膜通透性的改变、腺细胞分泌、肌细胞收缩等。cAMP 发挥作用后，即被磷酸二酯酶降解为 5'AMP 而失活。在上述过程中，激素将调节信息从内分泌细胞传递至靶细胞，起第一信使的作用；而 cAMP 则在细胞内传递调节信息，起第二信使的作用。故将含氮激素的作用机制称为第二信使学说（图 13–4）。

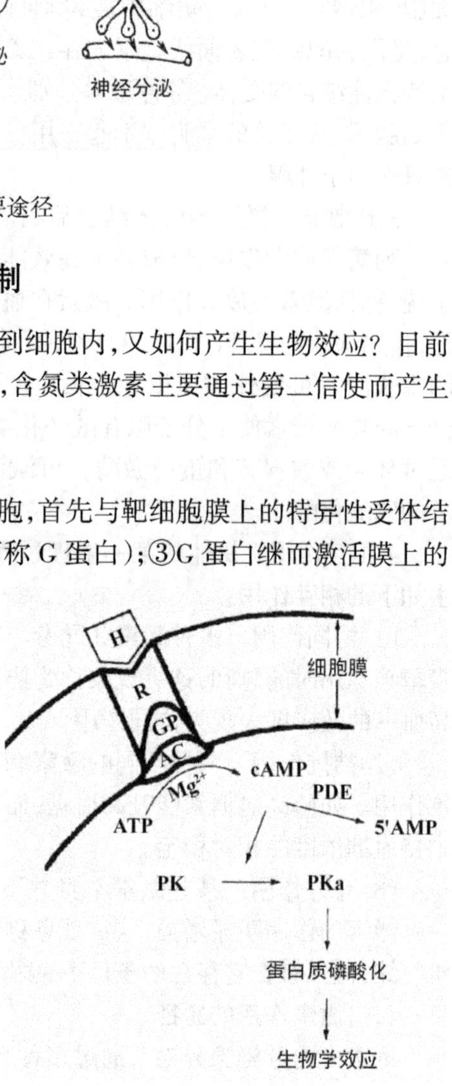

图 13–4　含氮激素作用示意图

目前认为，cAMP 不是唯一的第二信使，第二信使可能还包括三磷酸肌醇（IP_3）、二酰甘油（DG）、Ca^{2+}和环－磷酸鸟苷（cGMP）等。

(二)类固醇激素作用机制——基因调控学说

类固醇激素的相对分子质量小,且为脂溶性物质,可以通过细胞膜进入细胞内与胞浆中的受体结合而形成复合物,然后移入细胞核内与核受体结合,通过影响细胞的基因转录和表达,诱导或抑制特异蛋白质的生成而调节细胞的生理功能,故称为基因调控学说。

基因调控学说的具体内容:激素进入细胞后,首先与胞质受体结合形成激素－胞质受体复合物,此时受体蛋白构象发生变化,使激素－胞质受体复合物获得进入核内的能力,由胞质转移至核内,然后与核受体结合,形成激素－核受体复合物,进而激发 DNA 的转录过程,生成新的 mRNA,mRNA 透过核膜回到胞质中,诱导蛋白质的合成,特别是酶蛋白的合成,最后引起相应的生物学效应(图 13–5)。

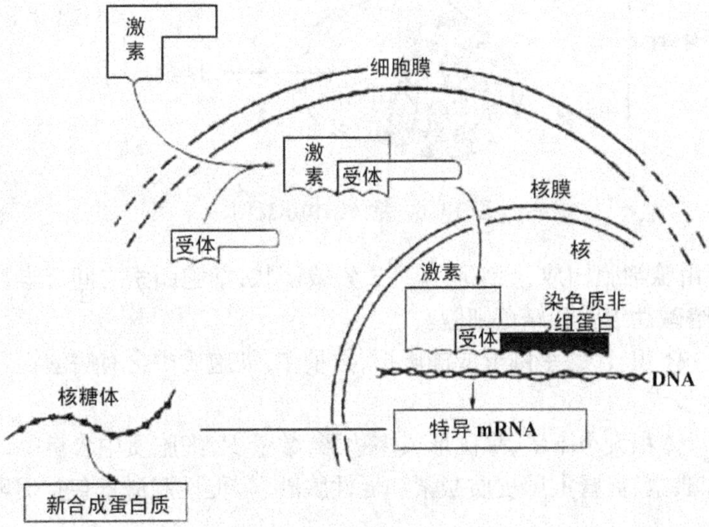

图 13–5　类固醇激素作用机制的示意图

目前有人认为,这类激素有可能在进入细胞后,直接进入核内与核受体结合。

必须指出,上述对两类激素作用机制的区分并不是绝对的。如甲状腺激素虽属含氮类激素,却通过基因表达而产生效应。此外,有些激素还可通过上述两种机制以外的其他机制而发挥作用。

神经系统和内分泌系统是人和高等动物体内两大信息传递系统,两者密切联系,相互配合,共同调节机体的各种生理功能。人和动物体的生命活动,除了受神经系统的调节外,还存在着由内分泌器官(或细胞)分泌的化学物质进行调节的方式,这就是激素调节。神经调节的基本方式是通过反射弧来完成的,而激素主要是通过体液调节来调节人体的生理活动。

第二节　下丘脑与垂体

一、下丘脑与垂体的形态结构

(一)垂体的形态结构

垂体位于脑的下部由蝶鞍构成的垂体窝中，通过垂体柄与下丘脑相连。成年人的垂体约重

0.6 g，大小如豌豆。垂体分为腺垂体和神经垂体两大部分。腺垂体又分为前部、中间部和结节部，由腺上皮细胞及毛细血管组成。神经垂体由神经组织组成，包括神经部和漏斗，后者又分为漏斗柄和正中隆起两部分。通常又将结节部和漏斗称为垂体柄，将腺垂体的前部和结节部称为垂体前叶，把神经部和中间部称为垂体后叶（图 13–6）。

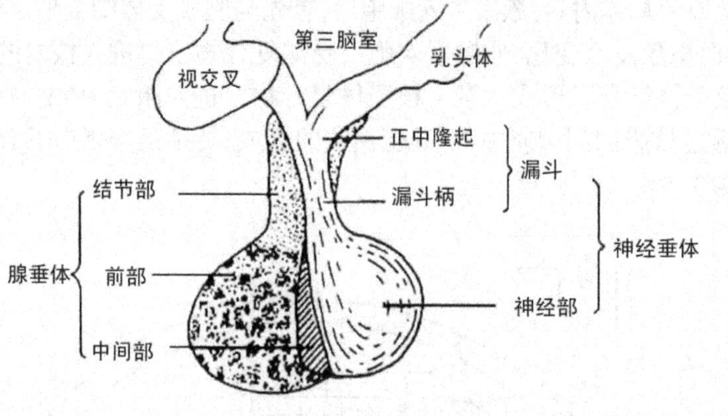

图 13–6　垂体结构示意图

1.腺垂体　主要由腺细胞构成，腺细胞排列成索或团状，细胞团索之间有丰富的血窦。腺细胞分为嗜酸性细胞、嗜碱性细胞和嫌色细胞。

（1）嗜酸性细胞　体积较大，呈圆形或椭圆形，数量多，细胞质中含有嗜酸性颗粒。嗜酸性细胞分泌催乳激素和生长素。

（2）嗜碱性细胞　体积大小不等，呈圆形或多边形，数量少，细胞质中含有嗜碱性颗粒。嗜碱性细胞分泌促甲状腺激素、促肾上腺皮质激素和促性腺激素。促性腺激素包括促卵泡激素和黄体生成素。

（3）嫌色细胞　数量最多，染色浅，细胞轮廓不清。其功能尚不清楚。

2.神经垂体　神经垂体主要由无髓神经纤维和神经胶质细胞（垂体细胞）构成，不含腺细胞，无内分泌功能。无髓神经纤维起于下丘脑视上核和室旁核，是两个神经核内分泌神经元的轴突。视上核和室旁核神经内分泌神经元分泌的血管升压素和催产素经无髓神经纤维运输至神经垂体储存，待需要时释放入血。

（二）下丘脑的形态结构

下丘脑位于丘脑的腹侧，从底面观察，从前向后有视交叉、灰结节、漏斗和乳头体。从正中矢状面观察，下丘脑在下丘脑沟的腹侧，前自终板，后至乳头体后端平面，构成第三脑室的侧壁和底（图 4–23）。

从冠状面观察，将下丘脑分成自前向后的 4 个区，即视前区、视上区、结节区、乳头体区。从矢状面观察以穹隆柱为界，下丘脑分为外侧区和内侧区。下丘脑外侧区的主要核团有视上核等，内侧区的主要核团有室旁核等。室旁核和视上核分泌催产素和加压素，分别经室旁垂体束和视上垂体束至垂体后叶。

二、下丘脑调节肽

下丘脑促垂体区的肽能神经元所分泌的肽类激素称为下丘脑调节肽（HRP）。已知的下丘脑调节肽有 9 种，即促甲状腺激素释放激素(TRH)、促性腺激素释放激素(GnRH)、促肾上腺皮质激素释放激素(CRH)、生长素释放激素(GHRH)、生长素释放抑制激素(GH－RIH，也称生长抑素，SST)、催乳素释放因子(PRF)、催乳素释放抑制因子(PIF)、促黑(素细胞)激素释放因子(MRF)、促黑(素细胞)激素释放抑制因子(MIF)。其中 5 种激素已被分离提纯，并确定其化学结构，故称为激素；另 4 种的化学结构尚未搞清，暂称为因子。各种下丘脑调节肽调节腺垂体内分泌的作用可从其名称而得知，其化学性质见表 13–1。

三、腺垂体激素

(一)下丘脑与腺垂体的功能关系

下丘脑与腺垂体之间，没有直接的神经联系，它们之间的功能联系是依靠特殊的血管系统－垂体门静脉系统来实现的。垂体门静脉系统类似于肝门静脉系统，也有两套毛细血管网。垂体上动脉在下丘脑的正中隆起和漏斗柄处形成第 1 级毛细血管网，然后汇集成若干条小静脉，沿垂体柄下行，在腺垂体再次形成第 2 级毛细血管网。下丘脑基底部，主要包括正中隆起、弓状核、腹内侧核、视交叉上核以及室周核等，存在一个“促垂体区”，其中含有肽能神经元。这些神经元接受来自中脑、边缘系统及大脑皮质等处的神经纤维投射，因而受中枢神经系统的控制；而其自身则发出短轴突与垂体门静脉系统的第 1 级毛细血管网接触，将其所分泌的肽类激素释放入血，并通过垂体门静脉运输到腺垂体，从第 2 级毛细血管丛中扩散出来，调节腺垂体的内分泌功能。腺垂体分泌的激素也可沿垂体门脉系统反向流动，作用于下丘脑。因此，下丘脑可将大脑皮质或中枢其他部位传来的神经信号转变为激素信号，从而形成神经内分泌调节系统。

(二)腺垂体激素及其生理作用

腺垂体是体内最重要的内分泌腺，主要含有 7 种内分泌细胞，它们分别合成和分泌生长素(GH)、催乳素(PRL)、促黑(素细胞)激素(MSH)、促甲状腺激素(TSH)、促肾上腺皮质激素(ACTH)、促卵泡激素(FSH)和黄体生成素(LH)。

1.生长素　生长素(GH)属蛋白质激素，人生长素(hGH)含 191 个氨基酸。生长素的作用有较大的种属特异性，除猴的生长素外，其他动物的生长素对人体均无效。生长素的生理作用主要有以下几个方面。

(1)促进生长　GH 可促进全身各种组织的生长，对骨骼、肌肉及内脏器官的生长作用尤为显著。幼年动物在摘除垂体后，生长随即停上，如果及时补充 GH，生长便可恢复。人幼年时期缺乏 GH，生长停滞，身材矮小，称为侏儒症；如果 GH 分泌过多，生长过度，则称为巨人症。成年后，如果 GH 分泌过多，由于长骨骺软骨已钙化而不再生长，但能使肢端骨和颌面骨以及软组织异常增生，出现手足粗大、鼻大唇厚、下颌突出，以及肝、肾等内脏增大，此称为肢端肥大症。

研究表明，GH 促进生长的作用并非直接作用，而是通过诱导靶细胞产生一种称为生长素介质(SM)的肽类物质而间接发挥作用的。给幼年动物注射 SM 能明显地刺激动物生长，使身长增高，体重增加。SM 的主要作用是促进软骨生长，它可促进硫酸盐和氨基酸进入软骨细胞，增强 DNA、RNA 和蛋白质的合成，促进软骨组织增殖与骨化，使长骨加长。SM 也能刺激肌肉、肝和肾等软组织的细胞分裂增殖和蛋白质合成，但对脑组织的生长发育无影响。

(2)促进代谢　GH 对蛋白质、脂肪和糖的代谢均有调节作用。具体表现为促进氨基酸进入细胞，加速蛋白质合成，呈正氮平衡，这是通过 SM 介导而实现的；抑制组织对葡萄糖的利用，升高血糖浓度;促进脂肪分解,加速脂肪酸氧化而供能,也可相应地减少糖的分解供能。因此,生长素分泌过量,通过对糖代谢和脂肪代谢的影响可使血糖浓度升高,引起垂体性糖尿病。

2.催乳素　催乳素(PRL)是一种含 199 个氨基酸的多肽,作用极为广泛。其主要作用是在女性青春期和妊娠期,与其他激素(如雌激素、孕激素等)一起,促进乳腺发育,使其具备泌乳能力;分娩后,促使乳汁开始分泌和维持泌乳。婴儿吸吮母亲乳头,可反射性促使母体 PRL 大量分泌而引起乳汁分泌。此外,PRL 还可促进女性月经周期中的排卵和黄体生长,促进男性前列腺和精囊腺的生长,促进睾酮的合成,以及参与机体的应激反应。

3.促黑(素细胞)激素　促黑激素(MSH)的靶细胞是黑素细胞。人体中的黑素细胞主要集中在皮肤、毛发、虹膜、视网膜和软脑膜等处。MSH 的主要作用是促进黑素细胞中酪氨酸酶的合成和活化,从而促进酪氨酸转变为黑色素,使皮肤与毛发等处的颜色加深。

4.促激素　促激素包括促甲状腺激素(TSH)、促肾上腺皮质激素(ACTH)、促卵泡激素(FSH)和黄体生成素(LH),FSH 和 LH 合称为促性腺激素(GTH)。TSH 和 ACTH 的靶腺分别是甲状腺和肾上腺皮质的束状带及网状带,其主要功能是促进各自相应的腺泡增生和激素合成释放;促甲状腺激素能促进甲状腺分泌甲状腺素,促肾上腺皮质激素能促进肾上腺皮质分泌糖皮质激素。卵泡刺激素,在女性可促进卵泡的发育,在男性可促进精子的生成;黄体生成素,在女性可促进黄体的形成,在男性称间质细胞刺激素,能促进睾丸间质细胞分泌雄激素。这样,下丘脑、腺垂体和相应的靶腺之间就形成了下丘脑-腺垂体-甲状腺、下丘脑-腺垂体-肾上腺皮质和下丘脑-腺垂体-性腺三个功能轴。

(三)腺垂体分泌的调节

1.下丘脑对腺垂体的调节　如前所述,下丘脑神经元分泌的 9 种调节性多肽,通过垂体门静脉系统,作用于腺垂体的 7 种内分泌细胞,分别调节其相对应的激素分泌。如 3 种促激素释放激素(TRH、CRH 和 GnRH)可分别促进腺垂体释放 TSH、ACTH 和 GTH;又如 GHRH 和 GHRIH 可分别促进和抑制腺垂体释放 GH;PRF 和 PIF 可分别促进和抑制腺垂体释放 PRL;而 MRF 和 MIF 可分别促进和抑制腺垂体释放 MSH。

2.靶腺激素的反馈调节　甲状腺激素、肾上腺糖皮质激素和性激素(包括男女性激素)可通过血液循环运抵下丘脑和腺垂体,分别对下丘脑和(或)腺垂体起反馈作用,因两者的路线较长,故称为长反馈;而各种腺垂体促激素对下丘脑也有反馈作用,由于路线较短,所以称为短反馈;此外,各种下丘脑调节肽对下丘脑自身也存在反馈作用,其路线则更短,因而称为超短反馈。由于存在上述各种反馈调节,血中各靶腺激素的浓度才得以保持相对稳定(图 13-7)。

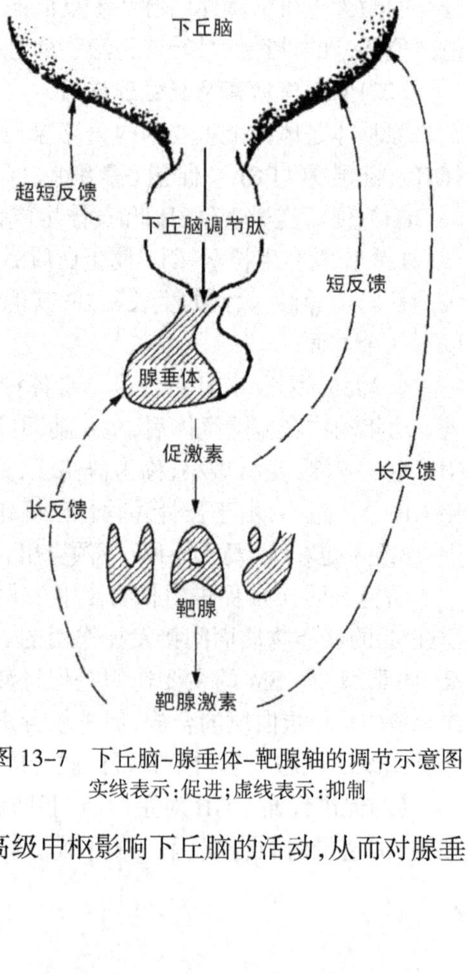

图 13-7　下丘脑-腺垂体-靶腺轴的调节示意图
实线表示:促进;虚线表示:抑制

3.反射性调节　体内外环境变化,可反射性地通过高级中枢影响下丘脑的活动,从而对腺垂体的分泌功能起调节作用。例如，各种应激刺激（如创伤、手术、大失血、寒冷、剧烈运动等）可引起ACTH分泌明显增加；婴儿吸吮乳头，可引起PRL分泌增加等。

4.其他因素的调节　腺垂体的分泌可受代谢因素和一些其他非对应的激素的影响，如血糖浓度降低，血中氨基酸和（或）脂肪酸浓度增高等可促进腺垂体分泌GH；又如甲状腺激素、雌激素和睾酮也能使腺垂体分泌GH增多。

四、神经垂体激素

（一）下丘脑与神经垂体的功能联系

神经垂体不含腺细胞，本身也不能合成激素。神经垂体所释放的血管升压素和催产素是由下丘脑视上核和室旁核合成的，血管升压素主要由视上核合成，而催产素则主要由室旁核合成。下丘脑视上核和室旁核内神经元发出较长的轴突延伸到神经垂体，构成下丘脑-垂体束。血管升压素和催产素即通过此束的轴浆运输被输送到神经垂体储存，在适宜的刺激下释放入血（图13-8）。因此，下丘脑与神经垂体之间是依靠下丘脑-垂体束而发生联系的。

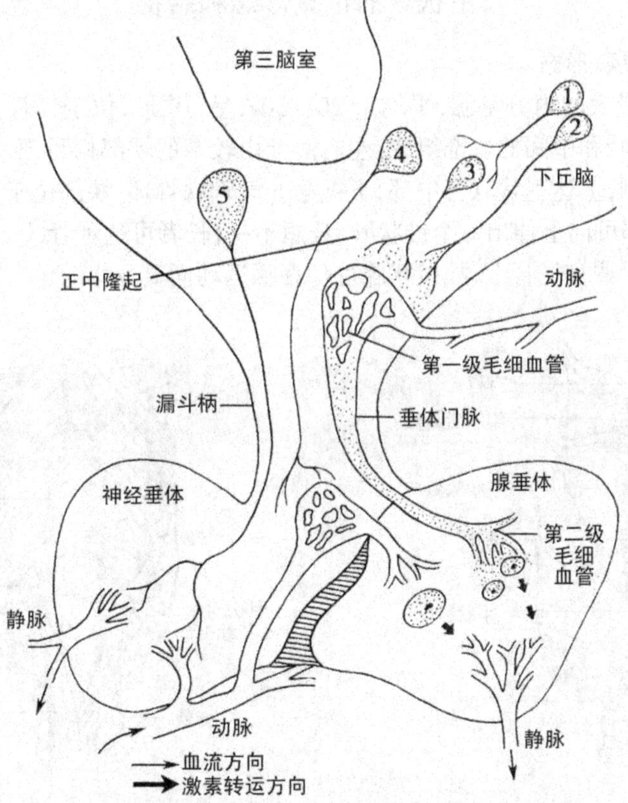

图13-8　下丘脑与神经垂体功能联系的示意图

（二）神经垂体激素的生理作用

1.血管升压素　在生理情况下，血液中血管升压素（VP）浓度很低，几乎没有收缩血管和升高血压的作用，此时主要表现为明显的抗利尿作用，故又称抗利尿激素（ADH，参见第七、十一章）；

仅在大失血或大剂量使用时，血中VP浓度大大升高，才具有收缩全身小动脉和升高血压的作用。临床上常用垂体后叶素（主要含血管升压素）来治疗某些出血性疾病，如肺咯血等。由于VP亦能收缩冠状动脉，造成心脏供血不足，心肌收缩力减弱，心输出量减少，其升压作用不能持久，所以它不被选作升压药。

2.催产素　催产素（OXT）具有促进乳汁排出和刺激子宫收缩的作用。

（1）对乳腺的作用　哺乳期的乳腺，在催乳素作用下，不断分泌乳汁，并将乳汁储存于乳腺腺泡内。催产素可促进乳腺腺泡周围的肌上皮细胞收缩，使乳汁经输乳管射出。婴儿吸吮母亲乳头，也可反射性地引起催产素分泌而促进射乳，此即为射乳反射。

（2）对子宫的作用　不同时期的子宫肌对催产素的敏感性不同。催产素对非孕子宫的作用较弱，而对妊娠子宫的作用较强，因此可刺激妊娠子宫收缩，有助于分娩。

第三节　甲状腺

一、甲状腺的位置形态和结构

（一）甲状腺的位置和形态

甲状腺是人体内最大的内分泌腺，平均重20～30g，呈“H”形，位于气管上端两侧，甲状软骨的下方，由左右两个侧叶和中间的峡部组成，左右两叶由较窄的峡部相联，形似蝴蝶。侧叶贴于喉下部和气管上部的两侧，上达甲状软骨中部，下抵第6气管软骨环；峡部位于第2～4气管软骨环的前方。某些人的峡部可向上伸出一个锥状叶，长短不一，长者可达舌骨（图13-9）。甲状腺借筋膜形成的悬韧带固定于喉和气管上，故甲状腺可随吞咽运动而上下移动。

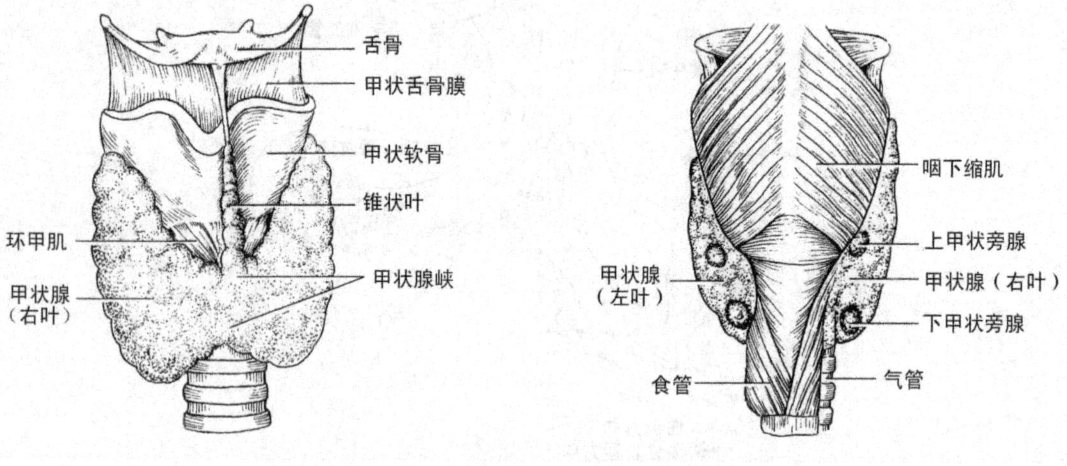

图13-9　甲状腺

前面观（左），后面观（右）

（二）甲状腺的组织学结构

甲状腺表面包有结缔组织被膜。被膜中的结缔组织伸入腺的实质内，将甲状腺实质分为许多小叶，每个小叶内含有许多甲状腺滤泡，滤泡之间的结缔组织内有滤泡旁细胞（图13-10）。

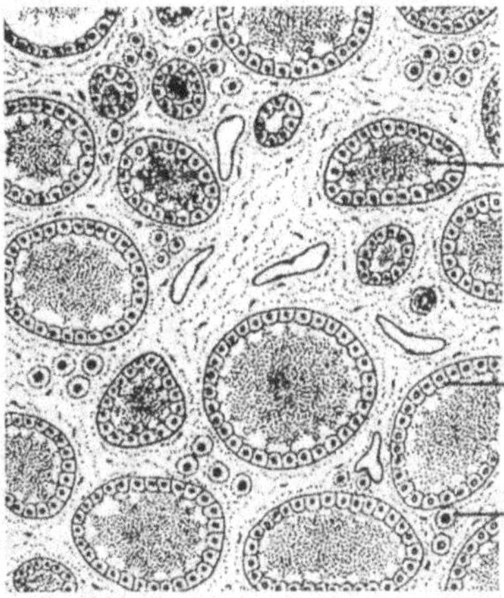

图 13-10　甲状腺 HE 染色

1.滤泡　大小不等，由单层立方形滤泡上皮细胞围成，腔内充满胶质。胶质是滤泡上皮细胞的分泌物，即碘化的甲状腺球蛋白，嗜酸性（图 13-10）。甲状腺滤泡上皮细胞从血液中摄取氨基酸，在粗面内质网合成甲状腺球蛋白的前体，经过高尔基复合体的糖化并浓缩后形成分泌颗粒，以胞吐的方式储存在滤泡腔内。血液中的 I^- 被滤泡上皮摄取后，进入滤泡腔与甲状腺球蛋白结合，形成碘化的甲状腺球蛋白。

滤泡上皮在促甲状腺激素的作用下，再摄取滤泡腔内碘化的甲状腺球蛋白，经溶酶体酶分解后，形成甲状腺激素，经基底部释放进入血液。

2. 滤泡旁细胞　位于滤泡之间或滤泡上皮细胞之间，细胞稍大，HE 染色切片中着色较浅（图 13-10），细胞内含有分泌颗粒，腺泡旁细胞分泌降钙素。

二、甲状腺激素的合成与释放

甲状腺腺泡上皮是甲状腺激素合成与释放的部位，而腺泡腔内的胶质是甲状腺激素的储存库。

甲状腺激素包括四碘甲腺原氨酸（T_4，即甲状腺素）和三碘甲腺原氨酸（T_3）两种，其化学性质均为酪氨酸碘化物。T_4的分泌量很大，约占甲状腺激素总量的 90%；而 T_3 的生物活性较强，约比 T_4 强 5 倍（图 13-11）。

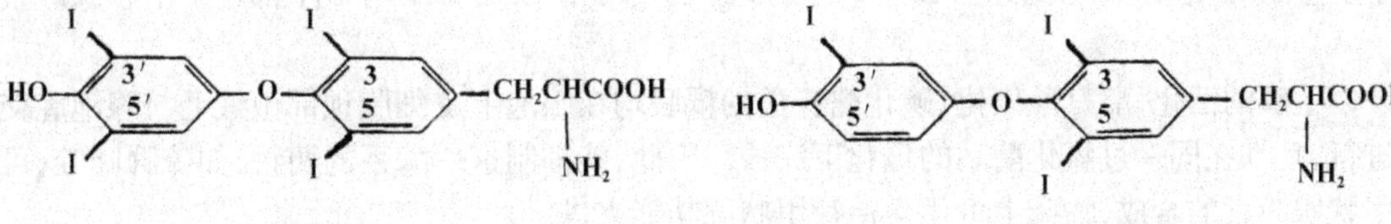

四碘甲腺原氨酸（T_4）　　三碘甲腺原氨酸（T_3）

图 13-11　甲状腺激素的化学结构

（一）甲状腺激素的合成

甲状腺激素的合成可分为甲状腺腺泡聚碘、碘的活化、酪氨酸碘化及碘化酪氨酸的耦联等 4 个步骤（图 13-12）。

1.甲状腺腺泡聚碘　碘是合成甲状腺激素的原料之一，主要来自食物。人每天从食物中摄取 100～200 μg 碘，其中约 1／3 进入甲状腺。吸收入血的碘以 I^- 的形式存在，I^- 从血液进入腺泡上皮细胞是逆电化学梯度的主动转运过程，由腺泡上皮细胞膜上的碘泵活动而完成。甲状腺具有很强的聚碘能力，因此，临床上常用放射性碘来测定甲状腺功能状况和治疗甲状腺功能亢进。

2.碘的活化　摄入腺泡上皮细胞内的 I^-，在过氧化酶作用下被活化。只有活化后的碘才能使酪氨酸碘化，形成碘化酪氨酸。

3.酪氨酸碘化　活化后的碘可取代甲状腺球蛋白（TG）酪氨酸残基上的氢原子，这个过程称

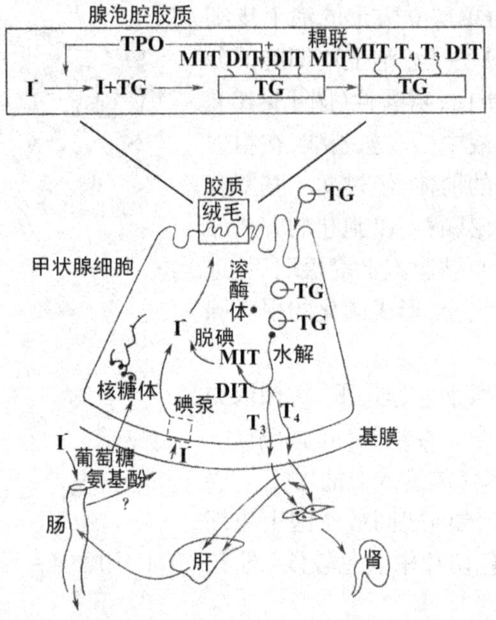

图 13-12 甲状腺激素的合成、存储及分泌示意图
TPO：过氧化酶；TG：甲状腺球蛋白；MIT：一碘酪氨酸残基；DIT：二碘酪氨酸残基

为酪氨酸碘化。甲状腺球蛋白由甲状腺腺泡上皮细胞合成，每个蛋白质分子约含 5 000 个氨基酸，其中约 3%为酪氨酸，约 10%的酪氨酸可被碘化。形成的碘化酪氨酸为一碘酪氨酸残基(MIT)和二碘酪氨酸残基(DIT)。

4.碘化酪氨酸的耦联　甲状腺球蛋白上的 MIT 和 DIT 可两两耦联而生成甲状腺激素，如 2 分子 DIT 耦联可生成 T_4，而 1 分子 MIT 和 1 分子 DIT 分子耦联则生成 T_3。在 1 个甲状腺球蛋白分子上生成的 T_4 与 T_3 之比约为 20∶1。合成的 T_4 与 T_3，以及 MIT 与 DIT 都连于甲状腺球蛋白上。

以上碘的活化、酪氨酸碘化、碘化酪氨酸的耦联均在腺泡上皮细胞顶部微绒毛与腺泡腔交界处进行，且都在同一过氧化酶系的催化下完成。因此，能抑制这一酶系的药物，如硫脲嘧啶，可抑制甲状腺激素的合成，临床上可用于治疗甲状腺功能亢进。

(二)甲状腺激素的储存、释放与运输

1.储存　连接于甲状腺球蛋白上的甲状腺激素以胶质的形式在腺泡腔内储存。其储存量很大，可供机体利用 50～120 d 之久，所以用抗甲状腺药物时，须较长时间才能奏效。

2.释放　当甲状腺受到 TSH 刺激后，腺泡上皮细胞通过胞饮作用将甲状腺球蛋白摄入胞内，在溶酶体蛋白水解酶的作用下，MIT、DIT、T_4 与 T_3 从甲状腺球蛋白上分离出来。MIT 与 DIT 在脱碘酶作用下迅速脱碘，脱下的碘可被重新利用。MIT、DIT 及甲状腺球蛋白均不能进入血液，只有 T_4 与 T_3 被释放入血。

3.运输　T_4 与 T_3 释放入血后，其中 99%以上与多种血浆蛋白结合，而游离的不足 1%；但只有游离型甲状腺激素才能进入组织发挥作用。结合型和游离型激素可相互转换，以保证血中游离型激素的一定浓度。T_3 主要以游离型存在，且其生物活性较高，因此，血中 T_3 浓度尽管很低，但在生理调节中起主要作用。

(三)甲状腺激素的降解

血浆 T_4 半衰期为7天，T_3 半衰期为1.5天。约20%的 T_4 与 T_3 在肝内降解，与葡萄糖醛酸或硫酸结合后，随胆汁进入小肠，由粪便排出。而80%左右的 T_4 与 T_3 在外周组织被脱碘酶脱碘，一部分 T_4 脱碘后生成 T_3，这是血液中 T_3 的主要来源。T_3 经脱碘而失活，脱下的碘除供再合成甲状腺激素外，其余部分随尿排出。

三、甲状腺激素的生理功能

甲状腺激素的主要生理作用是调节代谢和促进生长发育。其作用范围遍及几乎全身所有组织细胞。T_3 作用较强；T_4 除能转变为 T_3 外，本身也有生物活性，T_4 的作用约占全部甲状腺激素作用的35%。

(一)对代谢的调节

1.产热效应　甲状腺激素可提高绝大多数组织的耗氧量，增加产热量。这一作用可能与甲状腺激素增强 Na^+-K^+ATP 酶的活性有关。据估计，1 mg T_4 可使组织产热明显增加，提高基础代谢率达28%。甲状腺机能亢进时，机体产热量增加，基础代谢率升高，患者出现怕热喜凉，容易出汗等症状。而甲状腺机能低下时，则产热量减少，基础代谢率降低，患者出现怕冷喜热的症状。

2.对物质代谢的影响

(1)蛋白质代谢　甲状腺激素对蛋白质代谢的影响因激素在血中浓度的不同而不同。在生理浓度范围内能促进蛋白质合成，使肌肉、肝及肾的蛋白质合成明显增加。甲状腺激素分泌不足时，蛋白质合成减少，肌肉收缩无力，但组织间的粘蛋白增多，可结合大量的正离子和水分子，引起粘液性水肿。甲状腺激素分泌过多时则加速蛋白质分解，特别是骨骼肌蛋白分解，致使肌肉消瘦无力。

(2)糖代谢　甲状腺激素可加强外周组织对糖的利用，促进糖的分解，这是产热增多的物质基础；另一方面甲状腺激素能促进小肠粘膜对糖的吸收，增强糖原分解，抑制糖原合成，并能增强肾上腺素、胰高血糖素、糖皮质激素和生长素的生糖作用，因此使血糖升高。甲状腺功能亢进的病人，血糖常升高，有时会出现糖尿。

(3)脂肪代谢　甲状腺激素促进脂肪分解和脂肪酸氧化；而对胆固醇的作用既能促进合成，又能加速降解，后者更为明显。所以，甲状腺功能亢进的病人血中胆固醇的含量低于正常。

(二)促进生长与发育

甲状腺激素具有促进组织分化、生长与发育的作用，可以刺激骨化中心发育、软骨骨化，促进长骨和牙齿生长，特别重要的是甲状腺激素对脑神经细胞的发育和分化有重要促进作用，在人和哺乳类动物是维持正常生长和发育不可缺少的激素。甲状腺激素对脑的各部位神经细胞树突和轴突的形成、髓鞘与胶质细胞的生长以及脑的供血均有作用。甲状腺激素除本身对长骨的生长发育有促进作用外，还促进腺垂体分泌生长素，后者也促进长骨生长发育。婴幼儿特别是出生后头三个月内，甲状腺激素缺乏将导致身材和智力发育均受阻，甲状腺功能低下的儿童，主要表现为智力迟钝，身材矮小，称为呆小症(又称克汀病)。必须特别指出的是，甲状腺激素对脑的发育在胚胎期即有影响，而胚胎期骨的生长并不需要甲状腺激素；甲状腺激素对脑和长骨的生长发育在出生后3～4个月内最为重要。因此，一个先天性甲状腺发育不全的婴儿，出生时身长可以基本正常，但脑的发育已受到不同程度的影响，出生后3～4个月则会出现明显的智力迟钝和长骨生长停滞。临床上治疗呆小症,须抓住时机,应在出生后 3 个月内补充甲状腺激素,过迟则难以奏效。

(三)其他作用

1.对神经系统的影响　除上述对神经系统生长发育的影响外,甲状腺激素对已分化成熟的中枢神经系统也有作用,主要是提高中枢神经系统的兴奋性。因此,甲状腺功能亢进的病人有烦躁不安、多言多动、喜怒无常、失眠多梦等症状;而甲状腺功能低下的病人则有言行迟钝、记忆减退、淡漠无情、嗜睡等中枢神经系统兴奋性降低的表现。

2.对心血管系统的影响　甲状腺激素可使心率增快、心肌收缩力增强,心输出量增多,外周血管扩张。甲状腺功能亢进的病人可出现心动过速、心肌肥大,甚至发生心力衰竭。

四、甲状腺激素分泌的调节

下丘脑、腺垂体和甲状腺组成下丘脑-腺垂体-甲状腺轴,甲状腺功能主要接受此功能轴的调节。此外,甲状腺可进行一定程度的自身调节。

(一)下丘脑-腺垂体-甲状腺轴

1.下丘脑和腺垂体对甲状腺的调节　腺垂体分泌的促甲状腺激素(TSH)是调节甲状腺功能的主要激素。TSH 一方面能促进甲状腺激素的合成和释放,包括从腺泡上皮细胞聚碘,直至甲状腺球蛋白水解释放 T_4 与 T_3 的整个过程;另一方面可刺激甲状腺腺泡增生,腺体增大,此为 TSH 的长期效应。当动物去垂体后,血中 TSH 迅速消失,甲状腺激素合成与释放明显减少,甲状腺腺体也渐趋萎缩;及时补充 TSH 后可恢复正常。

腺垂体分泌 TSH 受下丘脑分泌促甲状腺激素释放激素(TRH)的控制。当下丘脑分泌的 TRH 增多时,可引起腺垂体分泌 TSH 增多,进而促进甲状腺激素的分泌。下丘脑促垂体区的肽能神经元可接受神经系统其他部位传来的信息,把环境因素与 TRH 分泌联系起来。例如,寒冷刺激的信息到达中枢神经系统后,通过一定的神经联系可使 TRH 分泌增多,结果使产热量增加,有利于机体御寒。

2.甲状腺激素的反馈调节　血中游离的甲状腺激素浓度的升降,对腺垂体 TSH 的分泌起经常性的反馈调节作用。当血中游离的甲状腺激素浓度升高时,可反馈抑制腺垂体分泌 TSH,进而使甲状腺激素释放减少;反之则释放增加(图 13-7)。通过这种负反馈调节,从而维持血中甲状腺激素浓度的相对稳定。至于甲状腺激素对下丘脑 TRH 的分泌是否有反馈作用,目前尚无定论。

当饮食中缺碘造成甲状腺激素合成减少时, 甲状腺激素对腺垂体的负反馈作用减弱, 由于 TSH 分泌增多,刺激甲状腺腺泡增生,因而导致甲状腺肿大,此称为地方性甲状腺肿或单纯性甲状腺肿。

(二)甲状腺的自身调节

甲状腺的自身调节不依赖于 TSH, 是甲状腺本身对碘供应变化所具有的一种适应性的自身功能调节。当机体摄入碘量不足时,甲状腺对碘的转运加强,T_3 和 T_4 合成释放增多,对 TSH 敏感性提高,使甲状腺激素合成与释放不至于减少;反之,当摄入碘过多时,碘的转运机制受抑,同时 T_3、T_4 合成和释放受抑,甲状腺激素合成与释放不致过多。这是在 TSH 浓度不变或完全缺少时发生的一种调节,故称自身调节。与上述下丘脑-腺垂体-甲状腺轴的调节相比,它是一个调节范围较小的缓慢调节系统。

此外,交感神经兴奋时能使甲状腺激素合成与释放增加。

五、降钙素

降钙素(CT)是甲状腺的腺泡旁细胞(C 细胞)分泌的单链多肽,由 32 个氨基酸残基组成。

(一)降钙素的生理作用

CT 的主要作用是降低血钙和血磷,其靶器官为骨和肾。

1.对骨的作用　降钙素可抑制骨原细胞转变为破骨细胞,促进破骨细胞转化为骨细胞,使破骨细胞数量减少,同时抑制破骨细胞的活动,导致溶骨过程减弱;降钙素还有促进成骨细胞活动的作用,增强成骨过程。由于骨组织中钙磷释放减少,沉积增多,引起血钙和血磷降低。与成年人相比降钙素对儿童血钙和血磷的调节作用更为明显。

2.对肾的作用　降钙素能抑制肾小管对钙、磷、钠及氯的重吸收,使尿中排出增多,导致血钙、血磷降低。

(二)降钙素分泌的调节

降钙素的分泌主要受血钙浓度的调节。血钙浓度升高时降钙素分泌增多;反之,则降钙素分泌减少。降钙素对血钙的调节与甲状旁腺激素正好相反,两者共同配合,维持血钙浓度的相对稳定。

第四节　甲状旁腺

一、甲状旁腺的形态位置和结构

(一)甲状旁腺的形态位置

甲状旁腺呈扁椭圆形,棕黄色,如黄豆大小,一般有上下两对。上甲状旁腺多位于甲状腺侧叶后面的上中 1/3 交界处(图 13-9),下甲状旁腺常位于甲状腺侧叶后面近下端处,甲状腺下动脉附近。甲状旁腺附着于甲状腺侧叶后面的纤维囊上,有时也可埋于甲状腺组织内(图 13-9)。

(二)甲状旁腺的微细结构

甲状旁腺的腺细胞呈团索状排列,其间有少量结缔组织和丰富的毛细血管,腺细胞包括主细胞和嗜酸性细胞。

1.主细胞　是甲状旁腺的主要细胞,圆形或多边形,核圆居中,胞质染色浅淡(图 13-13)。合成和分泌甲状旁腺素。

2.嗜酸性细胞　数量少,体积大,胞质内含有许多线粒体,即为光镜下所见的嗜酸性颗粒,其功能不明。

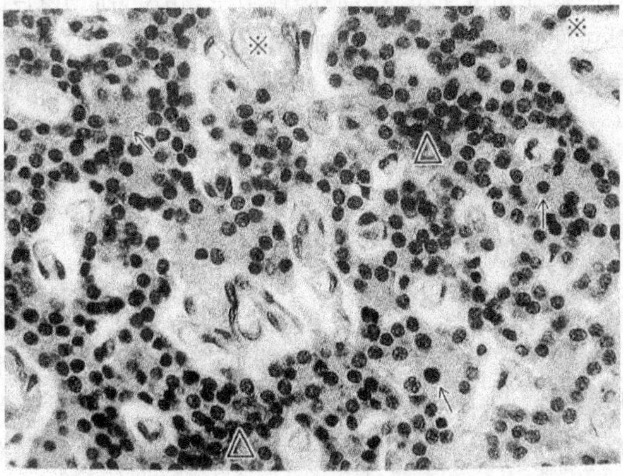

图 13-13　甲状旁腺 HE 染色
△主细胞;↑嗜酸性细胞;※血管

二、甲状旁腺激素

甲状旁腺激素(PTH)的化学本质是多肽,由 84 个氨基酸残基组成,与甲状腺 C 细胞分泌的降钙素(CT)共同调节钙磷代谢,控制血钙和血磷的水平。另外,1,25－二羟维生素 D_3 也参与钙磷代谢的调节。

(一)甲状旁腺激素的生理作用

甲状旁腺激素是调节血钙水平最重要的激素,其主要生理作用是升高血钙和降低血磷,主要靶器官是骨和肾,也可通过 1,25－二羟维生素 D_3 间接作用于小肠。甲状旁腺激素通过三条途径发挥作用:

1.动员骨钙入血　甲状旁腺激素通过提高骨细胞膜对钙的通透性,使骨液中的 Ca^{2+} 进入骨细胞,骨细胞膜上钙泵活动增强,将钙转运到细胞外液,继而进入血液,使血钙、血磷浓度升高,但由于甲状旁腺激素还能促进肾排磷,所以最终是使血磷降低。甲状旁腺激素升高血钙的作用包括快速效应和延缓效应两个时相。快速效应在甲状旁腺激素作用后数分钟发生,主要是增强骨细胞膜上钙泵的活动，将钙转运入细胞外液,2～3 h 后血钙升高；延缓效应在甲状旁腺激素作用后 12～14 h 开始,通常在几天或几周后达到高峰。这是通过加强破骨细胞的溶骨作用和促进破骨细胞增生而实现的。两个时相使甲状旁腺激素升高血钙的作用既快又持久。临床上行甲状腺切除术时,如果不慎误摘甲状旁腺,则可引起血钙降低,使神经与肌肉的兴奋性增高,出现手足抽搐等症状,严重者可因呼吸肌痉挛而致死。

2.促进肾小管对钙的重吸收　甲状旁腺激素可促进肾远端小管重吸收钙,减少尿钙排出,使血钙升高。同时,甲状旁腺激素还抑制肾小管对磷的重吸收,增加尿磷排出,使血磷降低。

3. 促进维生素 D_3 的活化　甲状旁腺激素能激活肾内的 α－羟化酶,使 25－羟维生素 D_3 转变为有活性的 1,25－二羟维生素 D_3,1,25－二羟维生素 D_3 进入小肠粘膜，可促进对钙和磷的吸收。

(二)甲状旁腺激素分泌的调节

甲状旁腺激素的分泌主要受血钙浓度的调节。血钙浓度降低时,甲状旁腺激素分泌增加,长时间低血钙可使甲状旁腺腺体增生;相反,血钙浓度升高时,甲状旁腺激素分泌减少,长时间高血钙可使腺体萎缩。从而使血钙浓度保持相对稳定。这种负反馈调节是维持甲状旁腺激素分泌和血钙浓度稳定的重要机制。另外,血磷升高也可使甲状旁腺激素分泌增多。

第五节　肾上腺

一、肾上腺的位置、形态和结构

肾上腺(图 11-2)是成对器官,呈黄色,位于肾的上方,左右各一,与肾共同包在肾筋膜和脂肪囊内。左侧略大,形似半月,而右侧呈三角形。肾上腺外包被膜,腺实质由表层的皮质和内部的髓质构成,外周部为皮质,占大部分,中心部为髓质,仅占小部分。

1.皮质　肾上腺皮质约占肾上腺的 80%,皮质细胞由外而内的排列顺序为球状带、束状带和网状带(图 13-14)。

(1)球状带　球状带位于皮质的最外层,腺细胞排列成球状,胞质内含少量脂滴。这一层较薄,分泌盐皮质激素,主要是醛固酮。

(2)束状带　束状带位于皮质中间,腺细胞较大,排列成索,胞质内含大量的脂滴,在常规染色的切片中，脂滴被溶解而呈泡沫状。这层为皮质中最厚且构成皮质的大部分，细胞分泌糖皮质激素，主要是皮质醇（又称氢化可的松）和皮质酮。

(3)网状带　网状带位于皮质最内层，细胞较小，呈条索状排列并连接成网，胞质染色较深，亦可分泌皮质醇，并可分泌极少量的性激素（脱氢异雄酮和雌二醇）和糖皮质激素。

2.髓质　髓质细胞呈多边形，排列成团索状。经铬盐固定的标本中，细胞内含有嗜铬颗粒，故又称其为嗜铬细胞。嗜铬细胞可分为肾上腺素细胞和去甲肾上腺素细胞，分别分泌肾上腺素和去甲肾上腺素。

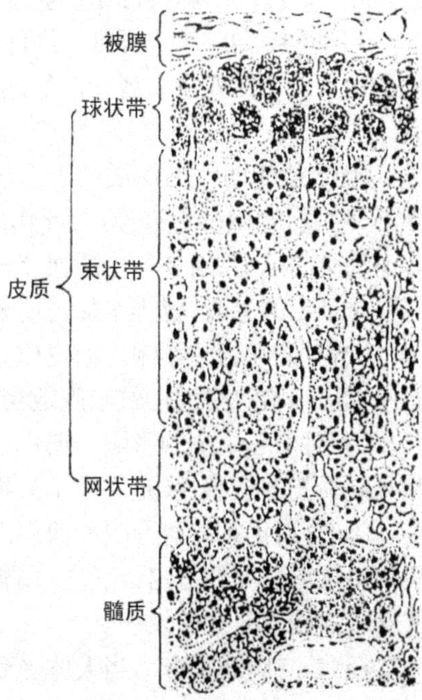

图 13-14　肾上腺

二、肾上腺皮质激素

肾上腺皮质的束状带细胞分泌糖皮质激素，球状带分泌盐皮质激素，网状带分泌性激素。从化学性质上看，它们都是类固醇激素，其化学结构都是含 18～21 个 C 的环戊烷多氢苯化合物（图 13-15）。

肾上腺皮质是维持生命所必需的内分泌腺。如果摘除双侧肾上腺后不予适当处理，动物可在 1～2 周内死亡；如果仅切除肾上腺髓质，动物尚能存活较长时间。究其死亡原因，一是由于缺乏盐皮质激素，水盐大量丢失，导致循环衰竭；二是因为缺乏糖皮质激素，物质代谢严重紊乱，机体抵抗力极度降低，即使微小的有害刺激也无法承受。

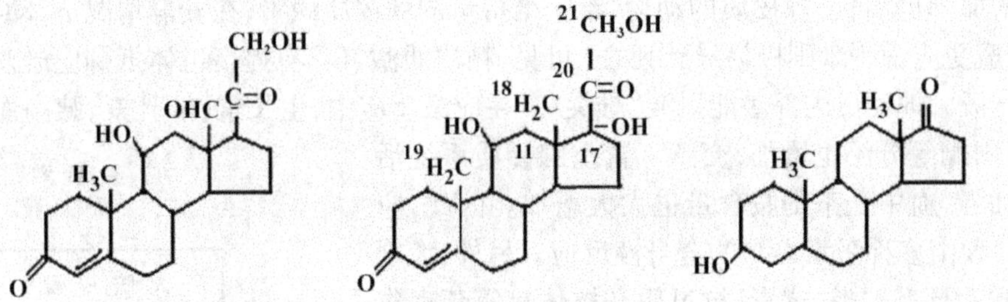

图 13-15　肾上腺皮质激素的化学结构

（一）糖皮质激素

1.糖皮质激素的生理作用　人血中糖皮质激素的成分主要为皮质醇，其次为皮质酮。皮质酮的含量仅为皮质醇的 5%～10%。糖皮质激素的作用广泛而复杂。

(1)对物质代谢的作用

① 糖代谢　糖皮质激素一方面能促进糖异生，增加糖原储存；另一方面有对抗胰岛素的作用，可使外周组织对葡萄糖的摄取和利用减少，因此血糖浓度升高。糖皮质激素分泌过多（或服用此类激素过多），可引起血糖浓度升高，甚至出现糖尿；糖皮质激素分泌不足，则可出现低血糖。

② 蛋白质代谢　糖皮质激素可促进肝外组织，特别是肌肉组织的蛋白质分解，并抑制其合成，还可将分解生成的氨基酸转运至肝，加速糖异生。糖皮质激素分泌过多时，可出现肌肉消瘦、

骨质疏松、皮肤变薄、淋巴组织萎缩等现象。

③ 脂肪代谢　糖皮质激素可促进脂肪分解，加强脂肪酸在肝内的氧化过程，有利于糖异生。肾上腺皮质功能亢进患者的四肢脂肪减少，而面部和躯干脂肪增加，因而呈现“向中性肥胖”的特殊体形。

④ 水盐代谢　糖皮质激素有较弱的保钠排钾作用，即对远曲小管和集合管重吸收“Na^+”和分泌“K^+”有轻微的促进作用，此作用仅约醛固酮的 1／400。另外，糖皮质激素还可降低肾小球入球小动脉的阻力，增加肾小球血浆流量而使肾小球滤过率增加，有利于水的排出。肾上腺皮质功能严重不足的患者，肾排水能力明显下降，当水负荷增加时，可出现“水中毒”。

（2）对血细胞的影响　糖皮质激素可使循环血液中的红细胞、血小板和中性粒细胞数量增加，而使淋巴细胞和嗜酸性粒细胞数量减少。

（3）对循环系统的影响　糖皮质激素对维持血压有重要作用。其原因主要是增强血管平滑肌对儿茶酚胺的敏感性（允许作用）、抑制舒血管物质前列腺素的合成和降低毛细血管通透性。

（4）对消化系统的影响　糖皮质激素能提高胃腺细胞对迷走神经和胃泌素的反应性，增加胃酸和胃蛋白酶原的分泌，以及减弱胃粘膜的保护和修复功能。因此，长期大量服用糖皮质激素，可诱发和加剧胃溃疡的发病。

（5）参与应激反应　当人体受到创伤、手术、冷冻、饥饿、疼痛、感染、惊恐、紧张和焦虑等有害刺激时，垂体释放的 ACTH 增加，导致血中糖皮质激素增加，并产生一系列全身反应，称为应激反应。糖皮质激素通过抑制有害物质的产生、升高血糖以维持重要器官能量供应、稳定血压等作用，提高机体抗伤害能力。

如果将等同于应激反应时释放的糖皮质激素剂量应用于安静机体时，则可引起类似于肾上腺皮质功能亢进的症状。但在应激状态下并不出现类似症状，说明机体应激时对糖皮质激素的需要量大大增加。切除肾上腺皮质的动物，给予维持量的糖皮质激素，在安静情况下，动物可正常生存，但一旦遭受应激刺激则极易导致死亡。可见，糖皮质激素具有提高机体抵御应激刺激的能力，有助于机体极大地动员内部潜能以渡“难关”。在应激反应中，生长素、催乳素、胰高血糖素、血管升压素、醛固酮等分泌也增加，交感－肾上腺髓质系统活动也明显加强，血中儿茶酚胺含量也大大增加。因此，应激反应是一种由多种激素参与的全身性反应。另外，大剂量糖皮质激素具有抗炎、抗毒、抗过敏和抗休克等药理作用，这是临床上应用糖皮质激素治疗多种疾病的依据。

2. 糖皮质激素分泌的调节　糖皮质激素分泌受腺垂体促肾上腺皮质激素的经常性控制。促肾上腺皮质激素可促进糖皮质激素的合成、分泌，也促进束状带细胞的生长发育。而促肾上腺皮质激素的分泌一方面受下丘脑的促肾上腺皮质激素释放激素（CRH）的调控，另一方面又受血液中糖皮质激素浓度的负反馈调节。下丘脑、腺垂体和肾上腺皮质的关系如图 13-16。

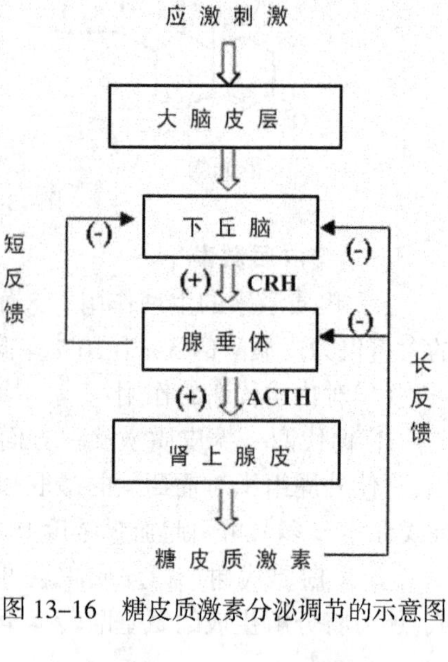

图 13-16　糖皮质激素分泌调节的示意图

（1）下丘脑和腺垂体对肾上腺皮质功能的调节　无论是基础状态还是应激状态，糖皮质激素的分泌都受促肾上腺皮质激素的调控。切除动物的垂体后，束状带及网状带萎缩，糖皮质激素分泌显著减少；如及时补充促肾上腺皮质激素，则萎缩的束状带及网状带基本恢复，糖皮质激素分泌又回升。

促肾上腺皮质激素的分泌接受下丘脑促肾上腺皮质激素释放激素（CRH）的调控。促肾上腺皮质激素释放激素作用于腺垂体，可促进腺垂体合成和分泌促肾上腺皮质激素。当各种应激刺激作用于中枢神经系统的不同部位时，可通过一定的神经联系，将信息传递给下丘脑，使促肾上腺皮质激素释放激素释放增多，进而促进促肾上腺皮质激素的分泌，最终使糖皮质激素分泌增多。促肾上腺皮质激素的分泌呈日节律波动。入睡后促肾上腺皮质激素分泌逐渐减少，午夜最低，随后又逐渐增多，至觉醒起床前进入分泌高峰，白天维持在较低水平，入睡时再减少。促肾上腺皮质激素的分泌波动，也使糖皮质激素发生分泌波动。而 ACTH 的分泌波动又受到促肾上腺皮质激素释放激素节律性释放的控制。

（2）糖皮质激素对下丘脑和腺垂体的反馈调节　血中糖皮质激素浓度升高时，可通过长反馈抑制腺垂体促肾上腺皮质激素的分泌及下丘脑促肾上腺皮质激素释放激素的释放，结果使糖皮质激素分泌减少，从而维持血中糖皮质激素的相对稳定。糖皮质激素的负反馈调节主要作用于腺垂体，对下丘脑的作用相对次要。

（二）盐皮质激素

1.盐皮质激素的生理作用　机体产生的盐皮质激素以醛固酮为主。其生理作用主要为调节机体的水盐代谢。它可促进肾远曲小管和集合管上皮细胞重吸收钠；与此同时，水的被动重吸收也增加，而钾的排泄增加。因此，醛固酮的作用可以归纳为“保钠、保水、排钾”。临床上有一种被称为原发性醛固酮增多症（周期性麻痹）的病人，其表现主要为体内水钠储留而水肿，血钾降低而出现神经肌肉麻痹。临床应用盐皮质激素时，常同时补钾。

2.盐皮质激素分泌的调节　醛固酮分泌主要受肾素－血管紧张素的调节。当血钠下降或流经肾脏的血量减小时，肾脏产生并分泌肾素。肾素可将血液中无活性的血管紧张素原转换为血管紧张素Ⅰ，经肺循环再转换为血管紧张素Ⅱ，该物质除有收缩血管升高血压的作用外，还与血管紧张素Ⅲ共同刺激肾上腺皮质球状带产生醛固酮。醛固酮的分泌一方面受肾素－血管紧张素－醛固酮系统调节，另一方面受血钠和血钾水平的调节。

三、肾上腺髓质激素

肾上腺髓质的嗜铬细胞分泌肾上腺素和去甲肾上腺素，肾上腺素和去甲肾上腺素的比例约为 4:1。两者均为胺类（儿茶酚胺）激素（图 13–17）。

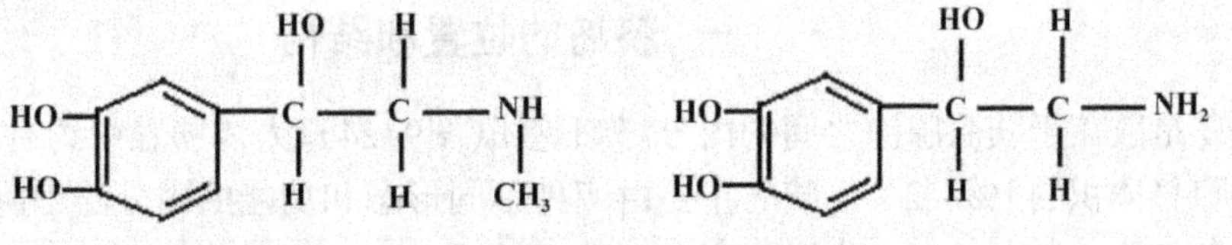

图 13–17　肾上腺素（左图）和去甲肾上腺素（右图）的化学结构

（一）肾上腺髓质激素的生理作用

1.对心血管的作用　肾上腺素和去甲肾上腺素对于心血管的作用既相似又有所不同。肾上腺素加快心率，增强心肌收缩力，明显提高心输出量，收缩皮肤、内脏血管，但使冠状血管和肌肉血管舒张，总的作用是使全身动脉血压有所升高。临床上肾上腺素常作为“强心剂”用于抢救心脏骤停病人。去甲肾上腺素则通过体内减压反射减慢心率，稍增强心肌收缩力，除冠状动脉外，强烈收缩全身血管，因此具有显著的升高血压的作用，当低血压病人在补足血容量后血压仍不见升高时，可用去甲肾上腺素等作为“升压药”。

2.代谢作用　肾上腺素可使机体脂肪分解增加，强烈、迅速地升高血糖，使机体产热量增加，而去甲肾上腺素这一作用则较弱。

3.对神经系统的作用　肾上腺素和去甲肾上腺素均可提高神经系统的兴奋性。在某些紧急情况下，使机体反应更为敏捷，参与“应急反应”。

肾上腺素和去甲肾上腺素生理作用的比较　肾上腺素可与 α 和 β 受体相结合，而去甲肾上腺素主要与 β 受体结合。它们对心血管、呼吸和代谢的调节作用归纳于表 13-2。

表 13-2　肾上腺素和去甲肾上腺素主要作用的比较

	肾上腺素(E)	去甲肾上腺素(NE)
心率	加快	减慢(整体情况)
心输出量	增加	不一定
冠脉血流量	增加	增加
皮肤小动脉	收缩	收缩
肌肉小动脉	舒张	收缩
总外周阻力	降低	增加
血压	升高	明显升高
支气管平滑肌	舒张	稍舒张
妊娠子宫平滑肌	舒张	稍收缩
代谢	增强	增强

(二)肾上腺髓质激素分泌的调节

肾上腺髓质受交感神经节前纤维支配。交感神经的短暂兴奋可使髓质激素分泌明显增加。交感神经兴奋时，引起肾上腺素和去甲肾上腺素分泌增加。在机体遭遇紧急情况时，交感－肾上腺髓质系统兴奋，髓质激素的分泌增多，提高神经系统兴奋性，调动心血管和呼吸系统潜能，以应付紧急情况，这一反应称为“应急反应”。此外，ACTH 和糖皮质激素也有促进肾上腺髓质激素合成与分泌的作用。

第六节　胰岛

一、胰岛的位置和结构

胰岛是散在于胰腺腺泡之间的内分泌细胞团(图9-24)。人体胰腺中约有一百多万个胰岛，但仅占胰腺总体积的1%～2%。胰岛主要由四种不同形态和功能的内分泌细胞组成。其中 A 细胞约占胰岛细胞总数的 20%，分泌胰高血糖素；B 细胞约占 75%，分泌胰岛素；D 细胞约占 5%，分泌生长抑素；PP 细胞极少量，分泌胰多肽。(详见第九章第二节)。

二、胰岛素

胰岛素是由 51 个氨基酸组成的小分子蛋白质，分子量为 5808。其分子分为 A 链(21 个氨基酸)和B链(30个氨基酸),A链和B链之间靠2个二硫键相连。

(一)胰岛素的生理作用

胰岛素是一种促进合成代谢的激素,有利于能源物质的储存和机体生长。

1.对糖代谢的影响 胰岛素能促进全身组织对葡萄糖的摄取和氧化利用,加速葡萄糖转变为糖原和脂肪酸并储存起来,增加血糖的去路;同时,也能抑制肝糖原分解和糖异生(减少血糖的来源),从而使血糖浓度降低。如果胰岛素分泌不足,则可引起血糖升高,当血糖浓度超过肾糖阈时,尿中将出现葡萄糖而产生糖尿病。

2.对蛋白质代谢的影响 胰岛素可促进氨基酸进入细胞,并促进蛋白质合成的各个环节(促进氨基酸的转运、核内DNA和RNA合成以及翻译过程),从而增加蛋白质的合成,同时胰岛素还抑制蛋白质的分解。

3.对脂肪代谢的影响 胰岛素能促进脂肪的合成与储存,抑制脂肪的分解,降低血中脂肪酸的浓度。当胰岛素缺乏时,脂肪分解增强,血脂升高,易引起动脉硬化。此外,可生成大量酮体,引起酮血症和酸中毒。

由于胰岛素能促进蛋白质的合成,所以具有促进机体生长的作用。但胰岛素单独作用时,其效应并不明显,只有当与生长素共同作用时,促进生长的作用才能明显发挥出来。概括起来说,胰岛素对代谢具有促进合成代谢的作用。

(二)胰岛素分泌的调节

1.血糖、血中氨基酸及脂肪酸的作用 血糖浓度是调节胰岛素分泌最重要的因素。血糖浓度升高时,胰岛素分泌明显增加,通过胰岛素的降糖作用,使血糖浓度降低;而血糖浓度降低时,胰岛素分泌减少,其降糖作用减弱,又可使血糖浓度回升,因此,血糖浓度能维持在正常水平。胰岛素分泌在血糖升高的刺激下,先是引起B细胞储存的胰岛素及时分泌,引起胰岛素分泌的第1次增多,此过程持续5~10 min;血糖升高15 min后,由于B细胞合成胰岛素增加,可引起胰岛素分泌的第2次增多,此次在2~3 h达高峰,并可持续较长时间。血中氨基酸、游离脂肪酸及酮体浓度升高也能促进胰岛素分泌。

2.激素的作用 抑胃肽在生理浓度下具有促进胰岛素分泌的作用,因而是真正的生理刺激物;而其他胃肠激素如胃泌素、促胰液素和胆囊收缩素则须达到药理剂量时才能促进胰岛素分泌。此外,生长素、糖皮质激素、甲状腺激素及胰高血糖素等可通过升高血糖而间接刺激B细胞分泌胰岛素,胰高血糖素还可通过旁分泌直接刺激B细胞分泌胰岛素。胰岛D细胞分泌的生长抑素则可通过旁分泌抑制胰岛素的分泌。肾上腺素对胰岛素的分泌也有抑制作用。

3.神经调节的作用 胰岛受迷走神经和交感神经双重支配。迷走神经兴奋时,除直接引起胰岛素分泌外,还通过胃肠激素间接促进胰岛素分泌;而交感神经兴奋时,则可抑制胰岛素分泌。

三、胰高血糖素

胰高血糖素是由29个氨基酸残基组成的直链多肽,分子量为3485。胰高血糖素的作用与胰岛素相反,是一种促进分解代谢的激素。胰高血糖在血清中的浓度为50~100 ng/L,在血浆中的半衰期为5~10 min,主要在肝灭活,肾也有降解作用。

(一)胰高血糖素的生理作用

胰高血糖素促进糖原分解(通过cAMP-PK系统,激活肝细胞的磷酸化酶,加速糖原分解)及糖异生(糖异生增强是因为激素加速氨基酸进入肝细胞,并激活糖异生过程有关的酶系),引起血糖明显升高(1 mol/L 的激素可使 3×10^6 mol/L 的葡萄糖迅速从糖原分解出来);促进储存脂肪的分解(激活脂肪酶)及脂肪酸的氧化,使血中酮体生成增多;还可促进蛋白质的分解并抑制其合成,促进氨基酸异生为糖;促进胰岛素和胰岛生长抑素的分泌。另外,药理剂量的胰高血糖素可使心肌细胞内 cAMP 含量增加,心肌收缩增强。胰高血糖素和胰岛素一起,共同调节血糖浓度。胰高血糖素产生上述代谢效应的靶器官是肝,切除肝或阻断肝血流,这些作用便消失。

(二)胰高血糖素分泌的调节

影响胰高血糖素分泌的因素很多,血糖浓度是重要的因素。血糖降低使胰高血糖素分泌增加,血糖升高则使其分泌减少;血中氨基酸则能促进胰高血糖素的分泌;胰岛素直接作用于 A 细胞抑制胰高血糖素分泌,而通过其降低血糖的作用又可间接刺激胰高血糖素分泌。胰高血糖素还受自主神经的调节,迷走神经兴奋,抑制胰高血糖素分泌;而交感神经兴奋,则促进其分泌。胰岛素与胰高血糖素是一对作用相反的激素,它们都与血糖水平之间构成负反馈调节环路。

第七节　其他内分泌腺和激素

一、松果体

(一)松果体的形态、位置与结构

1.松果体的形态与位置　人类松果体位于丘脑后上方、四叠体上方的凹陷内,呈圆锥形(图 4-22),通过一条细柄与第三脑室相连,形似松果,颜色灰红;成人松果体长 0.8~1.0 cm,宽 0.6 cm,厚 0.4 cm,重约 0.1~0.2 g。松果体的血管供应丰富,以单位质量计仅次于肾脏。松果体动脉来自于脉络膜后动脉,松果体静脉注入大脑大静脉。松果体是直接受交感神经支配的内分泌腺,其神经来自颈上神经节的交感神经节后纤维。

2.松果体的结构　松果体外覆软脑膜,软膜结缔组织伸入将腺实质分为许多小叶,腺实质由大量松果体细胞及少量神经胶质细胞和神经纤维组成(图 13-18)。

随着年龄的增长,松果体内的脑砂(brain sand)逐渐增多,它是松果体细胞分泌物经钙化而形成,分布在细胞间,有的细胞内可见小的脑砂(图 13-19)。

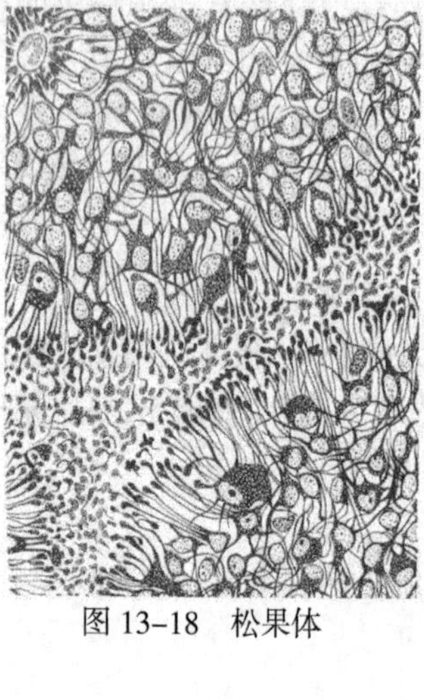

图 13-18　松果体

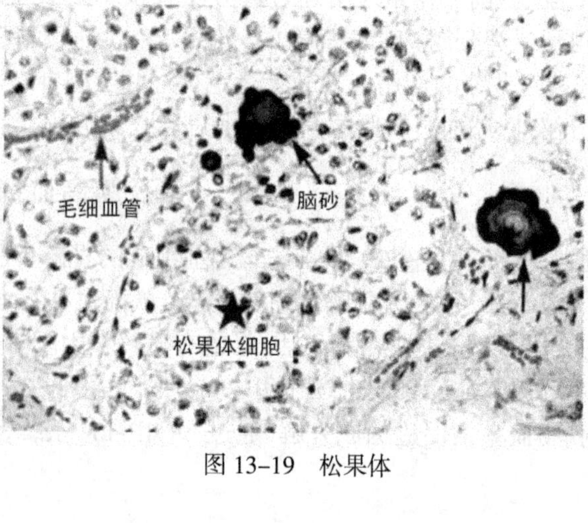

图 13-19　松果体

(二)松果体的功能

松果体是一个活跃的内分泌器官,主要分泌褪黑素(Melatonin),其化学名称为 5 - 甲氧基 - N- 已酰基色胺(图 13-20),其生物合成主要在松果体细胞内进行,以色氨酸为原料,由 5 - 羟色胺在酶的作用下转变而来。褪黑素的主要作用是抑制促性腺激素的释放,从而使垂体的促性腺激素分泌减少,抑制生殖腺的发育和功能活动,因此,可以防止性早熟;如果在儿童期松果体遭到破坏,则出现性早熟和生殖腺的过度发育;相反,在儿童期松果体过分发育,则性腺发育迟缓。松果体的分泌活动受光照影响,光刺激由视觉器官传入脊髓交感神经中枢,颈上交感神经节发出的节后纤维作用于松果体,抑制褪黑素的合成和分泌;夜间则分泌增加,有明显的昼夜节律性变化。

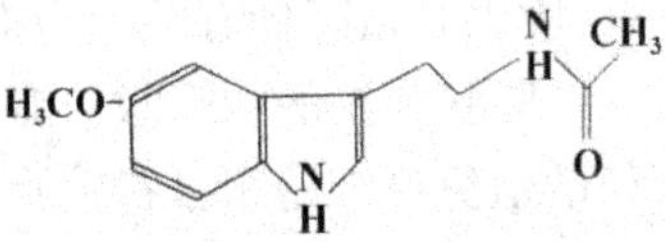

图 13-20　褪黑素的化学结构

二、胸腺

(一)胸腺的形态结构

胸腺位于胸骨后面,紧靠心脏,灰赤色,分左、右两叶,呈扁平椭圆形,由淋巴组织构成。青春期前发育良好,青春期后逐渐退化,45 岁后开始萎缩,为脂肪组织所代替。胸腺是造血器官,能产生淋巴细胞,并输送到淋巴结和脾脏等处。这种淋巴细胞对机体的细胞免疫具有重要作用。生长激素和甲状腺素能刺激胸腺生长,而性激素则促使胸腺退化。

胸腺表面包有结缔组织被膜,被膜的结缔组织伸入实质内部形成很多中隔,将实质分成许多小叶,每个小叶大小不等,形态也不规则。小叶均由周边的皮质和深部的髓质两部分构成。皮质中主要含有淋巴细胞和上皮性网状细胞,淋巴细胞分布密集成团,在网状细胞形成的疏网间充满了淋巴细胞,皮层浅层为较原始的淋巴细胞,胞体较大,胞核中核仁明显,可见到较多核分裂象。皮质中层为中等大小的淋巴细胞,皮质深层为小淋巴细胞。上皮网状细胞呈星状,胞体较大,核为球形或卵圆形,胞质呈淡粉红色。胸腺髓质中淋巴细胞稀少而上皮性网状细胞较多。髓质中还有一种球形或椭圆形的胸腺小体(图 13-21),它是由同心排列的扁平网状细胞构成,这种细胞胞质嗜酸形,有透明样变,又称类上皮细胞。髓质中有较多毛细血管。

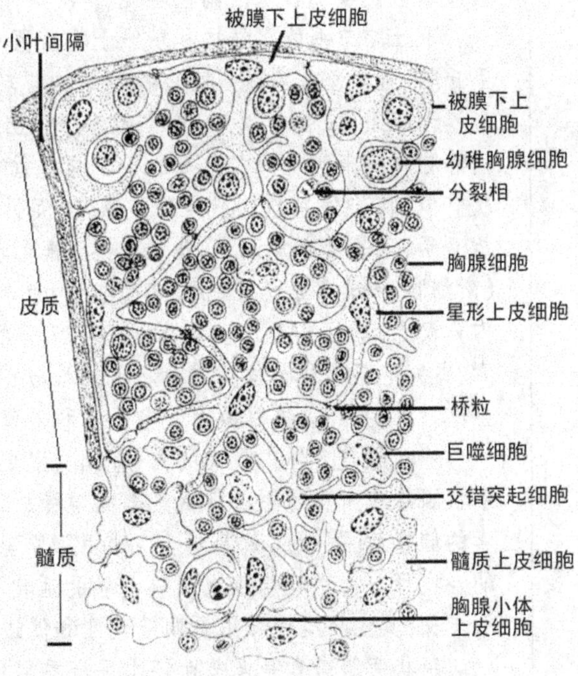

图 13-21　胸腺结构模式图

(二)胸腺激素

胸腺是人体的中枢免疫器官,也是 T 细胞发育的中心器官。它除了提供一个 T 细胞发育所需的微环境外,还可以产生多种胸腺肽类激素,如胸腺素、胸腺生长素等,总称为胸腺激素。胸腺激素能诱导 T 细胞亚群的分化和成熟,进而调节整个免疫系统的功能。胸腺在成年后随着年龄的增长逐渐萎缩退化,胸腺激素的分泌量也逐渐降低,至老年时明显萎缩,仅存少量皮质及髓质,所以大量研究结果证明:老年传染病、肿瘤等及自身免疫类疾病与胸腺萎缩、胸腺激素降低有关。为提高免疫功能减弱的机体,补充胸腺素是必须的。

胸腺分泌的胸腺激素能促使T细胞的分化和成熟;能增强细胞因子的活性,通过快速的活化和增殖免疫细胞来抵御病毒的入侵;能减少自身免疫性应答,对一些自身免疫病,如类风湿性关节炎,有治疗作用;能保护骨髓受损,给放化疗患者注射或口服胸腺素,可减轻由此造成的红、白细胞的减少;能调节不同抗体的生成,能够增强、恢复以及平衡机体免疫性功能。另外,胸腺激素另外一个重要的特性是其免疫纠正能力。也就是说,胸腺激素并非总是增强免疫功能的。当免疫能力下降时,它可以增强免疫;如果免疫功能过强,它往往降低免疫力。

小　结

内分泌系统是人体的信息传递系统,由内分泌腺和散在的内分泌细胞组成。人体的主要内分泌腺有垂体、甲状腺、甲状旁腺、肾上腺、胰岛、性腺、松果体和胸腺等;内分泌细胞分布于各种器官组织之中,如消化管粘膜、心、肺、肾、皮肤和胎盘等。激素是由内分泌腺或散在的内分泌细胞所分泌的能够传递信息并发挥调节作用的高效能生物活性物质,按照化学性质可分为含氮激素和类固醇(甾体)激素两大类。激素的作用主要为调节糖、蛋白质、脂肪和水盐代谢;促进细胞的分裂、分化,调节机体的生长、发育过程;影响中枢神经系统的发育及活动;促进生殖器官的发育与成熟;与神经系统配合,使机体各部分活动协调一致,并适应环境的变化。其作用特征主要为信息传递作用,特异性,高效能以及相互作用。激素作用的机制涉及第二信使学说和基因调控学说。

下丘脑与垂体在结构和功能上有着紧密的联系,可分为下丘脑-腺垂体系统和下丘脑-神经垂体系统。垂体按其结构与功能可分为腺垂体与神经垂体两部分,前者属于腺组织,后者则属于神经组织。下丘脑与腺垂体之间的功能联系是依靠垂体门静脉系统来实现的,已知的下丘脑促垂体区的肽能神经元所分泌的下丘脑调节肽有9种,即促甲状腺激素释放激素、促性腺激素释放激素、促肾上腺皮质激素释放激素、生长素释放激素、生长抑素、催乳素释放因子、催乳素释放抑制因子、促黑(素细胞)激素释放因子、促黑(素细胞)激素释放抑制因子。腺垂体是体内最重要的内分泌腺,其主要分泌生长素、催乳素、促黑激素、促甲状腺激素、促肾上腺皮质激素、促卵泡激素和黄体生成素。下丘脑与神经垂体之间是依靠下丘脑-垂体束而发生联系的;神经垂体释放血管升压素和催产素。

甲状腺是人体内最大的内分泌腺,主要接受下丘脑-腺垂体-甲状腺轴的调节。甲状腺腺泡上皮是甲状腺激素合成与释放的部位,而腺泡腔内的胶质是甲状腺激素的储存库。甲状腺激素包括四碘甲腺原氨酸和三碘甲腺原氨酸两种。甲状腺激素的合成可分为甲状腺腺泡聚碘、碘的活化、酪氨酸碘化及碘化酪氨酸的耦联等4个步骤;其主要生理作用是调节代谢和促进生长发育。

甲状旁腺激素是调节血钙水平最重要的激素,其主要生理作用是升高血钙和降低血磷，主要靶器官是骨和肾，也可通过1,25–二羟维生素D_3间接作用于小肠。

肾上腺包括皮质和髓质两部分，实质上是两个内分泌腺。肾上腺皮质的束状带细胞分泌糖皮质激素，球状带分泌盐皮质激素，网状带分泌性激素；它们都是类固醇激素。肾上腺髓质的嗜铬细胞分泌肾上腺素和去甲肾上腺素，两者均为胺类（儿茶酚胺）激素，对心血管、代谢和神经系统具有一定调节作用。

胰岛主要由A细胞、B细胞、D细胞和PP细胞这四种不同形态和功能的内分泌细胞组成，它们分别分泌胰高血糖素、胰岛素、生长抑素和胰多肽。胰岛素是一种促进合成代谢的激素，有利于能源物质的储存和机体生长；而胰高血糖素的作用和胰岛素相反，是一种促进分解代谢的激素。

松果体是一个活跃的内分泌器官，主要分泌褪黑素，其主要作用是抑制促性腺激素的释放，抑制生殖腺的发育和功能活动，防止性早熟。

胸腺能分泌多种肽类物质，其主要生理作用是促进T淋巴细胞的分化成熟，参与细胞免疫。

复习思考题

1.名词解释

激素；内分泌；神经内分泌；靶细胞；第二信使；协同作用；拮抗作用；促激素；下丘脑调节肽；侏儒症；垂体门脉系统；下丘脑－垂体束；应激反应；应急反应。

2.简述含氮激素的作用机制。

3.简述类固醇激素的作用机制。

4.下丘脑与腺垂体和神经垂体间的联系途径是什么？

5.腺垂体分泌的四种促激素是什么？

6.简述生长素和甲状腺激素对机体生长发育的影响。

7.正常情况下，甲状腺激素的分泌是如何维持相对稳定的？

8.食入碘过少为什么会引起甲状腺肿大？

9.简述糖皮质激素来源及对糖、蛋白质和脂肪代谢的作用。

10.简述生理情况下维持糖皮质激素分泌相对稳定的机制。

11.甲状旁腺激素的生理作用是什么？

12.胰岛包含哪几种细胞并各分泌的激素是什么？

13.简述胰岛素的生理作用。

14.寒冷刺激对甲状腺激素分泌有何影响？有何生理意义？

15.长期大量使用糖皮质激素的病人，如果突然停药会产生什么反应？为什么？

16.为什么说醛固酮缺乏是切除双侧肾上腺动物死亡的原因？

主要参考文献

[1] 马克勤，郑光美. 脊椎动物比较解剖学. 北京：高等教育出版社，1984
[2] 于　频. 系统解剖学(第四版）. 北京：人民卫生出版社，1996
[3] 王　平，曹焯，樊启昶，等. 简明脊椎动物组织学与胚胎学. 北京：北京大学出版社，2004
[4] 王　玢，左明雪. 人体及动物生理学（第二版）. 北京：高等教育出版社，2002
[5] 卢义锦，姚士硕. 人体解剖学. 北京：高等教育出版社，2001
[6] 北京师大，华东师大，东北师大，首都师大合编. 人体组织解剖学. 北京：高等教育出 版社，1998
[7] 左明雪. 人体解剖生理学. 北京：高等教育出版社, 2003
[8] 朱大年，郑黎明. 人体解剖生理学. 上海：复旦大学出版社，2002
[9] 朱文玉. 人体解剖生理学. 北京：北京大学出版社，2002
[10] 朱思明. 生理学应试指南. 北京：科学出版社，2001
[11] 朱思明. 医用生理学. 北京：科学出版社，2002
[12] 李永才，黄溢明. 比较生理学，高等教育出版社，1984
[13] 成令忠，冯京生，冯子强，等. 组织学彩色图鉴. 北京：人民卫生出版社，2000
[14] 邹仲之. 组织学与胚胎学（第六版）. 北京：人民卫生出版社，2004
[15] 邹仲之. 组织学与胚胎学（第五版）. 北京：人民卫生出版社，2002
[16] 寿天德. 神经生物学. 北京：高等教育出版社，2001
[17] 陈守良. 动物生理学（第三版）. 北京大学出版社，2005
[18] 张建福. 人体生理学（第二版）. 上海：第二军医大学出版社，2003
[19] 张镜如. 生理学. 北京：人民卫生出版社，1996
[20] 沈霞芬. 家畜组织学与胚胎学（第三版）. 北京：中国农业出版社，2001
[21] 杨天祝. 临床应用神经解剖. 北京：协和医科大学出版社，2002
[22] 杨雄里等. 神经生物学-从神经元到脑. 北京：科学出版社，2003
[23] 杨秀平. 动物生理学. 北京：高等教育出版社，2002
[24] 周　吕. 胃肠生理学—基础与临床. 北京：科学出版社，1991
[25] 周光兴. 比较组织学彩色图谱. 上海：复旦大学出版社，2002
[26] 周美娟，段相林. 人体组织学与解剖学（第三版）. 北京：高等教育出版社，2001
[27] 易先宏，陈廖斌，汪晖，等. 褪黑激素对大鼠膝骨关节炎的治疗作用. 山东医药2006，46（3）：12～14
[28] 郑思竞. 系统解剖学（第三版）. 北京：人民卫生出版社，1992
[29] 范少光，汤浩，张衡. 人体生理学. 北京医科大学和中国协和医科大学出版社，1996
[30] 姚　泰，吴博威. 生理学（第六版）. 北京：人民卫生出版社，2004

[31] 姚　泰，罗自强. 生理学. 北京：人民卫生出版社，2001

[32] 姚　泰. 生理学（第六版）. 北京：人民卫生出版社，2003

[33] 姚　泰. 生理学（第五版）. 北京：人民卫生出版社，2001

[34] 姚朝辉，王顺蓉，李著华. 褪黑激素抗缺血再灌注损伤. 国际病理科学与临床杂志，2006，26（4）：363～366

[35] 保天然，廖德阳. 实用组织学彩色图谱. 成都：四川大学出版社，2002

[36] 贺石林，李俊成，秦晓群. 临床生理学. 北京：科学出版社，2001

[37] 郭光文，王 序. 人体解剖学彩色图谱. 北京：人民卫生出版社，1998

[38] 俞诗源. 人体组织解剖学，兰州：兰州大学出版社，1998

[39] 段相林，郭炳冉，辜 清. 人体组织学与解剖学（第四版）. 北京：高等教育出版社，2006

[40] 柏树令，应大君. 系统解剖学（第五版）. 北京：人民卫生出版社，2001

[41] 柏树令，应大君. 系统解剖学（第六版）. 北京：人民卫生出版社，2004

[42] 赵　瑛，刘志民，周 晖. 松果体及褪黑素. 上海：上海科学技术文献出版社，2004

[43] 盖一峰. 人体解剖生理学. 济南：山东科学技术出版社，2006

[44] 韩秋生，徐国成，邹卫东. 组织胚胎学彩色图谱. 沈阳：辽宁卫生出版社，2000

[45] 韩晓华. 褪黑激素对严重烧伤大鼠血管通透性的影响. 齐鲁医学杂志. 2006，21（5）：38~382

[46] 韩晓华，温冠清. 褪黑激素对严重烧伤大鼠迟发型超敏反应的影响. 中国临床康复. 2006，10（32）：89～91

[47] AlHabsi AA，Alkindi AY，Mahmoud IY，et al. Plasma hormone levels in the green turtles Chelonia mydas during peak period of nesting at Ras Al-Hadd-O man. J Endocrinol. 2006，191（1）：9～14

[48] Andreadou I，Iliodromitis EK，Mikros E，et al. Melatonin does not prevent the protection of ischemic preconditioning in vivo despite itsantioxidant effect against oxidative stress. Free Radic BiolMed，2004，37（4）：5002～5100

[49] Ates B，Yilmaz I，Geckil H，et al. Protective role of melatonin given either before ischemia or prior to reperfusion on intestinal ischemi are perfusion damage. J Pineal Res，2004，37（3）：1492～1520

[50] Ballesteros J，Palczewski K. G protein-coupled receptor drug discovery：Implications from the crystal structure of rhodopsin. Curr Opin Drug Discov Devel. 2001，4（5）：561～774

[51] Bartke A，Masternak MM，Al-Regaiey KA，et al. Effects of dietary restriction on the expres - sion of in sulin-signaling-related genes in long-lived mutant mice. Interdiscip Top Gerontol. 2007，35：69～82

[52] Bernardis LL，Bellinger LL. The lateral hypothalamlic area revisited：Ingestive behavior. Neurosci Biobehav Rev，1996，20：189～208

[53] Bilek R，Cerovska J. Iodine and thyroid hormones. Vnitr Lek. 2006，52（10）：881~886

[54] Bourre JM. Effects of Nutrients（in Food）on the Structure and Function of the Nervous System：Up - date on Dietary Requirements for Brain. Part 1：Micronutrients. J Nutr Health Aging.

2006，10（5）：377~385
[55] Brtko J. Mechanisms of the intracellular activities of thyroid gland hormones. Vnitr Lek. 2006，52（10）：935~40
[56] Ge W.P.，Yang X.J.，Zhang Z.J.，et al. Long-term potentiation of neuron Glia synapses mediated by Ca^{2+}-permeable AMPA receptors. Science. 2006，312：1533~1537
[57] Golde TE，Eckman CB. Physiologic and pathologic events mediated by intramembranous andjuxtamembranous proteolysis. Sci STKE. 2003，172
[58] Hannon TS，Janosky J，Arslanian SA. Longitudinal study of physiologic insulin resistance and metabolic changes of puberty. Pediatr Res. 2006，60（6）：759-763
[59] Kandel ER. Principles of neural science（Second edition）. Elsevier 1985
[60] Lingappa VR，Farey K. Physiological medicine，A clinical approach to basic medical physiology. Mc Gram-Hill，2001
[61] Lutfy K，Brown MC，Nerio N，et al. Repeated stress alters the ability of nicotine to activate the hypothalamic-pituitary-adrenal axis. J Neurochem. 2006，99（5）：1321~1327
[62] Mader SS. Undering human anatomy and physiology（Fourth edition）. 北京：高等教育出版社，2002
[63] Massotte D. G protein-coupled receptor overexpression with the baculovirus-insect cell system：a tool for structural and functional studies. Biochim Biophys Acta. 2003，1610（1）：77~89
[64] Matsson L，Sayakanit V，Boribarn S. Ligand-gated ion channel currents in a nonstationary lyotropic model. Neurochem Res. 2003，28（2）：379~386
[65] Peeters RP，Vander Deure WM，Visser TJ. Genetic variation in thyroid hormone pathway genes; polymorphisms in the TSH receptor and the iodothyronine deiodinases. Eur J Endocrinol. 2006，155（5）：655~662
[66] Penzlin H. Lehrbuch der tierphysiologie gustav fischer. Auflage. 1989
[67] Preston E，Courtice GP. Vagal stimulation and somatostatin potentiate cardiac vagal action in the toad，Bufo marinus. Neurosci Lett. 1992，139（2）：285-288
[68] Quigg M，Clayburn H，Straume M，et al. Hypothalamic neuronal loss and altered circadian rhythm of temperature in a rat model of mesial temporal lobe epilepsy. Epilepsia,1999,40（12）：1688~1696
[69] Rabier B，Williams AJ，Mallein-Gerin F，et al. Thyroid hormone-stimulated differentiation of primary rib chondrocytes in vitro requires thyroid hormone receptor {beta}. J Endocrinol. 2006，191（1）：221~228
[70] Refinetti R，Piccione G. Intra- and inter-individual variability in the circadian rhythm of body temperature of rats, squirrels，dogs，and horses. Journal of Thermal Biology，2005, 30: 139~146
[71] Rokosz LL，Hobbs DW. Biological examination of melanin concentrating hormone receptor 1: multitasking from the hypothalamus. Timely Top Med Cardiovasc Dis. 2006，10：E23
[72] Rose A M. Spatial memory and hippocampal function. Neurosci，1991，98（4）：137~142
[73] Starr U，Mcmillen B. Human Biology（Second Edition）. Wadsworth Publishing Company in USA，

1997
[74] Strbak V. Cell volume and peptide hormone secretion. Contrib Nephrol. 2006，152：210 ~ 220
[75] Teyler T. Long-term potentiation. Ann. Rev. Neurisci. 1987，10：131~160
[76] Thakur MK，Sharma PK. Aging of brain：Role of Estrogen. Neurochem Res. 2006，24
[77] William FG. Review of medical physiology（20th），United States of American，Mc Gram-Hill, 2001